常用抗肿瘤中药图鉴

主编

徐宏喜　汪选斌

副主编

曹海峰　袁　满

上海科学技术出版社

内 容 提 要

恶性肿瘤严重威胁人类的健康，在肿瘤的预防和治疗中，中医药在延长生存周期、提高患者生存质量以及使化学药物增效减毒等方面显示出相当的优越性。我国拥有深厚的中医药临床经验以及丰富的中药材资源，其中部分传统中药显示出明显的抗肿瘤效果，具有较高的研究及开发价值。

本书在总结数千年中医治疗肿瘤临床经验，并结合现代中药抗肿瘤作用研究的基础上，对367味具有抗肿瘤作用的中药按照其功效进行分类，收录其正名、首载文献、来源、药性功效、抗肿瘤组分及化学成分、用法用量、效方撷要，每种药材均附有基原植物、药材或饮片照片。

本书适合科研院所、高等院校致力于中药、医药领域的研究人员、教师、研究生，以及临床医药专业人士和制药企业研究人员参考阅读。

图书在版编目（CIP）数据

常用抗肿瘤中药图鉴 / 徐宏喜，汪选斌主编. -- 上海 : 上海科学技术出版社，2022.1
ISBN 978-7-5478-5512-6

Ⅰ. ①常… Ⅱ. ①徐… ②汪… Ⅲ. ①抗癌药(中药)—图谱 Ⅳ. ①R286-64

中国版本图书馆CIP数据核字(2021)第198142号

常用抗肿瘤中药图鉴
主编　徐宏喜　汪选斌

上海世纪出版(集团)有限公司
上海科学技术出版社　出版、发行
(上海市闵行区号景路159弄A座9F-10F)
邮政编码 201101　www.sstp.cn
上海中华商务联合印刷有限公司印刷
开本 787×1092　1/16　印张 29
字数：500千字
2022年1月第1版　2022年1月第1次印刷
ISBN 978-7-5478-5512-6/R·2398
定价：378.00元

编 委 会

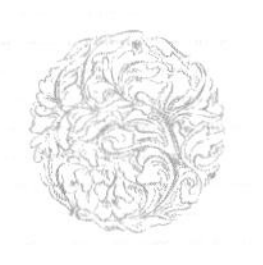

主 编

徐宏喜　汪选斌

副主编

曹海峰　袁　满

编 委

（按姓氏笔画排序）

王　宁　王丽丽　田建辉　付文卫　冯　辉　冯极灵　冯奕斌　朱国福
许　玉　李　洋　李　赣　李洪亮　肖涟波　吴　蓉　余绪明　张　莉
张红梅　张勇洪　张晓燕　张慧卿　罗月琴　郑兰兰　郑昌武　徐　霖
郭晨旭　席志超　唐德洪　阙祖俊　谭红胜

图片提供者

曹海峰　陈虎彪　朱鑫鑫　张晓燕　刘永德　周欣欣　汪选斌　周重建
徐宏喜　陈士林　余绪明　冼建春　马双成　张　磊　季　申　屠鹏飞
马鸿雁　白　蕾　刘英伟　李兆明　刘圣金　孟和毕力格

前 言

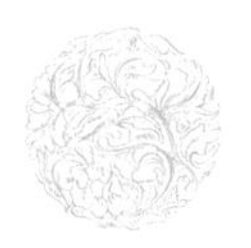

近年来，中药抗肿瘤作用及成果越来越被现代医学所接受，取得了诸多进展。在“扶正”“固本”“祛邪”等中医理论指导下，中药在抗肿瘤、调节机体免疫力、提高患者生存质量、降低肿瘤复发和转移、减轻放化疗副作用等方面具有一定的优势，在肿瘤临床治疗的不同阶段发挥了不同的作用。在上海市文教结合“高效服务国家重大战略出版工程”项目的支持下，我们组织了国内多所知名中医药机构的肿瘤学、分子生物学、天然药物化学、中药药理学、中医肿瘤临床专家和学者，历时5年，于2018年9月完成了《抗肿瘤中药现代研究与临床应用》一书的编写并出版。该书收载了367味常见的抗肿瘤中药，全面阐述了其基原、活性物质基础、一般活性成分、抗肿瘤成分、一般药理作用、抗肿瘤药理作用及其机制、临床抗肿瘤组方及其应用等内容。该书出版以来，受到了相关领域读者的广泛关注和好评，成为抗肿瘤中药领域一部重要的工具书和参考书。此外，我们也收到许多读者对该书的一些补充完善的建议。尤其是许多中药同名异种、同种异名的情况，受到了普遍的关注。这个由来已久的问题与中药基原的复杂性及多药用部位等特殊性原因密不可分。实际上，中医药临床长期的习惯用名、俗称也常见于各种专业书籍。这不但对中药的鉴别带来影响，在实际应用中，也容易引起误用和错用，给中药临床应用带来潜在的风险。

为此，结合读者建议，我们在原书的基础上，再次组织中药鉴定及植物学等相关领域的专家，编写了《抗肿瘤中药现代研究与临床应用》的姊妹篇——《常用抗肿瘤中药图鉴》。除了保留并修订了原书对基原、性味归经、功效、抗肿瘤组分及化学成分、用法用量、效方撷要等内容外，《常用抗肿瘤中药图鉴》增加并突出了临床上常用抗肿瘤中药的基原（植物、动物、矿物）图、药材图（药用部位）和饮片图。我们力求图文并茂，使读者在阅读《抗肿瘤中药现代研究与临床应用》的基础上，对其中收录药材的基原、药材和饮片的形态得以更直观地了解、认识和鉴别。同时，这些经过编写团队精心设计、千姿百态、形象生动的植（动）物和药材图片趣味性和可读性强，将进一步激发读者对抗肿瘤中药的研究兴趣。

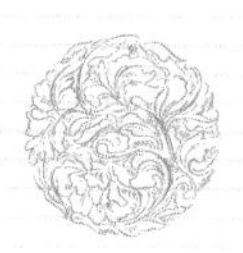

本书收载的中药之基本信息参考《中华人民共和国药典》(2020版)。对于其中基原与《中国植物志》《中国动物志》等文献资料中中文名、拉丁接受名(accepted name)有异者,在尊重《中华人民共和国药典》(2020版)和原书的同时,备注了文献资料中的对应名称,个别特殊药材还参考了The Plant List数据库。此外,基于伦理及保护野生动物等原因,本书删去了原书穿山甲和紫河车的词条,对部分动物来源的药味也增加了人工培育品等内容。

本书实用性强,集抗肿瘤中药图片的专业性和中药之美学享受于一体,既可与《抗肿瘤中药现代研究与临床应用》相互参照阅读,亦可独立学习阅读。通过此书,我们希望吸引越来越多的读者关注和从事抗肿瘤中药的研究。

除了原《抗肿瘤中药现代研究与临床应用》的主编、副主编、编写秘书外,《常用抗肿瘤中药图鉴》的作者团队新增加了上海中医药大学中药学院和博物馆、湖北医药学院及其附属人民医院等单位的专家学者。大家历经3年时间编写,来自全国各地的多位专家学者还为本书提供了大量图片,在此一并表示衷心感谢。

特别需要指出的是,由于作者知识的局限性和时间限制,本书还存在一些不足之处,敬请广大读者批评指正。

徐宏喜

2021年7月10日

凡　例

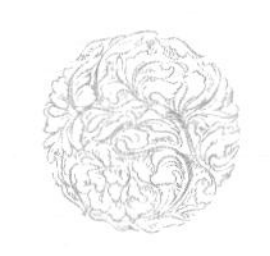

1. 本书收载抗肿瘤中药367味。凡《中华人民共和国药典》(2020版)收录者，皆以药典为参考。其中基原与《中国植物志》及其修订版 *Flora of China*(简称FOC)、The Plant List中中文名称、拉丁接受名有区别者，在尊重药典和原著的基础上，在【来源】项中另起一行作说明，以体现本书的学术性和前瞻性。

2. 本书收载基原、性味归经、功效的参考顺序为《中国药典》《中华本草》，并在药材名下备注其在古代医家经典文献中的出处。

3. 本书中【抗肿瘤组分及化学成分】参照《抗肿瘤中药现代研究与临床应用》。

4. 本书中【用法用量】【效方撷要】主要参考《抗肿瘤中药现代研究与临床应用》，个别处另有修订。

5. 本书仍采用《抗肿瘤中药现代研究与临床应用》的分类方法，将全书分为九部分：理气行滞药、活血化瘀药、化痰祛湿药、软坚散结药、清热解毒药、泻下逐水药、扶正培本药、以毒攻毒药和其他药。

6. 本书除突出抗肿瘤作用与临床应用外，图片是重点部分。图片大致按照基原图、(植物花/果实图)、药材图、饮片图的顺序排列。对于部分动物、矿物来源者，以及药用部位和饮片相同者，图片略有删减。

7. 本书最后列出药材名索引、药材基原中文名索引、药材基原拉丁学名索引，以便于读者检索阅读。

目　录

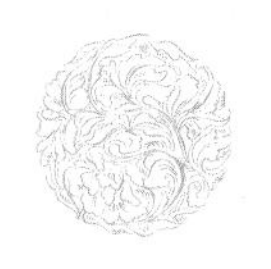

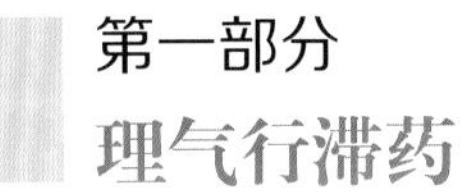

第一部分 理气行滞药

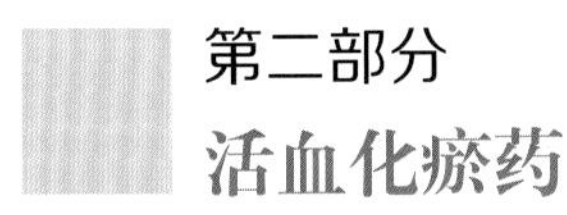

第二部分 活血化瘀药

第三部分 化痰祛湿药

第四部分 软坚散结药

第五部分 清热解毒药

第六部分 泻下逐水药

第七部分 扶正培本药

第八部分 以毒攻毒药

第九部分 其他药

索引

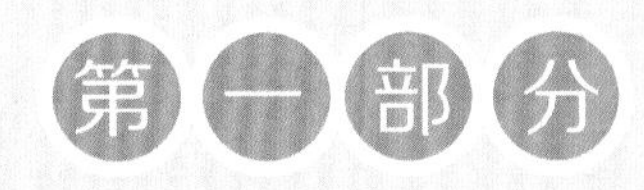

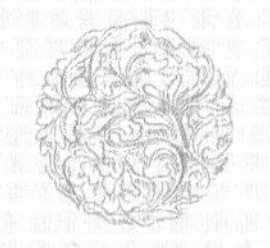

理气行滞药

八角茴香

《本草品汇精要》

【来源】木兰科植物八角茴香 *Illicium verum* Hook. f. 的干燥成熟果实。

八角茴香在《中国植物志》中为：五味子科植物八角。

【药性功效】辛，温。归肝、肾、脾、胃经。温阳散寒，理气止痛。

【抗肿瘤组分与成分】八角茴香中抗肿瘤组分为八角茴香提取物。抗肿瘤化学成分为槲皮素 3-*O*-鼠李糖苷、*α*-水芹烯和山柰酚。

【用法用量】煎服，3～6 g；或入丸、散。外用适量，研末调敷。

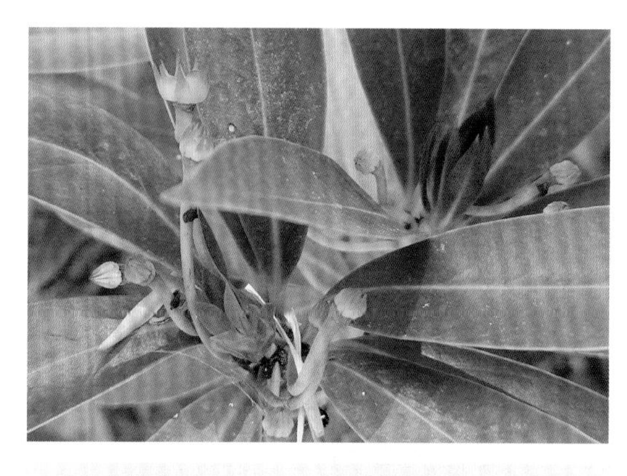

八角茴香 *Illicium verum* Hook. f. 的幼果

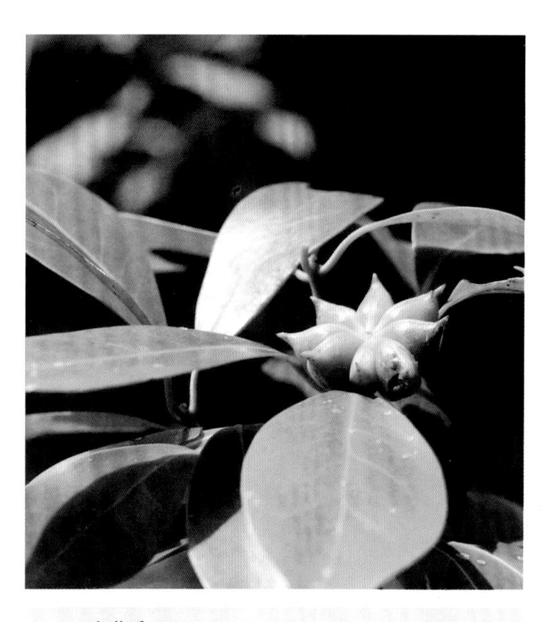

八角茴香 *Illicium verum* Hook. f.

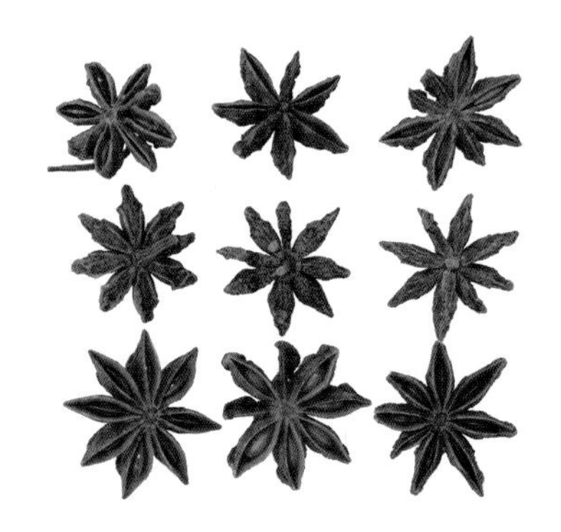

八角茴香饮片

九里香

《岭南采药录》

【来源】芸香科植物九里香 *Murraya exotica* L. 和千里香 *Murraya paniculata*（L.）Jack 的干燥叶和带叶嫩枝。

【药性功效】辛、微苦，温；有小毒。归肝、胃经。行气止痛，活血散瘀。

【抗肿瘤组分及化学成分】九里香的抗肿瘤组分为叶的乙酸乙酯萃取物。

【用法用量】煎服，6～12 g。外用适量。

【效方撷要】治直肠癌　九里香、石上柏、鸡血藤、地黄、半枝莲、玄参、槐米、天花粉各 15 g，莪术 9 g，甘草、黄连、三棱、大黄各 6 g，白花蛇舌草 30 g。水煎服，每日 1 剂。

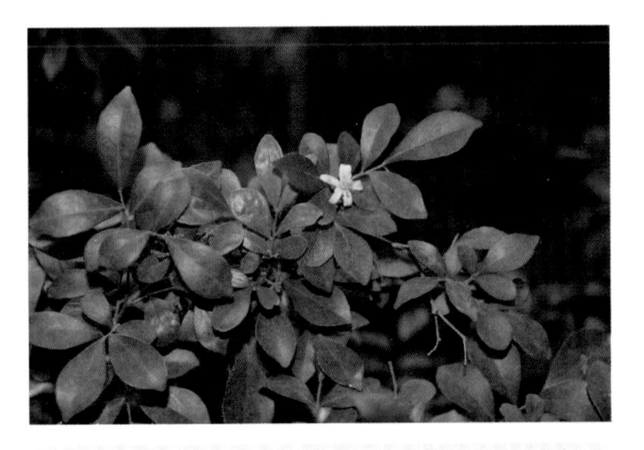

九里香 *Murraya exotica* L.

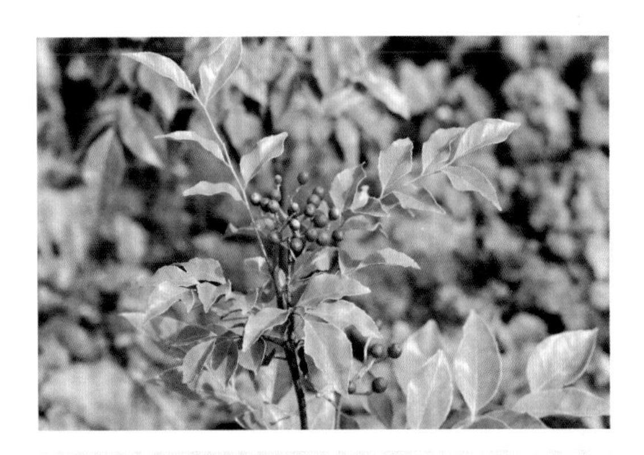

千里香 *Murraya paniculata*（L.）Jack

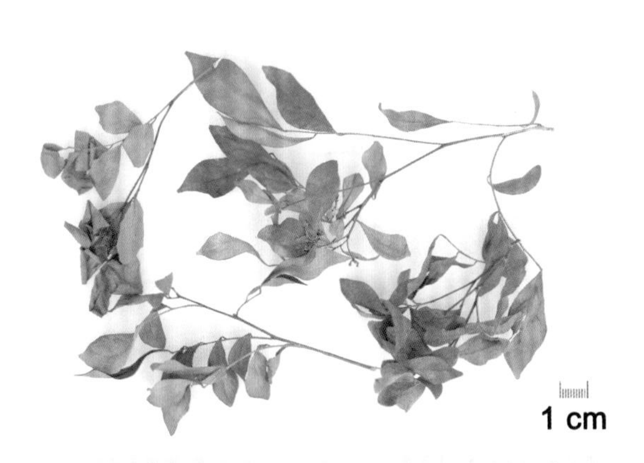

九里香药材

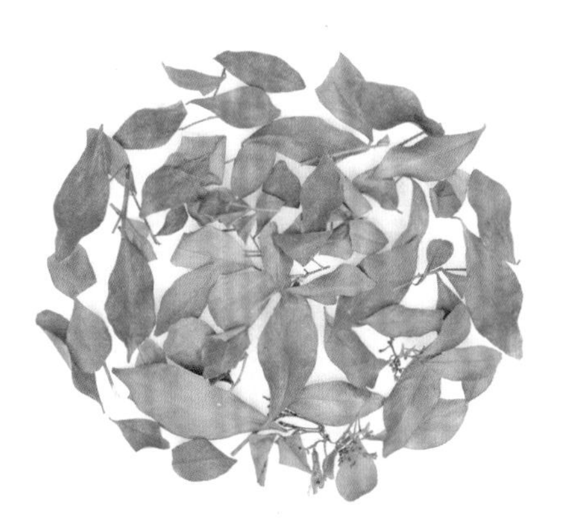

九里香饮片

刀豆

《滇南本草》

【来源】豆科植物刀豆 *Canavalia gladiata* (Jacq.) DC. 的干燥成熟种子。

【药性功效】甘，温。归胃、肾经。温中，下气，止呃。

【抗肿瘤组分及化学成分】刀豆中抗肿瘤组分为刀豆球蛋白A和刀豆球蛋白B。抗肿瘤化学成分为*L*-刀豆氨酸。

【用法用量】煎服，6～9 g。用于晚期肿瘤脾胃虚寒、嗳气呃逆等，用量宜大，一般以30 g左右为佳。

【效方撷要】

1. 治食管癌、肝癌　刀豆、生薏苡仁、连翘各100 g，毛冬瓜、番杏、鲜菱角各60 g。水煎服，每日1剂。

2. 治胃癌、食管癌　刀豆、姜半夏、急性子、姜竹茹、冰球子、五灵脂各9 g，旋覆花、赭石各10 g，威灵仙、菝葜各15 g。水煎服，每日1剂。

3. 治肾癌　刀豆30 g，薏苡仁、赤小豆、黑豆各60 g。水煎服，每日1剂。

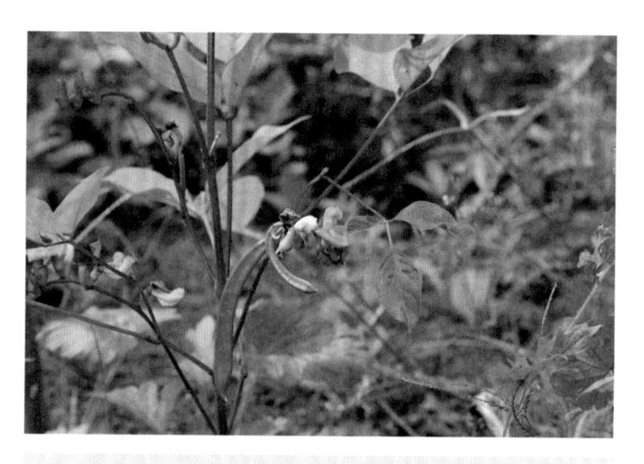

刀豆 *Canavalia gladiata* (Jacq.) DC.

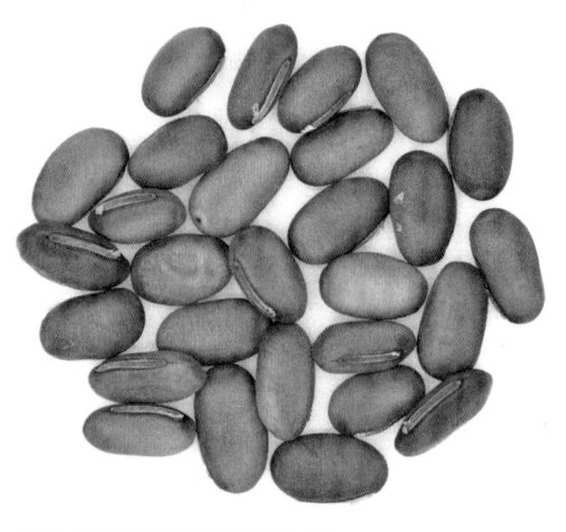

刀豆药材

川楝子

《本草正》

【来源】楝科植物川楝 *Melia toosendan* Sieb. et Zucc. 的干燥成熟果实。

川楝在《中国植物志》中并入：楝 *Melia azedarach* L.。

【药性功效】苦，寒；有小毒。归肝、小肠、膀胱经。疏肝泄热，行气止痛，杀虫。

【抗肿瘤组分及化学成分】川楝子中抗肿瘤组分为川楝子乙醇提取物和水溶性多糖 pMTPS-3。抗肿瘤化学成分为川楝素、川楝素 A 和苦楝子酮。

【用法用量】煎服，5～10 g。外用适量，研末调涂。炒用寒性降低。

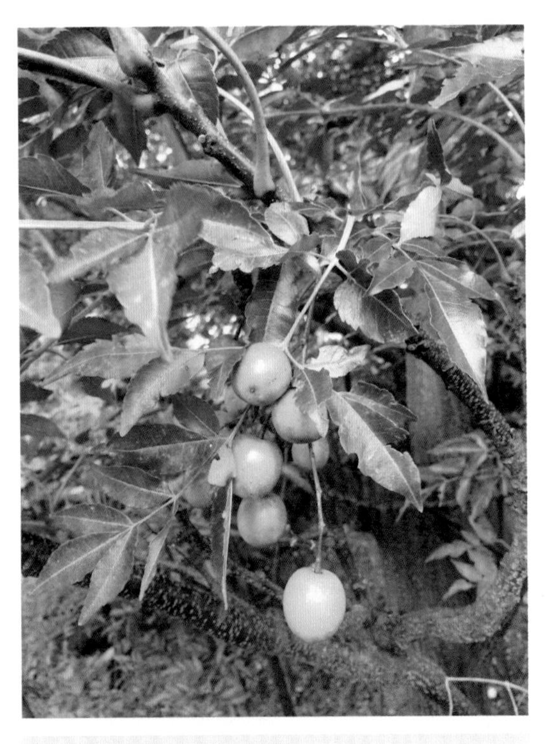

川楝 *Melia toosendan* Sieb. et Zucc.

【效方撷要】

1. 治肠癌　川楝子、厚朴、延胡索各 9 g，黄柏 10 g，白英、龙葵、生薏苡仁、败酱、藤梨根各 30 g，白头翁 15 g，白术、苍术、茯苓各 12 g，黄连 3 g。水煎服，每日 1 剂。

2. 治肝癌　川楝子、橘叶、白术、白芍、云苓、山栀子各 12 g，桃仁、七叶一枝花各 9 g，生甘草 3 g，蒲公英 24 g。水煎服，每日 1 剂。

3. 治前列腺癌　川楝子 15 g，白花蛇舌草、半枝莲、萆薢、薏苡仁各 30 g。水煎服，每日 1 剂。

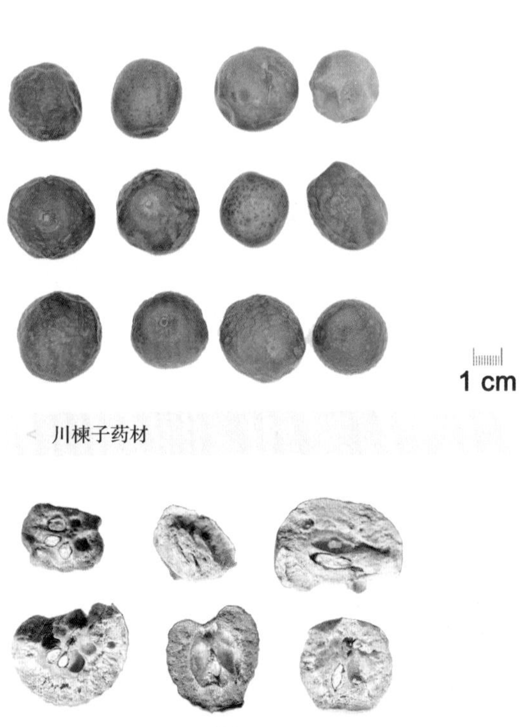

川楝子药材

川楝子饮片

小茴香

《本草蒙荃》

【来源】伞形科植物茴香 *Foeniculum vulgare* Mill. 的干燥成熟果实。

【药性功效】辛，温。归肝、肾、脾、胃经。散寒止痛，理气和胃。

【抗肿瘤组分及化学成分】小茴香中抗肿瘤组分为小茴香丙酮提取物、甲醇提取物、挥发油和乙醇提取物。抗肿瘤化学成分为茴香脑、柠檬烯和豆甾醇。

【用法用量】煎服，3～6 g。外用适量。

【效方撷要】

1. 治膀胱癌　小茴香、甘草梢各 6 g，莪术 9 g，川楝子、粉萆薢各 12 g，天龙 2 条，生薏苡仁、熟薏苡仁各 24 g。水煎服，每日 1 剂。

2. 治前列腺癌、小便不通　小茴香 6 g，椒目 24 g，威灵仙 9 g。水煎服，每日 1 剂。

3. 治癌症疼痛及化疗、放疗中白细胞、血小板减少　小茴香 3 g，茜草根 30 g。水煎服，每日 1 剂。

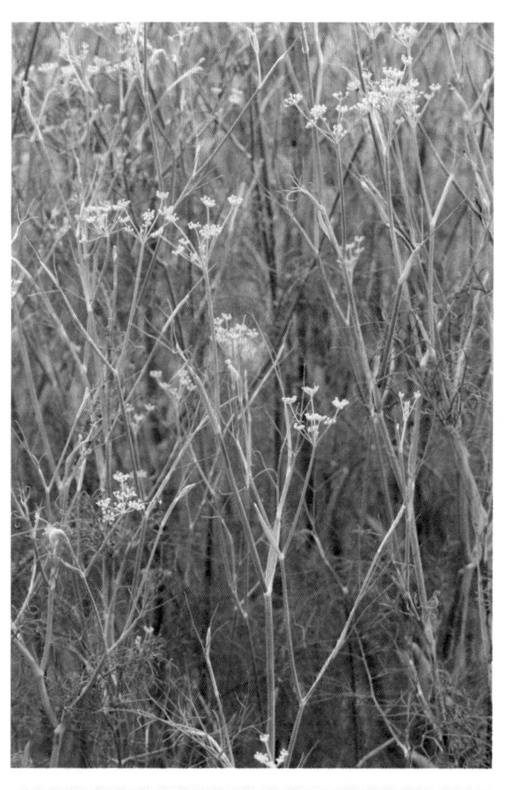

茴香 *Foeniculum vulgare* Mill.

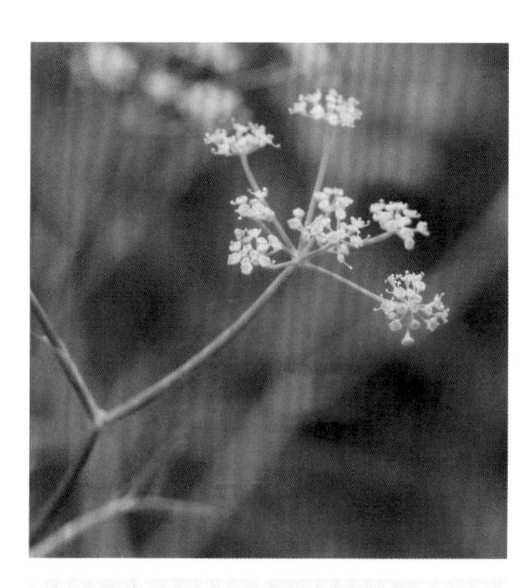

茴香 *Foeniculum vulgare* Mill. 的花

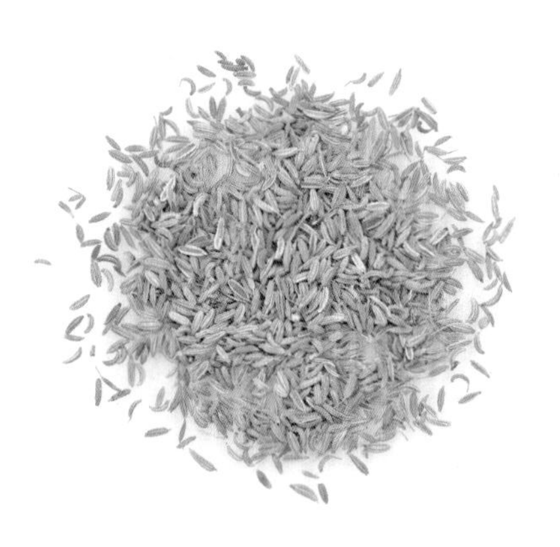

小茴香饮片

木香

《神农本草经》

【来源】菊科植物木香 *Aucklandia lappa* Decne. 的干燥根。

木香在《中国植物志》中为：云木香 *Aucklandia costus* Falc.。

【药性功效】辛、苦，温。归脾、胃、大肠、三焦、胆经。行气止痛，健脾消食。

【抗肿瘤组分及化学成分】木香中抗肿瘤组分为木香乙醇提取物。抗肿瘤化学成分为土木香内酯、异土木香内酯、木香烯内酯、去氢木香内酯、β-榄香烯、β-紫罗兰酮、异二氢木香烃内酯、β-环木香烯内酯、二氢木香烯内酯、木香双内酯。

【用法用量】煎服，3～6 g。生用行气力强，煨用行气力缓而多用于止泻。

【效方撷要】

1. 治食管癌　木香、公丁香、厚朴各 10 g，沉香曲、石斛、川楝子、南沙参、北沙参、天门冬、麦冬、姜半夏、姜竹茹、旋覆花各 12 g，赭石、仙鹤草各 30 g，当归 6 g，急性子、蜣螂各 21 g。水煎服，每日 1 剂。

2. 治肝癌　木香、戎盐(炒)、京三棱各 15 g，厚朴 30 g，枳实、炙甘草各 9 g，干姜、蓬莪术各 6 g。上药为末，每次 9 g，空腹时用淡生姜汤调下。

3. 治肠癌　木香 6 g，木馒头 30 g，紫参、山慈菇各 12 g，天龙 2 条，黄柏、制大黄、沉香曲各 9 g，生薏苡仁、熟薏苡仁、夏枯草各 24 g。水煎服，每日 1 剂。

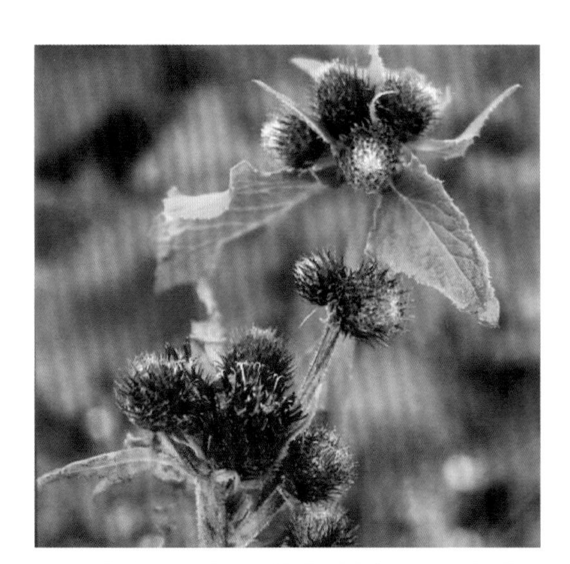

木香 *Aucklandia lappa* Decne.

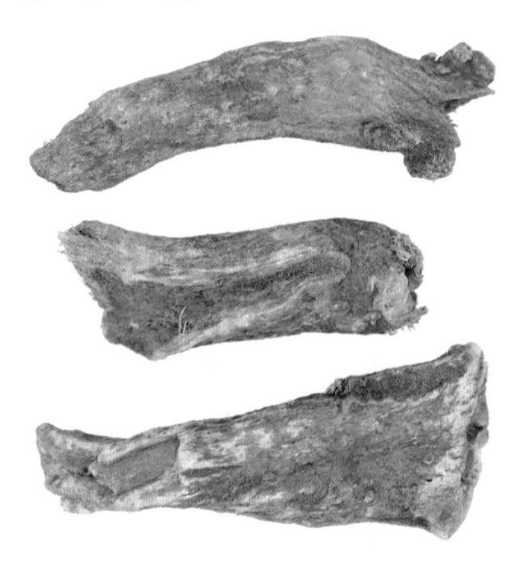

木香药材

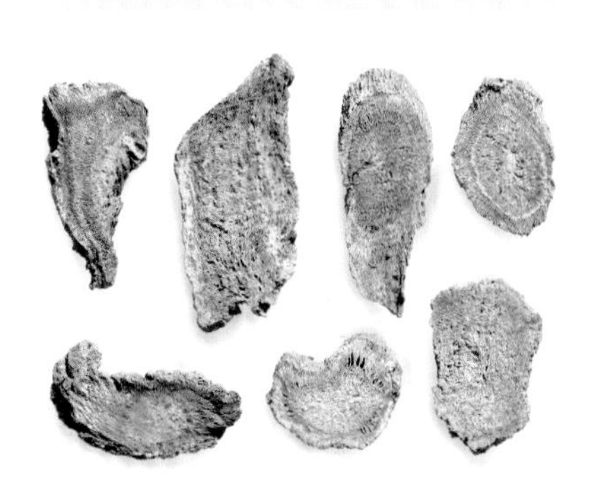

木香饮片

乌药

《开宝本草》

【来源】樟科植物乌药 *Lindera aggregata* (Sims) Kosterm. 的干燥块根。

【药性功效】辛，温。归肺、脾、肾、膀胱经。行气止痛，温肾散寒。

【抗肿瘤组分及化学成分】乌药中抗肿瘤组分为乌药挥发油和乌药石油醚萃取物。抗肿瘤化学成分为乌药醇、异乌药内酯、乌药薁、羟基乌药甾烯内酯、linderolide C、linderolide D、linderolide F 和去甲异波尔定。

【用法用量】煎服，6～10 g；或磨汁用。

【效方撷要】

1. 治各种肿瘤　乌药 10 g，加 300 ml 水煎，分 3 次服。

2. 治癌性疼痛　乌药、桃仁、牡丹皮、赤芍、延胡索、香附、红花、枳壳各 12 g，蒲黄 6 g，五灵脂、三七各 9 g，徐长卿 30 g。水煎服，每日 1 剂。

3. 治肾癌　乌药、川椒目各 9 g，党参、鸡内金各 12 g，白术、大腹皮、葫芦巴、淫羊藿各 15 g，猪苓、茯苓各 20 g，八月札 24 g，土茯苓、白英、龙葵、陈葫芦、泽泻、车前子各 30 g，猫人参 60 g。水煎服，每日 1 剂。

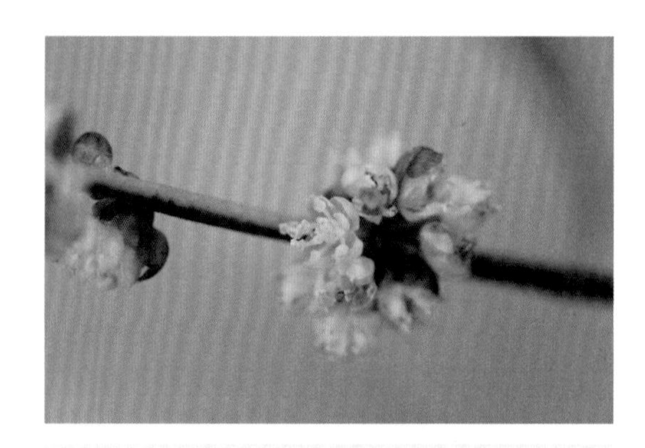

乌药 *Lindera aggregata* (Sims) Kosterm. 的花

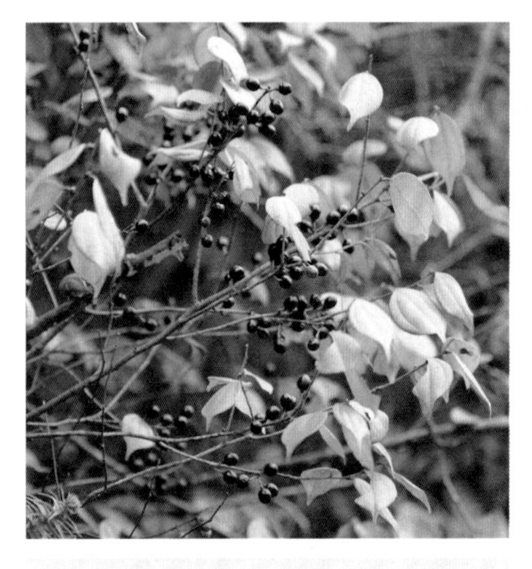

乌药 *Lindera aggregata* (Sims) Kosterm.

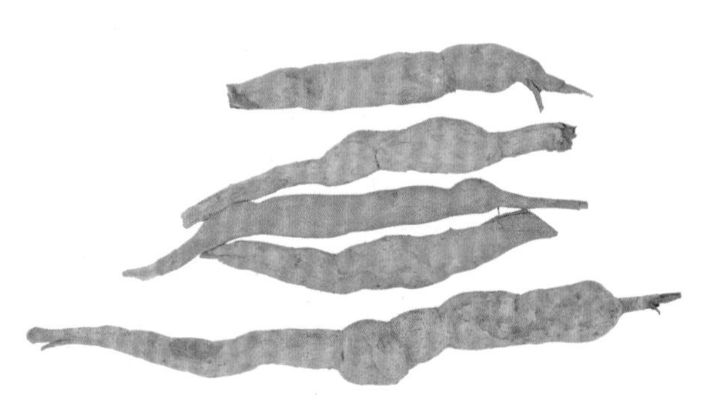

乌药药材

甘松

《本草纲目》

【来源】败酱科植物甘松 *Nardostachys jatamansi* DC. 的干燥根及根茎。

甘松在《中国植物志》中为：匙叶甘松。

【药性功效】辛、甘，温。归脾、胃经。理气止痛，开郁醒脾；外用祛湿消肿。

【抗肿瘤组分及化学成分】甘松中抗肿瘤组分为氯仿：甲醇（1∶1）提取物。抗肿瘤化学成分为乌索酸。

【用法用量】煎服，3～6 g。外用适量，泡汤漱口、煎汤洗脚或研末敷患处。

【效方撷要】

1. 治肝癌　甘松、木香各 30 g，甘草 180 g，香附 500 g，莪术 240 g。上药共为细末，水糊为丸，如梧桐子大，1 次 20 丸，生姜、陈皮煎水送下，不拘时候。

2. 治胃癌　甘松、乌药各 2 kg，炒香附 6 kg，炒麦芽 3 kg，缩砂仁、藿香叶、肉桂、甘草、陈皮各 7.5 kg。上药为末，炼蜜为丸，如弹子大，1 次 1 丸，盐汤嚼下。

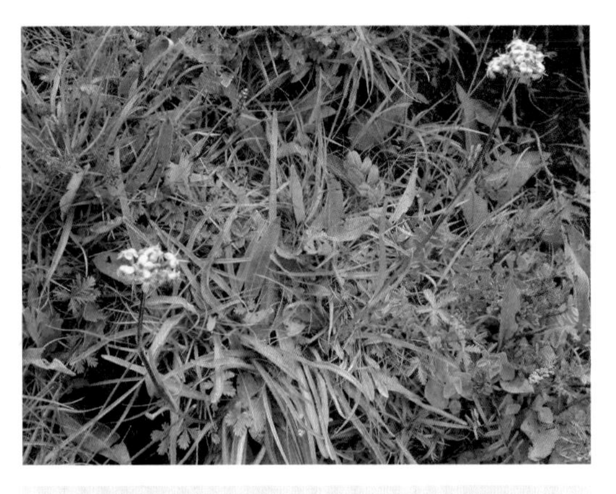

甘松 *Nardostachys jatamansi* DC.

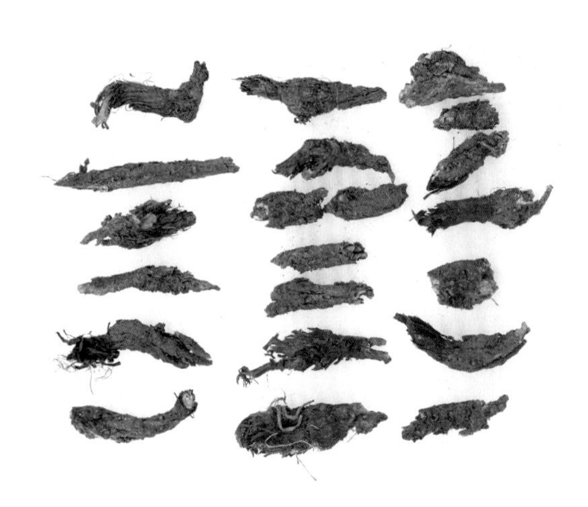

甘松饮片

合欢皮

《本草拾遗》

【来源】豆科植物合欢 *Albizia julibrissin* Durazz. 的干燥树皮。

【药性功效】甘，平。归心、肝、肺经。解郁安神，活血消肿。

【抗肿瘤组分及化学成分】合欢中抗肿瘤组分为合欢正丁醇提取物、合欢皮乙醇提取物、齐墩果烷型皂苷、三萜皂苷、三糖和四糖。抗肿瘤化学成分为合欢皂苷 J_{1}、合欢皂苷 J_{29}、合欢皂苷 J_{31} 和合欢皂苷 J_{30}。

【用法用量】煎服，6～12 g。外用适量，研末调敷。

【效方撷要】

1. 治食管癌　合欢皮、橘皮、香附、茯苓各12 g，橘叶、丁香各3 g，白术、白芍、八月札各15 g，广木香6 g。水煎服，每日1剂。

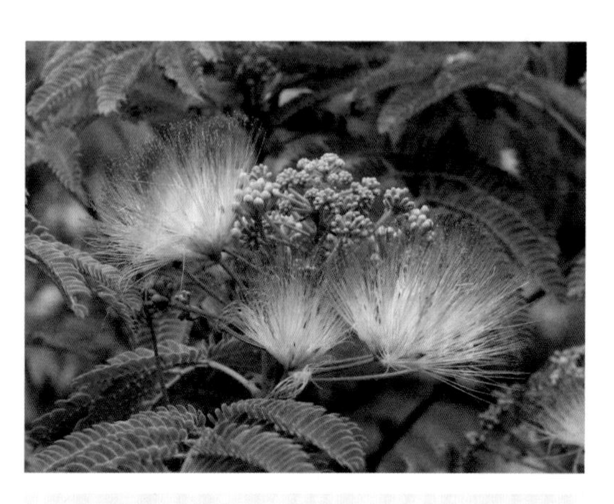

合欢 *Albizia julibrissin* Durazz.

2. 治纵隔肿瘤　合欢皮、生薏苡仁、熟薏苡仁、夏枯草、煅牡蛎各24 g，橘叶、天葵子、桃仁泥、当归各9 g，黄药子、茯苓、瓜蒌皮、连翘、丹参各12 g，天龙2条，苦桔梗6 g。水煎服，每日1剂。

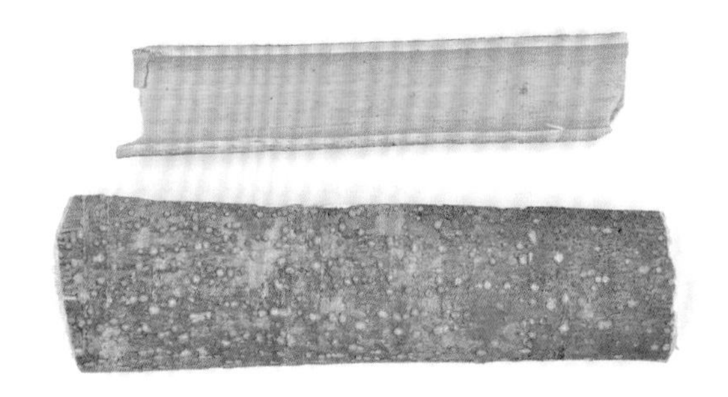

合欢皮药材

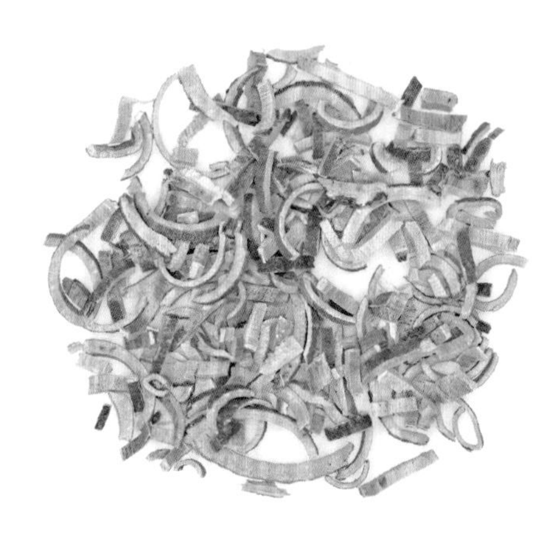

合欢皮饮片

豆蔻

《名医别录》

【来源】姜科植物白豆蔻 *Amomum kravanh* Pierre ex Gagnep. 或爪哇白豆蔻 *Amomum compactum* Soland ex Maton 的干燥成熟果实。

【药性功效】辛，温。归肺、脾、胃经。化湿行气，温中止呕，开胃消食。

【抗肿瘤组分及化学成分】白豆蔻中抗肿瘤组分为白豆蔻挥发油和白豆蔻水提物。抗肿瘤化学成分为吲哚-3-甲醇、1,8-桉树脑、二吲哚甲烷、柠檬烯。

【用法用量】煎服，3～6 g，宜后下。

【效方撷要】

1. 治食管癌　豆蔻、佛手片、砂仁各 6 g，姜半夏 12 g，陈皮、广木香各 9 g，全瓜蒌、生薏苡仁、熟薏苡仁各 15 g。水煎服，每日 1 剂。

2. 治食管癌、贲门癌　豆蔻(去皮)、木香、白及、乌梅、硼砂各 15 g，黄丹 12.5 g，雄黄 5 g。上药共研细末，炼蜜为丸，每日 2 次，每次 5～10 g，饭前白开水送下，或在口中徐徐含化。

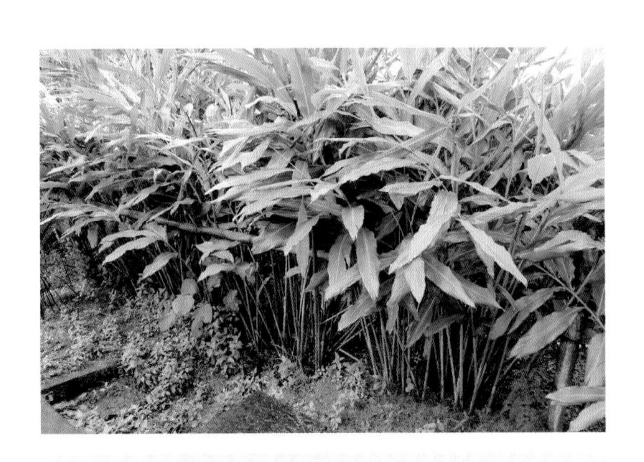

白豆蔻 *Amomum kravanh* Pierre ex Gagnep.

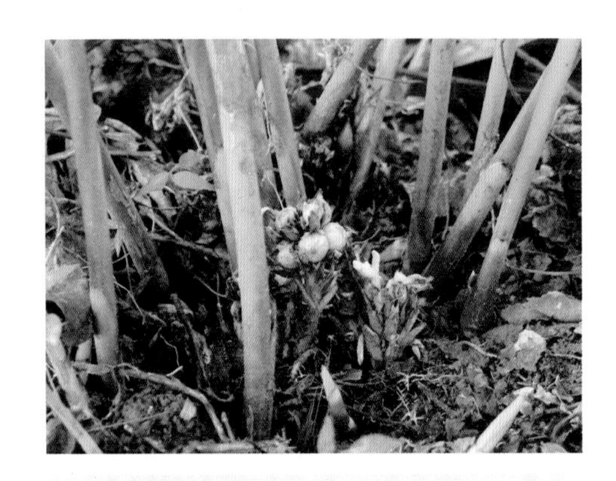

爪哇白豆蔻 *Amomum compactum* Soland ex Maton

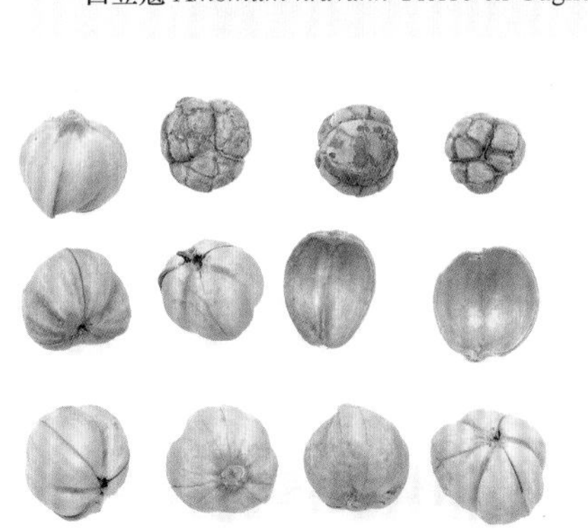

豆蔻药材(白豆蔻)

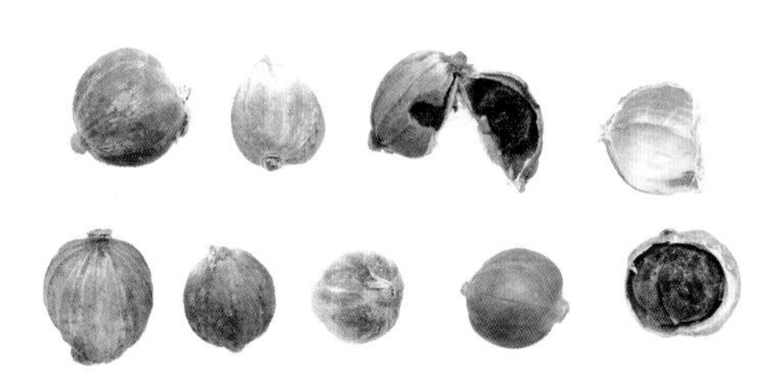

豆蔻药材(爪哇白豆蔻)

两面针

《岭南采药录》

【来源】芸香科植物两面针 *Zanthoxylum nitidum* (Roxb.) DC. 的干燥根。

【药性功效】苦、辛，平；有小毒。归肝、胃经。活血化瘀，行气止痛，祛风通络，解毒消肿。

【抗肿瘤组分及化学成分】两面针中抗肿瘤组分为两面针挥发油和甲醇提取物。抗肿瘤化学成分为氯化光叶花椒碱和 angoline。

【用法用量】煎服，5～10 g。外用适量，研末调敷或煎水洗患处。

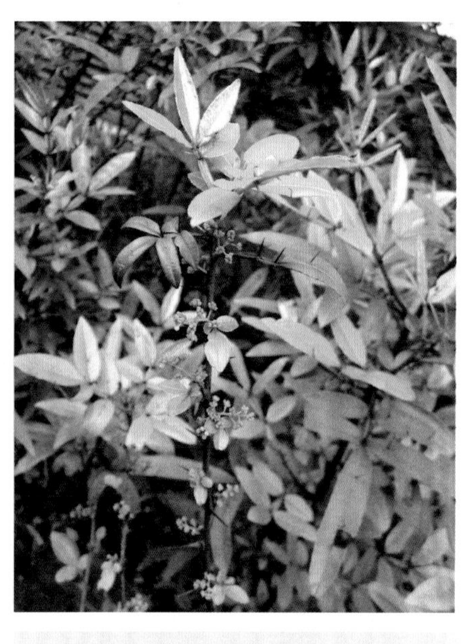

两面针 *Zanthoxylum nitidum* (Roxb.) DC.

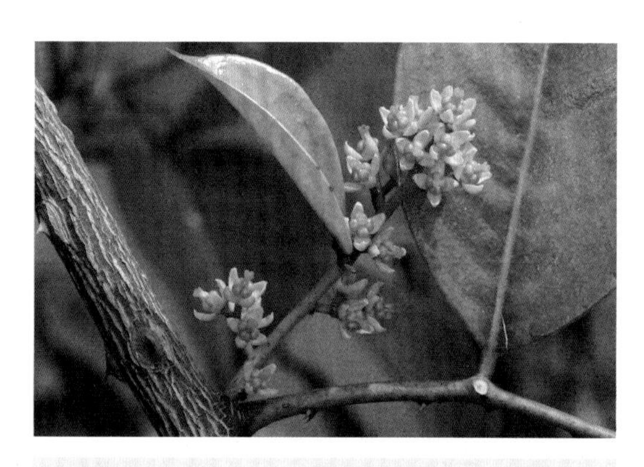

两面针 *Zanthoxylum nitidum* (Roxb.) DC. 的花

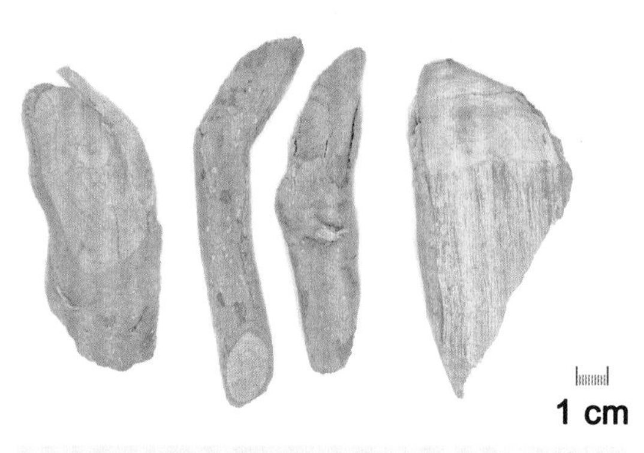

两面针药材

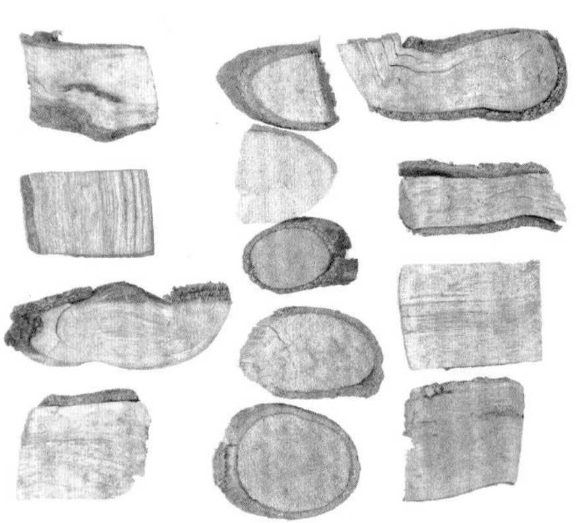

两面针饮片

佛手

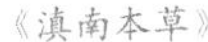

《滇南本草》

【来源】芸香科植物佛手 *Citrus medica* L. var. *sarcodactylis* Swingle 的干燥果实。

佛手在《中国植物志》中为：*Citrus medica* 'Fingered'。

【药性功效】辛、苦、酸，温。归肝、脾、胃、肺经。疏肝理气，和胃止痛，燥湿化痰。

【抗肿瘤组分及化学成分】佛手中抗肿瘤化学成分为柠檬油素、滨蒿内酯、佛手苷内酯、3,5,8 三羟基 4′,7 二甲氧基黄酮、胡萝卜苷和柠檬苦素。

【用法用量】煎服，3～10 g。

【效方撷要】

1. *治胃癌* 佛手、陈皮、天龙各 6 g，党参、白术、茯苓、生黄芪、白芍、山慈菇各 15 g，广术香、豆蔻、当归各 9 g，制苍术、香附、延胡索各 12 g，炙甘草 3 g，生薏苡仁、熟薏苡仁各 30 g。水煎服，每日 1 剂。

2. *治胰头癌* 佛手、醋大黄、红花、延胡索、制香附各 6 g，三七(吞)、三棱、莪术各 3 g，青皮、陈皮、台乌药、广木香各 4.5 g，王不留行 12 g。水煎服，每日 1 剂。

3. *治肠癌* 佛手、枸橘、陈皮、香橼、天龙、木香、香附各 6 g，橘叶、丁香、玫瑰花各 3 g，枳壳、八月札、丹参各 15 g，槟榔、川楝子各 9 g，赤芍、合欢皮、茯苓各 12 g，牡蛎、生薏苡仁、熟薏苡仁各 30 g。水煎服，每日 1 剂。

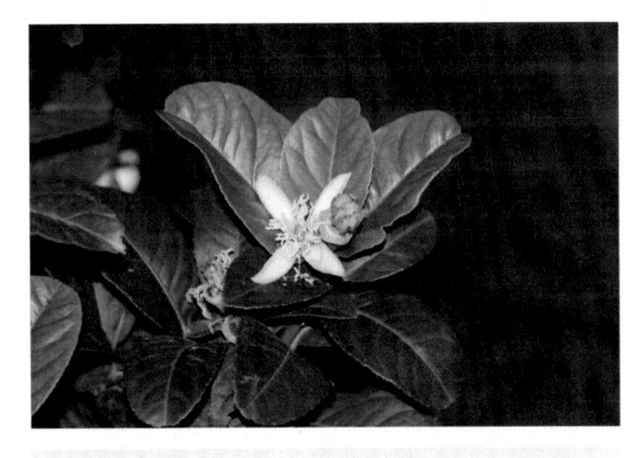

佛手 *Citrus medica* L. var. *sarcodactylis* Swingle 的花

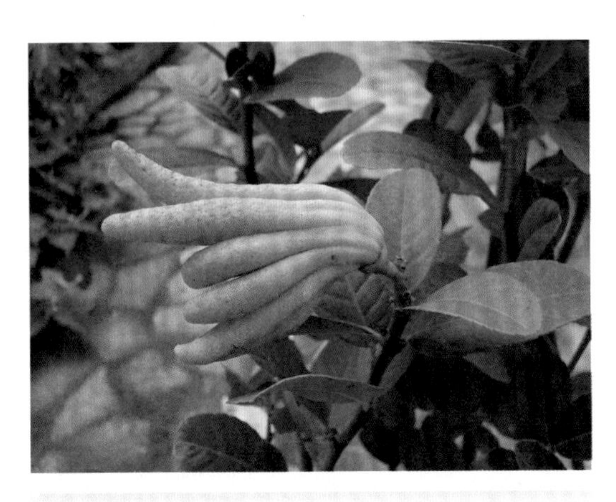

佛手 *Citrus medica* L. var. *sarcodactylis* Swingle

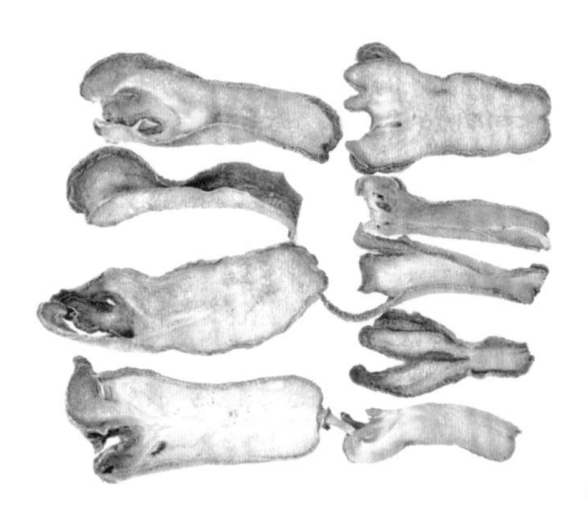

佛手饮片

沉香

《名医别录》

【来源】瑞香科植物白木香 *Aquilaria sinensis* (Lour.) Gilg 含有树脂的木材。

白木香在《中国植物志》中为：土沉香 *Aquilaria sinensis* (Lour.) Spreng.。

【药性功效】辛、苦，微温。归脾、胃、肾经。行气止痛，温中止呕，纳气平喘。

【用法用量】煎服，1～5 g，宜后下；或磨汁冲服；或入丸、散，0.5～1 g。

【效方撷要】

1. *治食管癌*　沉香、硼砂各 1 g，姜半夏 12 g，广陈皮、射干各 6 g，茯苓、山豆根、桃仁泥各 9 g，乌梅 3 个，生甘草 4.5 g。水煎服，每日 1 剂。

2. *治胃癌*　沉香粉、生甘草各 6 g，北沙参 12 g，川贝母、浙贝母各 9 g，坎炁（焙）1 条，云南白药 4 g。上药共为细末，每日 3 次，每次 3 g，开水冲服。

3. *治肠癌*　沉香曲、黄柏、浙贝母、制大黄各 9 g，木馒头 30 g，石见穿、山慈菇各 12 g，广木香 6 g，天龙 2 条，生薏苡仁、熟薏苡仁、夏枯草各 24 g。水煎服，每日 1 剂。

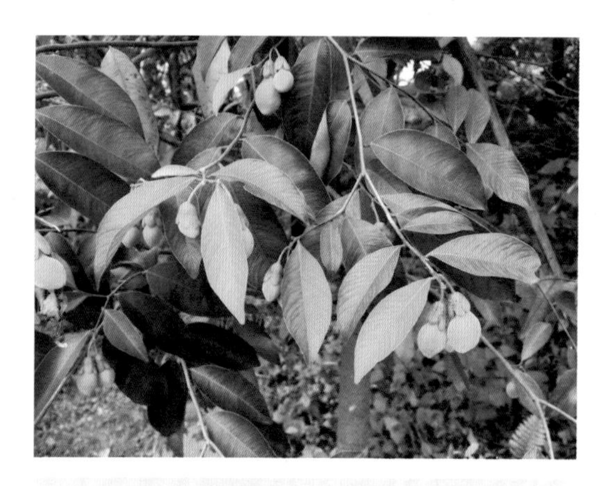

白木香 *Aquilaria sinensis* (Lour.) Gilg

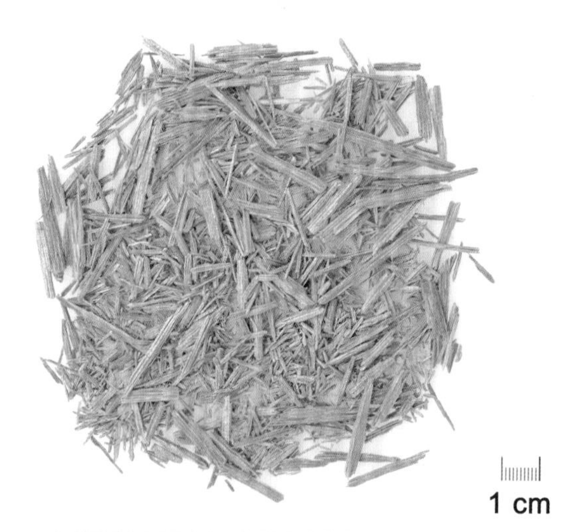

沉香饮片

陈皮

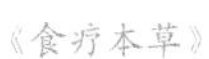

《食疗本草》

【来源】芸香科植物橘 *Citrus reticulata* Blanco 及其栽培变种的干燥成熟果皮。

橘在《中国植物志》中为：柑橘。

【药性功效】苦、辛，温。归肺、脾经。理气健脾，燥湿化痰。

【抗肿瘤组分和化学成分】橘皮中抗肿瘤化学成分为川陈皮素、桔皮素、橙皮苷、柠檬烯、橙皮素、新橙皮苷。

【用法用量】煎服，3～10 g。

【效方撷要】治胃癌　陈皮、当归、土贝母各 9 g，茯苓、楤木根、枸橘、七叶一枝花各 12 g，党参、藤梨根各 15 g，白花蛇舌草、薏苡仁、蒲公英各 30 g。水煎服，每日 1 剂。

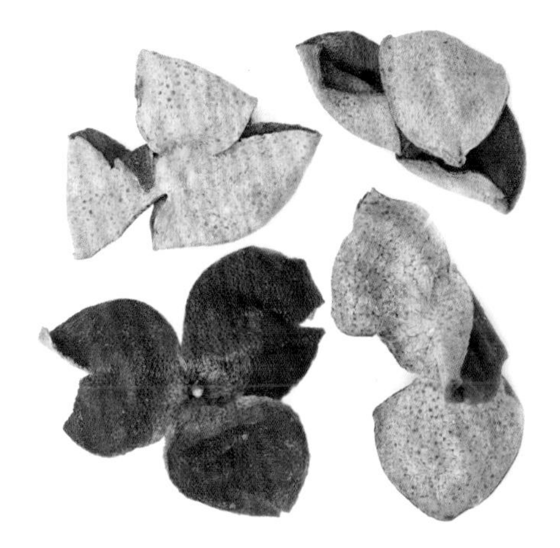

陈皮药材

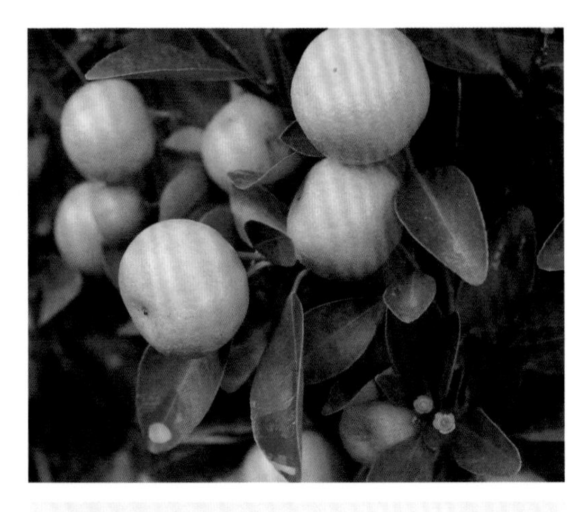

橘 *Citrus reticulata* Blanco

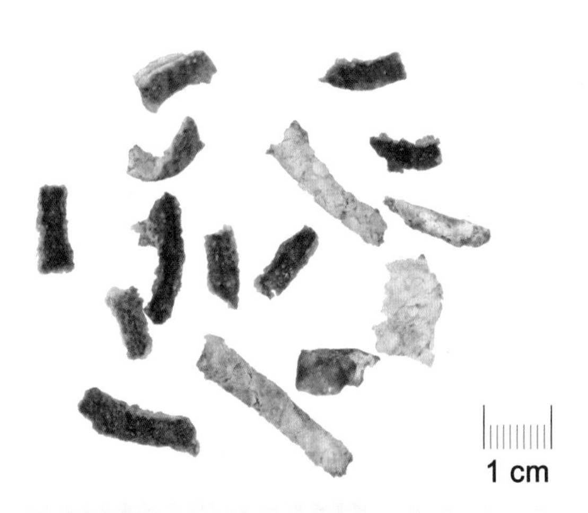

陈皮饮片

青皮

《本草图经》

【来源】芸香科植物橘 *Citrus reticulata* Blanco 及其栽培变种的干燥幼果或未成熟果实的果皮。

橘在《中国植物志》中为：柑橘。

橘植物图片参见“陈皮”项下。

【药性功效】苦、辛，温。归肝、胆、胃经。疏肝破气，消积化滞。

【抗肿瘤组分及化学成分】青皮中抗肿瘤组分为青皮黄酮提取物。抗肿瘤化学成分为柠檬苦素。

【用法用量】煎服，3～10 g。醋炙疏肝止痛力增强。

【效方撷要】

1. 治淋巴瘤　青皮、陈皮、浙贝母各 9 g，茯苓 24 g，姜半夏、当归、枸杞子、瓜蒌各 12 g，炙甘草、桔梗、天龙各 6 g，水红花子、黄药子各 25 g，八月札 15 g，厚朴 10 g。水煎服，每日 1 剂。

2. 治乳腺癌　青皮、浙贝母、姜半夏、当归、橘叶、炮穿山甲、赤芍各 9 g，陈皮、漏芦各 6 g，瓜蒌皮、煅牡蛎、炒谷芽、炒麦芽各 30 g，生地黄、王不留行各 15 g，香附、茯苓、白芍、枸橘各 12 g，白芥子 3 g。水煎服，每日 1 剂。

3. 治恶性淋巴瘤　青皮、陈皮、浙贝母各 9 g，茯苓、水红花子、黄药子各 24 g，姜半夏、当归、枸橘、全瓜蒌、预知子各 12 g，炙甘草、桔梗、天龙、川厚朴各 6 g。水煎服，每日 1 剂。

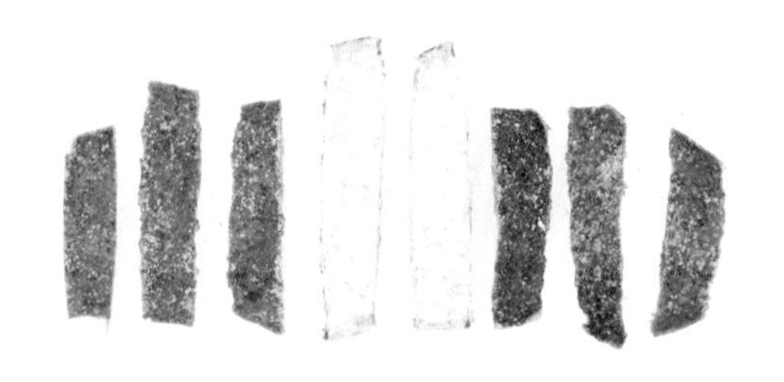

青皮饮片(四花青皮)

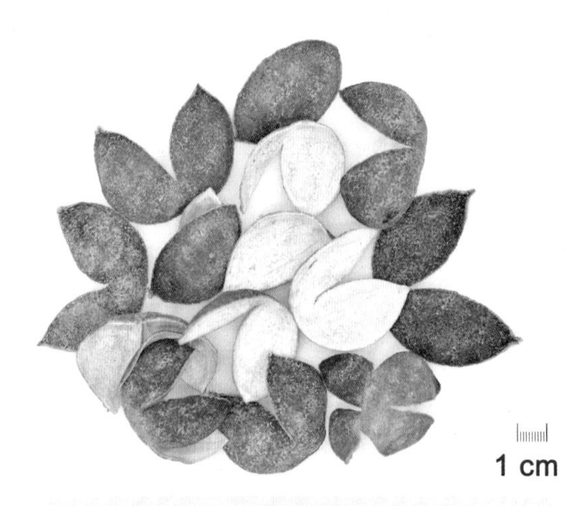

青皮药材

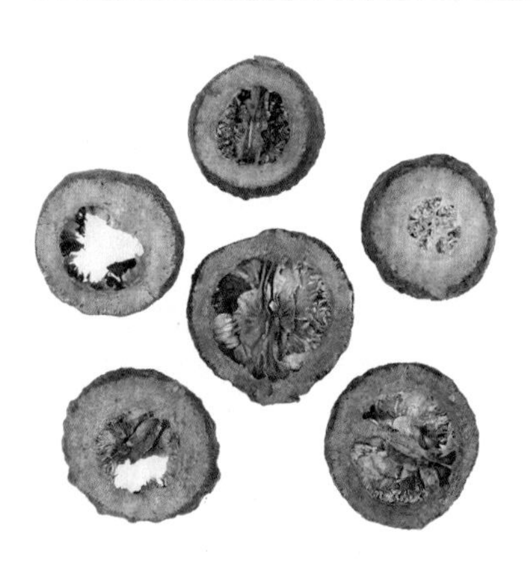

青皮饮片(个青皮)

玫瑰花

《食物本草》

【来源】蔷薇科植物玫瑰 *Rosa rugosa* Thunb. 的干燥花蕾。

【药性功效】甘、微苦，温。归肝、脾经。行气解郁，和血，止痛。

【抗肿瘤组分及化学成分】玫瑰花中抗肿瘤组分为玫瑰花水提物和甲醇提取物。

【用法用量】煎服，3～6 g。

【效方撷要】

1. 治恶性淋巴瘤　玫瑰花 6 g，炒白术、黄药子、八月札各 12 g，水红花子 30 g，天龙 3 条，制苍术、橘皮各 9 g。水煎服，每日 1 剂。

2. 治胃癌　玫瑰花、郁金、半夏、焦麦芽、焦山楂、焦神曲、白屈菜各 10 g，柴胡、枳壳、旋覆花各 12 g，赭石、杭白芍各 15 g，甘草 6 g。水煎服，每日 1 剂。

3. 治乳腺癌　玫瑰花、橘叶、僵蚕、山慈菇各 30 g，郁金、青皮、陈皮、赤芍、白芍、当归各 60 g，瓜蒌 120 g。上药共为末，蜜丸，每丸重 6 g，1 次 2 丸，每日 3 次。

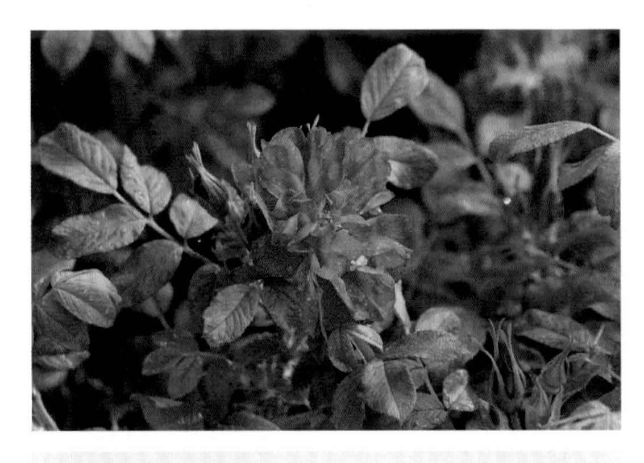

玫瑰 *Rosa rugosa* Thunb.

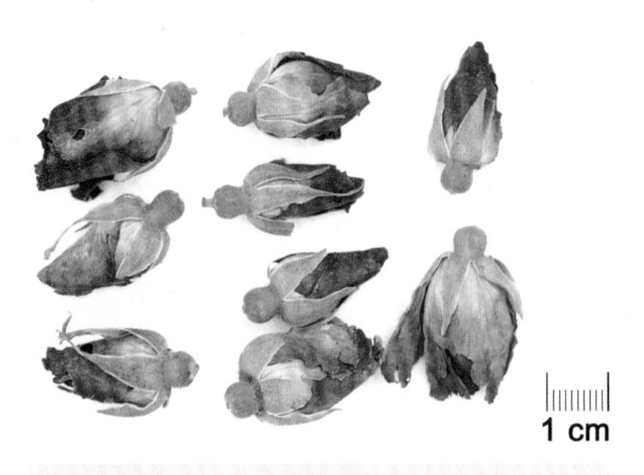

玫瑰饮片

郁金

《药性论》

【来源】姜科植物温郁金 *Curcuma wenyujin* Y. H. Chen et C. Ling、姜黄 *Curcuma longa* L.、广西莪术 *Curcuma kwangsiensis* S. G. lee et C. F. Liang 或蓬莪术 *Curcuma phaeocaulis* Val. 的干燥块根。

蓬莪术在《中国植物志》中为：莪术。

【药性功效】辛、苦，寒。归肝、心、肺经。活血止痛，行气解郁，清心凉血，利胆退黄。

【抗肿瘤组分及化学成分】郁金中抗肿瘤的组分有姜黄乙酸乙酯提取物。抗肿瘤的化学成分有姜黄素、四氢姜黄素、二去甲氧基姜黄素、芳香姜黄酮、莪术醇、莪术双环烯酮、大牻牛儿酮和α-姜黄烯。

【用法用量】煎服，3～10 g；研末服，2～5 g。

【效方撷要】

1. 治肝癌　广郁金、丹参、凌霄花、香附各 9 g，生晒参（另煎）、桃仁各 3 g，黄芪、预知子、炙鳖甲各 12 g。水煎服，每日 1 剂。

2. 治支气管肺癌　郁金、冬瓜子、瓜蒌皮、杏仁、青皮、地骨皮、海藻、沙参、麦冬各 15 g，太子参、白毛藤、龙葵各 30 g，鱼腥草、蒲公英各 50 g，香附 20 g。水煎服，每日 1 剂。

3. 治胰腺癌　郁金、枳壳、干蟾皮、鸡内金各 10 g，柴胡 9 g，预知子、白术、茯苓、猪苓、薏苡仁、菝葜、半枝莲、白花蛇舌草各 30 g，生山楂 15 g。水煎服，每日 1 剂。

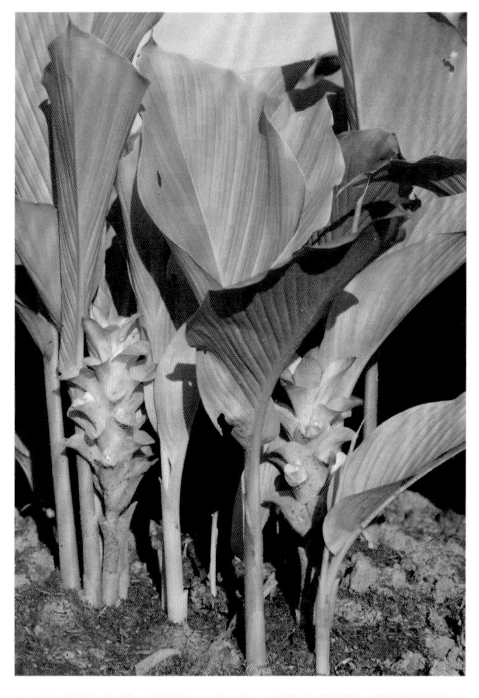

温郁金 *Curcuma wenyujin* Y.H. Chen et C. Ling

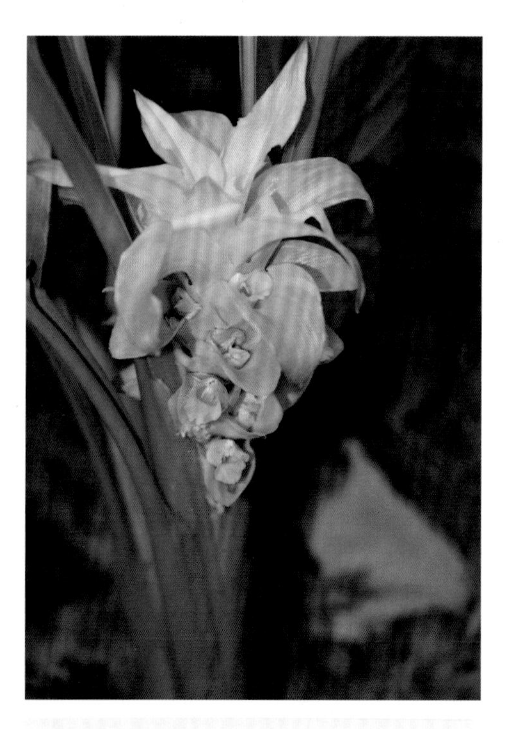

姜黄 *Curcuma longa* L.

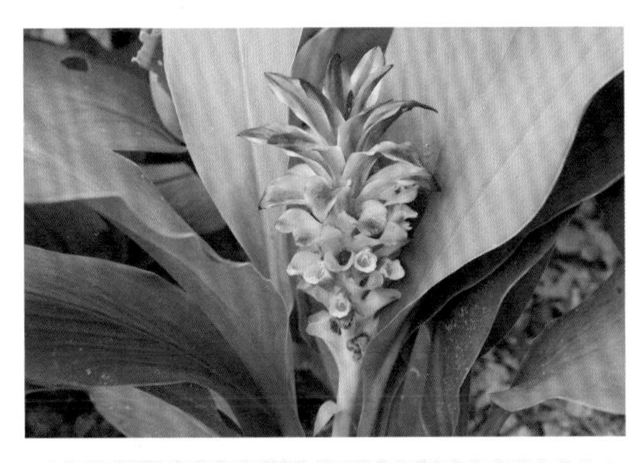

广西莪术 *Curcuma kwangsiensis* S. G. lee et C. F. Liang

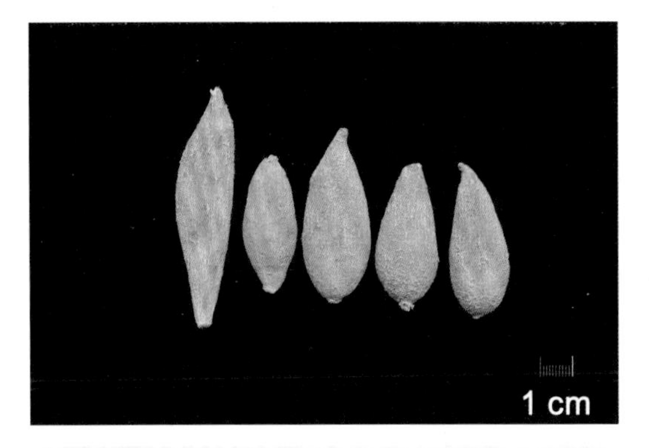

郁金药材

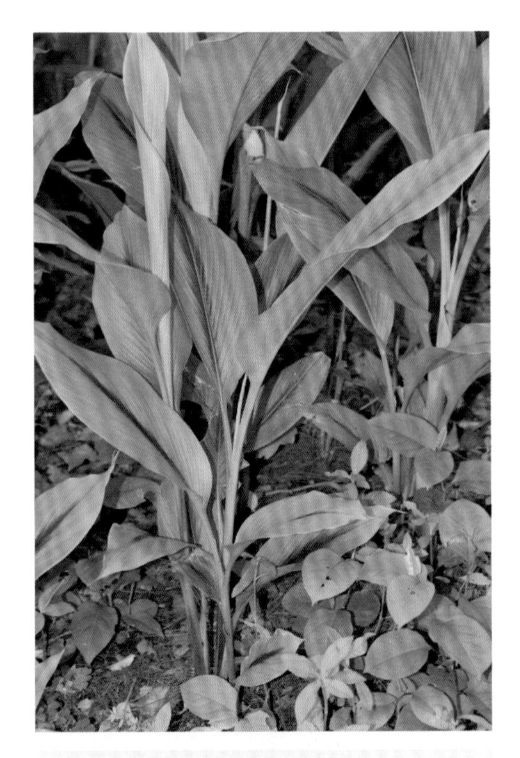

蓬莪术 *Curcuma phaeocaulis* Val.

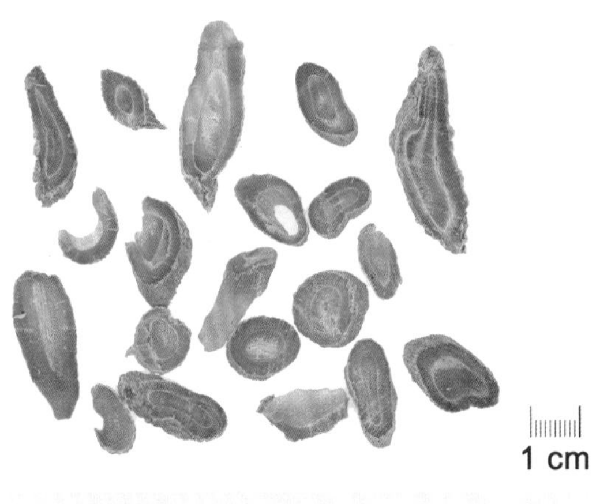

郁金饮片

降香

《海药本草》

【来源】豆科植物降香檀 *Dalbergia odorifera* T. Chen 树干和根的干燥心材。

降香檀在《中国植物志》中为：降香。

【药性功效】辛，温。归肝、脾经。化瘀止血，理气止痛。

【抗肿瘤组分及化学成分】降香中抗肿瘤的组分有降香甲醇提取物。抗肿瘤的化学成分有非瑟酮、刺芒柄花素和甘草素。

【用法用量】煎服，9～15 g，后下；研末服，1～2 g；或入丸、散。外用适量，研细末敷患处。

【效方撷要】

1. 治食管癌　降香 9 g，佩兰、防己、半夏、乌梅各 6 g，陈皮 3 g，炮穿山甲 1.5 g。水煎服，每日 1 剂。

2. 治肺癌　降香、茜草、紫草、桃仁、知母、浙贝母、芦根、地骨皮、紫菀各 10 g，山药、生薏苡仁各 15 g。水煎服，每日 1 剂。

3. 治原发性肝癌　降香、党参、神曲、焦山楂各 15 g，乌药、白术各 9 g，茯苓、车前子、夏枯草、八月札各 30 g，麦芽、沉香曲各 12 g。水煎服，每日 1 剂。

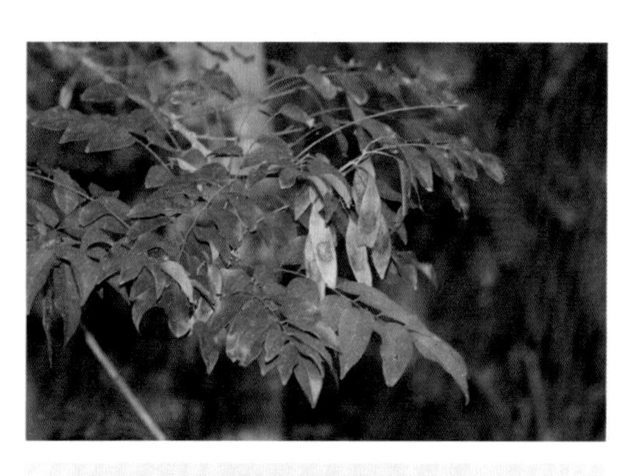

降香檀 *Dalbergia odorifera* T. Chen

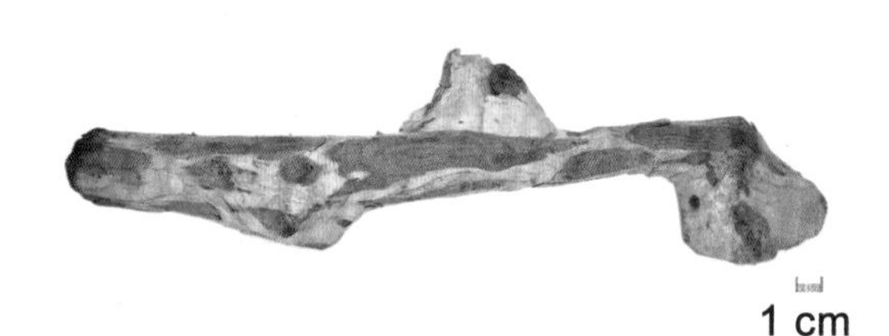

降香药材（树干）

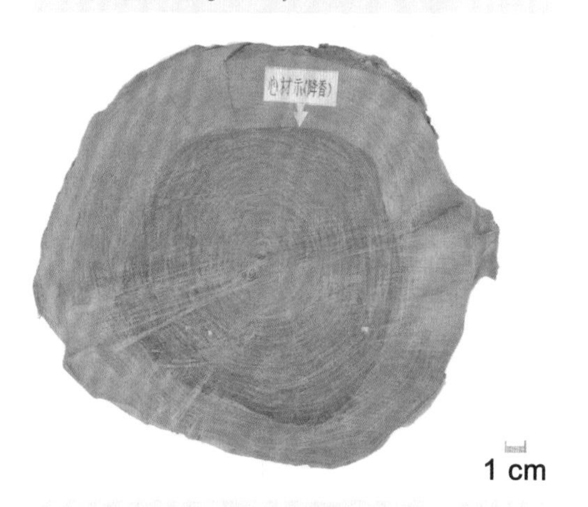

降香药材（心材）

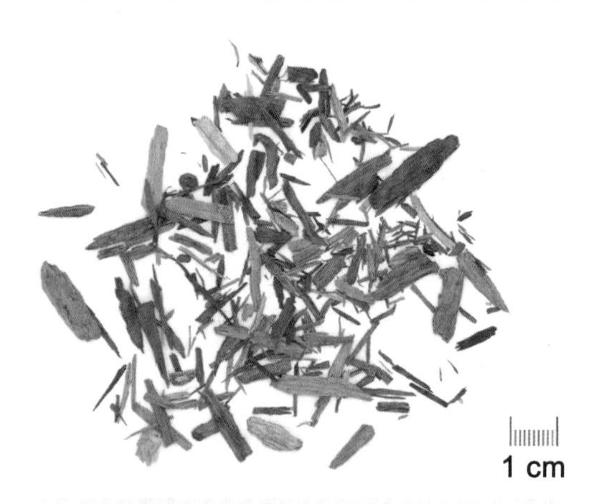

降香饮片

荜茇

《新修本草》

【来源】胡椒科植物荜茇 *Piper longum* L. 的干燥近成熟或成熟果穗。

荜茇在《中国植物志》中为：荜拔。

【药性功效】辛，热。归胃、大肠经。温中散寒，行气止痛。

【抗肿瘤组分及化学成分】荜茇中抗肿瘤组分为荜茇乙醇提取物。抗肿瘤化学成分为荜茇酰胺（即荜茇明碱）、胡椒碱、荜茇环碱、补骨脂酚、补骨脂甲素、补骨脂乙素、芝麻素和 5，6-dihydropiperlonguminine。

【用法用量】煎服，1～3 g。外用适量，研末塞龋齿孔中。

【效方撷要】治纵隔肿瘤、肺癌　荜茇、丁香、砂仁、胡椒、乌梅、青皮、巴豆、木香、全蝎各等份。上药以青皮同巴豆浆水浸一宿，次日滤出，同炒至青皮焦，去巴豆，将所浸水淹乌梅，炊一熟饭，细研为膏，余药研末和匀为丸。如绿豆大。每次 50～70 丸，临睡前用生姜汤送下。

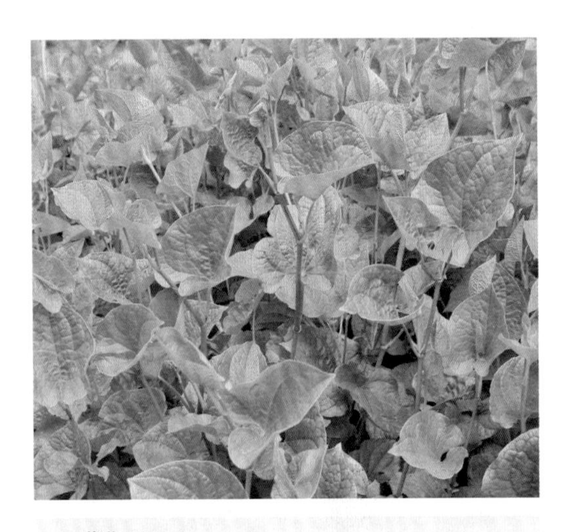

荜茇 *Piper longum* L.

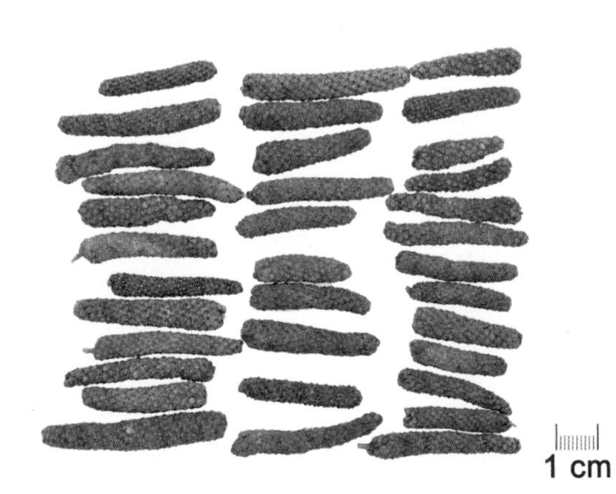

荜茇药材

枳壳

《雷公炮炙论》

【来源】芸香科植物酸橙 *Citrus aurantium* L. 及其栽培变种的干燥未成熟果实。

酸橙在《中国植物志》中为：*Citrus* × *aurantium* L.。

【药性功效】苦、辛、酸，微寒。归脾、胃经。理气宽中，行滞消胀。

【抗肿瘤组分及化学成分】枳壳中抗肿瘤组分为枳壳乙醇提取物。抗肿瘤化学成分为橙皮油素、马尔敏、橘皮素、川陈皮素和橙皮苷。

【用法用量】煎服，3～10 g。炒用性较平和。

【效方撷要】

1. 治肝癌　枳壳、陈皮、海藻、昆布各 15 g，乌骨藤 60 g，虎杖 45 g。水煎服，每日 1 剂。

2. 治食管癌　枳壳、薤白、橘红、海藻、黑芝麻、核桃仁各 25 g，威灵仙、郁金、瓜蒌、穿山甲、牡蛎各 50 g，木香、川椒各 15 g，丁香 10 g，硼砂 5 g。水煎服，每日 1 剂。

3. 治胰腺癌　枳壳、郁金、干蟾皮、鸡内金各 10 g，柴胡 9 g，八月札、白术、茯苓、猪苓、薏苡仁、菝葜、半枝莲、白花蛇舌草各 30 g，生山楂 15 g。水煎服，每日 1 剂。

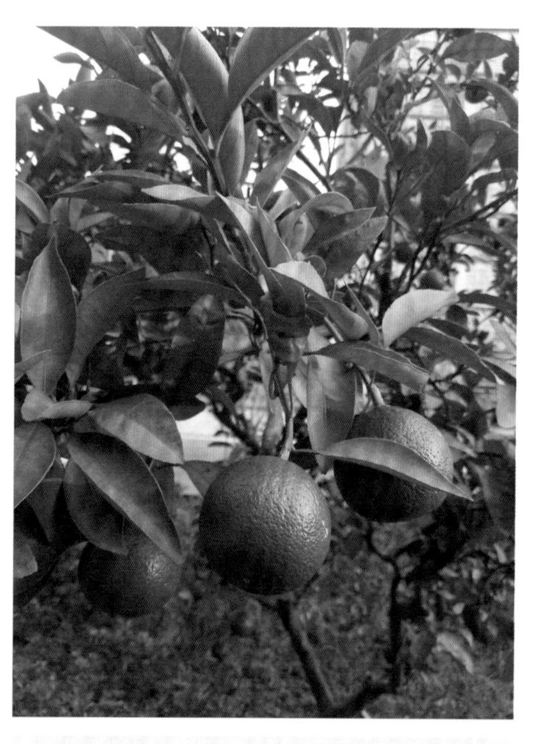

酸橙 *Citrus aurantium* L.

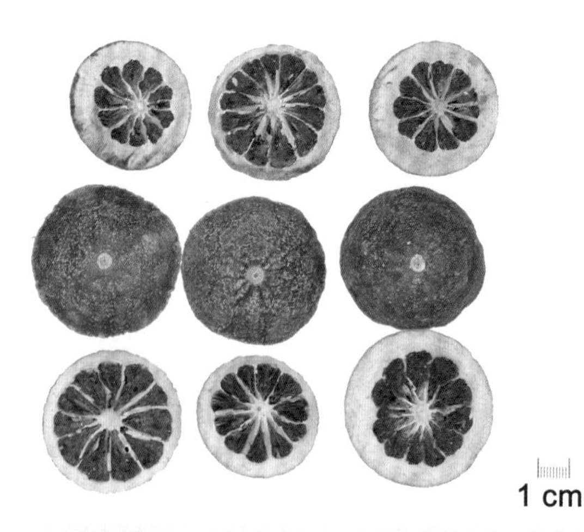

枳壳饮片

枳 实

《神农本草经》

【来源】芸香科植物酸橙 *Citrus aurantium* L. 及其栽培变种或甜橙 *Citrus sinensis* Osbeck 的干燥幼果。

酸橙在《中国植物志》中为：*Citrus* × *aurantium* L.。

酸橙植物图片参见"枳壳"项下。

【药性功效】苦、辛、酸，微寒。归脾、胃经。破气消积，化痰散痞。

【抗肿瘤组分及化学成分】枳实中抗肿瘤组分为枳实果皮的甲醇提取物和枳实的乙酸乙酯提取物。抗肿瘤化学成分为异柠檬尼酸、5-羟基-3,7,8,3′,4′-五氧甲基黄酮、5-羟基3,6,7,8,3′,4′-六氧甲基黄酮、橙皮苷、新橙皮苷、柚皮素和柚皮苷。

【用法用量】煎服，3～10 g。炒用性较平和。

【效方撷要】

1. 治纵隔肿瘤　枳实、桂枝、茯苓各 10 g，附子 6 g，薤白、延胡索、檀香各 12 g，全瓜蒌 20 g，丹参 30 g，赤芍、半夏各 15 g，甘草 9 g。水煎服，每日 1 剂。

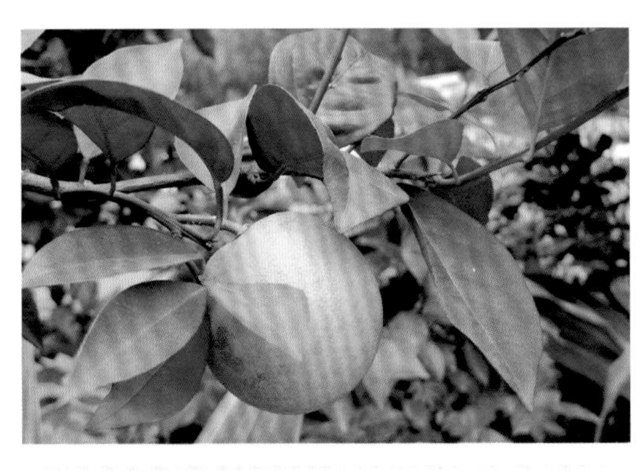

甜橙 *Citrus sinensis* Osbeck

2. 治甲状腺肿瘤　枳实、橘红、茯苓各 6 g，姜半夏、胆南星各 8 g，人参、菖蒲各 3 g，竹茹 2 g，甘草 1.5 g。水煎服，每日 1 剂。

3. 治胃癌　枳实、半枝莲、白花蛇舌草、蚤休、制香附、白芍各 20 g，黄芪 60 g。水煎服，每日 1 剂。

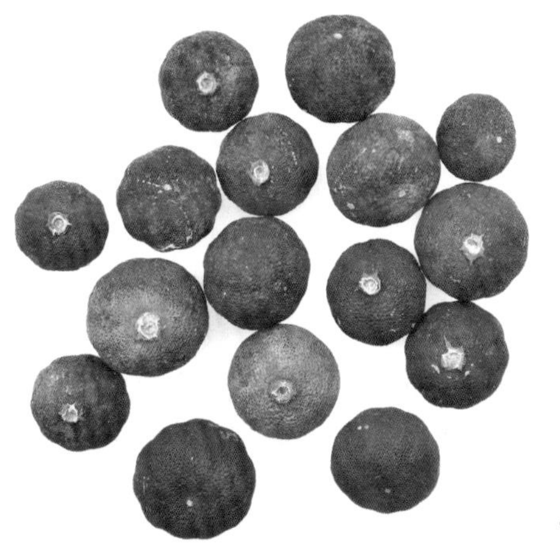

枳实药材

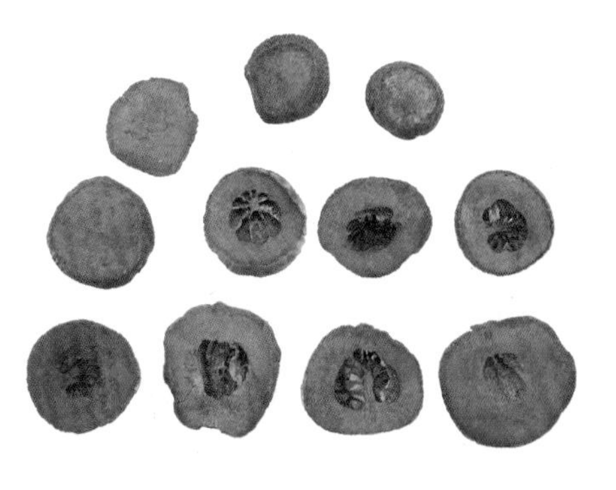

枳实饮片

枸橘

《本草纲目》

【来源】芸香科植物枳 *Citrus tifoliate* L. 的干燥幼果或未成熟果实。

【药性功效】辛、苦，温。归肝、胃经。疏肝和胃，理气止痛，消积化滞。

【抗肿瘤组分及化学成分】枸橘中抗肿瘤组分为枸橘水提物。抗肿瘤化学成分为 25-methoxyhispidol A。

【用法用量】煎服，9～15 g；或煅研粉服。外用适量，煎水洗；或熬膏涂。

【效方撷要】

1. 治乳腺癌　枸橘、橘叶、党参、黄芪、茯苓、生地黄、生薏苡仁、熟薏苡仁、八月札、女贞子各 15 g，柴胡、香附各 9 g，当归、白芍、浙贝母、夏枯草各 12 g，佛手片、天龙各 6 g。水煎服，每日 1 剂。

2. 治胃癌　枸橘、丹参、赤芍、牡蛎、生薏苡仁、熟薏苡仁各 15 g，丁香、姜半夏、陈皮、佛手、玫瑰花各 9 g，白术、槟榔各 12 g，天龙 6 g。水煎服，每日 1 剂。

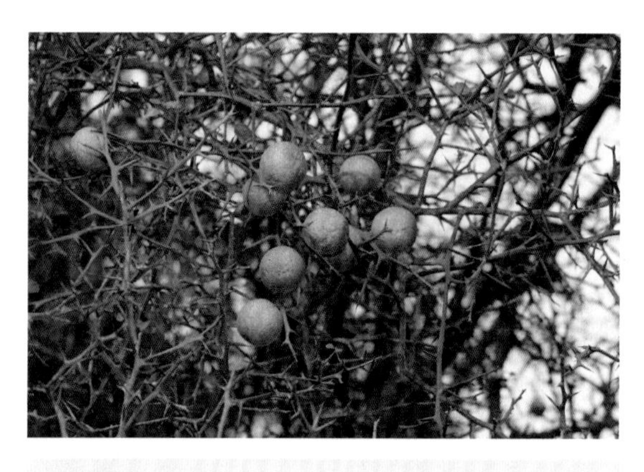

枳 *Citrus tifoliate* L.

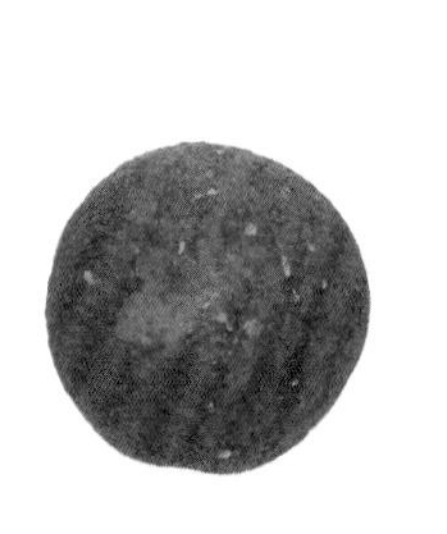

1 cm

枸橘药材

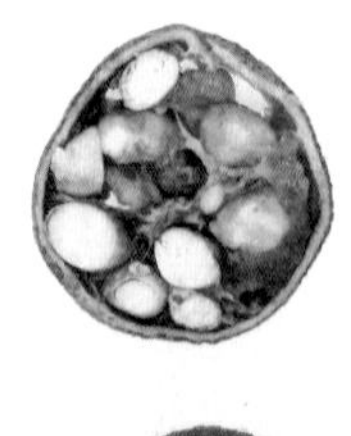

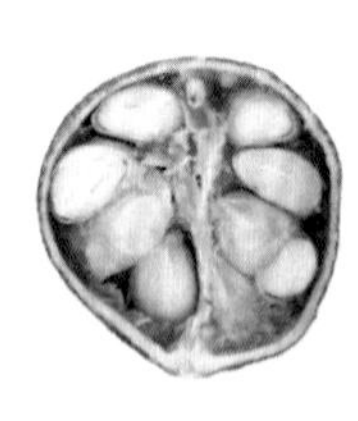

1 cm

枸橘饮片

厚朴

《神农本草经》

【来源】木兰科植物厚朴 *Magnolia officinalis* Rehd. et Wils. 或凹叶厚朴 *Magnolia officinalis* var. *biloba* Rehd. et Wils. 的干燥干皮、根皮及枝皮。

厚朴在《中国植物志》中为：*Houpoea officinalis* (Rehd. & E. H. Wils.) N. H. Xia & C. Y. Wu。凹叶厚朴为：*Houpoea officinalis* subsp. *biloba* (Rehd. et Wils.) Law。

【药性功效】辛、苦，温。归脾、胃、肺、大肠经。燥湿消痰，下气除满。

【抗肿瘤组分及化学成分】厚朴中抗肿瘤组分为厚朴水提液。抗肿瘤化学成分为厚朴酚、和厚朴酚、4′-methoxymagndialdehyde、厚朴醛 B、4-*O*-甲基和厚朴酚。

【用法用量】煎服，3～10 g；或入丸、散。

【效方撷要】

1. 治恶性淋巴瘤　川厚朴、炙甘草、桔梗、天龙各 6 g，姜半夏、枸橘、当归、全瓜蒌、预知子、归脾丸各 12 g，青皮、陈皮、浙贝母各 9 g，茯苓、水红花子、黄药子各 24 g。水煎服，每日 1 剂，分 3 次吞服。

2. 治食管癌　姜厚朴、青皮、陈皮、木香、紫草各 15 g，桃仁 5 g，清半夏 20 g，甘草 5 g。水煎服，每日 1 剂。

3. 治胃癌　厚朴、苍术、陈皮、萹蓄、麦芽、六神曲各 7.5 g，甘草 6 g，木香、沉香各 3 g，大黄 15 g，生姜 12 g。水煎服，每日 1 剂。

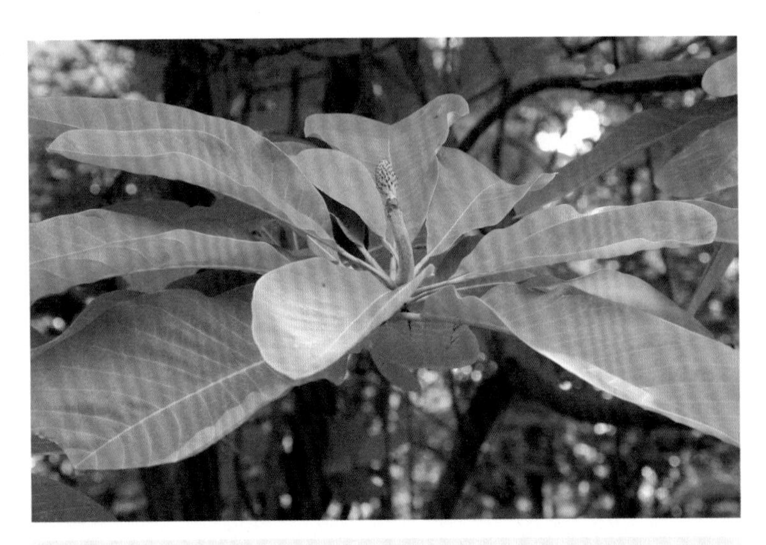

厚朴 *Magnolia officinalis* Rehd. et Wils.

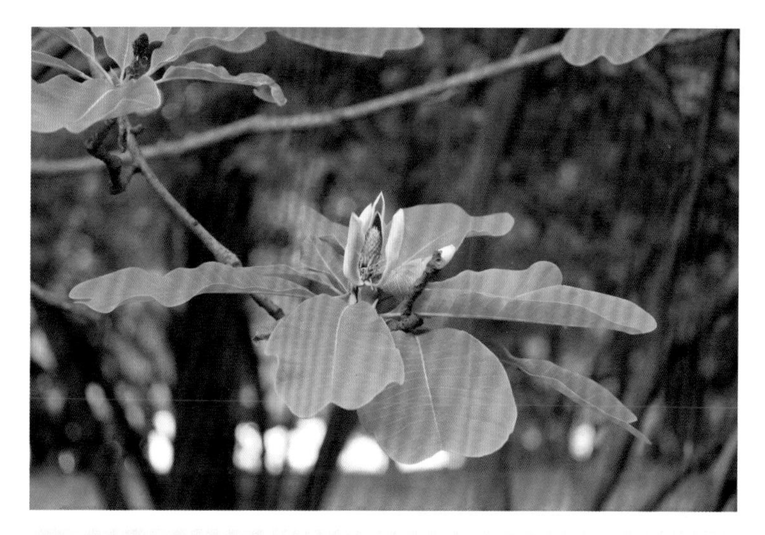

凹叶厚朴 *Magnolia officinalis* var. *biloba* Rehd. et Wils.

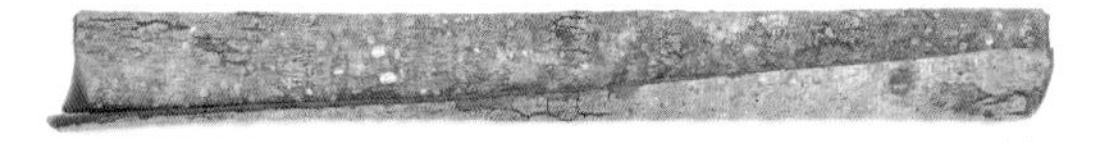

厚朴药材

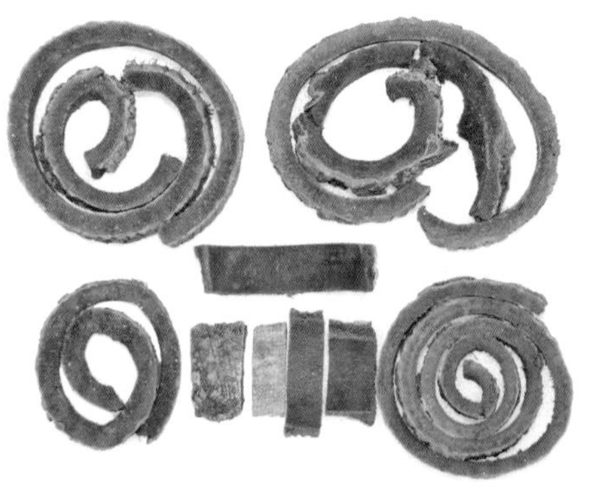

厚朴饮片(1)

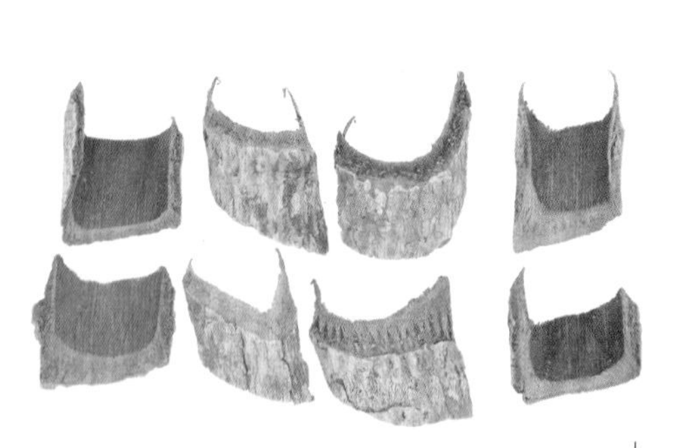

厚朴饮片(2)

砂仁

《药性论》

【来源】姜科植物阳春砂 *Amomum villosum* Lour.、绿壳砂 *Amomum villosum* Lour. var. *xanthioides* T. L. Wu et Senjen 或海南砂 *Amomum longiligulare* T. L. Wu 的干燥成熟果实。

阳春砂在《中国植物志》中为：砂仁。绿壳砂为：缩砂密。海南砂为：海南砂仁。

【药性功效】辛，温。归脾、胃、肾经。化湿开胃，温脾止泻，理气安胎。

【抗肿瘤组分及化学成分】砂仁中抗肿瘤化学成分为桉树脑、龙脑、β-榄香烯和柠檬烯。

【用法用量】煎服，3～6 g，宜后下。

【效方撷要】

1. 治食管癌　砂仁 6 g，旋覆花、莱菔子、郁金、贝母、麦冬、玄参各 9 g，赭石、瓜蒌各 30 g，沙参、石斛各 15 g。水煎服，每日 1 剂。

2. 治肝癌　砂仁 6 g，大黄 9 g，莪术、三棱、水蛭、瓦楞子各 18 g，苏木、红花、延胡索、香附、木香、陈皮、半夏、厚朴、枳实、木通各 15 g。研成散剂，口服，1 次 3 g，每日 3 次。

3. 治鼻咽癌　砂仁 3 g，川厚朴、白术、陈皮、苍术各 9 g，党参、茯苓、山药、制南星、制半夏、扁豆各 12 g，米仁 30 g，猪苓 15 g。水煎服，每日 1 剂。

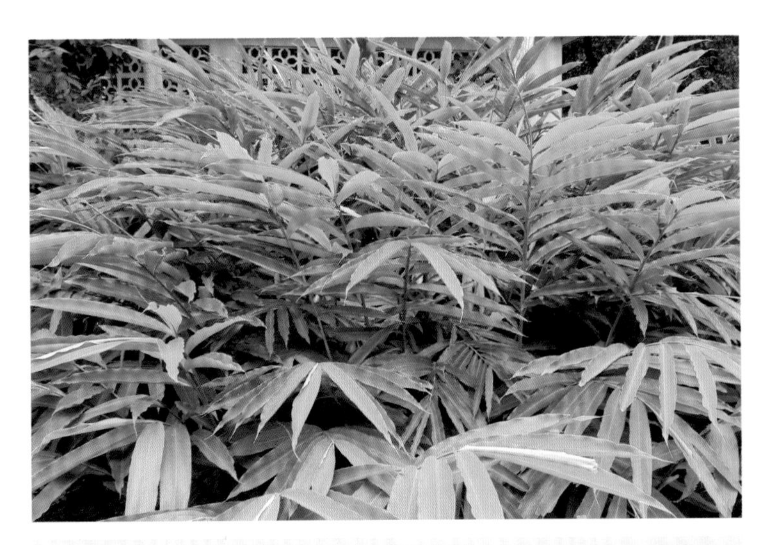

阳春砂 *Amomum villosum* Lour.

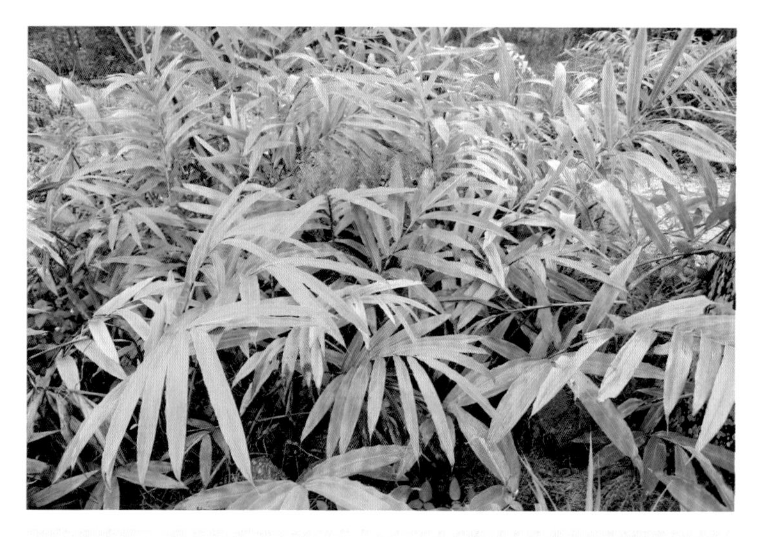

海南砂 *Amomum longiligulare* T. L. Wu

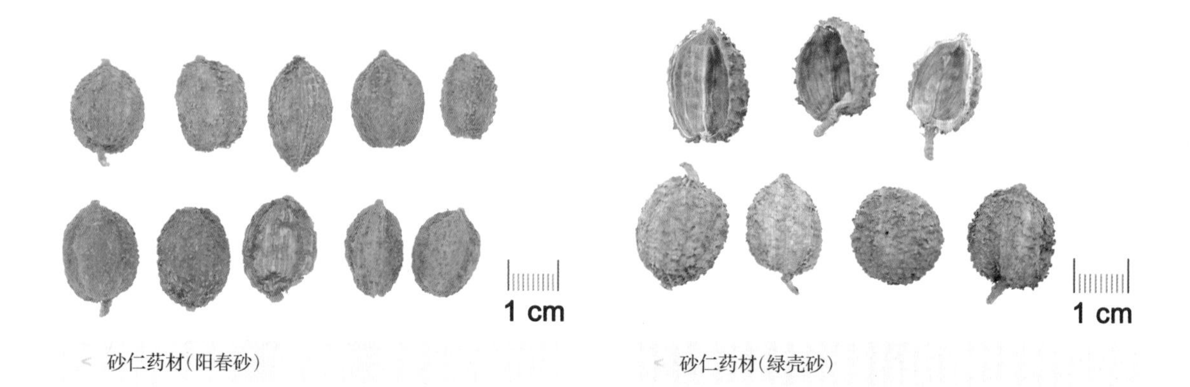

砂仁药材(阳春砂)

砂仁药材(绿壳砂)

1 cm

砂仁药材(海南砂)

香附

《名医别录》

【来源】莎草科植物莎草 *Cyperus rotundus* L. 的干燥根茎。

莎草在《中国植物志》中为：香附子。

【药性功效】辛、微苦、微甘，平。归肝、脾、三焦经。疏肝解郁，理气宽中，调经止痛。

【抗肿瘤组分及化学成分】香附中抗肿瘤组分为寡聚黄酮类化合物及香附乙酸乙酯提取物、乙醇提取物。

【用法用量】煎服，6～10 g。醋炙止痛作用增强。

【效方撷要】

1. 治肝癌　香附、大黄各 9 g，木香、黄连各 6 g，当归、龙胆、黄芩、板蓝根各 12 g，四季青 24 g。水煎服，每日 1 剂。

2. 治胃癌　香附、延胡索、当归、生蒲黄、五灵脂、乳香、没药各 9 g，夏枯草、丹参各 15 g，娑罗子 12 g。水煎服，每日 1 剂。

3. 治乳腺癌　香附、柴胡、川楝子、郁金、当归、熟地黄、白芍各 9 g，川芎 6 g，全瓜蒌 30 g，枸橘 6 g。水煎服，每日 1 剂。

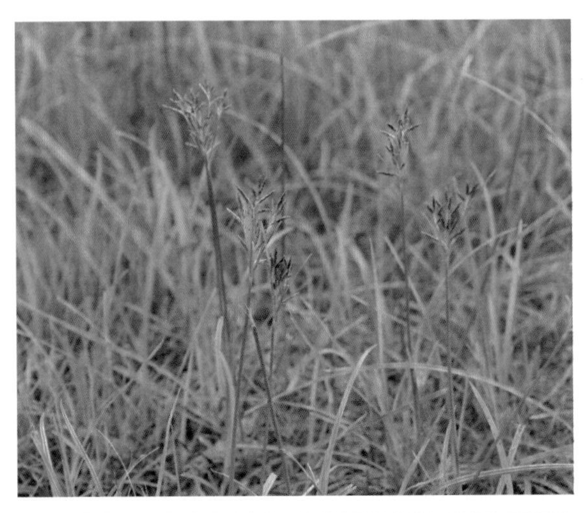

莎草 *Cyperus rotundus* L.

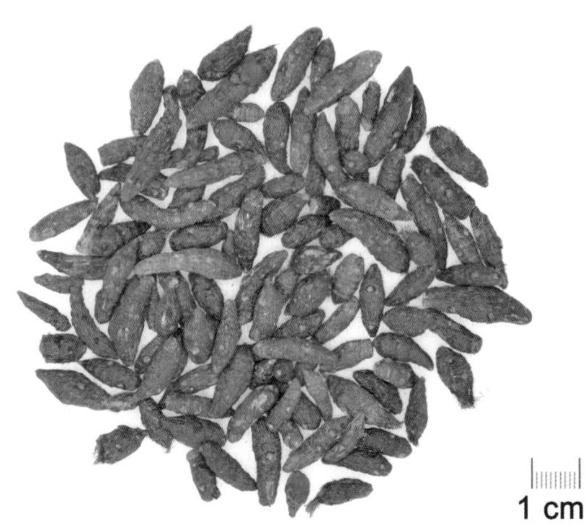

香附子药材

柴胡

《神农本草经》

【来源】伞形科植物柴胡 *Bupleurum chinense* DC. 或狭叶柴胡 *Bupleurum scorzonerifolium* Willd. 的干燥根。按性状不同，分别习称“北柴胡”及“南柴胡”。

柴胡在《中国植物志》中为：北柴胡。狭叶柴胡为：红柴胡。

【药性功效】辛、苦，微寒。归肝、胆、肺经。疏散退热，疏肝解郁，升举阳气。

【抗肿瘤组分及化学成分】柴胡中抗肿瘤组分为柴胡提取物。抗肿瘤化学成分为柴胡皂苷 D 和柴胡皂苷 A。

【用法用量】煎服，3～10 g。退热多生用，疏肝宜醋炙用，升阳可酒炙用。

【效方撷要】

1. 治原发性肝癌　柴胡、桃仁各 3 g，龙胆、栀子、赤芍、三棱各 9 g，郁金、茵陈、炙鳖甲、茯苓、山药各 12 g。水煎服，每日 1 剂。

2. 治胃癌、食管癌　柴胡、陈皮、木香、厚朴各 6 g，制香附、川楝子、大腹皮、炙鸡内金各 9 g，砂仁 3 g，冬瓜皮、车前子各 15 g。水煎服，每日 1 剂。

3. 治宫颈癌　柴胡、莪术、天花粉、茜草各 15 g，夏枯草、山豆根、草河车各 30 g，三棱 9 g。水煎服，每日 1 剂。

4. 治乳腺癌　柴胡、黄芩各 15 g，苏子、党参、夏枯草、牡蛎、全瓜蒌、石膏、陈皮、白芍、王不留行各 30 g，花椒 5 g，甘草 6 g，大枣 10 枚。水煎服，每日 1 剂。

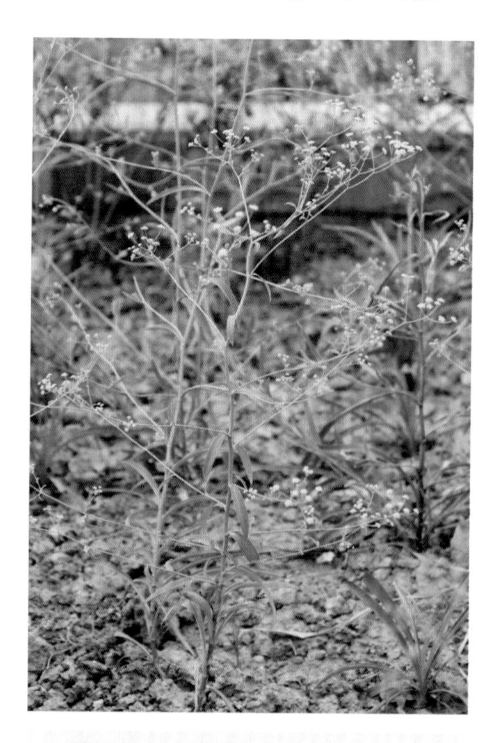

柴胡 *Bupleurum chinense* DC.

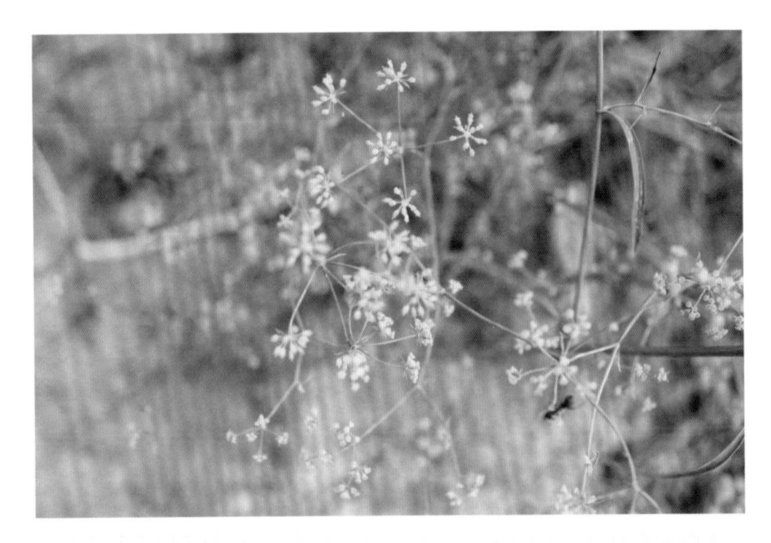

狭叶柴胡 *Bupleurum scorzonerifolium* Willd.

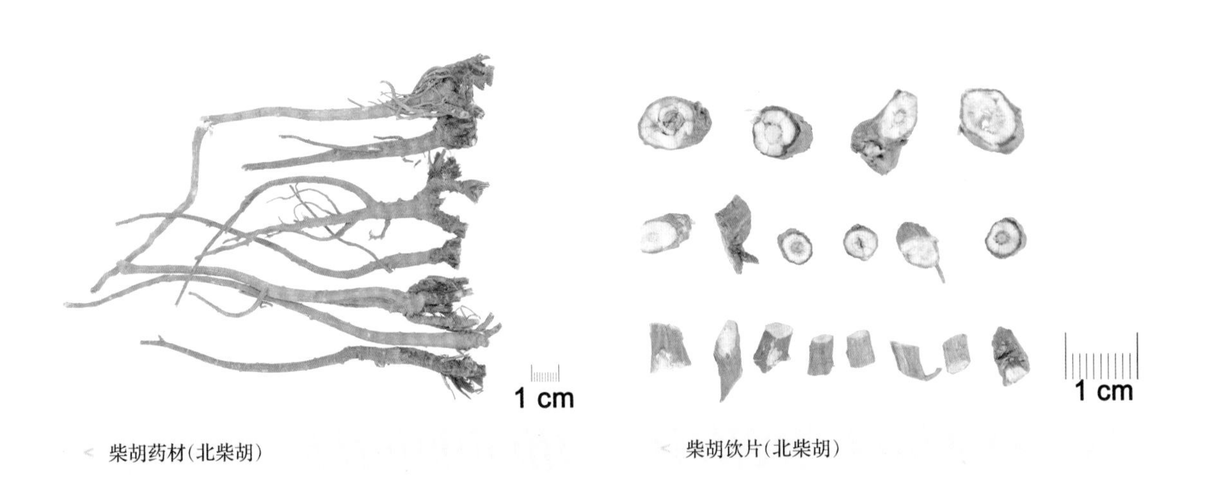

柴胡药材(北柴胡)

柴胡饮片(北柴胡)

柴胡药材(南柴胡)

预知子

《饮片新参》

【来源】木通科植物木通 *Akebia quinata* (Thunb.) Decne.、三叶木通 *Akebia trifoliata* (Thunb.) Koidz. 或白木通 *Akebia trifoliata* (Thunb.) Koidz. var. *australis* (Diels) Rehd. 的干燥近成熟果实。

木通在《中国植物志》中为：*Akebia quinata* (Houtt.) Decne。白木通为：*Akebia trifoliata* Subsp. *australis* (Diels) T. Shimzu。

【药性功效】苦，寒。归肝、胆、胃、膀胱经。疏肝理气，活血止痛，散结，利尿。

【抗肿瘤组分及化学成分】预知子中抗肿瘤组分为预知子水提物。

【用法用量】煎服，3～9 g，大剂量可用 30～60 g。

【效方撷要】

1. 治肝癌　预知子 15 g，柴胡、陈皮、赤芍、白芍、白术各 10 g，炙甘草、茯苓各 5 g，猫人参、薏苡仁、生黄芪各 30 g，莪术 12 g，广郁金 9 g。水煎服，每日 1 剂。

2. 治乳腺癌　预知子、党参、当归、女贞子各 12 g，柴胡、白芍各 9 g，橘叶 3 g，黄芪、浙贝母、夏枯草、茯苓、生地黄、生薏苡仁、熟薏苡仁各 15 g，香附、佛手、枸橘、天龙各 6 g。水煎服，每日 1 剂。

3. 治肺癌　预知子 20 g，人参 4 g，粳米适量。做粥服，每日 1 剂。

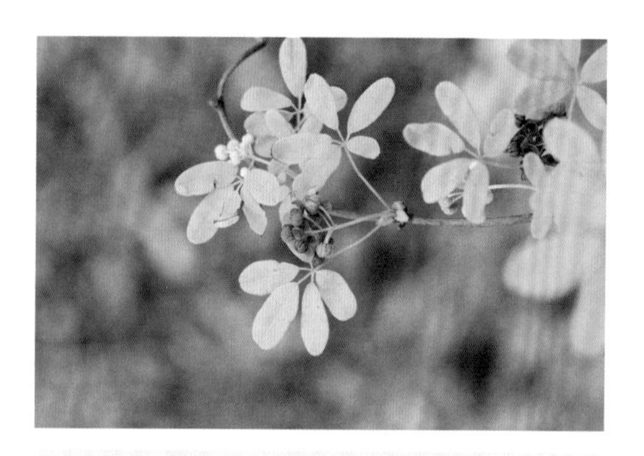

木通 *Akebia quinata* (Thunb.) Decne.

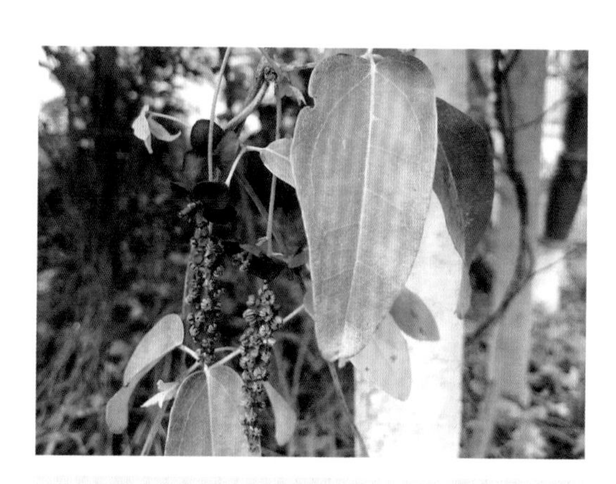

三叶木通 *Akebia trifoliata* (Thunb.) Koidz.

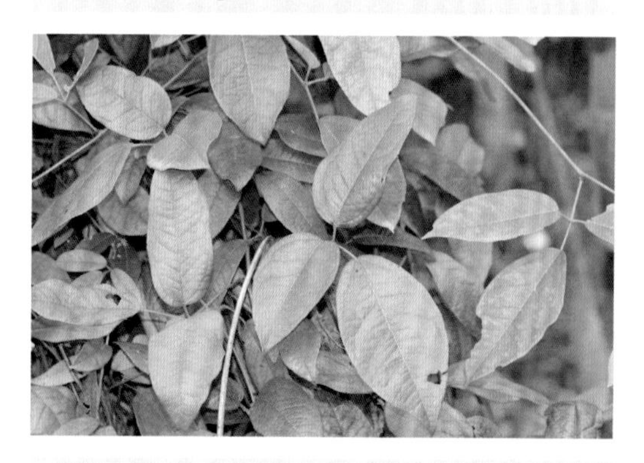

白木通 *Akebia trifoliata* var. *australis* (Diels) Rehd

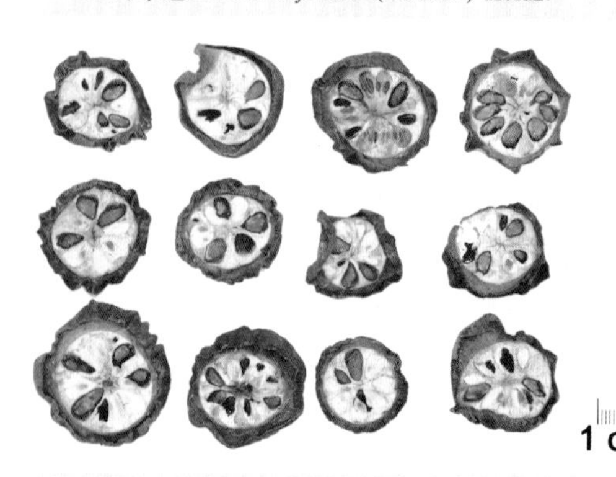

预知子饮片

旋覆花

《神农本草经》

【来源】菊科植物旋覆花 *Inula japonica* Thunb. 或欧亚旋覆花 *Inula britannica* L. 的干燥头状花序。

【药性功效】苦、辛、咸，微温。归肺、脾、胃、大肠经。降气，消痰，行水，止呕。

【抗肿瘤组分及化学成分】旋覆花中抗肿瘤组分为欧亚旋覆花石油醚和氯仿提取物。抗肿瘤化学成分为单乙酰大花旋覆花内酯和泽兰内酯。

【用法用量】煎服，3～10 g，宜包煎。

【效方撷要】

1. 治食管癌　旋覆花、苏梗、竹茹、白英、蛇莓、半枝莲、金刚刺各 15 g，半夏、党参、丁香各 12 g，赭石 15 g，龙葵 30 g。水煎服，每日 1 剂。

2. 治胃癌　旋覆花、威灵仙、菝葜各 15 g，姜半夏、刀豆、急性子、姜竹茹、冰球子、五灵脂各 9 g，赭石 30 g。水煎服，每日 1 剂。

3. 治恶性淋巴瘤　旋覆花 12 g，丹参、夏枯草、蒲公英各 30 g，昆布、莪术、全瓜蒌各 15 g，胆南星、皂角刺各 9 g。水煎服，每日 1 剂。

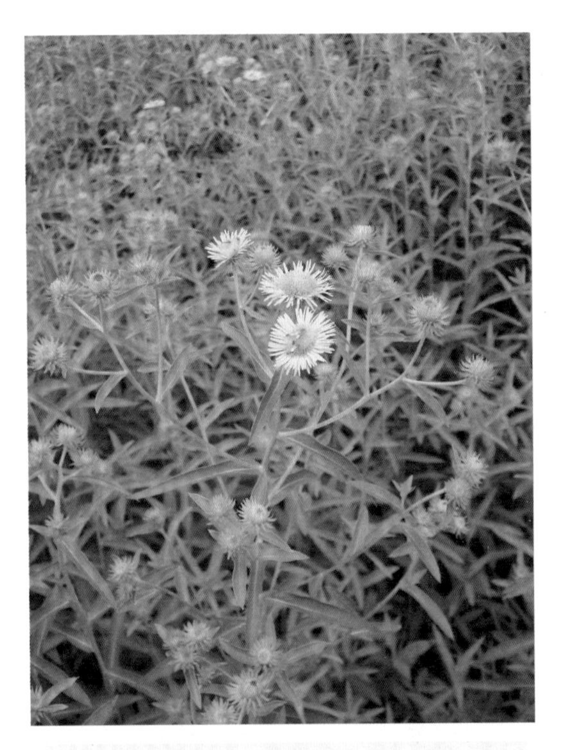

旋覆花 *Inula japonica* Thunb.

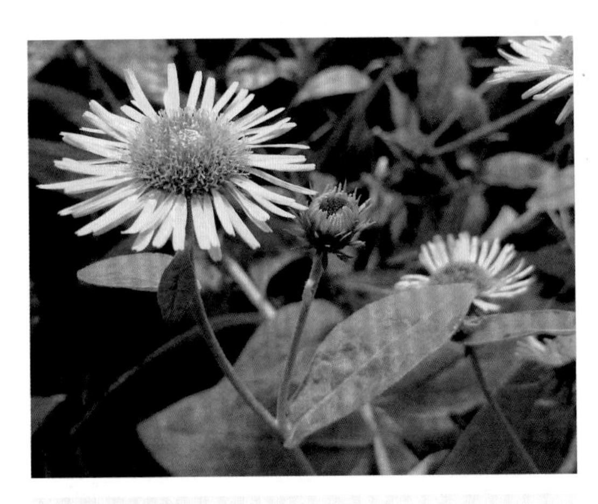

欧亚旋覆花 *Inula britannica* L.

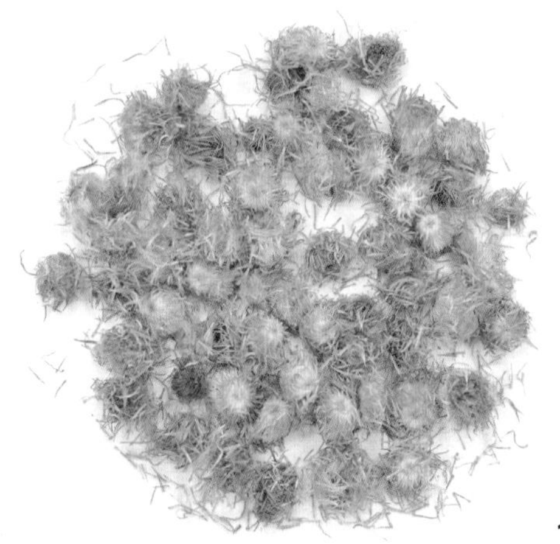

旋覆花饮片

紫菀

《神农本草经》

【来源】菊科植物紫菀 *Aster tataricus* L. f. 的干燥根及根茎。

【药性功效】辛、苦、甘，温。归肺经。润肺下气，消痰止咳。

【抗肿瘤组分和化学成分】紫菀中抗肿瘤组分为紫菀水提物和紫菀多糖。抗肿瘤化学成分为表木栓醇、紫菀氯环五肽 A、紫菀氯环五肽 B、紫菀氯环五肽 C。

【用法用量】煎服，5～10 g。外感暴咳生用，肺虚久咳蜜炙用。

【效方撷要】

1. 治肺癌　紫菀 12 g，天门冬、麦冬、地骨皮、夏枯草各 15 g，桃仁、杏仁、川贝母、前胡各 9 g，南沙参、北沙参、蛤壳、全瓜蒌、白花蛇舌草、半枝莲、草河车、石斛各 30 g。水煎服，每日 1 剂。

2. 治胃癌　紫菀、人参、黄芪、地黄、天门冬、白芍、茯苓、桑白皮、地骨皮、秦艽、知母各 15 g，半夏、甘草、桔梗、柴胡各 10 g，鳖甲 30 g，肉桂 6 g。水煎服，每日 1 剂，分 3 次服。

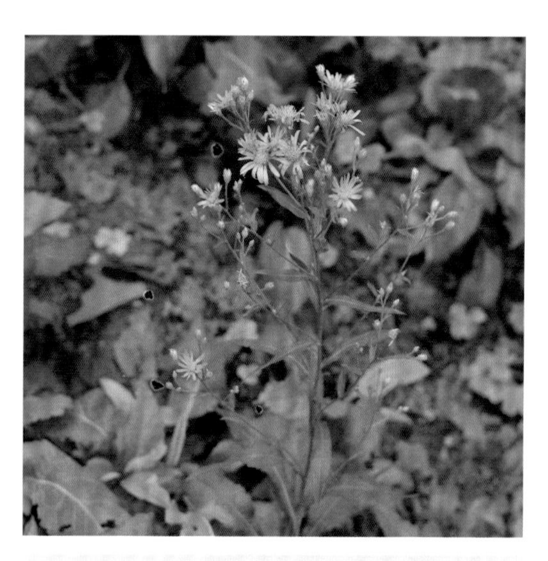

紫菀 *Aster tataricus* L. f.

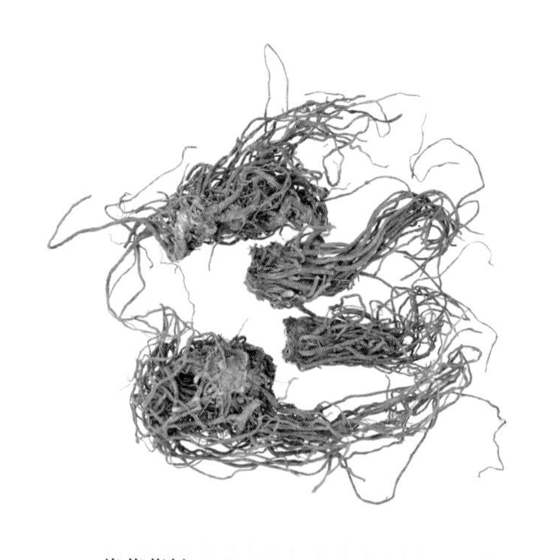

紫菀药材

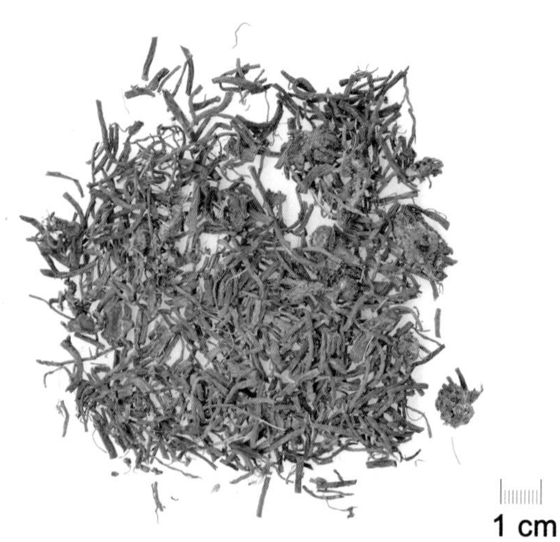

紫菀饮片

蒺藜

《神农本草经》

【来源】蒺藜科植物蒺藜 *Tribulus terrestris* L. 的干燥成熟果实。

【药性功效】辛、苦，微温；有小毒。归肝经。平肝疏肝，活血祛风，明目，止痒。

【抗肿瘤组分及化学成分】刺蒺藜中抗肿瘤组分为蒺藜全草皂苷和刺蒺藜水提物。抗肿瘤化学成分为海柯皂苷元-3-*O*-*β*-*D*-吡喃半乳糖基(1→2)-*β*-*D*-吡喃葡萄糖基-(1→4)-*β*-*D*-吡喃半乳糖苷、山柰酚、薯蓣皂苷元和银椴苷。

【用法用量】煎服，6～10 g。

【效方撷要】

1. 治乳腺癌　蒺藜 15 g，瓜蒌、半枝莲各 30 g，青皮、陈皮各 12 g，柴胡、当归、郁金、三棱、浙贝母、赤芍、莪术、丝瓜络各 9 g。水煎服，每日 1 剂。

2. 治肝癌　蒺藜、当归、丹参、扁豆各 9 g，红花、香附各 6 g，漏芦 12 g，瓦楞子、石燕各 18 g，半枝莲 60 g。水煎服，每日 1 剂。

3. 治腹部肿瘤　蒺藜(带刺炒)300 g，炒小茴香 90 g，乳香、没药各 15 g(瓦上焙出汗)。上药共为末，1 次 9 g，白汤调服。

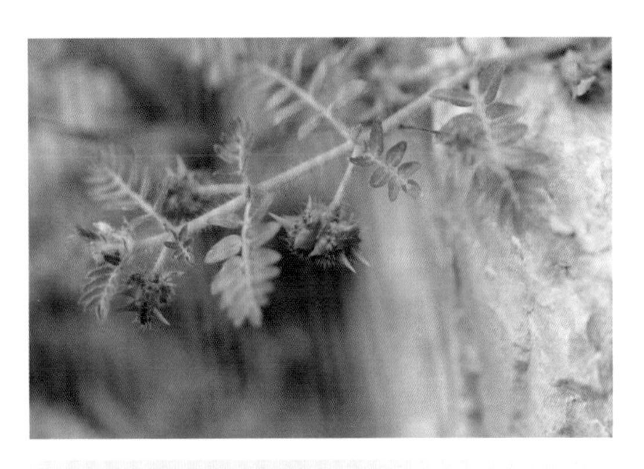

蒺藜 *Tribulus terrestris* L.

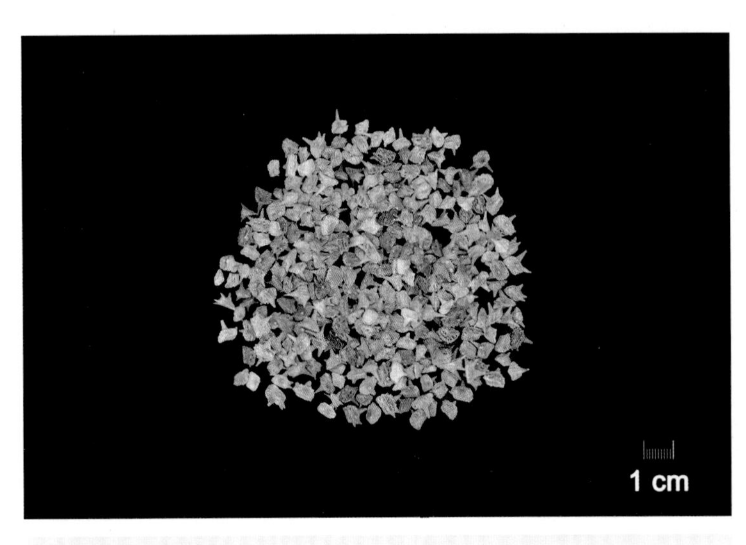

蒺藜饮片

槟榔

《名医别录》

【来源】棕榈科植物槟榔 *Areca catechu* L. 的干燥成熟种子。

【药性功效】苦、辛，温。归胃、大肠经。杀虫，消积，行气，利水，截疟。

【抗肿瘤组分和化学成分】槟榔中抗肿瘤化学成分为儿茶酚和槟榔碱。

【用法用量】煎服，3～10 g；驱绦虫、姜片虫 30～60 g。生用力佳，炒用力缓，鲜者优于陈久者。

【效方撷要】治食管癌　焦槟榔、青皮、紫苏子、三棱、莪术、生姜、法半夏各 9 g，乌药、甘草、干蟾皮、吴茱萸各 6 g，当归、生牡蛎各 15 g。水煎服，每日 1 剂。如胸前疼痛，加全蝎粉 0.3 g，开水冲服。

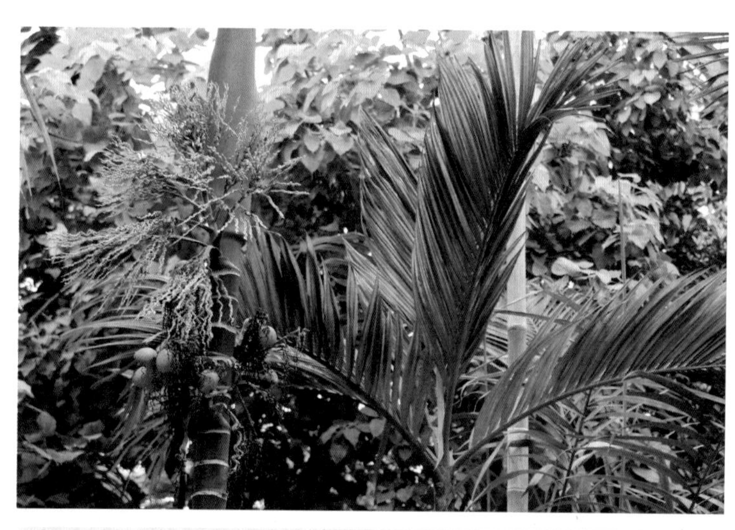

槟榔 *Areca catechu* L.

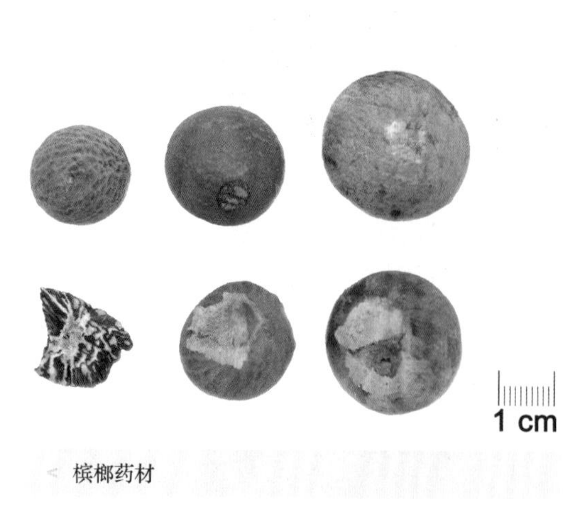

槟榔药材

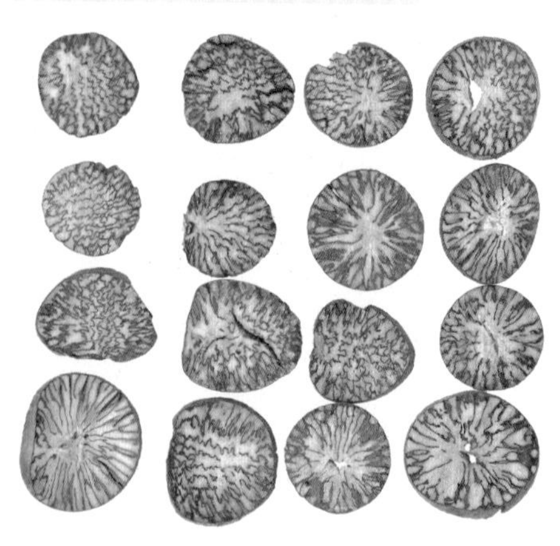

槟榔饮片

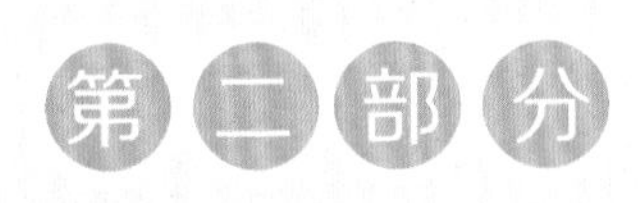

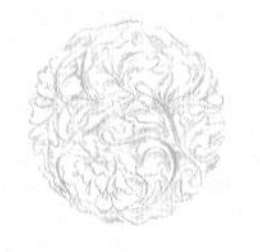

活血化瘀药

三 七

《本草纲目》

【来源】五加科植物三七 *Panax notoginseng* (Burk.) F. H. Chen 的干燥根和根茎。

【药性功效】甘、微苦，温。归肝、胃经。散瘀止血，消肿定痛。

【抗肿瘤组分和化学成分】三七中抗肿瘤组分为三七总皂苷和三七水提液。抗肿瘤化学成分为人参皂苷 Rg_1、人参皂苷 Rb_1、人参皂苷 Rh_1、人参皂苷 Rb_2、三七皂苷 R_1、人参炔醇、人参环氧炔醇和人参皂苷 25-甲氧基-PPD。

【用法用量】煎服，3～9 g；研粉吞服，1～3 g。外用适量。

【效方撷要】治结肠癌、直肠癌　三七粉 2 g，当归 9 g，地榆、黄芪、茯苓、紫草根各 12 g，槐花 6 g，天龙 2 条。水煎服，每日 1 剂。

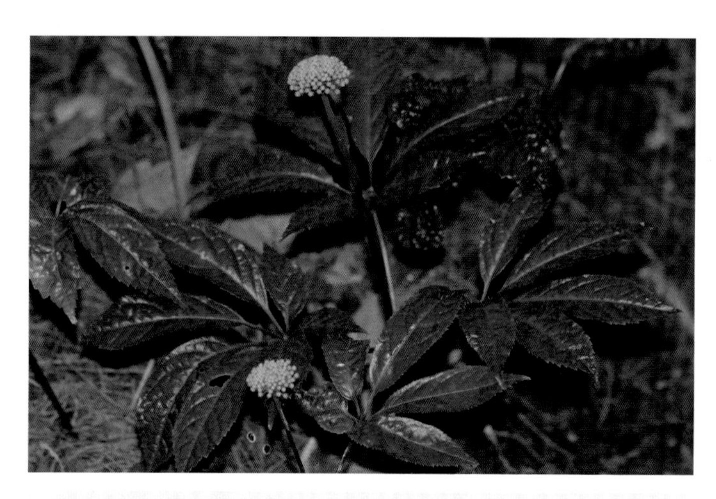

三七 *Panax notoginseng* (Burk.) F. H. Chen

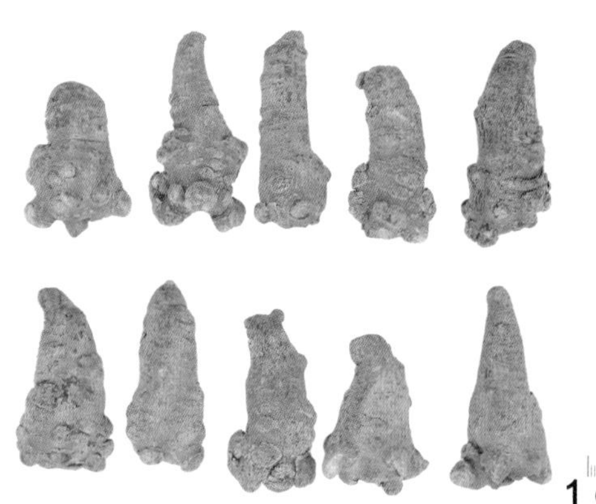

三七药材

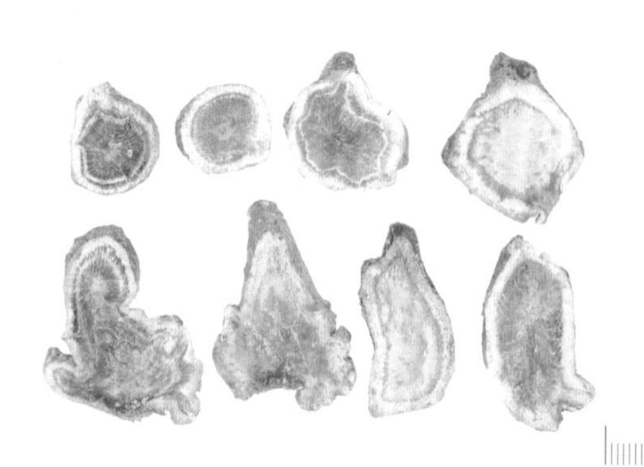

三七饮片

三 棱

《本草拾遗》

【来源】黑三棱科植物黑三棱 *Sparganium stoloniferum* Buch.-Ham. 的干燥块茎。

黑三棱在《中国植物志》中为：*Sparganium stoloniferum* Buch.-Ham. ex Juz.。

【药性功效】辛、苦，平。归肝、脾经。破血行气，消积止痛。

【抗肿瘤组分和化学成分】三棱中抗肿瘤组分为三棱提取液。抗肿瘤化学成分为 β-榄香烯。

【用法用量】煎服，5～10 g。醋炙后可增强祛瘀止痛作用。

【效方撷要】

1. 治膀胱肿瘤　三棱、知母各 12 g，黄柏 9 g，牡蛎、炙鳖甲、土茯苓各 30 g，夏枯草、海藻、桑寄生、生薏苡仁、熟薏苡仁各 24 g。水煎服，每日 1 剂，分 3 次服。

2. 治食管癌　三棱、莪术、炒苏子、槟榔、青皮、法半夏、生姜各 9 g，当归、生牡蛎各 15 g，乌药、吴茱萸、甘草、干蟾皮各 6 g。水煎服，每日 1 剂。如胸前疼痛，加全蝎粉 0.3 g，开水冲服。

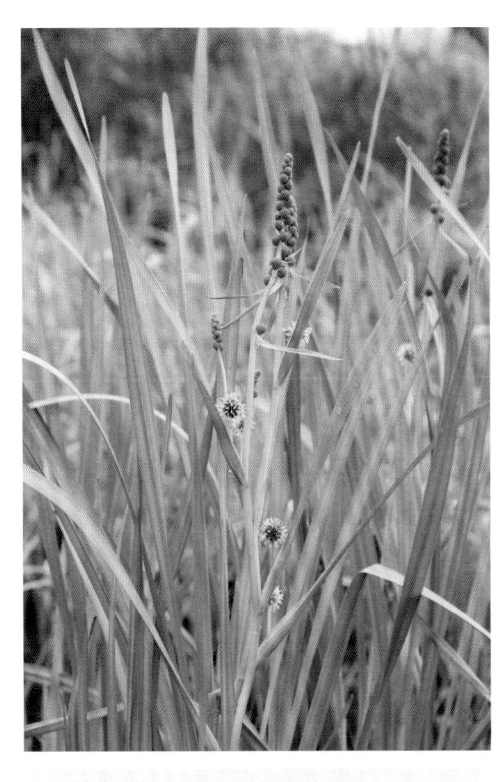

黑三棱 *Sparganium stoloniferum* Buch.-Ham.

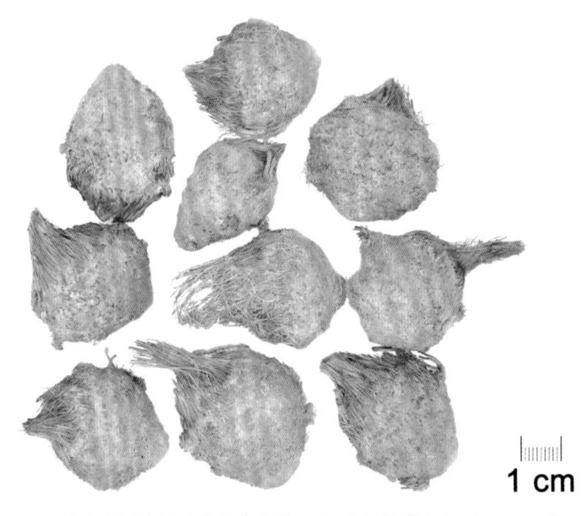

三棱药材

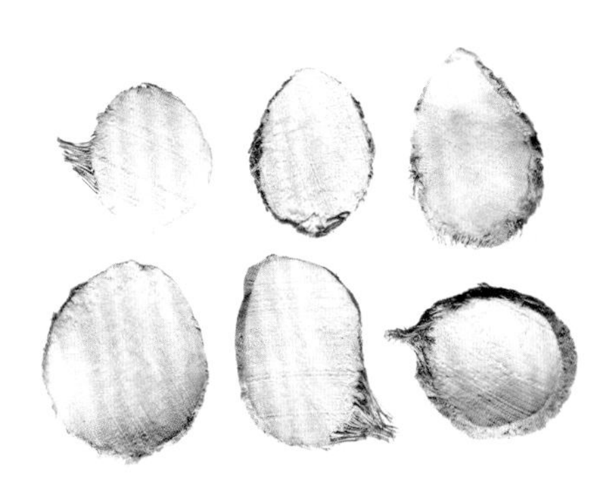

三棱饮片

土鳖虫

《神农本草经》

【来源】鳖蠊科昆虫地鳖 *Eupolyphaga sinensis* Walker 或冀地鳖 *Steleophaga plancyi* (Boleny)的雌虫干燥体。

地鳖在《中国昆虫》中为：中华真地鳖。冀地鳖为：宽缘地鳖 *Polyphaqa plancyi* Boliver。

【药性功效】咸，寒；有小毒。归肝经。破血逐瘀，续筋接骨。

【抗肿瘤组分及化学成分】土鳖虫抗肿瘤组分为土鳖虫提取物、土鳖虫乙醇提物和蛋白质提取物。抗肿瘤化学成分为棕榈油酸。

【用法用量】煎服，3～10 g；研末服，1～1.5 g，黄酒送服。外用适量。

【效方撷要】

1. 治舌癌　土鳖虫 7 枚(微炒)，盐 45 g。以水 350 ml 同煎。含于口中，不要咽下，每日 3～5 次。

2. 治子宫肌瘤、卵巢癌及输卵管肿瘤　土鳖虫、桃仁各 9 g，大黄 6 g。上药以酒水适量，煎取半杯，顿服，瘀血下则愈。

3. 治皮肤癌　土鳖虫、水蛭、穿山甲各 15 g，血竭、紫草根各 30 g，松香 120 g，麝香、蓖麻子油各适量。将紫草根用麻油炸油，水蛭、穿山甲炒焦，加其他药研末，加蓖麻子油加热熔化，摊涂成膏药，外用贴敷于癌肿表面，每周换药 2～3 次，麝香可撒于膏药上使用。

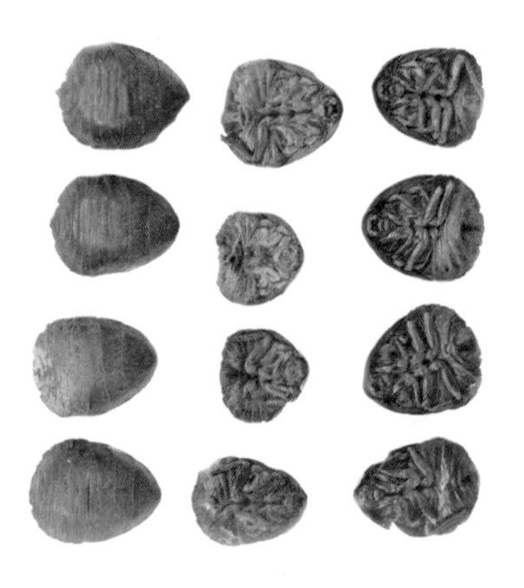

土鳖虫饮片(地鳖)

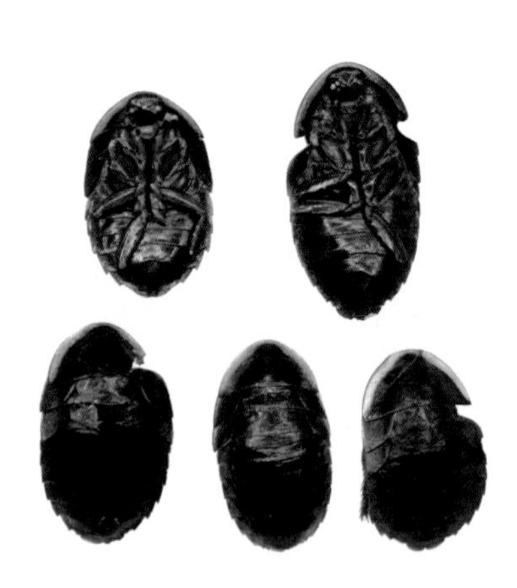

土鳖虫饮片(冀地鳖)

大血藤

《图经本草》

【来源】木通科植物大血藤 *Sargentodoxa cuneata* (Oliv.) Rehd. et Wils. 的干燥藤茎。

【药性功效】苦,平。归大肠、肝经。清热解毒,活血,祛风止痛。

【抗肿瘤组分及化学成分】大血藤的抗肿瘤组分为大血藤提取物。抗肿瘤化学成分为缩合鞣质 B_2、绿原酸、*N*-(对羟基苯乙基)阿魏酸酰胺、β-谷甾醇、大黄素、大黄素甲醚、大黄酚以及原儿茶酸。

【用法用量】煎服,9～15 g。外用适量。

【效方撷要】

1. *治肠癌* 大血藤、败酱、白花蛇舌草、紫丹参、白茅藤、木馒头、生牡蛎、乌蔹莓、瓜蒌仁、金刚刺各 30 g,党参 9 g,预知子、炮穿山甲各 15 g,枳实、地榆炭各 12 g。水煎服,每日 1 剂。

2. *治大肠癌* 大血藤 15 g,白头翁、白槿花、苦参、草河车各 9 g,半枝莲 30 g。水煎服,每日 1 剂。

3. *治直肠癌* 大血藤、苦参、薏苡仁、料姜石、焦山楂各 30 g,地榆 15 g,石榴皮 18 g,枳实 9 g。水煎服,每日 1 剂。

4. *治肝癌* 大血藤、生薏苡仁、败酱、紫丹参、白毛藤、生牡蛎、七叶一枝花各 30 g,党参、土鳖虫各 9 g,炮穿山甲 12 g,海藻、皂角刺、夏枯草各 15 g。水煎服,每日 1 剂。

5. *治胰腺癌* 大血藤、龙葵、平地木、枸杞子、夏枯草、蒲公英、石见穿各 30 g,预知子、炮穿山甲、干蟾皮、香附各 12 g,丹参 15 g,郁金、川楝子、广木香各 9 g。水煎服,每日 1 剂。

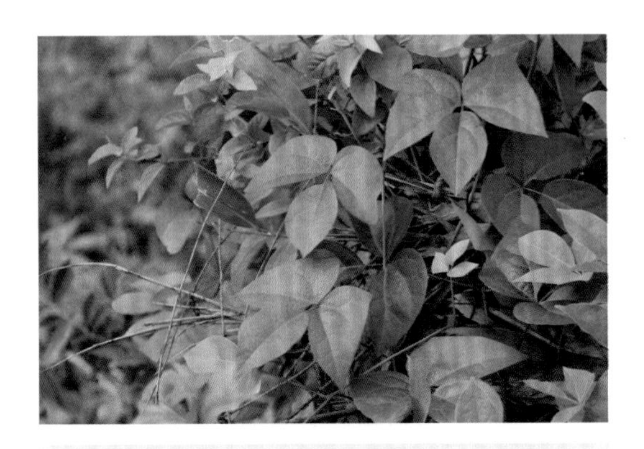

大血藤 *Sargentodoxa cuneata* (Oliv.) Rehd. et Wils.

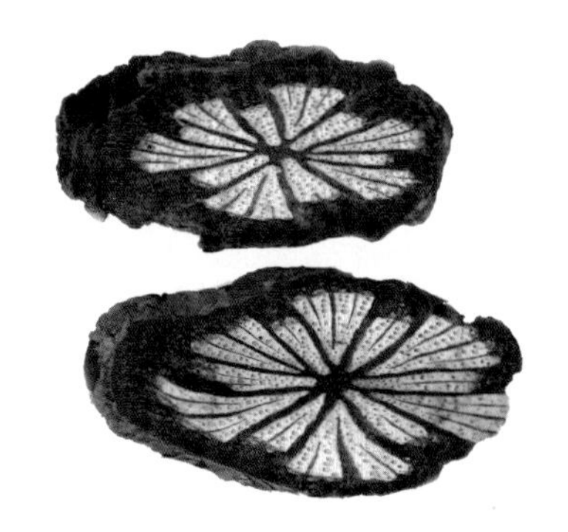

大血藤饮片

大 蓟

《名医别录》

【来源】菊科植物蓟 *Cirsium japonicum* Fisch. ex DC. 的干燥地上部分。

【药性功效】甘、苦，凉。归心、肝经。凉血止血，散瘀解毒消痈。

【抗肿瘤组分及化学成分】大蓟中抗肿瘤组分为大蓟总黄酮。抗肿瘤化学成分为柳穿鱼叶苷、柳穿鱼素、顺式-8,9-环氧-1-十七碳烯-11,13-二炔-10-醇、长链炔醇B、长链炔醇C。

【用法用量】煎服，9～15 g。外用鲜品适量，捣烂敷患处。

【效方撷要】

1. *治原发性肝癌* 大蓟 30 g，三白草 60 g，地骨皮 30 g。水煎服，每日 1 剂。

2. *治淋巴瘤* 大蓟、小蓟、炙穿山甲各 15 g，牡丹皮 6 g，半枝莲、金银花、野菊花、夏枯草各 25 g。共研细末，制成内服散剂，口服，每次 9 g，每日 3 次。

3. *治膀胱癌* 大蓟、小蓟、金银花各 12 g，苦参、生地黄各 15 g，泽泻、萆薢各 9 g，黄柏 6 g，琥珀 1.5 g(另吞)。水煎服，每日 1 剂。

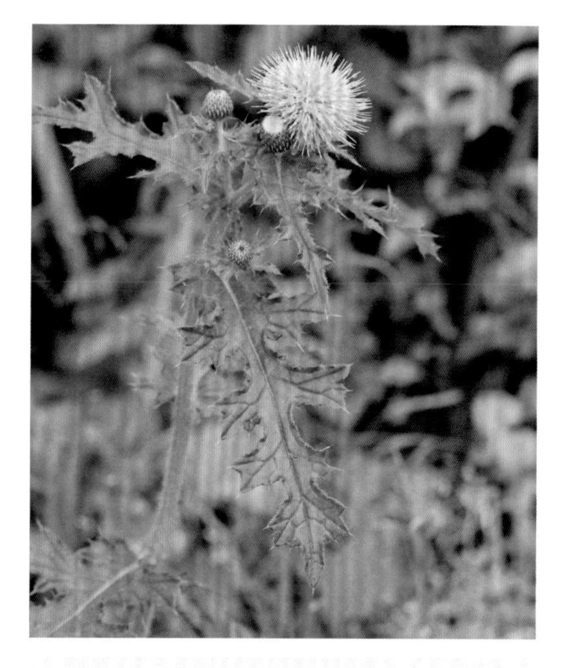

蓟 *Cirsium japonicum* Fisch. ex DC.

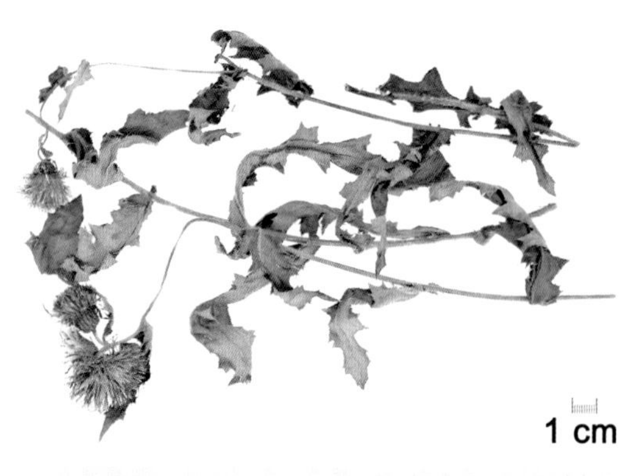

大蓟药材

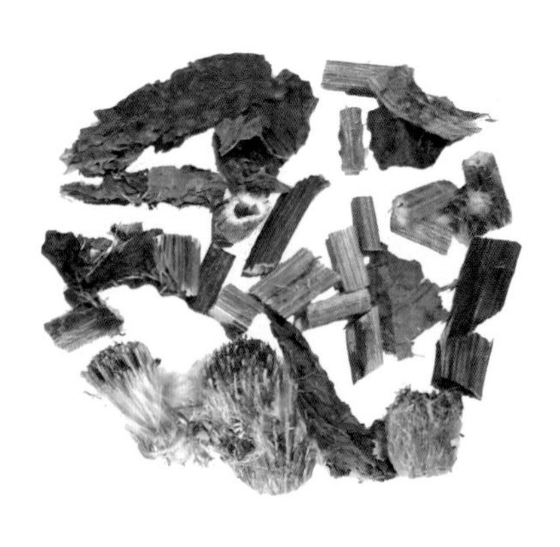

大蓟饮片

山 楂

《本草经集注》

【来源】蔷薇科植物山里红 *Crataegus pinnatifida* Bge. var. *major* N. E. Br. 或山楂 *Crataegus pinnatifida* Bge. 的干燥成熟果实。

【药性功效】酸、甘，微温。归脾、胃、肝经。消食健胃，行气散瘀，化浊降脂。

【抗肿瘤组分和化学成分】山楂中抗肿瘤组分为山楂果总黄酮和多酚类化合物。抗肿瘤化学成分为槲皮素、绿原酸、熊果酸和 balanophonin。

【用法用量】煎服，9～12 g，大剂量可用至 30 g。消食散瘀多用生山楂，止泻痢多用焦山楂。

【效方撷要】

1. 治食管癌　焦山楂 20 g，赤芍 25 g，守宫粉 2 g(吞服)，制香附、党参、瓜蒌皮、三棱各 15 g，白花蛇舌草、半枝莲各 30 g，白英 15 g。水煎服，每日 1 剂。

2. 治胃癌焦　山楂、焦麦芽、川楝子、陈皮、广木香、枳实、白芍各 9 g，煅瓦楞子、生牡蛎各 30 g，延胡索、丹参、夏枯草各 15 g，桃仁、海藻、海带各 12 g。水煎服，每日 1 剂。

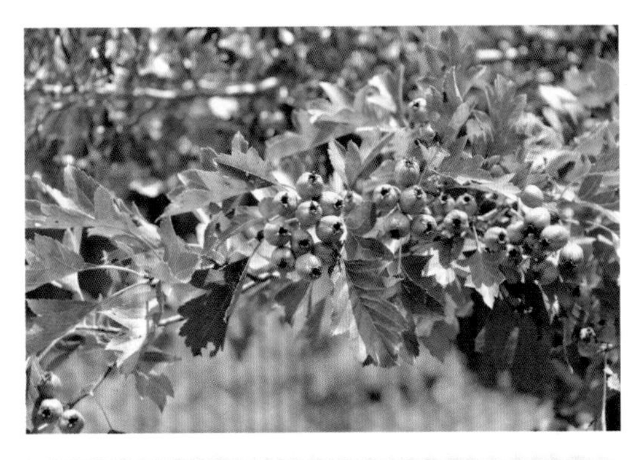

山里红 *Crataegus pinnatifida* Bge. var. major N. E. Br.

3. 治肝癌　生山楂、生鳖甲、丹参、干蟾皮、半枝莲各 30 g，全蝎 5 g，三棱、莪术、庵闾子各 15 g，水蛭 10 g，狼毒 6 g。水煎服，每日 1 剂。

4. 治乳腺癌　山楂 50 g，半枝莲、黄柏、金银花、川楝子各 15 g，鳖甲、仙人掌各 12 g，穿山甲 6 g，野菊花、瓦松各 100 g。水煎服，每日 1 剂。

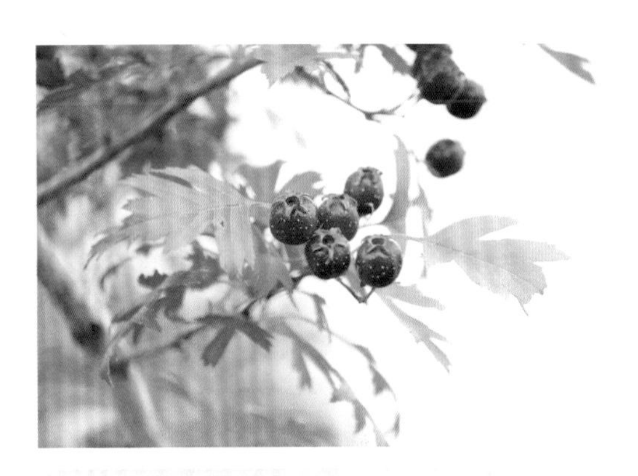

山楂 *Crataegus pinnatifida* Bge.

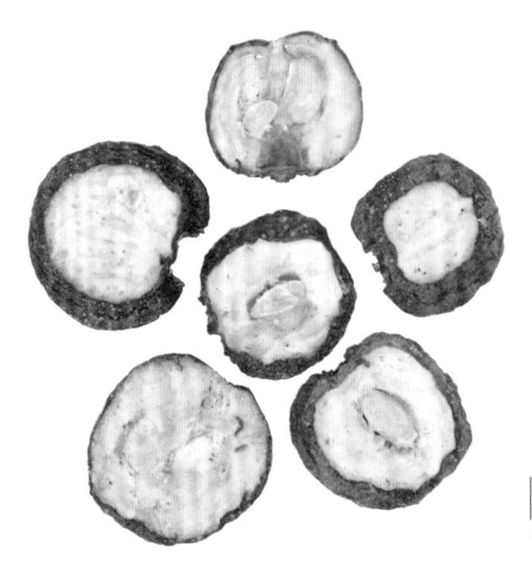

山楂饮片

川 芎

《神农本草经》

【来源】伞形科植物川芎 *Ligusticum chuanxiong* Hort. 的干燥根茎。

川芎在《中国植物志》中为：*Ligusticum sinense* 'Chuanxiong'。

【药性功效】辛，温。归肝、胆、心包经。活血行气，祛风止痛。

【抗肿瘤组分及化学成分】川芎中抗肿瘤化学成分为川芎嗪、阿魏酸、原儿茶酸、香草醛。

【用法用量】煎服，3～10 g。

【效方撷要】治白血病　川芎 90 g，何首乌 60 g，当归、熟地黄、焦白术各 30 g，补骨脂 24 g，菟丝子 15 g，牛膝、茯苓、阿胶各 9 g，肉桂、炮姜各 3 g。水煎服，每日 1 剂。

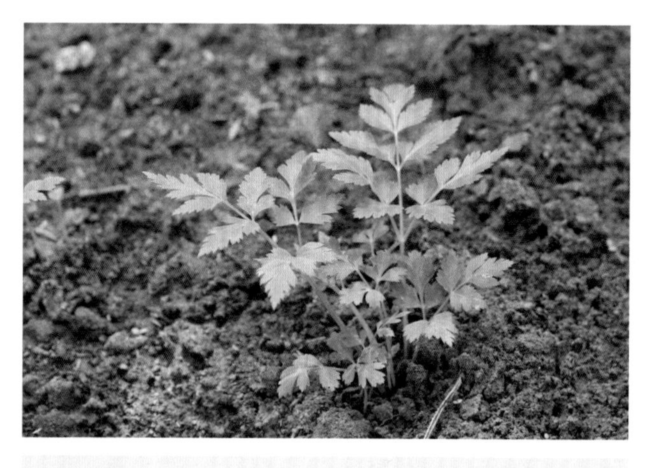

川芎 *Ligusticum chuanxiong* Hort.

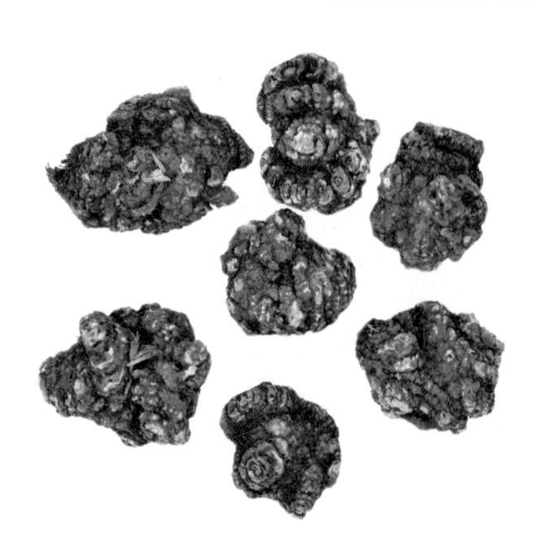

川芎药材

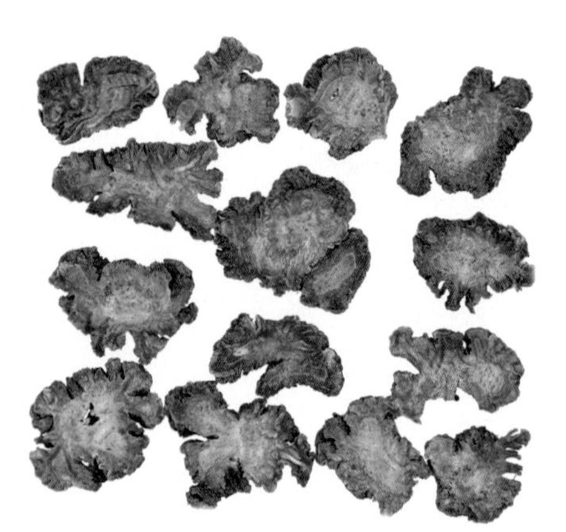

川芎饮片

王不留行

《神农本草经》

【来源】石竹科植物麦蓝菜 *Vaccaria segetalis* (Neck.) Garcke 的干燥成熟种子。

麦蓝菜在《中国植物志》中为：*Vaccaria hispanica* (Miller) Rauschert。

【药性功效】苦，平。归肝、胃经。活血通经，下乳消痈，利尿通淋。

【抗肿瘤组分及化学成分】王不留行中抗肿瘤组分为王不留行提取物。

【用法用量】煎服，5～10 g。

【效方撷要】治乳腺癌 王不留行、生地黄各 15 g，炮穿山甲、赤芍、浙贝母、青皮、姜半夏、当归、橘叶各 9 g，瓜蒌皮、煅牡蛎、炒谷芽、炒麦芽各 30 g，漏芦、陈皮各 6 g，香附、茯苓、白芍、枸橘各 12 g，芥子 3 g。水煎服，每日 1 剂，分 3 次服。

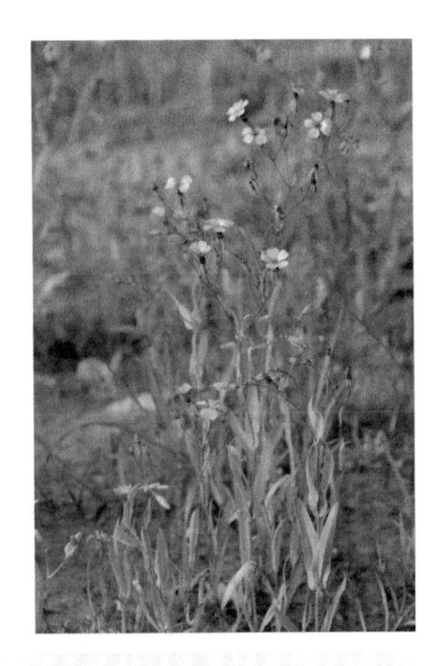

麦蓝菜 *Vaccaria segetalis* (Neck.) Garcke

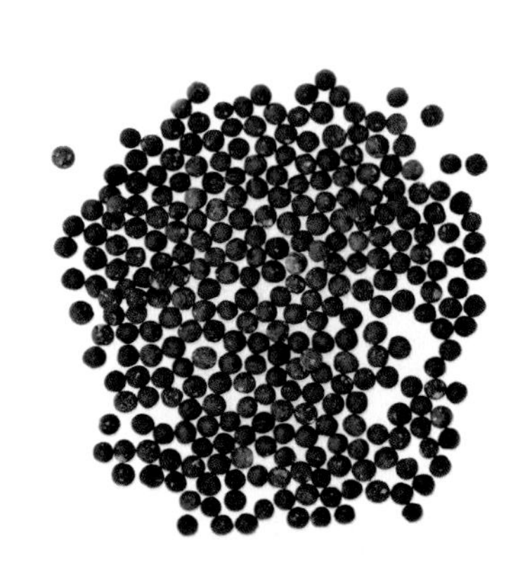

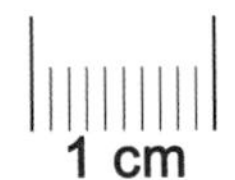

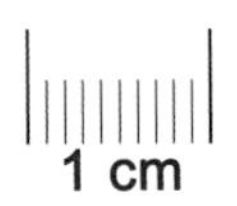

王不留行药材

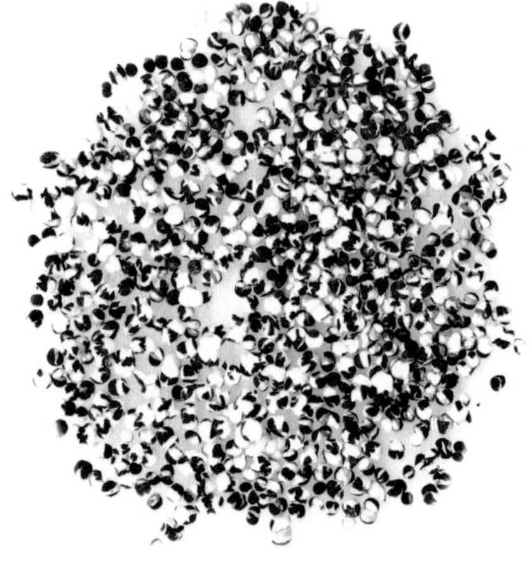

王不留行饮片

五灵脂

《开宝本草》

【来源】鼯鼠科动物复齿鼯鼠 *Trogopterus xanthipes* Milne-Edwards 的干燥粪便。

【药性功效】苦、甘，温。归肝、脾经。活血止痛，化瘀止血，消积解毒。

【抗肿瘤组分及化学成分】五灵脂中抗肿瘤组分为五灵脂水提液。

【用法用量】煎服，5～10 g，宜包煎；或入丸、散。外用适量，研末撒或调敷。酒炙可增强其活血止痛作用，醋炙可增强其化瘀止血作用。

【效方撷要】

1. 治肝癌　五灵脂、全蝎、蜈蚣、水蛭、僵蚕、蜣螂、守宫各等分，研末。1 次 3 g，每日 2 次。

2. 治胃癌　五灵脂、蒲黄、乳香、没药各 9 g，夏枯草 15 g，娑罗子 12 g，丹参 15 g，延胡索、香附、当归尾各 9 g。

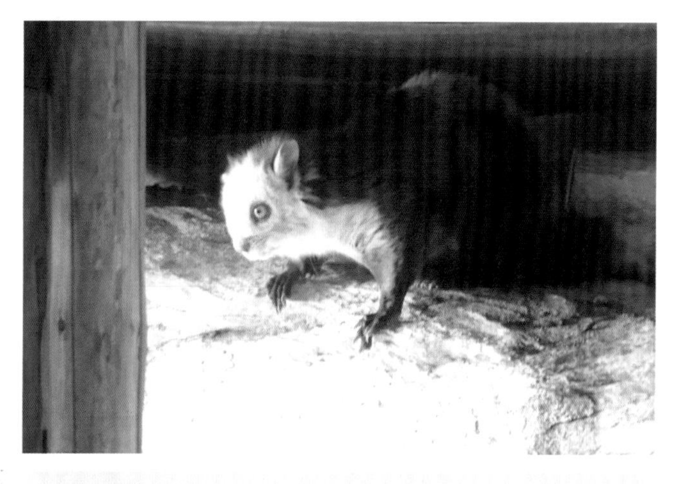

复齿鼯鼠 *Trogopterus xanthipes* Milne-Edwards

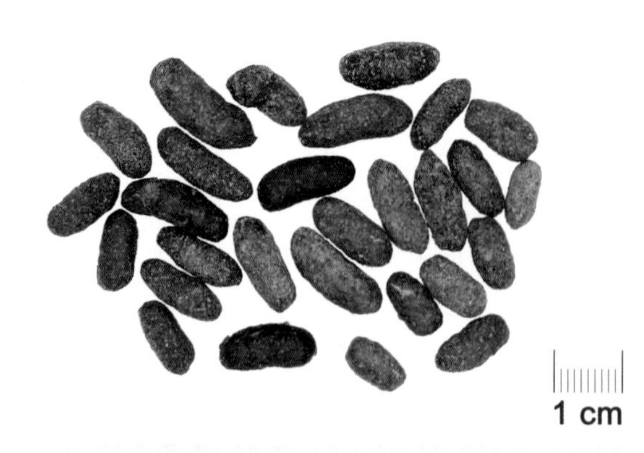

五灵脂饮片

牛 膝

《神农本草经》

【来源】苋科植物牛膝 *Achyranthes bidentata* Bl. 的干燥根。

【药性功效】苦、甘、酸,平。归肝、肾经。逐瘀通经,补肝肾,强筋骨,利尿通淋,引血下行。

【抗肿瘤组分及化学成分】牛膝中抗肿瘤组分为牛膝多糖和牛膝总皂苷。抗肿瘤化学成分为齐墩果酸。

【用法用量】煎服,5～12 g。补肝肾、强筋骨宜酒炙用,余皆生用。

【效方撷要】

1. 治癌痛　牛膝、桃仁、当归、生地黄、柴胡各 9 g,红花 12 g,赤芍、枳壳各 6 g,川芎、桔梗各 5 g,甘草 3 g,麝香 0.5 g(另包),葱白 5 根,上药加水 500 ml,浸 30 min,武火沸后文火煮 40 min,滤出药汁,加入麝香及黄酒 15 ml,分 2 次送服,每日 1 剂,对脑瘤气滞血瘀所致疼痛有一定效果。

2. 治肺癌　牛膝、蒲公英、陈皮、当归各 20 g,瞿麦、麦冬、郁金、香附各 15 g,木通、党参、浙贝母、甘草各 10 g,白术 13 g,茯苓 12 g,白芍 20 g,枳壳 5 g。水煎服,每日 1 剂。

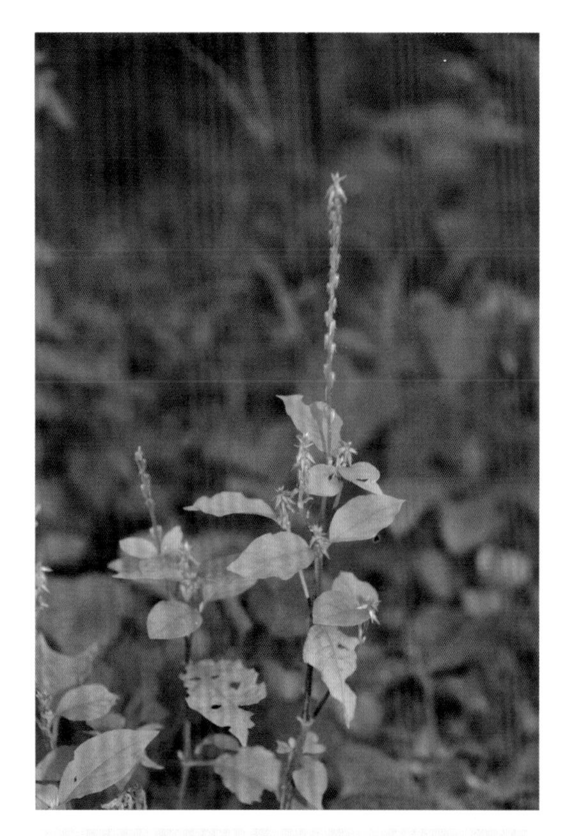

牛膝 *Achyranthes bidentata* Bl.

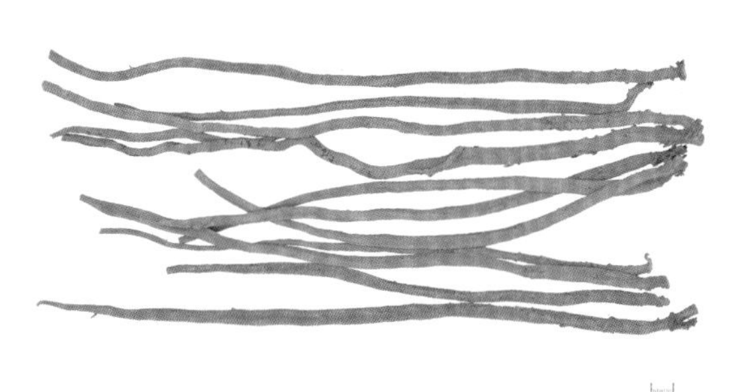

牛膝药材

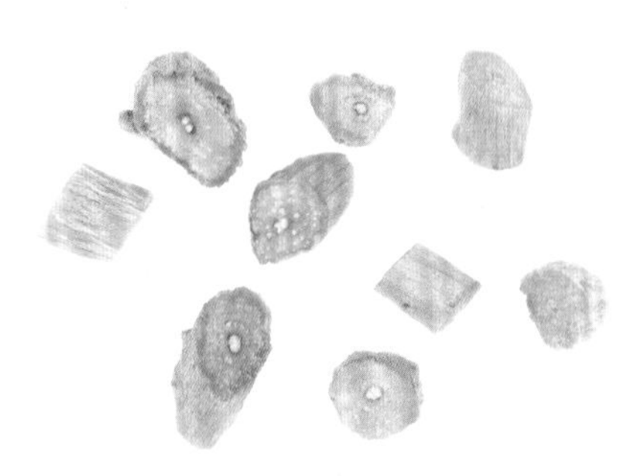

牛膝饮片

月季花

《本草纲目》

【来源】蔷薇科植物月季 *Rosa chinensis* Jacq. 的干燥花。

月季在《中国植物志》中为：月季花。

【药性功效】甘，温。归肝经。活血调经，疏肝解瘀。

【抗肿瘤组分及化学成分】月季花中抗肿瘤化学成分为牻牛儿醇、没食子酸、槲皮苷和槲皮素。

【用法用量】煎服，3～6 g；鲜品 9～15 g。外用适量，鲜品捣敷患处；或干品研末调搽患处。

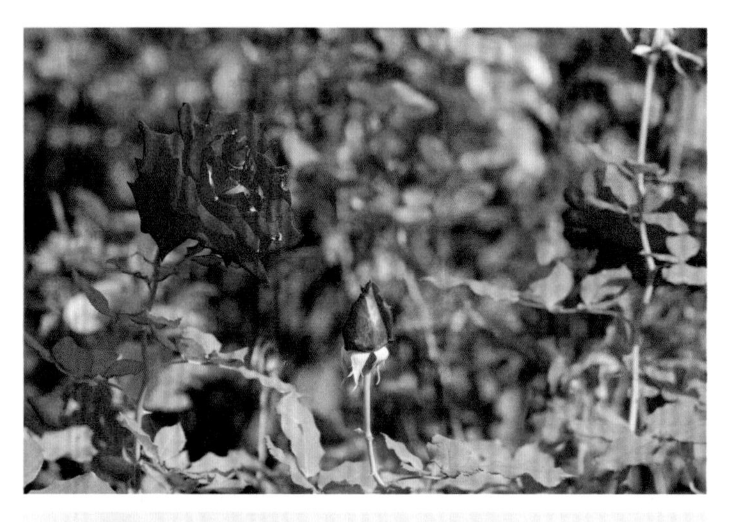

月季花 *Rosa chinensis* Jacq.

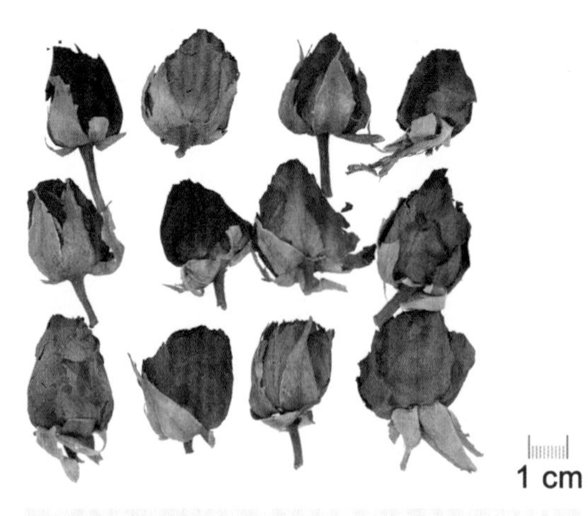

月季花饮片

丹 参

《神农本草经》

【来源】唇形科植物丹参 *Salvia miltiorrhiza* Bge. 的干燥根及根茎。

【药性功效】苦，微寒。归心、肝经。活血祛瘀，通经止痛，清心除烦，凉血消痈。

【抗肿瘤组分及化学成分】丹参中抗肿瘤组分为丹参酮类化合物和丹参乙醇提取物。抗肿瘤化学成分为丹参酸 A、丹参酮 $Ⅱ_A$、隐丹参酮、二氢丹参酮Ⅰ、丹参酚酸 B 以及丹参酮Ⅰ。

【用法用量】煎汤，10～15 g，大剂量可用至 30 g；或入丸散。外用适量，熬膏涂或煎水熏洗。

【效方撷要】

1. 治肝癌　丹参、香附、广郁金、凌霄花各 9 g，桃仁、生晒参（另煎）各 3 g，黄芪、预知子、炙鳖甲各 12 g。水煎服，每日 1 剂。

2. 治胃癌　丹参、瓜蒌各 25 g，茯苓、郁金、麦冬各 20 g，砂仁、水蛭、荷叶各 15 g，半枝莲 30 g，干蟾蜍 3 只。水煎取液 100 ml，1 次 50 ml，牛奶冲服，每日 2 次。

3. 治子宫颈癌　丹参、土茯苓、金银花、白花蛇舌草各 15 g，赤芍、牡丹皮各 9 g，薏苡仁 30 g。水煎服，每日 1 剂。

4. 治颅内肿瘤　丹参 12 g，桃仁 9 g，川芎 6 g，夏枯草、海藻各 15 g，昆布、石决明各 30 g，全蝎 2 g，天龙 2 条。水煎服，每日 1 剂，分 3 次服。

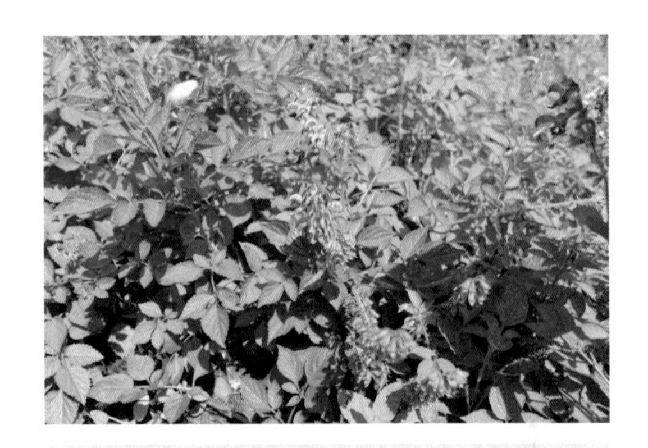

丹参 *Salvia miltiorrhiza* Bge.

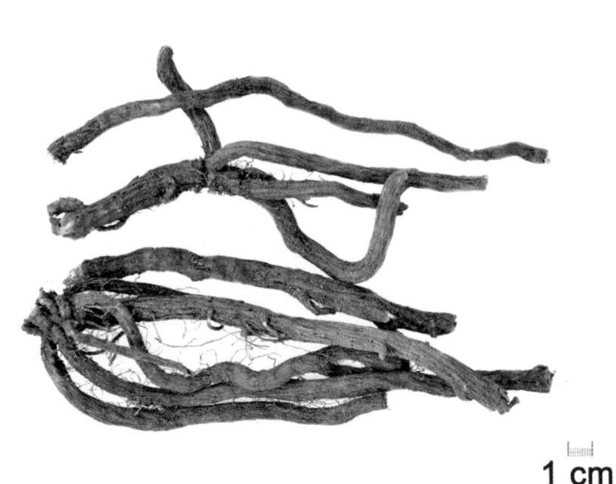

丹参药材

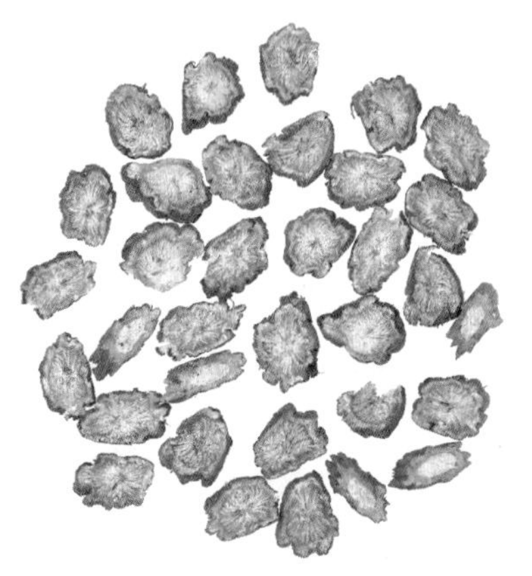

丹参饮片

水蛭

《神农本草经》

【来源】水蛭科动物蚂蟥 *Whitmania pigra* Whitman、水蛭 *Hirudo nipponia* Whitman 或柳叶蚂蟥 *Whitmania acranulata* Whitman 的干燥全体。

蚂蟥在《中国动物志》中为：宽体金线蛭。水蛭为：日本医蛭。柳叶蚂蟥为：尖细金线蛭。

【药性功效】咸、苦，平；有小毒。归肝经。破血通经，逐瘀消癥。

【抗肿瘤组分及化学成分】水蛭中抗肿瘤组分为水蛭提取物。抗肿瘤化学成分为水蛭素。

【用法用量】煎服，1～3 g；或研末服，0.3～0.5 g。以入丸、散或研末服为宜。或用活水蛭放于瘀肿部位吸血消肿。

【效方撷要】

1. 治食管癌、结肠癌　水蛭 10 g，海藻 30 g。共研细末，1 次 6 g，黄酒送服。

2. 治胃癌　水蛭 2 g，硇砂 0.5 g，夏枯草、党参各 15 g，木香、白矾、硼砂各 3 g，紫贝齿、赭石、丹参各 30 g，槟榔、玄参各 10 g，大黄 5 g，陈皮 6 g。水煎服，每日 1 剂，分 2 次服。

3. 治卵巢癌　水蛭晒干研成细粉，1 次 3 g，每晚用黄酒冲服。

4. 治子宫体腺癌　水蛭 15 g，黄芪 30 g，当归 6 g，三棱、莪术、鸡内金各 9 g，穿山甲 12 g，桃仁 18 g。共为细末，1 次 3 g，每日 2 次。

5. 治皮肤癌　水蛭 30 g，大黄 5 g，青黛 3 g。共为细末，用香油 60 g 熬成膏贴敷。

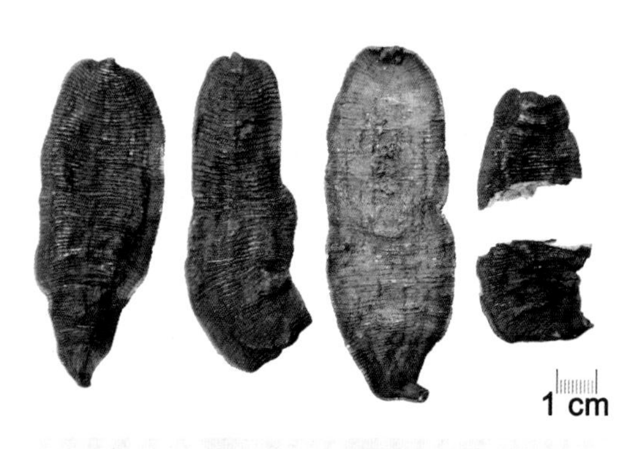

水蛭药材（蚂蟥）

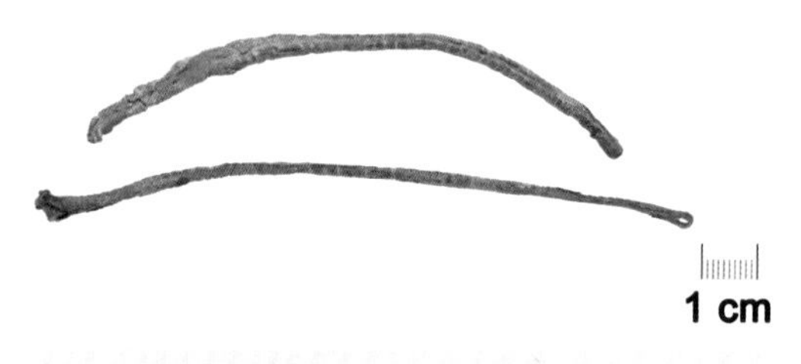

水蛭药材（柳叶蚂蟥）

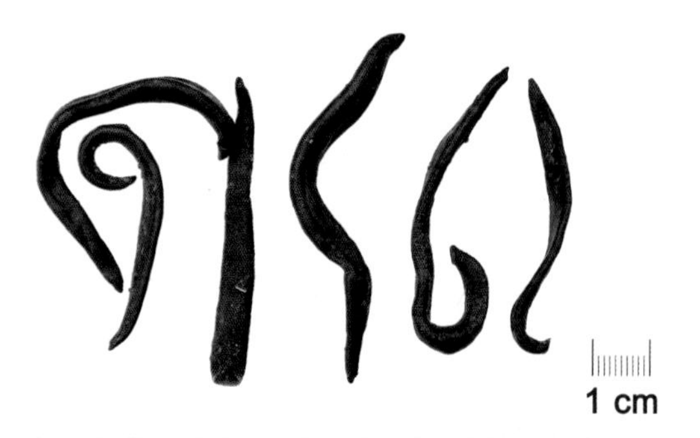

水蛭药材（水蛭）

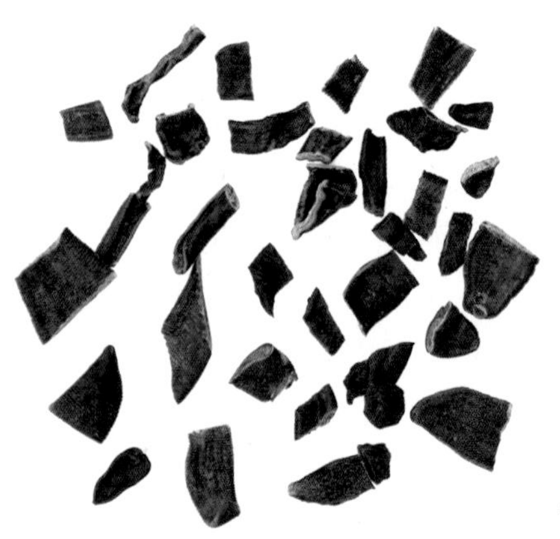

水蛭饮片（柳叶蚂蟥）

石见穿

《本草纲目》

【来源】唇形科植物华鼠尾草 *Salvia chinensis* Benth. 的新鲜或干燥全草。

【药性功效】辛，苦，微寒。归肝、脾经。活血化瘀，清热利湿，散结消肿。

【抗肿瘤组分及化学成分】石见穿抗肿瘤组分为石见穿水提液、石见穿醇提物、氯仿部位、乙酸乙酯部位和石见穿多糖。抗肿瘤化学成分为齐墩果酸、熊果酸、2α-对羟基熊果酸、果树酸、山楂酸、丹参素、β-谷甾醇以及丹酚酸 B。

【用法用量】煎服，6～15 g；或绞汁。外用适量，捣敷。

【效方撷要】

1. 治肺癌　石见穿 60 g，紫草根 30 g，沙参、麦冬、生地黄、百部、地榆各 12 g，五味子 6 g，炒山栀、王不留行各 9 g，蒲公英 15 g。水煎服，每日 1 剂。

2. 治食管癌　石见穿、半枝莲、急性子各 30 g，红枣 5 枚。水煎服，每日 1 剂。

3. 治直肠癌　石见穿、山慈菇、蛇莓、预知子、败酱、薏苡仁各 30 g，黄芪、鸡血藤、丹参各 15 g，八角金盘 12 g，枳壳 10 g，大黄 6 g。水煎服，每日 1 剂，3 个月为 1 个疗程。

4. 治宫颈癌　鲜石见穿、鲜六月雪、鲜墓头回各 30 g，鲜香附 15 g，水煎服，每日 1 剂。

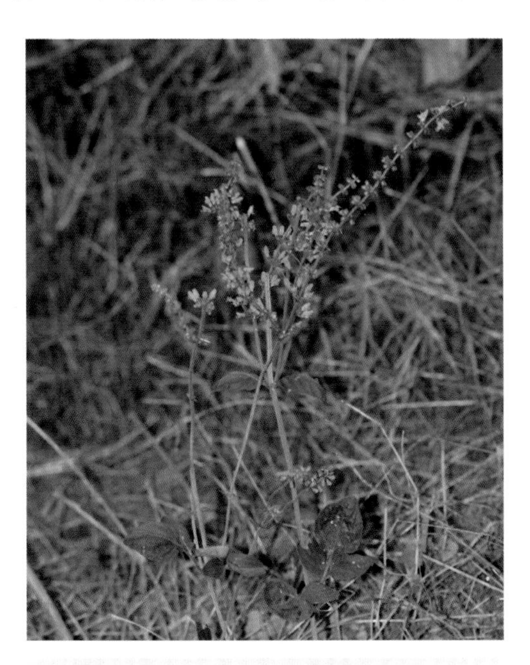

华鼠尾草 *Salvia chinensis* Benth.

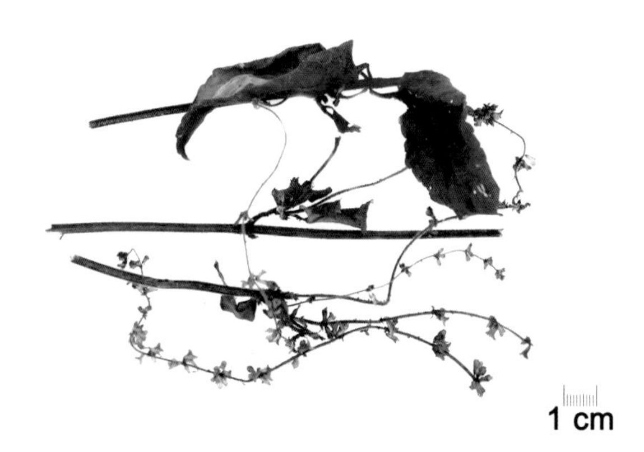

石见穿药材

石见穿饮片

地 龙

《神农本草经》

【来源】钜蚓科动物参环毛蚓 *Pheretima aspergillum* (E. Perrier)、通俗环毛蚓 *Pheretima vulgaris* Chen、威廉环毛蚓 *Pheretima guillelmi* (Michaelsen)或栉盲环毛蚓 *Pheretima pectinifera* Michaelsen 的干燥体。前一种习称"广地龙",后三种习称"沪地龙"。

【药性功效】咸,寒。归肝、脾、膀胱经。清热定惊,通络,平喘,利尿。

【抗肿瘤组分及化学成分】地龙抗肿瘤组分为蚯蚓提取物、地龙蛋白、G-90 糖脂蛋白混合物、蚯蚓体腔液、蚯蚓纤溶酶和蚓激酶。抗肿瘤化学成分为蚯蚓素。

【用法用量】煎服,5～10 g;研末服,1～2 g。外用适量。

【效方撷要】

1. 治肝癌　地龙、穿山甲、生牡蛎各 15 g,桃仁、红花、郁金、苦楝子各 9 g,牡丹皮、炒常山各 6 g。水煎服,每日 1 剂。

2. 治腹腔肿瘤　地龙适量,捣汁服之。

3. 治鼻咽癌　地龙、柴胡各 6 g,海藻、昆布、地骨皮、浙贝母、炒白术各 12 g,生牡蛎、夏枯草各 24 g,炙鳖甲、鹿衔草、凤尾草各 15 g,龙胆 9 g。水煎服,每日 1 剂,分 3 次服。

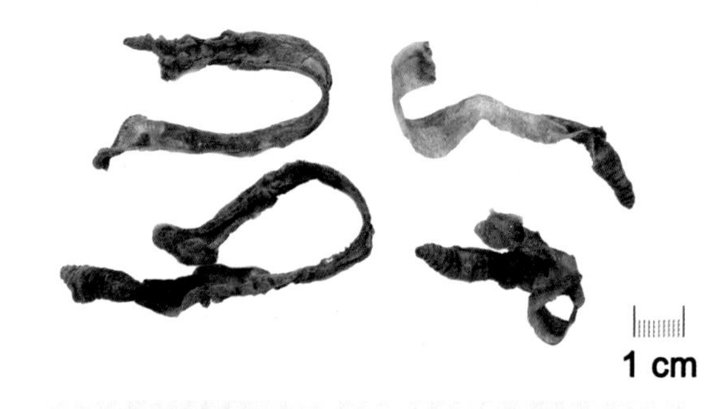

地龙药材(沪地龙)

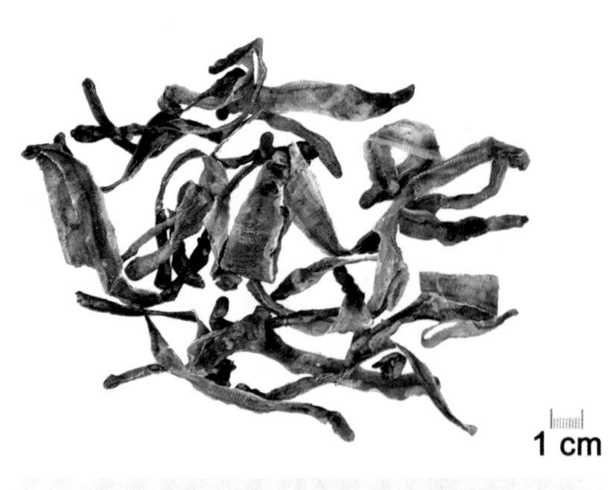

地龙药材(广地龙)

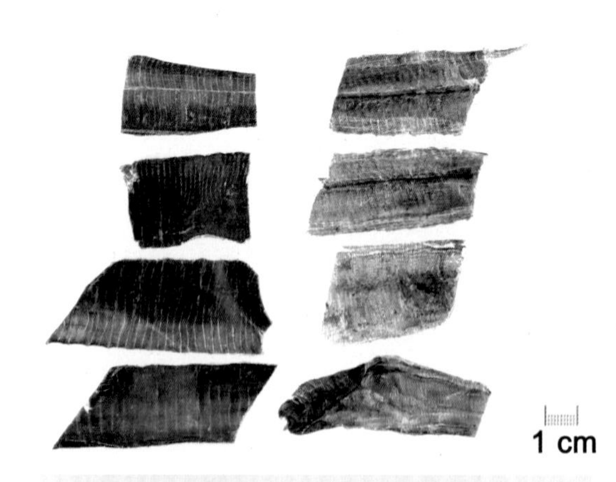

地龙饮片(广地龙)

延胡索

《雷公炮炙论》

【来源】罂粟科植物延胡索 *Corydalis yanhusuo* W. T. Wang 的干燥块茎。

【药性功效】辛、苦,温。归肝、脾经。活血,行气,止痛。

【抗肿瘤组分及化学成分】延胡索抗肿瘤组分为延胡索提取物、乙醇提取物以及延胡索总生物碱。抗肿瘤化学成分为延胡索乙素、小檗碱、黄连碱、海罂粟碱和去氢紫堇碱。

【用法用量】煎服,3～10 g;研末服,1.5～3 g。醋炙可增强止痛作用。

【效方撷要】

1. 治胃癌　延胡索、莪术、黄芪、谷芽、麦芽、炒当归、炒白术各 10 g,茯苓、炒白芍、炒党参各 12 g,绿萼梅 6 g,甘草 3 g。水煎服,每日 1 剂。

2. 治肝癌、胰腺癌剧烈疼痛者　延胡索、郁金、香附各 10 g,预知子 20 g。水煎服,每日 1 剂,分 3～5 次服。

3. 治卵巢癌　延胡索 90 g,苍术、甘草各 250 g,茯苓、莪术、三棱、青皮各 180 g,缩砂仁、槟榔各 120 g,肉桂、炮姜各 60 g。上药捣罗为末。1 次 6 g,用水 150 ml,加连根葱白一茎,煎至 100 ml,空腹时温服。

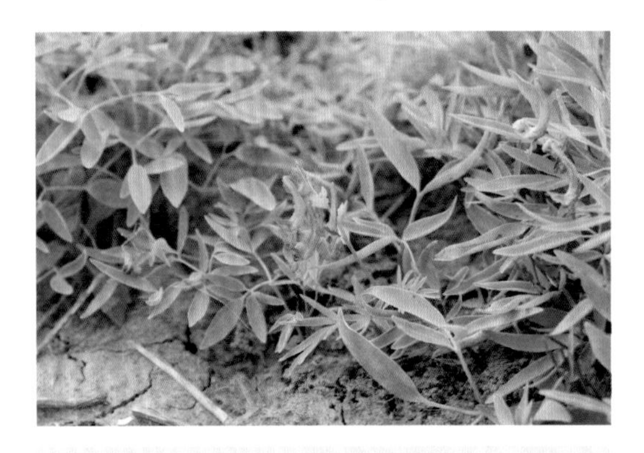

延胡索 *Corydalis yanhusuo* W.T. Wang

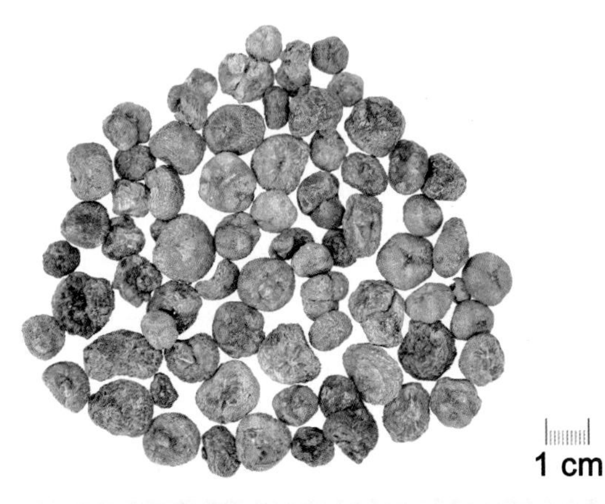

延胡索药材

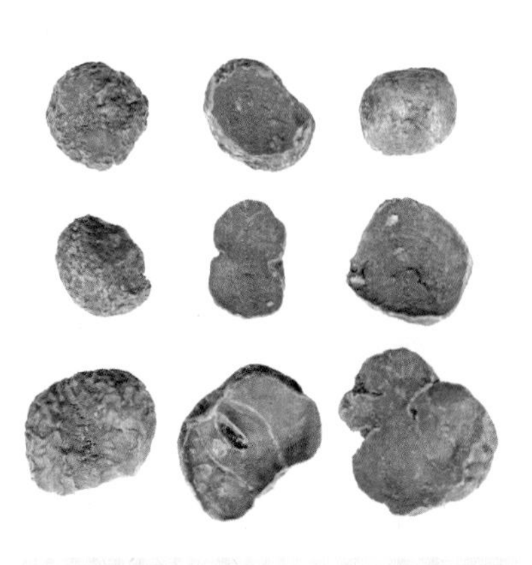

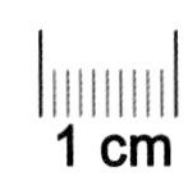

延胡索饮片

自然铜

《雷公炮炙论》

【来源】硫化物类矿物黄铁矿族黄铁矿，主含二硫化铁（FeS_2）。

【药性功效】辛，平。归肝经。散瘀止痛，续筋接骨。

【抗肿瘤组分及化学成分】自然铜。

【用法用量】煎服，3～9 g，宜先煎；多醋淬研末入丸、散，0.3 g。外用适量。本品含砷等有害物质，火煅可使其含量降低。

【效方撷要】

1. 治骨瘤　自然铜、桃仁、土鳖虫、牛膝各12 g，丹参、龙葵、夏枯草、海藻、昆布、牡蛎、威灵仙各30 g，泽漆15 g。水煎服，每日1剂。

2. 治骨肉瘤　自然铜、川续断各12 g，骨碎补、寻骨风、山萸肉、当归各15 g，透骨草20 g，肿节风、核桃树枝、生地黄、女贞子各30 g，知母、黄柏各9 g，牡丹皮10 g，补骨脂1.5 g。水煎服，每日1剂。

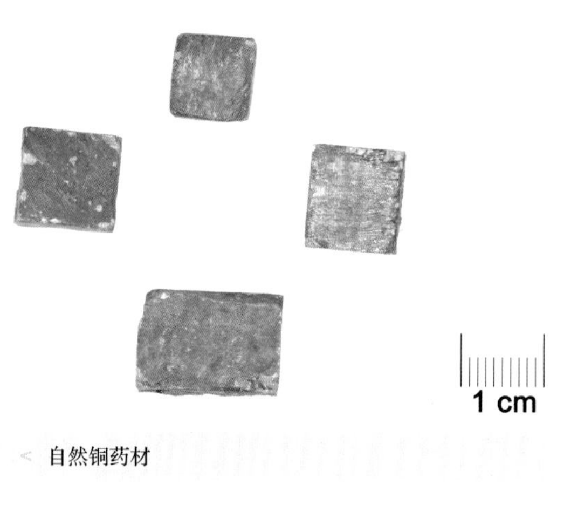

自然铜药材

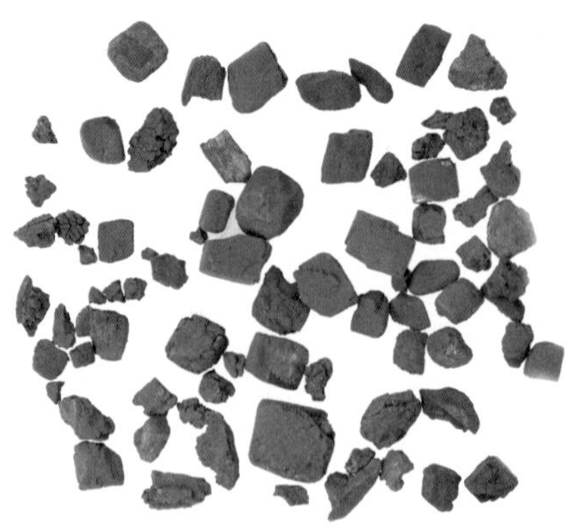

自然铜饮片

红 花

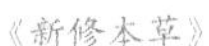

《新修本草》

【来源】菊科植物红花 *Carthamus tinctorius* L. 的干燥花。

【药性功效】辛，温。归心、肝经。活血通经，散瘀止痛。

【抗肿瘤组分及化学成分】红花抗肿瘤组分为红花多糖。抗肿瘤化学成分为红花黄色素和羟基红花黄色素 A。

【用法用量】煎服，3～10 g。外用适量。

【效方撷要】

1. 治食管癌　红花、桃仁各 9 g，当归、赤芍、苏木、金银花、夏枯草各 15 g，郁金 10 g，丹参、紫草各 30 g。水煎服，每日 1 剂。

2. 治肝癌　红花、当归、桃仁、赤芍、川芎、牛膝、生地黄、枳壳、柴胡各 9 g，桔梗、甘草各 3 g，郁金、丹参各 15 g。水煎服，每日 1 剂。

3. 治直肠癌　红花、桃仁各 10 g，当归 12 g，石见穿、半枝莲、白花蛇舌草各 30 g，莪术、穿山甲各 15 g，生大黄 6 g。水煎服，每日 1 剂。

4. 治乳房肿瘤　红花 24 g，炮姜 30 g，白芥子、天南星各 18 g，生半夏、麻黄、黑附子各 21 g，肉桂 15 g，红芽大戟 6 g，红娘虫 2.4 g，香油 2 500 g。将上药用香油炸枯后，每 500 g 油加入章丹 250 g，熬成膏，每 500 g 内兑入麝香 4.8 g，藤黄面 30 g。用时将膏药熔化后，摊开敷于布或纸上，外敷患处。

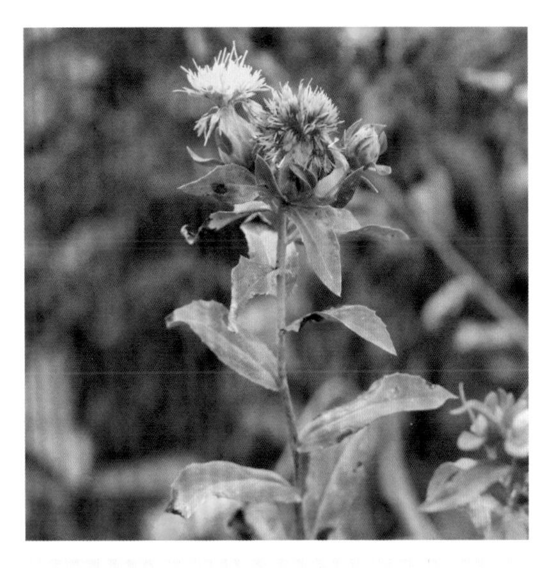

红花 *Carthamus tinctorius* L.

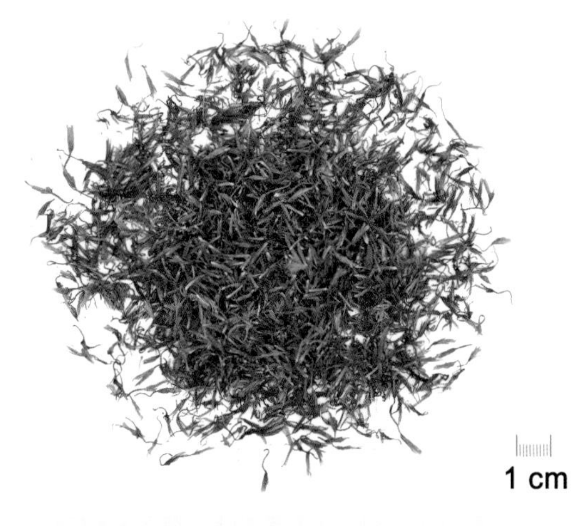

红花饮片

赤芍

《神农本草经》

【来源】毛茛科植物芍药 *Paeonia lactiflora* Pall. 或川赤芍 *Paeonia veitchii* Lynch 的干燥根。

川赤芍在《中国植物志》中为：*Paeonia anomala* subsp. *veitchii* (Lynch) D. Y. Hong & K. Y. Pan。

【药性功效】苦，微寒。归肝经。清热凉血，散瘀止痛。

【抗肿瘤组分及化学成分】赤芍抗肿瘤组分为赤芍水提液和赤芍总苷。抗肿瘤化学成分为芍药苷、没食子酸和丹参酚。

【用法用量】煎服，6～12 g。

【效方撷要】

1. *治脑瘤*　赤芍、昆布、天龙片各 15 g，桃仁、白芷、生天南星、蜈蚣各 9 g，夏枯草、海藻、石见穿、野菊花、生牡蛎各 30 g，王不留行、蜂房各 12 g，全蝎 6 g。水煎服，每日 1 剂。天龙片分 3 次随汤药吞服。

2. *治肠癌*　赤芍 15 g，当归 5 g，桃仁、红花各 9 g，金银花 20 g，败酱 30 g。水煎服，每日 1 剂。

3. *治子宫颈癌*　赤芍、柴胡、茯苓、香附各 9 g，白术、青皮各 6 g，当归 12 g。水煎服，每日 1 剂。

4. *治乳腺癌转移*　赤芍、白芍、金橘叶各 9 g，生黄芪、半枝莲、蒲公英各 30 g，金银花、夏枯草、生地黄各 15 g，生首乌 12 g，当归、甘草各 6 g，煅牡蛎 24 g。水煎服，每日 1 剂。

5. *治恶性淋巴瘤*　赤芍、当归、川芎、山慈菇各 10 g，生地黄、玄参、黄药子、海藻、昆布、夏枯草各 15 g，牡蛎、七叶一枝花各 30 g。水煎服，每日 1 剂。

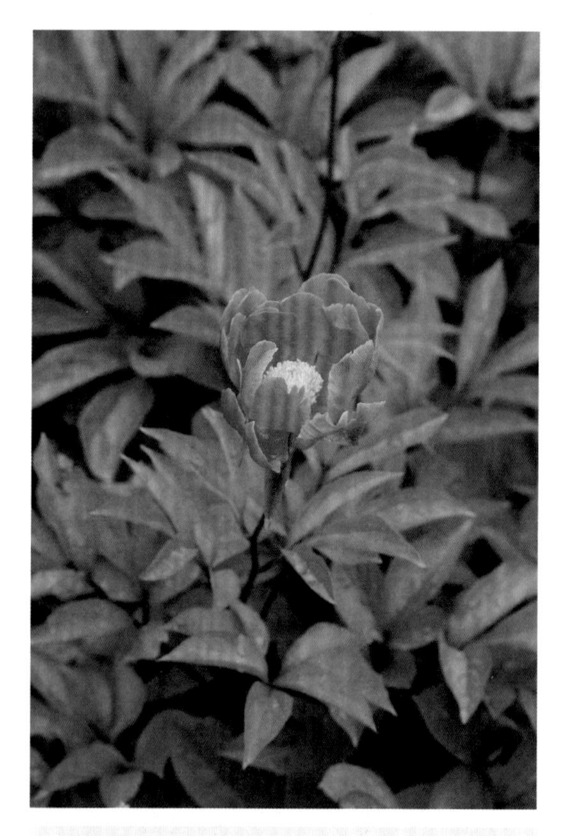

芍药 *Paeonia lactiflora* Pall.

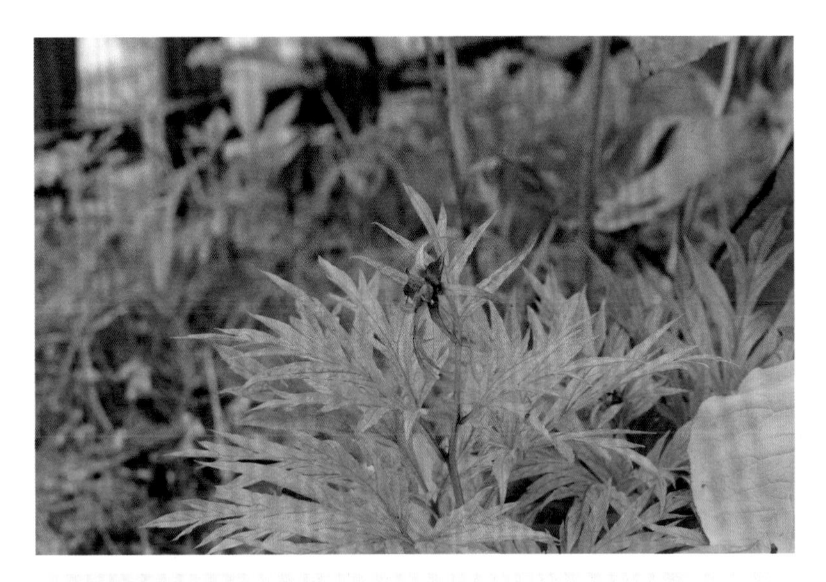

< 川赤芍 *Paeonia veitchii* Lynch

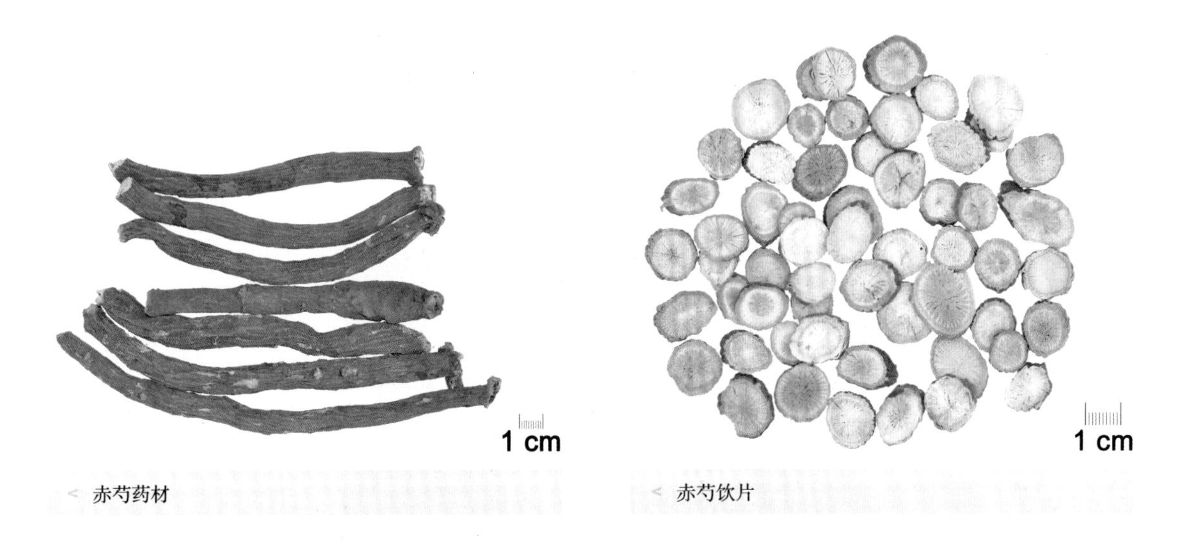

< 赤芍药材

< 赤芍饮片

花蕊石

《嘉祐本草》

【来源】变质岩类岩石蛇纹大理岩，主要含碳酸钙($CaCO_3$)。

【药性功效】酸、涩，平。归肝经。化瘀止血。

【抗肿瘤组分及化学成分】花蕊石的抗肿瘤组分为花蕊石生品、制品水煎液。

【用法用量】煎服，4.5～9 g，打碎先煎；多研末服，1～1.5 g。外用适量。

【效方撷要】

1. 治宫颈癌　花蕊石、生黄芪、生牡蛎、仙鹤草各30 g，紫石英、当归、党参、大蓟、小蓟、龟甲、鳖甲各15 g，白术12 g，山豆根、贯众各10 g。水煎服，每日1剂。

2. 治食管癌　煅花蕊石、急性子、海浮石各15 g，海螵蛸50 g，煅赭石10 g。共研细末，掺入适量飞罗面，和水为丸，如绿豆大。1次服16丸，白开水送下，早、晚饭前各服1次。

3. 治绒毛膜上皮癌及恶性葡萄胎　花蕊石、地黄、瓜蒌各15 g，当归、桃仁各9 g，红花、三七、大黄、牡丹皮各6 g，紫草、海浮石、薏苡仁、珍珠母、赭石、土茯苓、半枝莲各30 g，党参12 g。水煎服，每日1剂。

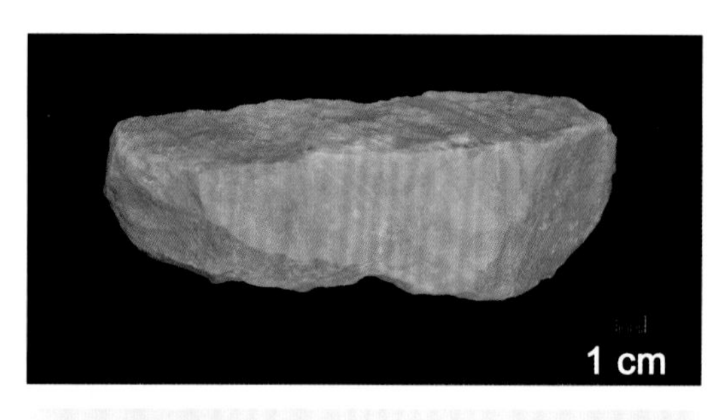

花蕊石药材

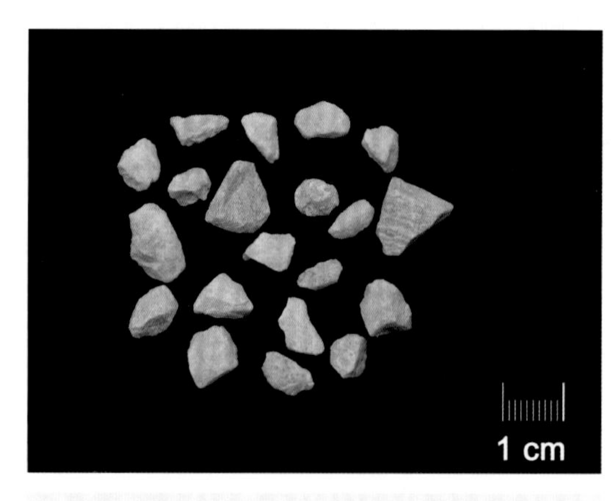

花蕊石饮片

苏木

《新修本草》

【来源】豆科植物苏木 *Caesalpinia sappan* L. 的干燥心材。

【药性功效】甘、咸，平。归心、肝、脾经。活血祛瘀，消肿止痛。

【抗肿瘤组分及化学成分】苏木抗肿瘤组分为苏木水提物、氯仿提取物、乙酸乙酯提取物和醇提物和苏木总酚。抗肿瘤化学成分为苏木素、巴西木素、氧化苏木素、异甘草素-2′-甲基醚、caesappin A 和 butein。

【用法用量】煎服，3～9 g。外用适量。

【效方撷要】

1. 治子宫体癌　苏木、桃仁、赤芍、当归、三棱、莪术、蒲公英、枳实各 9 g，红花 6 g，玄参 12 g，茜草根 15 g，沉香 0.3 g，瘪桃干 5 个，虾鼠粪(公鼠粪)10 粒。水煎，以白颈蚯蚓 7 条化白糖开水兑服，连服数剂。

2. 治宫颈癌　苏木 10 g，虎杖、小红参各 30 g，香附、马鞭草各 15 g。水煎服，每日 1 剂。

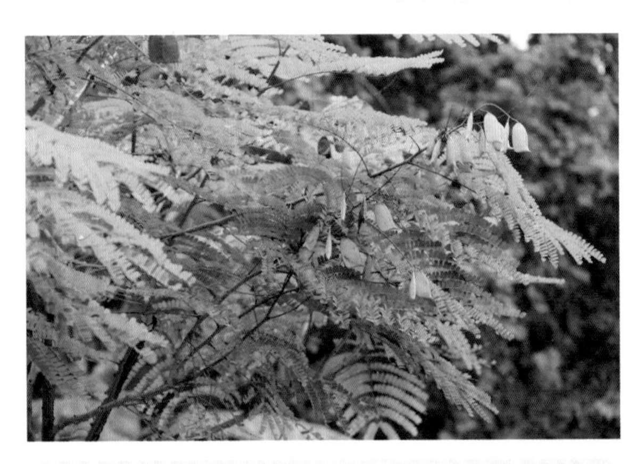

苏木 *Caesalpinia sappan* L.

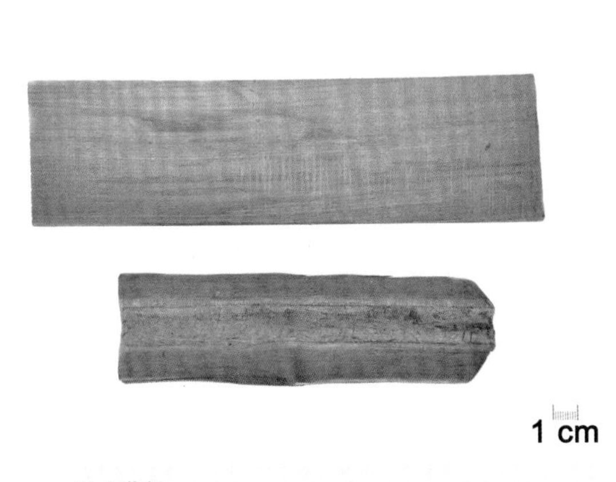

苏木药材

1 cm

苏木饮片

牡丹皮

《珠珍囊》

【来源】毛茛科植物牡丹 *Paeonia suffruticosa* Andr. 的干燥根皮。

【药性功效】苦、辛，微寒。归心、肝、肾经。清热凉血，活血化瘀。

【抗肿瘤组分及化学成分】牡丹皮的抗肿瘤化学成分为丹皮酚和芍药苷。

【用法用量】煎服，6～12 g；或入丸散。用于凉血止血可炒炭用。

【效方撷要】

1. 治子宫颈癌　牡丹皮、山萸肉、车前子、阿胶各 9 g，生地黄、川续断各 12 g，山药 15 g，泽泻 6 g。水煎服，每日 1 剂。

2. 治肝癌　牡丹皮、白芍、茯苓各 9 g，玄参 6 g。水煎服，每日 1 剂。

3. 治乳腺癌　牡丹皮、金银花、黄芪、青蒿各 30 g，桃仁、红花、泽泻、当归、赤芍、生地黄各 10 g，紫花地丁、夏枯草、玄参、蒲公英、土贝母、刘寄奴各 15 g，甘草 6 g。水煎服，每日 1 剂。

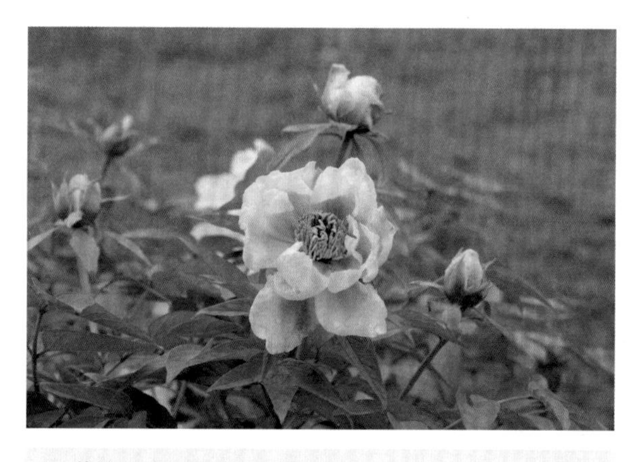

牡丹 *Paeonia suffruticosa* Andr.

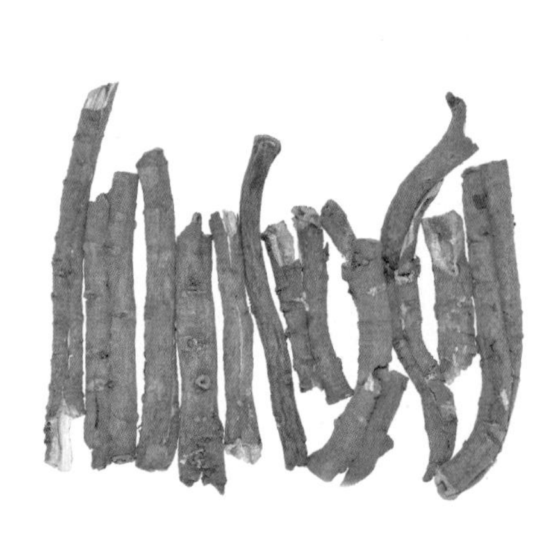

牡丹皮药材

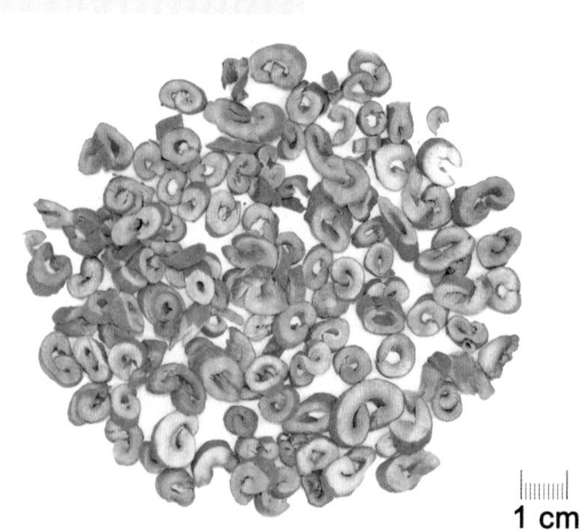

牡丹皮饮片

没药

《药性论》

【来源】橄榄科植物地丁树 *Commiphora myrrha* Engl. 或哈地丁树 *Commiphora molmol* Engl. 的干燥树脂。

地丁树在《中国植物志》中修订为：没药。

【药性功效】辛、苦，平。归心、肝、脾经。散瘀定痛，消肿生肌。

【抗肿瘤组分及化学成分】没药抗肿瘤组分为没药水提物。抗肿瘤化学成分主要有没药甾酮和 *Z*-guggulsterone。此外还有倍半萜类、二萜类、三萜类、木质素类化合物。

【用法用量】煎服，3～5 g，宜炒去油用；多入丸、散。外用适量，生用或炒用，研末外敷。

【效方撷要】

1. 治胃癌　没药、乳香、黄药子、阿魏各 24 g，莪术、三棱、甘草各 15 g，硇砂、木鳖子各 12 g，蟾酥 9 g，延胡索、天仙藤各 30 g，蜂房、生玳瑁各 18 g，鸡内金 45 g。共研细末，炼蜜为丸，制成梧桐子大小丸剂，口服，1 次 5 丸，每日 2～3 次。

2. 治直肠癌　没药、乳香各 4.5 g，儿茶 5.5 g，冰片 7.5 g，蛇床子 2.1 g，轻粉 3 g，硼砂、雄黄、三仙丹各 6 g，血竭 4.5 g，白矾 270 g。上药共研细末，将白矾用开水溶化后，加蛇床子、蟾酥、血竭，制成片状栓剂。外用，1 次 1 个，塞于直肠腔癌灶处，隔 2～3 日上药 1 次。

3. 治子宫颈癌　没药、乳香、三棱、蜂房、莪术各 9 g，全蝎、红花各 2 g，蒲公英、土茯苓各 30 g，续断 12 g，桃仁泥、甘草、大黄各 6 g。水煎服，每日 1 剂，分 3 次服。

4. 治乳癌初起　没药、乳香、五倍子各 60 g，昆布 15 g，鸦胆子少许（去壳）。加醋 1500 g，用慢火煎成软膏状后，量患处大小摊在纱布上敷。

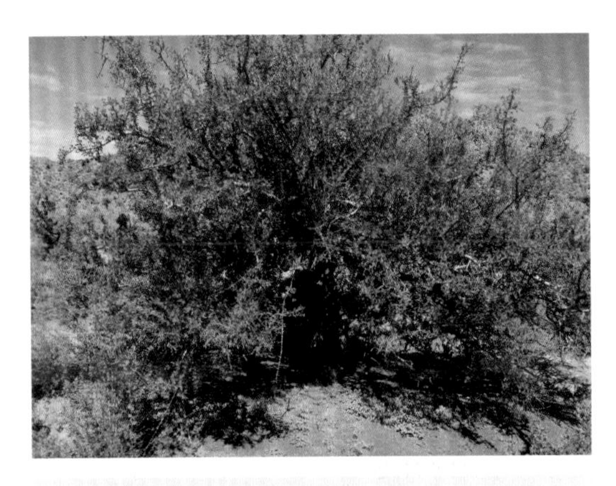

地丁树 *Commiphora myrrha* Engl.

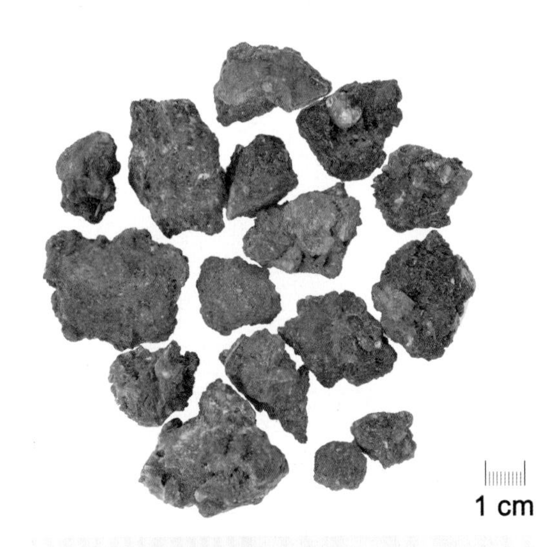

没药药材

鸡血藤

《本草纲目拾遗》

【来源】豆科植物密花豆 *Spatholobus suberectus* Dunn 的干燥藤茎。

【药性功效】苦、甘，温。归肝、肾经。活血补血，调经止痛，舒筋活络。

【抗肿瘤组分及化学成分】鸡血藤的抗肿瘤组分为鸡血藤提取物和黄酮类组分。抗肿瘤化学成分为甘草素、刺芒柄花素、大豆苷、原儿茶酸、异甘草苷元和甘草查耳酮 A。

【用法用量】煎服，9～15 g，大剂量可用至 30 g；或浸酒、熬膏服。

【效方撷要】

1. 治原发性肝癌　鸡血藤、太子参、夏枯草、海藻、漏芦、丹参、铁树叶各 30 g，郁金、当归各 12 g，桃仁、延胡索各 9 g，赤芍 18 g，制乳香、没药各 6 g。水煎服，每日 1 剂。

2. 治白血病　鸡血藤、阿胶各 9 g，生地黄、白芍、何首乌各 15 g，川芎 6 g，当归 12 g。水煎服，每日 1 剂。

3. 治甲状腺肿瘤　鸡血藤、女贞子、墨旱莲、补骨脂、骨碎补、透骨草、海藻、肉苁蓉各 30 g，山药、牛膝、木瓜各 15 g。水煎服，每日 1 剂。

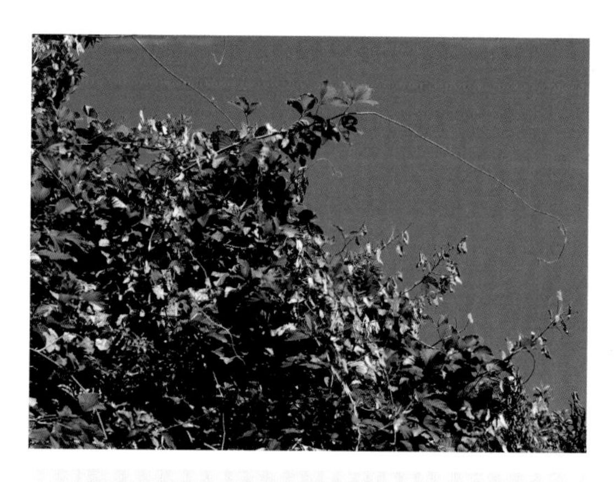

密花豆 *Spatholobus suberectus* Dunn

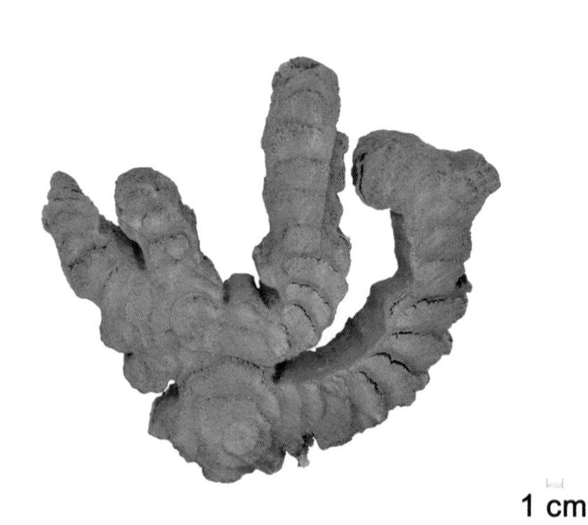

鸡血藤药材

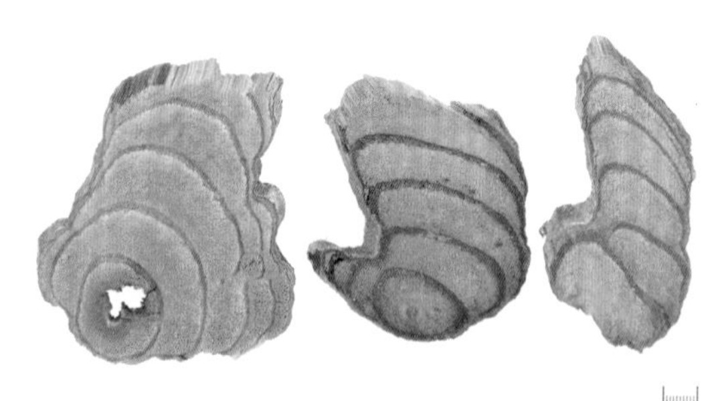

鸡血藤饮片

虎 杖

《名医别录》

【来源】蓼科植物虎杖 *Polygonum cuspidatum* Sieb. et Zucc. 的干燥根茎和根。

虎杖在《中国植物志》中为：*Reynoutria japonica* Houtt.。

【药性功效】微苦，微寒。归肝、胆、肺经。利湿退黄，清热解毒，散瘀止痛，化痰止咳。

【抗肿瘤组分及化学成分】虎杖抗肿瘤组分为虎杖提取物。抗肿瘤化学成分为虎杖苷、大黄素、大黄素甲醚、白藜芦醇、2-甲氧基-6-乙酰基-7-甲基胡桃酮、大黄酚以及 resveratrol-4-*O*-*D*-(2′-galloyl)-glucopyranoside。

【用法用量】煎服，9～15 g。外用适量，制成煎液或油膏涂敷。

【效方撷要】

1. 治肝癌　虎杖、乌骨藤各 60 g，陈皮、枳壳各 15 g，昆布 12 g。水煎服，每日 1 剂。

2. 治肠癌　虎杖、藤梨根、野葡萄根各 30～60 g，党参、白术、茯苓、八月札各 15 g，生薏苡仁 30 g，生山楂 12 g，甘草 6 g。水煎服，每日 1 剂，分 2 次服。尤适于合并化疗时使用。

3. 治淋巴瘤　虎杖、白芍、玄参、瓜蒌、地龙干、金银花各 15 g，川贝母 12 g，牡蛎 25 g，穿山甲 18 g，天花粉、白花蛇舌草各 30 g。水煎服，每日 1 剂。

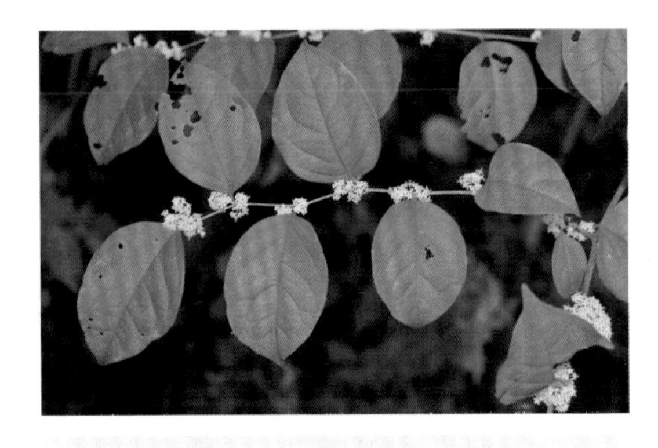

虎杖 *Polygonum cuspidatum* Sieb. et Zucc.

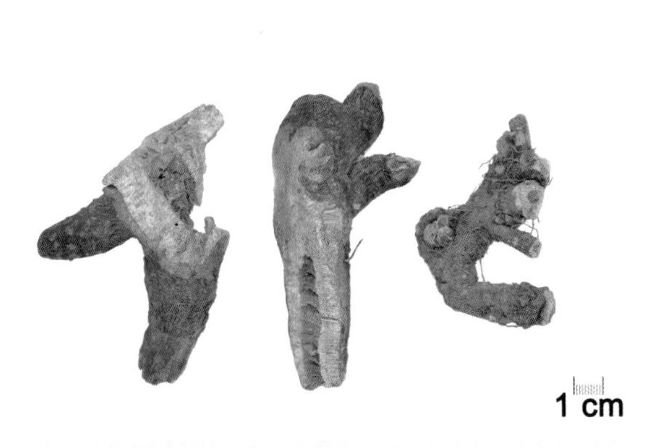

虎杖药材

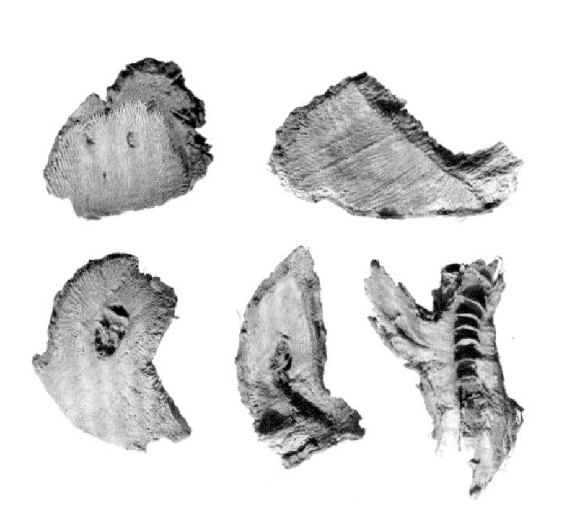

虎杖饮片

乳 香

《名医别录》

【来源】橄榄科植物乳香树 *Boswellia carterii* Birdw. 及同属植物 *Boswellia bhaw-dajiana* Birdw. 树皮渗出的树脂。

乳香树在《中国植物志》中为：阿拉伯乳香。

【药性功效】辛、苦，温。归心、肝、脾经。活血定痛，消肿生肌。

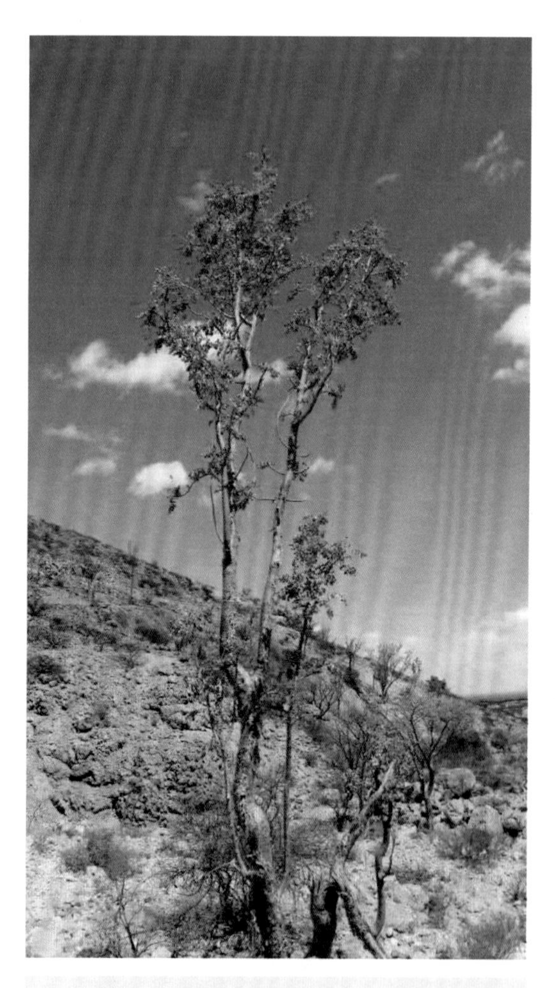

乳香树 *Boswellia carterii* Birdw.

【抗肿瘤组分及化学成分】乳香的抗肿瘤组分为乳香提取物和乳香挥发油。抗肿瘤化学成分为因香酚、因香酚乙酸酯、isoincensolol、氧化因香酚、醋酸氧化因香酚、异因香酚乙酸酯、异氧化因香酚、α-乳香酸、β-乳香酸、β-乙酰乳香酸、11-羰基-β-乳香酸、11-羰基-β-乙酰乳香酸、3-羰基甘遂-8,24-二烯-21-羧酸和3-*O*-乙酰基-β-乳香酸。

【用法用量】煎服，3～5 g，宜炒去油用；或入丸、散。外用适量，生用或炒用，研末外敷。

【效方撷要】

1. 治食管癌　乳香、没药各6 g，桃仁、红花、黄药子、丹参、赤芍、蜣螂、山慈菇、浙贝母各9 g。水煎服，每日1剂。

2. 治乳腺癌　乳香、没药、五倍子各60 g，昆布15 g，鸦胆子少许（去壳，无本品用苦参30 g）。加醋，用慢火煎成软膏状后，量患处大小摊在纱布上外敷。

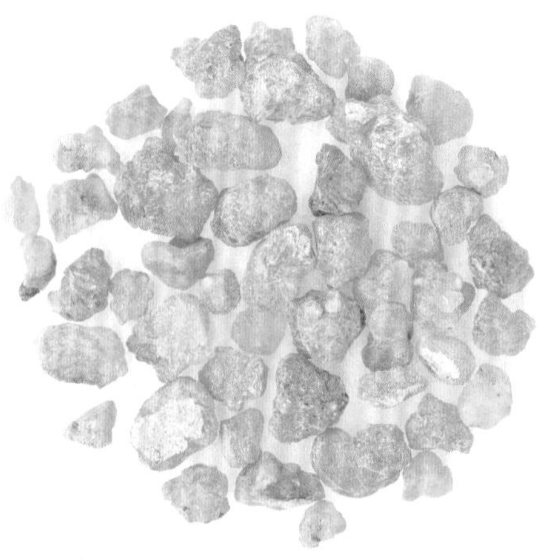

乳香药材

卷 柏

《神农本草经》

【来源】卷柏科植物卷柏 *Selaginella tamariscina* (Beauv.) Spring 或垫状卷柏 *Selaginella pulvinata* (Hook. et Grev.) Maxim. 的干燥全草。

卷柏在《中国植物志》中为：*Selaginella tamariscina*(P. Beauv.) Spring。

【药性功效】辛，平。归肝、心经。活血通经。

【抗肿瘤组分及化学成分】卷柏抗肿瘤组分为卷柏提取物、水萃取物、正丁醇萃取部位、乙酸乙酯萃取部位和乙醚萃取部位，以及 selaginellin 类化合物、甾醇类化合物、双黄酮类化合物、黄酮类化合物。抗肿瘤化学成分为麦芽碱-*O*-*α*-*L*-吡喃鼠李糖苷、麦芽碱-*O*-[(6″-*O*-反式肉桂酰基-)-4′-*O*-*β*-*D*-吡喃葡萄糖基-*α*-*L*-吡喃鼠李糖苷]。

【用法用量】煎服，5～10 g。外用适量，研末调敷。

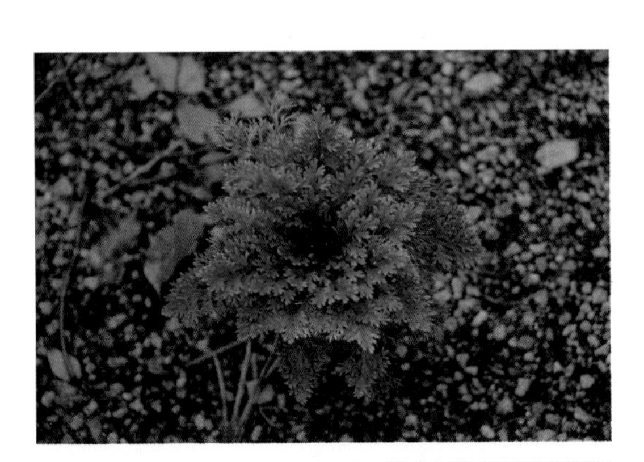

垫状卷柏 *Selaginella pulvinata* (HooK. et Grev.) Maxim.

【效方撷要】

1. 治肺癌　卷柏 60 g，白花蛇舌草 30 g。水煎服，每日 1 剂。

2. 治鼻咽癌　卷柏、麦冬、女贞子、苍耳子、辛夷、菟丝子各 15 g，玄参、北沙参各 30 g，石斛、黄芪、白术、紫草各 25 g，知母 12 g，山豆根、山药、石菖蒲各 10 g，白芷 5 g。水煎服，每日 1 剂。

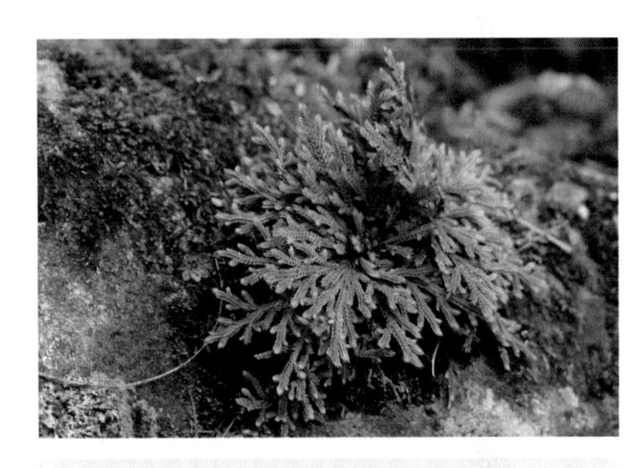

卷柏 *Selaginella tamariscina* (Beauv.) Spring

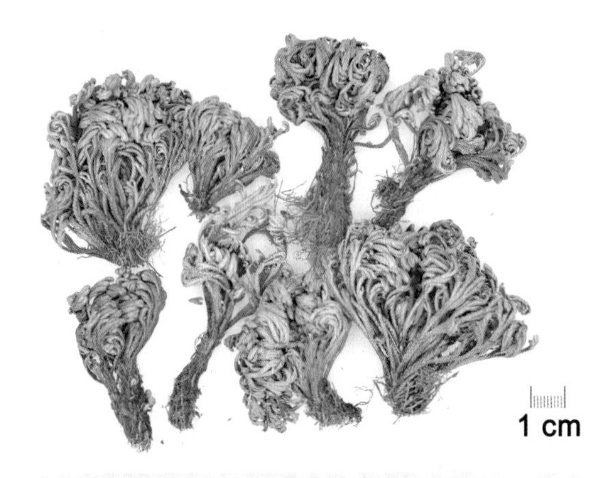

卷柏药材

泽兰

《神农本草经》

【来源】唇形科植物毛叶地瓜儿苗 *Lycopus lucidus* Turcz. var. *hirtus* Regel 的干燥地上部分。

毛叶地瓜儿苗在《中国植物志》中为：硬毛地笋。

【药性功效】辛、苦，微温。归肝、脾经。活血调经，祛瘀消痈，利水消肿。

【抗肿瘤组分及化学成分】泽兰的抗肿瘤组分为泽兰挥发油及提取物。泽兰的抗肿瘤化学成分为泽兰内酯、泽兰苦素和桦木酸。

【用法用量】煎服，6～12 g。外用适量。

【效方撷要】

1. 治肺癌　泽兰、全蝎、五味子各 9 g，卷柏、生地黄、半枝莲、蜂房各 30 g，地榆、熟地黄各 15 g。水煎服，每日 1 剂。

2. 治绒毛膜癌、葡萄胎　泽兰、当归、穿山甲各 9 g，山楂 18 g，丹参 15 g，茯苓 12 g，蜂房 6 g。水煎服，每日 1 剂，分 3 次服。

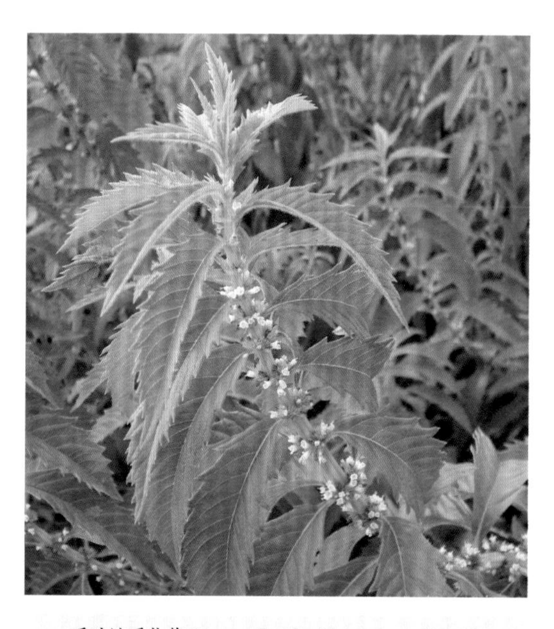

毛叶地瓜儿苗 *Lycopus lucidus* Turcz. var. *hirtus* Regel

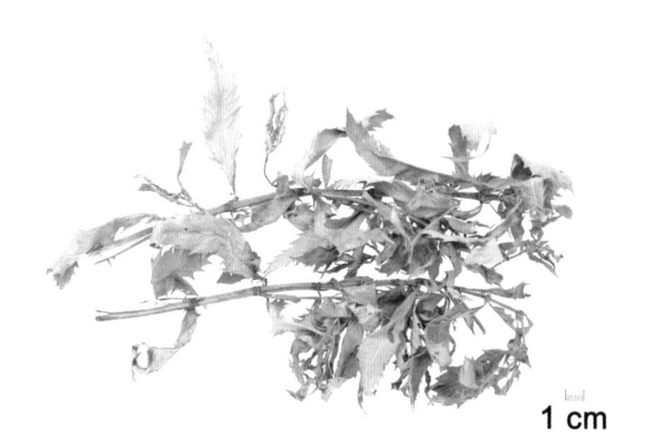

泽兰药材

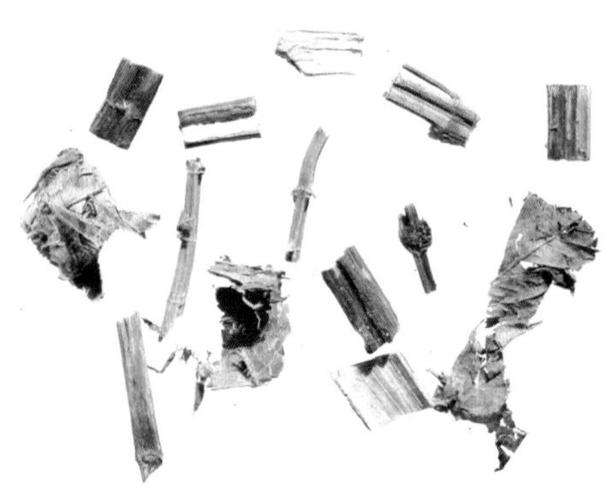

泽兰饮片

茜草

《神农本草经》

【来源】茜草科植物茜草 *Rubia cordifolia* L. 的干燥根及根茎。

【药性功效】苦,寒。归肝经。凉血,祛瘀,止血,通经。

【抗肿瘤组分及化学成分】茜草的抗肿瘤组分为茜草提取物、茜草蒽醌和二环六肽化合物。抗肿瘤化学成分为呋喃大叶茜草素、大叶茜草素、epoxymollugin、3,3′-bis (3,4-dihydro-4-hydroxy-6-methoxy-2*H*-1-benzopyrn、2-carbomethoxy-2,3-epoxy-3-prenyl-1,4-naphthoquinone、1-acetoxy-3-methoxy-9,10-anthraquinone、类固双醇、茜素2甲基醚、齐墩果酸、茜草素、1-hydroxytectoquinone 以及 cyclic hexapeptides。

【用法用量】煎服,6~10 g;或入丸、散;或浸酒。止血炒炭用,活血通经生用或酒炒用。

【效方撷要】

1. 治晚期宫颈癌　茜草、三棱、莪术、黄药子、桂枝、茯苓、白头翁、半枝莲各 20 g,黄柏、黄芩、牡丹皮、赤芍、红花、桃仁各 15 g。水煎服,每日 1 剂,10 日为 1 疗程。

2. 治晚期肝癌　茜草、泽兰、白芍、延胡索、鸡内金各 15 g,益母草、白术、王不留行、半枝莲各 60 g,黄芪、茯苓、大腹皮、车前子各 30 g,党参、生麦芽各 20 g,砂仁、陈皮、甘草各 10 g。水煎服,每日 1 剂。

3. 治绒毛膜上皮癌　茜草、当归、党参、阿胶珠各 9 g,黄芪、白及、败酱各 15 g,赤小豆、薏苡仁、冬瓜仁、鱼腥草各 30 g,甘草 6 g。水煎服,每日 1 剂。

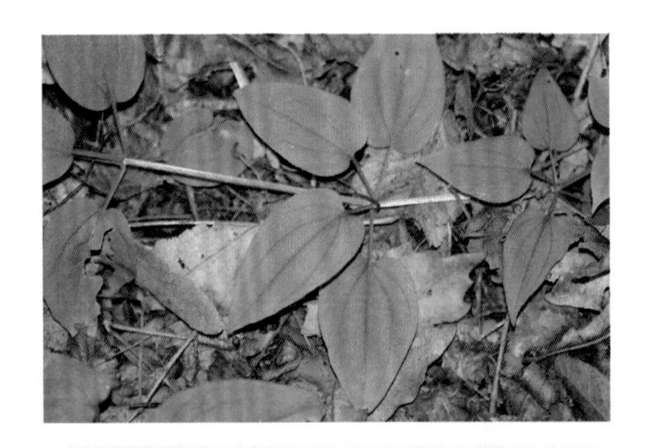

茜草 *Rubia cordifolia* L.

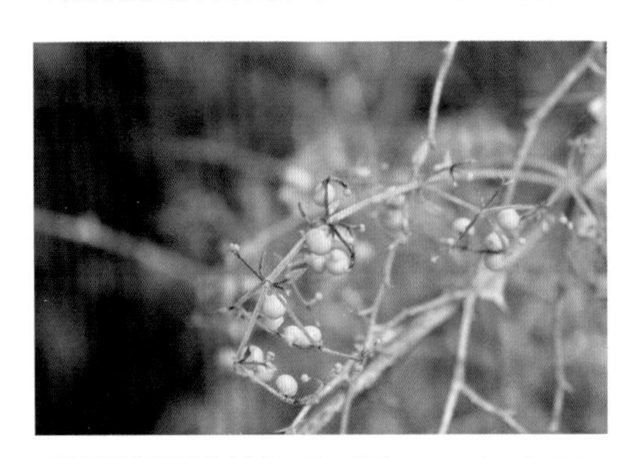

茜草 *Rubia cordifolia* L. 的果实

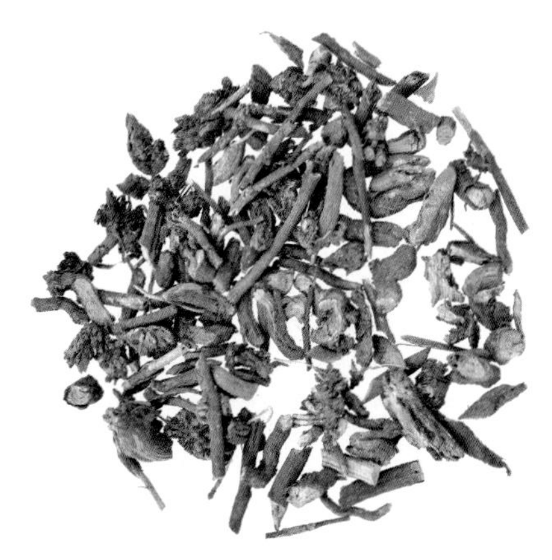

茜草饮片

柘木

《本草拾遗》

【来源】桑科植物柘 *Maclura tricuspidata* Carr. 的干燥木材。

【药性功效】甘，温。补虚，止血，化瘀，截疟。

【抗肿瘤组分及化学成分】拓木的抗肿瘤组分为拓木醇提物、拓木萃取物、拓木总黄酮、黄酮醇类化合物和拓木多糖。拓木的抗肿瘤化学成分为环桂木黄素、isocudraxanthone K、cudraflavone B、6,8-diphydroxybenzyltaxifolin、8-phydroxybenzyltaxifolin，以及 6-phydroxybenzyltaxifolin 和 cudratricusxanthone G。

【用法用量】煎汤，15～60 g。外用适量，煎水洗。

【效方撷要】

1. 治消化道恶性肿瘤　柘木 100 g，三棱、马鞭草各 50 g。上药制成 100 ml 合剂。每日 3 次，1 次服 10～30 ml，1～1.5 个月为 1 个疗程。

2. 治胃癌　柘木 120～250 g，核桃 2～4 枚。加水煎汤，食核桃肉饮汤。

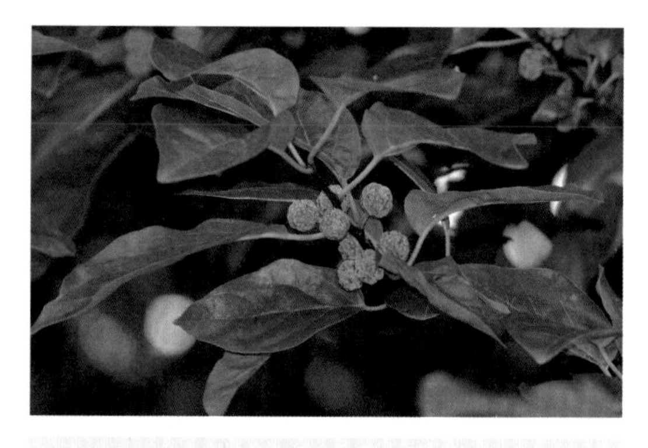

柘 *Maclura tricuspidata* Carr.

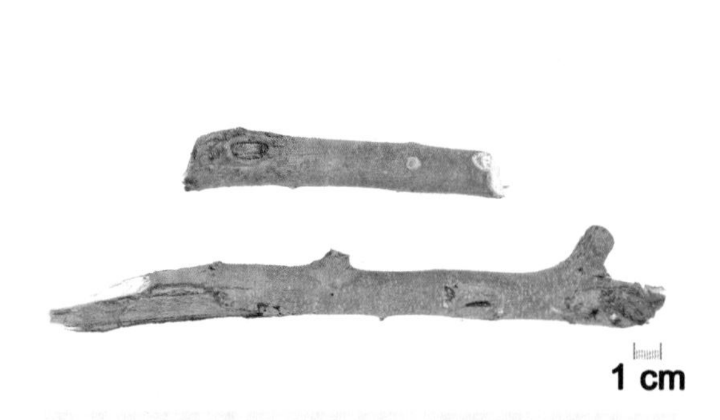

柘木药材

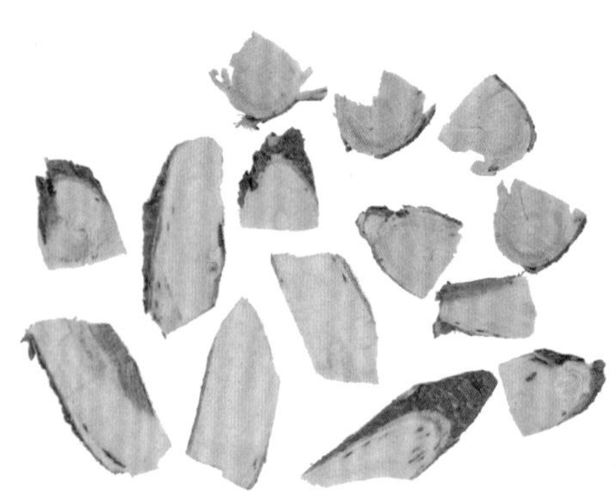

柘木饮片

鬼箭羽

《日华子本草》

【来源】卫矛科植物卫矛 *Euonymus alatus* (Thunb.) Sieb. 的干燥具翅状物的枝条或翅状附属物。

【药性功效】苦、辛，寒。归肝、脾经。破血通经，解毒消肿，杀虫。

【抗肿瘤组分及化学成分】鬼箭羽的抗肿瘤组分为鬼箭羽乙醇和正丁醇提取物。抗肿瘤化学成分为豆甾-4-烯-3-酮、(+)-松萝酸、羽扇豆醇、3β-羟基-30-降羽扇豆烷-20-酮、β-谷甾醇、3,4-二羟基肉桂酸以及绿原酸。

【用法用量】煎服，4～9 g；或浸酒；或入丸、散。外用适量，捣敷；或煎汤洗；或研末调敷。

【效方撷要】

1. 治胃癌　鬼箭羽、无花果、石打穿、枸骨各 30 g，龙葵 60 g，藤梨根 90 g，菝葜、九香虫各 9 g。水煎服，每日 1 剂。

2. 治肝癌　鬼箭羽、槟榔、两头尖、甘遂、生天南星、七叶一枝花、川乌、木通、猪牙皂、穿山甲、鳖甲、三棱、红花、当归各 30 g，蓖麻、巴豆(去壳)各 120 g，冰片、丁香、阿魏、乳香、没药、血竭各 15 g，玄明粉 120 g，麝香 3 g，黄丹 560 g，麻油 1 500 g。共研细末，常规制成膏药外用。

3. 治乳腺癌　鬼箭羽、凤尾草、刘寄奴、蜂房、蜣螂各 9 g，白毛藤 30 g，铁树叶、山慈菇各 15 g，猫爪草 30 g。水煎服，每日 1 剂。

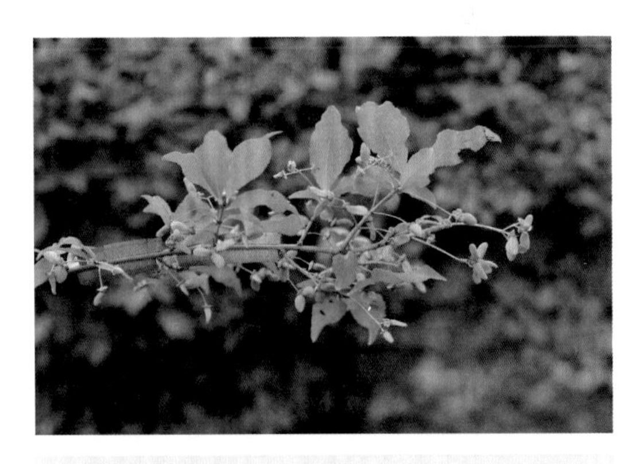

卫矛 *Euonymus alatus* (Thunb.) Sieb.

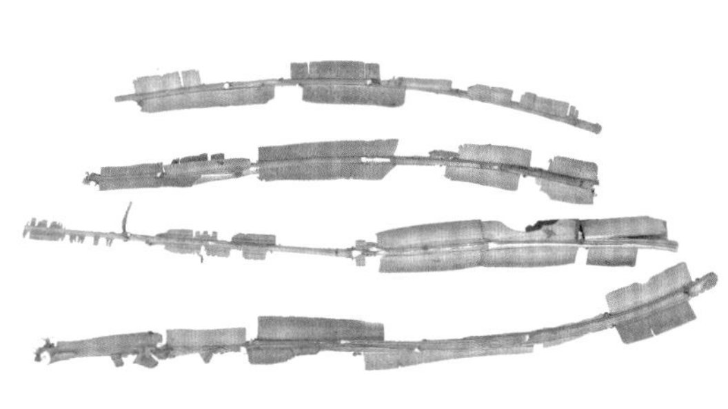

鬼剑羽药材

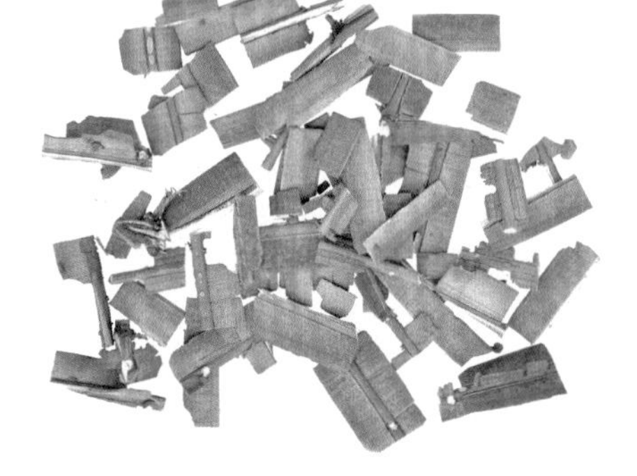

鬼剑羽饮片

急性子

《救荒本草》

【来源】凤仙花科植物凤仙花 *Impatiens balsamina* L. 的干燥成熟种子。

【药性功效】微苦、辛，温；有小毒。归肺、肝经。破血，软坚，消积。

【抗肿瘤组分及化学成分】急性子中抗肿瘤组分为凤仙萜四醇苷类化合物和黄酮苷类化合物。抗肿瘤化学成分为双萘呋喃-7,12-酮类化合物 balsaminone A、balsaminone B 和 balsaminone C，以及槲皮素、2-甲氧基-1,4-萘醌。

【用法用量】煎服，3～5 g。外用适量，研末或熬膏贴。

【效方撷要】

1. 治食管癌　急性子、槐角各 9 g，广木香 4.5 g，川贝母、硼砂各 6 g，肉桂 3 g。上药共研细末，用红糖 500 g 熬膏，加入药末搅匀，制成糖块，随时噙咽。

2. 治卵巢宫内膜样癌　急性子、刘寄奴、桑寄生、党参、黄精、当归、白术、生薏苡仁各 15 g，生黄芪、山药、鸡血藤、女贞子、土茯苓、夏枯草、石见穿、益母草、水红花子、茜草各 30 g，枸杞子、蚤休各 10 g，浮小麦、荔枝核各 20 g。水煎，每日 1 剂，分 2 次服。

3. 治食管癌、贲门癌　急性子、赭石、石打穿、生天南星、生半夏各 30 g，瓜蒌 20 g，黄药子、旋覆花各 10 g，天龙、蜈蚣各 3 g。水煎服，每日 1 剂。

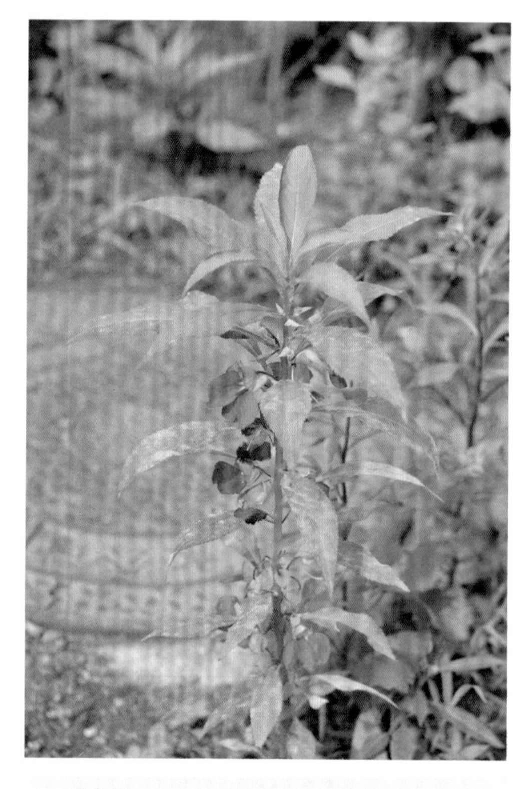

凤仙花 *Impatiens balsamina* L.

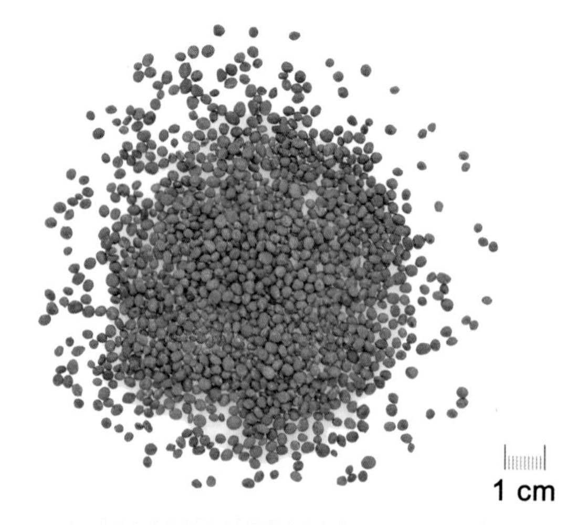

急性子饮片

姜 黄

《新修本草》

【来源】姜科植物姜黄 *Curcuma longa* L. 的干燥根茎。

姜黄植物图片参见“郁金”项下。

【药性功效】辛、苦，温。归肝、脾经。破血行气，通经止痛。

【抗肿瘤组分及化学成分】姜黄中抗肿瘤化学成分为姜黄素。

【用法用量】煎服，3～10 g。外用适量，研末调敷。

【效方撷要】

1. 治各种肿瘤疼痛　姜黄、枳壳、桂心、当归、大血藤、厚朴、蜈蚣、郁金、柴胡、丹参各 30 g，制天南星、法半夏、大黄各 18 g，白芍 60 g，炙甘草 12 g。共研细末，用白参、生姜各 6 g，白术、桃仁各 9 g，大枣 9 枚，水煎送服，每日 3 次，每次 12～16 g。

2. 治肿块型肝癌　姜黄、广木香各 3 g，当归、黑山栀、龙葵、十大功劳叶各 15 g，赤芍、郁金、土茯苓、佩兰、甘草各 9 g，金银花 30 g。水煎服，每日 1 剂。

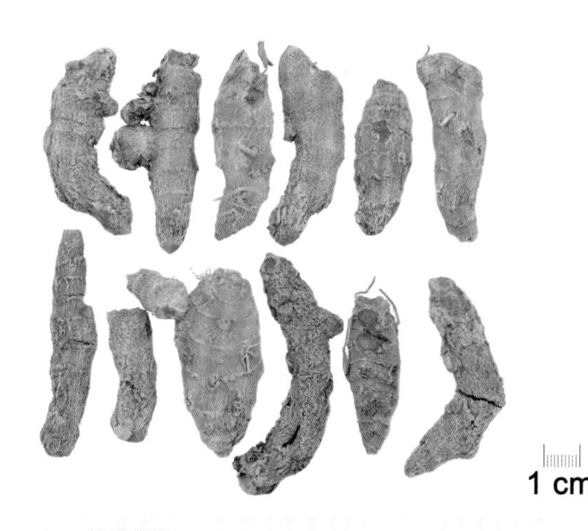

姜黄药材

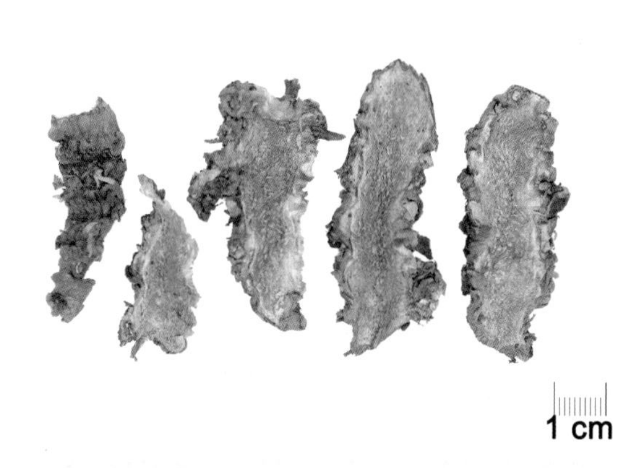

姜黄饮片

莪术

《医学入门·本草》

【来源】姜科植物蓬莪术 *Curcuma phaeocaulis* Val.、广西莪术 *Curcuma kwangsiensis* S. G. Lee et C. F. Liang 或温郁金 *Curcuma wenyujin* Y. H. Chen et C. Ling 的干燥根茎。

蓬莪术在《中国植物志》中为：莪术。

蓬莪术、广西莪术、温郁金植物图片参见“郁金”项下。

【药性功效】辛、苦，温。归肝、脾经。行气破血，消积止痛。

【抗肿瘤组分及化学成分】莪术中抗肿瘤的组分有莪术挥发油。抗肿瘤的化学成分有 β-榄香烯、莪术醇和呋喃二烯。

【用法用量】煎服，6～9 g。醋炙莪术祛瘀止痛力强。

【效方撷要】

1. 治宫颈癌　莪术、三棱、蜂房、乳香、没药各 9 g，桃仁泥、甘草、大黄各 6 g，红花、全蝎各 2 g，蒲公英、土茯苓各 30 g，续断 12 g。水煎服，每日 1 剂，分 3 次服。

2. 治食管癌　莪术、三棱、炒苏子、焦槟榔、青皮、法半夏、生姜各 9 g，当归、生牡蛎各 15 g，乌药、干蟾皮各 6 g，吴茱萸、甘草各 4.5 g。水煎服，每日 1 剂。如胸前疼痛，用全蝎粉 0.3 g，开水冲服。

3. 治肝癌　莪术、三棱、当归、桃仁、白芍、醋柴胡、炙穿山甲、木香、青皮、陈皮、川楝子、香附、枳壳各 9 g，党参、黄芪、生鳖甲各 12 g，炙甘草、水蛭各 6 g，水红花子、半枝莲、蜀羊泉、石见穿各 30 g。水煎服，每日 1 剂。

4. 治晚期转移性乳腺癌　莪术、白花蛇舌草、蛇莓、蛇六谷、石上柏、龙葵、半枝莲、海藻、生黄芪、仙灵脾各 30 g，山慈菇、女贞子各 15 g，蜂房、党参、肉苁蓉、天冬、枸杞子各 12 g，白术、山茱萸各 9 g，天花粉、南沙参各 16 g。水煎服，每日 1 剂。

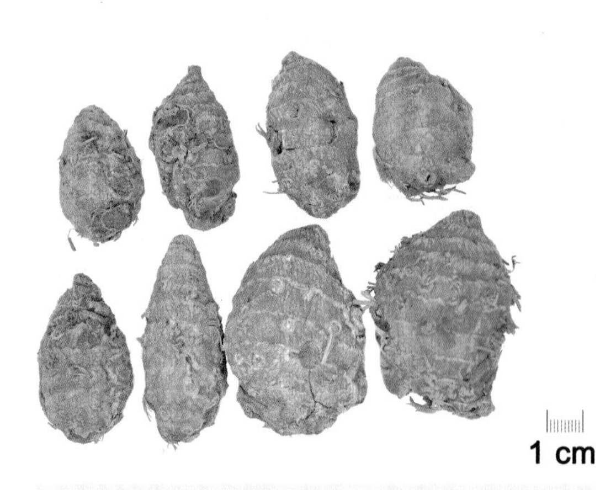

莪术药材

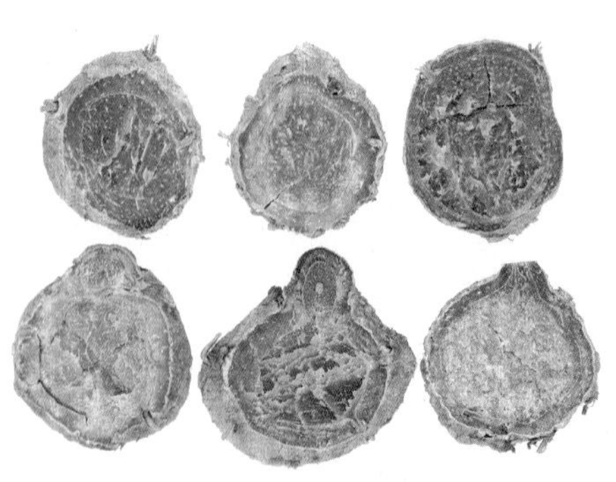

莪术饮片

桃 仁

《雷公炮炙论》

【来源】蔷薇科植物桃 *Prunus persica* (L.) Batsch 或山桃 *Prunus davidiana* (Carr.) Franch. 的干燥成熟种子。

桃在《中国植物志》中为：*Amygdalus persica* L.。山桃为：*Amygdalus davidiana* (Carr.) C. de Vos。

【药性功效】苦、甘，平。归心、肝、大肠经。活血祛瘀，润肠通便，止咳平喘。

【抗肿瘤组分及化学成分】桃仁中抗肿瘤的组分有核仁总蛋白。桃仁抗肿瘤的化学成分有苦杏仁苷、扁桃酸-β-D-葡萄糖苷、扁桃酸-β-龙胆二糖苷、苯甲基-β-龙胆二糖苷、苯甲基-β-D-葡萄糖苷。

【用法用量】煎服，5～10 g，宜捣碎入煎。

【效方撷要】

1. 治恶性淋巴瘤　桃仁、当归各 9 g，党参、黄药子、浙贝母各 12 g，黄芪、炙鳖甲、木馒头各 24 g，坎炁 1 条。水煎服，每日 1 剂，分 3 次服。

2. 治肝癌　桃仁泥、生晒参(另煎)各 3 g，丹参、郁金、凌霄花、香附各 9 g，黄芪、预知子、炙鳖甲各 12 g。水煎服，每日 1 剂。

3. 治肝癌　桃仁、七叶一枝花各 9 g，橘叶、白术、白芍、茯苓、川楝子、栀子各 12 g，甘草 3 g，蒲公英 24 g。水煎服，每日 1 剂。

4. 治食管癌　桃仁 120 g，水蛭 60 g，生赭石 240 g，鸦胆子 60 g。先将前三味研极细末，加入鸦胆子仁捣烂和匀。取 10 g 搅入藕粉中内服，每日 3 次。

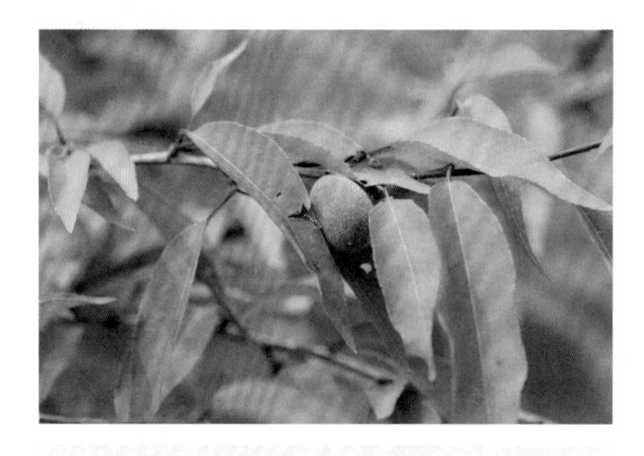

山桃 *Prunus davidiana* (Carr.) Franch.

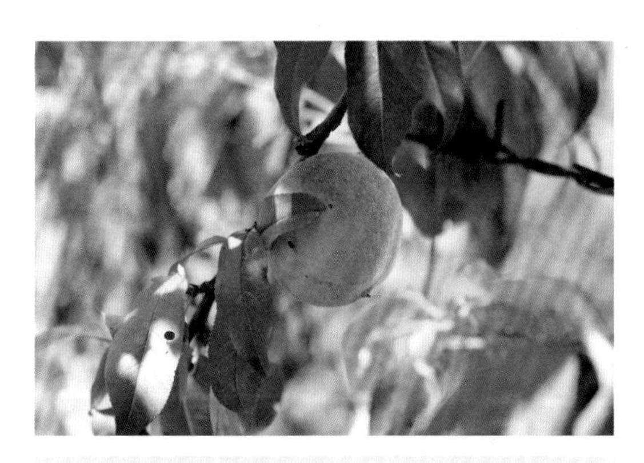

桃 *Prunus persica* (L.) Batsch

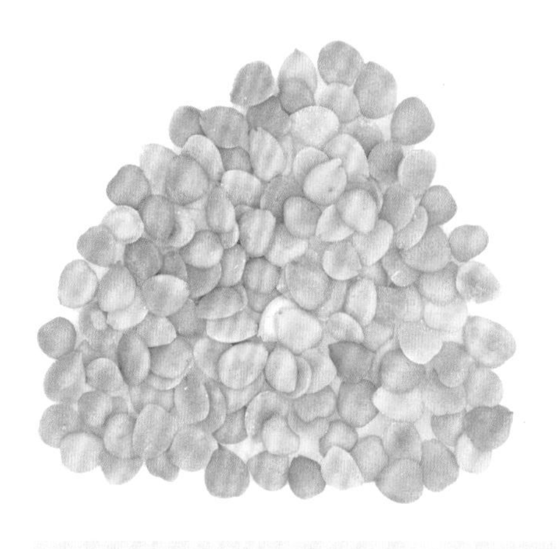

桃仁饮片

凌霄花

《新修本草》

【来源】紫葳科植物凌霄 *Campsis grandiflora* (Thunb.) K. Schum. 或美洲凌霄 *Campsis radicans* (L.) Seem. 的干燥花。

美洲凌霄在《中国植物志》中为：厚萼凌霄。

【药性功效】甘、酸，寒。归肝、心包经。活血通经，凉血祛风。

【用法用量】煎服，5～9 g；或入丸散。

【效方撷要】

1. 治肝癌　凌霄花、当归、赤芍、桃仁、预知子、香附、郁金、红花各 9 g，丹参 12 g，穿山甲、三棱、莪术、鳖甲各 15 g，牡蛎、臭牡丹各 30 g。水煎服，每日 1 剂。

2. 治卵巢癌　凌霄花 7.5 g，桃仁、延胡索、红花、当归、官桂各 3 g，红娘子 11 个，血竭、紫河车、赤芍、山栀子仁、没药、地骨皮、五加皮、牡丹皮、甘草各 6 g。上为细末，每服 6 g，空腹时用温酒送下。

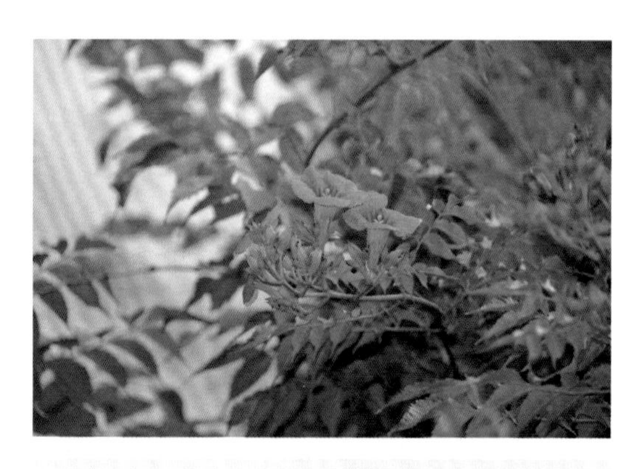

凌霄 *Campsis grandiflora* (Thunb.) K. Schum.

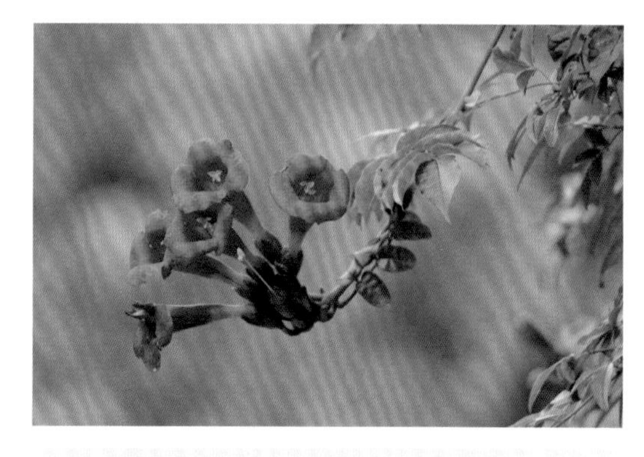

美洲凌霄 *Campsis radicans* (L.) Seem.

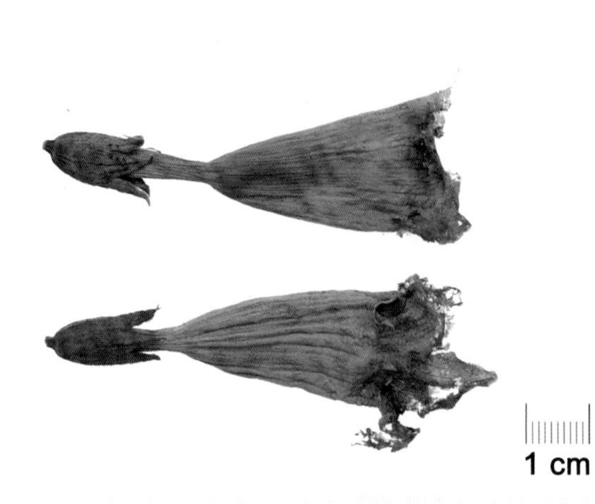

凌霄花饮片(凌霄)

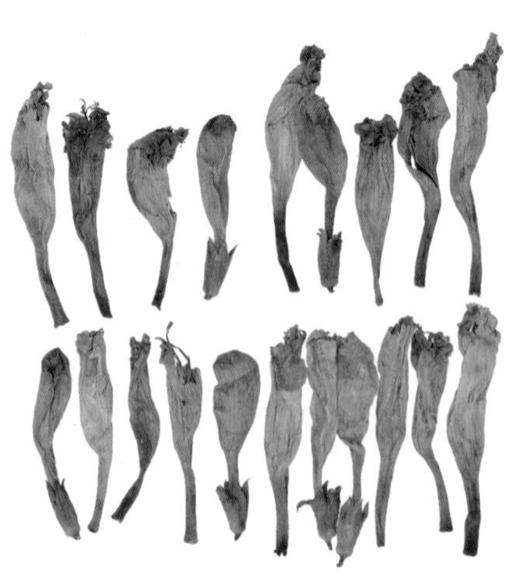

凌霄花饮片(美洲凌霄)

益母草

《本草图经》

【来源】唇形科植物益母草 *Leonurus japonicus* Houtt. 的新鲜或干燥地上部分。

【药性功效】苦、辛，微寒。归心、肝、膀胱经。活血调经，利尿消肿，清热解毒。

【抗肿瘤组分及化学成分】益母草中抗肿瘤的组分有益母草提取物。

【用法用量】煎服，9～30 g；或熬膏；鲜品 12～40 g。外用适量，捣敷或煎汤外洗。

【效方撷要】

1. 治子宫癌　益母草、鸡血藤各 30 g，金樱子 40 g，刺梨根 20 g。上为细末，每服 5 g，兑入蜂蜜服，每日 3 次。

2. 治卵巢肿瘤　益母草 500 g，川芎、赤芍、当归、木香各 30 g。上为细末，炼蜜为丸，如弹子大，每丸重 9 g，1 次 1 丸，每日 2～3 次。

3. 治肝癌、胰腺癌　益母草、大黄各 240 g，熟地黄、当归尾、白芍各 120 g，人参 180 g，公丁香、苏木、桃仁、香附各 90 g，肉桂、两头尖、麝香、片姜、花椒、土鳖虫、三棱、白芷花、苏子霜、五灵脂、降香、干漆、没药、杏仁、吴茱萸、延胡索、小茴香、川芎、乳香、高良姜、艾炭各 60 g，蒲黄炭 30 g。为丸，1 次 6 g，每日 2 次。

4. 治膀胱癌　益母草、茯苓、党参各 15 g，黄芪 50 g，丹参、地龙各 12 g，桃仁、红花、赤芍、当归、泽泻各 10 g，水煎服，每日 1 剂。

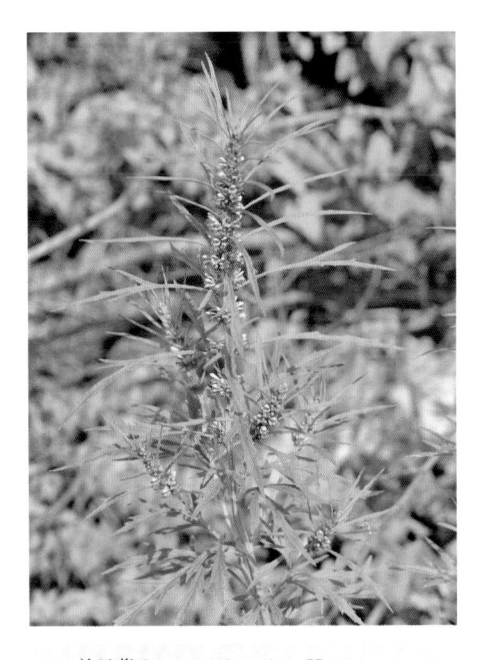

益母草 *Leonurus japonicus* Houtt.

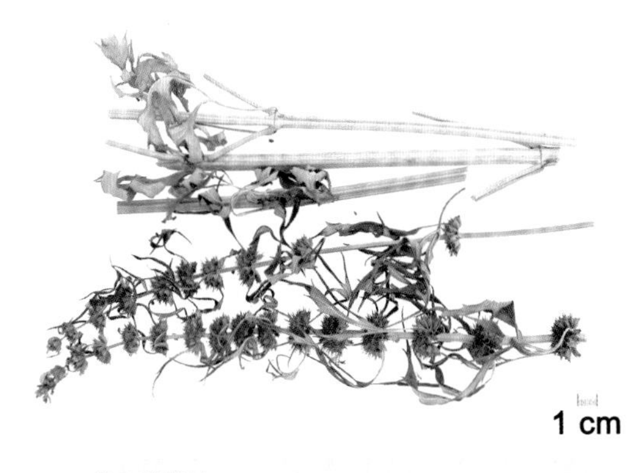

益母草药材

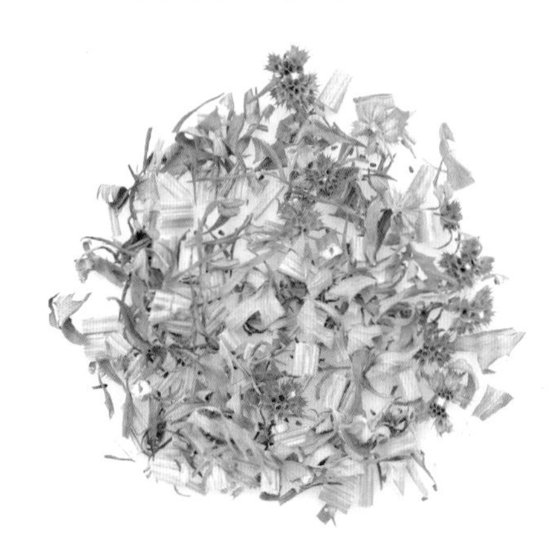

益母草饮片

琥 珀

《名医别录》

【来源】古代松科松属植物的树脂，埋藏地下经年久转化而成的化石样物质。

【药性功效】甘，平。归心、肝、膀胱经。镇惊安神，活血化瘀，利尿通淋，去翳明目。

【用法用量】研末冲服，1～3g；或入丸散。不入煎剂。外用适量，研末撒；或点眼。

【效方撷要】

1. *治膀胱癌* 琥珀粉2g，白花蛇舌草、土茯苓各30g，半枝莲15g，知母、黄柏各12g，大蓟、小蓟、蒲黄炭、山萸肉各9g。水煎服，每日1剂，分3次服。

2. *治鼻咽癌* 琥珀、珍珠、麝香、人中白、牙硝、乳香、没药、儿茶、炉甘石、朱砂、甘草、黄柏、牛黄、寒水石、雄黄各0.5g，冰片、青黛、硼砂、射干各1g。混合研末，用时以吸管沾上药粉，由鼻孔吹入，若有毒水，则由口中吐出。

3. *治舌癌痛* 琥珀粉、羚羊角粉各3g，水牛角粉4.5g，冰片1g。共为细末，将药粉撒于舌癌溃烂处，每日反复应用。

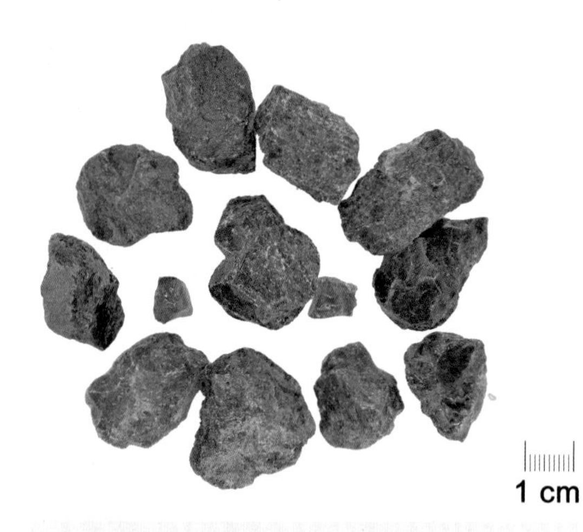

琥珀饮片

博落回

《本草纲目拾遗》

【来源】罂粟科植物博落回 *Macleaya cordata* (Willd.) R. Br. 和小果博落回 *Macleaya cordate* (Maxim.) Fedde 的新鲜或干燥根或全草。

【药性功效】苦、辛，寒；有大毒。散瘀，祛风，解毒，止痛，杀虫。

【抗肿瘤组分及化学成分】博落回中抗肿瘤组分为博落回提取物、总生物碱和苄基异喹啉类生物碱。抗肿瘤化学成分为血根碱、6-甲氧基二氢白屈菜红碱、原阿片碱、小檗碱、白屈菜赤碱以及黄连碱。

【用法用量】外用适量，捣敷；或煎水熏洗；或研末调敷。

【效方撷要】治皮肤肿瘤　先用生理盐水局部清洗，再涂博落回汁，每日 6 次，配服十全大补汤，60 余日患处即可结痂、脱屑、诸证消失而告愈。

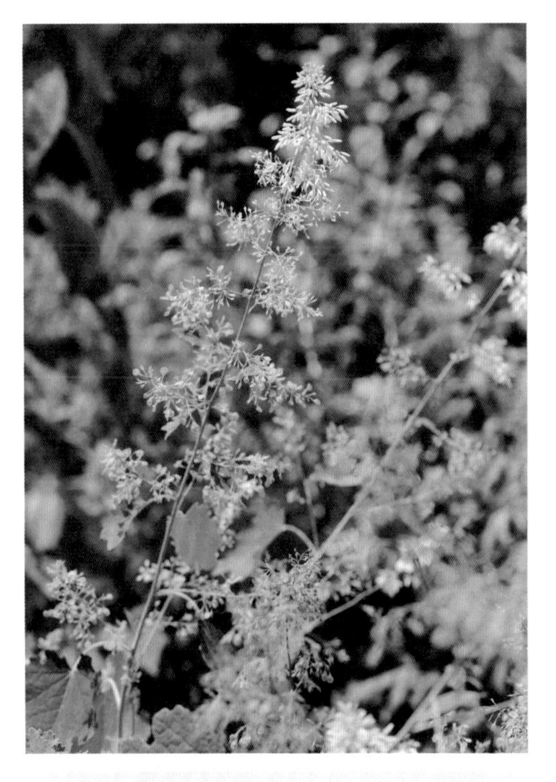

小果博落回 *Macleaya cordata* (Maxim.) Fedde

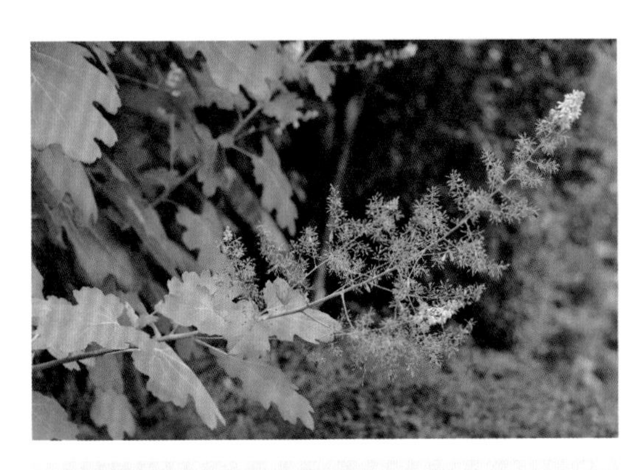

博落回 *Macleaya cordata* (Willd.) R. Br.

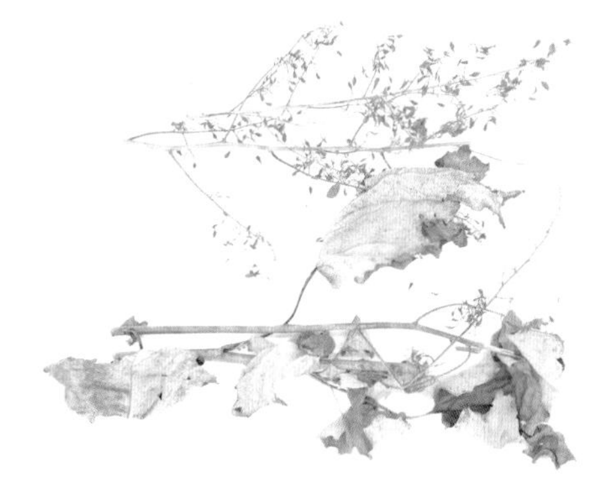

博落回药材(全草)

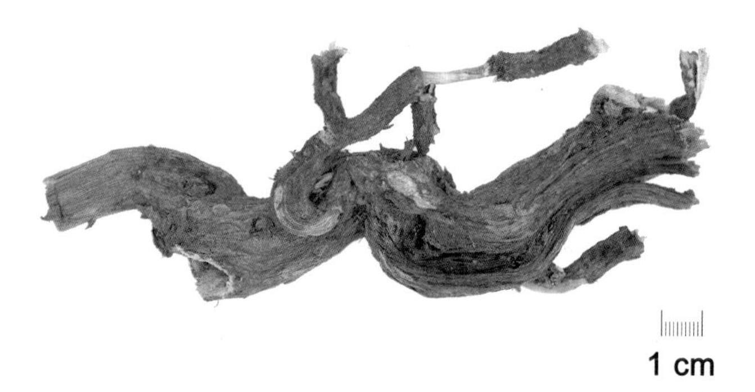

< 博落回药材(根)

< 博落回饮片(全草)

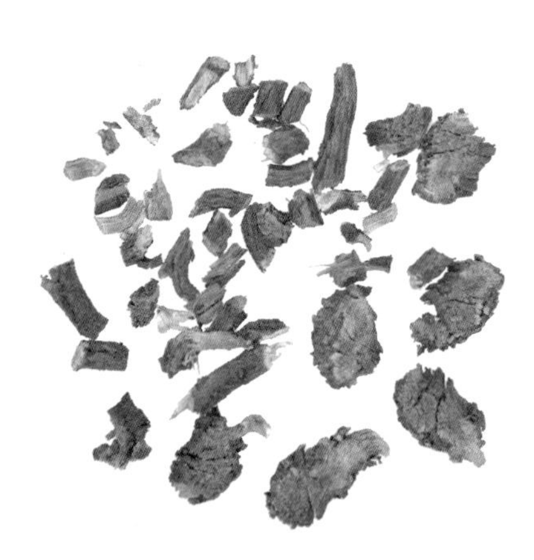

< 博落回饮片(根)

蛴螬

《神农本草经》

【来源】金龟甲科昆虫东北大黑鳃金龟 *Holotrichia diomphalia* Bates 及其近缘昆虫的干燥幼虫。

【药性功效】咸，微温；有毒。入肝经。破瘀，散结，止痛，解毒。

【抗肿瘤组分及化学成分】蛴螬中抗肿瘤组分为蛴螬提取物。抗肿瘤化学成分为神经酸、吲哚-3-醛、十八烷烯酸、胆甾醇和十六碳烯酸。

【用法用量】内服，研末，2～5 g；或入丸、散。外用适量，研末调敷；或用汁涂。

【效方撷要】

1. 治各种腹腔肿瘤，急、慢性粒细胞白血病　蛴螬、虻虫、水蛭、黄芩、桃仁、杏仁各 60 g，土鳖虫、干漆各 30 g，大黄、地黄各 300 g，甘草 90 g，芍药 120 g。共为细末，炼蜜为丸，每丸重 3 g，1 次 1 丸，每日 2～3 丸，温开水送服。

2. 治喉癌　蛴螬粉、珍珠母粉、云南白药、锡类散各 10 g，冰硼散 6 g，八宝拔云散 4 g。共为极细末，装瓶备用。口服，1 次 2～3 g，每日 3 次，饭后服。

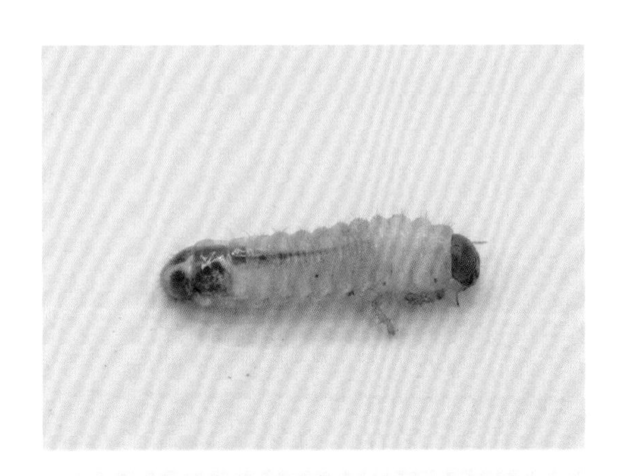

东北大黑鳃金龟 *Holotrichia diomphalia* Bates 的幼虫

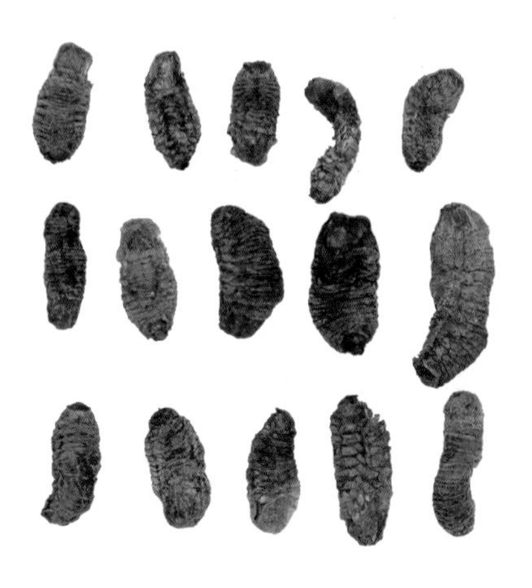

蛴螬饮片

墓头回

《本草纲目》

【来源】败酱科植物墓头回 *Patrinia heterophylla* Bunge 及糙叶败酱 *Patrinia scabra* Bunge 的新鲜或干燥根。

【药性功效】苦，微酸涩，凉。归心、肝经。燥湿止带，收敛止血，清热解毒。

【抗肿瘤组分及化学成分】墓头回中抗肿瘤组分为墓头回提取物、环烯醚萜酯部位和墓头回总苷。抗肿瘤化学成分为木脂素类去甲络石苷元、松脂酚和落叶松树脂醇。

【用法用量】煎服，9～15 g。外用适量，捣敷。

【效方撷要】

1. 治宫颈癌　墓头回、半枝莲、干脐带、苦参、土茯苓、白毛藤各 12 g。水煎服，每日 1 剂。

2. 治白血病　墓头回 15 g，羊蹄根 30 g。水煎服，每日 1 剂。

3. 治胃癌　墓头回、红糖各 30 g，生姜 3 片。水煎代茶。

4. 治恶性淋巴瘤　墓头回 10 g，黄药子、天冬、夏枯草、土贝母、土茯苓各 15 g，天花粉、猫爪草各 20 g，重楼 30 g。水煎服，每日 1 剂。

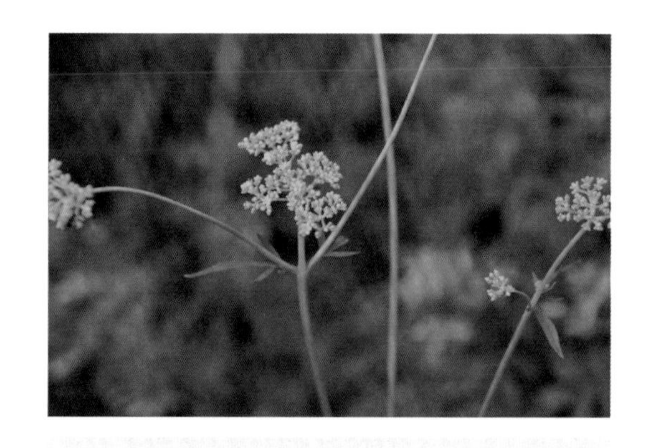

糙叶败酱 *Patrinia scabra* Bunge

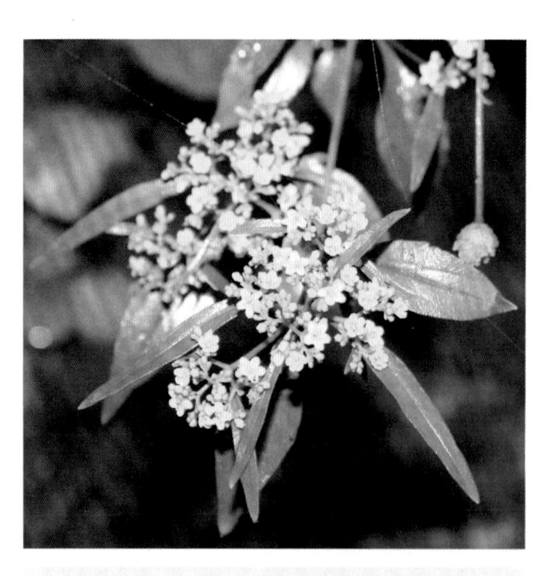

墓头回 *Patrinia heterophylla* Bunge

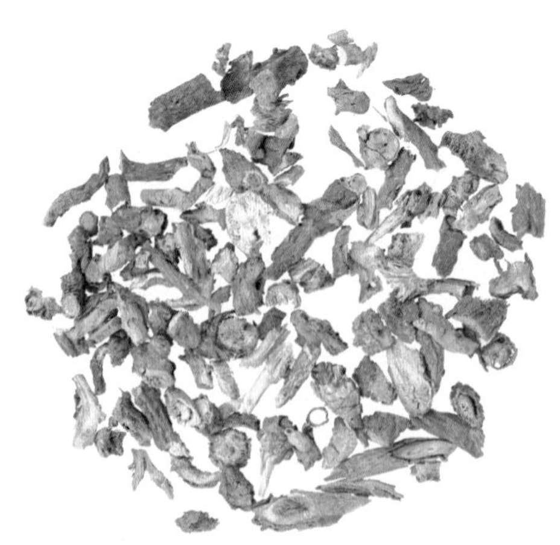

墓头回饮片

蒲黄

《神农本草经》

【来源】香蒲科植物水烛香蒲 *Typha angustifolia* L.、东方香蒲 *Typha orientalis* Presl 或同属植物的干燥花粉。

水烛香蒲在《中国植物志》中为：水烛。东方香蒲为：香蒲。

【药性功效】甘，平。归肝、心包经。止血，化瘀，通淋。

【抗肿瘤组分及化学成分】蒲黄中抗肿瘤组分为蒲黄水提取物和醇提物。抗肿瘤化学成分为亚油酸、柚苷配基和槲皮素。

【用法用量】煎服，5～10 g，宜包煎。外用适量，敷患处。止血多炒用，化瘀、利尿多生用。

【效方撷要】

1. 治肝癌　蒲黄、香附、桃仁、红花、川芎、当归、厚朴、砂仁、醋鳖甲、朴硝、神曲、胡椒、枳壳、桔梗、青皮、牡丹皮、木香、延胡索、陈皮、白芷、五灵脂、丁香、穿山甲、山楂、大茴香、干漆、煅瓦楞子、煅海浮石、醋莪术各 9 g，阿魏 15 g，小茴香、赤芍、使君子、桂皮、水红花子各 12 g。上为末，皂角煎汤泛丸，如梧桐子大，1 次 30 丸，体壮者可加至 40～50 丸，酒送下，每日 3 次。

2. 治胃癌　蒲黄、黄芪、炒山楂、鸡内金、陈皮、木香、枳壳、川楝子、赤芍各 9 g，白芍、海藻、党参各 12 g，白及 4.5 g，神曲 5 g，炒麦芽、延胡索、丹参、夏枯草各 15 g，桃仁 6 g，仙鹤草、牡蛎、煅瓦楞子各 30 g。水煎服，每日 1 剂。

3. 治膀胱癌　蒲黄炭、藕节炭、槐花、贯众炭、五苓散各 15 g，半枝莲、大蓟、小蓟、六一散(包煎)各 30 g，知母、黄柏各 9 g，生地黄 12 g。水煎服，每日 1 剂。

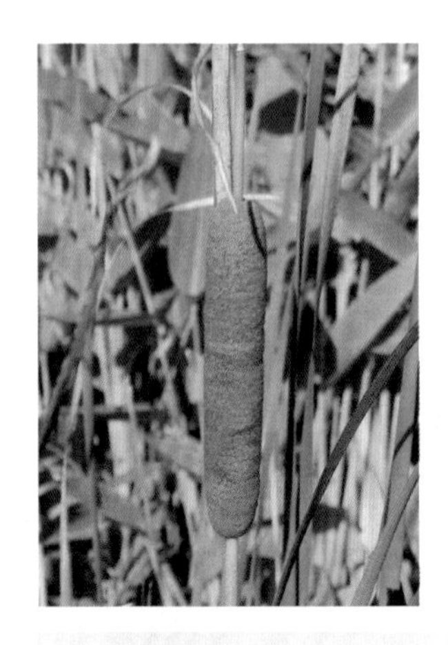

< 水烛香蒲 *Typha angustifolia* L.

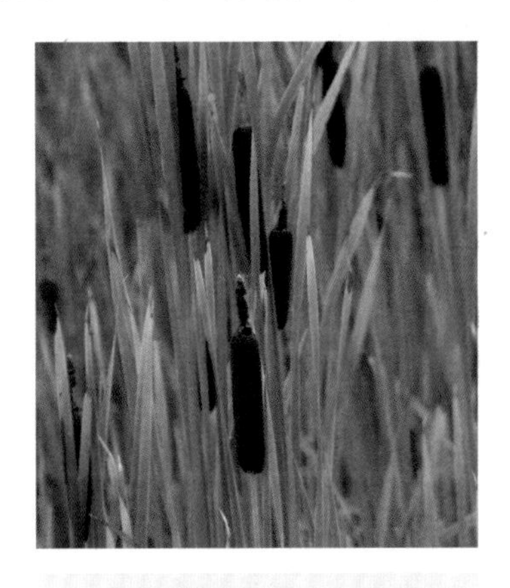

< 东方香蒲 *Typha orientalis* Presl

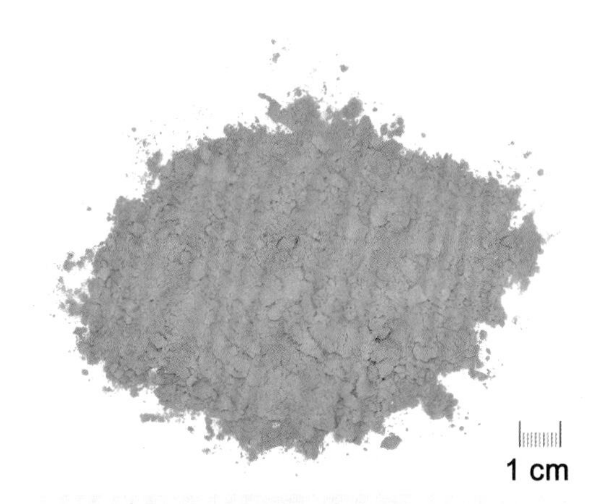

< 蒲黄饮片

蜣螂

《神农本草经》

【来源】金龟子科昆虫神农蜣螂 *Catharsius molossus* (L.)的干燥全虫。

【药性功效】咸,寒;有毒。归胃、大肠、肝经。破瘀,定惊,通便,散结,拔毒去腐。

【用法用量】煎服,3～5 g;研末,1～2 g;或入丸散。外用适量,研末撒、调敷;或捣敷。

【效方撷要】

1. 治食管癌　蜣螂、姜半夏、姜竹茹、旋覆花、天冬、麦冬、石斛、当归各 12 g,赭石、仙鹤草各 30 g,广木香、沉香曲、肉豆蔻、川楝子、川厚朴、南沙参、北沙参各 9 g,公丁香 6 g,急性子 15 g。水煎服,每日 1 剂。

2. 治鼻咽癌　蜣螂 9 g,苍耳草、鱼脑石各 15 g,铁树叶、重楼各 30 g。水煎服,每日 1 剂。

3. 治膀胱癌　蜣螂 9 g,白花蛇舌草、半枝莲、野葡萄根各 30 g。水煎服,每日 1 剂。

4. 治肝癌　蜣螂、蜈蚣、土鳖虫、地龙、鼠妇虫各 300 g,蜂蜜适量。以上诸药,共研细末,加辅料制成蜜丸,每日 5 g,分次温开水送下。

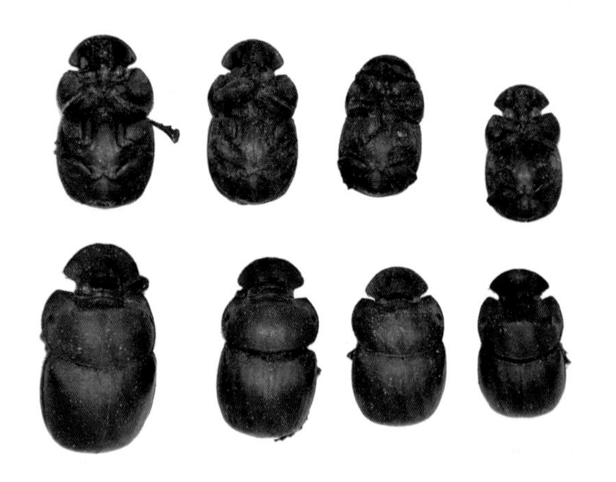

蜣螂饮片

蟑螂

《本草纲目拾遗》

【来源】蜚蠊科昆虫美洲大蠊 *Periplaneta americana* L.、东方蜚蠊 *Blatta orientalis* L. 或澳洲大蠊 *Periplaneta australasie* Fabricius 的新鲜或干燥全体。

【药性功效】咸，寒。散瘀，化积，解毒。

【抗肿瘤组分及化学成分】蟑螂中抗肿瘤组分为蟑螂提取物。

【用法用量】煎服，0.5～1.5 g(或 1～3 只)；或研末。外用适量，捣敷。

【效方撷要】治癌症吐血　蟑螂 5 个，去翅令净，在火盆净瓦上焙干，为末，用湿腐皮包 1 个，滚汤吞下。每日如此，连吞 5 日，不可间断。

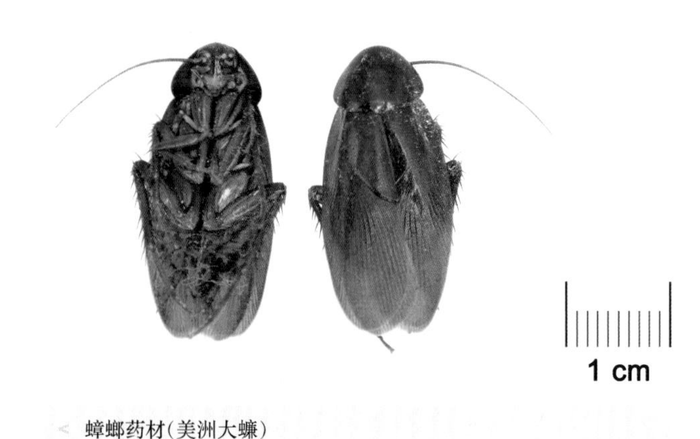

蟑螂药材(美洲大蠊)

麝香

《神农本草经》

【来源】鹿科动物林麝 *Moschus berezovskii* Flerov、马麝 *Moschus sifanicus* Przewalski 或原麝 *Moschus moschiferus* L. 成熟雄体香囊中的干燥分泌物。

【药性功效】辛，温。归心、脾经。开窍醒神，活血通经，消肿止痛。

【抗肿瘤组分及化学成分】天然麝香和合成麝香均具有抗肿瘤作用。麝香中抗肿瘤组分为小分子量的大环酮类化合物。抗肿瘤化学成分为麝香酮。

【用法用量】入丸散，0.03～0.1 g。外用适量。不宜入煎剂。

【效方撷要】

1. 治胃癌　麝香 4 g，灵芝 10 g。水煎服。

2. 治肝癌　麝香、乳香、没药、牛黄、熊胆各 5 g，人参、三七、银耳各 25 g，薏苡仁 100 g。共研细末，装胶囊内，每日 3 次，1 次 2.5 g。4 个月为 1 个疗程。

3. 治颌窦癌、卵巢癌　麝香 0.6 g，血竭 6 g，牛胆(干品)30 g。共为细末，装 100 个胶囊，每日 2 次，1 次 1 粒。

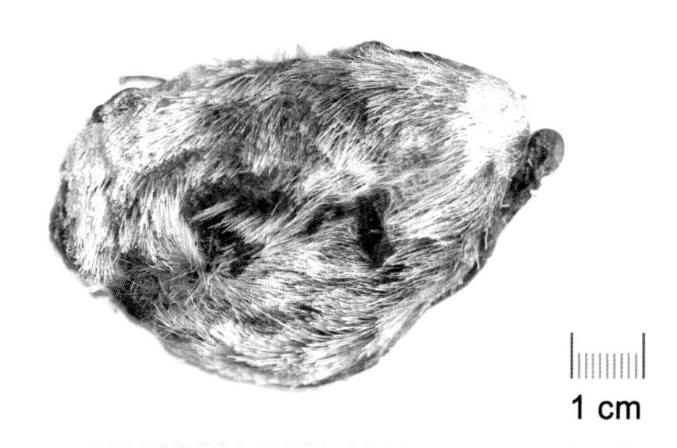

麝香药材(开口面)

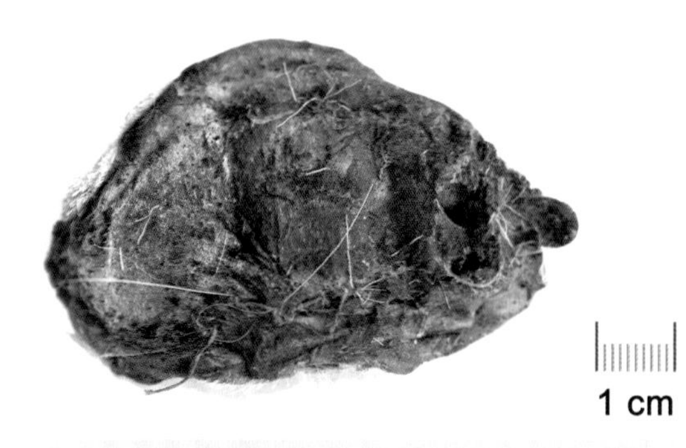

麝香药材(背面)

麝香饮片

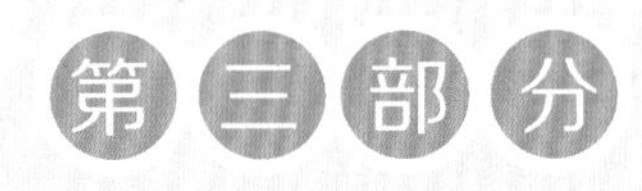

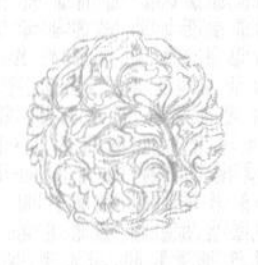

化痰祛湿药

儿茶

《饮膳正要》

【来源】豆科植物儿茶 *Acacia catechu*（L. f.）Willd. 的去皮枝、干的干燥煎膏。

【药性功效】苦、涩，微寒。归肺、心经。活血止痛，止血生肌，收湿敛疮，清肺化痰。

【抗肿瘤组分及化学成分】儿茶中抗肿瘤的组分有儿茶心材水提物。抗肿瘤化学成分为儿茶素和槲皮素。

【用法用量】煎服，1～3 g，宜包煎；多入丸、散。外用适量，研末撒或调敷。

【效方撷要】

1. 治食管癌　儿茶 4.5 g，红花、石菖蒲、鸡血藤各 6 g，山慈菇 18 g。水煎服，每日 1 剂。

2. 治扁桃体鳞状细胞癌　儿茶、杏仁各 150 g，山豆根、山慈菇各 12 g，急性子 50 g。共研末为丸。1 丸 3 g，每日 3 次，含化。

3. 治原发性肝癌　儿茶、蟾蜍、天龙、龙葵、山豆根、夏枯草、藤梨根各等分。共研细末，制片。口服。1 次 2～3 片，每日 3 次。

4. 治胃癌　儿茶、干蟾粉各 50 g，明雄黄 25 g。共为细末，面糊为丸，如大豆粒大。1 次 3 丸，每日 3 次，1 周后改为 1 次 3 丸，每日 4 次。另外每日早晨用薏苡仁 30 g 煮粥顿服。

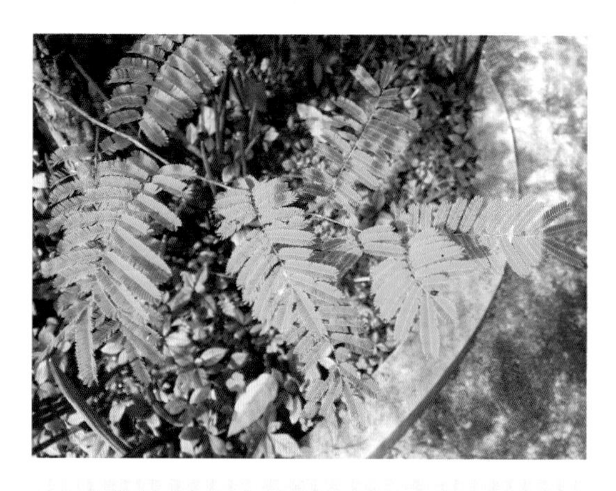

儿茶 *Acacia catechu*（L. f.）Willd.

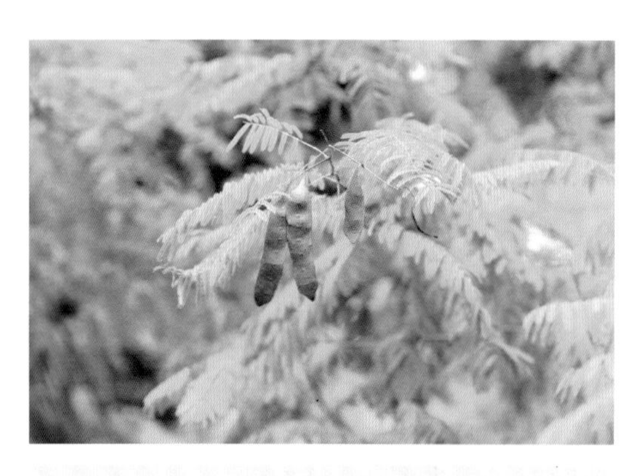

儿茶 *Acacia catechu*（L. f.）Willd. 的果实

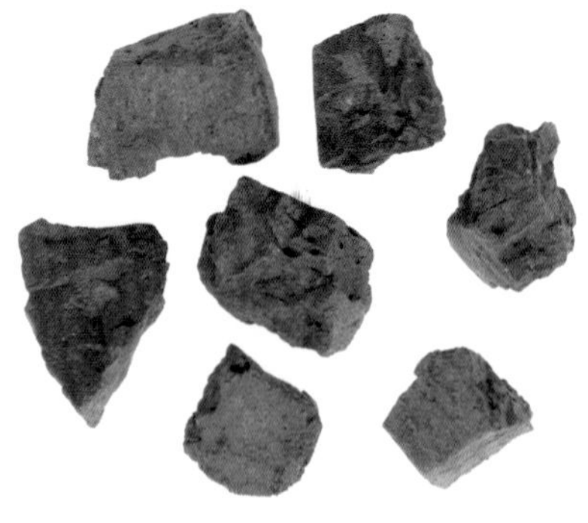

儿茶饮片

三白草

《新修本草》

【来源】三白草科植物三白草 *Saururus chinensis* (Lour.) Baill. 的干燥地上部分。

【药性功效】甘、辛，寒。归肺、膀胱经。利尿消肿，清热解毒。

【抗肿瘤组分及化学成分】三白草中抗肿瘤组分为三白草提取物。抗肿瘤化学成分为三白草酮、三白脂素-7、槲皮素、槲皮苷和异槲皮苷。

【用法用量】煎服，15～30 g。

【效方撷要】

1. 治肝癌　三白草、蒲公英、紫花地丁、半枝莲、半边莲、龙葵、蛇莓、茵陈各 30 g，赤芍、陈皮、延胡索、焦麦芽、焦山楂、焦神曲各 15 g，甘草 10 g。水煎服，每日 1 剂。

2. 治前列肠癌　三白草、连钱草、石竹根各 30 g，节节草 15 g。水煎服，每日 1 剂。

3. 治前列腺癌、膀胱癌　三白草 100 g，龙葵、半枝莲各 30 g。水煎服，每日 1 剂。

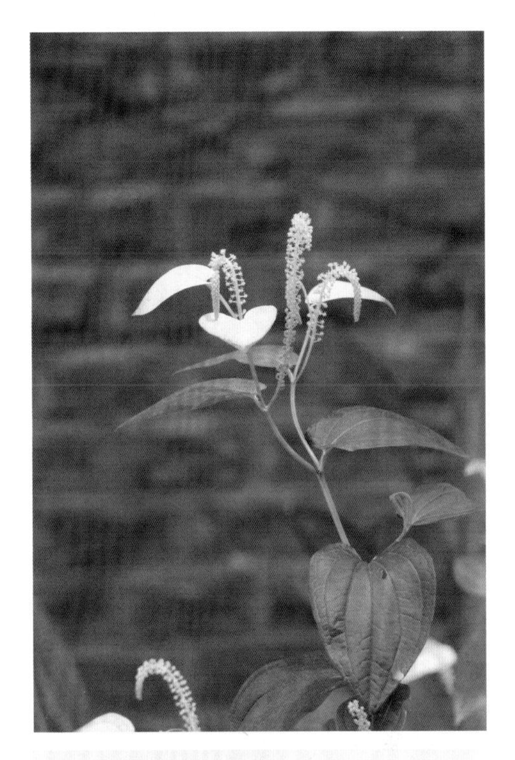

三白草 *Saururus chinensis* (Lour.) Baill.

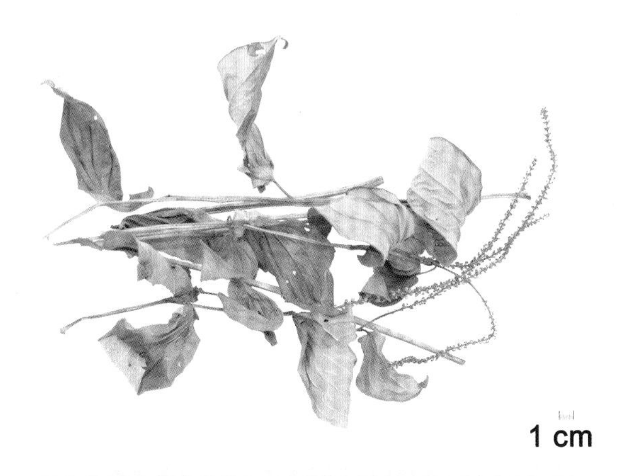

三白草药材

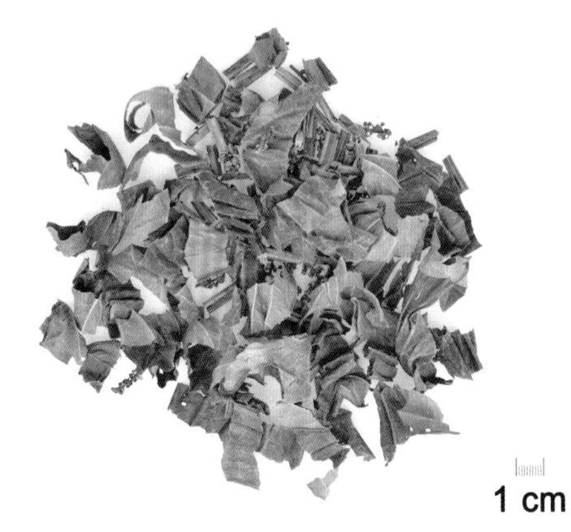

三白草饮片

大腹皮

《药谱》(侯宁极)

【来源】棕榈科植物槟榔 *Areca catechu* L. 的干燥果皮。

槟榔植物图片参见“槟榔”项下。

【药性功效】辛，微温。归脾、胃、大肠、小肠经。行气宽中，行水消肿。

【抗肿瘤组分及化学成分】大腹皮中抗肿瘤化学成分为槟榔碱。

【用法用量】煎服，5～10 g；或入丸散。

【效方撷要】

1. 治肾癌　大腹皮、鳖甲、三棱、芍药各30 g，当归、柴胡、生地黄各 45 g，肉桂、生姜各7.5 g，水煎服，每日 1 剂。

2. 治肝癌　大腹皮、枳实、延胡索、川楝子、杏仁、苏梗各 12 g，徐长卿 30 g，仙鹤草、槐花(炒)各 15 g，柴胡、白术、茯苓、炙甘草、麦冬、南沙参、北沙参各 9 g，薄荷 3 g。水煎服，每日1 剂。

3. 治胰腺癌　大腹皮、泽泻各 15 g，茵陈、带皮茯苓各 30 g，白术、熟附子各 9 g，桂枝、生姜片各 6 g，枸杞子 12 g。水煎服，每日 1 剂。

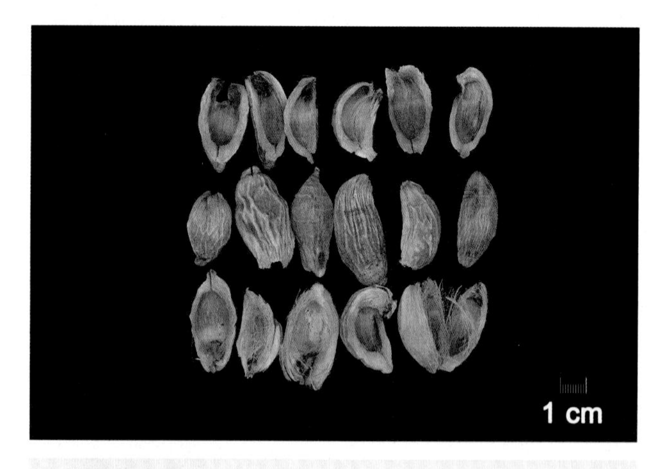

大腹皮饮片

川贝母

《轩歧救正论·药怪微蕴》

【来源】百合科植物川贝母 *Fritillaria cirrhosa* D. Don、暗紫贝母 *Fritillaria unibracteata* Hsiao et K. C. Hsia、甘肃贝母 *Fritillaria przewalskii* Maxim.、梭砂贝母 *Fritillaria delavayi* Franch.、太白贝母 *Fritilaria taipaiensis* P. Y. Li 或瓦布贝母 *Fritilaria unibracteata* Hsiao var. *wabuensis* (S. Y. Tang et S. C. Yue) Z. D. Liu, S. Wang et S. C. Chen 的干燥鳞茎。按性状不同分别习称"松贝""青贝""炉贝"和"栽培品"。

瓦布贝母在 Flora of China(FOC)中为：粗茎贝母为 *Fritillaria crassicaulis* S. C. Chen。

【药性功效】苦、甘，微寒。归肺、心经。清热润肺，化痰止咳，散结消痈。

【抗肿瘤组分及化学成分】川贝母抗肿瘤组分为川贝母水提物。

【用法用量】煎服，3～10 g；研末冲服，1～2 g。

【效方撷要】

1. 治乳腺癌　川贝母(另炖)、人参、香附、茯苓、陈皮、熟地黄、川芎、当归、白芍各 10 g，白术 12 g，桔梗、甘草各 6 g，生姜 3 片，大枣 2 枚。水煎服，每日 1 剂。

2. 治肺癌　川贝母、白屈菜、芫荽各 20 g。水煎服，每日 1 剂。

3. 治恶性淋巴瘤　川贝母 12 g，玄参、瓜蒌、地龙、金银花、虎杖、白芍各 15 g，牡蛎 25 g，穿山甲 18 g，天花粉、白花蛇舌草各 30 g。水煎服，每日 1 剂。

4. 治食管癌　川贝母、陈皮、沙参各 10 g，姜半夏、茯苓、半枝莲、菝葜、瓜蒌、郁金各 15 g，丹参 12 g，木香、砂仁各 6 g。水煎服，每日 1 剂。

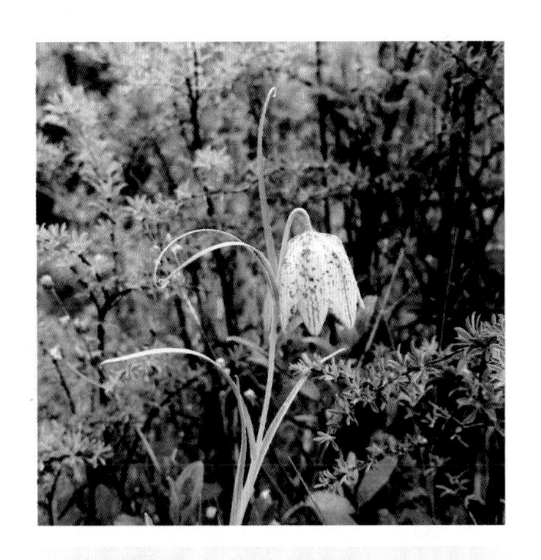

川贝母 *Fritillaria cirrhosa* D. Don

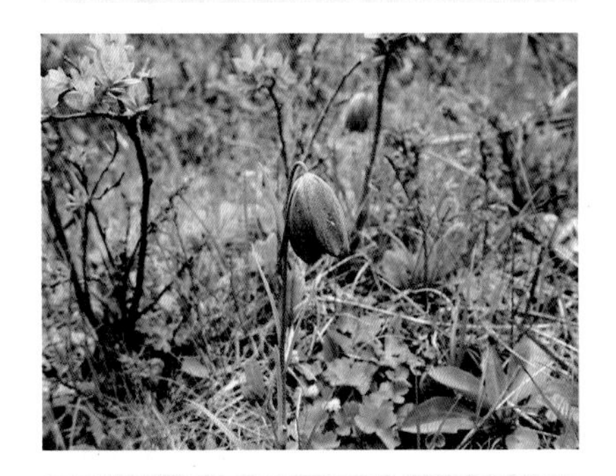

暗紫贝母 *Fritillaria unibracteata* Hsiao et K. C. Hsia

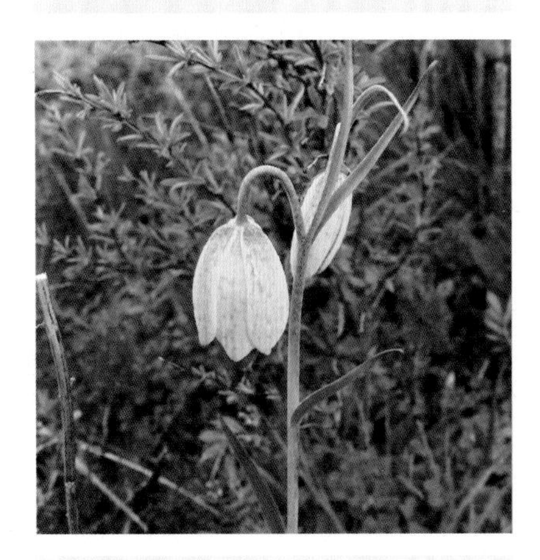

甘肃贝母 *Fritillaria przewalskii* Maxim.

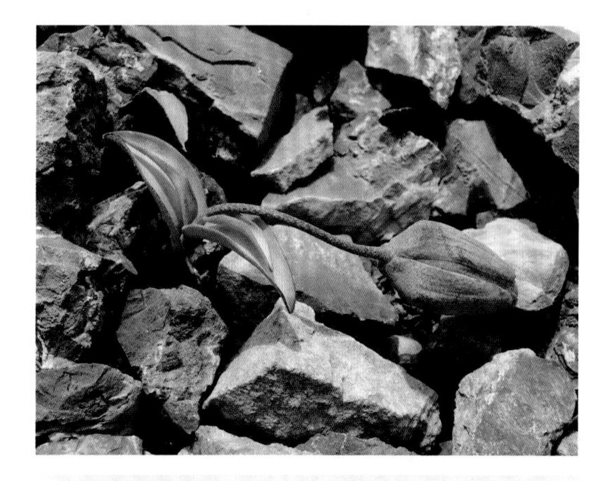

梭砂贝母 *Fritillaria delavayi* Franch.

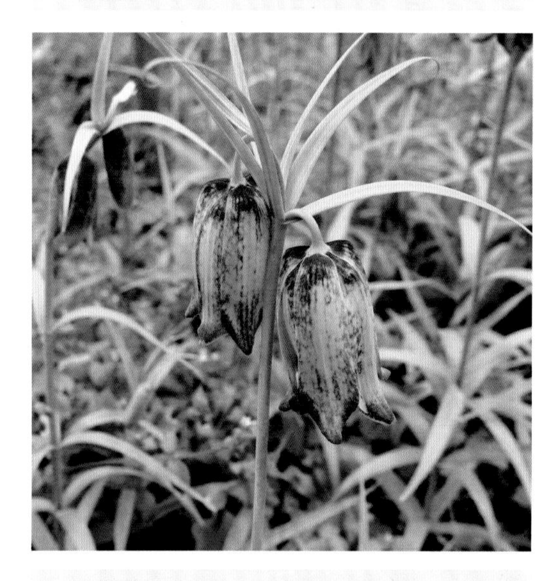

太白贝母 *Fritillaria taipaiensis* P. Y. Li

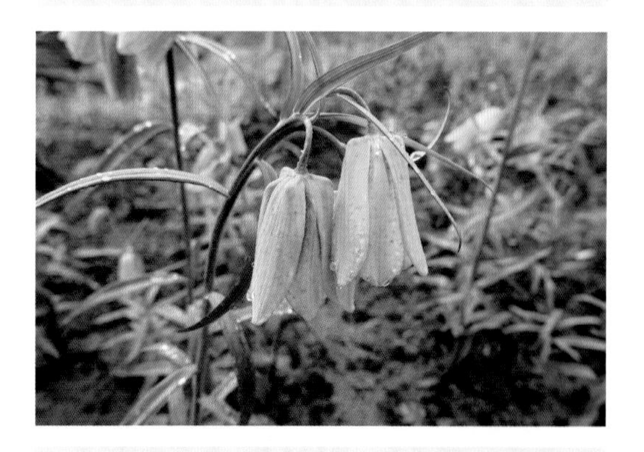

瓦布贝母 *Fritillaria unibracteata* Hsiao var. *wabuensis* (S. Y. Tang et S. C. Yue) Z. D. Liu, S. Wang et S. C. Chen

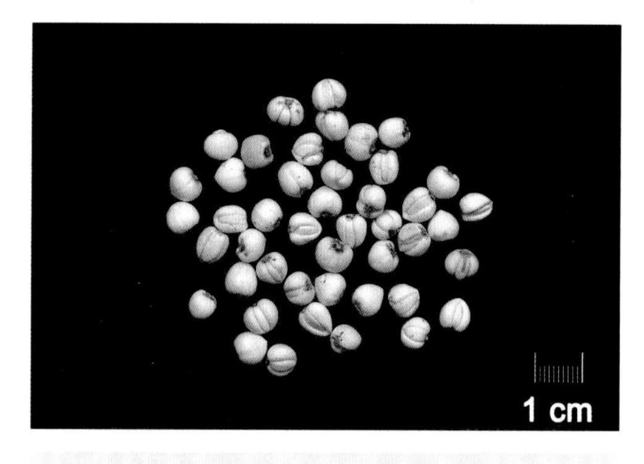

川贝母药材(松贝)

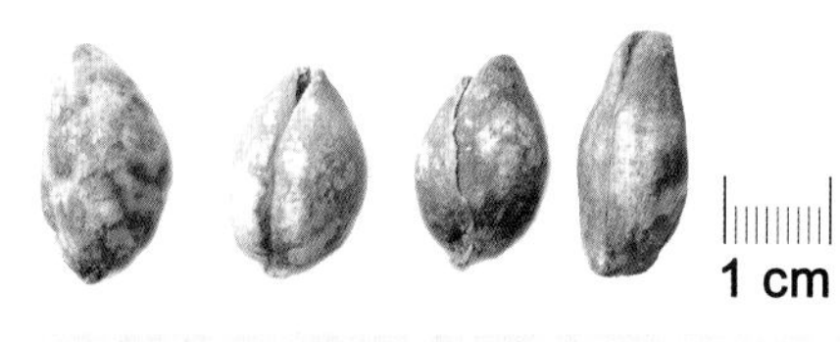

川贝母药材(炉贝)

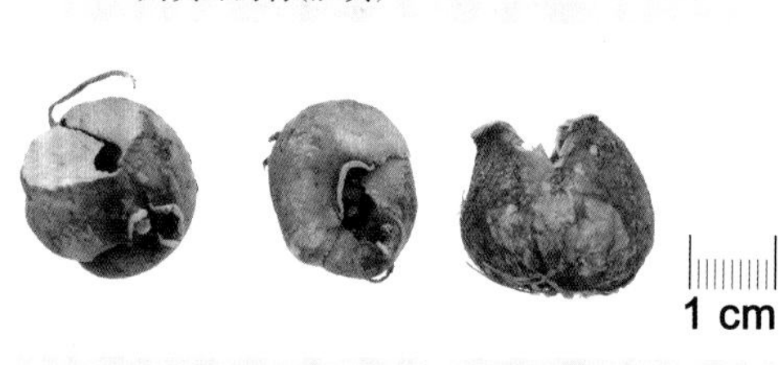

川贝母药材(青贝)

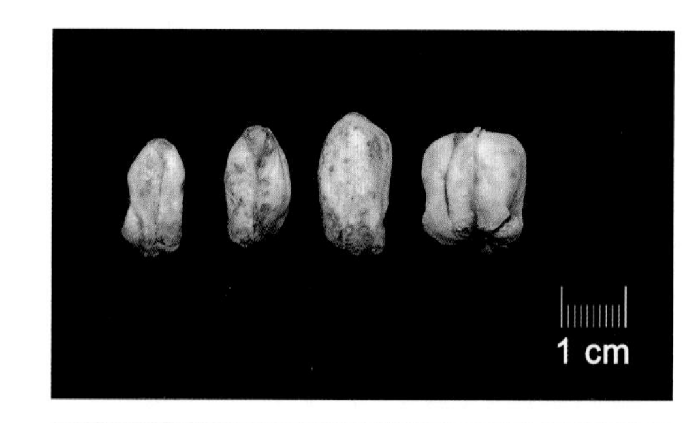

川贝母药材(太白贝母)

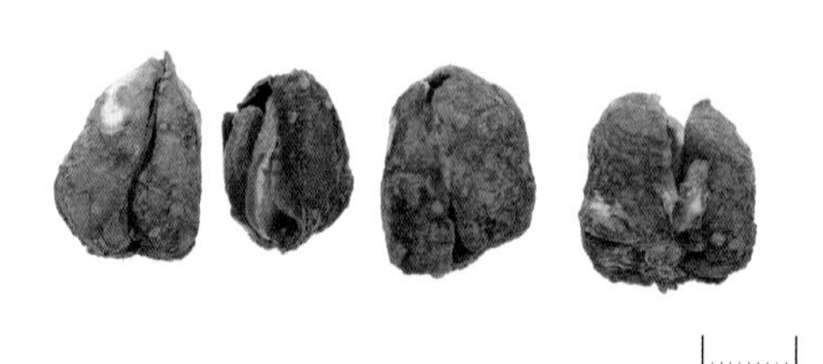

1 cm

川贝母药材(瓦布贝母)

天胡荽

《千金·食治》

【概述】伞形科植物天胡荽 *Hydrocotyle sibthorpioides* Lam. 或破铜钱 *Hydrocotyle sibthorpioides* Lam. var. *batrachium* (Hance) Hand. -Mazz. 的新鲜或干燥全草。

【药性功效】辛、微苦，凉。清热利尿，解毒消肿。

【抗肿瘤组分及化学成分】天胡荽中抗肿瘤组分为天胡荽正丁醇提取物。抗肿瘤化学成分为染料木碱、槲皮素、山柰酚和大豆素。

【用法用量】煎服，9～15 g，鲜品 30～60 g；或捣汁服。外用适量，捣敷；或捣汁涂。

【效方撷要】

1. 治肺癌　天胡荽、白花蛇舌草、白茅根、薏苡仁、夏枯草各 30 g，橘核、橘红各 9 g，麦冬、海藻、昆布、百部、生牡蛎、芙蓉花、重楼各 15 g，生地黄、玄参各 12 g。水煎服，每日 1 剂。

2. 治胃癌　天胡荽 60 g，半枝莲、半边莲、黄毛耳草、薏苡仁各 30 g，白玉簪花根 1.5 g。水煎服，每日 1 剂。2～4 日为 1 个疗程。

3. 治肝癌　天胡荽 60 g，半枝莲、半边莲、黄毛耳草、薏苡仁各 30 g。水煎服，每日 1 剂。

4. 治膀胱癌疼痛，尿血　天胡荽、萹蓄各 120 g，捣烂取汁兑白糖服。

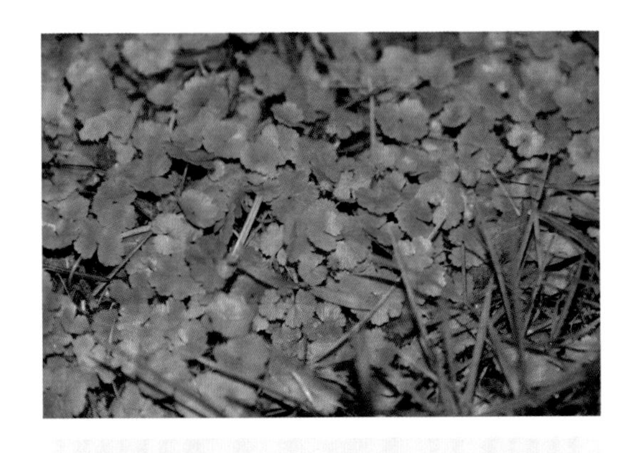

天胡荽 *Hydrocotyle sibthorpioides* Lam.

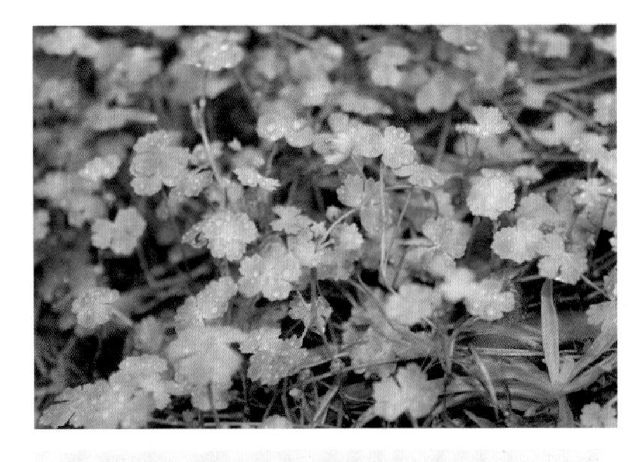

破铜钱 *Hydrocotyle sibthorpioides* Lam. var. *batrachium* (Hance) Hand.-Mazz.

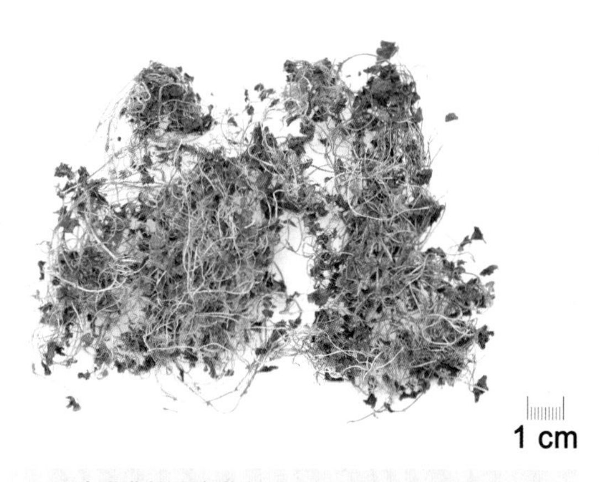

< 天胡荽药材(天胡荽)

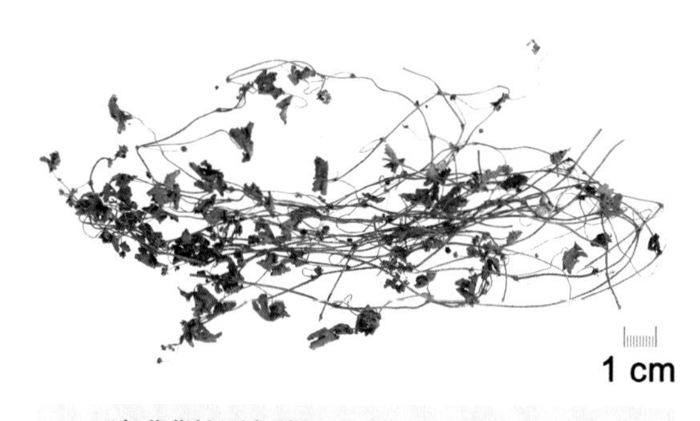

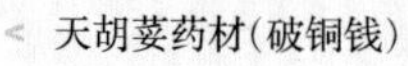
< 天胡荽药材(破铜钱)

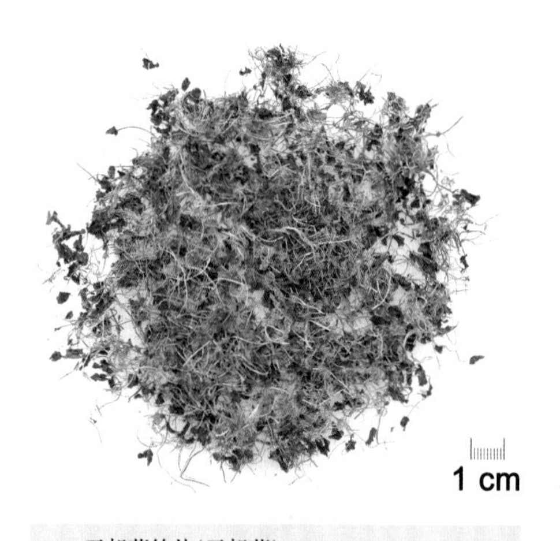

< 天胡荽饮片(天胡荽)

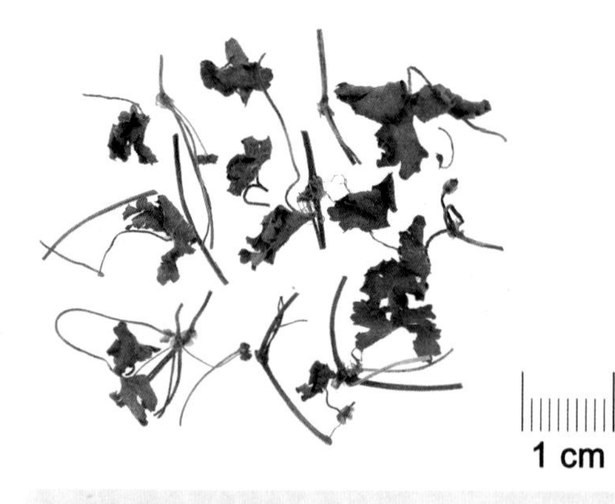

< 天胡荽饮片(破铜钱)

天南星

《神农本草经》

【来源】天南星科植物天南星 *Arisaema erubescens* (Wall.) Schott、异叶天南星 *Arisaema heterophyllum* Bl. 或东北天南星 *Arisaema amurense* Maxim. 的干燥块茎。

天南星在《中国植物志》中为：一把伞南星。异叶天南星为：天南星。东北天南星为：东北南星。

【药性功效】苦、辛，温；有毒。归肺、肝、脾经。散结消肿。

【抗肿瘤组分及化学成分】天南星中抗肿瘤组分为天南星醇提物。

【用法用量】煎服，3～9 g，多制用。外用生品适量，研末以醋或酒敷患处。

【效方撷要】

1. 治肺癌　天南星、赤练蛇粉、白及、陈皮、瓜蒌各 30 g，北沙参 60 g，西洋参 15 g，炙鳖甲 45 g，制乳香、没药各 20 g，辰砂 12 g。共研细末，每次 1 g 冲服，每日 3 次。

2. 治神经系统恶性肿瘤　天南星、生半夏各 30 g，苍耳草、蒺藜各 15 g，加生姜适量。水煎服，每日 1 剂。

3. 治食管癌　天南星 10 g，乌头、附子各

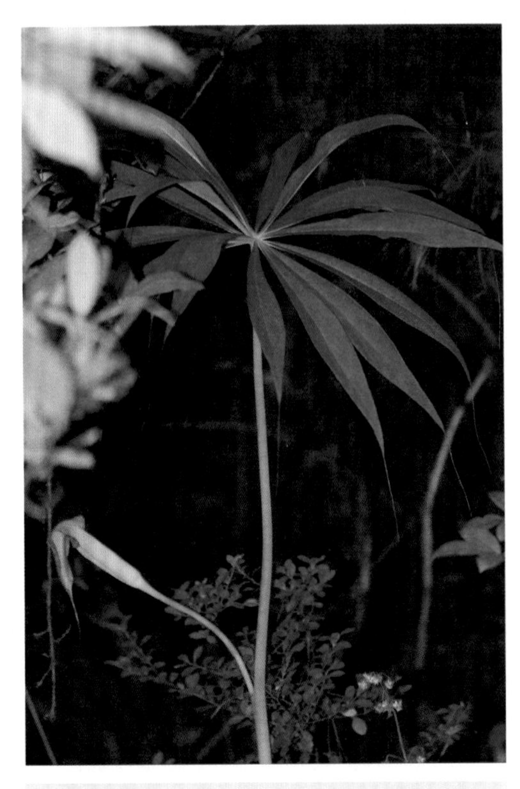

< 天南星 *Arisaema erubescens* (Wall.) Schott

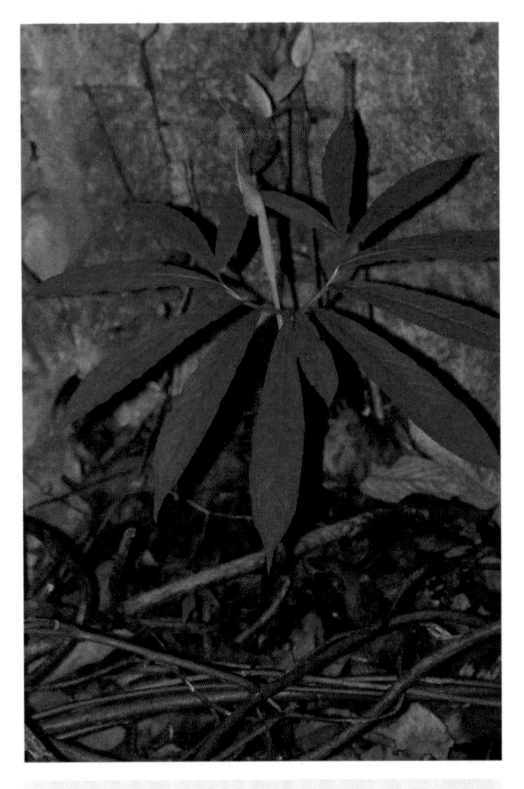

< 异叶天南星 *Arisaema heterophyllum* Bl.

5 g，木香 15 g。水煎服，每日 1 剂。

4. *治鼻咽癌* 生天南星 20 g，石上柏 100 g，瓜蒌、苍耳各 15 g，沙参 15～50 g。水煎服，每日 1 剂。

5. *治晚期胃癌* 生天南星、生半夏、炒白术各 9 g，仙灵脾、补骨脂、茯苓各 12 g，生牡蛎 30 g，炒鱼鳔、人参、土鳖虫各 6 g，橘络、炮姜、水蛭、全蝎、蚕茧各 3 g。水煎服，每日 1 剂。

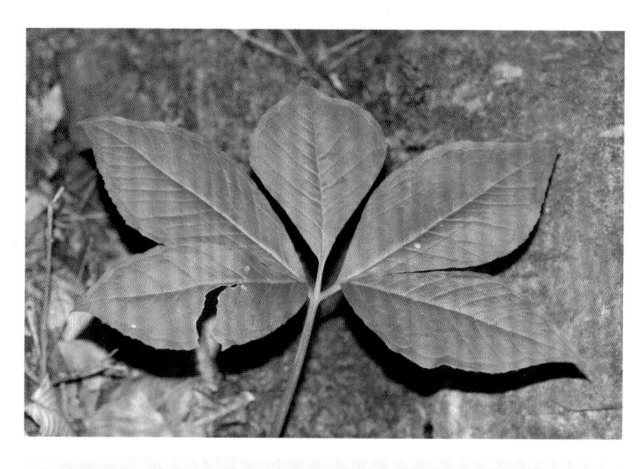

东北天南星 *Arisaema amurense* Maxim.

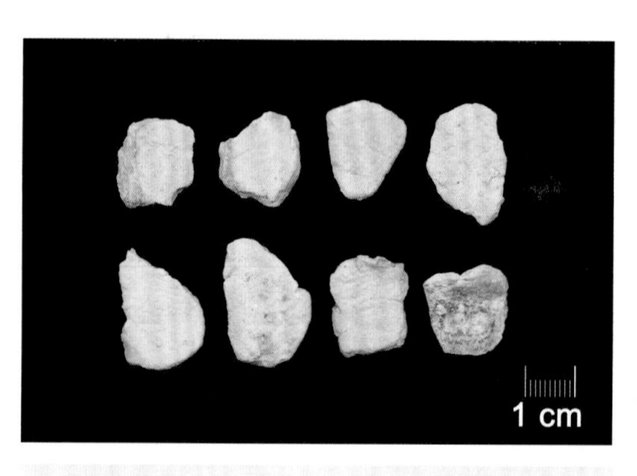

天南星饮片

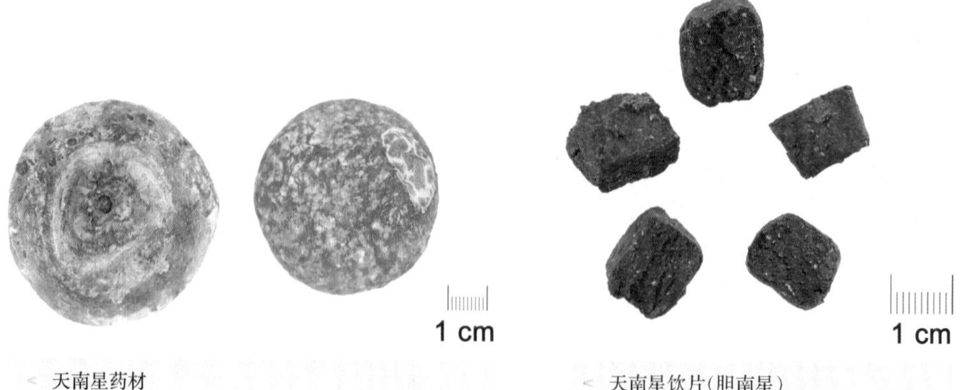

天南星药材

天南星饮片（胆南星）

天葵子

《滇南本草》

【来源】毛茛科植物天葵 *Semiaquilegia adoxoides*（DC.）Makino 的干燥块根。

【药性功效】甘、苦，寒。归肝、胃经。清热解毒，消肿散结。

【抗肿瘤组分及化学成分】天葵子中抗肿瘤的组分有天葵子生物碱。抗肿瘤的化学成分有唐松草酚定、阿魏酸、阿魏酸-*L*-阿拉伯糖。

【用法用量】煎服，9～15 g。

【效方撷要】

1. 治乳腺癌　天葵子 4.5 g，浙贝母 9 g，煅牡蛎 12 g，甘草 3 g，水煎服，每日 1 剂。

2. 治甲状腺肿瘤　天葵子 45 g，海藻、海带、昆布、浙贝母、桔梗各 30 g，海螵蛸 15 g。共为细末，酒糊为丸如梧桐子大，每次服 70 g，食后温酒送服。

3. 治肺癌　天葵子、石豆兰各 15 g，野荞麦根、抱石莲各 30 g。水煎服，每日 1 剂。

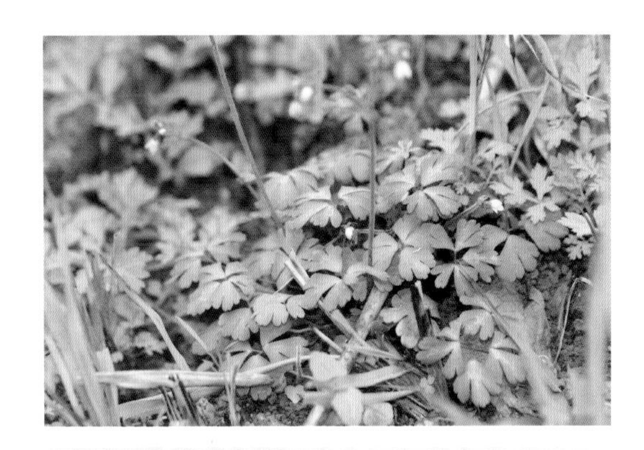

天葵 *Semiaquilegia adoxoides*（DC.）Makino

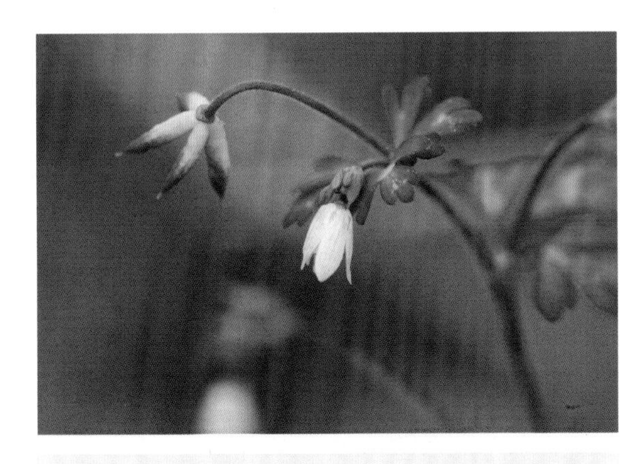

天葵 *Semiaquilegia adoxoides*（DC.）Makino 的花和果实

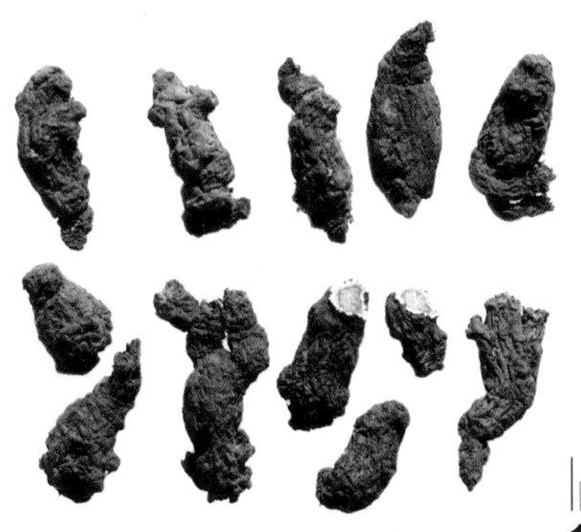

天葵子饮片

木 瓜

《名医别录》

【来源】蔷薇科植物贴梗海棠 *Chaenomeles speciosa* (Sweet) Nakai 的干燥近成熟果实。

贴梗海棠在《中国植物志》中为：皱皮木瓜。

【药性功效】酸，温。归肝、脾经。舒筋活络，和胃化湿。

【抗肿瘤组分及化学成分】木瓜中抗肿瘤化学成分为(-)-苹果酸钾盐、熊果酸和齐墩果酸。

【用法用量】煎服，6～9 g。

【效方撷要】

1. 治腹腔肿瘤疼痛不止　木瓜 30 g，桑叶 15 g，大枣 3 枚。水煎服，每日 1 剂。

2. 治肺癌　木瓜、百部、陈皮、生姜、生甘草各 9 g，生艾叶 18 g，大蒜 20 瓣。每日 1 剂，水煎服，分 2 次温服。

3. 治肝癌　木瓜、杜仲、甘草各 10 g，知母、黄柏、山茱萸、牡丹皮、泽泻、茯苓、怀牛膝、续断各 15 g，山药、生地黄 20 g。水煎服，每日 1 剂。

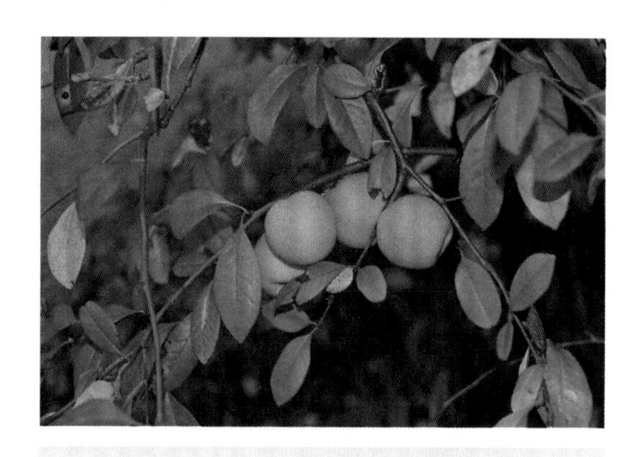

贴梗海棠 *Chaenomeles speciosa* (Sweet) Nakai

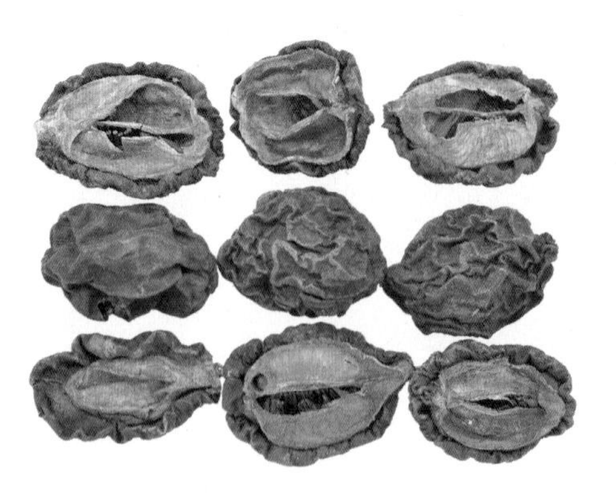

木瓜饮片

木 通

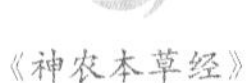

《神农本草经》

【来源】木通科植物木通 *Akebia quinata* (Thunb.) Decne.、三叶木通 *Akebia trifoliata* (Thunb.) Koidz. 或白木通 *Akebia trifoliata* (Thunb.) Koidz. var. *australis* (Diels) Rehd. 的干燥藤茎。

木通在《中国植物志》中为：*Akebia quinata* (Houtt.) Decne.。白木通为：*Akebia trifoliata* subsp. *australis* (Diels) T. Shimizu。

木通、三叶木通、白木通植物图片参见“预知子”项下。

【药性功效】苦，寒。归心、小肠、膀胱经。利尿通淋，清心除烦，通经下乳。

【抗肿瘤组分及化学成分】木通中抗肿瘤组分为白木通醇提物。抗肿瘤化学成分为木通皂苷 St_c（即刺楸皂苷 A）、白桦脂醇、齐墩果酸、木通苯乙醇苷、α-常春藤皂苷。

【用法用量】煎服，3～6 g。

【效方撷要】

1. *治宫颈癌* 木通、甘草各 10 g，土茯苓、薏苡仁各 30 g，皂角刺、金银花、白鲜皮、山豆根、蒲公英各 15 g，水煎服，每日 1 剂。

2. *治膀胱癌尿血* 木通、牛膝、生地黄、天冬、麦冬、五味子、黄柏、甘草各 30 g，水煎服，每日 1 剂。

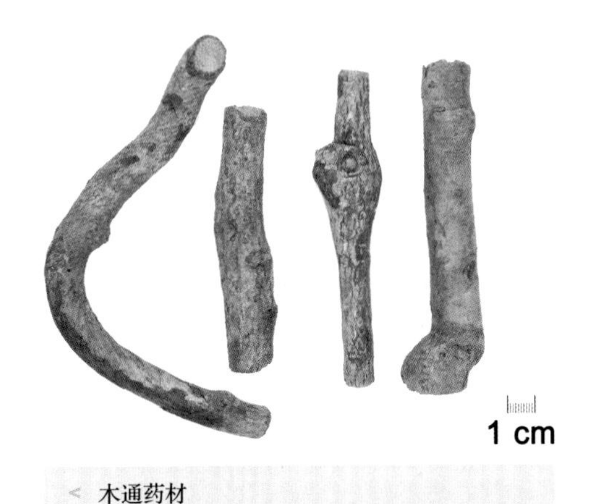

木通药材

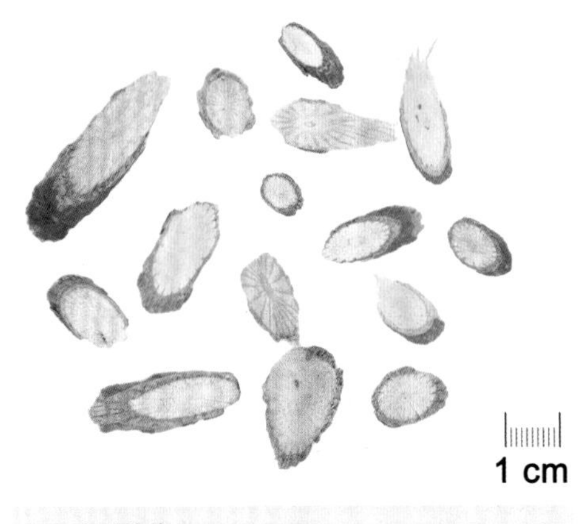

木通饮片

五加皮

《神农本草经》

【来源】五加科植物细柱五加 *Acanthopanax gracilistylus* W. W. Smith 的干燥根皮。

细柱五加在《中国植物志》中为：*Eleutherococcus nodiflours* (Dunn) S. Y. Hu。

【药性功效】辛、苦，温。归肝、肾经。祛风除湿，补益肝肾，强筋壮骨，利水消肿。

【抗肿瘤组分及化学成分】五加皮中抗肿瘤组分为五加皮水提物和五加皮多糖。

【用法用量】煎服，5～10 g；或浸酒服；亦可入丸散。

【效方撷要】

1. 治骨肉瘤及肿瘤骨转移，化疗、放疗后白细胞下降　五加皮 25 g，水煎服或加入汤药中煎服。

2. 治子宫体癌　五加皮、海藻、昆布、连翘各 10 g，金银花、败酱各 20 g，蒲公英、桑寄生各 30 g，薏苡仁、生白芍各 15 g，全蝎 3 g，萹蓄 12 g。水煎服，每日 1 剂。加用小金丹 6 粒，随汤吞服。

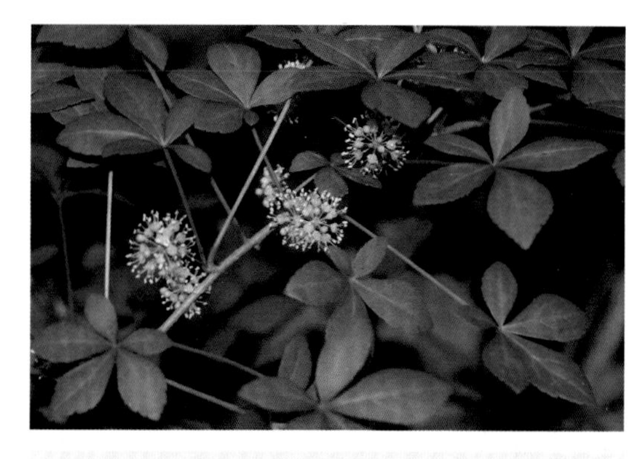

细柱五加 *Acanthopanax gracilistylus* W. W. Smith

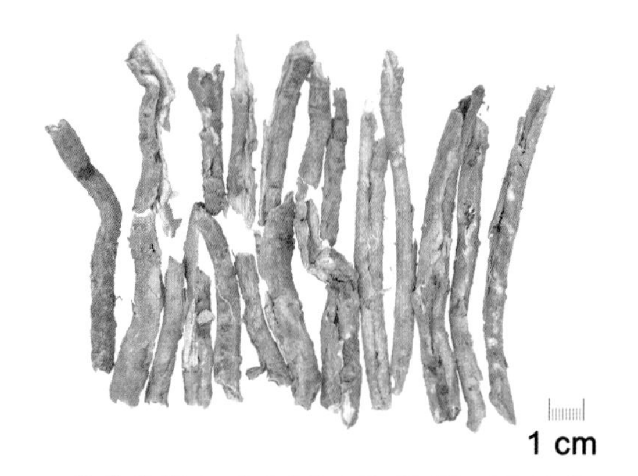

五加皮药材

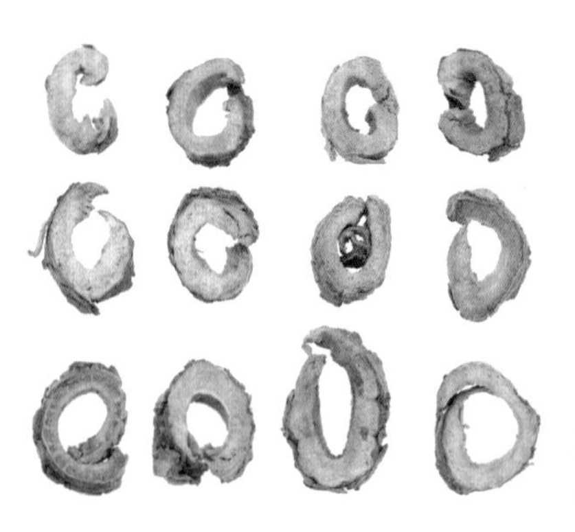

五加皮饮片

车前子

《神农本草经》

【来源】车前科植物车前 *Plantago asiatica* L. 或平车前 *Plantago depressa* Willd. 的干燥成熟种子。

【药性功效】甘,寒。归肝、肾、肺、小肠经。清热利尿通淋,渗湿止泻,明目,祛痰。

【抗肿瘤组分及化学成分】车前子中抗肿瘤组分是车前子提取物。抗肿瘤化学成分为毛蕊花糖苷。

【用法用量】煎服,9～15 g,宜包煎。

【效方撷要】

1. 治肺癌　车前子、木通各 9 g,滑石 10 g,斑蝥 5 g。制成片剂,每日 3 次,1 次 1 片。

2. 治食管癌　车前子、连翘各 180 g,半枝莲 500 g,黄连、黄柏各 60 g,半夏、天花粉各 120 g。共研细末,制成散剂。口服 1 次 9～12 g,每日 3 次。

3. 治晚期肝癌　车前子、黄芪、丹参、半枝莲、半边莲、白花蛇舌草、六月雪、薏苡仁各 30 g,生晒参、黄连、甘草各 6 g,吴茱萸 5 g,党参、白术、醋鳖甲各 20 g,半夏 12 g,青皮、生姜、红枣各 10 g,赤芍 15 g。水煎服,每日 1 剂。

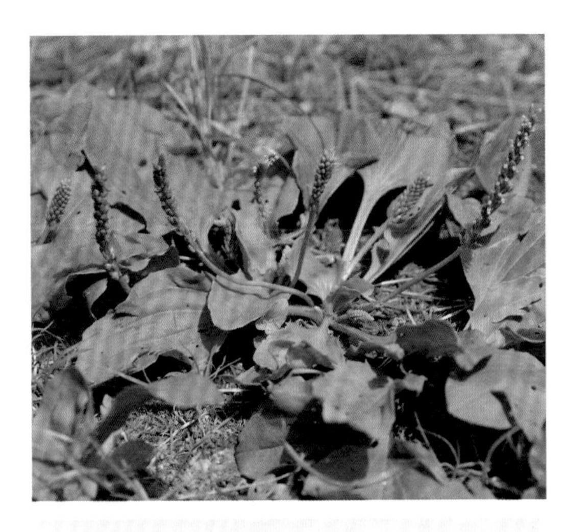

车前 *Plantago asiatica* L.

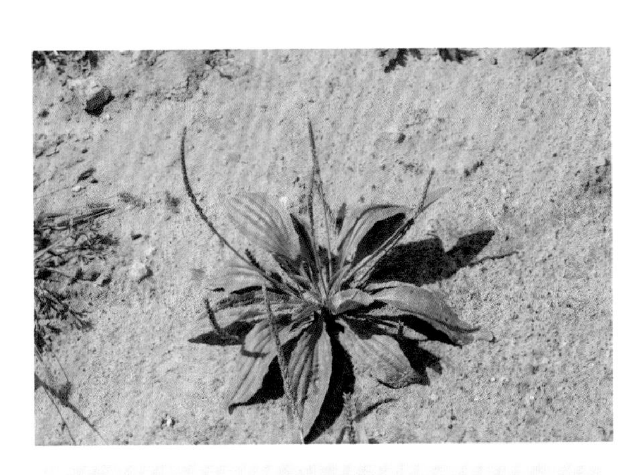

平车前 *Plantago depressa* Willd.

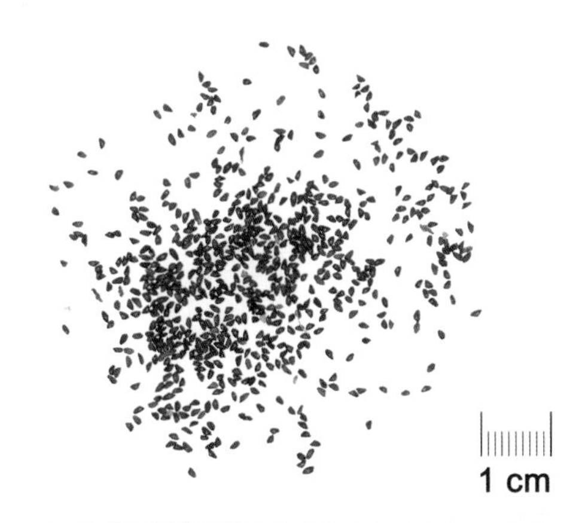

车前子饮片

乌梢蛇

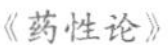

《药性论》

【来源】游蛇科动物乌梢蛇 *Zaocys dhumnades* (Cantor)的干燥体。

【药性功效】甘，平。归肝经。祛风，通络，止痉。

【用法用量】煎服，6～12 g；研末服，2～3 g；或入丸剂、浸酒服。

【效方撷要】

1. 治肺癌　乌梢蛇、桃仁、重楼、蜂房、土鳖虫、山豆根、马兜铃各 10 g，瓜蒌仁、瓦楞子各 30 g，香附、川楝子各 15 g，仙鹤草、料姜石各 60 g。水煎服，每日 1 剂。

2. 治骨癌　乌梢蛇、蜂房、全蝎各 10 g，补骨脂、郁李仁、透骨草、生地黄、薏苡仁各 30 g，骨碎补、桑寄生各 15 g。水煎服，每日 1 剂。

3. 治胃癌　乌梢蛇粉 420 g，土鳖虫、蜈蚣各 90 g。共研细末，炼蜜为丸，重 3 g，早晚各服 1 丸，温开水送服。

4. 慢性粒细胞性白血病　乌梢蛇、青蒿各 50 g，壁虎、蜈蚣各 30 条，朱砂、皂角刺各 15 g，枯矾 40 g，三七 30 g，僵蚕 25 g。共研细末，口服，1 次 2 g，每日 2 次。

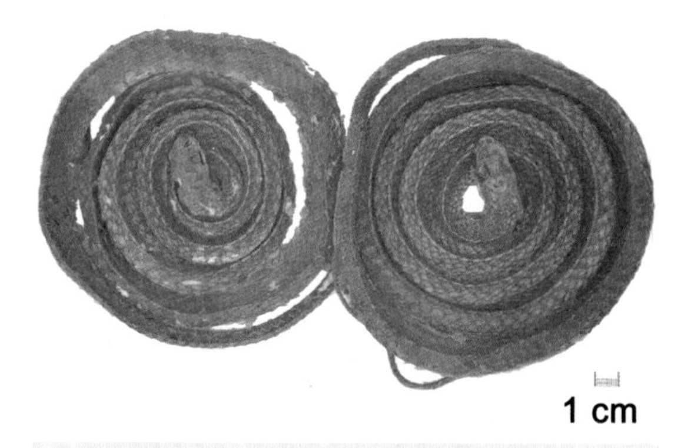

< 乌梢蛇药材

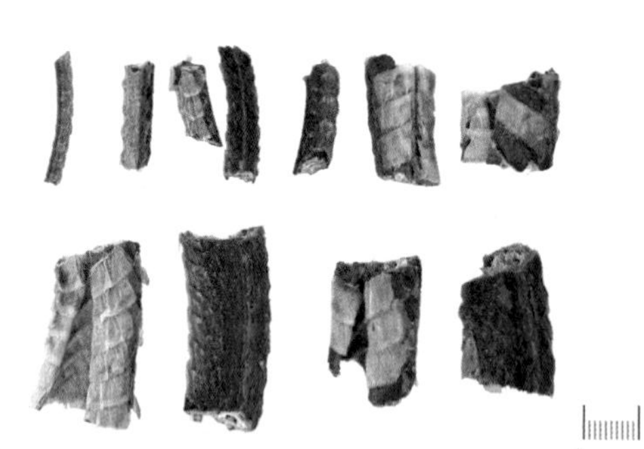

< 乌梢蛇饮片

玉米须

《滇南本草》

【来源】禾本科植物玉蜀黍 *Zea mays* L. 的干燥花柱和柱头。

【药性功效】甘、淡，平。归肾、胃、肝、胆经。利水消肿，消肝利胆。

【抗肿瘤组分及化学成分】玉米须中抗肿瘤组分是玉米须提取物，玉米须多糖和玉米须可凝性球蛋白。

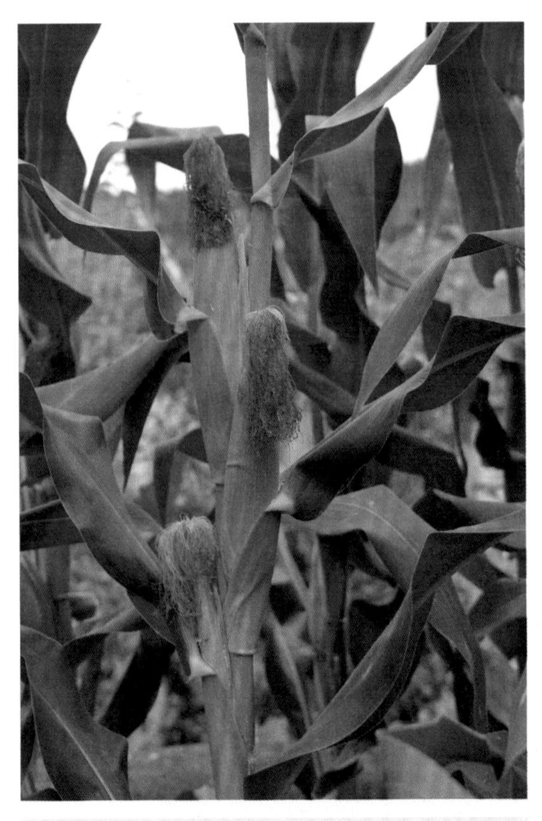

玉蜀黍 *Zea mays* L.

【用法用量】煎服，15～30 g，大剂量可用 60～90 g；或烧存性研末。外用适量，烧烟吸入。

【效方撷要】

1. 治癌性胸腹水　玉米须 60 g，龙葵、半边莲、水红花子、虎杖、猪苓、了哥王、葫芦、薏苡仁、石韦、茵陈各 30 g，茯苓、泽兰 15 g，商陆 6 g。水煎服，每日 1 剂，分 2 次服。

2. 治卵巢癌　玉米须、牛角腮各 50 g，两头尖、白毛藤、当归、生地黄、熟地黄各 25 g，莪术、生大黄、熟大黄、炒白芍、鹿角胶各 15 g，水蝗虫、鼠腹虫各 10g。水煎服，每日 1 剂，连服 10 日，停 3 日后再服。

3. 治肝癌　玉米须、蝼蛄、甘草、赤芍、车前子、猪苓各 9 g，云苓 12 g，当归、黑栀各 15 g，白芥子、大黄、半枝莲各 30 g。水煎服，每日 1 剂。

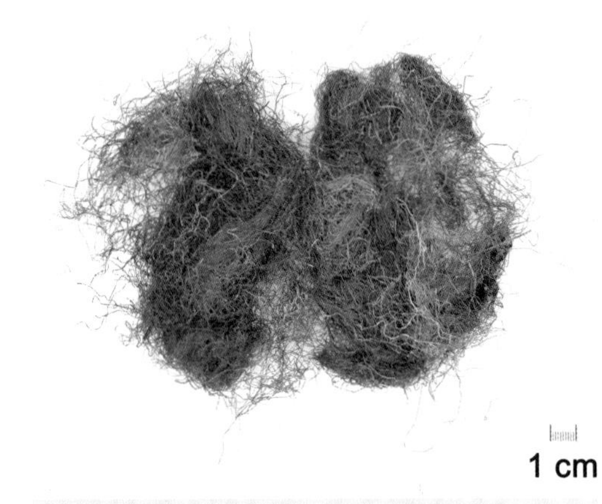

玉米须饮片

石韦

《神农本草经》

【来源】水龙骨科植物庐山石韦 *Pyrrosia sheareri* (Bak.) Ching、石韦 *Pyrrosia lingua* (Thunb.) Farwell 或有柄石韦 *Pyrrosia petiolosa* (Christ) Ching 的干燥叶。

【药性功效】甘、苦，微寒。归肺、膀胱经。利尿通淋，清肺止咳，凉血止血。

【抗肿瘤组分及化学成分】石韦中抗肿瘤化学成分为木犀草素、槲皮素、绿原酸和芒果苷。

【用法用量】煎服，6～12 g。

【效方撷要】

1. 治肾癌　①石韦 60 g，白英、土茯苓、重楼各 30 g；或石韦 100 g。②石韦 60 g，海金沙 30 g。水煎服，每日 1 剂。

2. 治前列腺癌　石韦、马鞭草、羊蹄根、半枝莲、蛇莓、鬼针草、竹叶各 30 g，白花蛇舌草 60 g。水煎服，每日 1 剂。

3. 治膀胱癌　石韦、滑石、车前子、金银花各 30 g，瞿麦、萹蓄各 15 g，山豆根 12 g，黄柏、苦参、赤小豆各 9 g。水煎服，每日 1 剂。

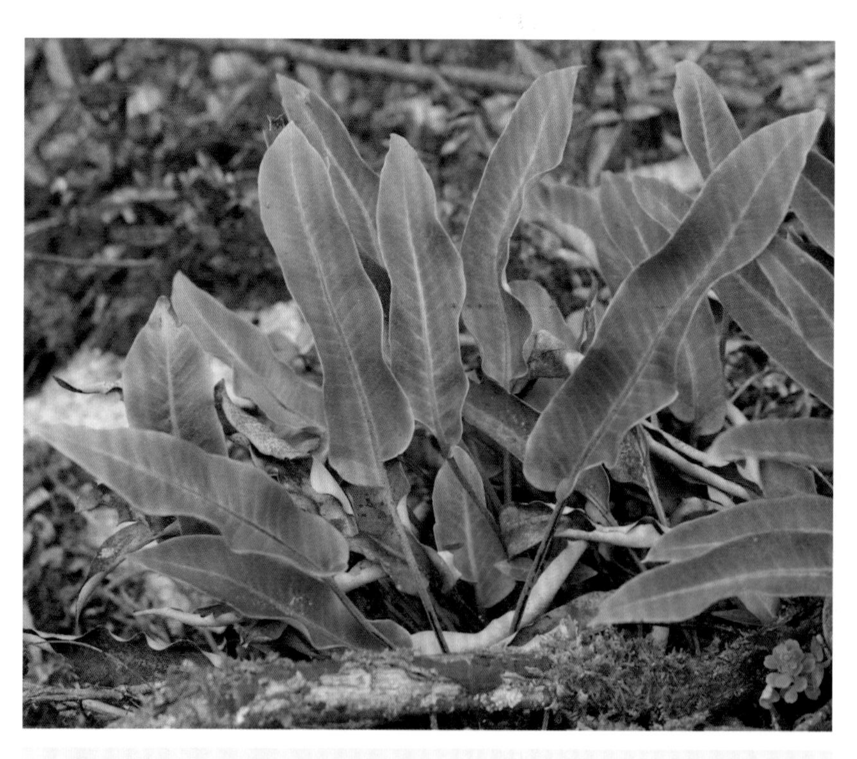

庐山石韦 *Pyrrosia sheareri* (Bak.) Ching

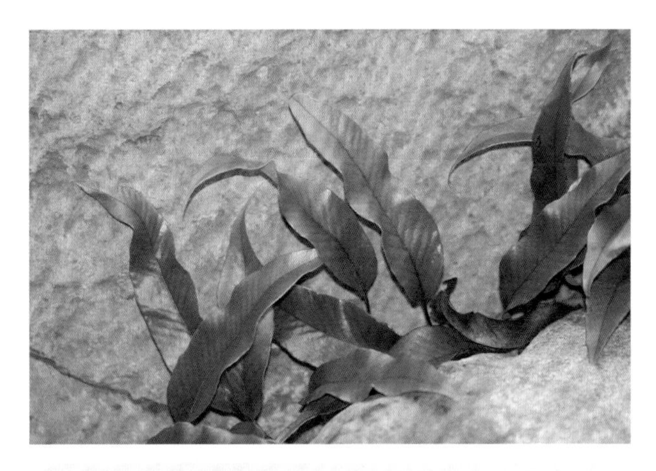

石韦 *Pyrrosia lingua*（Thunb.）Farwell

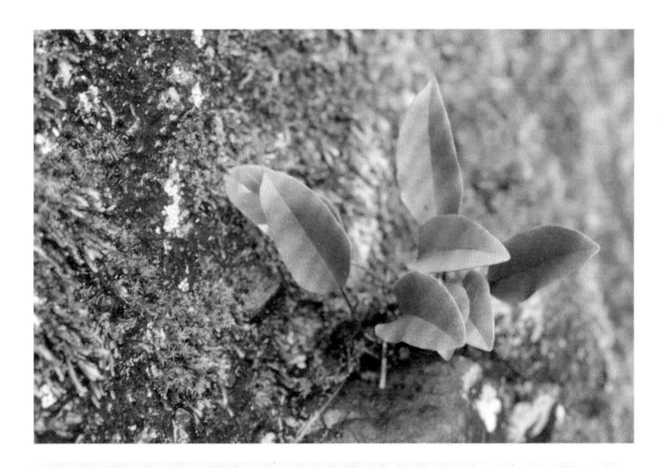

有柄石韦 *Pyrrosia petiolosa*（Christ）Ching

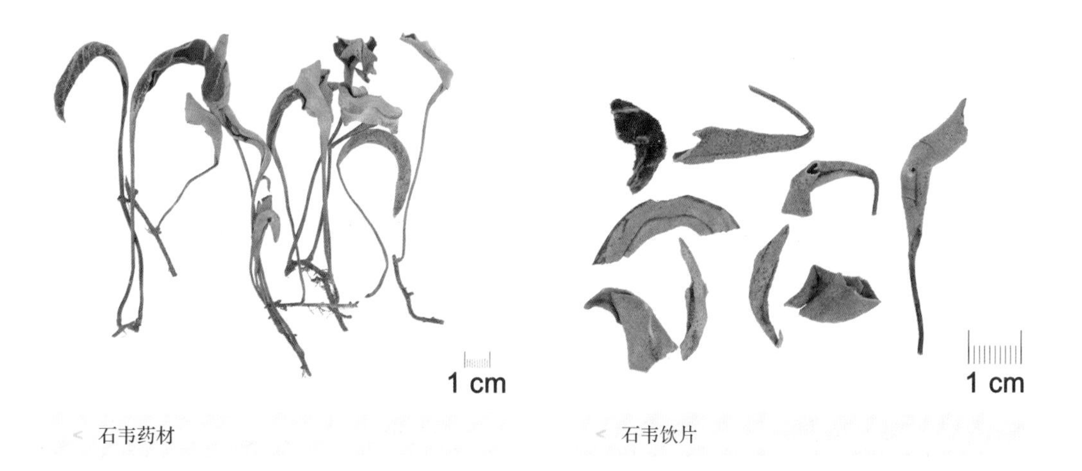

石韦药材　　石韦饮片

石菖蒲

《神农本草经》

【来源】天南星科植物石菖蒲 *Acorus tatarinowii* Schott 的干燥根茎。

石菖蒲在 FOC 中为：金钱蒲 *Acorus gramineus* Soland. ex Aiton。

【药性功效】辛、苦，温。归心、胃经。开窍豁痰，醒神益智，化湿开胃。

【抗肿瘤组分及化学成分】石菖蒲抗肿瘤化学成分为β-细辛脑和百里香酚。

【用法用量】煎服，3～10 g。外用适量。

【效方撷要】

1. 治子宫颈癌　石菖蒲、补骨脂各等份。炒为末，每服 6 g，更以石菖蒲浸酒调服，每日 1 剂。

2. 治脑肿瘤　石菖蒲、天竺黄、赤茯苓、地龙、桃仁各 10 g，鱼脑石 15 g，郁金、石决明、钩藤、白芍各 12 g，珍珠母 24 g，煅磁石、赭石各 30 g，橘络、橘红各 6 g，川牛膝 25 g。水煎服，每日 1 剂。

3. 治鼻咽癌　石菖蒲、川楝子各 9 g，白芍、玄参各 12 g，瓜蒌、皂角刺各 15 g，生牡蛎、夏枯草各 30 g，硼砂 1.5 g（冲服）。水煎服，每日 1 剂。

4. 治甲状腺囊肿　石菖蒲、北沙参、郁金各 15 g，牡蛎 30 g，夏枯草、首乌藤各 20 g，柴胡、三棱、莪术各 10 g。水煎服，每日 1 剂。

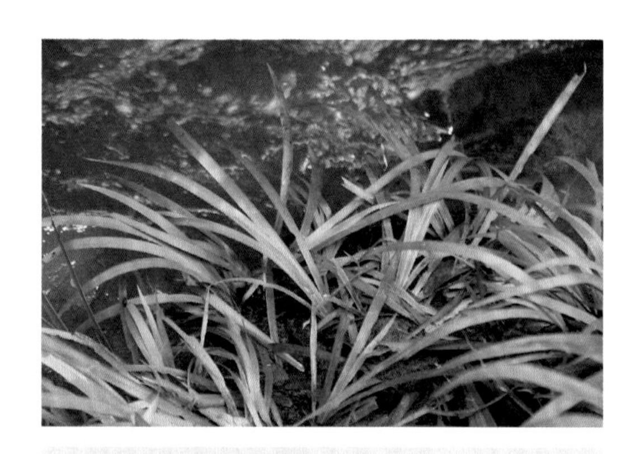

石菖蒲 *Acorus tatarinowii* Schott

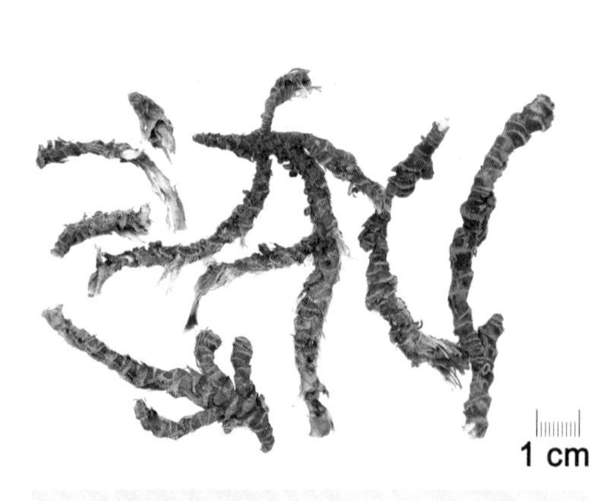

石菖蒲药材

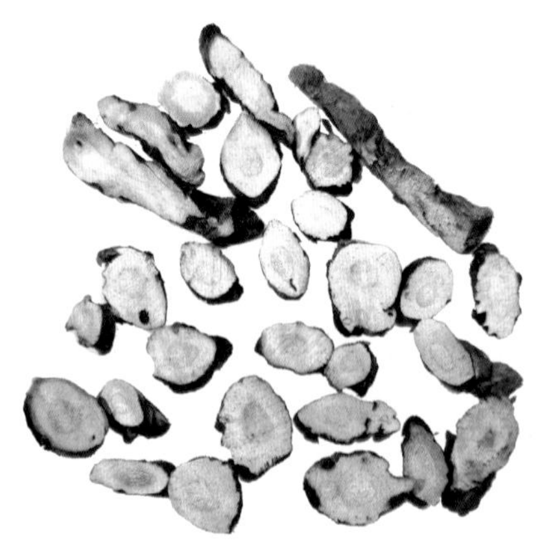

石菖蒲饮片

白毛藤

《百草镜》

【来源】茄科植物白英 *Solanum lyratum* Thunb. 的新鲜或干燥全草。

【药性功效】甘、苦，寒；有小毒。归肝、胆、肾经。清热利湿，解毒消肿。

【抗肿瘤组分及化学成分】白毛藤抗肿瘤组分为白毛藤水提物及醇提物、白毛藤多糖、白毛藤总苷和甾体生物碱。抗肿瘤化学成分为16-妊娠双烯醇酮和薯蓣皂苷元。

【用法用量】煎服，15～30 g，鲜品 30～60 g；或浸酒。外用适量，煎水洗；或捣敷、捣汁涂。

【效方撷要】

1. 治肺癌　白毛藤 30 g，垂盆草 30 g。水煎服，每日 1 剂。

2. 治肝癌　白毛藤、石橄榄、南五味子根各 50 g，紫草根、龙葵、陈皮、白茅根、白花蛇舌草、半枝莲各 25 g，延胡索 10 g，广木香、两面针各 15 g。水煎服，每日 1 剂。

3. 治宫颈癌　白毛藤、半枝莲、土茯苓、薏苡仁各 30 g，蒲公英 15 g，白术 12 g，当归、阿胶各 9 g（加减：腹痛加蒲黄、五灵脂各 9 g；腰背痛加桑寄生 18 g，续断 12 g；出血加一笑散）。水煎服，每日 1 剂。

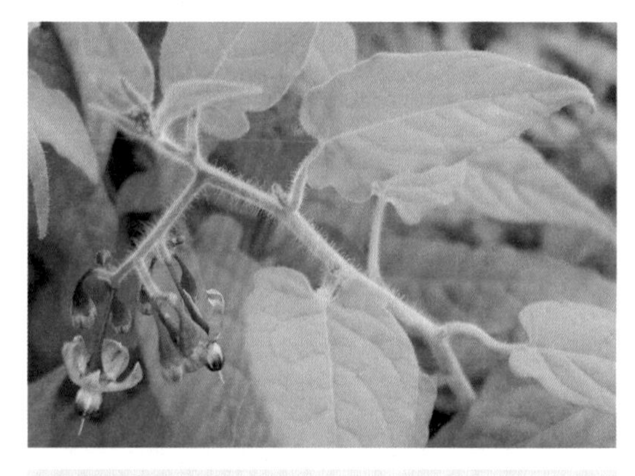

白英 *Solanum lyratum* Thunb.

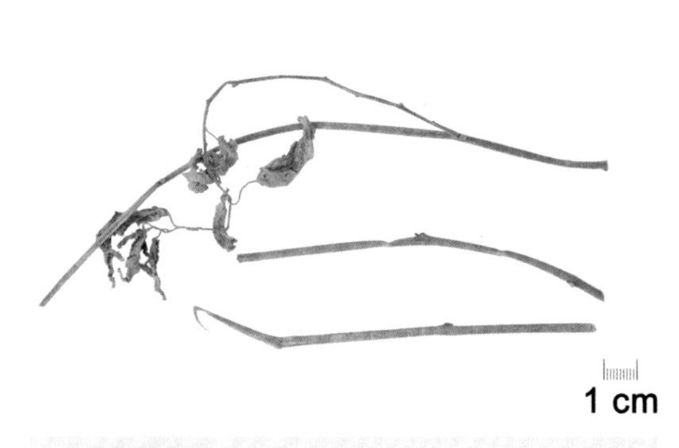

白毛藤药材

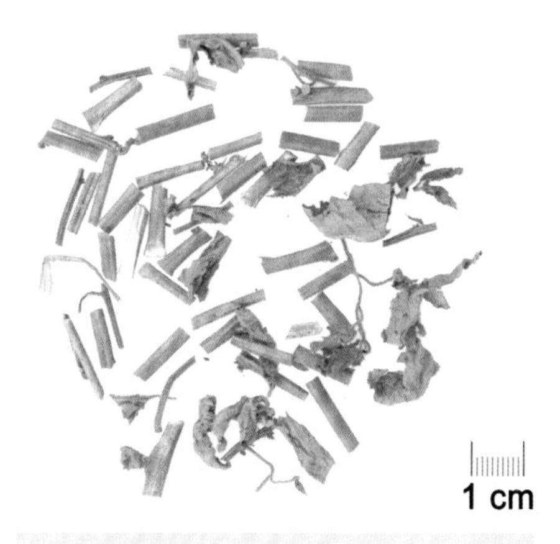

白毛藤饮片

白芷

《神农本草经》

【来源】伞形科植物白芷 *Angelica dahurica* (Fisch. ex Hoffm.) Benth. et Hook. f. 或杭白芷 *Angelica dahurica* (Fisch. ex Hoffm.) Benth. et Hook. f. var. *formosana* (Boiss.) Shan et Yuan 的干燥根。

白芷在《中国植物志》中为：*Angelica dahurica* (Fisch. ex Hoffm.) Benth. et Hook. f. ex Franch. et Sav.。杭白芷为：*Angelica dahurica* 'Hangbaizi' Yuan et Shan。

【药性功效】辛，温。归肺、胃、大肠经。解表散寒，祛风止痛，宣通鼻窍，燥湿止带，消肿排脓。

【抗肿瘤组分及化学成分】白芷中抗肿瘤组分为白芷提取物和白芷生物碱。抗肿瘤化学成分为欧前胡骨酯、白当归素、氧化前胡素、白当归脑、水合氧化前胡素、异欧前胡内酯、蛇床素和莨菪亭。

【用法用量】煎服，3～10 g。外用适量。

【效方撷要】

1. 治鼻咽癌　白芷、连翘、荆芥、金银花、黄芩、桑白皮、玄参、紫花地丁各 15 g，防风、薄荷、栀子各 10 g，射干、生地黄各 20 g，甘草 7 g，水煎服，每日 1 剂，并滴鼻内，每日 3～5 次。

2. 治骨癌　白芷、薄荷、桃仁各 15 g，夏枯草 60 g，藁本、川芎、乳香、当归、没药、红花、三七各 30 g。水煎服，每日 1 剂。

3. 治颅内肿瘤　白芷、桃仁各 9 g，夏枯草、海藻、石见穿、野菊花、生牡蛎各 30 g，昆布 15 g，全蝎 6 g，蜈蚣 9 条，天龙 2 条。水煎服，每日 1 剂。

4. 治乳腺癌　白芷、僵蚕各 6 g，当归、夏枯草各 45 g，橘核 12 g，丹参 15 g，爵床 30 g。水煎服，每日 1 剂。

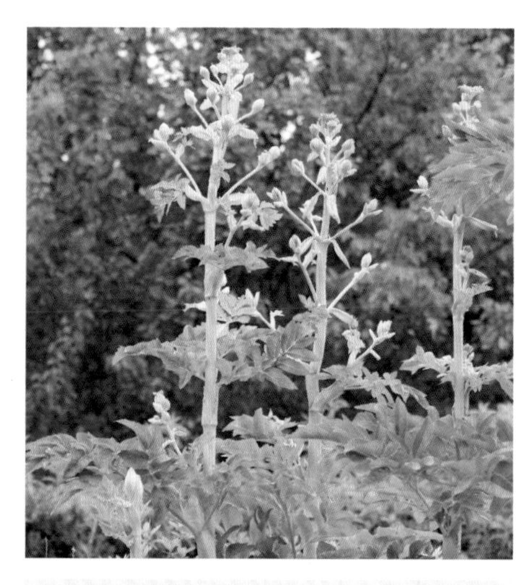

白芷 *Angelica dahurica* (Fisch. ex Hoffm.) Benth. et Hook. f.

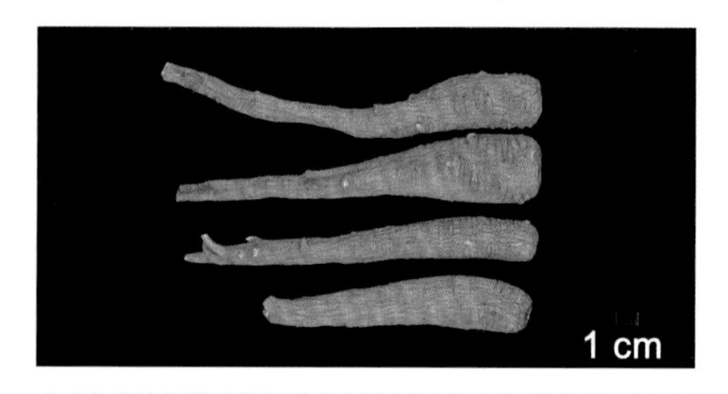

白芷药材

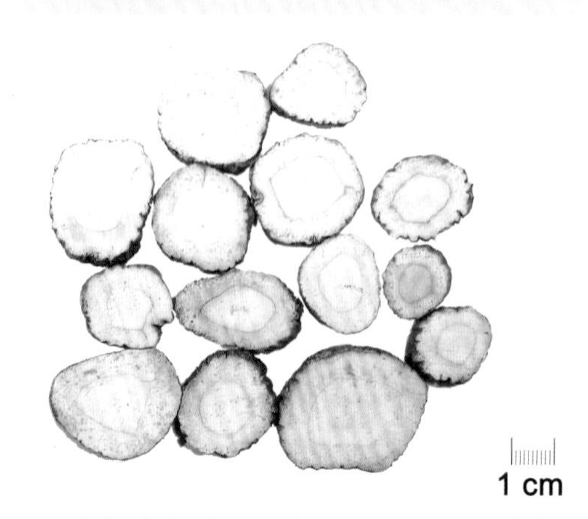

白芷饮片

白茅根

《本草经集注》

【来源】禾本科植物白茅 *Imperata cylindrica* Beauv. var. *major* (Nees) C. E. Hubb. 的干燥根茎。

白茅在《中国植物志》中为：大白茅。

【药性功效】甘，寒。归肺、胃、膀胱经。凉血止血，清热利尿。

【抗肿瘤组分及化学成分】白茅根中抗肿瘤组分为白茅根提取物和多糖。

【用法用量】煎服，9～30 g，鲜品 30～60 g。

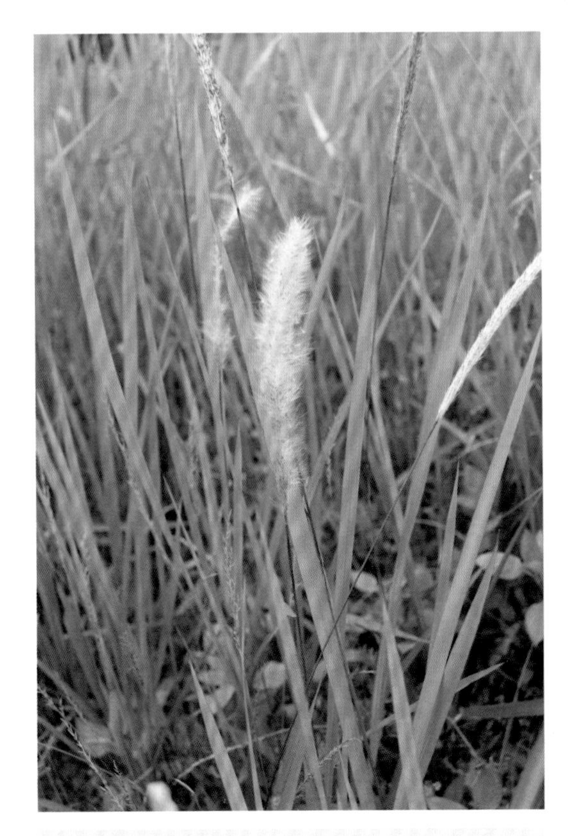

白茅 *Imperata cylindrica* var. *major* (Nees) C.E. Hubb.

【效方撷要】

1. 治鼻咽癌　白茅根、党参、丹参、北沙参、麦冬、天冬、白英各 15 g，白术、茯苓、玄参、生地黄、玉竹、金银花各 10 g，白花蛇舌草 30 g，甘草 3 g。水煎服，每日 1 剂。

2. 治胃癌　白茅根、白花蛇舌草各 70 g，薏苡仁 30 g，土红糖 100 g。水煎服，每日 1 剂。

3. 治宫颈癌　白茅根、白花蛇舌草、土红糖各 50 g。水煎服，每日 1 剂。

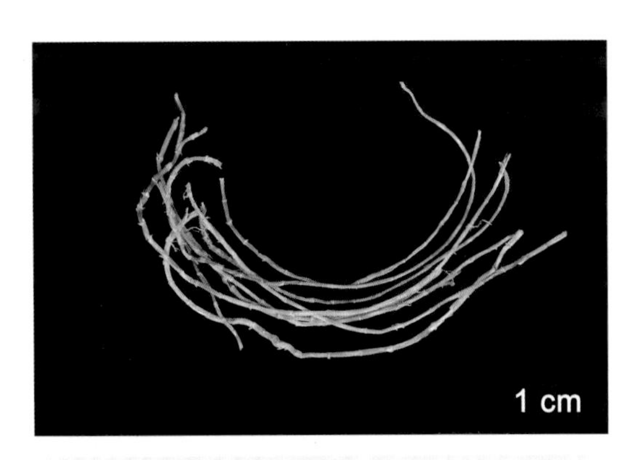

白茅根药材

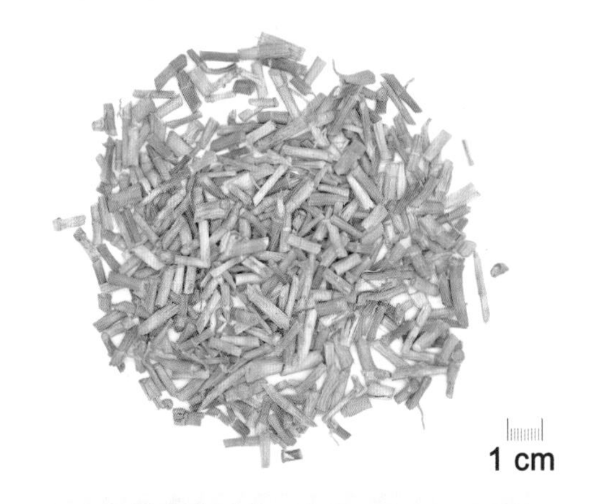

白茅根饮片

白鲜皮

《药性论》

【来源】芸香科植物白鲜 *Dictamnus dasycarpus* Turcz. 的干燥根皮。

【药性功效】苦,寒。归脾、胃、膀胱经。清热燥湿,祛风解毒。

【抗肿瘤组分及化学成分】白鲜皮中抗肿瘤的组分有白鲜皮提取物。抗肿瘤化学成分为葫芦巴碱、白鲜皮苷 A、黄柏酮和汉黄芩素。

【用法用量】煎服,5～10 g。外用适量,煎汤洗;或研粉敷。

【效方撷要】

1. 治食管癌　白鲜皮、山豆根、败酱、夏枯草各 120 g、黄药子、草河车各 90 g。共研细末,炼蜜和丸,每丸重 9 g,1 次 1～2 丸,每日 3 次。

2. 治宫颈癌　白鲜皮、铁树叶、半枝莲、败酱、苍术各 15 g,重楼、土茯苓各 12 g,黄芪、牡丹皮各 9 g,赤芍、甘草各 6 g。水煎服,每日 1 剂。

3. 治肝癌　白鲜皮、白毛藤、白芍各 12 g,爵床、楮实子各 9 g,三七粉、柴胡、挂金灯、苦参、台乌药各 6 g,糯稻根、丹参各 15 g。水煎服,每日 1 剂。

4. 治皮肤癌　白鲜皮、土槿皮、地骨皮各 50 g,夏枯草 30 g,三棱、莪术各 15 g,鸡血藤 25 g。水煎熏洗患处,每日 1 次,1 次 20～30 min。

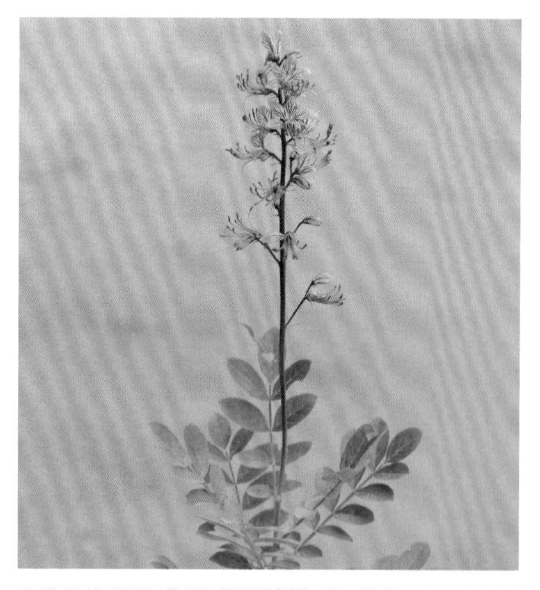

白鲜 Dictamnus dasycarpus Turcz.

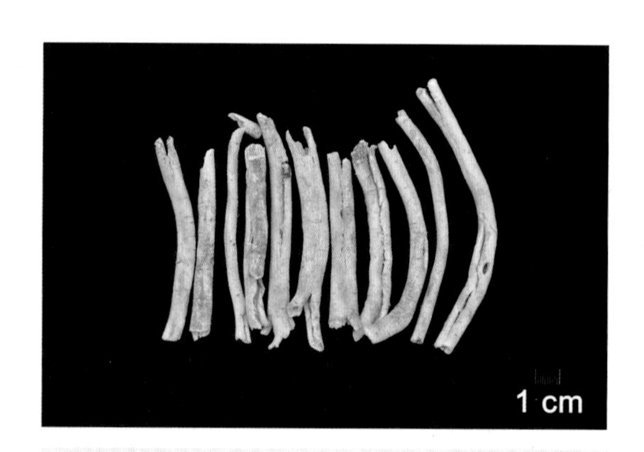

白鲜皮药材

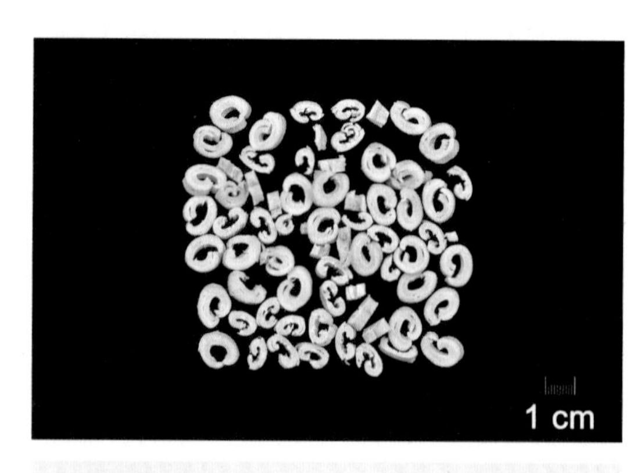

白鲜皮饮片

瓜 蒌

《本草纲目》

【来源】葫芦科植物栝楼 *Trichosanthes kirilowii* Maxim. 或双边栝楼 *Trichosanthes rosthornii* Harms 的干燥成熟果实。其果皮亦可药用。

【药性功效】甘、微苦，寒。归肺、胃、大肠经。清热涤痰，宽胸散结，润燥滑肠。

【抗肿瘤组分及化学成分】瓜蒌中抗肿瘤的组分有瓜蒌水提物和天花粉蛋白。抗肿瘤化学成分为葫芦素 D。

【用法用量】煎服，9～15 g。

【效方撷要】

1. 治食管癌　瓜蒌皮、走马胎、玄参各 15 g，麦冬、赤芍各 12 g，连翘、桃仁、浙贝母、蜂房各 9 g，马勃 6 g，红花 4.5 g，大黄 3 g，白矾 1.5 g，蛇泡簕 30 g。水煎服，每日 1 剂。

2. 治胃癌　瓜蒌皮、茯苓、太子参、藤梨根、炒白术、赭石、凌霄花各 15 g，鸡内金、生麦芽各 30 g，黄连、姜半夏、虎杖、生蒲黄、血余炭、白芷、炙甘草各 10 g，蜂房 4 g，吴茱萸 3 g。水煎服，每日 1 剂。

3. 治肝癌　瓜蒌皮、八月札、干蟾皮、皂角刺、丹参、枸杞子、茵陈、大腹皮各 12 g，白花蛇舌草、车前草、忍冬藤各 30 g，生黄芪 9 g。水煎服，每日 1 剂。

4. 治乳腺癌　瓜蒌 30 g，当归 15 g，郁金、玫瑰花、赤芍、白芍、山慈菇、僵蚕各 10 g，青皮、陈皮各 6 g。水煎服，每日 1 剂。

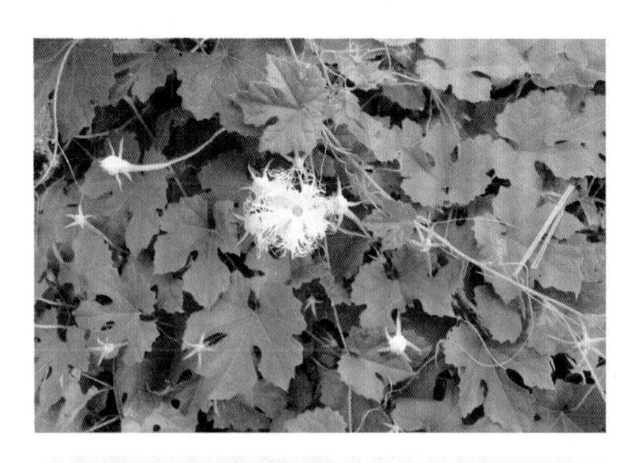

栝楼 *Trichosanthes kirilowii* Maxim.

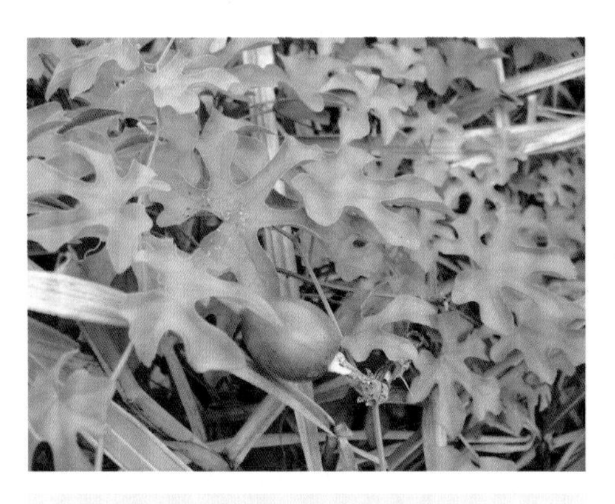

双边栝楼 *Trichosanthes rosthornii* Harms

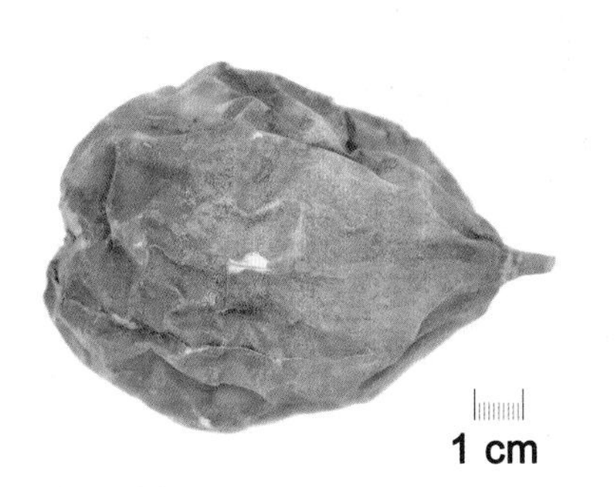

瓜蒌药材

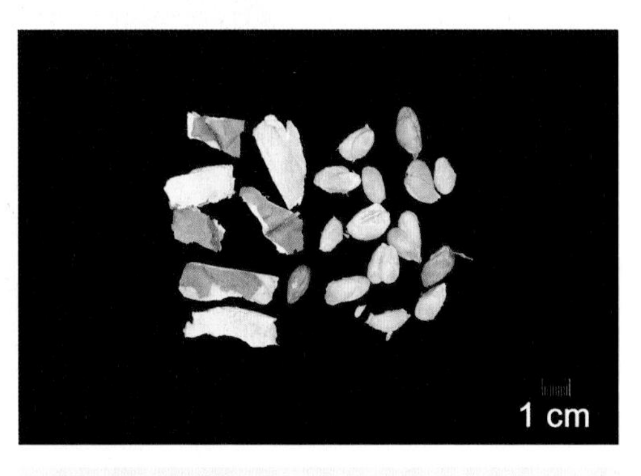

瓜蒌饮片(栝楼)

冬瓜子

《新修本草》

【来源】葫芦科植物冬瓜 *Benincasa hispida* (Thunb.) Cogn. 的干燥种子。

【药性功效】甘，微寒。归肺、大肠经。清热化痰，消痈排脓，利湿。

【抗肿瘤组分及化学成分】冬瓜子中抗肿瘤组分为冬瓜子提取物。

【用法用量】煎服，10～15 g；或研末服。外用适量，研膏涂敷。

【效方撷要】

1. 治肺癌　冬瓜子、苇茎、薏苡仁各 30 g，桃仁、生天南星、山慈菇、丹参各 15 g，枳壳 12 g，三七粉 3 g。水煎服，每日 1 剂。

2. 治直肠癌　冬瓜子 15 g，大黄 12 g，牡丹皮、桃仁各 9 g，芒硝 6 g。水煎服，每日 1 剂。

3. 治恶性葡萄胎　冬瓜子、赤小豆、鱼腥草、薏苡仁各 30 g，败酱 15 g，阿胶、茜草、当归各 9 g，甘草 6 g。水煎服，每日 1 剂。

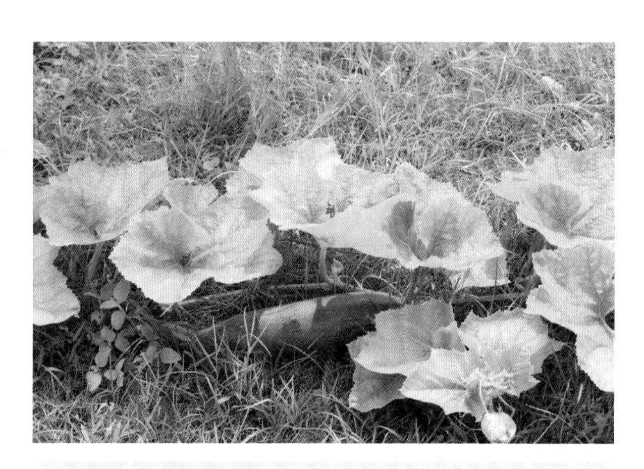

冬瓜 *Benincasa hispida* (Thunb.) Cogn.

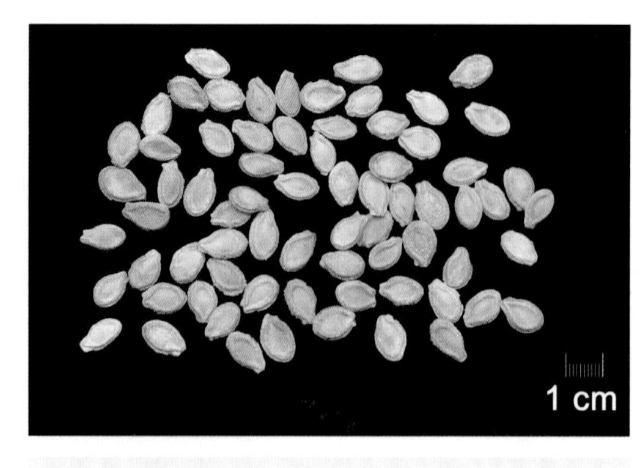

冬瓜子饮片

冬葵子

《神农本草经》

【来源】锦葵科植物野葵 *Malva verticillata* L. 和冬葵 *Malva verticillata* var. *Crispa* L. 的干燥果实。

【药性功效】甘，寒。归大肠、小肠、膀胱经。利水通淋，滑肠通便，下乳。

【用法用量】煎服，9～15 g；或入散剂。

【效方撷要】

1. 治膀胱癌　冬葵子、川楝子、黄柏各 10 g，白英、龙葵、蛇莓、土茯苓、半枝莲、白茅根、鸭跖草、车前草各 30 g，赤小豆 20 g，苦参、当归、连翘、牛膝各 15 g。(加减：小腹坠胀疼甚者，加桃仁 9 g，延胡索 12 g)。水煎服，每日 1 剂。

2. 治肾癌及尿道癌　冬葵子、车前子、瞿麦各 30 g，石韦、王不留行、当归各 20 g。上为细末，每次服 6 g，每日 2 次，煎木通汤调下。

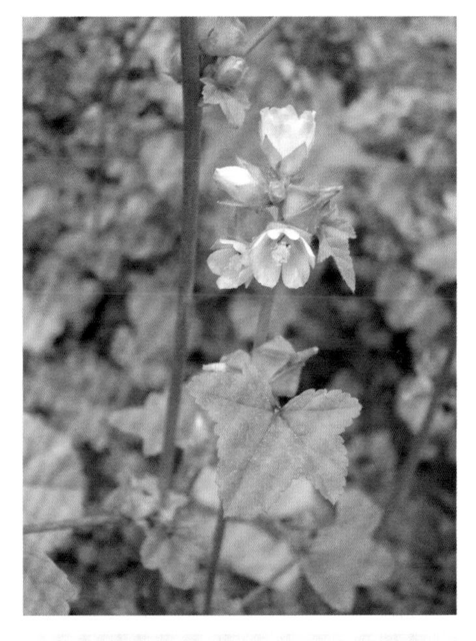

野葵 *Malva verticillata* L.

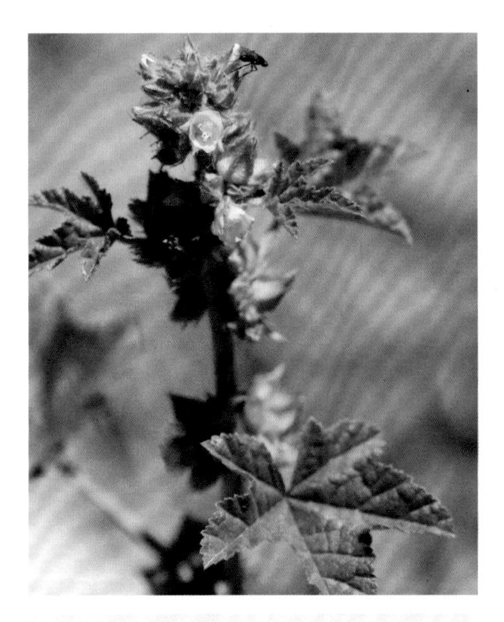

冬葵 *Malva crispa* L.

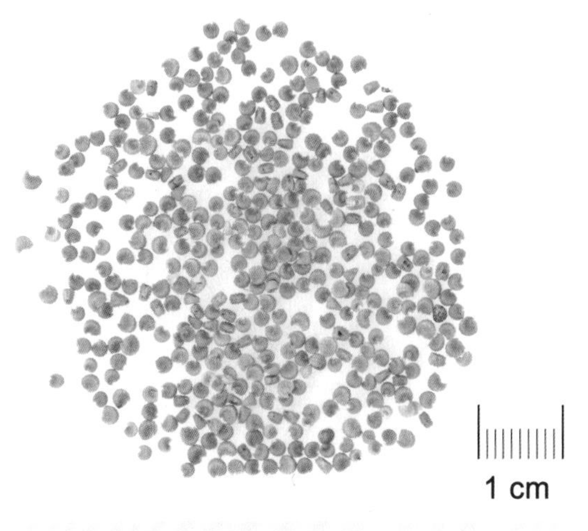

冬葵子饮片

半夏

《神农本草经》

【来源】天南星科植物半夏 *Pinellia ternata* (Thunb.) Breit. 的干燥块茎。

【药性功效】辛,温;有毒。归脾、胃、肺经。燥湿化痰,降逆止呕,消痞散结。

【抗肿瘤组分及化学成分】半夏中抗肿瘤组分为半夏水提物、醇提物、乙酸乙酯提取物、总有机酸提取物、半夏总蛋白、总生物碱和半夏凝集素。

【用法用量】煎服,3～9 g。内服一般炮制后使用。外用适量,磨汁涂;或研末以酒调敷患处。

【效方撷要】

1. *治舌癌* 半夏 12 g,茯苓、陈皮、贝母各 9 g,制川乌、制草乌各 4.5 g,玄参、生牡蛎各 7 g。水煎服,每日 1 剂。

2. *治胃癌* 半夏、胡椒粉各等份为末,姜汁制丸如梧桐子大,1 次 30～50 丸,姜汤下,每日 1 次。

3. *治子宫颈癌* 半夏片 0.3 g,口服,1 次 2～3 片,每日 3 次。

4. *治癌痛法* 半夏、白术、瓦楞子各 30 g,木香、血竭各 9 g,雄黄 6 g。诸药研粉,分成 30 包。1 次 1 包,温开水冲服,每日 3 次。

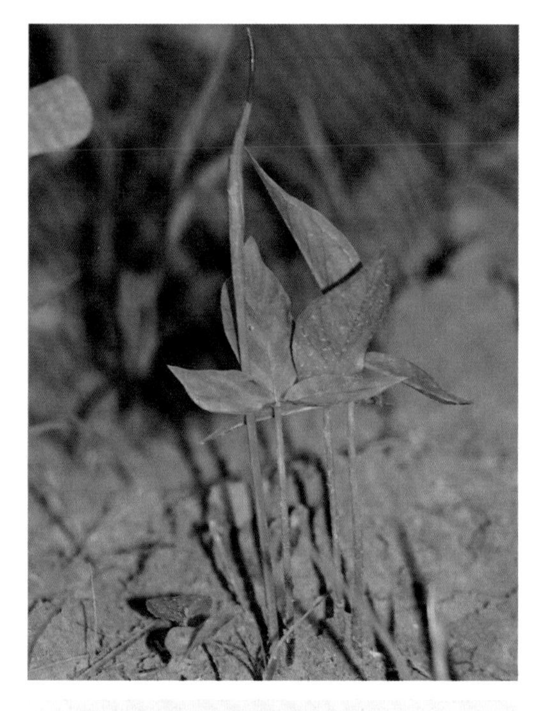

半夏 *Pinellia ternata* (Thunb.) Breit.

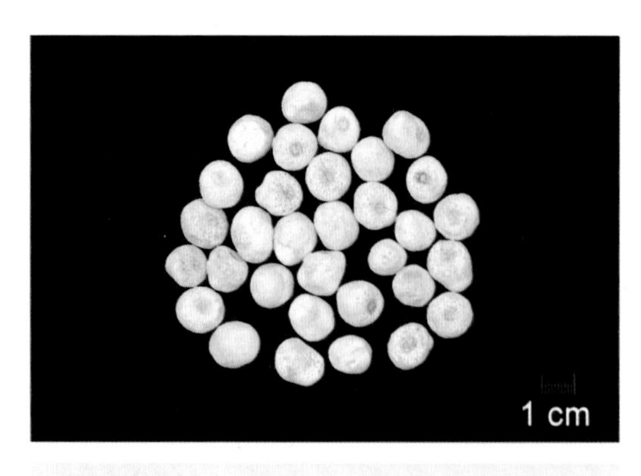

半夏药材

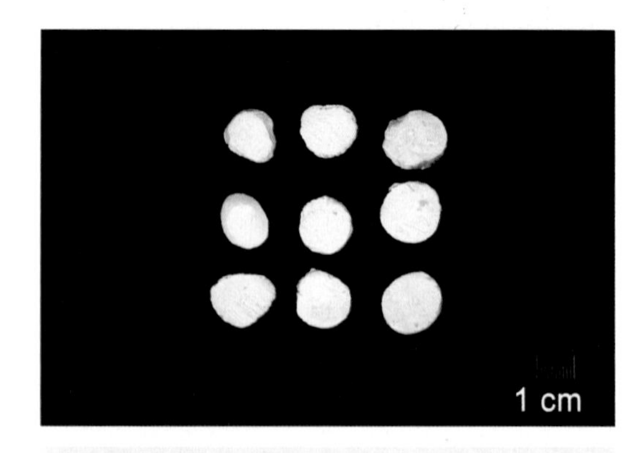

半夏饮片

芋 头

《名医别录》

【来源】天南星科植物芋 *Colocasia esculenta* (L.) Schott 的新鲜或干燥根茎。

【药性功效】甘、辛，平。归胃经。健脾补虚，散结解毒。

【抗肿瘤组分及化学成分】芋头中抗肿瘤组分为芋头提取物。

【用法用量】煎服，60～120 g；或入丸、散。外用适量，捣敷；或醋磨涂。

【效方撷要】

1. 治乳腺癌　芋头捣烂后与少量面粉搅拌贴于患处。

2. 治甲状腺癌、肝癌、淋巴瘤　芋头 15～30 g。水煎服，每日 1 剂。

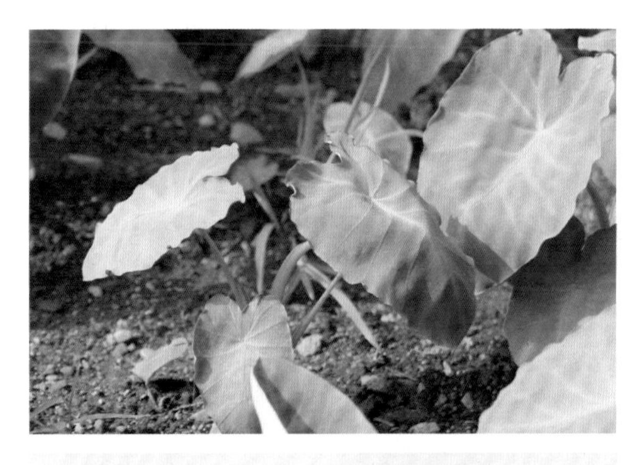

芋 *Colocasia esculenta* (L.) Schott

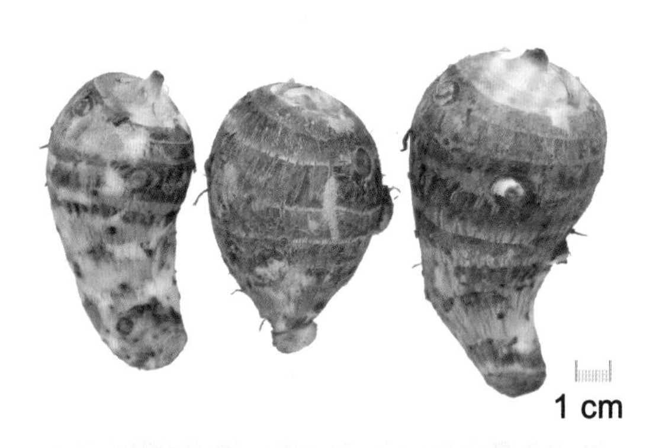

芋头药材(新鲜)

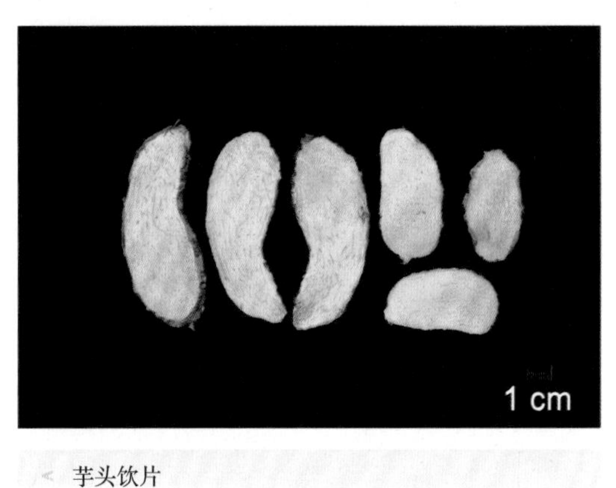

芋头饮片

防己

《神农本草经》

【来源】防己科植物粉防己 *Stephania tetrandra* S. Moore 的干燥根。

【药性功效】苦，寒。归膀胱、肺经。祛风止痛，利水消肿。

【抗肿瘤组分及化学成分】防己中抗肿瘤化学成分为粉防己碱和防己诺灵碱。

【用法用量】煎服，5～10 g。

【效方撷要】

1. 治食管癌　防己、半夏、佩兰各 12 g，降香 24 g，乌梅 15 g，陈皮 9 g，炮穿山甲 4.5 g。水煎服，每日 1 剂。

2. 治膀胱癌　防己 15 g，半枝莲、七叶一枝花各 30 g，蒲黄炭、大蓟、小蓟各 12 g。水煎服，每日 1 剂。

3. 治鼻咽癌　防己、野荞麦、土牛膝各 30 g。水煎服，每日 1 剂。

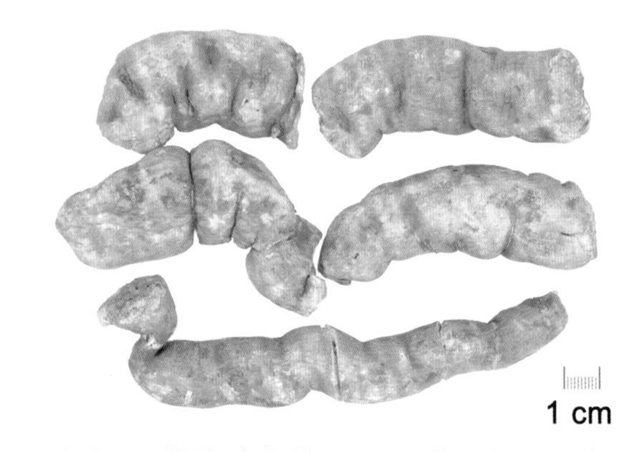

防己药材

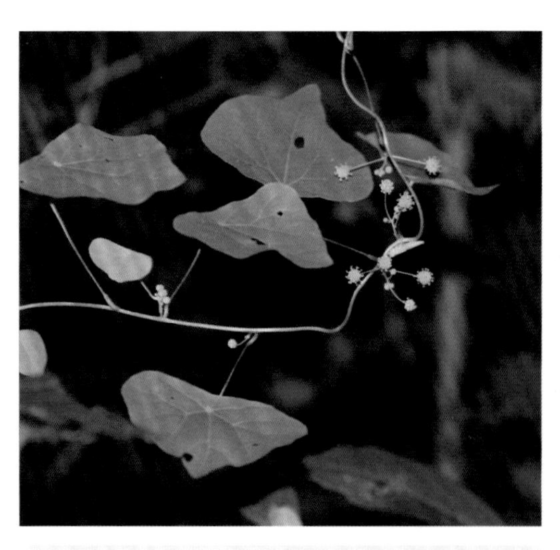

粉防己 *Stephania tetrandra* S. Moore

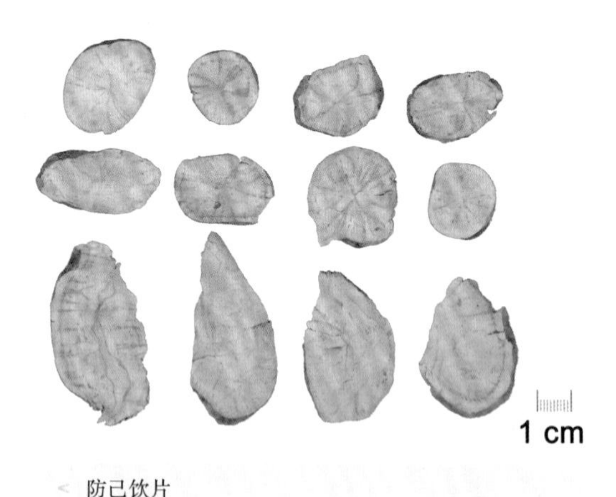

防己饮片

红车轴草

《本草纲目》

【来源】豆科植物红车轴草 *Trifolium pratense* L. 的干燥花序及带花枝叶。

【药性功效】甘、苦，微寒。清热止咳，散结消肿。

【抗肿瘤组分及化学成分】红车轴草中抗肿瘤化学成分为鹰嘴豆芽素 A、染料木素、大豆黄素、芒柄花素和毛蕊花异黄酮。

【用法用量】煎服，15～30 g；或泡茶饮。外用适量，捣敷；或制成软膏涂敷。

【效方撷要】

1. 治乳腺癌　红车轴草花适量，每日用开水泡茶饮用。

2. 治各种肿瘤　红车轴草、堇菜叶、钝叶酸模根等量混合。水煎服，每日 1 剂。

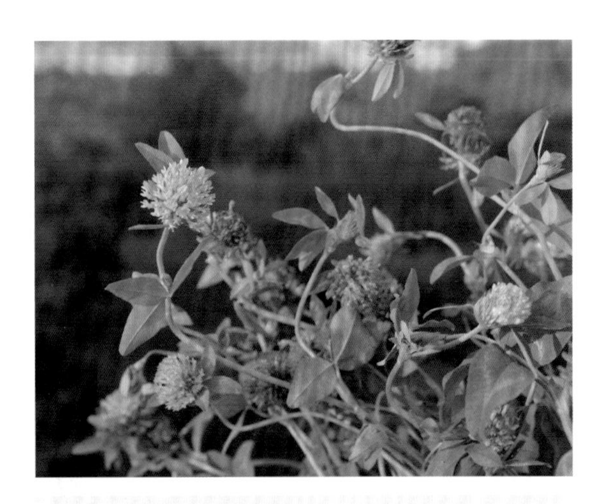

红车轴草 *Trifolium pratense* L.

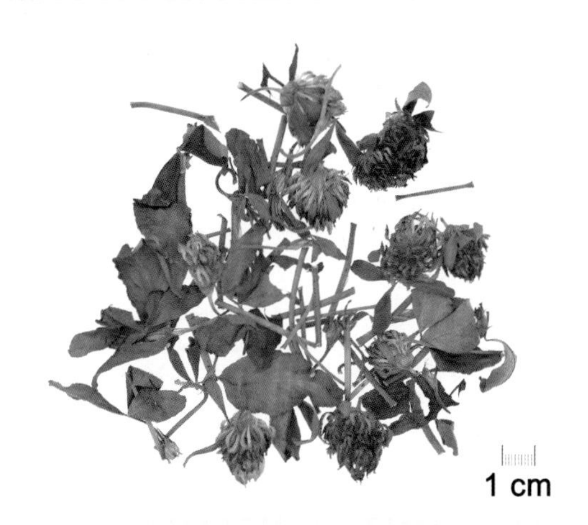

红车轴草饮片

远志

《本草纲目》

【来源】远志科植物远志 *Polygala tenuifolia* Willd. 或卵叶远志 *Polygala sibirica* L. 的干燥根。

卵叶远志在《中国植物志》中为：西伯利亚远志。

【药性功效】苦、辛，温。归心、肾、肺经。安神益智，交通心肾，祛痰，消肿。

【抗肿瘤组分及化学成分】远志中抗肿瘤化学成分为远志多糖。

【用法用量】煎服，3～10 g。

【效方撷要】

1. 治上颌窦癌　远志、沙参、玄参各 15 g，白花蛇舌草、半边莲、半枝莲、川黄连、生地黄、石见穿、忍冬藤、生牡蛎各 30 g，野菊花、白英各 20 g，酸枣仁、柏子仁各 10 g。水煎服，每日 1 剂。

2. 治脑部肿瘤　远志 6 g，水红花子、煅牡蛎、昆布各 30 g，姜半夏、生天南星、浙贝母各 12 g，煅瓦楞 15 g，地龙 3 g。水煎服，每日 1 剂。

3. 治乳腺癌　远志、蒲公英、紫花地丁、官桂各 10 g，瓜蒌 20 g，夏枯草、金银花、黄芪、白芷、

远志 *Polygala tenuifolia* Willd.

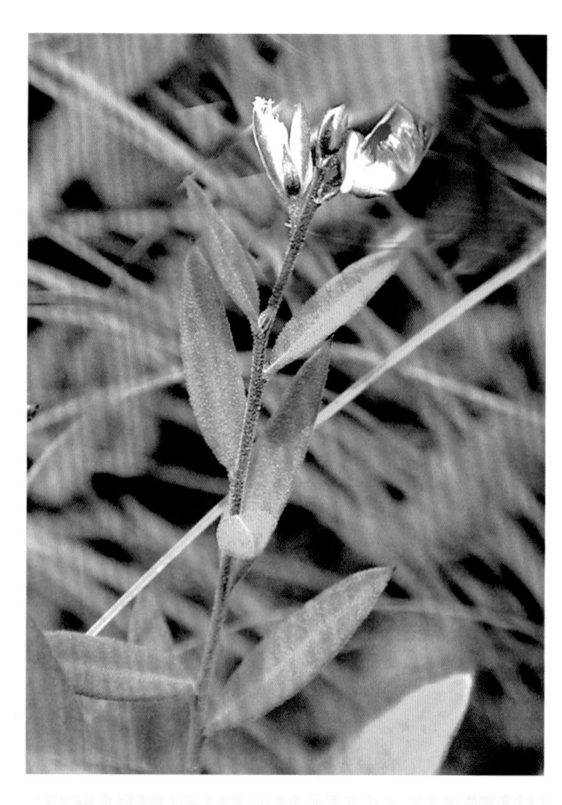

卵叶远志 *Polygala sibirica* L.

桔梗、薤白各15g，当归30g，甲珠、天花粉、赤芍、甘草各6g。水煎服，每日1剂。

4. **治甲状腺癌** 远志、茯神各10g，生地黄、麦冬、女贞子、墨旱莲、夏枯草、野菊花、黄药子各15g，玄参12g，沙参、首乌藤、生牡蛎各30g。水煎服，每日1剂。

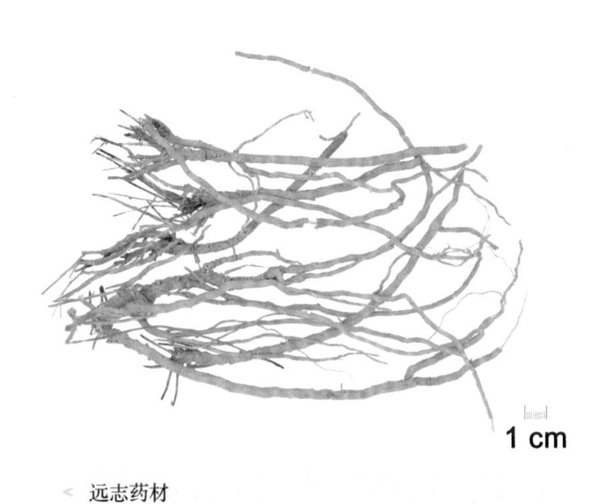

远志药材

1 cm

远志饮片(远志肉)

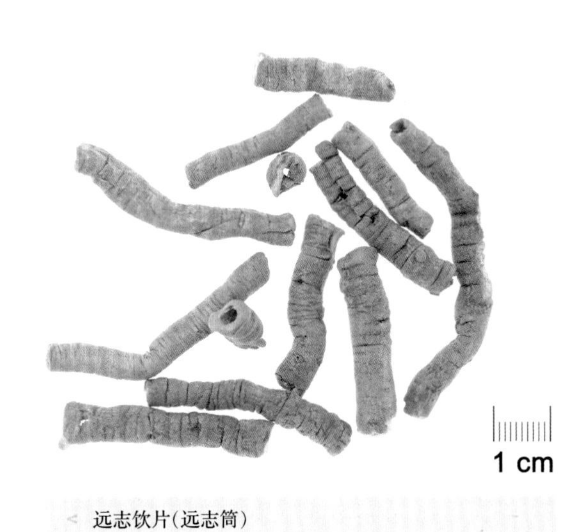

远志饮片(远志筒)

赤小豆

《神农本草经》

【来源】豆科植物赤小豆 *Vigna umbellata* Ohwi et Ohashi 或赤豆 *Vigna angularis* Ohwi et Ohashi 的干燥成熟种子。

【药性功效】甘、酸，平。归心、小肠经。利水消肿，解毒排脓。

【抗肿瘤组分及化学成分】赤小豆中抗肿瘤组分为赤小豆水提物和凝集素。

【用法用量】煎服，9～30 g。外用适量，研末调敷。

【效方撷要】

1. 治恶性葡萄胎　赤小豆、冬瓜仁、薏苡仁、鱼腥草各 30 g，黄芪、败酱、白及各 15 g，茜草、当归、阿胶珠、党参各 9 g，甘草 6 g。水煎服，每日 1 剂。

2. 治胰腺肿瘤　赤小豆、谷芽、白花蛇舌草、半枝莲各 30 g，薏苡仁、茵陈、夏枯草各 15 g，黄柏、枳壳、茯苓、焦栀子、山慈菇各 10 g，大黄 5 g。水煎服，每日 1 剂。

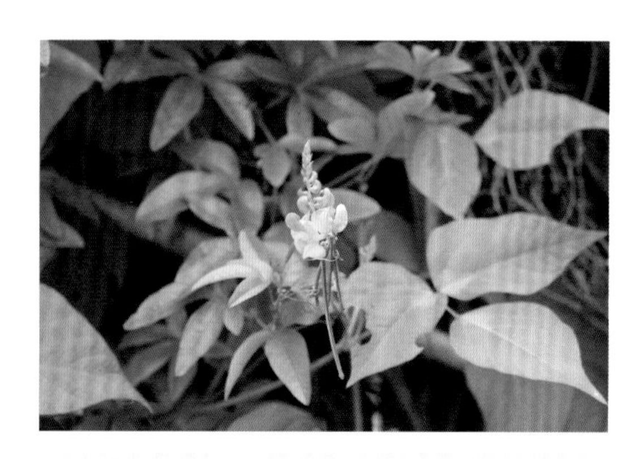

赤小豆 *Vigna umbellata* Ohwi et Ohashi

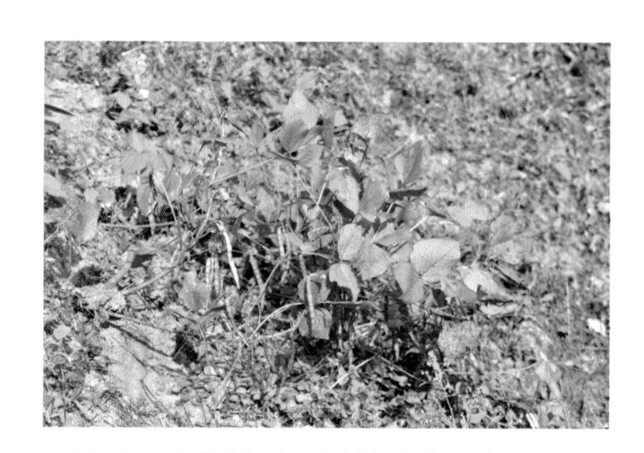

赤豆 *Vigna angularis* Ohwi et Ohshi

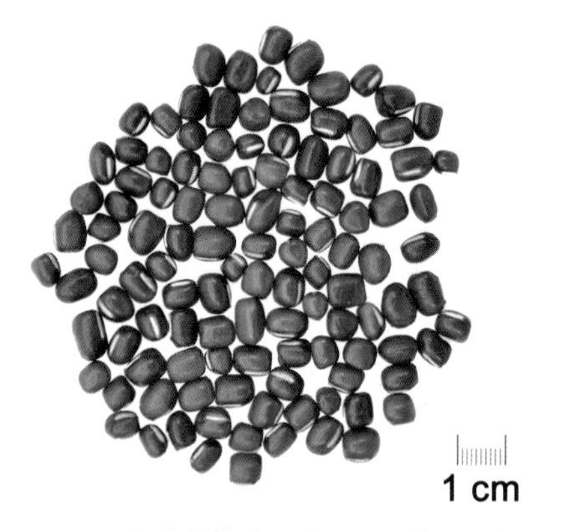

赤小豆饮片(赤豆)

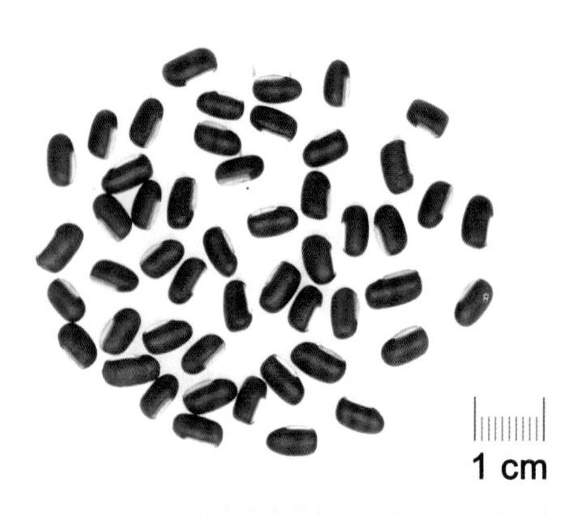

赤小豆饮片(赤小豆)

花 椒

《神农本草经》

【来源】芸香科植物青椒 *Zanthoxylum schinifolium* Sieb. et Zucc. 或花椒 *Zanthoxylum bungeanum* Maxim. 的成熟果皮。

青椒在《中国植物志》中为：青花椒。

【药性功效】辛，温。归脾、胃、肾经。温中止痛，杀虫止痒。

【抗肿瘤组分及化学成分】花椒中抗肿瘤组分为花椒挥发油。抗肿瘤化学成分为青花椒碱、柠檬烯和右旋柠檬烯。

【用法用量】煎服，3～6 g。外用适量，煎汤熏洗。

【效方撷要】

1. 治胃癌　鲜花椒 30 g，橘皮 10 g，生姜 6 g，瘦猪肉 40 g。熬熟食用，常服。

2. 治子宫颈癌　花椒 9 g，人参、生鳖甲各 18 g。共为细末，分为 6 包，每晚服 1 包，开水送下，连服 3 包后腹痛可减轻，连用 24 包为 1 个疗程。

3. 治脑垂体瘤　炒花椒、玳瑁粉（冲服）、川红花、川芎各 10 g，鹿茸草、薏苡仁各 30 g，天葵子 20 g，桃仁、僵蚕各 15 g。另用铁扫帚 60 g，煎水熬药，每日 1 剂。

4. 治皮肤癌（溃疡型、菜花样肿瘤）　花椒、五倍子各 15 g，蛇床子、龙葵子、败酱、蒲公英、白鲜皮各 30 g，苦参 20 g。水煎服，每日 1 剂。

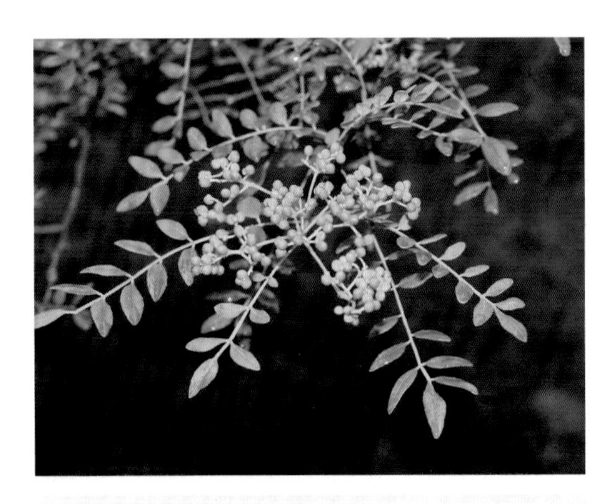

青椒 *Zanthoxylum schinifolium* Sieb. et Zucc.

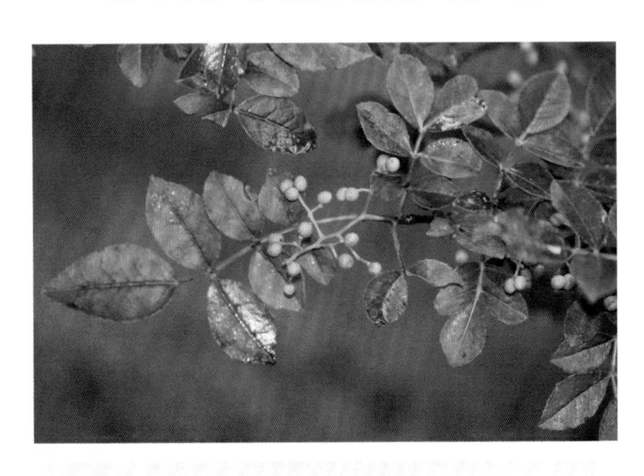

花椒 *Zanthoxylum bungeanum* Maxim.

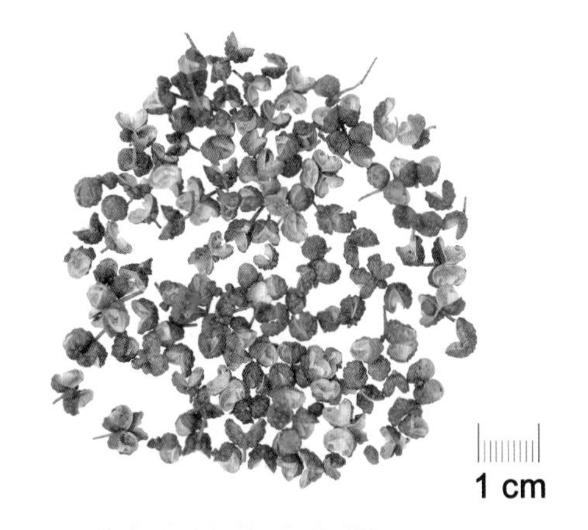

花椒饮片

芥子

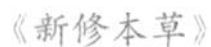

《新修本草》

【来源】十字花科植物白芥 *Sinapis alba* L. 或芥 *Brassica juncea*（L.）Czern. et Coss. 的干燥种子。前者习称"白芥子"，后者习称"黄芥子"。

芥在《中国植物志》中为：芥菜。

【药性功效】辛，温。归肺经。温肺豁痰利气，散结通络止痛。

【抗肿瘤组分及化学成分】白芥子中抗肿瘤组分为白芥子挥发油。抗肿瘤化学成分为异硫氰酸烯丙酯和芥子碱。

【用法用量】煎服，3～9 g；或入丸、散。外用适量，研末调敷；或作发泡用。

【效方撷要】

1. 治甲状腺癌　白芥子、白芍、制香附各 12 g，玄参、海浮石、夏枯草各 30 g。水煎服，每日 1 剂。

2. 治恶性淋巴瘤　白芥子、川白芍、陈皮各 9 g，苍术、厚朴、法半夏、山慈菇、重楼各 12 g，茯苓、薏苡仁、丹参各 15 g，豆蔻、天南星、甘草各 6 g。水煎服，每日 1 剂。

3. 治乳腺癌　白芥子 3 g，煅牡蛎、瓜蒌皮、炒谷芽、炒麦芽各 30 g，生地黄、王不留行各 15 g，茯苓、香附、枸杞子各 12 g，浙贝母、青皮、半夏、赤芍、当归、橘叶、炮穿山甲各 9 g，漏芦、陈皮各 6 g。水煎服，每日 1 剂。

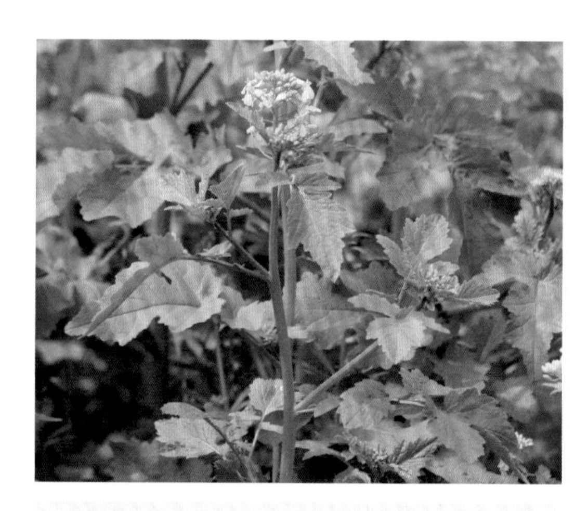

白芥 *Sinapis alba* L.

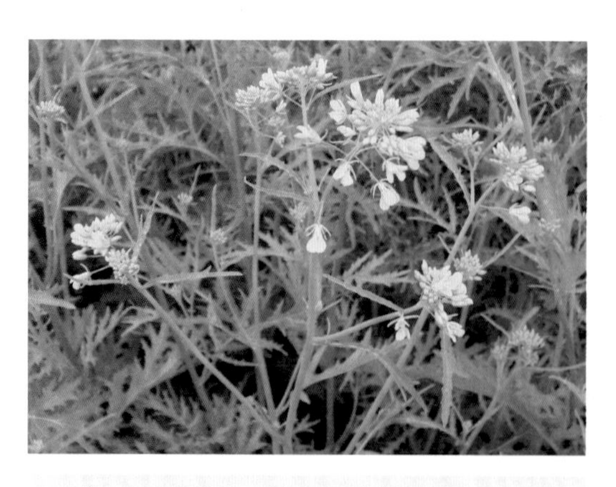

芥 *Brassica juncea*（L.）Czern. et Coss.

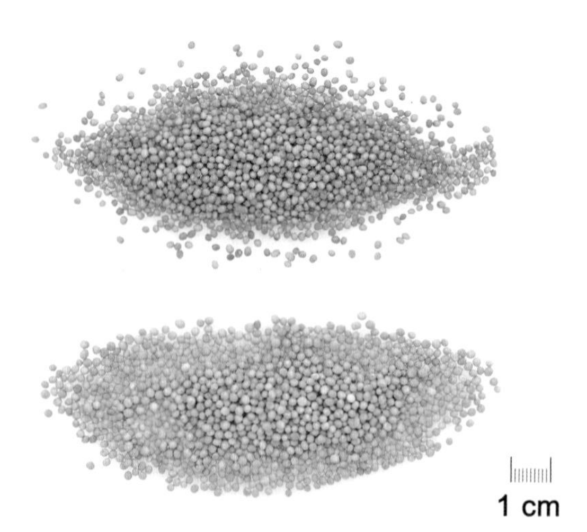

芥子饮片（上黄芥子，下白芥子）

苍耳子

《千金·食治》

【来源】菊科植物苍耳 *Xanthium sibiricum* Patr. 的干燥成熟带总苞的果实。

苍耳在《中国植物志》中为：*Xanthium strumarium* L.。

【药性功效】辛、苦，温；有毒。归肺经。散风寒，通鼻窍，祛风湿。

【抗肿瘤组分及化学成分】苍耳中抗肿瘤组分为醇提取物、挥发油和倍半萜内酯类化合物。抗肿瘤化学成分为8位异构体苍耳素、苍耳皂素和苍耳素。

【用法用量】煎服，3～10 g。

【效方撷要】

1. 治鼻咽癌　苍耳子 7.5 g，辛夷 15 g，白芷 30 g，薄荷 1.5 g。共为细末，1 次 6 g。

2. 治神经系统恶性肿瘤　苍耳子 7 g，天南星、生半夏各 30 g，蒺藜 9 g，加生姜适量。水煎服，每日 1 剂。

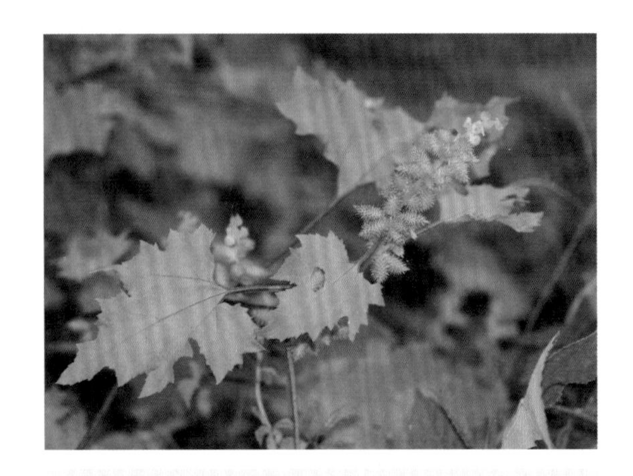

苍耳 *Xanthium sibiricum* Patr.

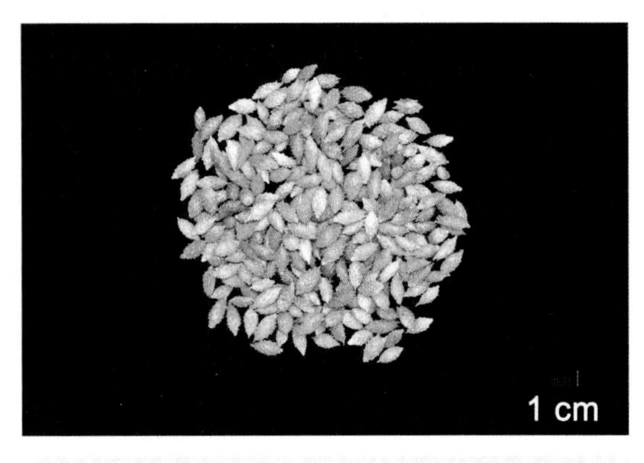

苍耳子饮片

皂角刺

《本草纲目》

【来源】豆科植物皂荚 *Gleditsia sinensis* Lam. 的干燥棘刺。

【药性功效】辛，温。归肝、胃经。消肿托毒，排脓，杀虫。

【抗肿瘤组分及化学成分】皂角刺中抗肿瘤组分为皂角刺醇提物。抗肿瘤化学成分为黄颜木素、齐墩果酸-3-乙酸酯和皂荚皂苷E。

【用法用量】煎服，3～10 g。外用适量，醋蒸取汁涂患处。

【效方撷要】

1. 治乳腺癌　皂角刺、山慈菇、石见穿、八月札各30 g，八角金盘6 g，蜂房12 g，黄芪、丹参、赤芍各15 g。水煎服，每日1剂。

2. 治鼻咽癌　皂角刺和枝500 g，煎汤成黄酒色。每日3次，每服1～2茶杯。

3. 治鼻咽癌、淋巴结转移　皂角刺5 g，川楝子、石菖蒲各10 g，白芍、玄参各12 g，生牡蛎、夏枯草各30 g，硼砂1.5 g(冲服)，瓜蒌15 g。水煎服，每日1剂。

4. 治恶性淋巴瘤(寒痰凝滞型)　皂角刺、天南星各9 g，熟地黄20 g，麻黄、白芥子、生甘草、鹿角胶各10 g，肉桂4 g，炮姜5 g，夏枯草12 g。水煎服，每日1剂，另加小金丹吞服。

5. 治皮肤癌　皂角刺、知母、乳香、急性子各15 g，半夏、川贝母、蛇蜕各10 g，天花粉20 g，金银花30 g。水煎服，每日1剂。

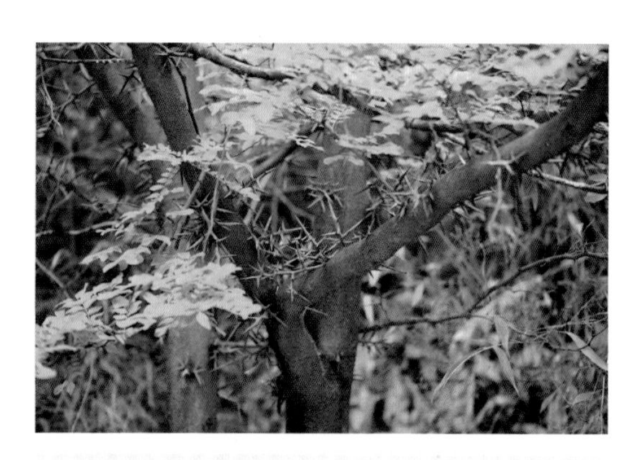

皂荚 *Gleditsia sinensis* Lam.

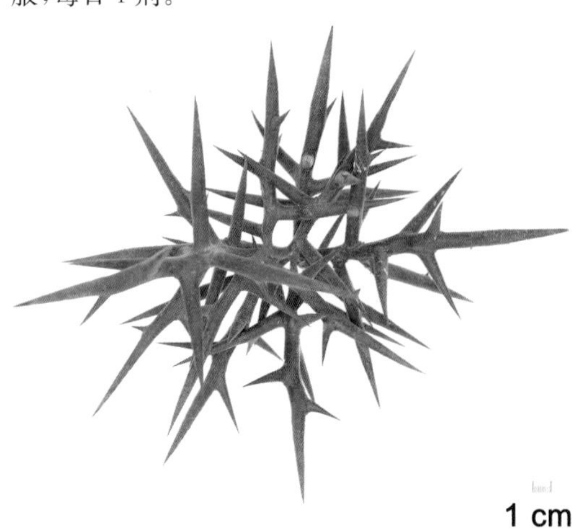

皂角刺药材

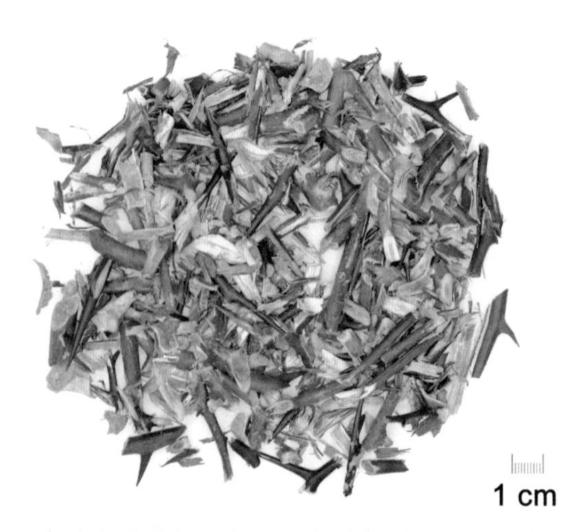

皂角刺饮片

辛 夷

《本草纲目》

【来源】木兰科植物望春花 *Magnolia biondii* Pamp.、玉兰 *Magnolia denudata* Desr. 或武当玉兰 *Magnolia sprengeri* Pamp. 的干燥花蕾。

望春花在《中国植物志》中为：望春玉兰 *Yulania biondii*（Pamp.）D. L. Fu。玉兰为：*Yulania denudata*（Desr.）D. L. Fu。武当玉兰为：*Yulania sprengeri*（Pamp.）D. L. Fu。

【药性功效】辛，温。归肺、胃经。散风寒，通鼻窍。

【抗肿瘤组分及化学成分】辛夷中抗肿瘤组分为辛夷提取物。抗肿瘤化学成分为木兰脂素。

【用法用量】煎服，3～10 g，宜包煎。外用适量。

【效方撷要】

1. *治鼻咽癌* 辛夷、苍耳、夏枯草、桔梗、马鞭草、蔓荆子、六方藤各 15 g，鱼腥草、千里光、通光散各 30 g。水煎服，每日 1 剂。

2. *治子宫癌* 辛夷 15 g，斑庄根 30 g，莪术 16 g，香附 12 g。水煎服，每日 1 剂。

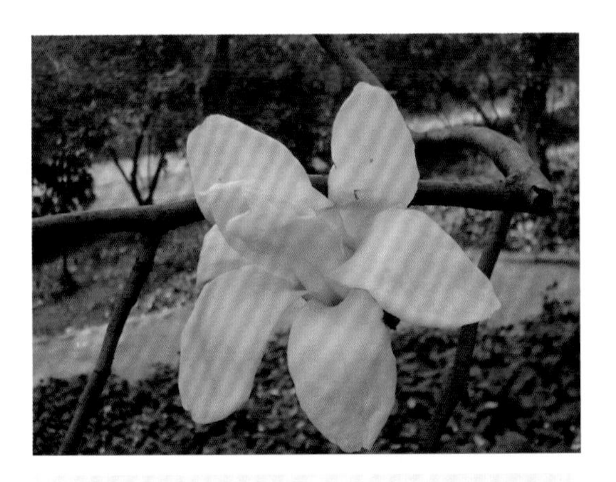

望春花 *Magnolia biondii* Pamp.

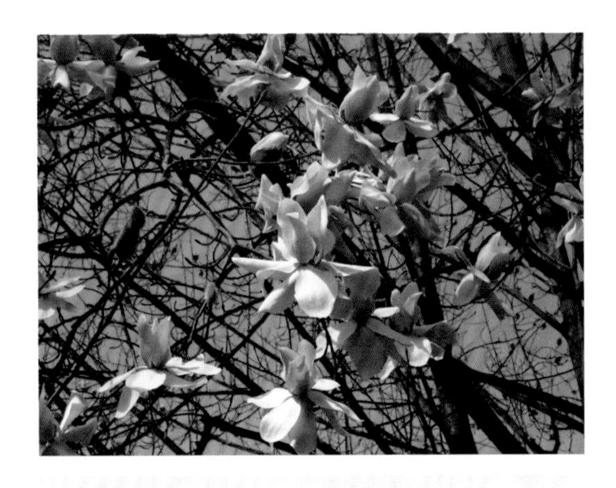

武当玉兰 *Magnolia sprengeri* Pamp.

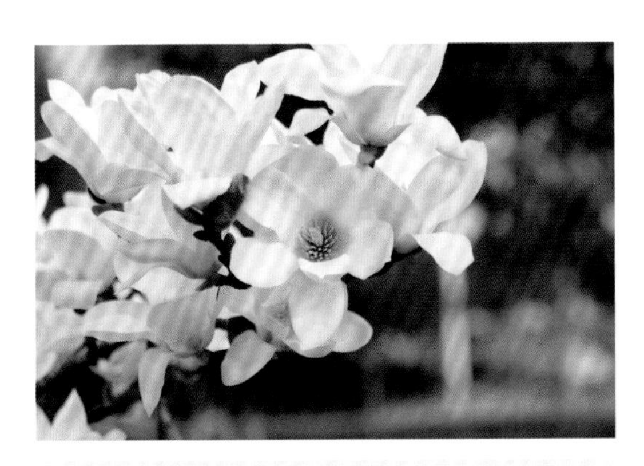

玉兰 *Magnolia denudata* Desr.

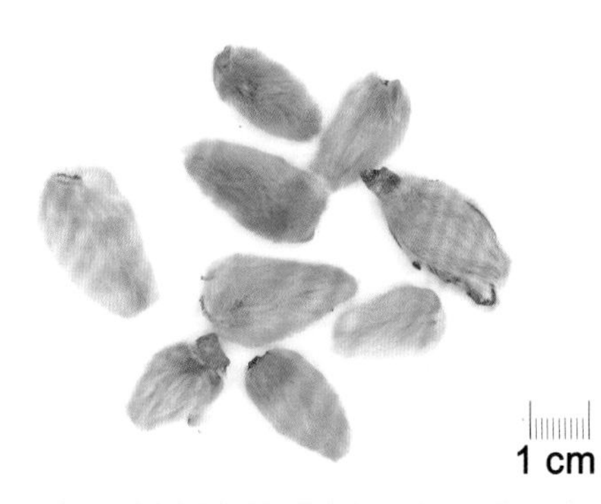

辛夷饮片

鸡矢藤

《生草药性备要》

【来源】茜草科植物鸡矢藤(鸡屎藤)*Paederia foetida* L.的干燥全草或根。

【药性功效】甘、微苦,平。祛风除湿,消食化积,解毒消肿,活血止痛。

【抗肿瘤组分及化学成分】鸡屎藤中抗肿瘤化学成分为 3β, 13β-二羟基乌索-11-烯-28-油酸、2α, 3β, 13β-三羟基乌索-11-烯-28-油酸、乌索酸、2α-羟基乌索酸、α-亚麻酸和揌贝素。

【用法用量】煎服,10～15 g,大剂量 30～60 g;或浸酒。外用适量,捣敷;或煎水洗。

【效方撷要】治肝癌 鸡矢藤挥发油 0.5 ml,穿山甲末 100 g,乳香、没药各 20 g,冰片少许,乙醇 500 ml。取乳香、没药浸入乙醇溶液中 20 日,备用。穿山甲末喷入乳香、没药液 70 ml(醇溶液),烘干。加入鸡矢藤挥发油及少许冰片,再用食用醋调成稠糊状。外敷脐部,24 h 换药 1 次。

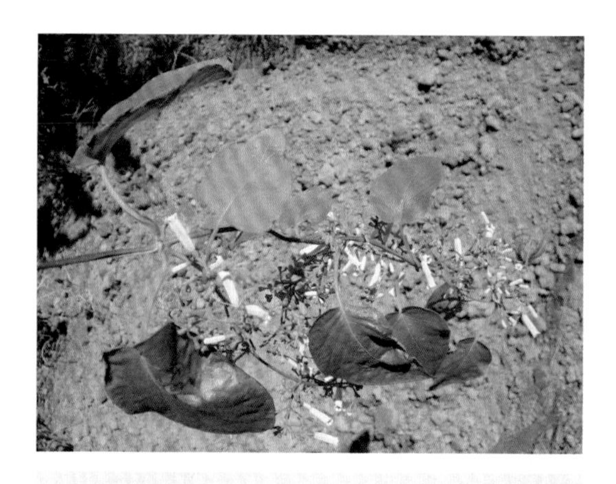

鸡矢藤 *Paederia foetida* L.

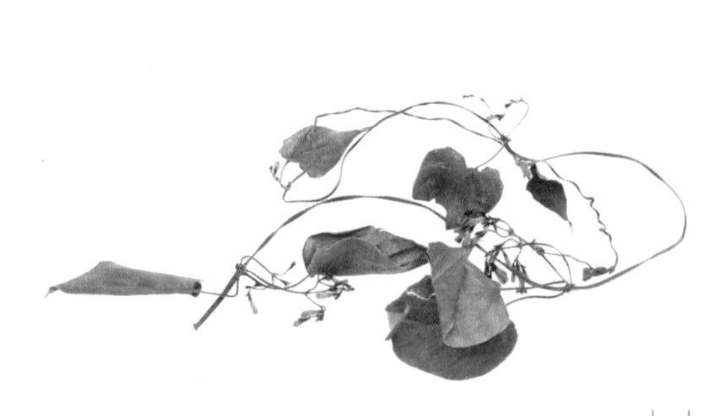

鸡矢藤药材

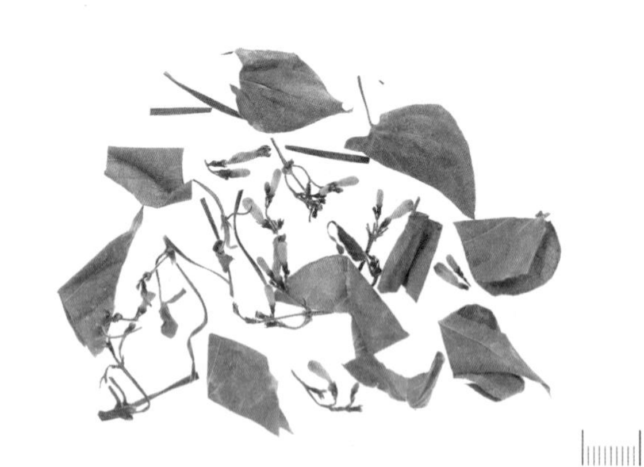

鸡矢藤饮片

苦杏仁

《本草经集注》

【来源】蔷薇科植物山杏 *Prunus armeniaca* L. var. *ansu* Maxim.、西伯利亚杏 *Prunus sibirica* L.、东北杏 *Prunus mandshurica*（Maxim.）Koehne 或杏 *Prunus armeniaca* L. 的干燥成熟种子。

山杏在《中国植物志》中为：野杏 *Armeniaca vulgaris* var. *ansu*（Maxim.）Yü et Lu。西伯利亚杏为：山杏 *Armeniaca sibirica*（L.）Lam.。东北杏为：*Armeniaca mandshurica*（Maxim.）Skv.。杏为：*Armeniaca vulgaris* Lam.。

【药性功效】苦，微温；有小毒。归肺、大肠经。降气止咳平喘，润肠通便。

【抗肿瘤组分及化学成分】杏仁中抗肿瘤化学成分为苦杏仁苷。

【用法用量】煎服，5～10 g，生品入煎剂后下。

【效方撷要】

1. 治肾癌　杏仁、桃仁、五灵脂各 9 g，牡蛎 15 g，穿山甲 12 g，全蝎、青皮各 6 g，木香 4 g。水煎服，每日 1 剂。

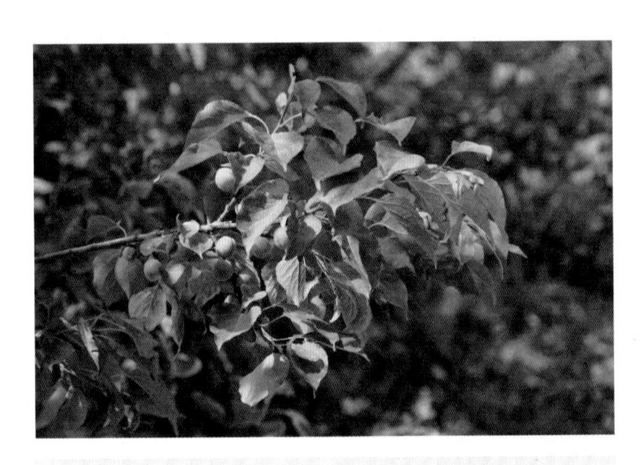

山杏 *Prunus armeniaca* L. var. *ansu* Maxim.

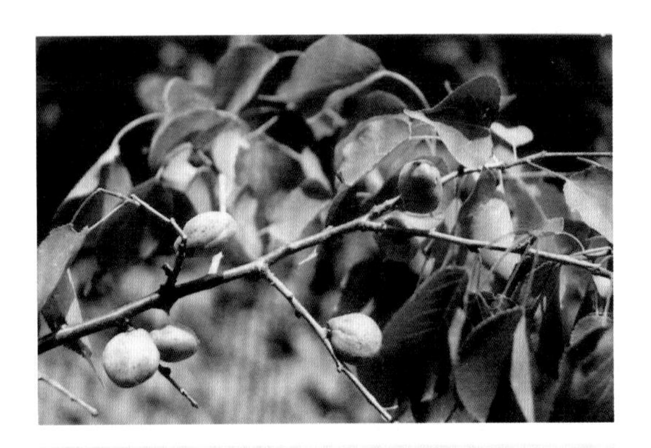

西伯利亚杏 *Prunus sibirica* L.

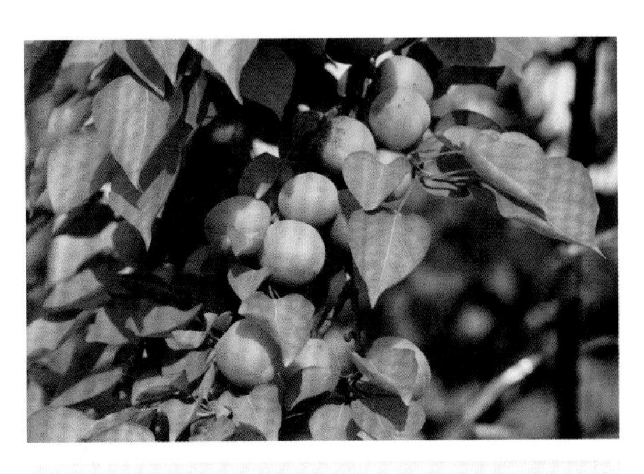

杏 *Prunus armeniaca* L.

2. **治肺癌** 杏仁9g，生半夏、生天南星、桃仁15g，米仁30g。水煎服，每日1剂。

3. **治食管癌** 杏仁4g，茯苓5g，干姜、甘草各2g。水煎服，每日1剂。

4. **治子宫颈癌** 杏仁15g，桃仁60g，大黄9g，水蛭、虻虫各3g。水煎服，每日1剂。

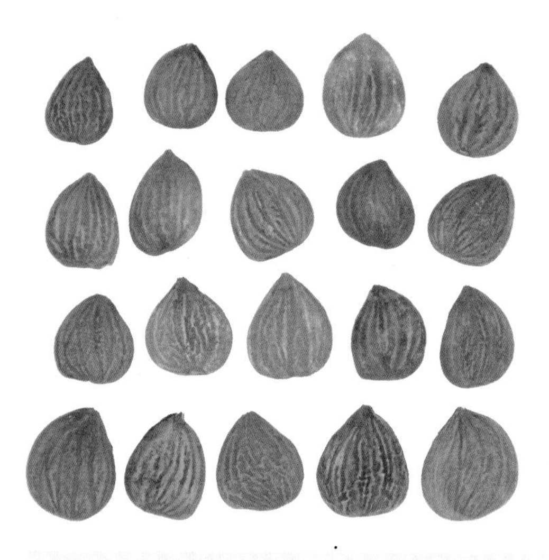

苦杏仁药材

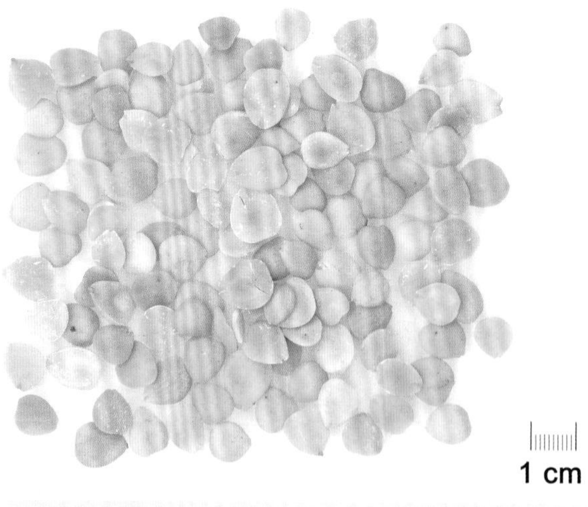

苦杏仁饮片

枇杷叶

《本草纲目》

【来源】蔷薇科植物枇杷 *Eriobotrya japonica* (Thunb.) Lindl. 的干燥叶。

【药性功效】苦，微寒。归肺、胃经。清肺止咳，降逆止呕。

【抗肿瘤组分及化学成分】枇杷叶中抗肿瘤组分为枇杷叶粗提物。抗肿瘤化学成分为四甲基环己烯型单萜苷类（长寿花糖苷）、原花青素类（原花青素 B_2）、三萜酸类（乌索酸）和 3-*O*-反式对香豆酰委陵菜酸。

【用法用量】煎服，6～10 g。止咳宜炙用，止呕宜生用。

【效方撷要】

1. 治肺癌　枇杷叶、杏仁、藕节、黄芩、蒲黄各 9 g，漏芦 15 g，北沙参、蜂蜜各 12 g，石燕 30 g，半边莲 60 g。水煎服，每日 1 剂。

2. 治胃癌、子宫癌、乳腺癌　枇杷叶切细，以湿粗纸包裹，于炭火中煨熟，装入布袋，趁热温熨患处，冷则更换，每日 2～3 次。

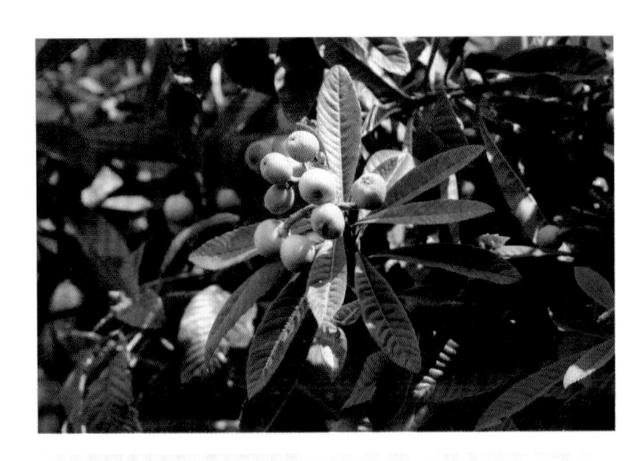

枇杷 *Eriobotrya japonica* (Thunb.) Lindl.

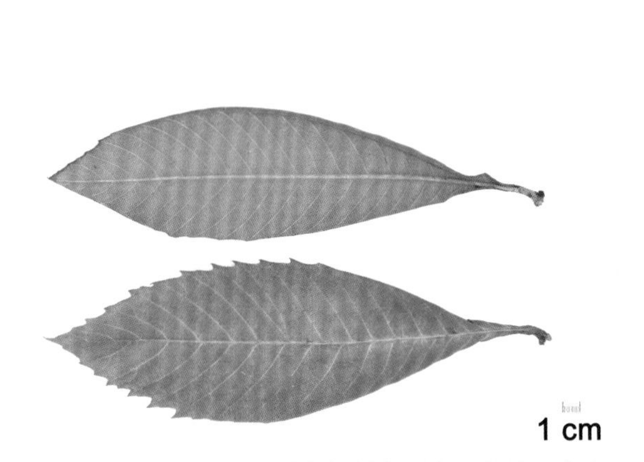

枇杷叶药材

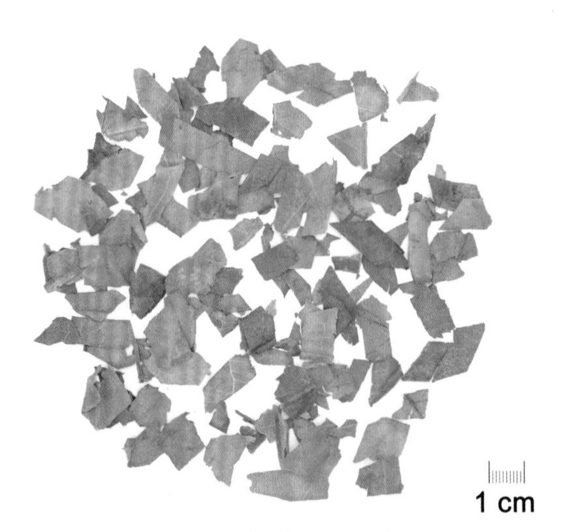

枇杷叶饮片

泽泻

《本草纲目》

【来源】泽泻科植物东方泽泻 *Alisma orientale* (Sam.) Juzep. 或泽泻 *Alisma plantago-aquatica* L. 的干燥块茎。

【药性功效】甘、淡，寒。归肾、膀胱经。利水渗湿，泄热，化浊降脂。

【抗肿瘤组分及化学成分】泽泻中抗肿瘤组分为三萜类化合物。抗肿瘤化学成分为泽泻醇 B 和 23-乙酰泽泻醇 B。

【用法用量】煎服，6～10 g。

【效方撷要】

1. **治肝癌** 泽泻、茵陈、猪苓、青蒿各 30 g，炒栀子、茯苓、鳖甲、车前子(包煎)、半边莲、八月札各 15 g，苦杏仁、大腹皮、豆蔻、广木香、延胡索、郁金、厚朴、炮穿山甲各 10 g，甘草 6 g，蝼蛄 5 g。水煎服，每日 1 剂。

2. **治癌性胸腹水** 泽泻、茯苓各 15 g，生黄芪、猪苓、龙葵各 30 g，甘草、干姜、白术、槟榔、厚朴、大腹皮、桂枝、椒目各 10 g，木香、木瓜各 6 g。水煎服，每日 1 剂。

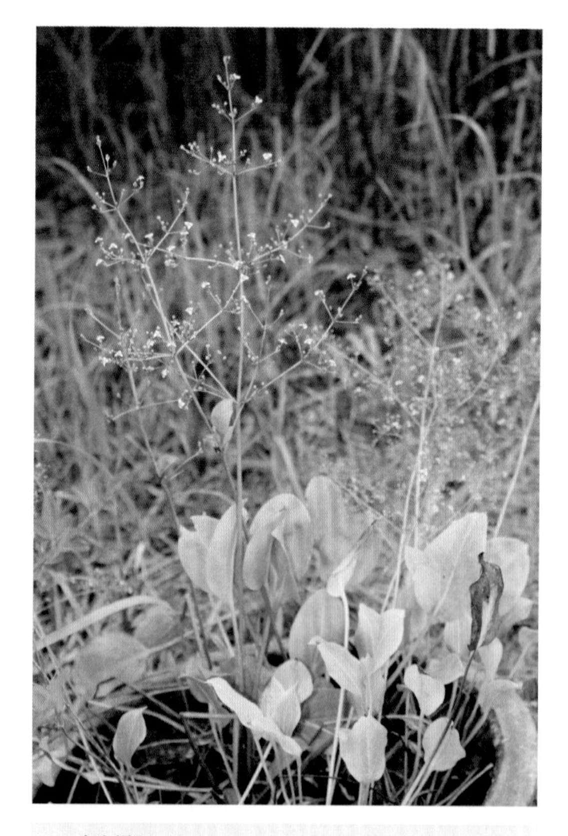

东方泽泻 *Alisma orientale* (Sam.) Juzep.

3. 治乳腺癌　泽泻、浙贝母、熟地黄、龟甲、甘草、黄精、菟丝子、山茱萸、生地黄、山药、鳖甲各 10 g，生黄芪、土茯苓、白花蛇舌草、鸡血藤各 30 g，枸杞子、生龙骨、半边莲、生牡蛎各 15 g，山慈菇、五味子、炮穿山甲各 6 g。水煎服，每日 1 剂。

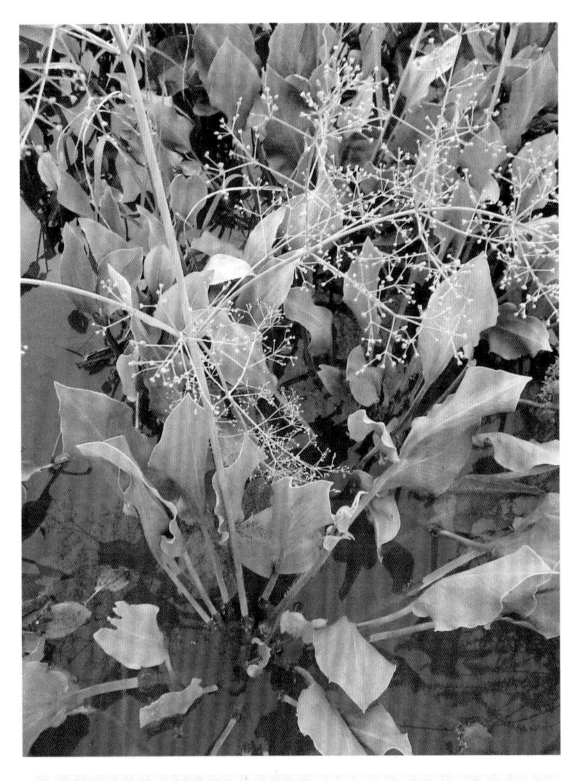

< 泽泻 *Alisma plantago-aquatica* L.

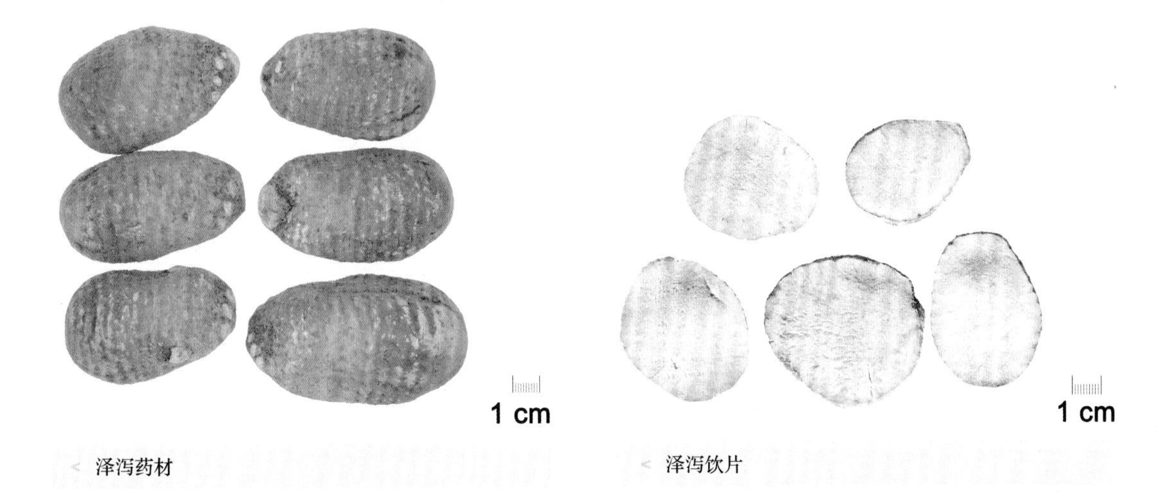

< 泽泻药材　　< 泽泻饮片

泽漆

《神农本草经》

【来源】大戟科植物泽漆 *Euphorbia helioscopia* L. 的干燥全草。

【药性功效】辛、苦，微寒；有毒。归肺、大肠、小肠经。行水消肿，化痰止咳，解毒杀虫。

【抗肿瘤组分及化学成分】泽漆中抗肿瘤组分为乙酸乙酯提取物和热水提取物。抗肿瘤化学成分为大戟苷、杨梅素和泽漆内酯。

【用法用量】煎服，3～9 g；或熬膏，入丸、散用。外用适量，煎水洗；熬膏或研末调敷。

【效方撷要】

1. 治恶性淋巴瘤　泽漆 50 g，黄独 40 g，木香、天葵子各 25 g，蚤休 15 g。水煎服，每日 1 剂。

2. 治肝癌　泽漆 100 g，天龙 50 条，干蟾皮 50 g。浸于 1 000 ml 黄酒中，每日搅动 2 次，密闭，浸泡 5～7 日，滤除药渣，静置药液 2 日后，1 次 25～30 ml，饭前服，每日 3 次。

3. 治乳腺癌　泽漆 15 g，芙蓉叶、铁树叶各 30 g。水煎服，每日 1 剂。

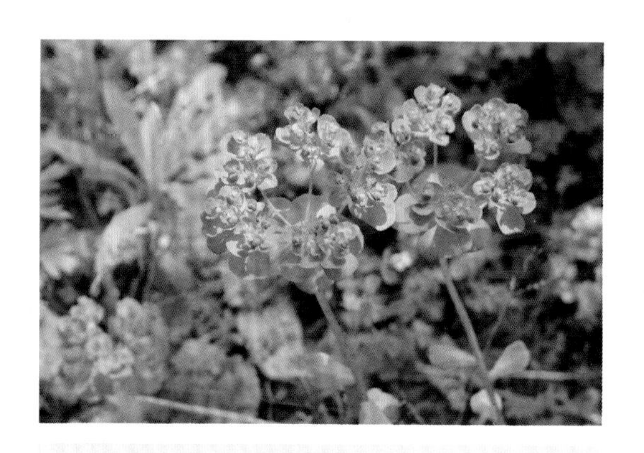

泽漆 *Euphorbia helioscopia* L.

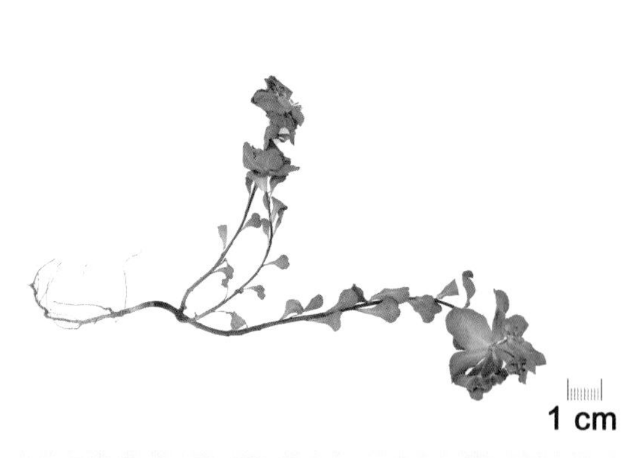

泽漆药材

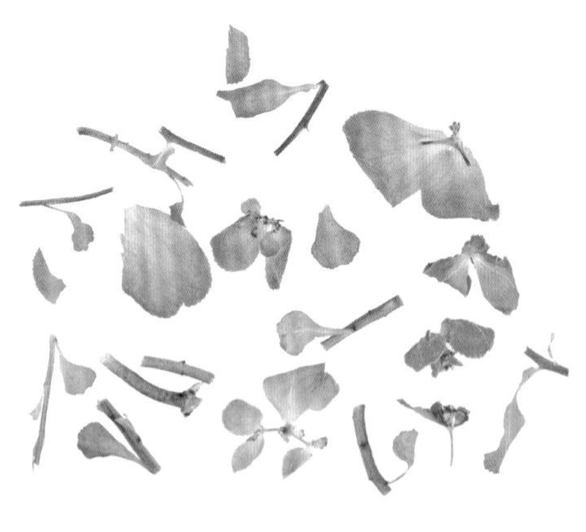

泽漆饮片

茵陈

《神农本草经》

【来源】菊科植物滨蒿 *Artemisia scoparia* Waldst. et Kit. 或茵陈蒿 *Artemisia capillaris* Thunb. 的干燥地上部分。

滨蒿在《中国植物志》中为：猪毛蒿。

【药性功效】苦、辛，微寒。归脾、胃、肝、胆经。清利湿热，利胆退黄。

【抗肿瘤组分及化学成分】茵陈中抗肿瘤组分为茵陈醇提物、茵陈水提物、香豆素类、挥发油、黄酮类和水溶性多糖。抗肿瘤化学成分为茵陈色原酮、蓟黄素、滨蒿内酯和茵陈二炔酮。

【用法用量】煎服，6～15 g。外用适量，煎汤熏洗。

【效方撷要】

1. 治胆管癌　茵陈 15 g，芦根 20 g，玉米须 25 g。加水浓煎，每日 1 剂，代茶频饮。

2. 治肝癌　茵陈 12 g，栀子、三棱、莪术、穿山甲、郁金、枳壳各 9 g，生牡蛎、半枝莲、蚤休、白花蛇舌草各 30 g，蜂房 15 g。水煎服，每日 1 剂。

3. 治胆囊癌　茵陈 30 g，滑石、黄芩、藿香各 12 g，石菖蒲、连翘、豆蔻、郁金、延胡索各 15 g，川贝母 10 g，川木通 9 g。水煎服，每日 1 剂。

4. 治癌性发热　茵陈、半枝莲、白花蛇舌草各 30 g，大黄、栀子各 10 g。水煎服，每日 1 剂。

5. 治胰腺癌　茵陈、生地黄、蒲公英各 15 g，柴胡、丹参、郁金、茯苓各 12 g，白花蛇舌草、土茯苓、薏苡仁各 30 g，龙胆 6 g，栀子、黄芩、大黄各 9 g，黄连 3 g。水煎服，每日 1 剂。

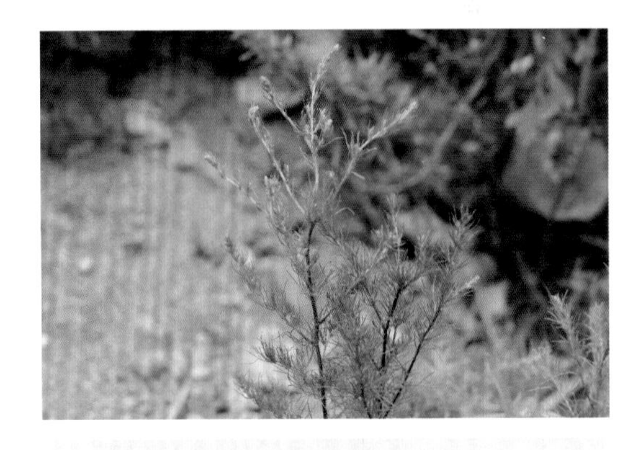

滨蒿 *Artemisia scoparia* Waldst. et Kit.

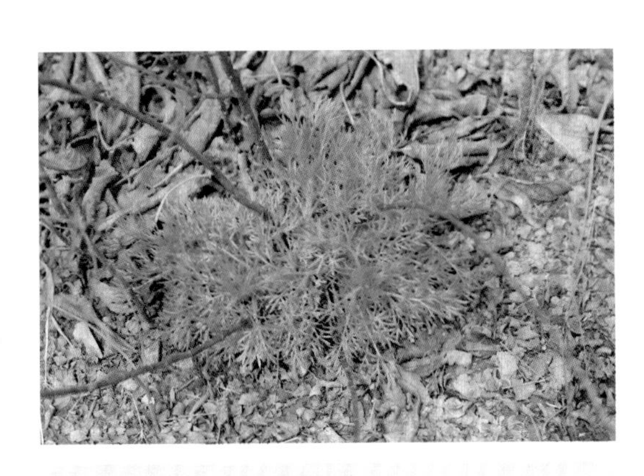

茵陈蒿 *Artemisia capillaris* Thunb

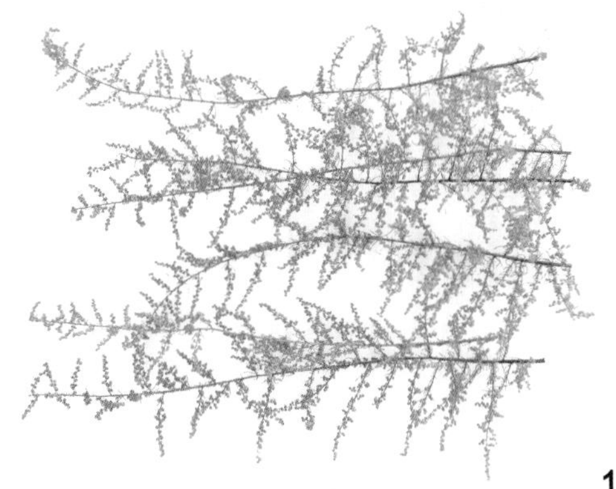

茵陈药材

茯苓

《神农本草经》

【来源】多孔菌科真菌茯苓 *Poria cocos* (Schw.) Wolf 的干燥菌核。

【药性功效】甘、淡，平。归心、肺、脾、肾经。利水渗湿，健脾，宁心。

【抗肿瘤组分及化学成分】茯苓中抗肿瘤的组分有茯苓三萜类、茯苓多糖和乙酸乙酯提取物。抗肿瘤的化学成分有茯苓酸 A、茯苓酸 C、茯苓酸 G、茯苓酸 H、猪苓酸 C、16-去氧茯苓酸 B、茯苓酸、去氢茯苓酸和羟化茯苓酸 A。

【用法用量】煎服，10～15 g；或入丸、散。

【效方撷要】

1. 治肝癌　茯苓、橘叶、白术、白芍、川楝子、山栀子各 12 g，桃仁、七叶一枝花各 9 g，蒲公英 24 g，生甘草 3 g。水煎服，每日 1 剂。

2. 治食管癌　茯苓、枳壳各 15 g，厚朴 12 g，苏梗 18 g，赭石、清半夏各 30 g，橄榄 24 g，硼砂 3 g，橘红、生姜各 9 g。水煎服，每日 1 剂。

3. 治乳腺癌　茯苓 9 g，青皮、黄芪各 4.5 g，人参、川芎、柴胡、皂角子、甘草各 3 g，当归、白芍、生地黄、木瓜各 6 g。水煎服，每日 1 剂。

4. 治宫颈癌　茯苓 60 g，粳米 100 g，薏苡仁 30 g。洗净，同煮成饭，早晚分服。

5. 治膀胱癌　茯苓、猪苓、石韦、半枝莲、金银花、白花蛇舌草各 30 g，黄柏 15 g。水煎服，每日 1 剂。

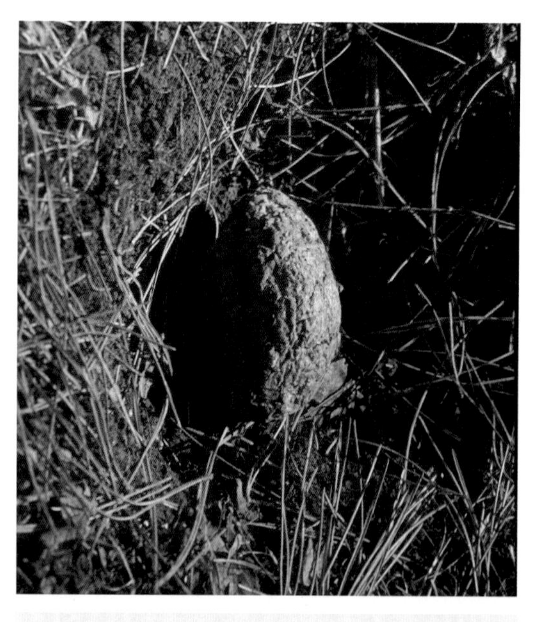

茯苓 *Poria cocos* (Schw.) Wolf

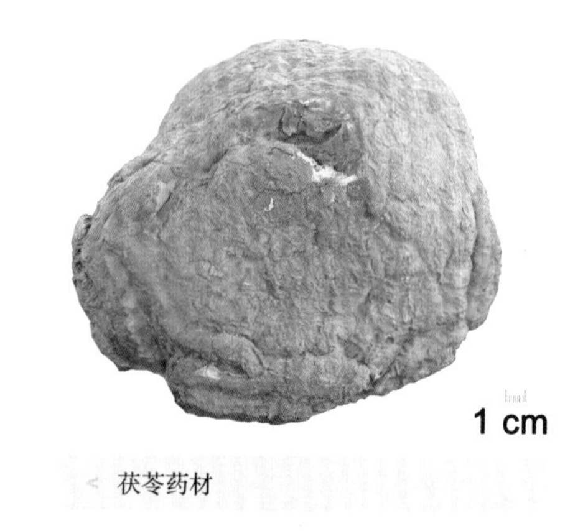

茯苓药材

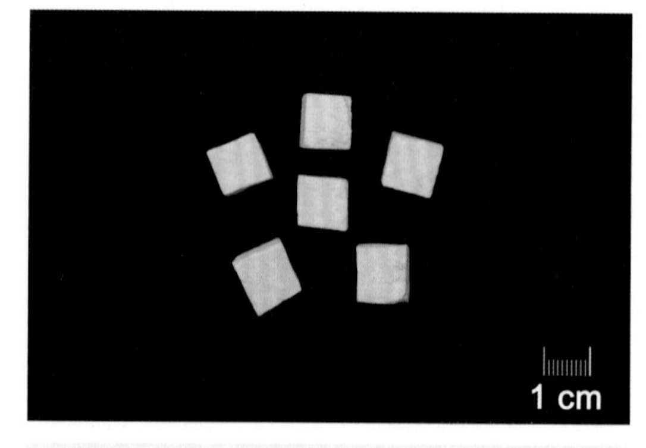

茯苓饮片

柽 柳

《开宝本草》

【来源】柽柳科植物柽柳 *Tamarix chinensis* Lour. 的干燥嫩枝叶。

【药性功效】甘、辛，平。归肺、胃、心经。疏风，解表，透疹，解毒。

【抗肿瘤组分及化学成分】柽柳中抗肿瘤组分为柽柳醇提物。抗肿瘤化学成分为 gardening B、白桦脂醇、白桦脂酸、羽扇豆醇、24-亚甲基环阿尔廷醇和异油桐醇酸 3-*p*-羟基苯乙烯。

【用法用量】煎服，10～15 g；或入散剂。外用适量，煎汤擦洗。

【效方撷要】治鼻咽癌　柽柳、地骨皮各 30 g。水煎服，每日 1 剂。

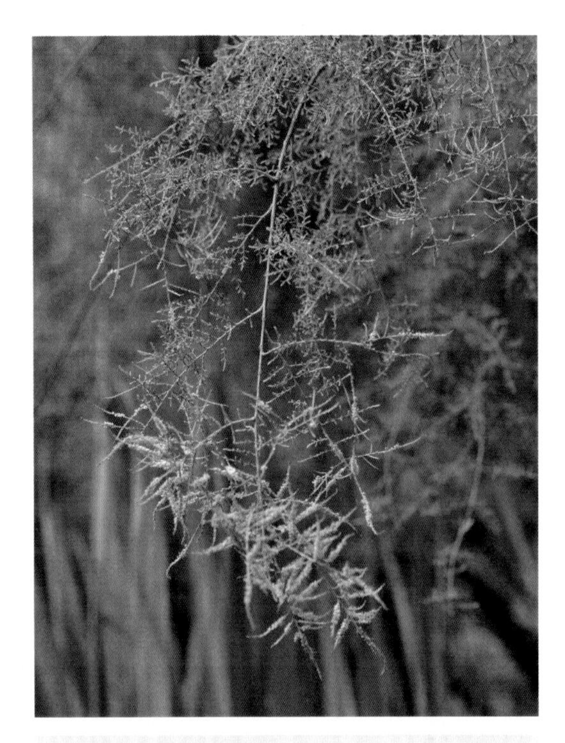

柽柳 *Tamarix chinensis* Lour.

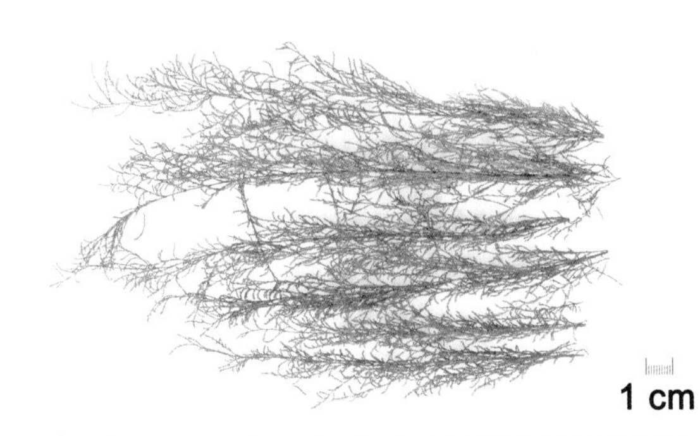

柽柳药材

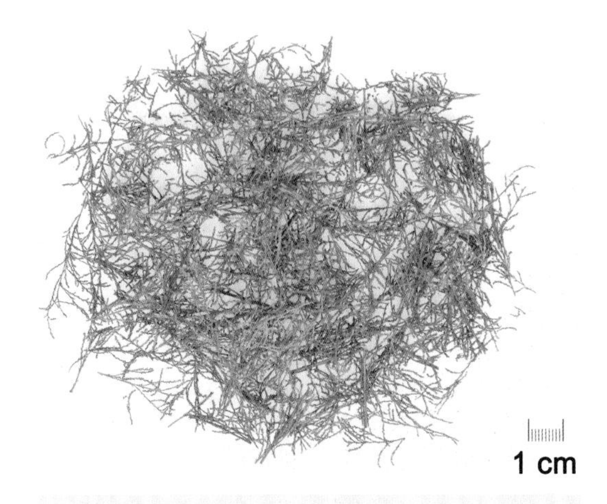

柽柳饮片

前胡

《名医别录》

【来源】伞形科植物白花前胡 *Peucedanum praeruptorum* Dunn 的干燥根。

白花前胡在《中国植物志》中为：前胡。

【药性功效】苦、辛，微寒。归肺经。降气化痰，散风清热。

【抗肿瘤组分及化学成分】前胡中抗肿瘤的组分有吡喃香豆素及其衍生物、挥发油。抗肿瘤的化学成分有白花前胡甲素和白花前胡乙素。

【用法用量】煎服，3～10 g。

【效方撷要】

1. 治肺癌　前胡、半夏、胆南星、云苓、马兜铃、白术、黛蛤散、橘红各 9 g，桑白皮、瓜蒌各 15 g，鱼腥草、薏苡仁、夏枯草、半枝莲、白花蛇舌草各 30 g，厚朴 6 g。水煎服，每日 1 剂。

2. 治鼻咽癌　前胡、金荞麦各 30 g，夏枯草、白茅根各 20 g，八仙草、青刺尖、水牛角、通关藤各 15 g，卷柏 18 g，七叶一枝花 10 g，侧柏叶 12 g。水煎 6 次，合并药液，分 6 次服。

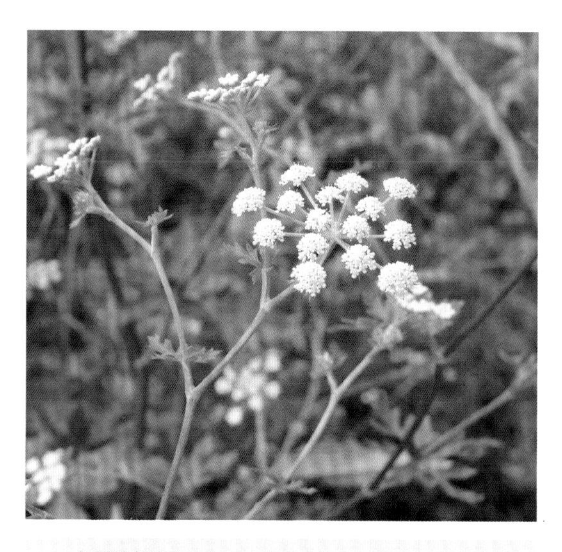

白花前胡 *Peucedanum praeruptorum* Dunn

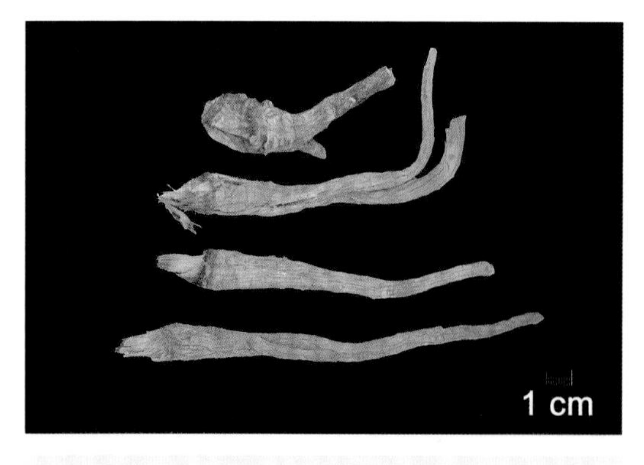

前胡药材

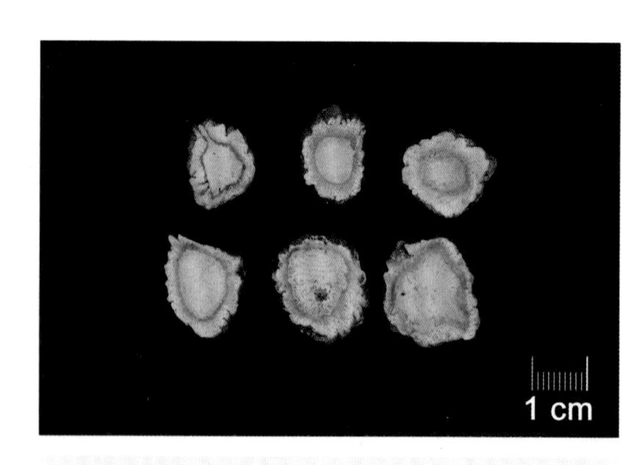

前胡饮片

穿山龙

《东北药用植物志》

【来源】薯蓣科植物穿龙薯蓣 *Dioscorea nipponica* Makino 的干燥根茎。

【药性功效】甘、苦，温。归肝、肾、肺经。祛风除湿，舒筋通络，活血止痛，止咳平喘。

【抗肿瘤组分及化学成分】穿山龙中抗肿瘤组分为穿山龙提取物。抗肿瘤化学成分为薯蓣皂苷。

【用法用量】煎服，9～15 g；也可制成酒剂用。外用适量。

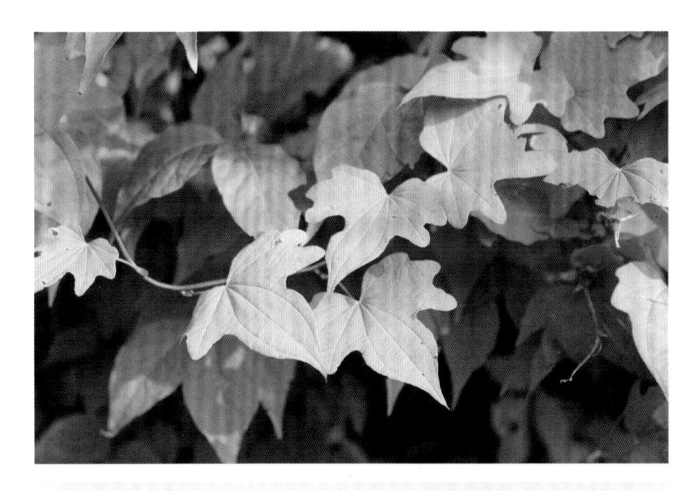

穿龙薯蓣 *Dioscorea nipponica* Makino

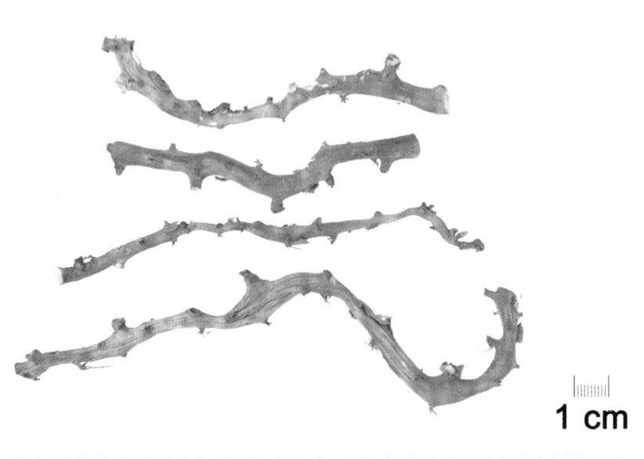

穿山龙药材

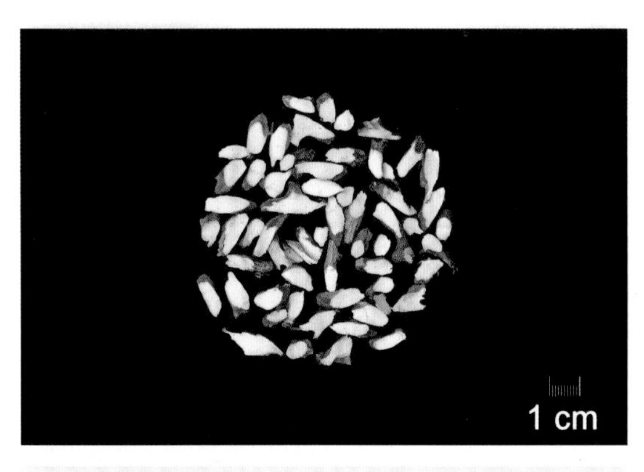

穿山龙饮片

蚕沙

《名医别录》

【来源】蚕蛾科昆虫家蚕 *Bombyx mori* L. 幼虫的干燥粪便。

【药性功效】辛、甘，温。归肝、脾、胃经。祛风除湿，和胃化浊，活血通经。

【抗肿瘤组分及化学成分】蚕沙中抗肿瘤组分为蚕沙醇提物和叶绿素衍生物。抗肿瘤化学成分为叶绿素衍生物 A、叶绿素铜钠盐、13-羟基(13-*R*,*S*)脱镁叶绿素 A、脱镁叶绿素 a、脱镁叶绿素 b、脱镁叶绿素 A 和叶黄素。

【用法用量】煎服，10～15 g，宜包煎；或入丸、散。外用适量，炒热敷；煎水洗；或研末调敷。

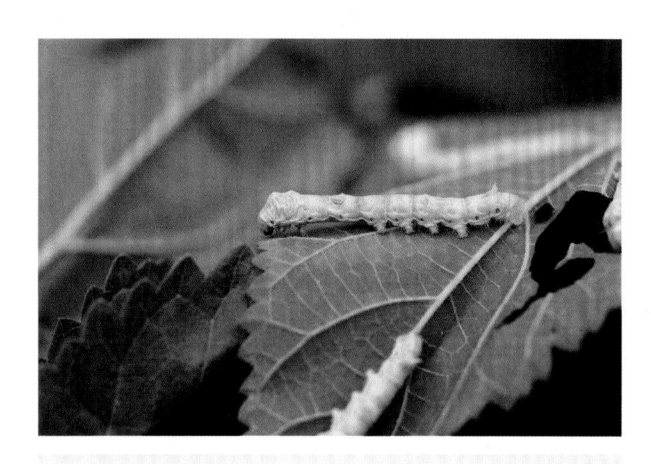

家蚕 *Bombyx mori* L.

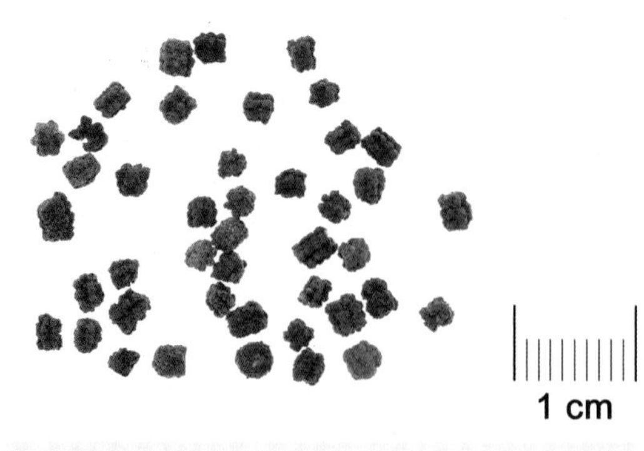

蚕沙饮片

荸荠

《日用本草》

【来源】莎草科植物荸荠 *Eleocharis dulcis*（N. L. Burman）Trin. ex Henschel 的新鲜或干燥球茎。

【药性功效】甘，寒。归肺、胃经。清热生津，化痰，消积。

【抗肿瘤组分及化学成分】荸荠中抗肿瘤组分为荸荠提取物。

【用法用量】煎服，60～120 g；或嚼食；或捣汁；或浸酒；或澄粉。外用适量，煅存性研末撒；或澄粉点目；或生用涂擦。

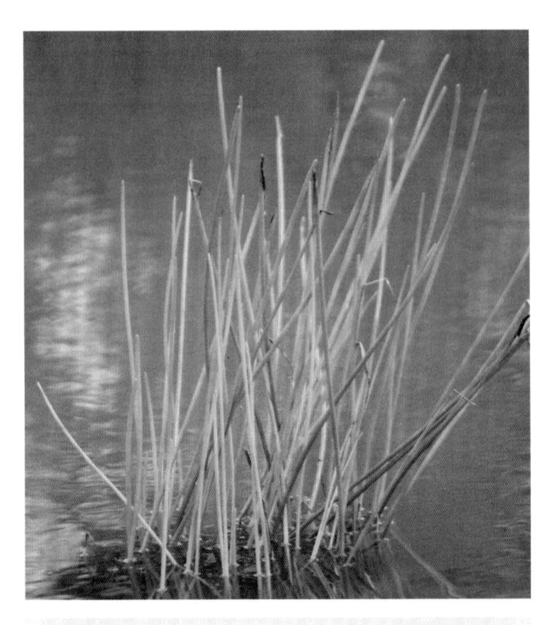

荸荠 *Eleocharis dulcis*（N. L. Burman）Trin. ex Henschel

【效方撷要】

1. 治食管癌　荸荠 10 只，带皮放在铜锅内煮，每日服食。

2. 治脑恶性星形细胞瘤　荸荠 60 g，天葵子、白花蛇舌草、石决明、半枝莲各 30 g，七叶一枝花、半夏、白术各 15 g，三七、僵蚕、天麻各 10 g，全蝎 3 g。水煎服，每日 1 剂。

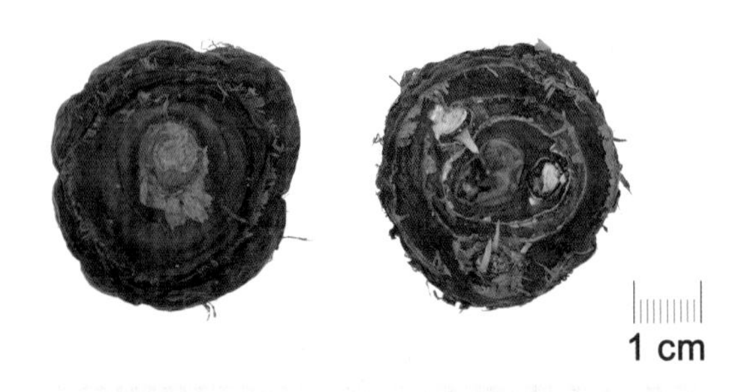

荸荠药材

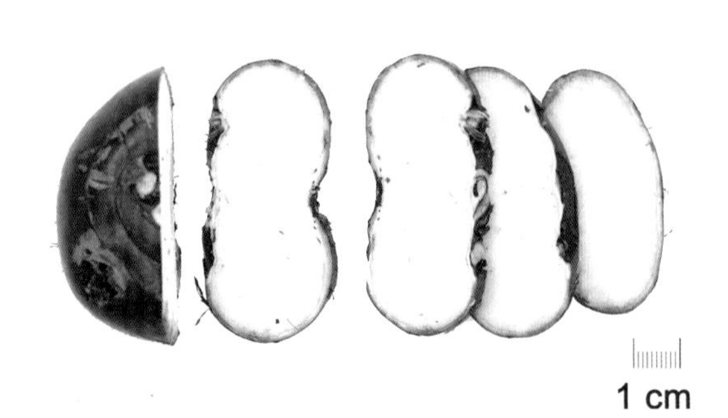

荸荠饮片(新鲜)

莱菔子

《日华子本草》

【来源】十字花科植物萝卜 *Raphanus sativus* L. 的干燥成熟种子。

【药性功效】辛、甘，平。归肺、脾、胃经。消食除胀，降气化痰。

【抗肿瘤组分及化学成分】莱菔子中抗肿瘤组分为芥子油苷与异硫氰酸酯。抗肿瘤化学成分为 4-甲硫-3-丁烯异硫氰酸酯。

【用法用量】煎服，5～12 g。生用长于祛痰，炒用长于消食除胀。

【效方撷要】

1. 治胃癌　炒莱菔子、香附、槟榔各 15 g，陈皮、半夏、莪术、三棱、桃仁、红花、木香、高良姜、佛手、木鳖子各 9 g，枳壳、乌药各 6 g，海螵蛸 30 g。水煎服，每日 1 剂。

2. 治食管癌　莱菔子 9 g，姜半夏、郁金、陈皮各 12 g，茯苓、瓜蒌、延胡索、炒白术、厚朴各 15 g，木香 6 g，竹茹 30 g。水煎服，每日 1 剂。

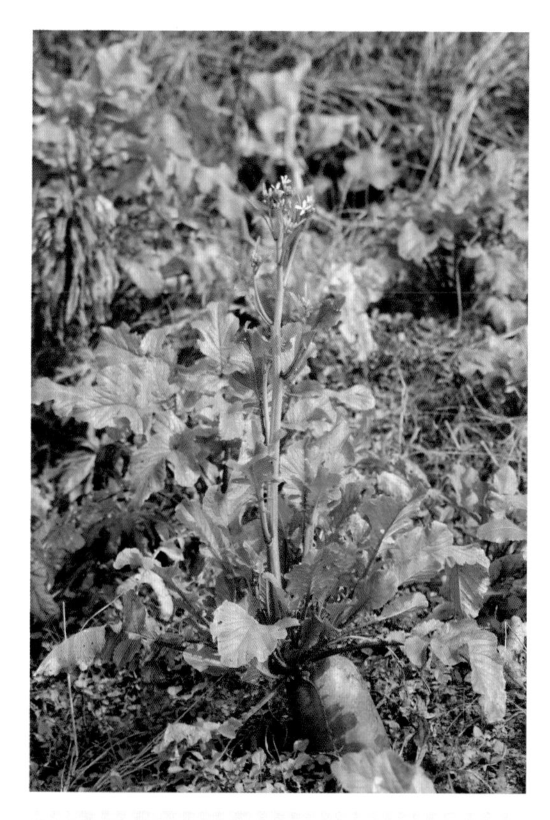

萝卜 *Raphanus sativus* L.

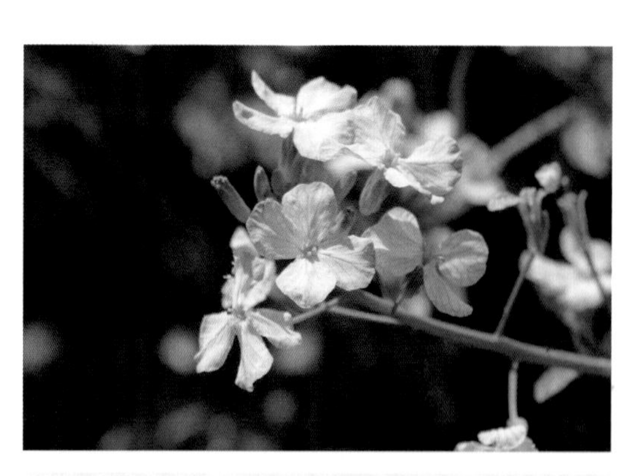

萝卜 *Raphanus sativus* L. 的花

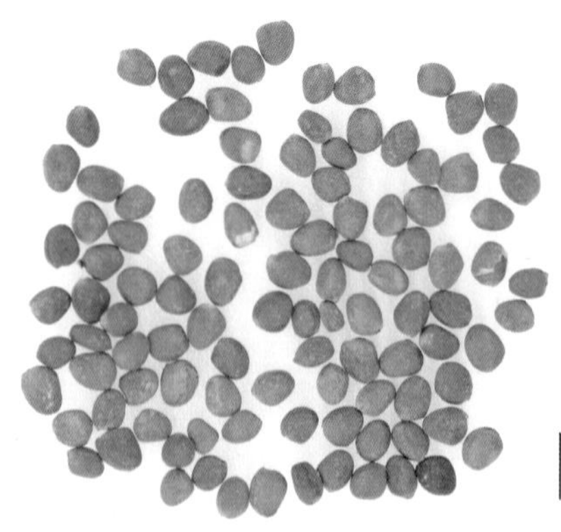

莱菔子饮片

桔 梗

《神农本草经》

【来源】桔梗科植物桔梗 *Platycodon grandiflorum* (Jacq.) A. DC. 的干燥根。

【药性功效】苦、辛，平。归肺经。宣肺，利咽，祛痰，排脓。

【抗肿瘤组分及化学成分】桔梗中抗肿瘤组分为石油醚提取物、皂苷类、水提物和多糖。抗肿瘤化学成分为桔梗皂苷 D、桔梗皂苷 D_2、去芹糖桔梗皂苷 D、桔梗皂苷 D_3、远志皂苷 D。

【用法用量】煎服，3～10 g；或入丸、散。

【效方撷要】

1. 治肺癌　桔梗 9 g，北沙参、麦冬、海藻各 12 g，太子参 15 g，鱼腥草、白英各 30 g。水煎服，每日 1 剂。

2. 治喉癌　桔梗、地龙各 4.5 g，射干、土贝母、胖大海、炒全蝎各 9 g，凤凰衣、蝉蜕、板蓝根各 6 g，败酱、凤尾草各 12 g。水煎服，每日 1 剂。

3. 治乳腺癌　桔梗、夏枯草、金银花、黄芪、

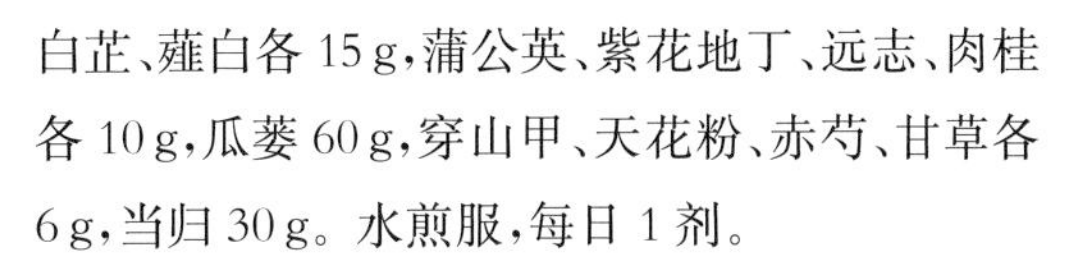

白芷、薤白各 15 g，蒲公英、紫花地丁、远志、肉桂各 10 g，瓜蒌 60 g，穿山甲、天花粉、赤芍、甘草各 6 g，当归 30 g。水煎服，每日 1 剂。

4. 治甲状腺癌　桔梗、山豆根、海藻、昆布、金银花、连翘、白芷、射干、升麻各 9 g，龙鳞草、夏枯草、天花粉、生地黄各 15 g，甘草 4.5 g。水煎服，每日 1 剂。（使用注意：海藻、昆布与甘草相反。）

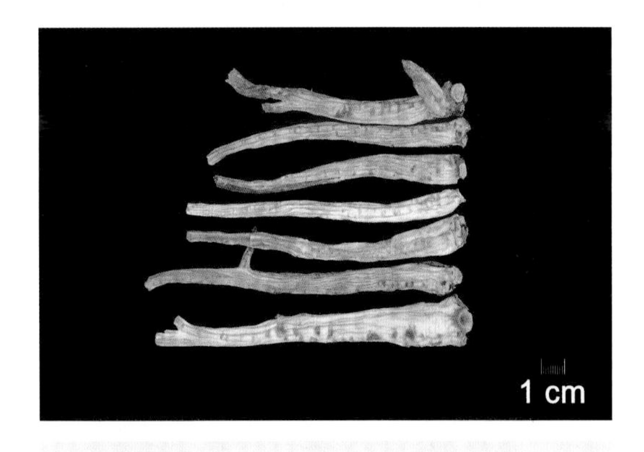

桔梗药材

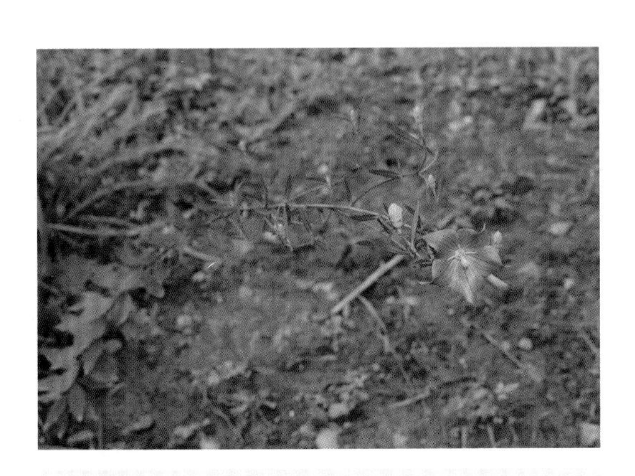

桔梗 *Platycodon grandiflorum* (Jacq.) A. DC.

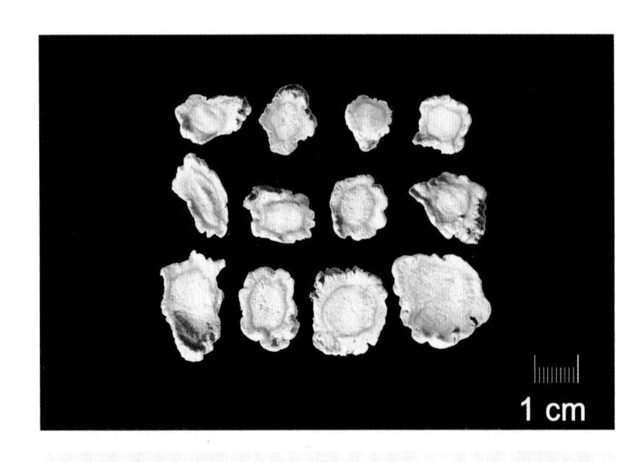

桔梗饮片

徐长卿

《神农本草经》

【来源】萝摩科植物徐长卿 *Cynanchum paniculatum*（Bge.）Kitag. 的干燥根及根茎。

【药性功效】辛，温。归肝、胃经。祛风，化湿，止痛，止痒。

【抗肿瘤组分及化学成分】徐长卿中抗肿瘤组分为徐长卿水提物和徐长卿多糖。抗肿瘤化学成分为甲氧基娃儿藤碱。

【用法用量】煎汤，3～9 g，宜后下；入丸剂或浸酒。

【效方撷要】

1. 治肺癌　徐长卿、玉竹、葶苈子、山海螺、干蟾皮各 30 g，守宫、蜈蚣各 5 条，茯苓皮、庵闾子各 15 g，生甘草 10 g，蛤蚧 1 对。水煎或泡酒服。

2. 治骨癌　徐长卿、白花蛇舌草、土鳖虫、当归各 10 g，蜂房、炙甘草各 6 g，党参、黄芪各 12 g，熟地黄、鸡血藤各 15 g，乳香、没药各 9 g，蜈蚣 3 g。水煎服，每日 1 剂。

3. 治鼻咽癌　徐长卿、紫金牛、倒退蛇、白茅根各 30 g，川芎、山药各 15 g，葵树子 90 g，生地黄 24 g，茅莓 60 g。水煎服，每日 1 剂。

4. 治胰腺癌　徐长卿、槟榔、茯苓各 30 g，白花蛇舌草、茵陈各 50 g，炒白术、延胡索、香附、栀子各 20 g，丁香、甘草、肉桂各 10 g。水煎服，每服 1 剂。

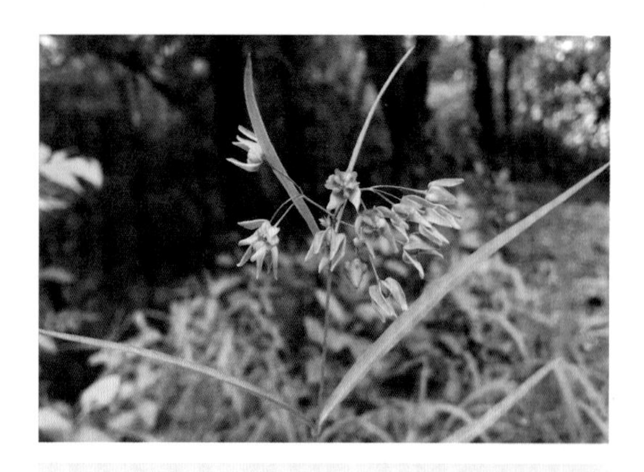

徐长卿 *Cynanchum paniculatum*（Bge.）Kitag.

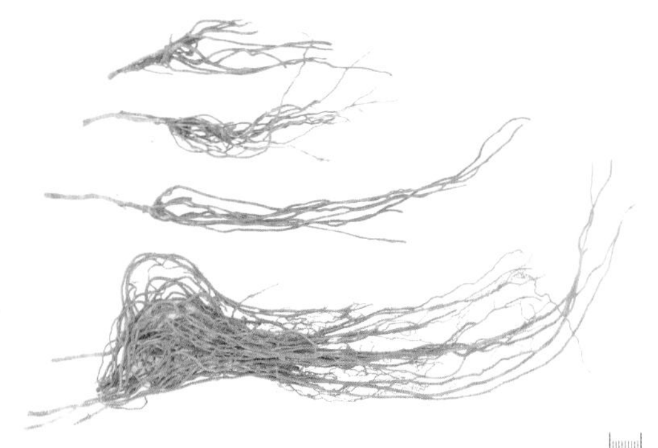

徐长卿药材

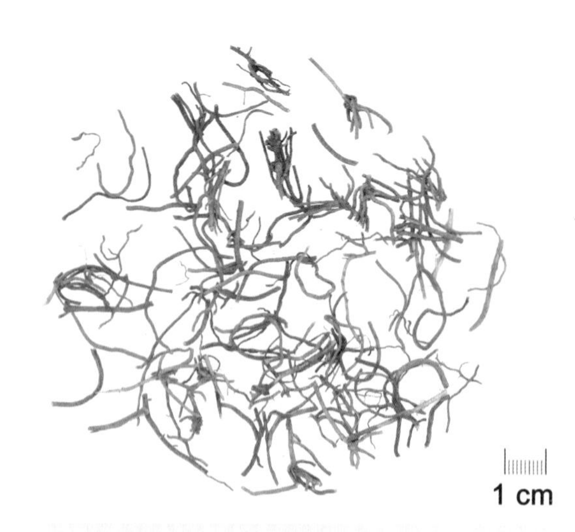

徐长卿饮片

浙贝母

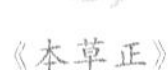

《本草正》

【来源】百合科植物浙贝母 *Fritillaria thunbergii* Miq. 的干燥鳞茎。

【药性功效】苦，寒。归肺、心经。清热化痰止咳，解毒散结消痈。

【抗肿瘤组分及化学成分】浙贝母中抗肿瘤组分是浙贝母提取物。抗肿瘤化学成分是浙贝母碱和去氢贝母碱(即贝母素乙)。

【用法用量】煎服，3～10 g。

【效方撷要】

1. *治肠癌* 浙贝母 10 g，夏枯草 75 g，黄精 25 g。水煎服，每日 1 剂，亦可作茶饮。

2. *治胃癌* 浙贝母、川贝母各 15 g，北沙参 20 g，沉香粉、生甘草各 10 g，焙脐带 1 条，云南白药 5 g。共研细末，1 次 7.5 g，每日 4 次。

3. *治肺癌* 浙贝母、蜂房、橘叶、半夏、党参各 9 g，陈皮、甘草、桔梗各 5 g，薏苡仁 30 g。水煎服，每日 1 剂。

4. *治舌癌* 浙贝母、茯苓、陈皮各 9 g，清半夏 12 g，制川乌、制草乌各 4.5 g，玄参、生牡蛎各 15 g。水煎服，每日 1 剂。

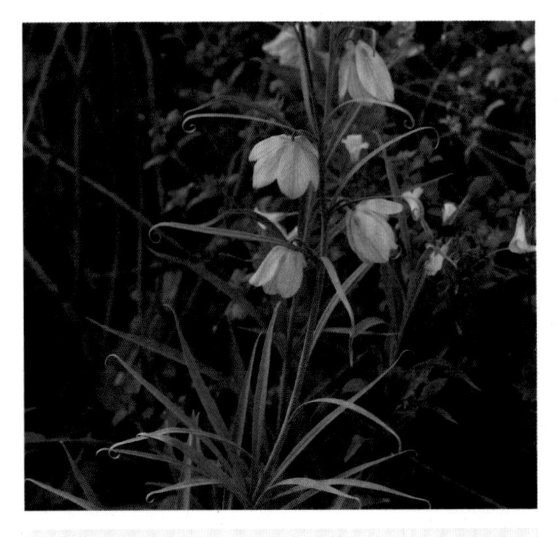

< 浙贝母 *Fritillaria thunbergii* Miq.

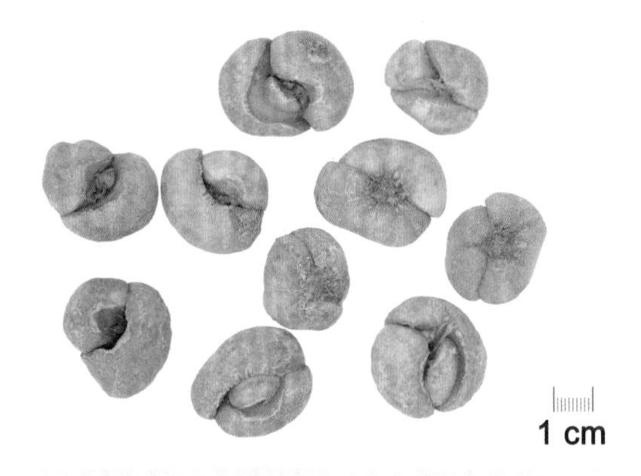

< 浙贝母药材

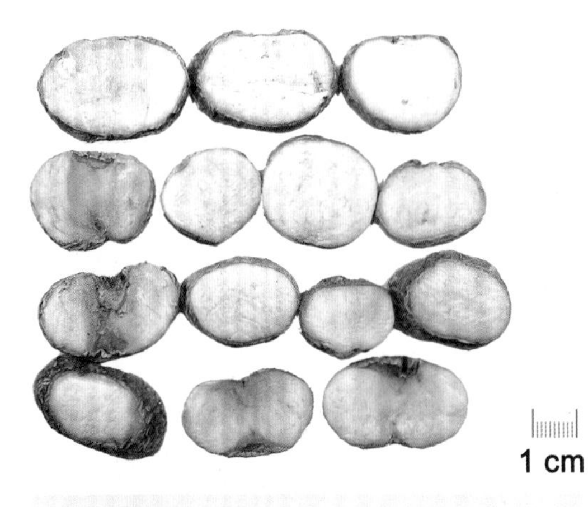

< 浙贝母饮片

海金沙

《嘉祐本草》

【来源】海金沙科植物海金沙 *Lygodium japonicum* (Thunb.) Sw. 的干燥成熟孢子。

【药性功效】甘、咸，寒。归膀胱、小肠经。清利湿热，通淋止痛。

【用法用量】煎服，6～15 g，宜包煎。

【效方撷要】

1. 治肾癌　海金沙、瞿麦、枸杞子各10 g，太子参、熟地黄、黄芪、半枝莲、党参15 g，白术、麦冬、猪苓、茯苓各12 g，仙鹤草18 g，大蓟、小蓟各30 g，甘草3 g。水煎服，每日1剂。

2. 治膀胱癌　海金沙、灯心草、威灵仙各9 g，龙葵、白英、土茯苓、白花蛇舌草各30 g，蛇莓15 g。水煎服，每日1剂。

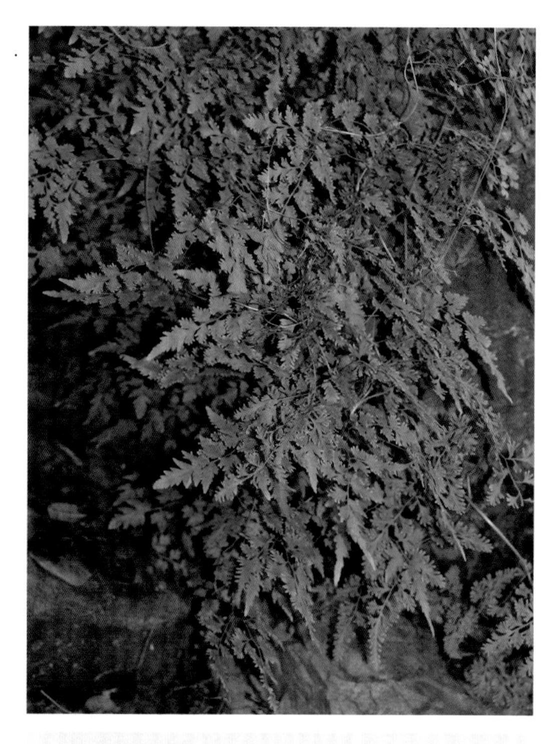

海金沙 *Lygodium japonicum* (Thunb.) Sw.

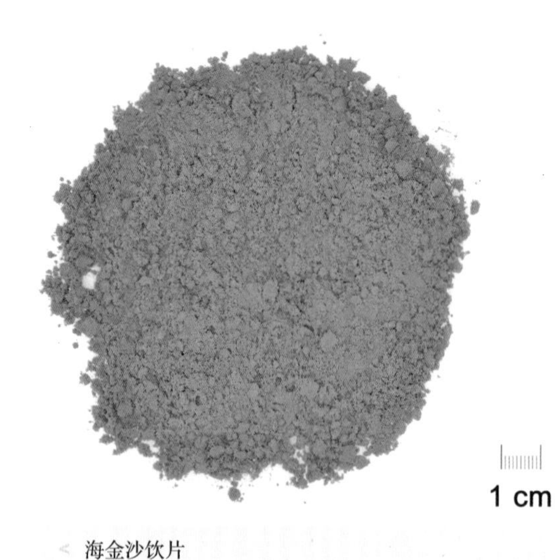

海金沙饮片

桑白皮

《神农本草经》

【来源】桑科植物桑 *Morus alba* L. 的干燥根皮。

【药性功效】甘，寒。归肺经。泻肺平喘，利水消肿。

【抗肿瘤组分和化学成分】桑白皮中抗肿瘤的组分为低壳聚糖。桑白皮中抗肿瘤的化学成分为阿尔本酚 A 和桑根皮素。

【用法用量】煎服，6～12 g。肺虚咳嗽宜蜜炙用，其余生用。

【效方撷要】

1. 治食管癌　桑白皮 30 g，米醋 90 g。炖 1 h，1 次服下或分多次服完。

2. 治肺癌　桑白皮、藕节、天冬各 12 g，肺形草、蒲公英各 30 g，石斛 15 g，苦桔梗、生甘草各 6 g。水煎服，每日 1 剂。

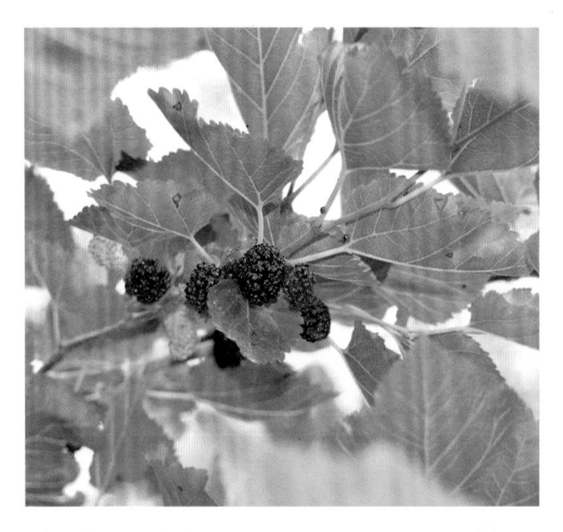

桑 *Morus alba* L.

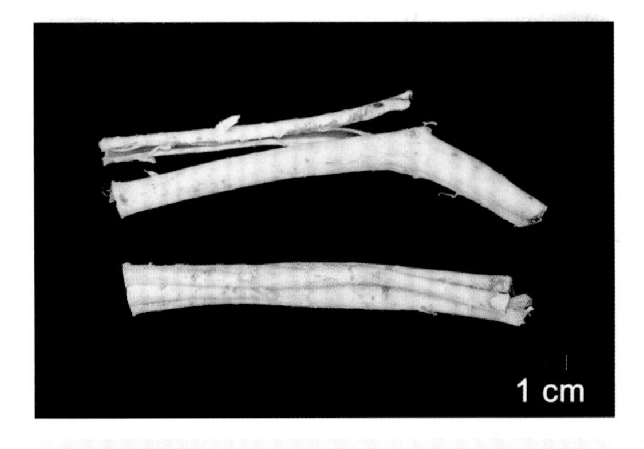

桑白皮药材

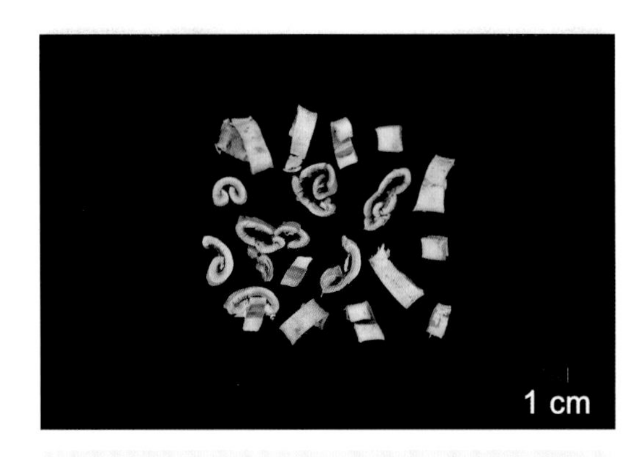

桑白皮饮片

黄毛耳草

《浙江民间草药》

【来源】茜草科植物金毛耳草 *Hedyotis chrysotricha*（Palib.）Merr. 的新鲜或干燥全草。

【药性功效】苦，凉。归肾、大肠经。清热利湿，消肿解毒。

【抗肿瘤组分及化学成分】黄毛耳草中抗肿瘤化学成分为咖啡酸、咖啡酸苯乙酯和丹参酚酸B。

【用法用量】煎服，10～30 g。外用适量，鲜品捣敷。

【效方撷要】

1. 治食管癌　黄毛耳草、半枝莲、威灵仙、鬼针草、枸杞叶各15 g。水煎服，每日1剂。

2. 治胃癌　黄毛耳草、鸟不宿、鬼箭羽、无花果各30 g，藤梨根90 g，龙葵、铁刺铃各60 g，九香虫9 g。水煎服，每日1剂。

3. 治肝癌　黄毛耳草、半枝莲、薏苡仁、虎杖、鸡内金各30 g，龙葵20 g。水煎服，每日1剂。

4. 治子宫颈癌　黄毛耳草、蜀羊泉、半枝莲、凤凰草根、白花蛇舌草各30 g，茵陈70 g，蒲公英15 g，黄柏、丹参、赤芍各10 g。水煎服，每日1剂。

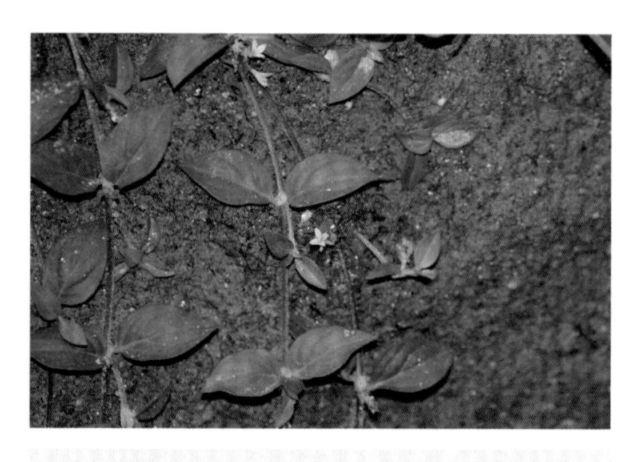

金毛耳草 *Hedyotis chrysotricha*（Palib.）Merr.

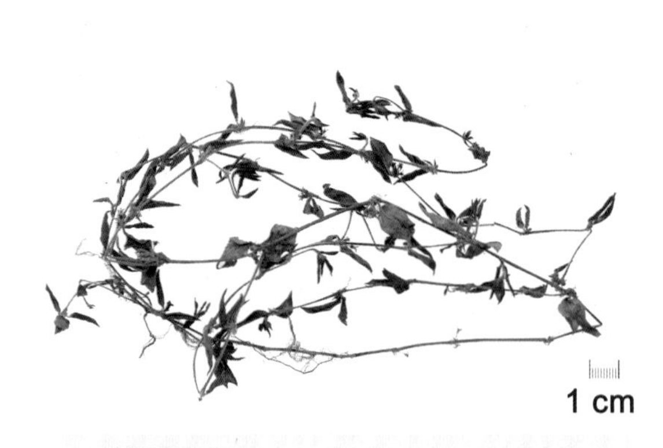

黄毛耳草药材

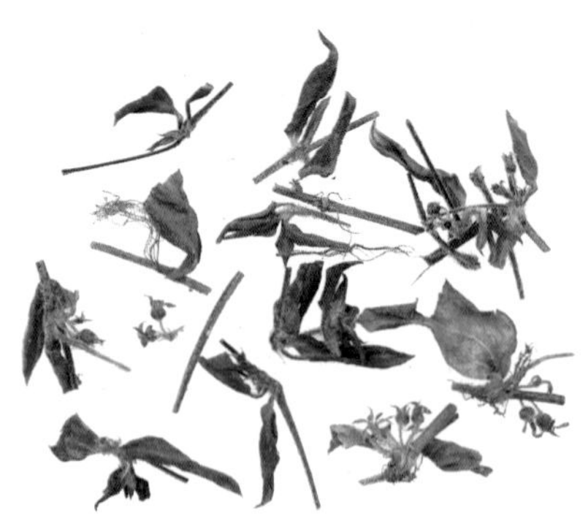

黄毛耳草饮片

菝葜

《名医别录》

【来源】百合科植物菝葜 *Smilax china* L. 的干燥根茎。

【药性功效】甘、微苦、涩，平。归肝、肾经。利湿去浊，祛风除痹，解毒散瘀。

【抗肿瘤组分及化学成分】菝葜中抗肿瘤组分为菝葜乙酸乙酯提取物。抗肿瘤化学成分为薯蓣皂苷、纤细薯蓣皂苷和高蛋白纤细薯蓣皂苷。

【用法用量】煎服，10～15 g；或浸酒；或入丸、散。

【效方撷要】

1. 治白血病　菝葜 60 g，黄芪 50 g，白花蛇舌草 30 g，山豆根、熟地黄各 15 g，党参 25 g，当归、白芍、阿胶、桂圆肉各 12 g。水煎服，每日 1 剂。

2. 治皮肤癌　菝葜、半枝莲各 30 g，蛇蜕、蝉蜕各 15 g。水煎服，每日 1 剂。

3. 治肠癌　菝葜、白花蛇舌草各 60 g，垂盆草、土茯苓各 30 g。水煎服，每日 1 剂。

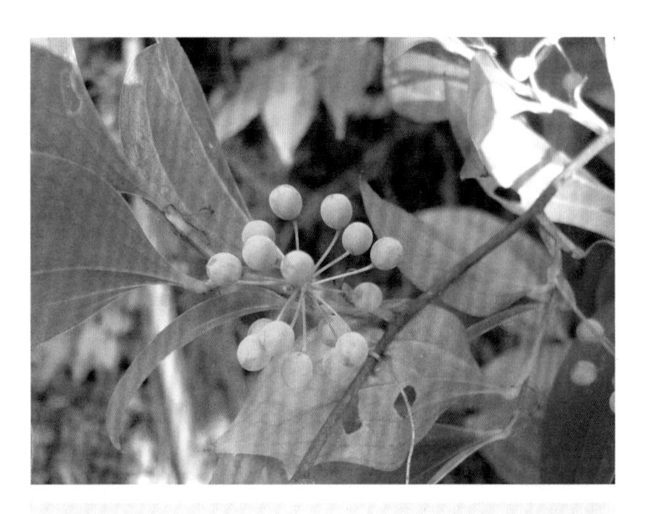

菝葜 *Smilax china* L.

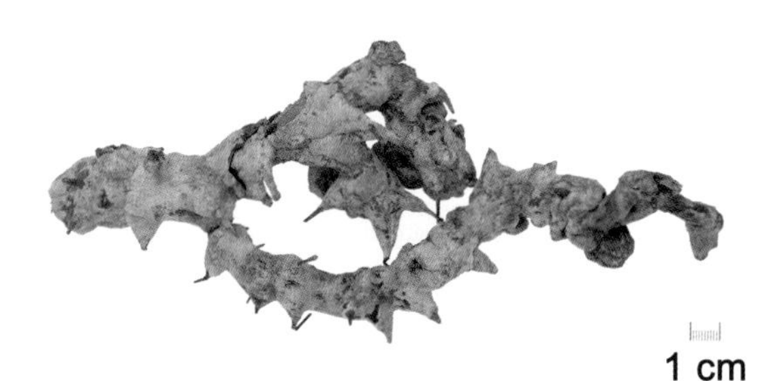

菝葜药材

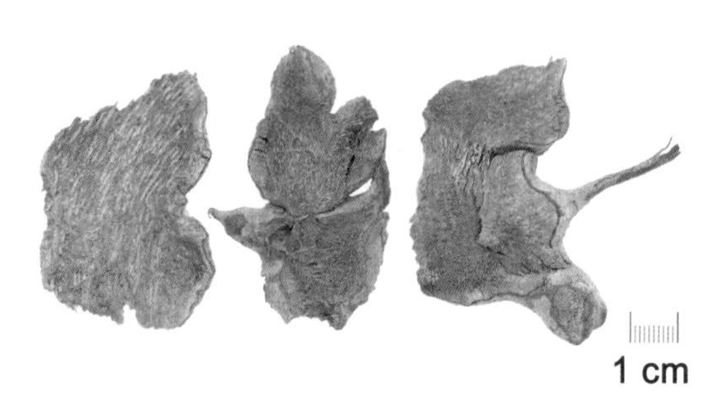

菝葜饮片

雪山一枝蒿

《科学的民间药草》

【来源】毛茛科植物短柄乌头 *Aconitum brachypodum* Diels.、展毛短柄乌头 *Aconitum brachypodum* var. *laxiflorum* Fletcher et Lauener、曲毛短柄乌头 *Aconitum brachypodum* var. *crispulum* W. T. Wang、宣威乌头 *Aconitum nagarum* var. *lasiandrum* W. T. Wang、小白撑 *Aconitum nagurum* var. *heterotrichum* Fletcher et Lauener、铁棒槌 *Aconitum pendulum* Busch、伏毛铁棒槌 *Aconitum flavum* Hand.-Mazz. 等多种乌头属植物的干燥块根。

【药性功效】辛、苦，温；有大毒。归肝经。祛风除湿，活血止痛。

【抗肿瘤组分及化学成分】雪山一枝蒿中抗肿瘤的化学成分为乌头碱。

【用法用量】研末服，0.02～0.04 g。外用适量，浸酒涂擦；或研末调敷；或煎汤熏洗。

【效方撷要】治肺癌、胃癌　雪山一枝蒿 0.05 g，满山香、对节疤、重楼、金丝桃、薏苡仁各 30 g，六方藤 16 g，三七、百合各 10 g，黄芪 50 g。水煎服，每日 1 剂。

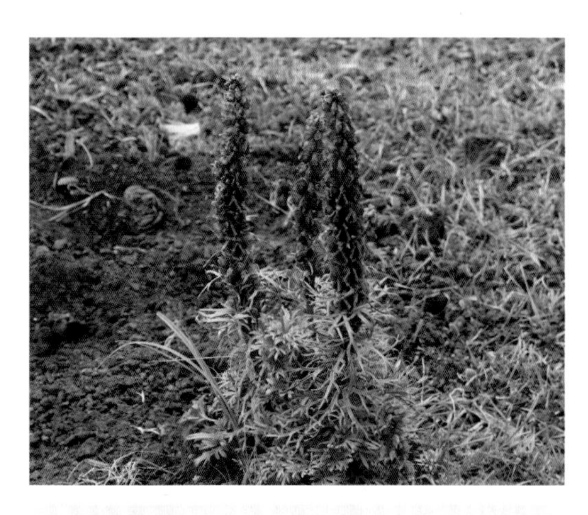

< 铁棒槌 *Aconitum pendulum* Busch

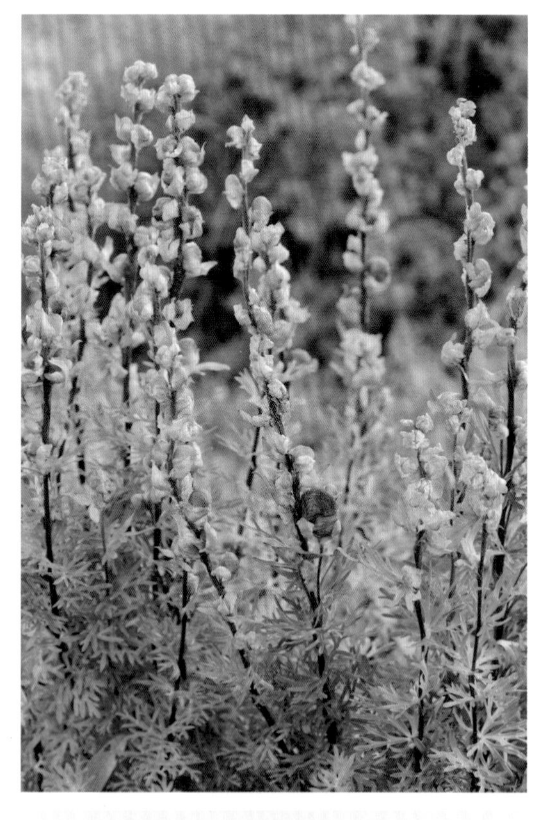

< 伏毛铁棒槌 *Aconitum flavum* Hand. Mazz.

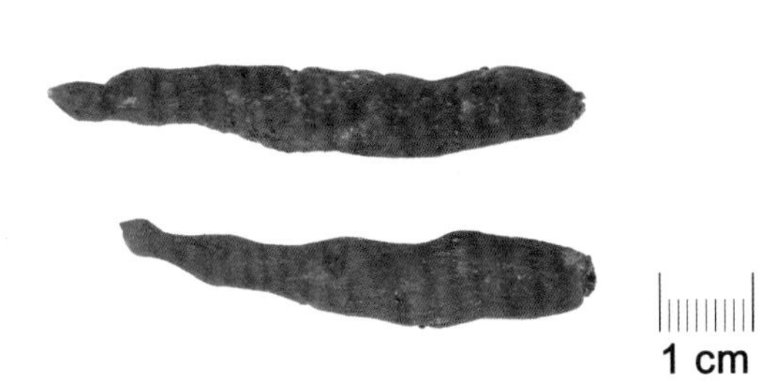

短柄乌头 *Aconitum brachypodum* Diels.

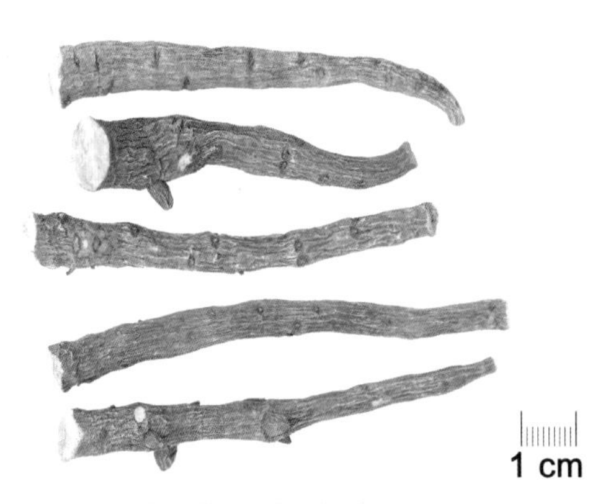

展毛短柄乌头 *Aconitum brachypodum* var. *laxiflorum* Fletcher et Lauener

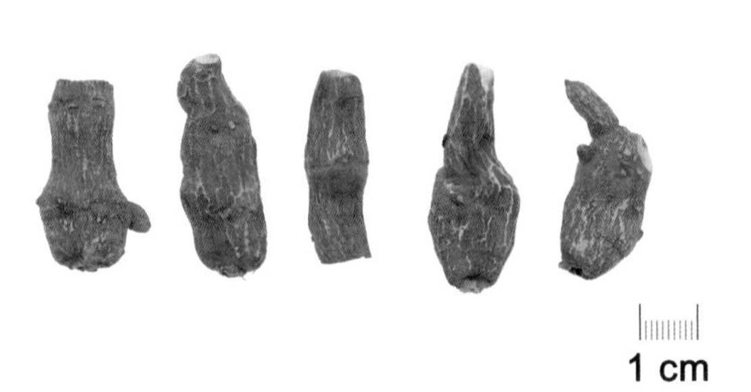

曲毛短柄乌头 *Aconitum brachypodum* var. *crispulum* W.T. Wang

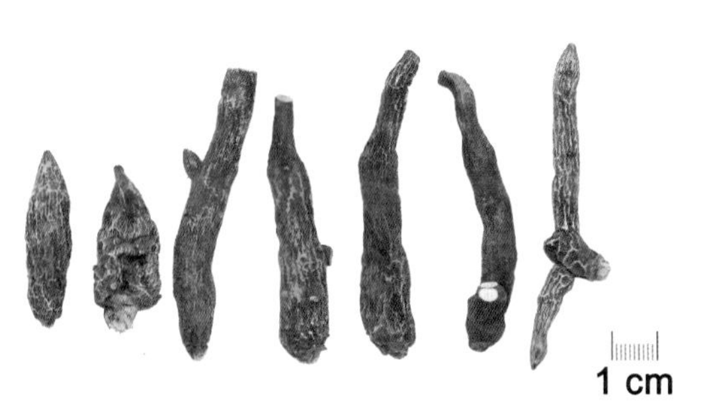

宣威乌头 *Aconitum nagarum* var. *lasiandrum* W. T. Wang

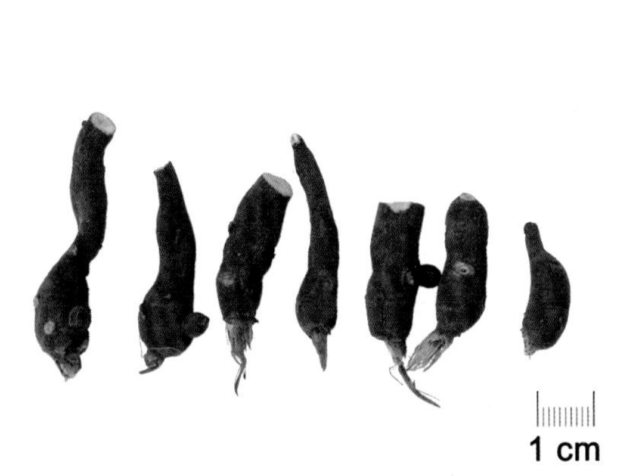

小白撑 *Aconitum nagurum* var. *heterotrichum* Fletcher et Lauener

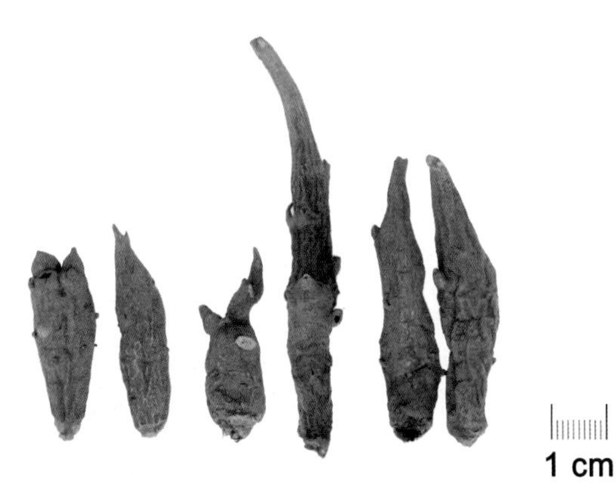

伏毛铁棒槌 *Aconitum flavum* Hand.-Mazz.

常山

《神农本草经》

【来源】虎耳草科植物常山 *Dichroa febrifuga* Lour. 的干燥根。

常山在《中国植物志》中为：绣球花科植物常山。

【药性功效】苦、辛，寒；有毒。归肺、心、肝经。涌吐痰涎，截疟。

【抗肿瘤组分及化学成分】常山中抗肿瘤的化学成分为常山碱和常山酮。

【用法用量】煎服，5～9 g；入丸、散酌减。涌吐宜生用，截疟宜酒制用。治疟疾宜在寒热发作前半日或2 h服用，并配伍槟榔、半夏、生姜等以减轻其致吐的不良反应。

【效方撷要】治肝癌　常山、龙葵各10 g，茵陈、鳖甲各15 g。水煎服，每日1剂。

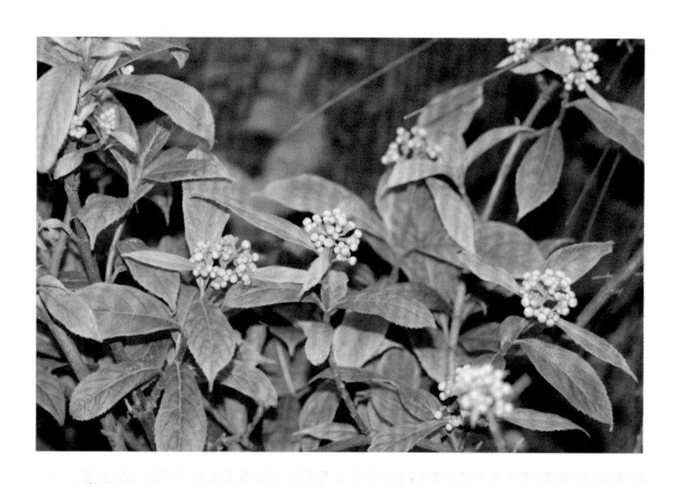

常山 *Dichroa febrifuga* Lour.

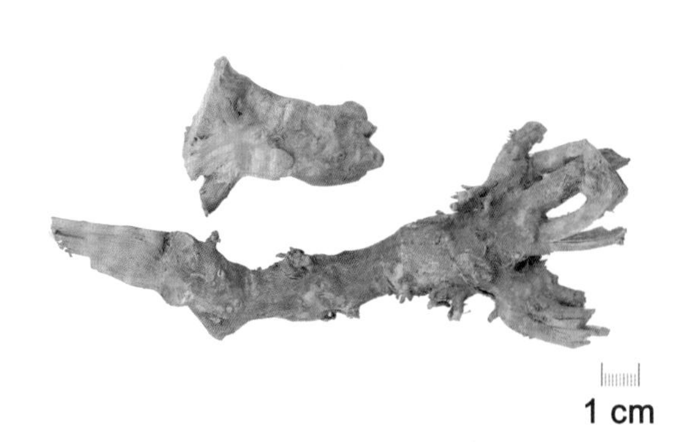

常山药材

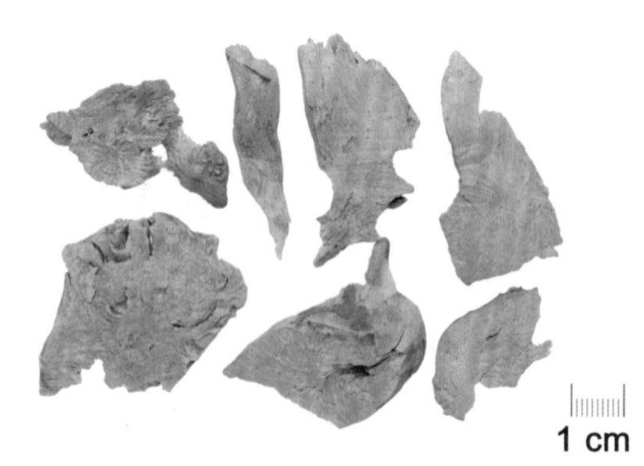

常山饮片

猪苓

《神农本草经》

【来源】多孔菌科真菌猪苓 *Polyporus umbellatus* (Pers.) Fries 的干燥菌核。

【药性功效】甘、淡，平。归肾、膀胱经。利水渗湿。

【抗肿瘤组分及化学成分】猪苓中抗肿瘤化学成分为猪苓多糖。

【用法用量】煎服，6～12 g；或入丸、散。

【效方撷要】

1. 治膀胱癌　猪苓、白花蛇舌草、山慈菇、桑寄生各 30 g，沙苑子 15 g。水煎服，每日 1 剂。

2. 治结肠癌　猪苓、大黄、肿节风各 30 g，莪术 15 g，干蟾皮 6 g，蜈蚣 2 g。水煎服，每日 1 剂。

3. 治肾癌　猪苓、茯苓、滑石、泽泻、阿胶各 30 g，薏苡仁 50 g。水煎服，每日 1 剂。

4. 治癌性腹水　猪苓、黄芪各 20 g，茯苓皮 18 g，泽泻、车前子 15 g，木通、瞿麦、白术各 12 g，太子参 10 g，通草 6 g，甘草梢 8 g。水煎服，每日 1 剂。

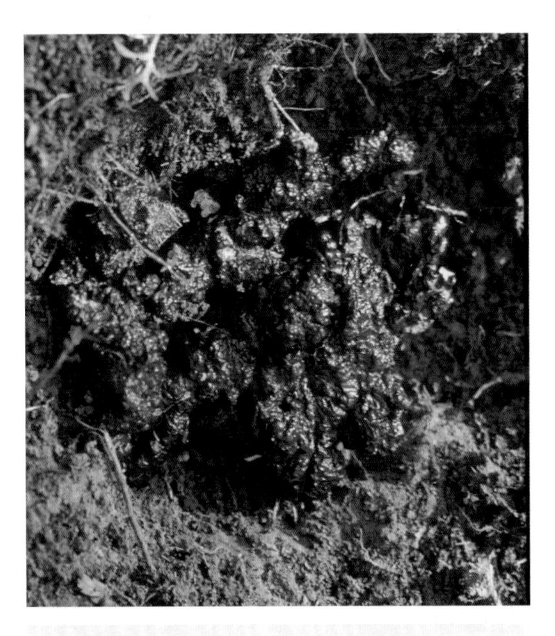

猪苓 *Polyporus umbellatus* (Pers.) Fries

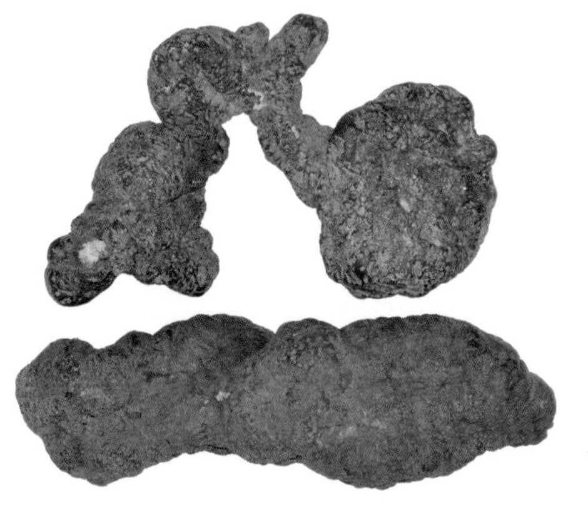

猪苓药材

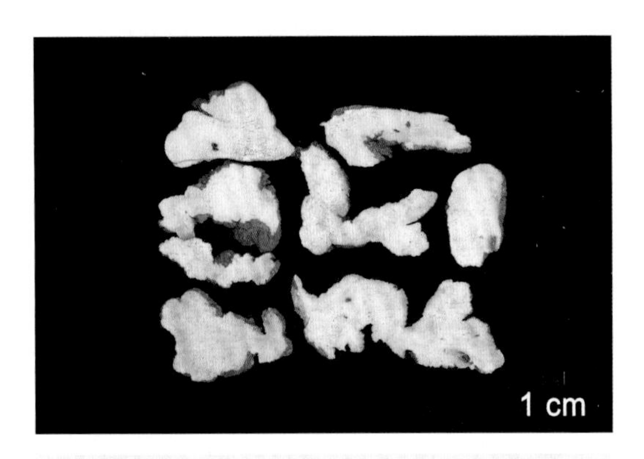

猪苓饮片

猫爪草

《中药材手册》

【来源】毛茛科植物小毛茛 *Ranunculus ternatus* Thunb. 的干燥块根。

小毛茛在《中国植物志》中为：猫爪草。

【性味功效】甘、辛，温。归肝、肺经。化痰散结，解毒消肿。

【抗肿瘤组分及化学成分】猫爪草中抗肿瘤组分为猫爪草皂苷和多糖提取物、猫爪草氯仿、乙酸乙酯和正丁醇提取物。抗肿瘤成分为软脂酸。

【用法用量】煎服，15～30 g，单味药可用至120 g。

【效方撷要】

1. 治肺癌　猫爪草、鱼腥草、仙鹤草、山海螺、蚤休各 30 g，天冬 20 g，生半夏、浙贝母各 15 g，葶苈子 12 g。水煎服，每日 1 剂。

2. 治乳腺癌　猫爪草、蛇莓、牡蛎各 30 g，夏枯草 9 g。水煎服，每日 1 剂。

3. 治恶性淋巴瘤　猫爪草 15 g，蚤休 18 g，乌蔹莓、水红花子、薏苡仁各 30 g，大黄 9 g。水煎服，每日 1 剂。

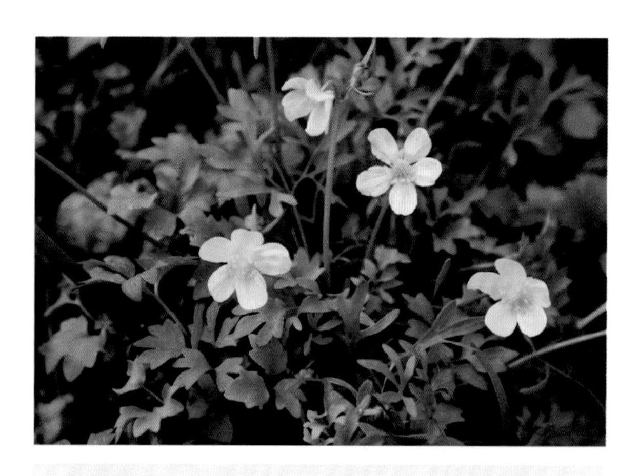

小毛茛 *Ranunculus ternatus* Thunb.

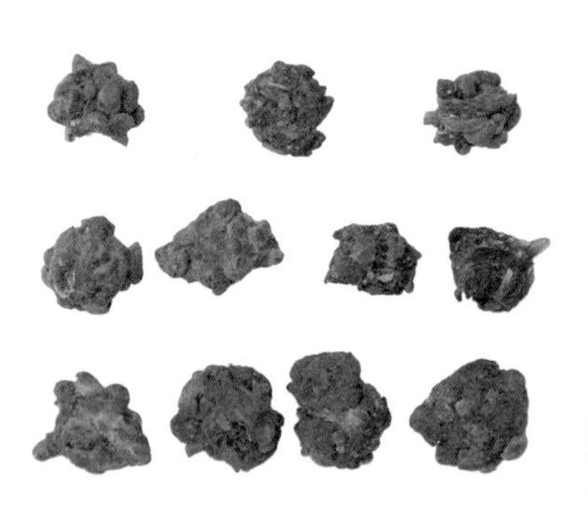

猫爪草药材

猫眼草

《河北中药手册》

【来源】大戟科植物乳浆大戟 *Euphorbia esula* L. 的干燥全草。

【性味功效】苦，微寒；有毒。归肺、膀胱、肝经。镇咳，祛痰，散结，逐水，拔毒，杀虫。

【抗肿瘤组分及化学成分】猫眼草中抗肿瘤组分为猫眼草水提物、黄酮粗提物和植物酸。猫眼草中抗肿瘤化学成分为大戟素 M、大戟苷 A 和甘遂大戟萜酯 D。

【用法用量】煎服，3～9 g；或入丸剂。外用适量，熬膏外敷；或研末调敷。

【效方撷要】

1. 治食管癌　猫眼草、板蓝根各 30 g，人工牛黄 6 g，硇砂 3 g，威灵仙 60 g，制南星 9 g。水煎服，每日 1 剂。

2. 治乳腺癌　猫眼草、王不留行、金银花各 30 g，紫金锭 12 g，冰片 0.6 g。研细和匀，制成内服散剂。1 次 2.5～3 g，每日 4 次。

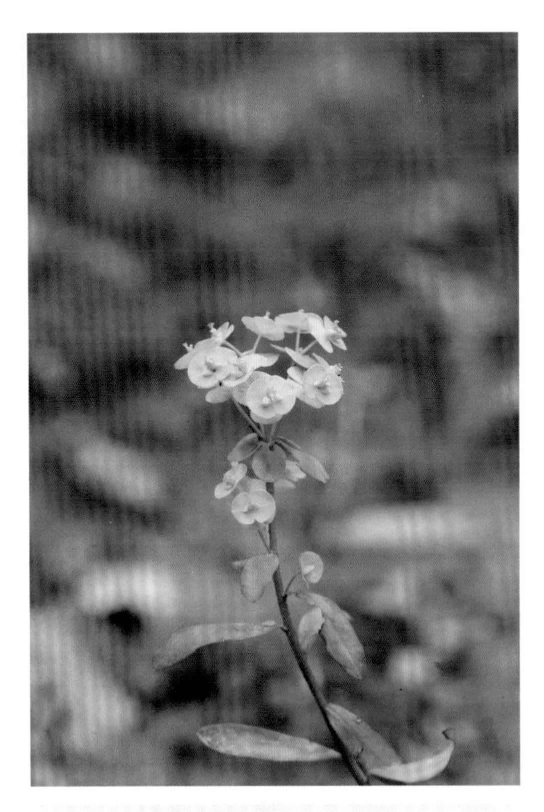

乳浆大戟 *Euphorbia esula* L.

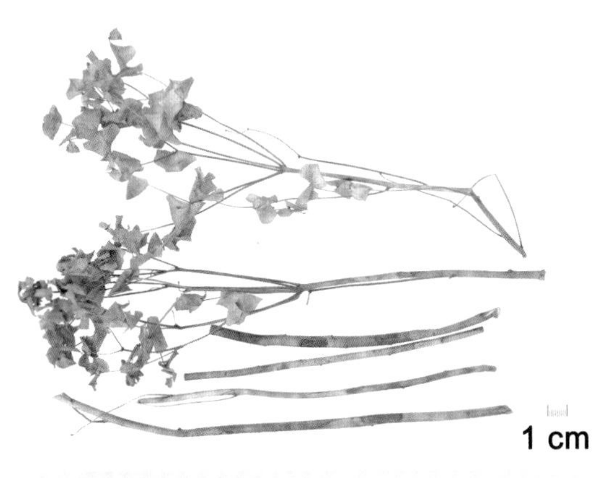

猫眼草药材

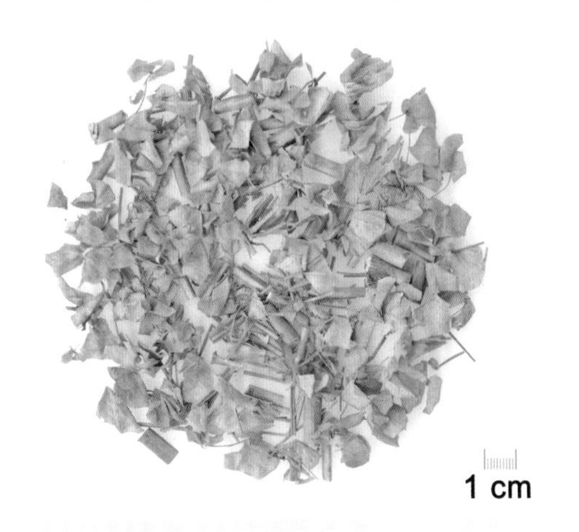

猫眼草饮片

绵萆薢

《神农本草经》

【来源】薯蓣科植物绵萆薢 *Dioscorea spongiosa* J. Q. Xi, M. Mizuno et W. L. Zhao 或福州薯蓣 *Dioscorea futschauensis* Uline ex R. Kunth 的干燥根茎。

【药性功效】苦，平。归肾、胃经。利湿去浊，祛风除痹。

【抗肿瘤组分及化学成分】薯蓣皂苷元和薯蓣皂苷。

【用法用量】煎服，9～15 g。

【效方撷要】

1. 治膀胱癌　绵萆薢、槲寄生、薏苡仁、白花蛇舌草、半枝莲各 30 g。水煎服，每日 1 剂。

2. 治结肠癌　绵萆薢、薏苡仁、白花蛇舌草各 30 g，败酱、马尾莲各 15 g。水煎服，每日 1 剂。

3. 治喉癌　绵萆薢、通关散、重楼、九里光、鱼腥草各 30 g，败酱草、马尾莲各 15 g。水煎服，每日 1 剂。

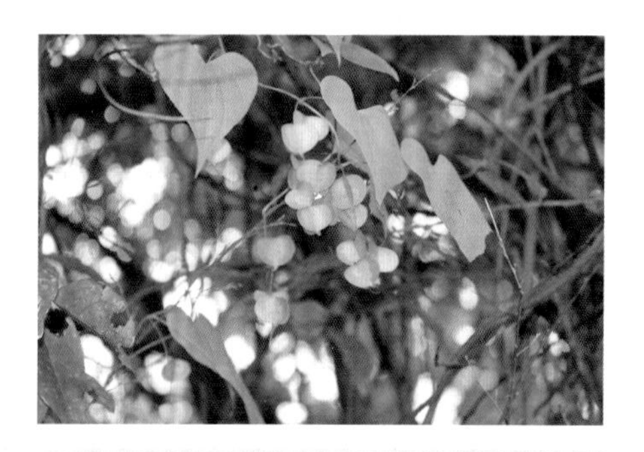

绵萆薢 *Dioscorea spongiosa* J. Q. Xi, M. Mizuno et W. L. Zhao

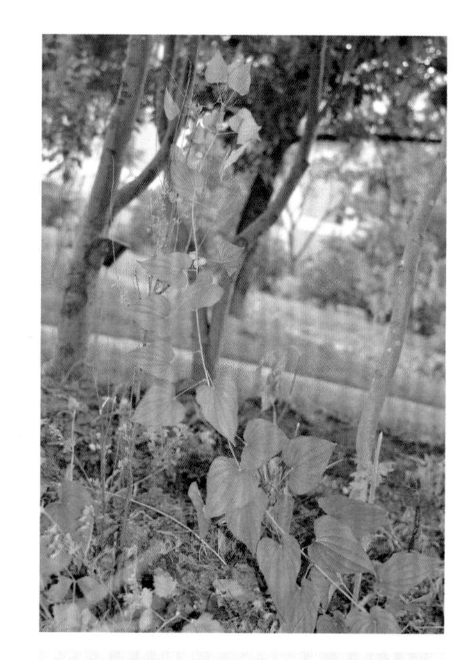

福州薯蓣 *Dioscorea futschauensis* Uline ex R. Kunth

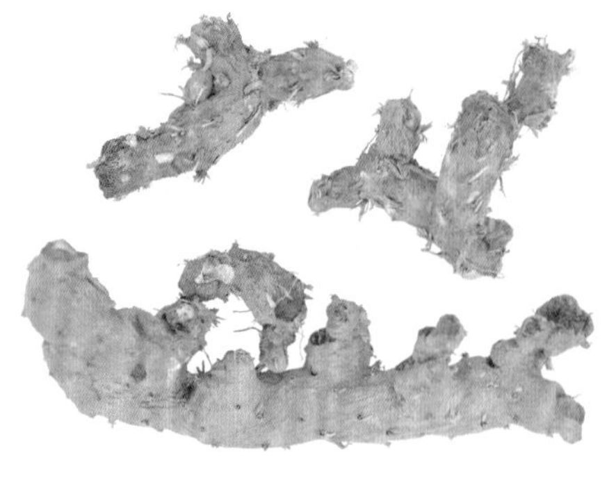

绵萆薢药材

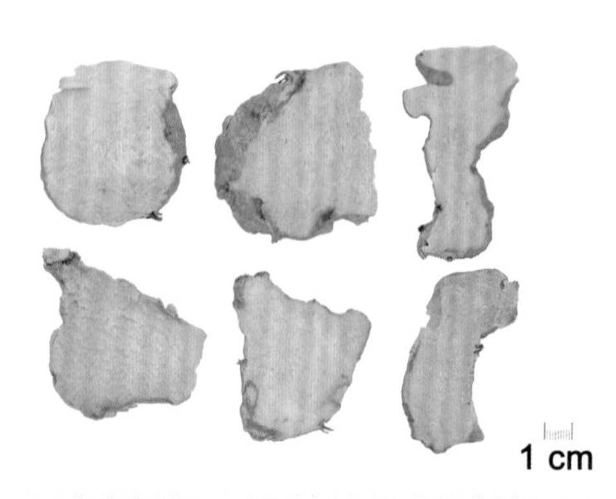

绵萆薢饮片

葶苈子

《神农本草经》

【来源】十字花科植物播娘蒿 *Descurainia sophia* （L.） Webb. ex Prantl 或独行菜 *Lepidium apetalum* Willd. 的干燥成熟种子。

【药性功效】辛、苦，大寒。归肺、膀胱经。泻肺平喘，行水消肿。

【抗肿瘤组分及化学成分】葶苈子中抗肿瘤组分为葶苈子乙醇提取物和正丁醇提取物。

【用法用量】煎服，3～10 g，宜包煎；研末服，3～6 g。

【效方撷要】

1. 治肺癌　葶苈子、枇杷叶各 12 g，桑白皮 10 g，车前子 15 g。水煎服，每日 1 剂。

2. 治癌性腹水　甜葶苈子、荠菜根各等份。共为细末，炼蜜丸如弹子大，口服，1 次 1 丸，陈皮汤送下。

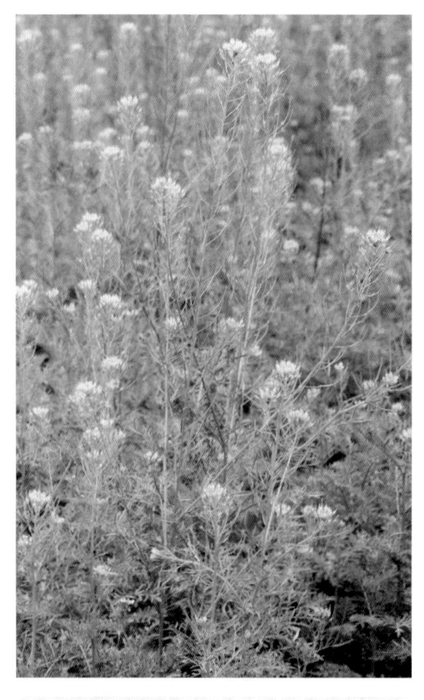

播娘蒿 *Descurainia sophia* （L.） Webb. ex Prantl.

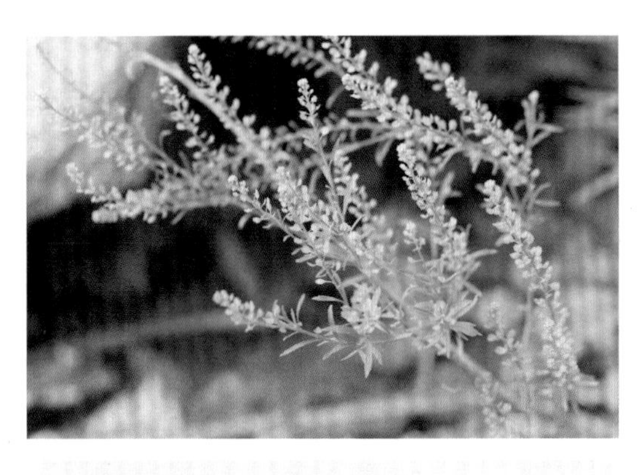

独行菜 *Lepidium apetalum* Willd.

葶苈子饮片

鹅不食草

《食疗本草》

【来源】菊科植物鹅不食草 *Centipeda minima* (L.) A. Br. et Aschers. 的干燥全草。

鹅不食草在《中国植物志》中为：石胡荽。

【药性功效】辛，温。归肺经。发散风寒，通鼻窍，止咳。

【抗肿瘤组分及化学成分】鹅不食草中抗肿瘤组分为总黄酮粗提取物。抗肿瘤化学成分为川陈皮素、异丁酰二氢堆心菊灵、山金车内酯 D 和堆心菊灵。

【用法用量】煎服，6～9 g。外用适量。

【效方撷要】

1. 治鼻咽癌　鹅不食草 9 g，皂角 3 个，葱白 3 根，麝香 0.15 g。上药捣烂绞汁制成外用方，以棉花蘸后塞于鼻窍，若鼻出血者，可将药液滴入。

2. 治肝癌　鹅不食草 9 g，地龙、七叶一枝花、马鞭草、香附各 15 g，丹参、石见穿、夏枯草各 30 g，守宫 5 条。水煎服，每日 1 剂。

3. 治淋巴瘤　鹅不食草、儿茶、昆布、海藻、紫草各 250 g，半枝莲、夏枯草、玄参、连翘、山慈菇、金银花、牡蛎各 500 g。上药制成片剂，1 片 0.5 g，1 次 2～4 片，每日 3 次，连服 2～3 个月为 1 个疗程。

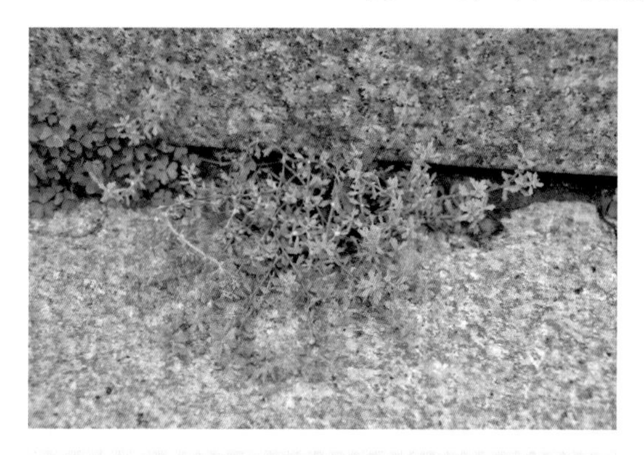

鹅不食草 *Centipeda minima* (L.) A. Br. et Aschers.

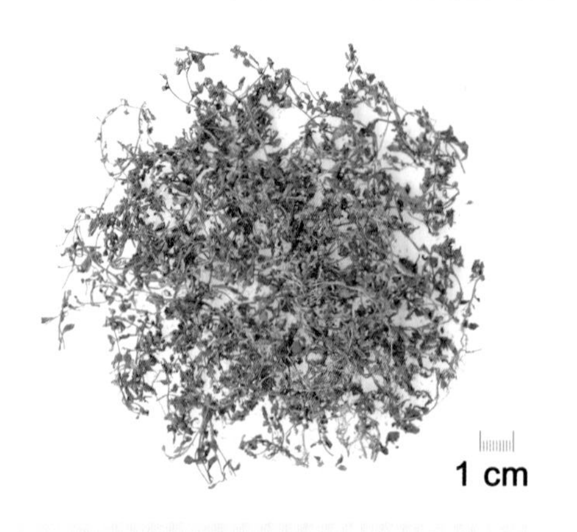

鹅不食草饮片

滑石

《神农本草经》

【来源】硅酸盐类矿物滑石族滑石，主含含水硅酸镁[$Mg_3(Si_4O_{10})(OH)_2$]。

【药性功效】甘、淡，寒。归膀胱、肺、胃经。利尿通淋，清热解暑；外用祛湿敛疮。

【用法用量】煎服，10～20 g，宜先煎。外用适量。

【效方撷要】治胰腺癌　滑石 0.3 g，斑蝥 0.15 g，木通、车前子各 0.27 g。常规法制成丸，共制 10 丸，1 次 2～3 丸，每日 3 次。

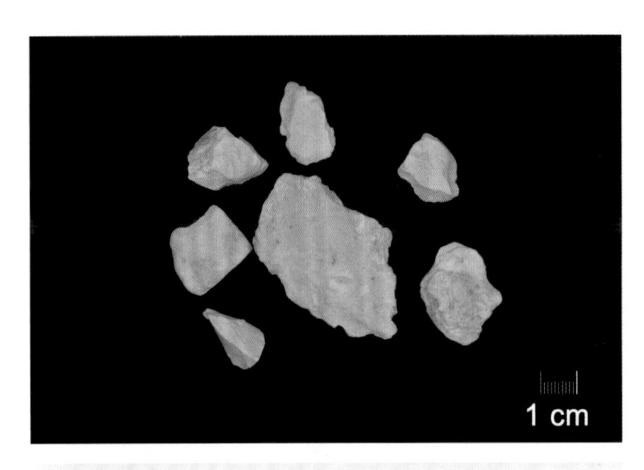

滑石药材

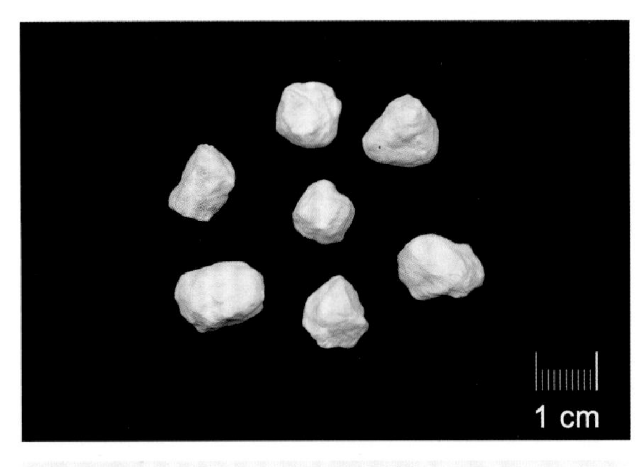

滑石饮片

椿皮

《新修本草》

【来源】苦木科植物臭椿 *Ailanthus altissima* (Mill.) Swingle 的干燥根皮或干皮。

【药性功效】苦、涩，寒。归胃、大肠、肝经。清热燥湿，收涩止带，止泻，止血。

【抗肿瘤组分及化学成分】椿皮中抗肿瘤组分为苦木苦味素类化合物。椿皮中抗肿瘤化学成分为臭椿辛内酯C。

【用法用量】煎服，6～9 g。外用适量。

【效方撷要】

1. 治宫颈癌　椿皮、白果、熟地黄、白芍、川芎、当归、柴胡各6 g。水煎服，每日1剂。

2. 治直肠癌　椿皮15 g，诃子、白术各9 g，陈皮6 g，槐花、生地黄炭、地榆炭、伏龙肝各30 g，甘草3 g。水煎服，每日1剂。

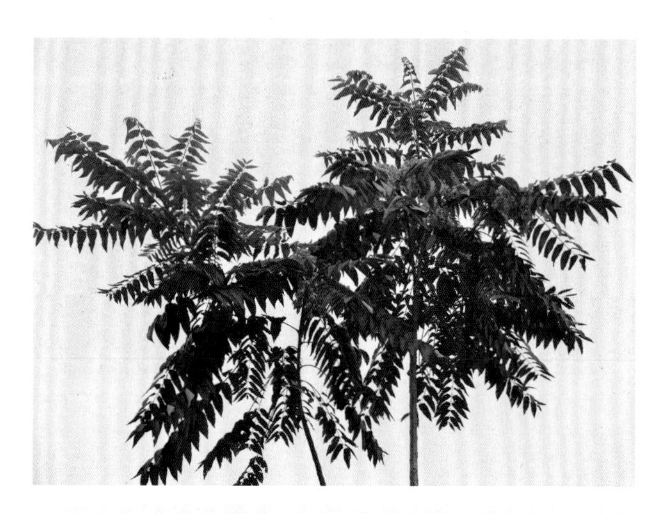

臭椿 *Ailanthus altissima* (Mill.) Swingle

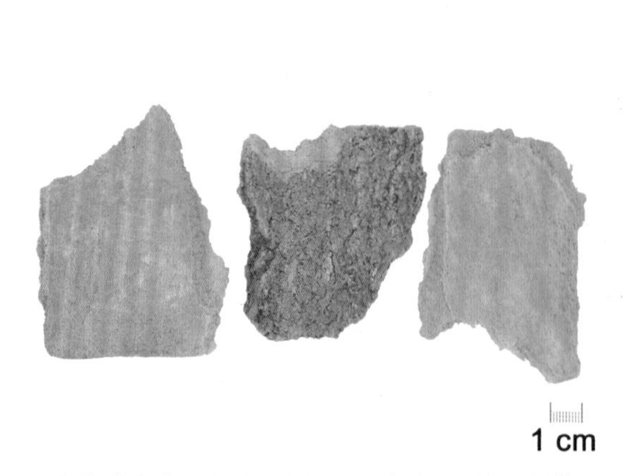

椿皮药材

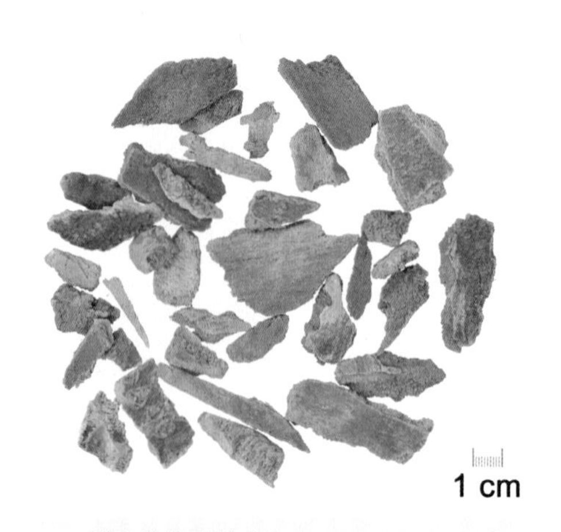

椿皮饮片(炒椿皮)

腹水草

《浙江中药手册》

【来源】玄参科植物爬岩红 *Veronicastrum axillare*（Sieb. et Zucc.）Yamazaki 或毛叶腹水草 *Veronicastrum villosulum*（Miq.）Yamazaki 的新鲜或干燥全草。

【性味功效】苦，微寒。归肝、脾、肾经。行水，消肿，散瘀，解毒。

【抗肿瘤组分及化学成分】腹水草中抗肿瘤化学成分为木犀草素。

【用法用量】煎服，10～15 g，鲜品 30～60 g；或捣汁服。外用适量，鲜品捣敷；或研末调敷；或煎水洗。

【效方撷要】

1. 治子宫癌　腹水草藤、牛尾草、龙葵、黄药子各 30 g，七叶一枝花 15 g。水煎服，每日 1 剂。

2. 治癌症腹水　腹水草、烈朴、蛇舌草、四方草、白芍、牡蛎各 30 g，猪苓、泽泻各 20 g，大腹毛、茯苓、苓皮、姜皮、桑皮、柴胡、苍术各 15 g，红参、田七、桂枝、木香、甘草各 10 g。水煎服，每日 1 剂。

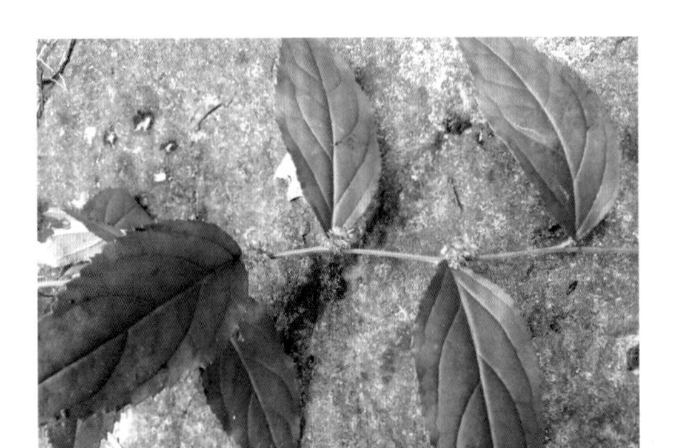

爬岩红 *Veronicastrum axillare*（Sieb. et Zucc.）Yamazaki

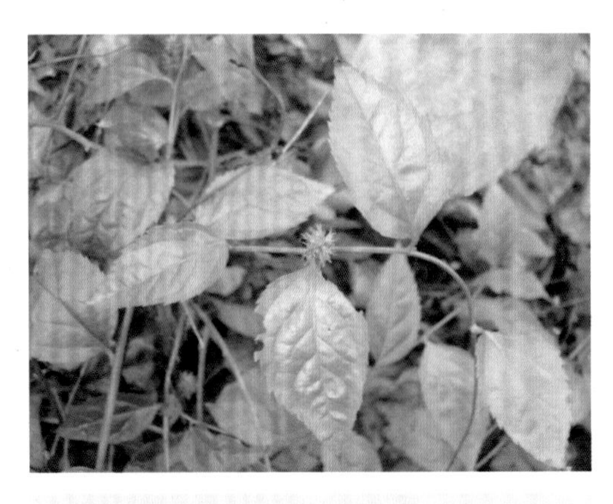

毛叶腹水草 *Veronicastrum villosulum*（Miq.）Yamazaki

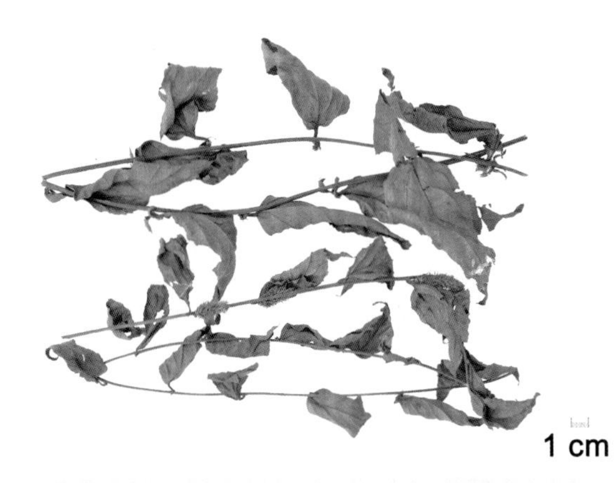

腹水草药材

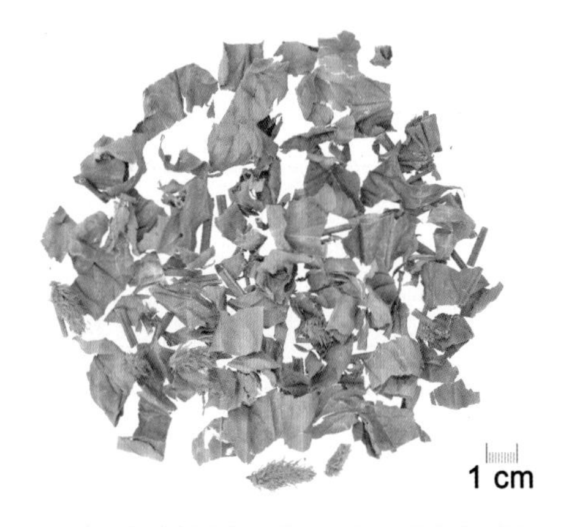

腹水草饮片

酸浆

《神农本草经》

【来源】茄科植物酸浆 *Alkekengi officinarum* Moench 或挂金灯 *Alkekengi officinarum* var. *francheti*（Mast.）R. J. Wang 的新鲜或干燥全草。

【性味功效】酸、苦，寒。归肺、脾经。清热毒，利咽喉，通利二便。

【抗肿瘤组分及化学成分】酸浆中抗肿瘤化学成分为酸浆苦味素 A、酸浆苦味素 B、酸浆苦味素 D 和酸浆苦味素 F。

【用法用量】煎服，9～15 g；或捣汁、研末服。外用适量，煎水洗；研末调敷或捣敷。

【效方撷要】治喉癌　酸浆 9 g，蛇莓、七叶一枝花、开金锁各 15 g，龙葵、蜀羊泉各 30 g。水煎服，每日 1 剂。

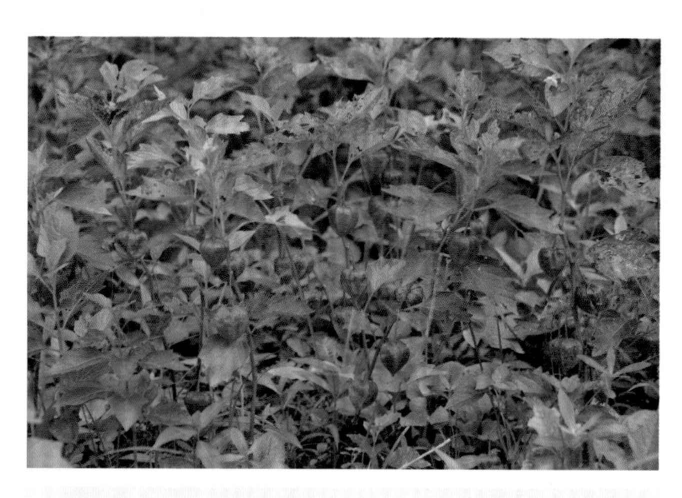

挂金灯 *Alkekengi officinarum* var. *francheti*（Mast.）R.J. Wang

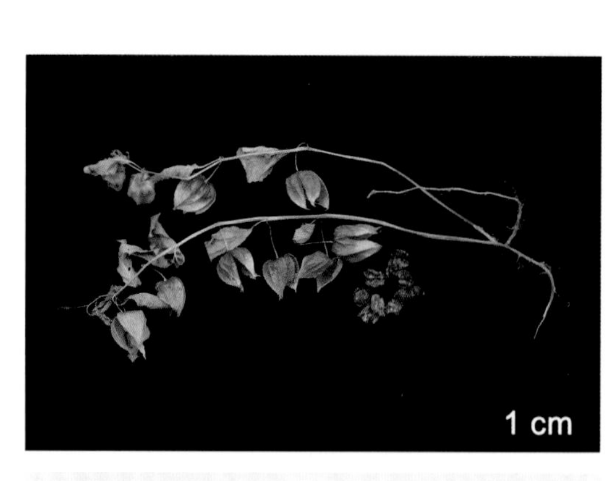

酸浆药材

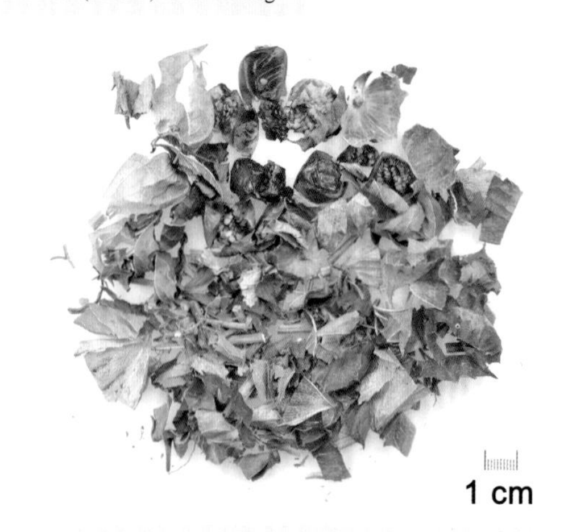

酸浆饮片

蕲 蛇

《本草纲目》

【来源】蝰科动物五步蛇 *Agkistrodon acutus* (Güenther)的干燥体。

五步蛇在《中国动物志》中为：尖吻蝮 *Deinagkistrodon acutus* Günther。

【药性功效】甘、咸，温；有毒。归肝经。祛风，通络，止痉。

【抗肿瘤组分及化学成分】抗肿瘤化学组分有乙醇超声提取物和蕲蛇酶。

【用法用量】煎服，3～9 g；研末吞服，1 次 1～1.5 g，每日 2～3 次；亦可制成丸、散、膏、酒剂服用。

【效方撷要】

1. 治胃癌　蕲蛇、海龙各 1 条，水蛭、虻虫、人指甲、乳香、没药、川楝子、黄柏各 6 g，全蝎、蜂房各 9 g，龙胆 15 g。上药研末，金银花煎水为丸，雄黄 30 g 为衣。每日 2 次，1 次 1 丸。

2. 治肝癌　蕲蛇 75 g，干蟾皮 5 个，鳖甲 150 g，黄精、丹参、三棱、莪术、僵蚕、青黛各 60 g。共为细末，水泛为丸，赭石为衣，每日 3 次，1 次 6 g。

3. 治子宫绒毛膜上皮癌转移　蕲蛇 2 条，蜈蚣 2 条，蜂房 6 g。共研细末，1 次 6 g，每日 1 次。

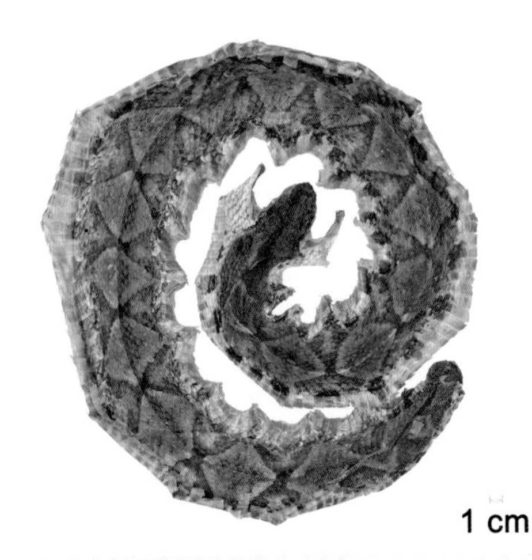

蕲蛇药材

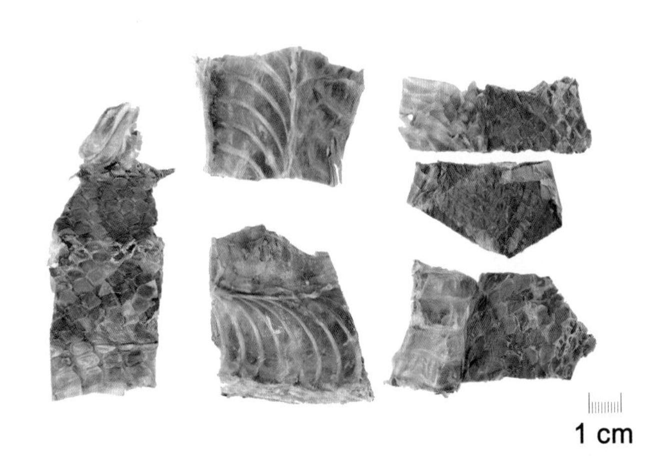

蕲蛇饮片

薏苡仁

《神农本草经》

【来源】禾本科植物薏米 *Coix lacryma-jobi* L. var. *ma-yuen* (Roman) Stapf 的干燥成熟种仁。

薏米在《中国植物志》中为：*Coix lacryma-jobi* var. *ma-yuen* (Rom. Caill.) Stapf。

【药性功效】甘、淡，凉。归脾、胃、肺经。利水渗湿，健脾止泻，除痹，排脓，解毒散结。

【抗肿瘤组分及化学成分】薏苡仁中抗肿瘤组分为薏苡仁提取物、薏苡仁油和薏苡仁酯。

【用法用量】煎服，9～30 g；或入丸、散；亦可煮粥食用，为食疗佳品。清热利湿宜生用，健脾止泻宜炒用。

【效方撷要】

1. 治肺癌　薏苡仁 20 g，金荞麦 30 g，桃仁 12 g，臭壳虫 6 g，通关藤 15 g。水煎服，每日 1 剂。

2. 治胃癌　薏苡仁、白屈菜、刺五加、软枣根各 30 g，三棱、莪术各 9 g。水煎服，每日 1 剂。

3. 治肝癌　薏苡仁、败酱、丹参、白英、牡蛎、蚤休、大血藤各 30 g，党参、莛虫各 9 g，炮穿山甲 12 g，海藻、皂角刺、夏枯草各 15 g。水煎服，每日 1 剂。

4. 治前列腺癌　薏苡仁 40 g，炙黄芪、黄精、白花蛇舌草、土贝母各 15 g，莪术、猪苓各 10 g。水煎服，每日 1 剂。

5. 治膀胱癌　薏苡仁、地榆、白花蛇舌草各 30 g，泽泻、海金沙、海藻各 18 g，猪苓、茯苓、白术、生黄芪各 15 g，桂枝 10 g。水煎服，每日 1 剂。

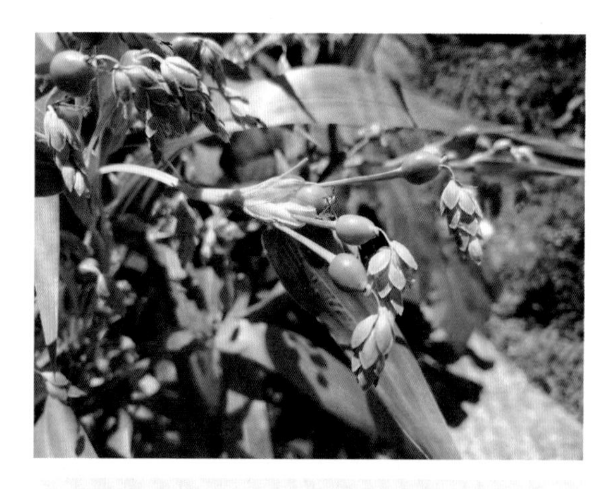

薏米 *Coix lacryma-jobi* var. *ma-yuen* (Roman) Stapf

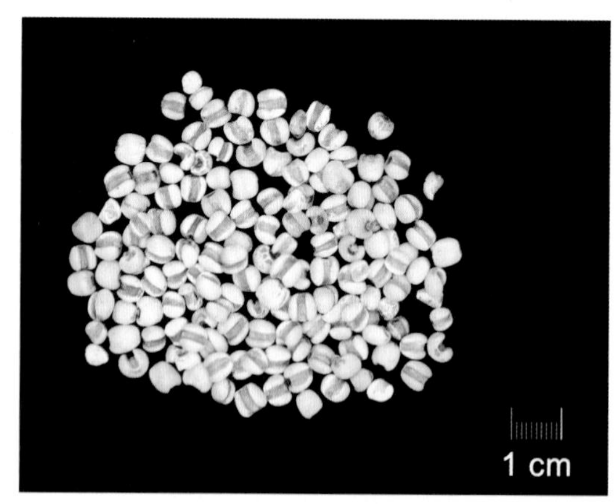

薏苡仁饮片

瞿麦

《神农本草经》

【来源】石竹科植物瞿麦 *Dianthus superbus* L. 或石竹 *Dianthus chinensis* L. 的干燥地上部分。

【药性功效】苦，寒。归心、小肠经。利尿通淋，活血通经。

【抗肿瘤组分及化学成分】瞿麦中抗肿瘤组分为瞿麦石油醚萃取物。

【用法用量】煎服，9～15 g。

【效方撷要】

1. 治膀胱癌　瞿麦、茜草、龙葵、蛇葡萄各30 g。水煎服，每日 1 剂。

2. 治肠癌　瞿麦 40 g，党参、茯苓、白术、炙甘草各 12 g。水煎服，每日 1 剂。

3. 治胃癌　瞿麦、丹参各 15 g，白花蛇舌草、半枝莲、虎杖、石见穿、延胡索、香附、姜黄、陈皮、茯苓各 9 g，炙甘草 6 g。水煎服，每日 1 剂。

4. 治乳腺癌　瞿麦、茯苓、薏苡仁、防己、葶苈子、猫爪草、白花蛇舌草各 30 g，仙灵脾 15 g，党参、白术各 12 g，桂枝 9 g，甘草、川椒各 6 g，大枣 10 个。水煎服，每日 1 剂。

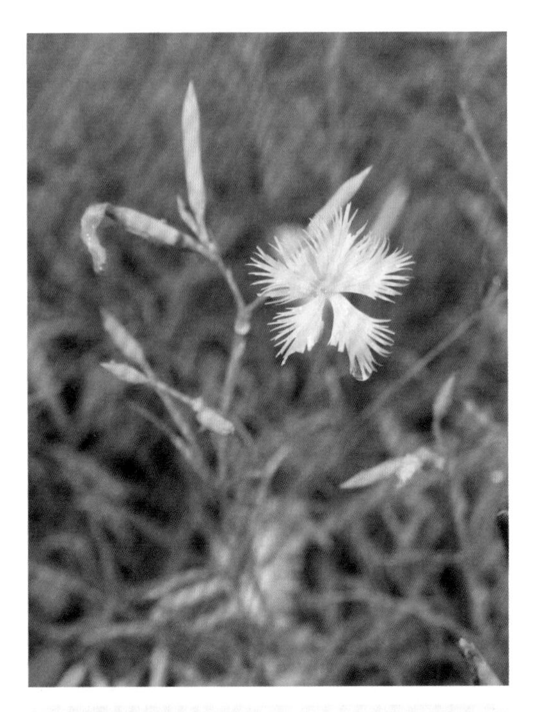

瞿麦 *Dianthus superbus* L.

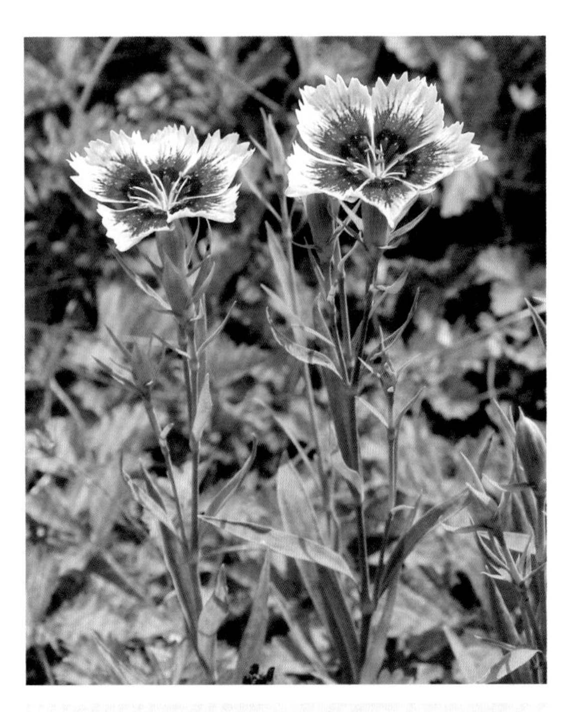

石竹 *Dianthus chinensis* L.

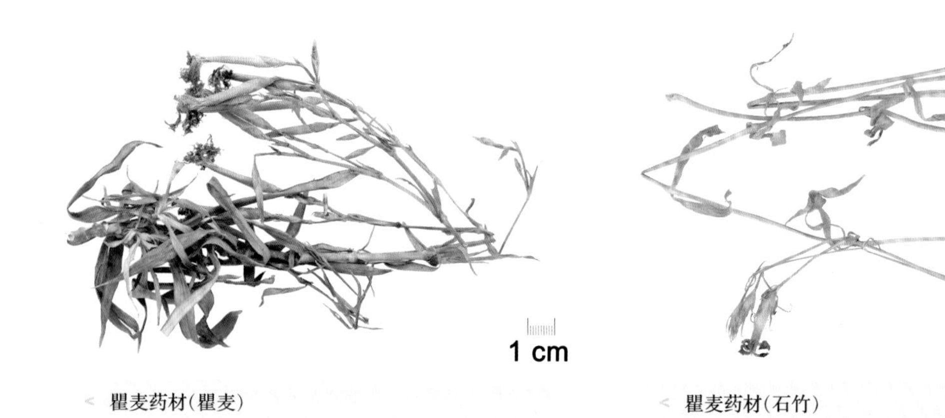

瞿麦药材(瞿麦)　　瞿麦药材(石竹)

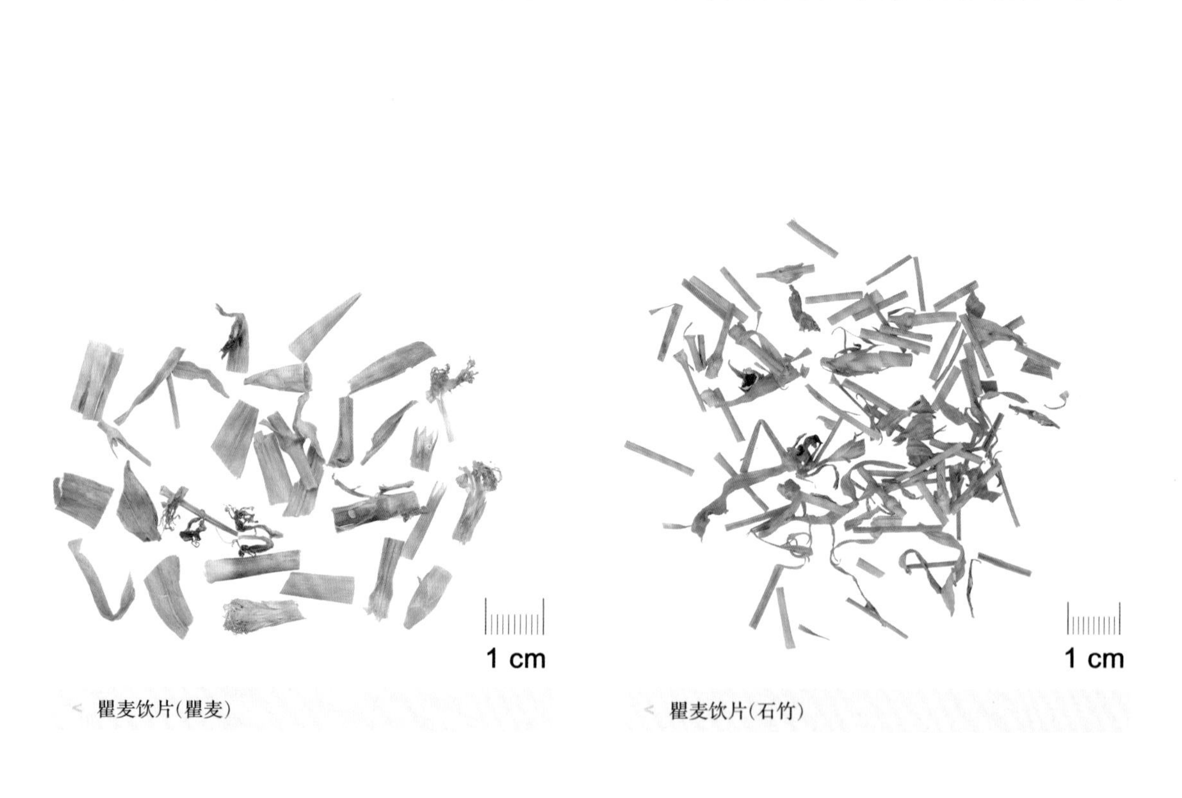

瞿麦饮片(瞿麦)　　瞿麦饮片(石竹)

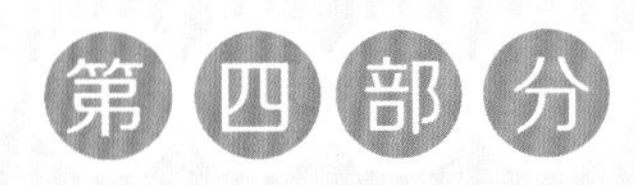

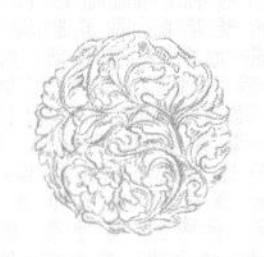

软坚散结药

白附子

《中药志》

【来源】天南星植物独角莲 *Typhonium giganteum* Engl. 的干燥块茎。

独角莲在《中国植物志》中为：*Sauromatum giganteum* (Engler) Cuslmano & Hetterscheid。

【药性功效】辛，温；有毒。归胃、肝经。祛风痰，定惊搐，解毒散结，止痛。

【抗肿瘤组分及化学成分】白附子中抗肿瘤组分为白附子水煎液、白附子混悬液、CO_2 超临界萃取物和白附子醇提物。

【用法用量】煎服，3～6 g。一般炮制后用，外用生品适量捣烂，熬膏或研末以酒调敷患处。

【效方撷要】

1. 治乳腺癌　白附子捣烂，外敷于乳房肿块处。

2. 治恶性淋巴瘤　白附子、自然铜、黄芩、白芷、黄柏、没药、乳香、二花、梅片、麝香，按法制成膏剂，贴于患处。

3. 治皮肤癌　白附子、青皮、金银花、七叶一枝花各 3.5 g，防风、细辛各 4 g，羌活、黄连、僵蚕、甘草各 5 g，赤芍 3 g，蛇蜕 2 g，泽兰叶 2.5 g，以上诸药研末，先服。后以金银花 50 g，泽兰 50 g，生姜 10 片，好酒煮热，去渣，热饮，最后用酒水各一半，煎生姜 10 片，趁热服之，隔 3～5 日后须再服。

独角莲 *Typhonium giganteum* Engl.

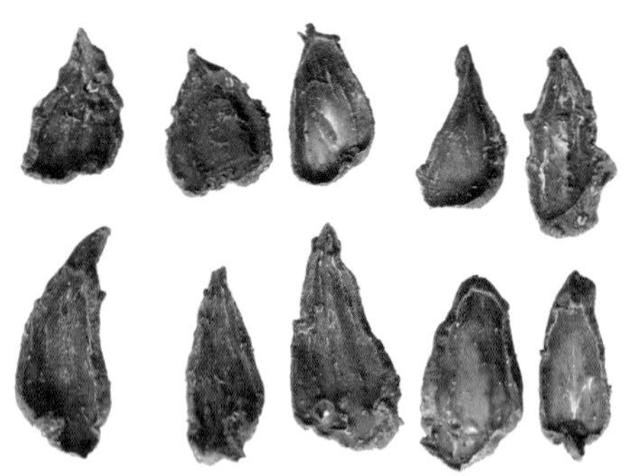

白附子饮片(制白附子)

玄参

《神农本草经》

【来源】玄参科植物玄参 *Scrophularia ningpoensis* Hemsl. 的干燥根。

【药性功效】甘、苦、咸，微寒。归肺、胃、肾经。清热凉血，滋阴降火，解毒散结。

【抗肿瘤组分及化学成分】玄参中抗肿瘤化学成分为齐墩果酸、熊去氧胆酸、桃叶珊瑚苷和哈帕苷。

【用法用量】煎服，9～15 g。

【效方撷要】

1. 治甲状腺癌　玄参、蛇莓各 15 g，蛇六谷、黄药子、昆布、海藻、地龙各 12 g，浙贝 9 g，夏枯草 30 g。水煎服，每日 1 剂。

2. 治淋巴瘤　玄参、半枝莲、夏枯草、连翘各 500 g，鹅不食草、儿茶、昆布、海藻、紫草各 250 g。煎浓缩，干燥，压片，1 片 0.5 g，口服，每日 3 次，1 次 2～4 片。

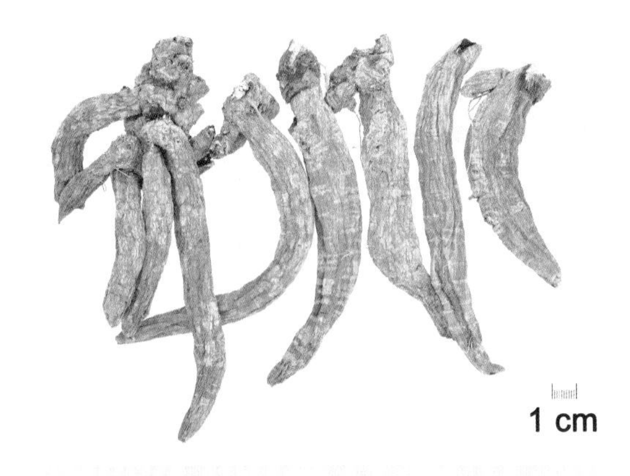

玄参药材

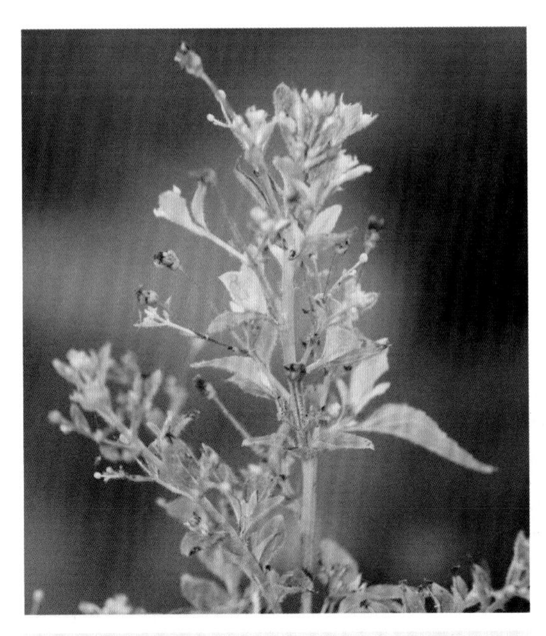

玄参 *Scrophularia ningpoensis* Hemsl.

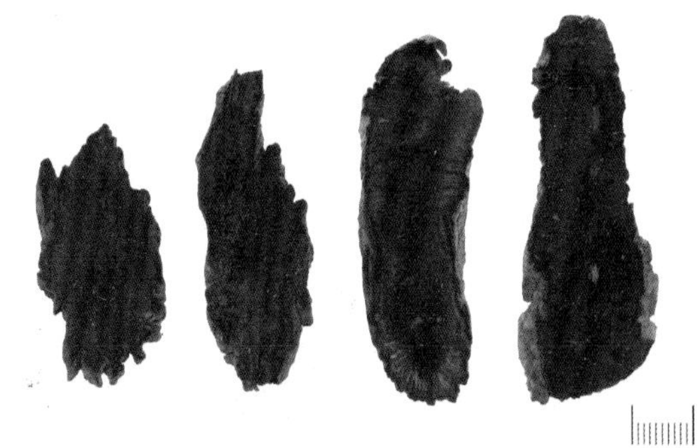

玄参饮片

牡 蛎

《神农本草经》

【来源】牡蛎科动物长牡蛎 *Ostrea gigas* Thunberg、大连湾牡蛎 *Ostrea talienwhanensis* Crosse 或近江牡蛎 *Ostrea rivularis* Gould 的贝壳。

【药性功效】咸，微寒。归肝、胆、肾经。重镇安神，潜阳补阴，软坚散结。

【抗肿瘤组分及化学成分】牡蛎中抗肿瘤组分为牡蛎提取物、近江牡蛎糖胺聚糖、牡蛎多肽和牡蛎低分子活性多肽。抗肿瘤化学成分为 scalaradial。

【用法用量】煎服，9～30 g。外用适量。收敛固涩宜煅用，余皆生用，生用宜先煎。

【效方撷要】

1. *治原发性肝癌* 牡蛎 30 g，三棱、莪术、水红花子、广郁金、预知子各 10 g，丹参、石见穿各 15 g。水煎服，每日 1 剂。

2. *治胃癌* 生牡蛎 30 g，太子参、姜半夏、川石斛、郁金、赤芍各 9 g，失笑散（包煎）、制穿山甲、夏枯草、木馒头各 12 g，陈皮 4.5 g，广木香 6 g。水煎服，每日 1 剂。

3. *治肺癌* 牡蛎 30 g，白花蛇舌草、白茅根、薏苡仁、夏枯草各 15 g，橘核、橘红各 6 g，寸冬、海藻、昆布、百部、芙蓉花、蚤休各 10 g，生地黄、玄参各 20 g，每日 1 剂，水煎，分 2 次服用。

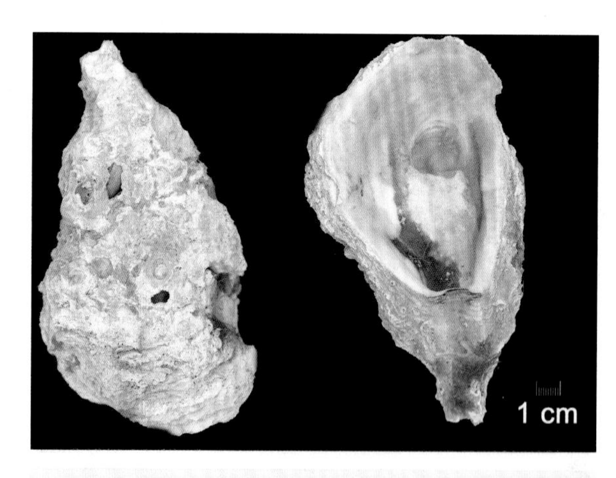

牡蛎药材（近江牡蛎）

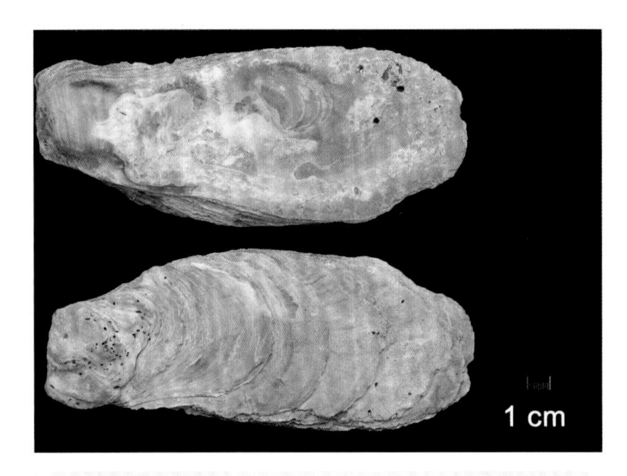

< 牡蛎药材(长牡蛎)

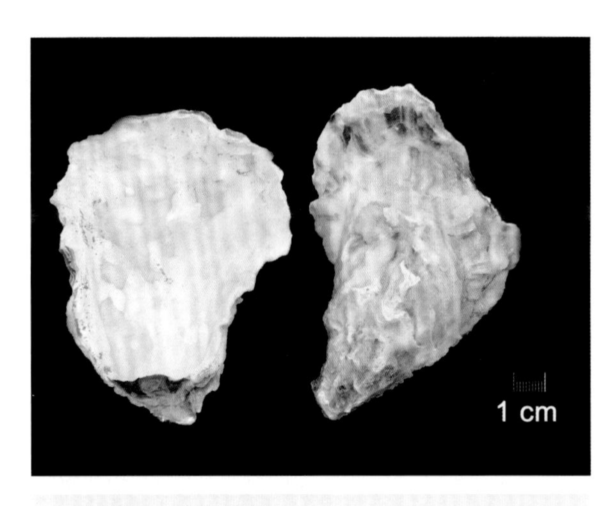

< 牡蛎药材(大连江牡蛎)

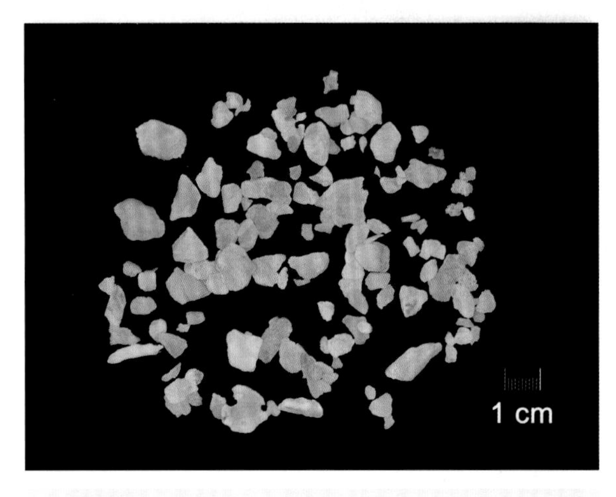

< 牡蛎饮片

阿魏

《新修本草》

【来源】伞形科植物新疆阿魏 *Ferula sinkiangensis* K. M. Shen 或阜康阿魏 *Ferula fukanensis* K. M. Shen 的树脂。

【药性功效】苦、辛，温。归脾、胃经。消积，化癥，散痞，杀虫。

【抗肿瘤组分及化学成分】阿魏中抗肿瘤组分为新疆阿魏树脂提取物。抗肿瘤化学成分为法尼斯淝醇 C 和阿魏酸。

【用法用量】内服，1～1.5 g；多入丸、散，不宜入煎剂。外用适量，多入膏药。

【效方撷要】

1. 治食管癌　阿魏 30 g，狗苦胆 1 个。将阿魏研末，用胆汁拌匀为丸，如梧桐子大小，每日 15 丸，早晨用开水送服。

2. 治胃癌　阿魏、黄药子、乳香、没药各 24 g，莪术、三棱、甘草各 15 g，蟾酥 9 g，延胡索、天仙藤各 30 g，蜂房、生玳瑁各 18 g。水煎服，每日 1 剂。

3. 治宫颈癌　阿魏、雄黄、一见喜各 25 g，蛇六谷、芙蓉叶各 50 g，冰片 12 g。加入聚乙二醇、泥白金乙酯等基质制成锭剂，1 块重 2.5 g，放入宫颈口即可。

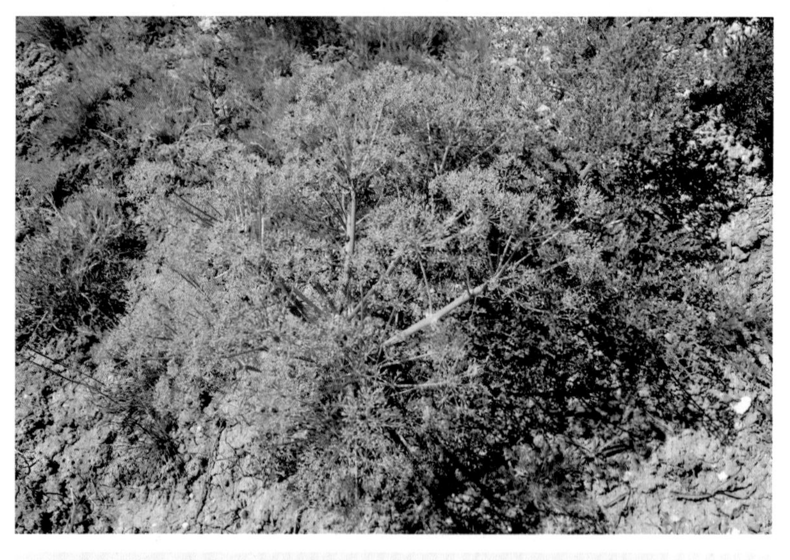

新疆阿魏 *Ferula sinkiangensis* K. M. Shen

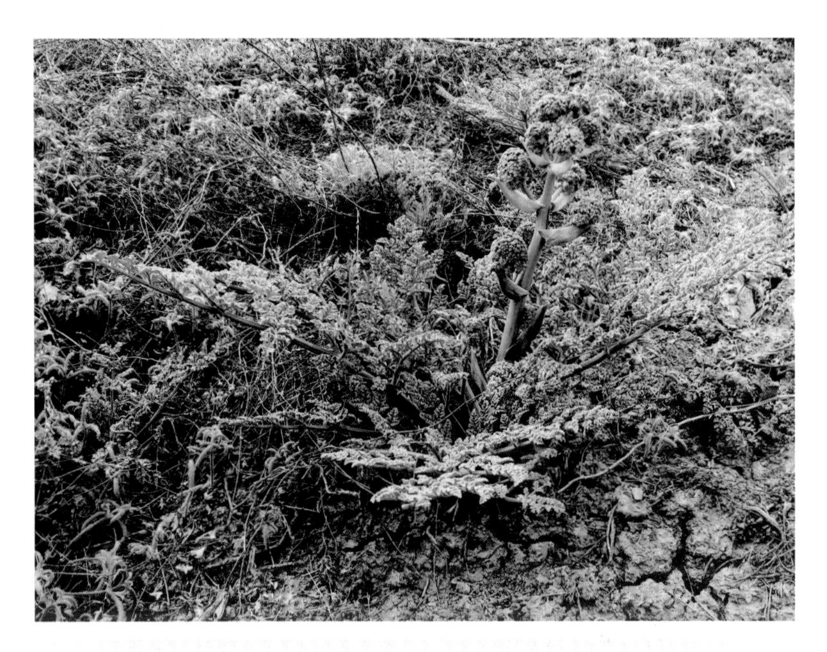

皇康阿魏 *Ferula fukanensis* K.M. Shen

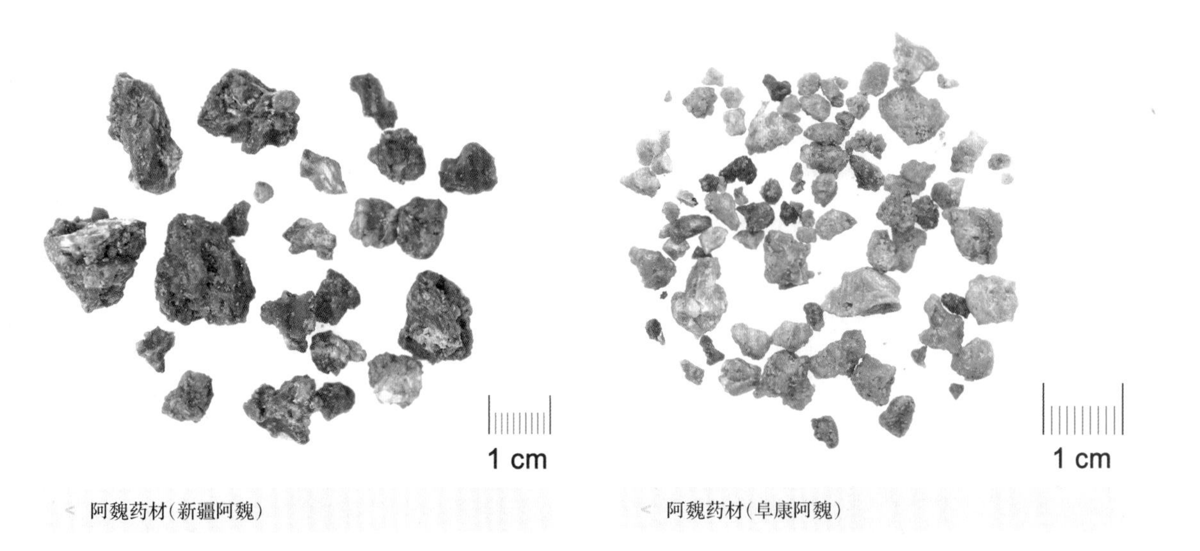

阿魏药材(新疆阿魏)　　阿魏药材(阜康阿魏)

鸡内金

《神农本草经》

【来源】雉科动物家鸡 *Gallus gallus domesticus* Brisson 的干燥沙囊内壁。

【药性功效】甘，平。归脾、胃、小肠、膀胱经。健胃消食，涩精止遗，通淋化石。

【用法用量】煎服，3～10 g；研末服效果更佳，1.5～3 g。

【效方撷要】

1. 治膀胱癌　鸡内金 15 g，赤小豆 30 g，粳米 50 g，清水适量。将鸡内金烘干后碾末。先煮赤小豆及米作粥，将熟时，放入鸡内金末，再煮至米熟即可。早餐用之。

2. 治食管癌　鸡内金、沙参、旋覆花、半夏各 10 g，蜈蚣、全蝎各 6 g，白花蛇舌草、白茅根、夏枯草、紫草根各 30 g，半枝莲 60 g，大枣 15 g。水煎服，加蜂蜜 30 g，制成膏状，分 3 次服用。

3. 治肝癌　鸡内金、半枝莲、黄毛耳草、薏苡仁、虎杖各 30 g，龙葵 120 g。水煎服，每日 1 剂。

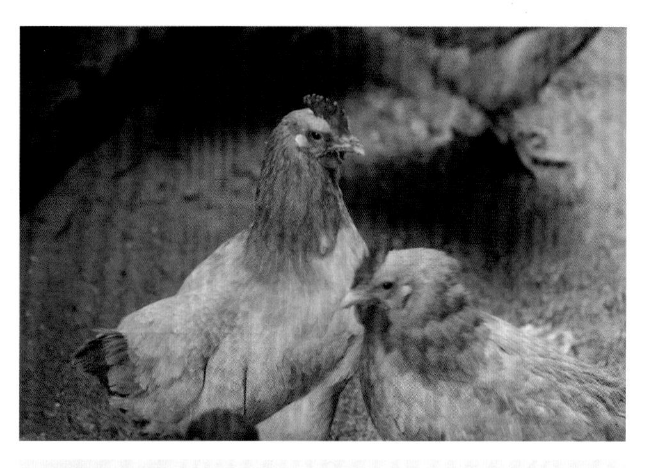

家鸡 *Gallus gallus domesticus* Brisson

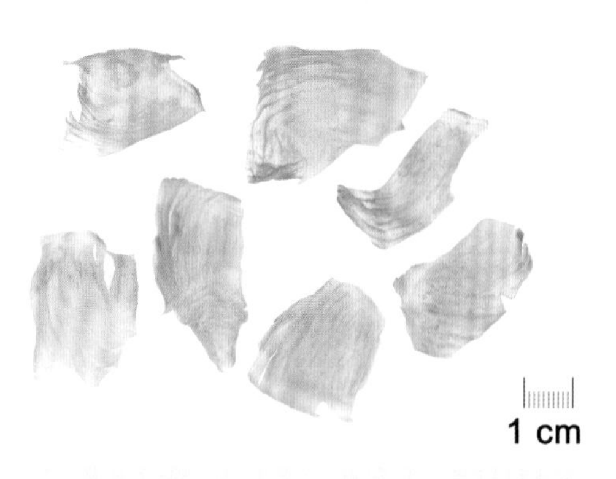

鸡内金药材

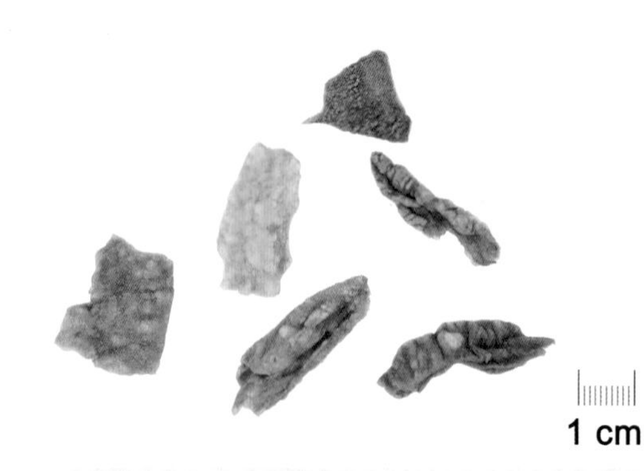

鸡内金饮片(炒鸡内金)

昆布

《吴普本草》

【来源】海带科植物海带 *Laminaria japonica* Aresch. 或翅藻科植物昆布 *Ecklonia kurome* Okam. 的干燥叶状体。

【药性功效】咸,寒。归肝、胃、肾经。消痰软坚散结,利水消肿。

【抗肿瘤组分及化学成分】昆布中抗肿瘤组分为昆布热水提取物和昆布多糖。抗肿瘤化学成分为类胡萝卜素成分岩藻黄质。

【用法用量】煎服,6～12 g。

【效方撷要】

1. 治甲状腺肿瘤　昆布、山豆根、海藻、金银花、白芷、射干、升麻各 9 g,龙鳞草、夏枯草、天花粉、生地各 15 g,甘草 4.5 g。水煎服,每日 1 剂。

2. 治胃癌　昆布、陈皮、海藻、枳壳各 15 g,乌骨藤 60 g,虎杖 45 g。水煎服,每日 1 剂。

3. 治肺癌　昆布、海藻、桑白皮、夏枯草各 15 g,鲜佛甲草 30 g,黄芩、栀子、连翘各 9 g,生石膏 30 g,金银花 12 g。水煎服,每日 1 剂。

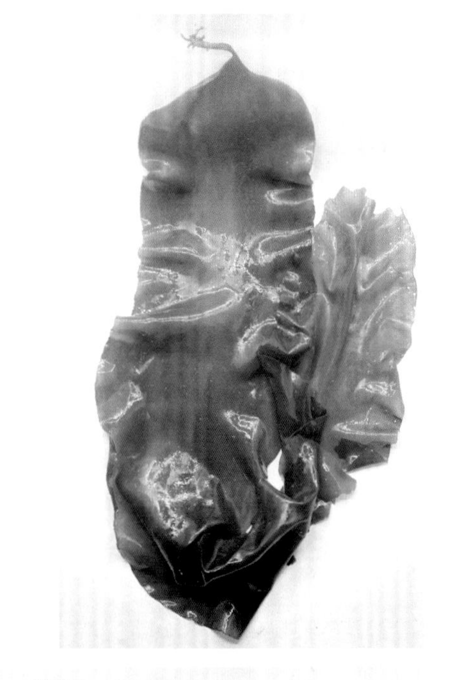

海带 *Laminaria japonica* Aresch.

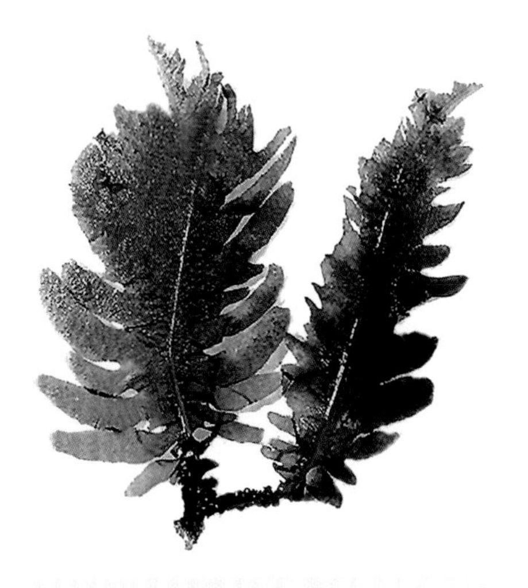

昆布 *Ecklonia kurome* Okam.

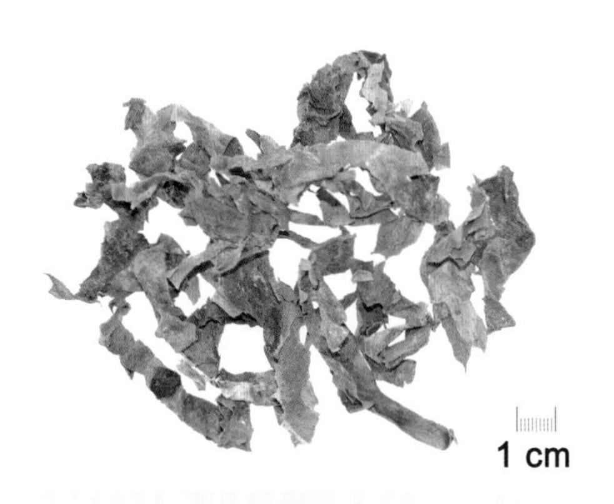

昆布饮片(海带)

荞麦

《本草纲目》

【来源】蓼科植物荞麦 *Fagopyrum esculentum* Moench 的干燥种子。

【药性功效】甘、微酸，寒。归脾、胃、大肠经。健胃消积，下气宽肠，解毒敛疮。

【抗肿瘤组分及化学成分】荞麦中抗肿瘤组分为荞麦提取物、荞麦壳正己烷与乙酸乙酯馏分和荞麦胰蛋白酶抑制剂 rBTI-2。抗肿瘤化学成分为槲皮素和金丝桃苷。

【用法用量】煎服，10～30 g；入丸、散或制成荞麦面食用。外用适量，研末掺或调敷。

【效方撷要】治食管癌　用北庭砂 10 g，水和荞麦面包之，煅焦，待冷，取中间湿者，焙干 5 g，入槟榔 10 g，丁香 2 个，研匀。每服 0. 5 g，烧酒送下，日三服。

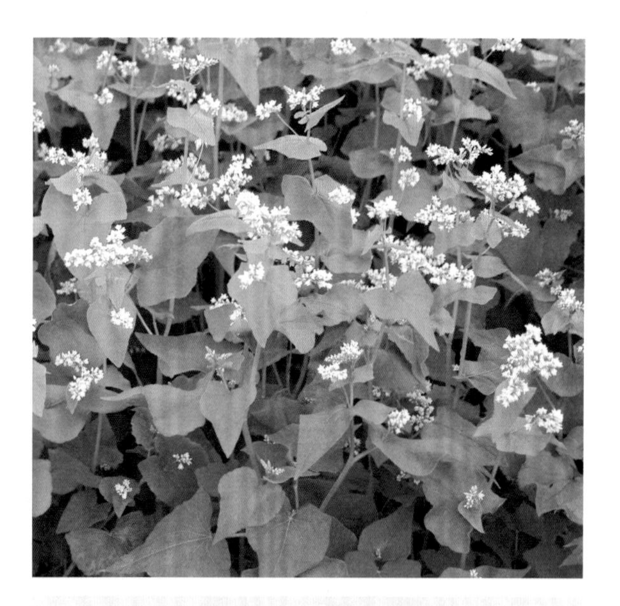

荞麦 *Fagopyrum esculentum* Moench

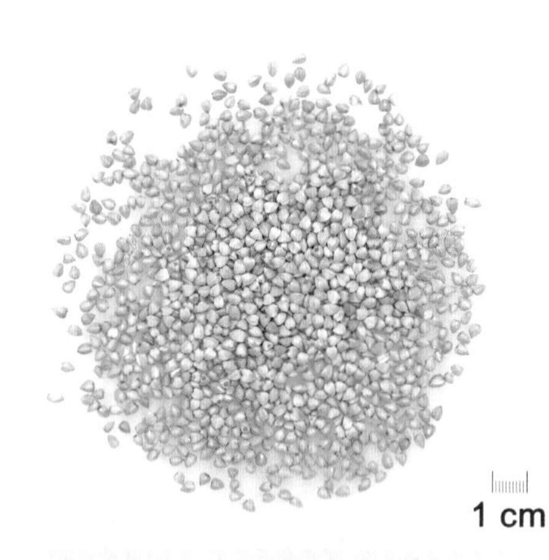

荞麦饮片

威灵仙

《新修本草》

【来源】毛茛科植物威灵仙 *Clematis chinensis* Osbeck、棉团铁线莲 *Clematis hexapetala* Pall. 或东北铁线莲 *Clematis manshurica* Rupr. 的干燥根及根茎。

东北铁线莲在《中国植物志》中为：辣蓼铁丝莲 *Clematis terniflora* var. *mandshurica* (Rupr.) Ohwi。

【药性功效】辛、咸，温。归膀胱经。祛风湿，通经络。

【抗肿瘤组分及化学成分】威灵仙中抗肿瘤组分为威灵仙多糖和威灵仙总皂苷。抗肿瘤化学成分为齐墩果酸、白头翁素、常春藤皂苷元和原白头翁素。

【用法用量】煎服，6～10 g。

【效方撷要】

1. 治食管癌　威灵仙 50 g，醋、蜜各半碗。水煎服，每日 1 剂。

2. 治放疗、化疗引起的呕吐　威灵仙 50 g，水煎服，每日 1 剂。

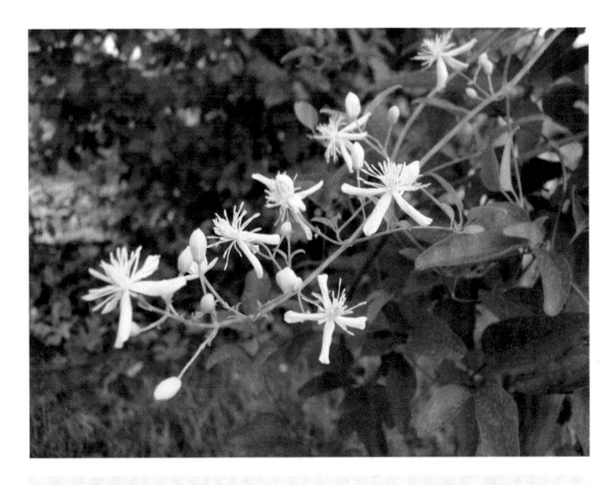

威灵仙 *Clematis chinensis* Osbeck

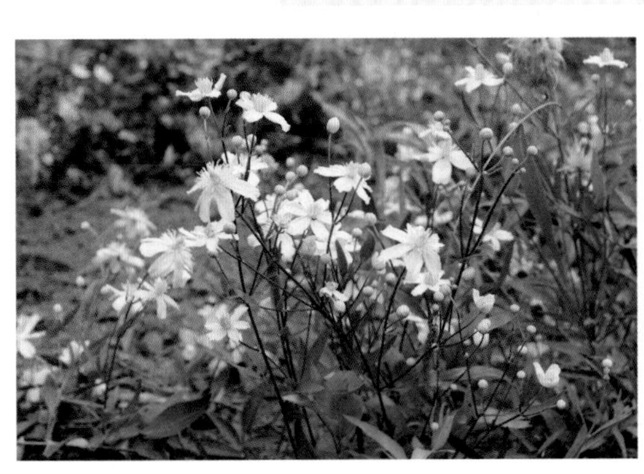

绵团铁线莲 *Clematis hexapetala* Pall.

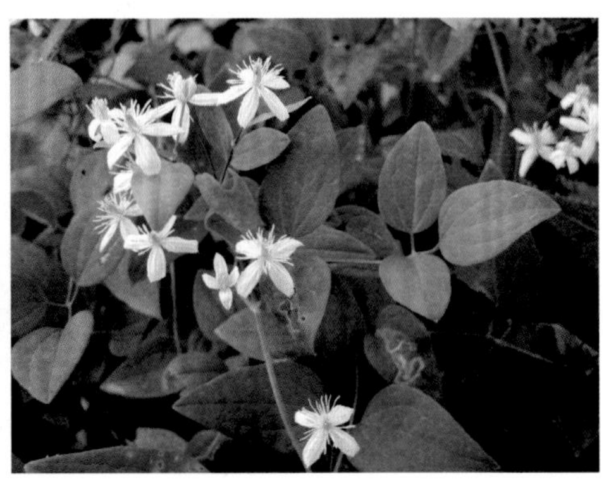

东北铁线莲 *Clematis manshurica* Rupr.

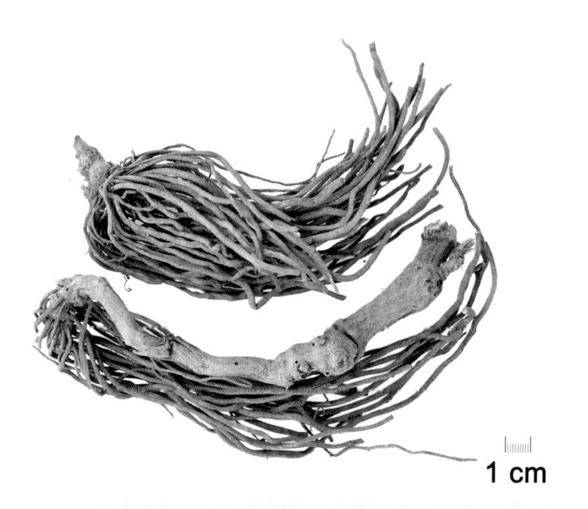

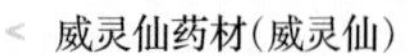
< 威灵仙药材(威灵仙)

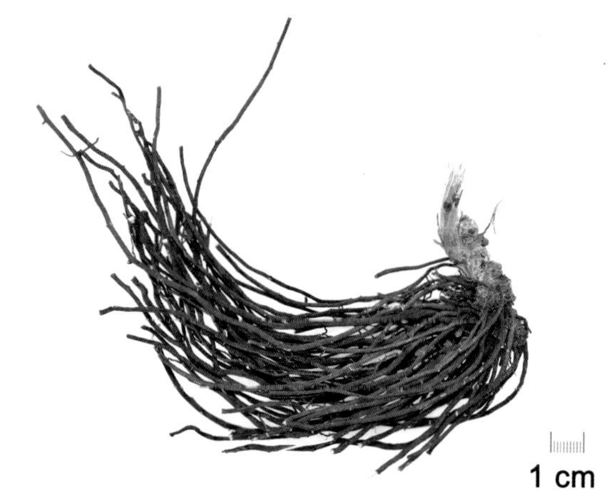

< 威灵仙药材(东北铁线莲)

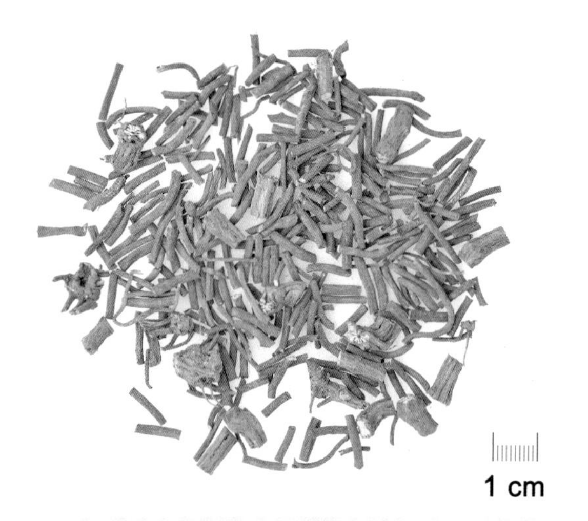

< 威灵仙饮片(威灵仙)

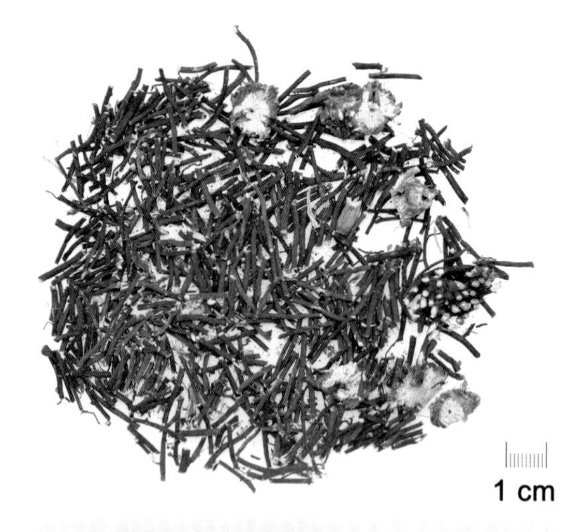

< 威灵仙饮片(东北铁线莲)

海 藻

《神农本草经》

【来源】马尾藻科植物海蒿子 *Sargassum pallidum* (Turn.) C. Ag. 或羊栖菜 *Sargassum fusiforme* (Harv.) Setch. 的干燥藻体。

海蒿子在《中国海藻志》中修订为：*Sargassum confusum* C. Agardh。

【药性功效】苦、咸，寒。归肝、胃、肾经。消痰软坚散结，利水消肿。

【抗肿瘤组分及化学成分】海藻中抗肿瘤组分为海蒿子粗提物、海蒿子多糖、羊栖菜多糖和褐藻糖胶。抗肿瘤化学成分为胸腺嘧啶脱氧核苷、2′,5-二羟基-6,6′,7,8-四甲氧基黄酮、4-hydroxyphthalide、4-(1*H*)喹啉酮。

【用法用量】煎服，6～12 g。

【效方撷要】

1. 治食管癌　海藻 30 g，水蛭 6 g，分别用微火烘干，研细后混合。口服 1 次 3g，每日 2 次，黄酒冲服。

2. 治乳腺癌　海藻、海带、决明子各 30 g，女贞子、金银花、丹参、陈皮、熟地黄各 15 g，茯苓、枸杞子、石斛各 12 g，太子参 9 g。水煎服，每日 1 剂。

3. 治宫颈癌　海藻、昆布、当归、续断、半枝莲、白花蛇舌草各 24 g，白芍、香附、茯苓各 15 g，柴胡 9 g，全蝎 6 g，蜈蚣 3 条。水煎服，每日 1 剂。可同时佐服云南白药每日 2 g，并可随证加减。

4. 治鼻咽癌　海藻、玉竹、川石斛、苍耳子各 12 g，北沙参、白花蛇舌草、野菊花、生地黄、赤芍、夏枯草、藕节各 15 g，白茅根 30 g，辛夷花（包煎）、焦山楂各 10 g，大枣 7 枚。水煎服，每日 1 剂。

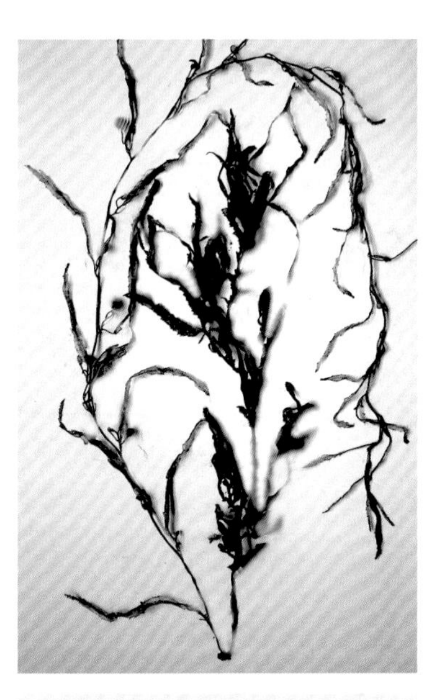

< 海蒿子 *Sargassum pallidum* (Turn.) C. Ag.

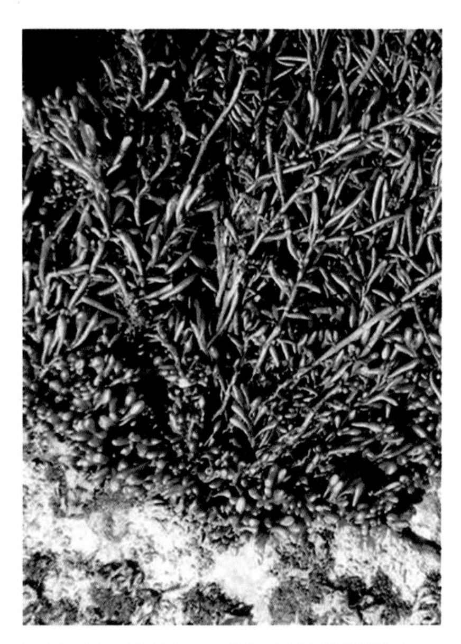

< 羊栖菜 *Sargassum fusiforme* (Harv.) Setch.

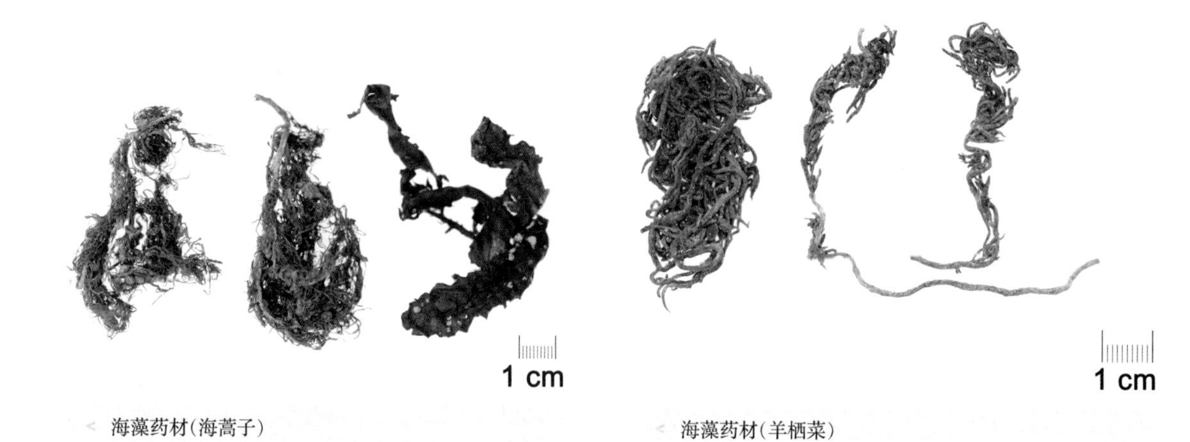

海藻药材(海蒿子)　　海藻药材(羊栖菜)

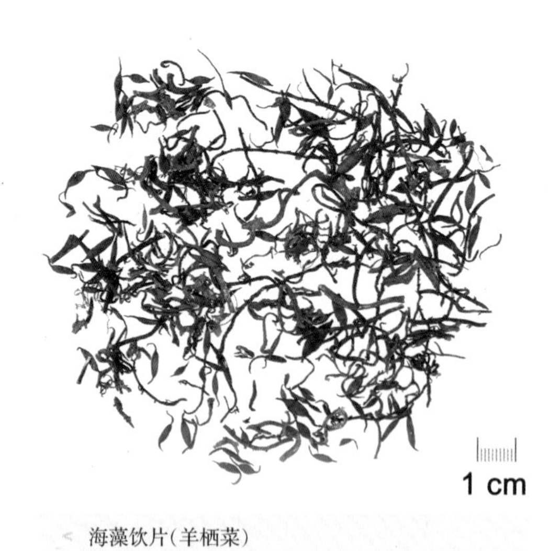

海藻饮片(羊栖菜)

海浮石

《本草拾遗》

【来源】胞孔科动物脊突苔虫 *Costazia aculeata* Canu et Bassler、瘤分胞苔虫 *Costazia costazii* Audouin 的骨骼或火山喷出的岩浆形成的多孔状石块。前者俗称“石花”“海花石”“浮海石”，后者俗称“浮石”“海浮石”。

【药性功效】咸，寒。归肺、肾经。清肺化痰，软坚散结，利尿通淋。

【用法用量】煎服，10～15 g，打碎先煎；或入丸、散。外用适量。

【效方撷要】

1. 治肺癌　海浮石、金银花、丹参、瓜蒌皮、板蓝根各 15 g，土茯苓、桃仁、紫草根各 9 g。水煎服，每日 1 剂。

2. 治甲状腺肿瘤　海浮石、夏枯草、玄参各 30 g，白芍、制香附、白芥子各 12 g。水煎服，每日 1 剂。1 个月为 1 个疗程。

3. 治肠癌　海浮石、海蛤粉、苦参、地黄、苡仁、诃子、菱角、紫参、柿霜、香椿各适量。水煎服，每日 1 剂。

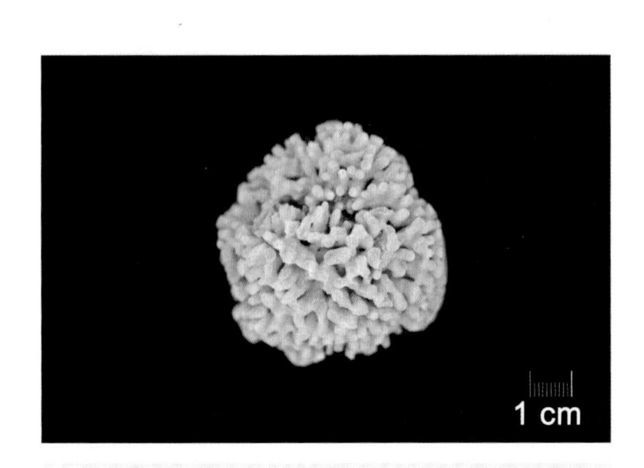

海浮石药材

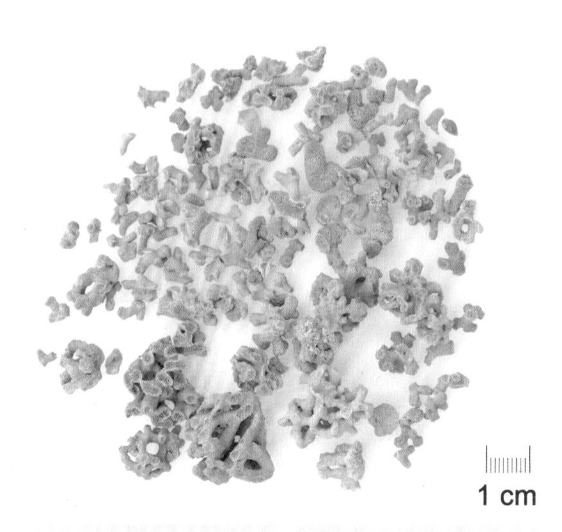

海浮石饮片

黄药子

《滇南本草》

【来源】薯蓣科植物黄独 *Dioscorea bulbifera* L. 的新鲜或干燥块茎。

【药性功效】苦，寒；有小毒。归肺、肝经。散结消瘿，清热解毒，凉血止血。

【抗肿瘤组分及化学成分】黄药子中抗肿瘤组分为乙醇提取物、石油醚提取物和甾体皂苷成分。抗肿瘤化学成分为黄独素 A、黄独素 B 和黄独素 D。

【用法用量】煎服，3～9 g；研末服，1～2 g；或浸酒。外用适量，鲜品捣敷；或研末调敷；或磨汁涂。

【效方撷要】

1. 治食管癌　黄药子、北重楼各 60 g，山豆根、夏枯草、白鲜皮、苣荬菜各 120 g，共研为末，炼蜜为丸，每丸重 6 g。口服，1 次 1～2 丸，每日 2 次，温开水送服。

2. 治胃癌　黄药子 200 g，虻虫、蜈蚣、全蝎各 30 g，白酒 1 000 ml。上药用白酒密封浸泡，埋在地下 7 日后，口服，1 次 10～30 ml，每日 3 次。

3. 治甲状腺癌　黄药子 200 g，用生酒 3 大壶煮 1.5 h，置 7 日后，早晚饮服，分 7 日服用。

4. 治恶性淋巴瘤　黄药子 24 g，泽漆 30 g，天葵子、红木香各 15 g，蚤休 9 g。水煎服，每日 1 剂。

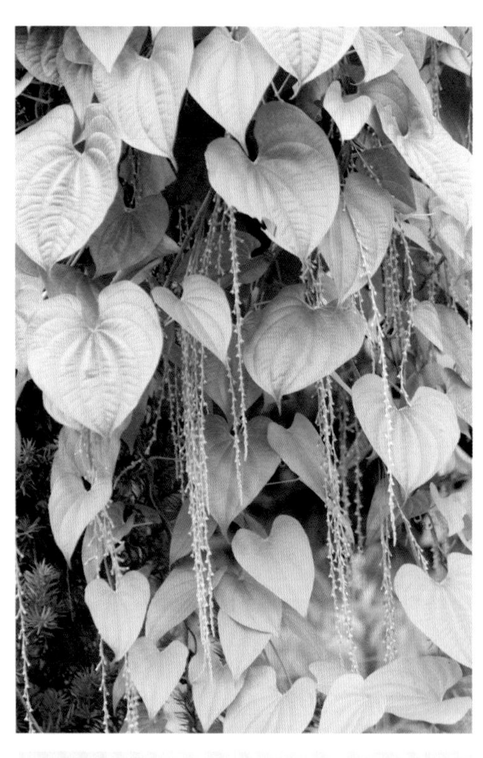

黄独 *Dioscorea bulbifera* L.

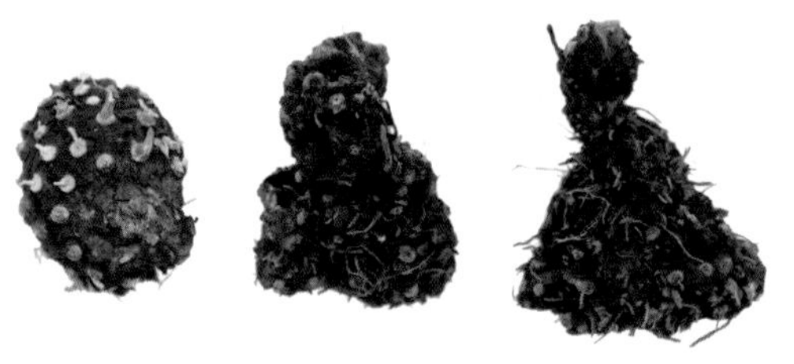

黄独药材

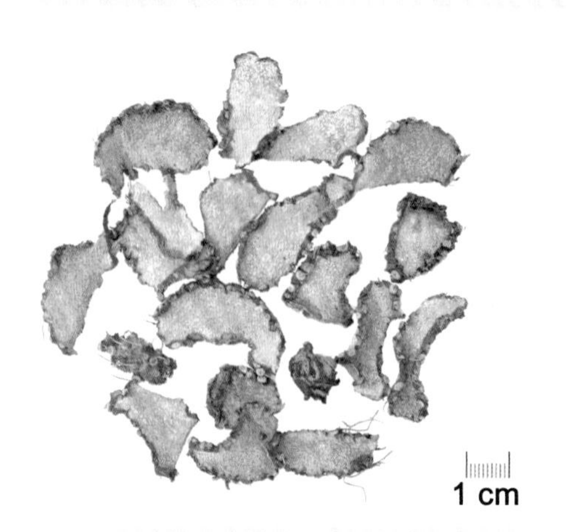

黄独饮片

蛤壳

《神农本草经》

【来源】帘蛤科动物文蛤 *Meretrix meretrix* L. 或青蛤 *Cyclina sinensis* Gmelin 等多种海蛤的贝壳。

【药性功效】咸，微寒。归肺、胃、肾经。清肺化痰，软坚散结，利水消肿，制酸止痛；外用敛疮收湿。

【抗肿瘤组分及化学成分】蛤壳的抗肿瘤组分为从青蛤匀浆液中提取的多糖。

【用法用量】煎服，10～15 g，先煎，海蛤粉宜包煎；或入丸、散。外用适量，研末撒或调敷。

【效方撷要】

1. 治肺癌　海蛤粉、昆布、海藻、蒲公英、海带各 15 g，橘红 9 g，夏枯草 30 g。水煎服，每日 1 剂。

2. 治胃癌　海蛤粉、牡蛎、海蒿子、昆布、紫菜各 15 g。水煎服，每日 1 剂。

3. 治食管癌　海蛤粉、牡蛎、磁石各 250 g，硼砂 150 g，朱砂 30 g，冰片 45 g。研末成散剂，每服 1.5 g，每日 3 次。

4. 治甲状腺癌　海蛤粉、海藻、海螵蛸、昆布各等份。制成蜜丸，每日服 2 丸。

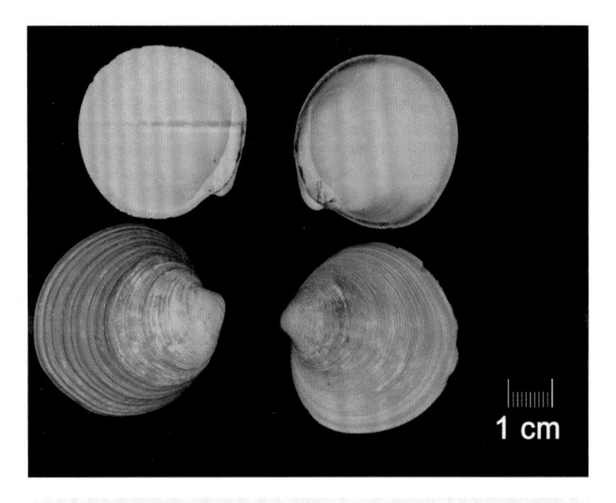

蛤壳药材(青蛤)

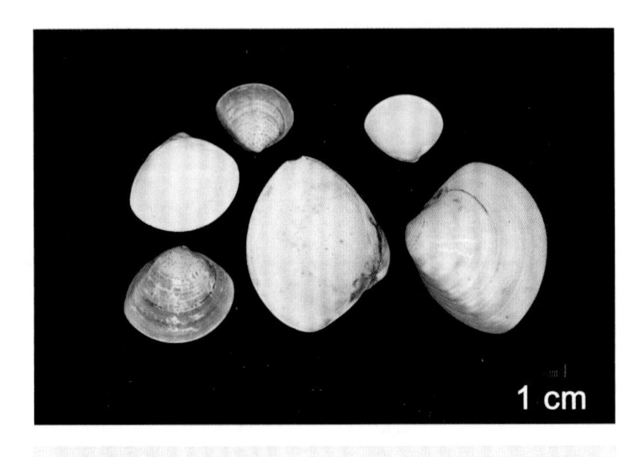

蛤壳药材(文蛤)

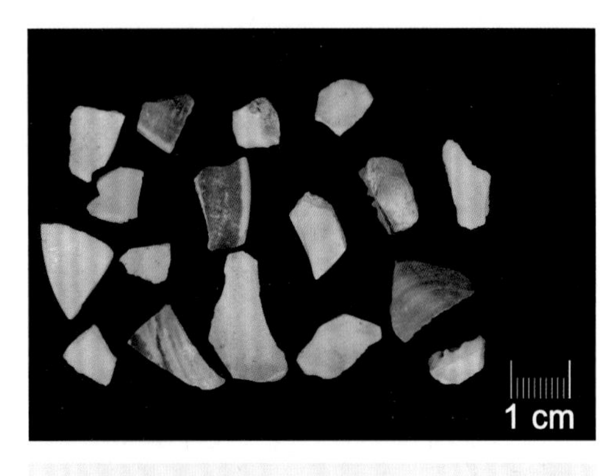

蛤壳饮片(青蛤)

僵蚕

《神农本草经》

【来源】蚕蛾科昆虫家蚕 *Bombyx mori* L. 4～5龄的幼虫感染(或人工接种)白僵菌(珠孢白僵菌)*Beauveria bassiana* (Bals.) Vuillant而致死的干燥体。

家蚕图片参见"蚕沙"项下。

【药性功效】咸、辛,平。归肝、肺、胃经。息风止痉,祛风止痛,化痰散结。

【抗肿瘤组分及化学成分】僵蚕中抗肿瘤组分为僵蚕醇提物。

【用法用量】煎服,5～10 g;研末吞服,1～1.5 g。散风热宜生用,余多制用。

【效方撷要】

1. 治恶性淋巴瘤　僵蚕研末,开水送服,1次1.5 g,每日2次。

2. 治脑肿瘤　僵蚕、鱼腥草各15 g,葵树子30 g。共为细末,每次6 g,每日2次。

3. 治胃癌　炙僵蚕60 g,炙蜈蚣、炮穿山甲各24 g,马钱子12 g,硫黄4.5 g。共研极细末,以炼蜜为丸,每日1粒。

4. 治舌癌　僵蚕3 g,蜜炒黄连6 g。为末掺之,涎出为妙。

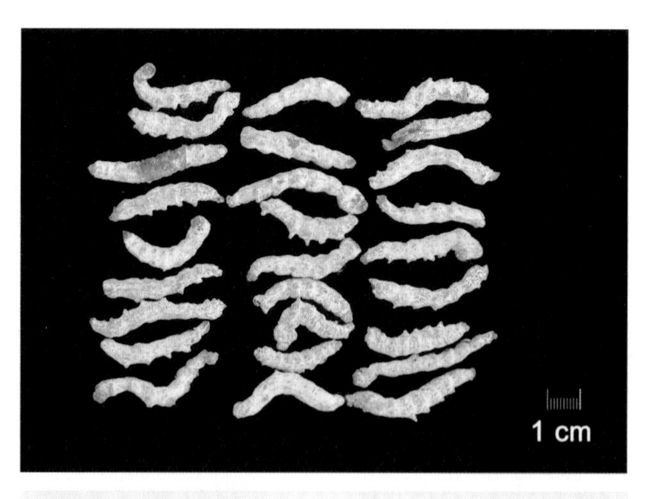

僵蚕饮片

魔芋

《开宝本草》

【来源】天南星科植物花魔芋 *Amorphophallus konjac* K. Koch、东亚魔芋 *Amorphophallus kiusianus* (Makino) Makino、野魔芋 *Amorphophallus variabilis* Bl. 的新鲜或干燥块茎。

【药性功效】辛、苦，寒；有毒。化痰消积，解毒散结，行瘀止痛。

【抗肿瘤组分及化学成分】魔芋中抗肿瘤的组分有魔芋精粉、魔芋葡甘露聚糖、魔芋葡甘聚糖降解物、魔芋的甲醇提取物以及甲醇提取物的氯仿分段部位。

【用法用量】煎服，9～15 g，须煎 2 h 以上，滤去渣，取汁服。外用适量，捣敷；或磨醋涂。

【效方撷要】

1. 治脑肿瘤　魔芋 30 g(先煎 2 h)，重楼 9 g，生甘草 6 g。水煎服，每日 1 剂。

2. 治鼻咽癌　魔芋(先煎 2 h)、地骨皮、鸭跖草各 30 g，重楼 15 g。水煎服，每日 1 剂。

3. 治腮腺癌　魔芋(先煎 2 h)、板蓝根各 30 g，金银花、山豆根各 15 g。水煎服，每日 1 剂。

4. 治甲状腺癌　魔芋 30 g(先煎 2 h)，海藻、蒲黄根、玄参各 15 g，苍耳草、贯众各 30 g(加减：若瘤质硬可加生牡蛎 60 g)。水煎服，每日 1 剂。

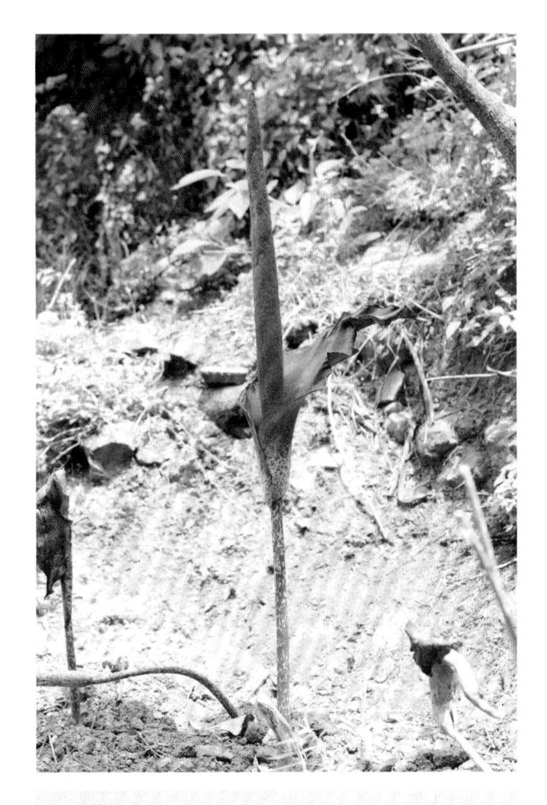

花魔芋 *Amorphophallus konjac* K. Koch

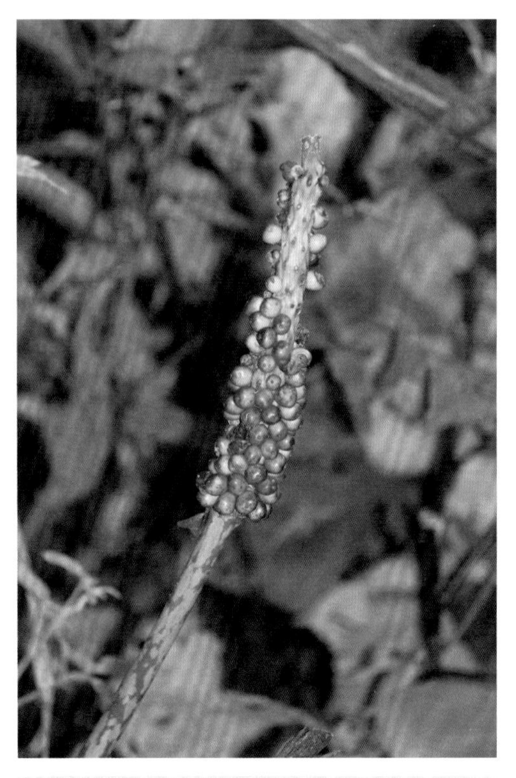

东亚魔芋 *Amorphophallus kiusianus* (Makino) Makino

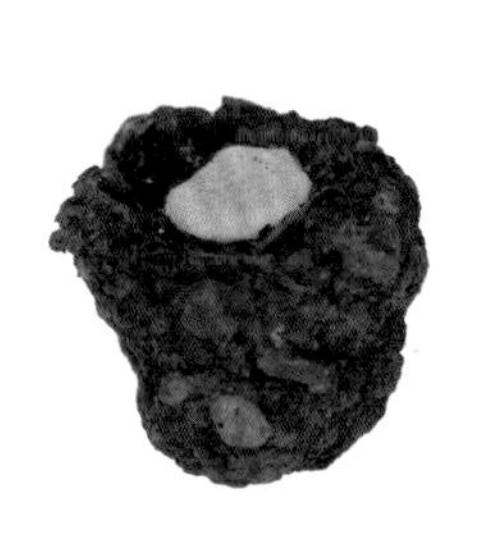

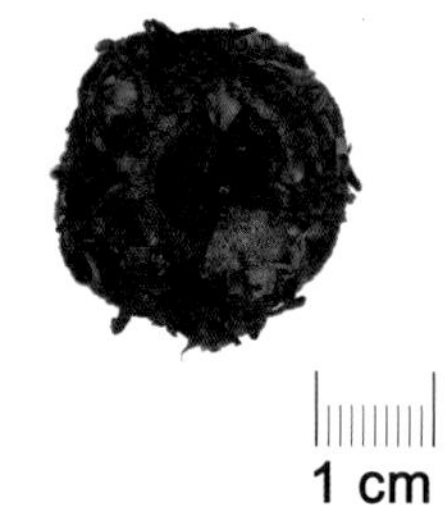

魔芋药材(花魔芋)

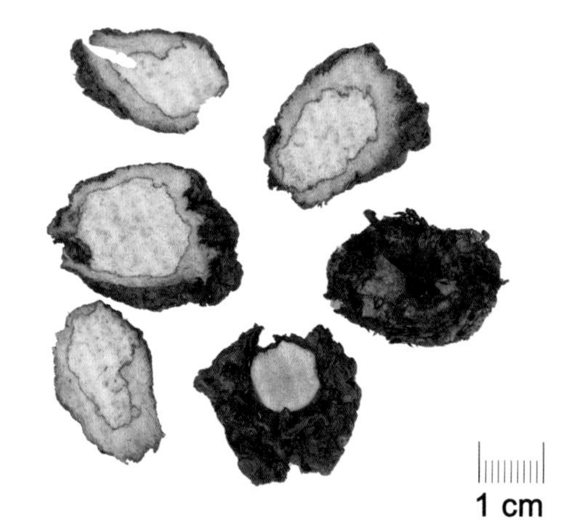

魔芋饮片(花魔芋)

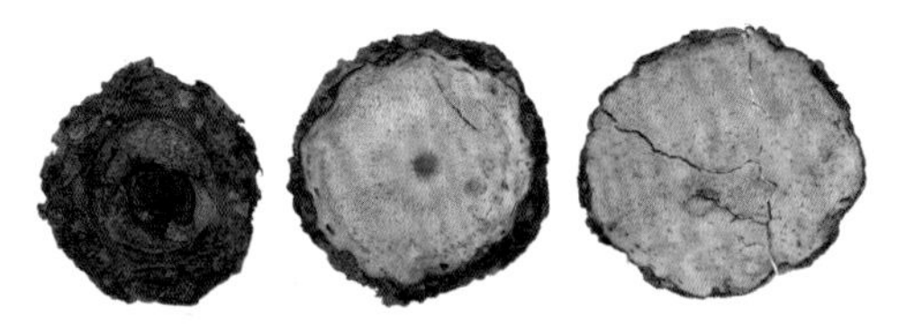

魔芋饮片(东亚魔芋)

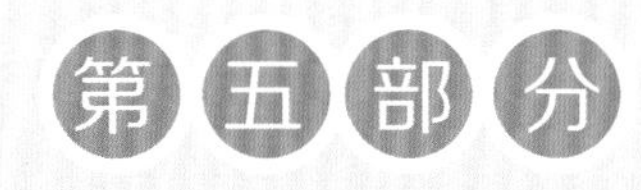

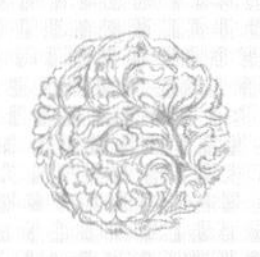

清热解毒药

十大功劳叶

《本经逢原》

【来源】小檗科植物阔叶十大功劳 *Mahonia bealei* (Fort.) Carr. 的干燥叶。

【药性功效】苦，寒。归肺、肝、肾经。清虚热，燥湿，解毒。

【抗肿瘤组分及化学成分】十大功劳叶的抗肿瘤化学成分为异粉防己碱、小檗碱和粉防己碱。

【用法用量】煎服，6～9 g。外用适量，研末调敷。

【效方撷要】

1. 治肝癌　十大功劳叶、龙葵各30g。水煎服，每日1剂。

2. 治鼻咽癌　十大功劳叶60g，鲜石榴皮120g，夏枯草45g，炙甘草9g。水煎服，每日1剂。

3. 治绒毛膜癌、恶性葡萄胎　十大功劳叶、白英、白花蛇舌草、菝葜根各30g，龙葵90g。水煎服，每日1剂。

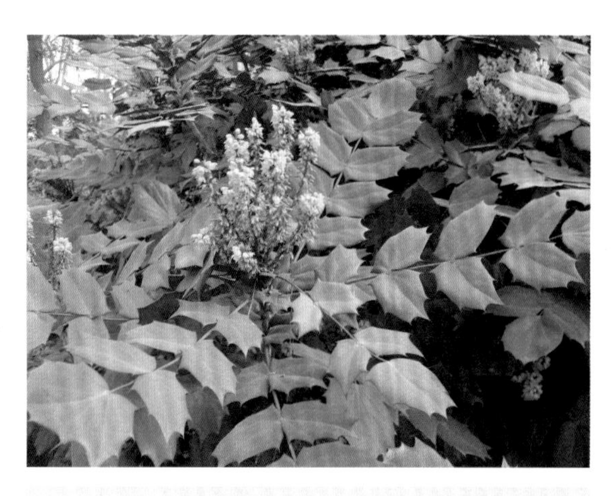

阔叶十大功劳 *Mahonia bealei* (Fort.) Carr.

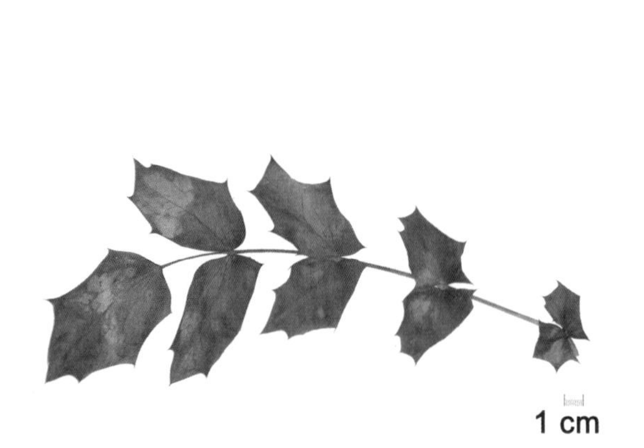

十大功劳叶药材

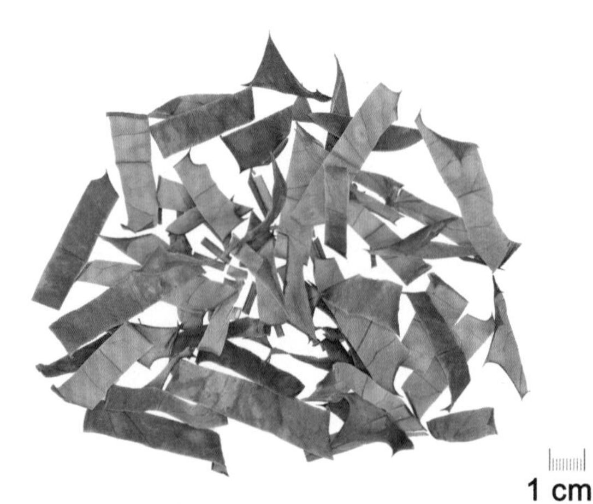

十大功劳叶饮片

八仙草

《中华本草》

【来源】茜草科植物猪殃殃 *Galium spurium* L. 或楔叶葎 *Galium asperifolium* Wall. ex Roxb. 的新鲜或干燥全草。

【性味功效】辛、微苦，寒。清热解毒，利尿消肿，消肿止痛。

【抗肿瘤组分及化学成分】八仙草中抗肿瘤组分为八仙草的乙醇提取物及其乙醚、二氯甲烷、乙酸乙酯部位。

【用法用量】煎服，15～30 g，鲜品 30～90 g；或捣汁饮。外用适量，捣敷患处。

【效方撷要】

1. 治白血病　八仙草 60 g，狗舌草 30 g。水煎服，每日 1 剂。

2. 治乳腺癌、宫颈癌　八仙草 30 g。水煎服，每日 1 剂。

3. 治恶性淋巴瘤　八仙草 60 g，龙葵 120 g，白花蛇舌草 250 g。水煎服，每日 1 剂。

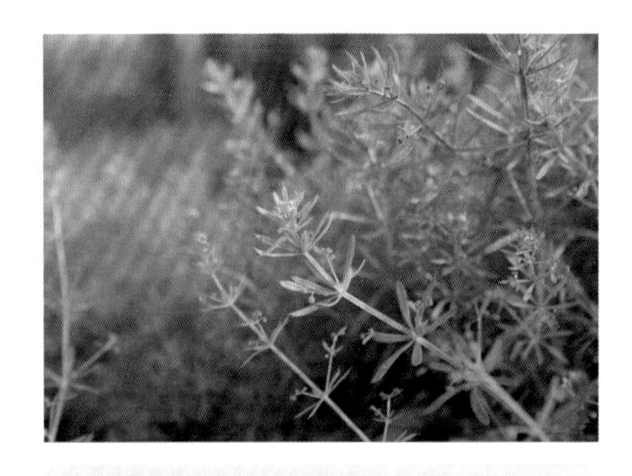

猪殃殃 *Galinm spurium* L.

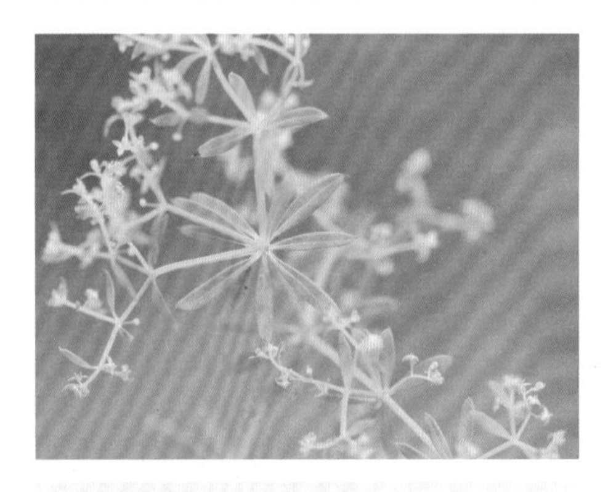

楔叶葎 *Galium asperifolium* Wall. ex Roxb.

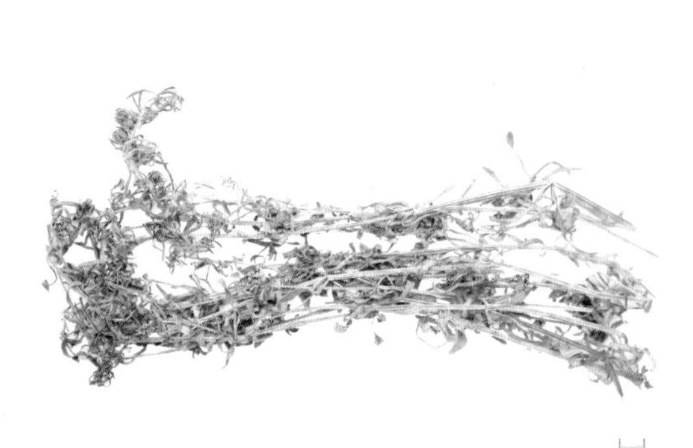

八仙草药材

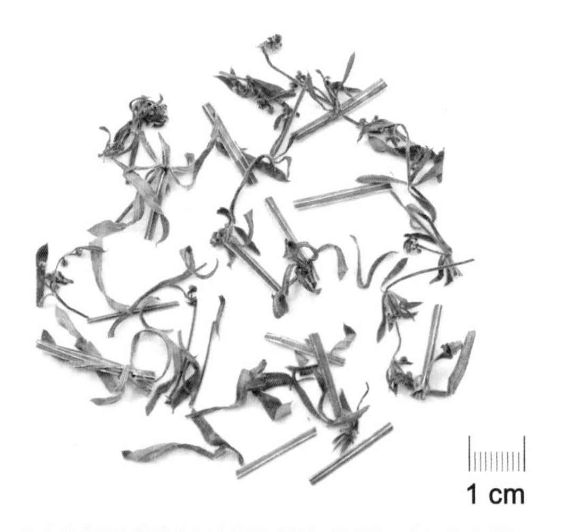

八仙草饮片

八角莲

《福建民间草药》

【来源】小檗科植物六角莲 *Dysosma pleiantha* (Hance) Woodson 或八角莲 *Dysosma versipellis* (Hance) M. Cheng 及川八角莲 *Dysosma delavayi* (Franch.) Hu 的新鲜或干燥根及根茎。

【药性功效】苦、辛，凉；有毒。归肺、肝经。化痰散结，祛瘀止痛，清热解毒。

【抗肿瘤组分及化学成分】八角莲中抗肿瘤化学成分为去氧鬼臼毒素和鬼臼毒素。

【用法用量】煎服，6～12 g；磨汁，或入丸、散。外用适量，磨汁或浸醋、酒涂搽；捣烂敷或研末调敷。

【效方撷要】

1. 治食管癌、贲门癌　八角莲、土木香各10 g，急性子、半枝莲各 15 g，丹参、生山楂各12 g，预知子 30 g。水煎服，每日 1 剂。

2. 治直肠癌　八角莲 12 g，黄芪、鸡血藤、丹参各 15 g，枳壳 10 g，大黄 6 g，山慈菇、蛇莓、预知子、石见穿、败酱、薏苡仁各 30 g。水煎服，每日 1 剂。

3. 治恶性淋巴瘤　八角莲 30～60 g，黄酒 60 g。水煎服，每日 1 剂。

4. 治子宫颈癌、皮肤癌　用八角莲制成 10%～20%的鬼臼草脂悬液，局部外涂。

5. 治腮腺癌　八角莲、山豆根各 30 g。共为细末，加凡士林制成 50%的软膏外敷患处。

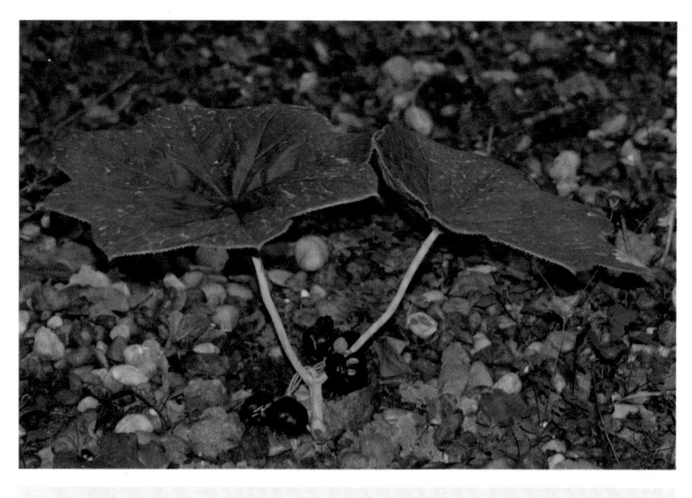

六角莲 *Dysosma pleiantha* (Hance) Woodson

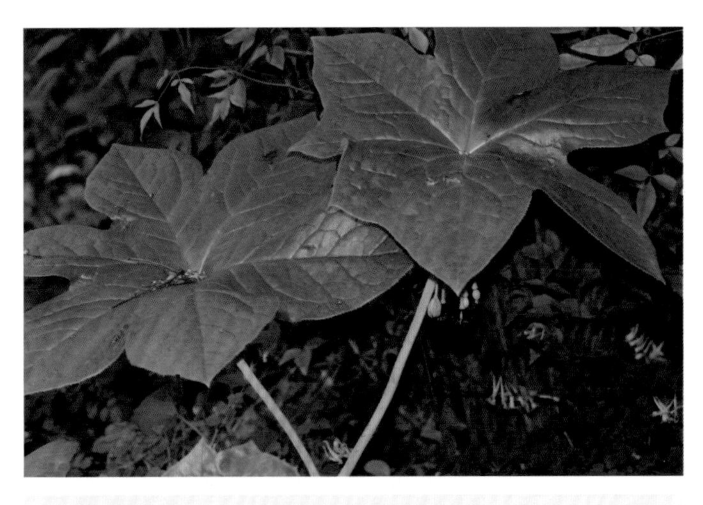

八角莲 *Dysosma versipellis*（Hance）M. Cheng

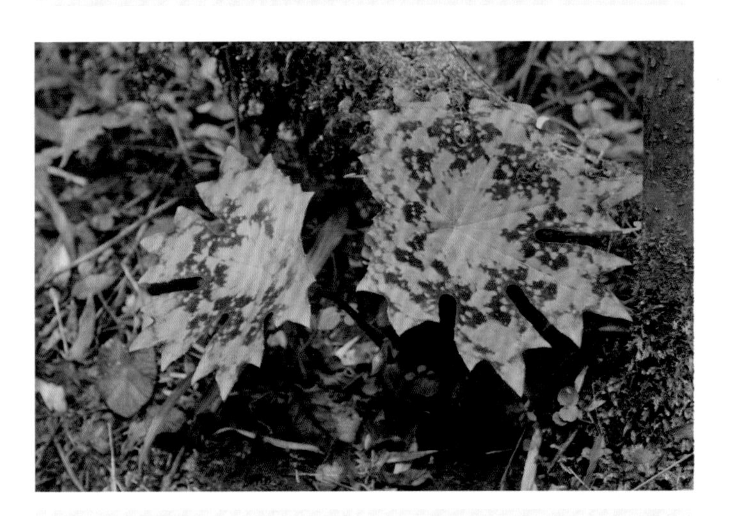

川八角莲 *Dysosma delavayi*（Franch.）Hu

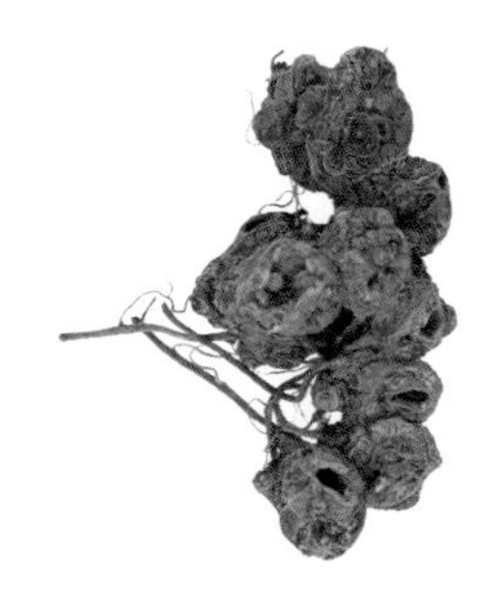

八角莲药材

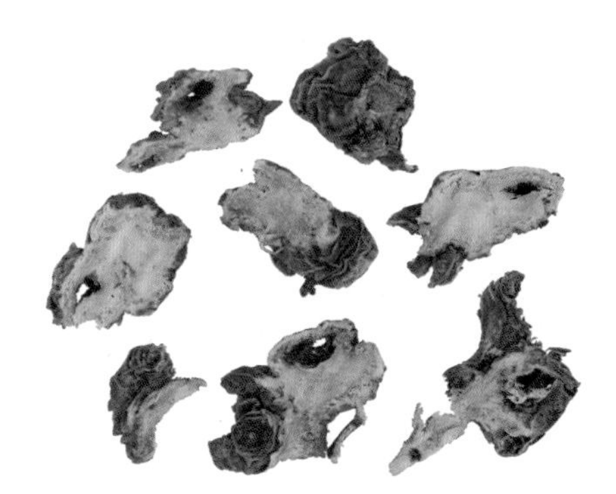

八角莲饮片

了哥王

《岭南采药录》

【来源】瑞香科植物了哥王 *Wikstroemia indica* (L.) C. A. Mey. 的新鲜或干燥茎叶。其根或根皮亦可药用。

【药性功效】苦、辛，寒；有毒。清热解毒，化痰散结，消肿止痛。

【抗肿瘤组分及化学成分】了哥王中抗肿瘤组分为木脂体。抗肿瘤化学成分为南荛酚、牛蒡酚、苜蓿素、山柰酚-3-*O*-*β*-*D*-葡萄糖苷和西瑞香素。

【用法用量】煎服，6～9 g，宜久煎 4 h 以上。外用适量，捣敷，研末调敷；或煎水洗。

【效方撷要】

1. 治乳腺癌　了哥王根、兔耳草等量，以 40%酒精浸泡半个月后饮服，1 次 5～10 ml，每日 2～3 次。

2. 治癌性胸腹水　了哥王根 12 g(先煎)，半边莲、陈葫芦各 30 g。水煎服，每日 1 剂。

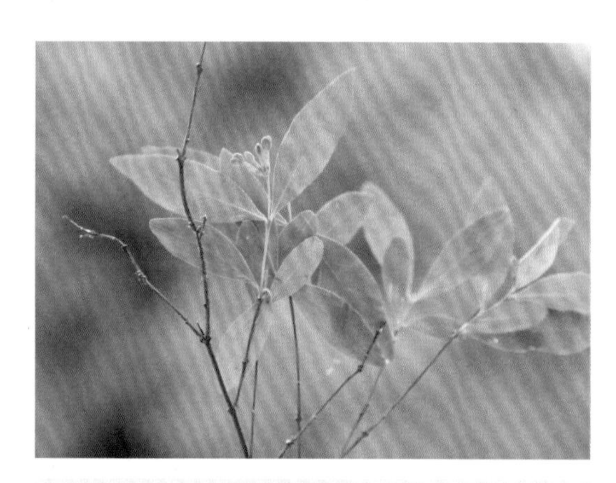

了哥王 *Wikstroemia indica* (L.) C. A. Mey.

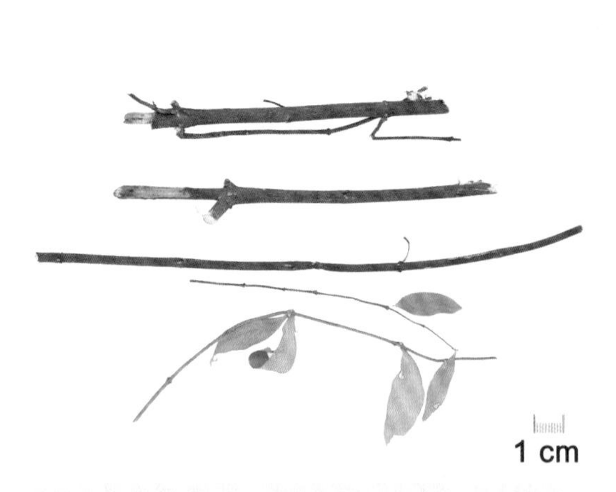

了哥王药材

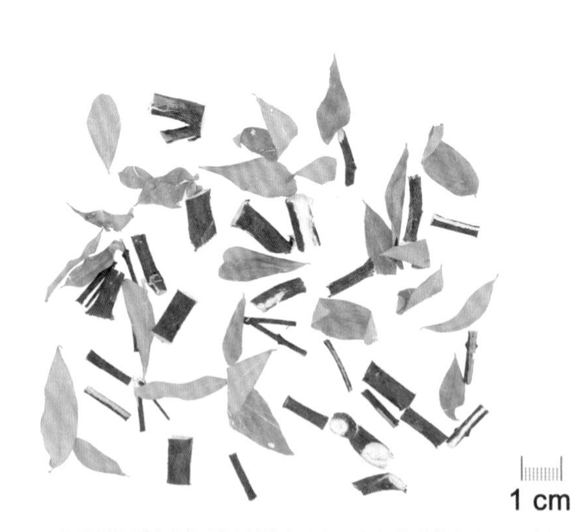

了哥王饮片

三颗针

《分类草药性》

【来源】小檗科植物拟獴猪刺 *Berberis soulieana* Schneid.、小黄连刺 *Berberis wilsonae* Hemsl.、细叶小檗 *Berberis poiretii* Schneid. 或匙叶小檗 *Berberis vernae* Schneid. 等同属数种植物的干燥根。

拟壕猪刺在《中国植物志》中为：假豪猪刺。小黄连刺为：金花小檗。

【药性功效】苦，寒；有毒。归肝、胃、大肠经。清热燥湿，泻火解毒。

【抗肿瘤组分及化学成分】三颗针中抗肿瘤化学成分为小檗碱。

【用法用量】煎服，9～15 g。外用适量。

【效方撷要】

1. 治肝癌、肺癌、肠癌、急性白血病　三颗针、苦参、白头翁各 15 g，鬼箭羽、野菊花、白英各 30 g，七叶一枝花 25 g。水煎服，每日 1 剂。

2. 治肿瘤毒火发热　三颗针、柴胡各 15 g。水煎服，每日 1 剂。

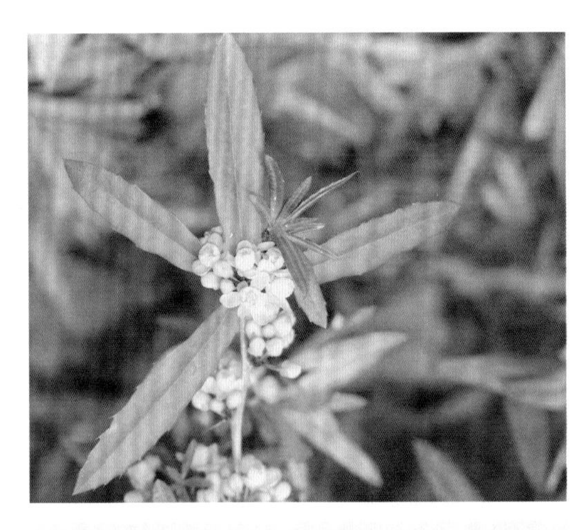

豪猪刺 *Berberis julianae* Schneid.

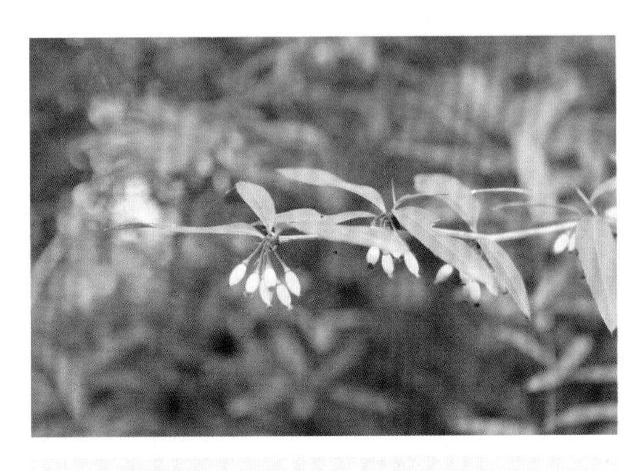

天台小檗 *Berberis lempergiana* Ahrendt

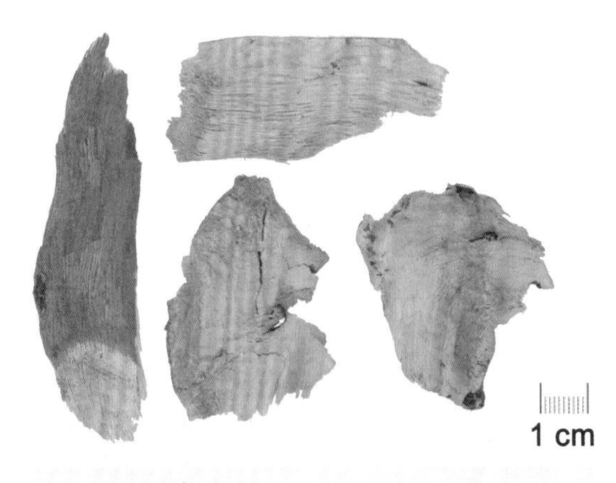

三颗针饮片

土贝母

《本草从新》

【来源】葫芦科植物土贝母 *Bolbostemma paniculatum* (Maxim.) Franquet 的干燥块茎。

土贝母在《中国植物志》中为：假贝母。

【药性功效】苦，微寒。归肺、脾经。解毒，解结，消肿。

【抗肿瘤组分及化学成分】土贝母中抗肿瘤的组分是二氯甲烷提取物和土贝母皂苷。抗肿瘤的化学成分土贝母苷甲、土贝母苷丙和土贝母苷戊。

【用法用量】煎服，5～10 g。外用适量。

【效方撷要】

1. 治食管癌　土贝母、白术、茯苓各 15 g，砂仁、郁金、甘草各 3 g，蜈蚣、全蝎各 9 g，香附、乌梢蛇各 12 g，北沙参、丹参各 30 g。水煎服，每日 1 剂。

2. 治乳腺癌　土贝母 15 g，熟地黄 30 g，肉桂、生甘草各 3 g，麻黄、姜炭各 2 g，鹿角胶 9 g，白芥子 6 g。水煎服，每日 1 剂。

3. 治甲状腺癌　土贝母、蚤休各 12 g，金银花、紫草根、薏苡仁、山豆根、白英、丹参、鱼腥草、夏枯草各 30 g，生黄芪 15 g。水煎服，每日 1 剂。同时可随汤药吞服六神丸，每次 15 粒，每日 3 次。

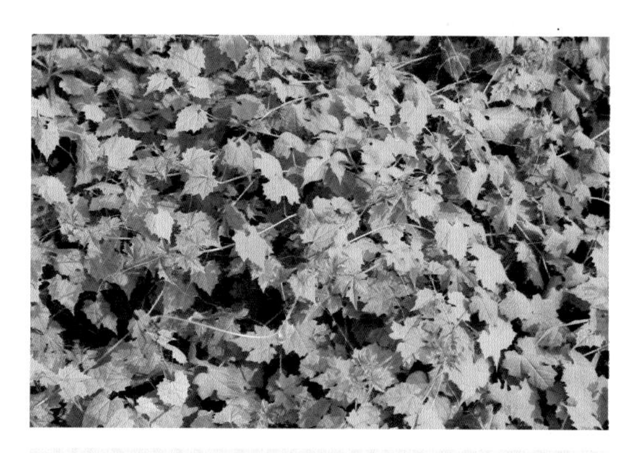

土贝母 *Bolbostemma paniculatum* (Maxim.) Franquet

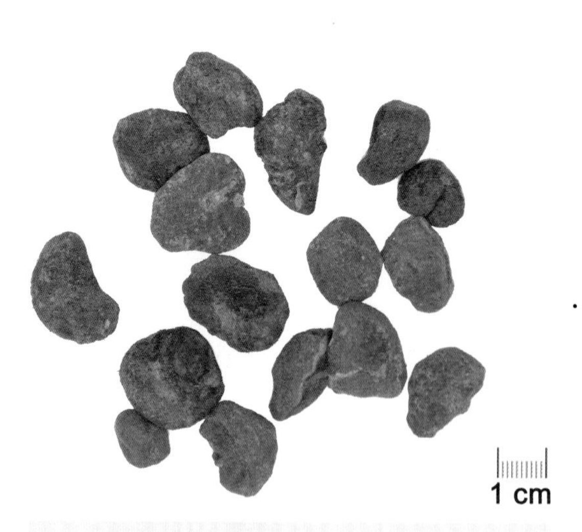

土贝母饮片

土牛膝

《本草图经》

【来源】苋科植物牛膝 *Achyranthes bidentata* Blume 的野生种及柳叶牛膝 *Achyranthes longifolia* (Makino) Makino、土牛膝 *Achyranthes aspera* L. 或钝叶土牛膝 *Achyranthes aspera* L. var. *indica* L. 的新鲜或干燥根及根茎。

【药性功效】甘、微苦、微酸，寒。归肝、肾经。活血祛瘀，泻火解毒，利尿通淋。

【抗肿瘤组分及化学成分】土牛膝中抗肿瘤组分为土牛膝提取物、多糖和多酚。

【用法用量】煎服，9～15 g，鲜品 30～60 g。外用适量，捣敷；捣汁滴耳；或研末吹喉。

【效方撷要】

1. 治膀胱癌　土牛膝 15 g，土木贼 15 g。水煎服，每日 1 剂。

2. 治子宫肌瘤　土牛膝、甲珠、三棱、莪术、香附各 9 g，薏苡仁、昆布各 30 g，归尾、留行子、桃仁、续断各 12 g。水煎服，每日 1 剂。

3. 治鼻咽癌　鲜土牛膝、鲜荞麦各 30 g。水煎服，每日 1 剂。另取灯心草捣碎口含，同时用垂盆草捣烂外敷。

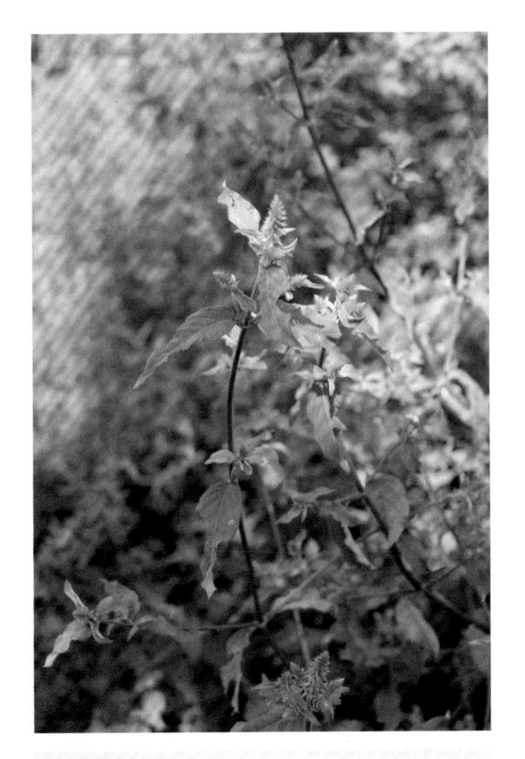

牛膝 *Achyranthes bidentata* Blume

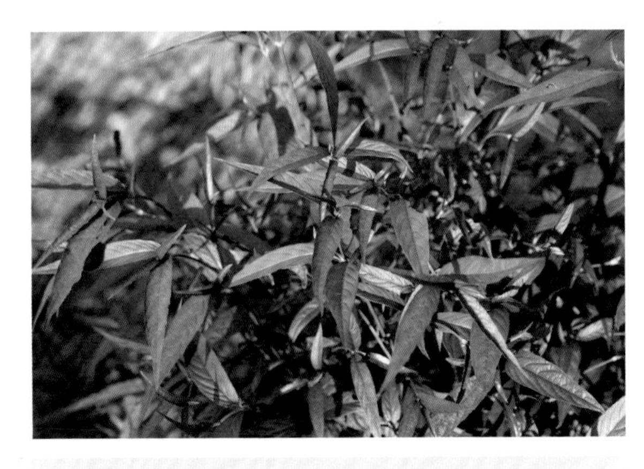

柳叶牛膝 *Achyranthes longifolia* (Makino) Makino

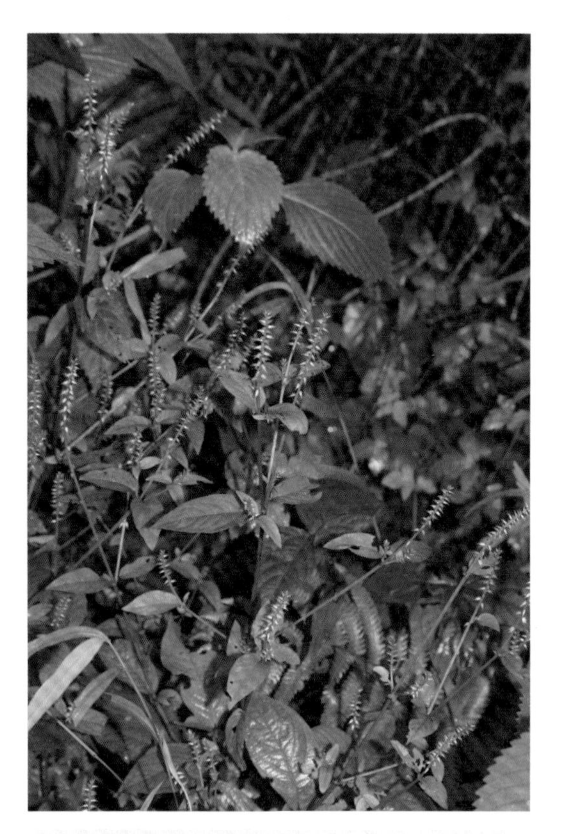

土牛膝 *Achyranthes aspera* L.

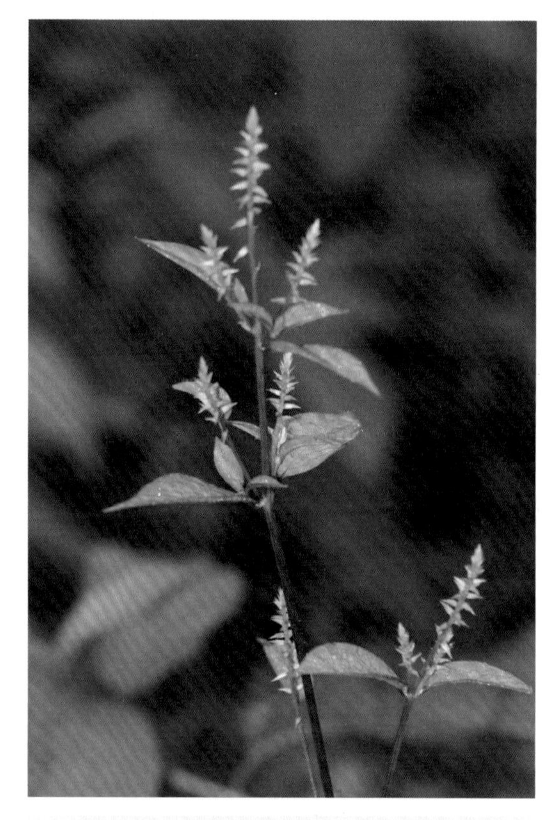

钝叶土牛膝 *Achyranthes aspera* L. var. *indica* L.

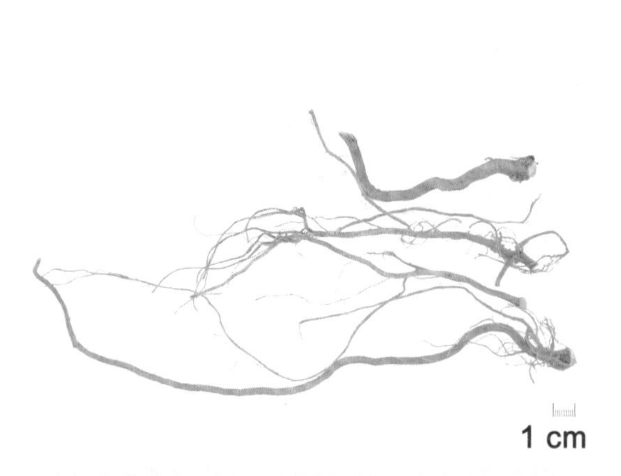

土牛膝药材

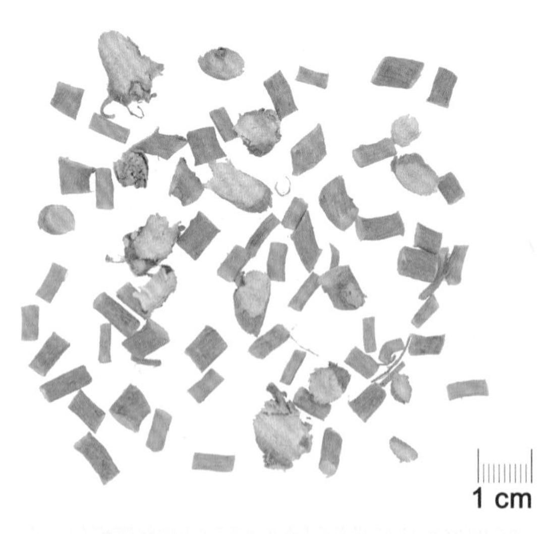

土牛膝饮片

土茯苓

《本草纲目》

【来源】百合科植物光叶菝葜 *Smilax glabra* Roxb. 的干燥根茎。

光叶菝葜在《中国植物志》中为：土茯苓。

【药性功效】甘、淡，平。归肝、胃经。解毒，除湿，通利关节。

【抗肿瘤组分及化学成分】土茯苓中抗肿瘤组分是其土茯苓提取物。土茯苓中抗肿瘤化学成分为落新妇苷。

【用法用量】煎服，15～60 g。外用适量，研末调敷。

【效方撷要】

1. 治结肠癌、直肠癌　土茯苓、煅牡蛎、生薏苡仁、熟薏苡仁各 24 g，苦参片 9 g，紫参、生地、地榆各 12 g。水煎服，每日 1 剂。

2. 治白血病　土茯苓 120 g，龙葵、半枝莲、紫草根各 60 g。水煎服，每日 1 剂。

3. 治鼻咽癌　土茯苓、地骨皮各 30 g，西河柳、夏枯草各 15 g，炙甘草 6 g。水煎服，每日 1 剂。

4. 治子宫颈癌　土茯苓、败酱、蒲公英、半枝莲、车前草、龙葵各 30 g，瞿麦、生薏苡仁各 20 g，萹蓄 15 g，苍术、厚朴、赤芍各 10 g。水煎服，每日 1 剂。

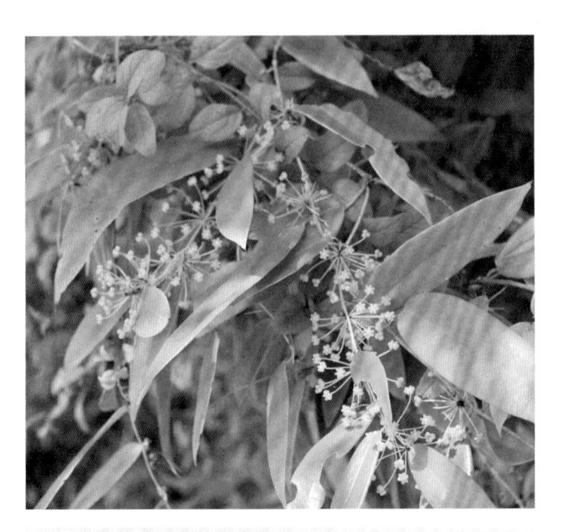

光叶菝葜 *Smilax glabra* Roxb.

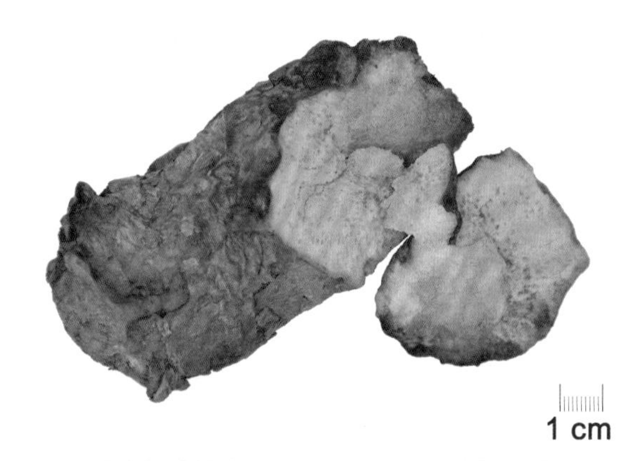

土茯苓药材

土茯苓饮片

大青叶

《名医别录》

【来源】十字花科植物菘蓝 *Isatis indigotica* Fort. 的干燥叶。

菘蓝在《中国植物志》中为：欧洲菘蓝 *Isatis tinctoria* L. 。

【药性功效】苦，寒。归心、胃经。清热凉血，消肿解毒。

【抗肿瘤组分及化学成分】大青叶抗肿瘤组分为大青叶乙醇提取物。抗肿瘤化学成分为靛玉红。

【用法用量】煎汤内服，9～30 g；或捣汁。外用适量，捣敷；或煎水洗。

【效方撷要】

1. 治喉癌　大青叶、山豆根、玄参各 15 g，开金锁 30 g。水煎服，每日 1 剂。

2. 治白血病　大青叶、生大黄、黑玄参、生地各 9 g，天花粉 6 g，蝉蜕、人中黄各 4.5 g，粉丹皮 3 g。水煎服，每日 1 剂。

3. 治各种肿瘤伴有感染者　大青叶、蒲公英、野菊花各 30 g，紫地丁、蚤休、天花粉各 15 g，赤芍 10 g。水煎服，每日 1 剂。

4. 治上颌窦癌　大青叶、败酱、金银花、野菊花各 18 g，蒲公英 15 g，桃仁、牡丹皮、连翘、山栀子各 10 g，大黄(后下) 8 g。水煎服，每日 1 剂。

5. 治食管癌、胃癌、直肠癌　大青叶 60 g，蒲公英 30 g，雄黄 15 g，硇砂、硼砂各 150 g，干蟾皮 500 g。共研细末，和适量黑豆面糊制成消癌丸，绿豆大，1 次 3～5 粒，每日 3 次。

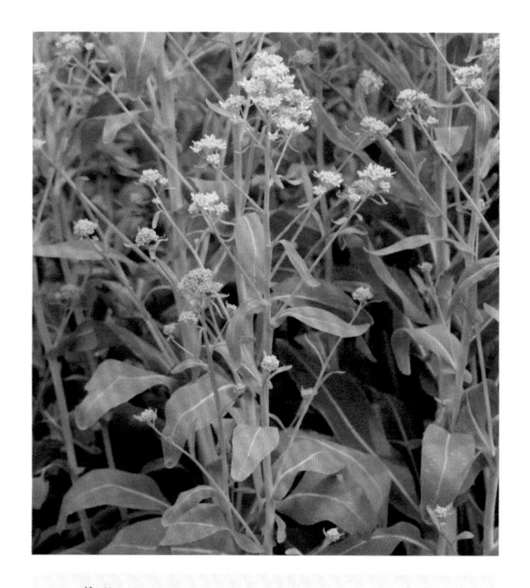

菘蓝 *Isatis indigotica* Fort.

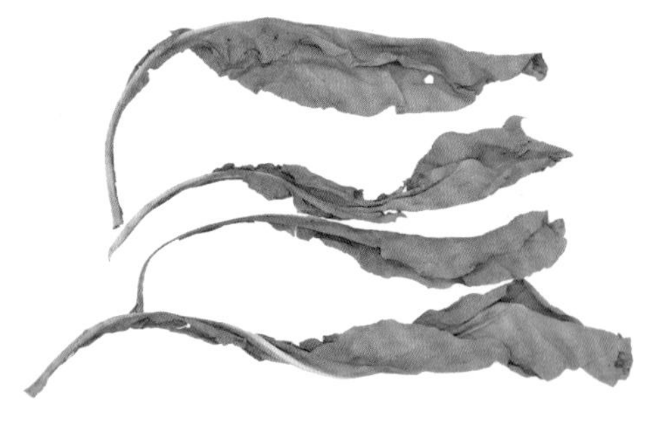

大青叶药材

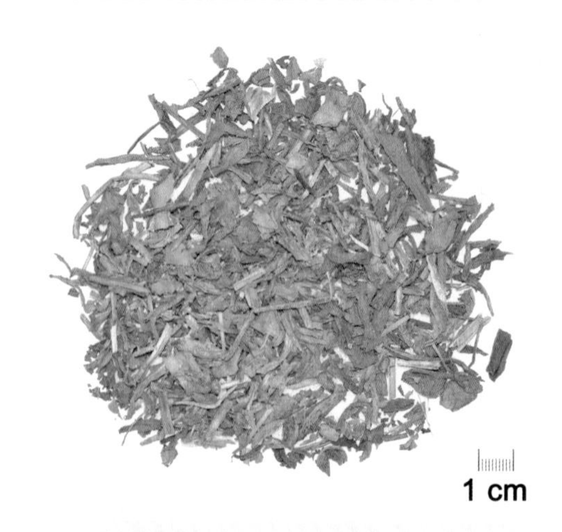

大青叶饮片

山豆根

《开宝本草》

【来源】豆科植物越南槐 *Sophora tonkinensis* Gagnep. 的干燥根和根茎。

【药性功效】苦，寒；有毒。归肺、胃经。清热解毒，消肿利咽。

【抗肿瘤组分及化学成分】山豆根中抗肿瘤组分为山豆根水提物和总生物碱。抗肿瘤化学成分为苦参碱、氧化苦参碱和山豆根素。

【用法用量】煎服，3～6 g；或磨汁服。外用适量，捣敷；或含漱。

【效方撷要】

1. 治鼻咽癌　山豆根、茜草、辛夷各 90 g，鱼脑石、青果、蝉蜕、蜂房、苍耳子各 60 g，射干、料姜石各 120 g。上药共研细粉，水泛为丸，如绿豆大。每服 6～9 g，黄芪煎水送下，每日 3 次，与平消片并服。

2. 治食管癌　山豆根、蜂房、旋覆花、娑罗子、赭石、青果各 15 g，生黄芪 90 g。上药共研细粉，水泛为丸，如绿豆大，1 次 3～6 g，开水送下，每日 3 次。

3. 治肺癌　用山豆根浸膏制成片剂，1 片含生药 3 g，每日 3 次，1 次 3～5 片。

4. 治胃癌　山豆根 30 g，山慈菇 12 g，菊花、皂角刺、三棱各 9 g，海藻 15 g，马钱子 6 g。水煎服，每日 1 剂。

5. 治各种肿瘤　山豆根、败酱、白鲜皮、夏枯草各 120 g，黄独、草河车各 60 g，共研细末制丸，每丸约重 6 g。口服，1 次 1～2 丸，每日 2～3 次，温开水送服。

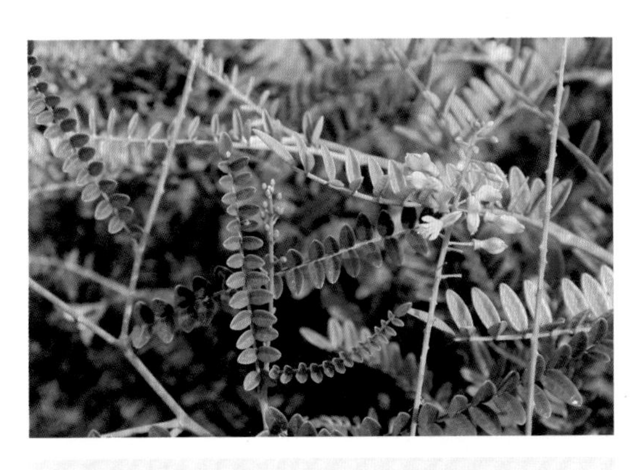

越南槐 *Sophora tonkinensis* Gagnep.

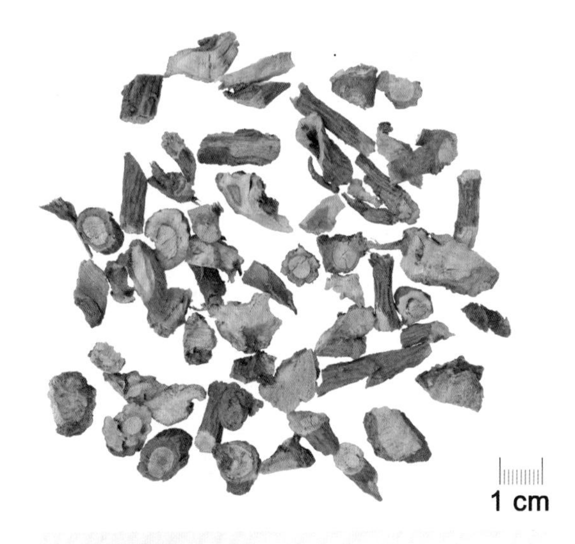

山豆根饮片

山慈菇

《本草拾遗》

【来源】兰科植物杜鹃兰 *Cremastra appendiculata* (D. Don) Makino、独蒜兰 *Pleione bulbocodioides* (Franch.) Rolfe 或云南独蒜兰 *Pleione yunnanensis* Rolfe 的干燥假鳞茎。

云南独蒜兰在《中国植物志》中为：*Pleione yunnanensis* (Rolfe) Rolfe。

【药性功效】甘、微辛，凉。归肝、脾经。清热解毒，化痰散结。

【抗肿瘤组分及化学成分】山慈菇中抗肿瘤组分为甲醇提取物。抗肿瘤化学成分为白及联菲 C。

【用法用量】煎服，3～9 g；或磨汁服。外用适量，磨汁或研末。

【效方撷要】

1. 治乳腺癌　山慈菇 200 g，蟹壳、蟹爪(带爪尖)各 100 g。共研细末，以蜜为丸，1 丸重 9 g，1 次 1～2 丸，每日 3 次，温开水送下，饭后用。

2. 治急性白血病　山慈菇、板蓝根各 50 g，当归、丹参、赤芍、川芎、沙参各 20 g，麦冬 15 g，小豆根 30 g。水煎服，每日 1 剂。

3. 治恶性淋巴瘤　山慈菇、三棱、莪术、炒白术各 15 g，白花蛇舌草、僵蚕、夏枯草、昆布、煅牡蛎、煅瓦楞子各 30 g，炮穿山甲、黄药子各 9 g，全蝎 6 g。水煎服，每日 1 剂。

4. 治鼻咽癌　山慈菇 15 g，蜈蚣 2 条，全蝎 6 g，苍耳子 12 g，肿节风、半枝莲、白花蛇舌草、黄芪各 30 g。水煎服，每日 1 剂。同时用大蒜注射液作静脉滴注，每日 1 次。

5. 治食管癌　山慈菇 120 g，三七 18 g，海藻、浙贝、柿霜各 60 g，制半夏、红花各 30 g，制乳香、没药各 15 g。共研极细末，每日 3 次，1 次 6 g，加蜂蜜适量，温开水送服。

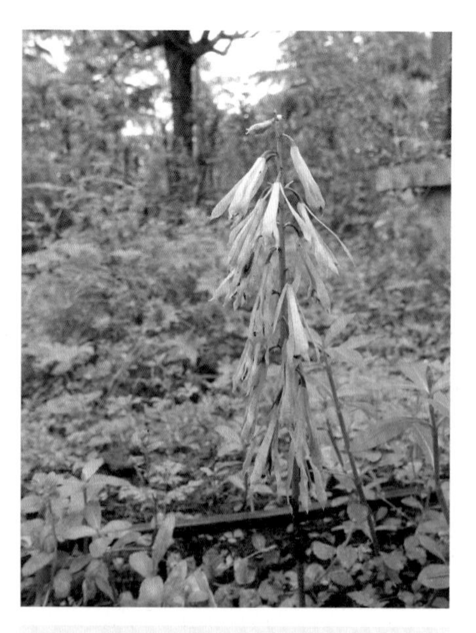

杜鹃兰 *Cremastra appendiculata* (D. Don) Makino

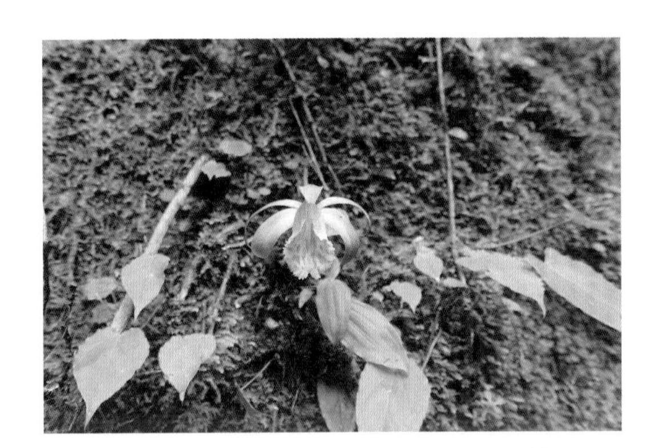

独蒜兰 *Pleione bulbocodioides* (Franch.) Rolfe

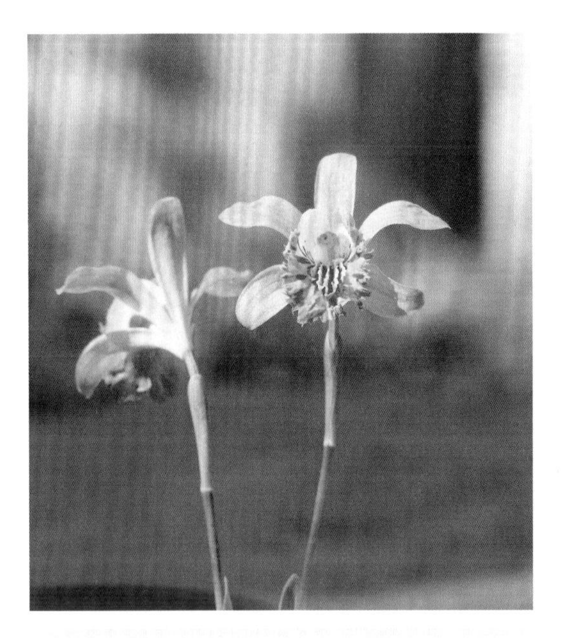

云南独蒜兰 *Pleione yunnanensis* Rolfe

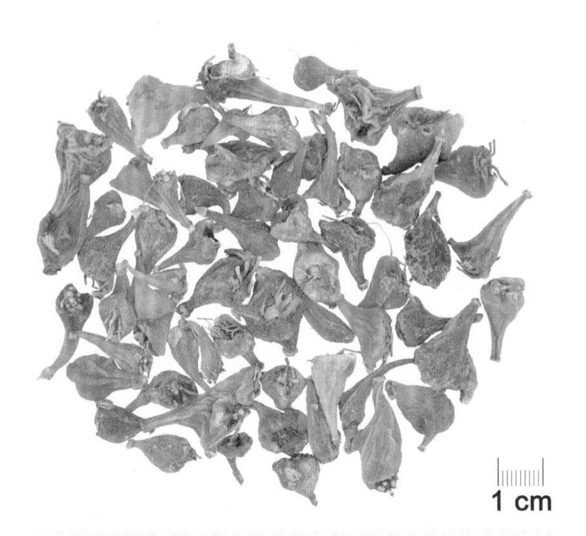

山慈姑药材(独蒜兰)

小 蓟

《名医别录》

【来源】菊科植物刺儿菜 *Cirsium setosum* (Willd.) MB. 的干燥地上部分。

刺儿菜在《中国植物志》中为：*Cirsium arvense* var. *integrifolium* C. Wimm. et Grabowski。

【药性功效】甘、苦，凉。归心、肝经。凉血止血，散瘀解毒消痈。

【抗肿瘤组分及化学成分】小蓟中抗肿瘤组分为小蓟提取物、甲醇提取物的氯仿萃取部分和小蓟水提液。

【用法用量】煎服，5～12 g，鲜品 30～60 g；或捣汁服、研末服。外用适量，捣汁敷或煎水洗。

【效方撷要】

1. 治子宫癌　小蓟、大蓟各 18 g，薄荷 9 g。水煎服，每日 1 剂。

2. 治胆道恶性肿瘤　小蓟 15 g，海金沙、茵陈、郁金各 12 g，鸡内金、木香、黄芩各 9 g，柴胡、生甘草各 6 g，金钱草、水杨梅根各 30 g。水煎服，每日 1 剂。

3. 治白血病　鲜小蓟、鲜蒲公英各 250 g，鲜生地 60 g。水煎服，每日 1 剂。

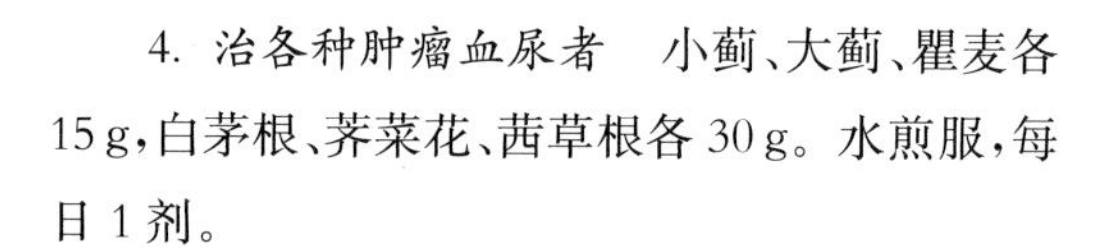

4. 治各种肿瘤血尿者　小蓟、大蓟、瞿麦各 15 g，白茅根、荠菜花、茜草根各 30 g。水煎服，每日 1 剂。

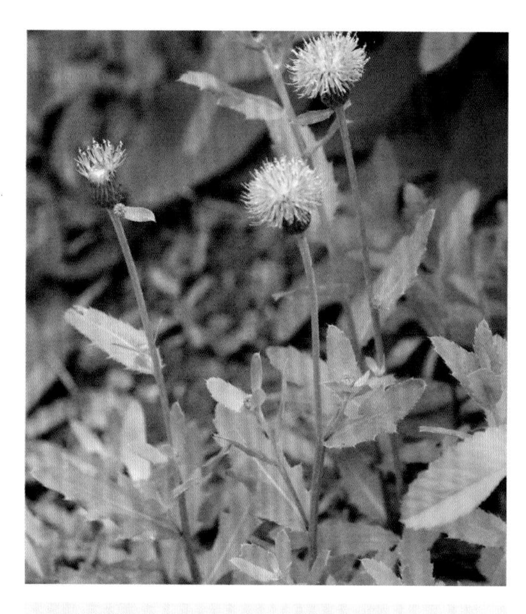

刺儿菜 *Cirsium setosum* (Willd.) MB.

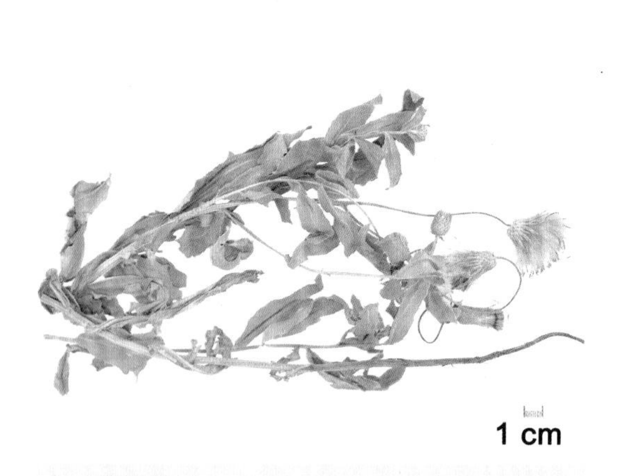

小蓟药材

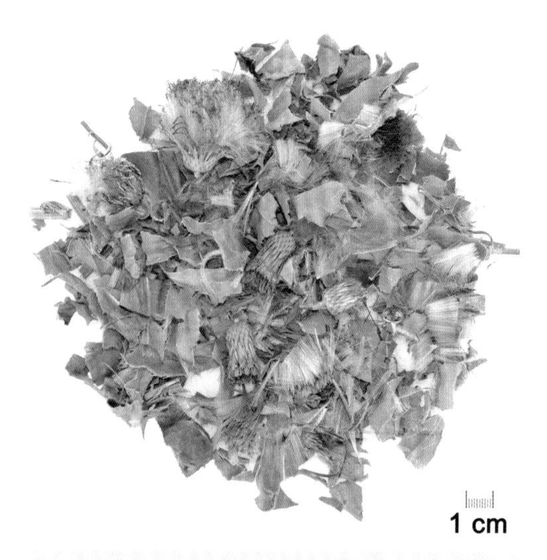

小蓟饮片

马齿苋

《新修本草》

【来源】马齿苋科植物马齿苋 *Portulaca oleracea* L. 的地上部分。

【药性功效】酸，寒。归肝、大肠经。清热解毒，凉血止血，止痢。

【抗肿瘤组分及化学成分】马齿苋中抗肿瘤组分是多糖。

【用法用量】煎服，9～15 g，鲜品 30～60 g；或捣汁饮。外用适量，捣敷、烧灰研末调敷；或煎水洗。

【效方撷要】

1. *治唇癌* 马齿苋、小蓟、野白菜各 20 g。水煎成 200 ml，加白糖 20 g 冲服，每日 1 剂。

2. *治食管癌* 鲜马齿苋 60～100 g，洗净切碎如饺子馅样，煮烂，然后放入事先用凉水调成的稀米面或稀黄豆面或稀山药面，边搅拌边加热成粥。吃时可加适量蜂蜜或红糖，每日 2～3 次。

3. *治肠癌* 马齿苋、半边莲、苦参、石榴皮、瓦楞子各 30 g，白头翁 10 g，川楝子、蓬莪术、香附各 15 g，料姜石 60 g。水煎服，每日 1 剂。

4. *治直肠癌* 马齿苋 160 g，鸡蛋花 20 g。水煎服，每日 1 剂。

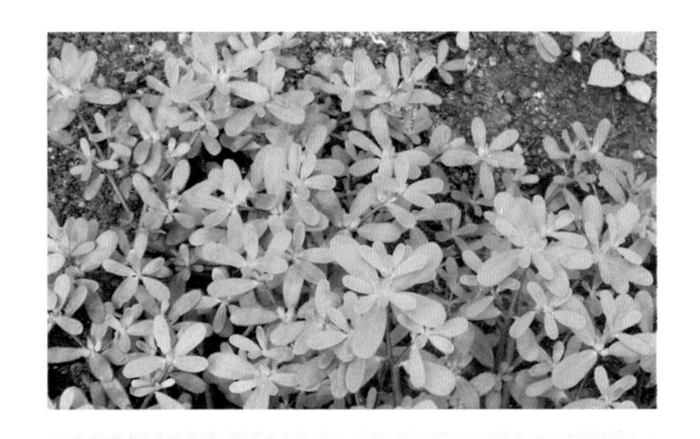

马齿苋 *Portulaca oleracea* L.

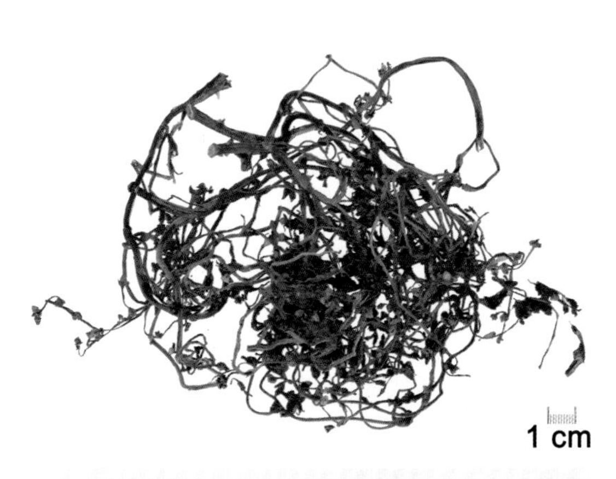

马齿苋药材

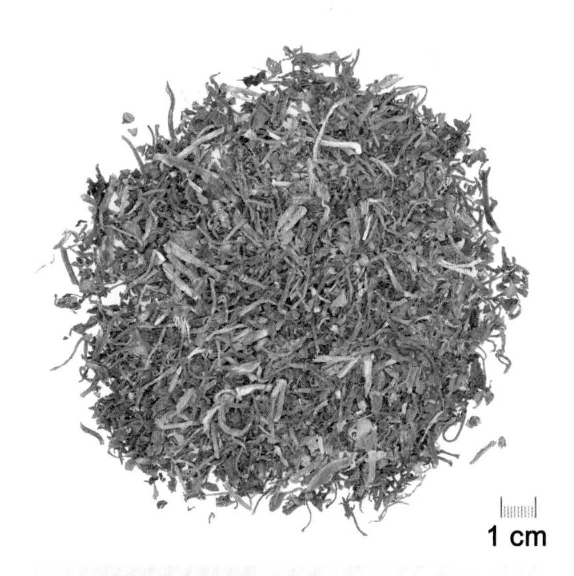

马齿苋饮片

马 勃

《名医别录》

【来源】灰包科真菌脱皮马勃 *Lasiosphaera fenzlii* Reich.、大马勃 *Calvatia gigantean* (Batsch ex Pers.) Lloyd 或紫色马勃 *Calvatia lilacina* (Mont. et Berk.) Lloyd 的干燥子实体。

【药性功效】辛，平。归肺经。清热利咽，止血。

【抗肿瘤组分及化学成分】马勃中抗肿瘤组分为麦角甾类化合物、脂溶性成分、龟裂马勃多肽、calcaelin、马勃菌素和马勃多糖。抗肿瘤化学成分为 ergosta-7，22-dien-3β-one 和 2，3 二羟丙基油酸酯。

【用法用量】煎服，2～6 g，包煎；或入丸、散。外用适量，研末或调敷。

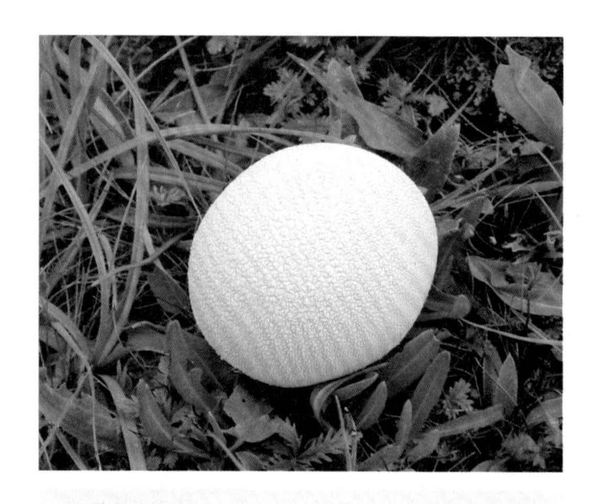

脱皮马勃 *Lasiosphaera fenzlii* Reich.

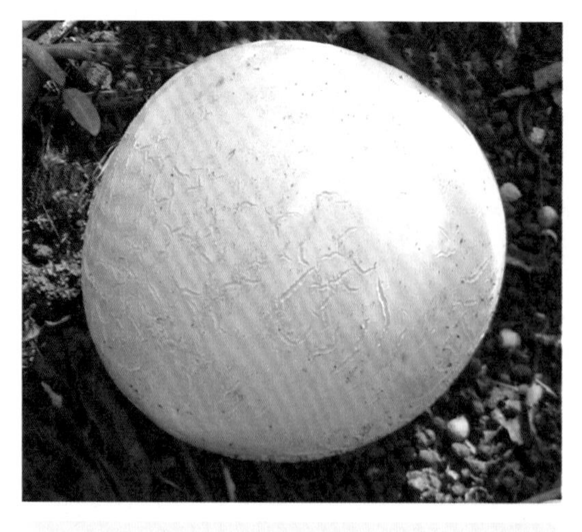

大马勃 *Calvatia gigantean* (Batsch ex Pers.) Lloyd

【效方撷要】治恶性淋巴瘤　马勃 4.5 g，板蓝根、蒲公英各 30 g，瓜蒌、玄参各 15 g，薄荷、桔梗、郁金各 10 g，生地黄、赤芍、蚤休各 12 g，蜂房 3 g。水煎服，每日 1 剂。

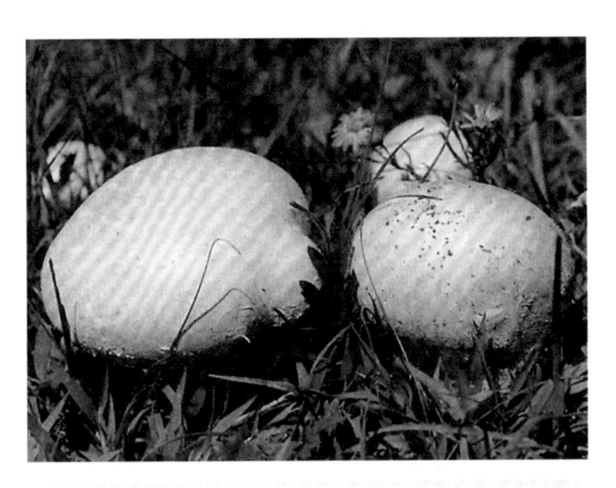

< 紫色马勃 *Calvatia lilacina* (Mont. et Berk.) Lloyd

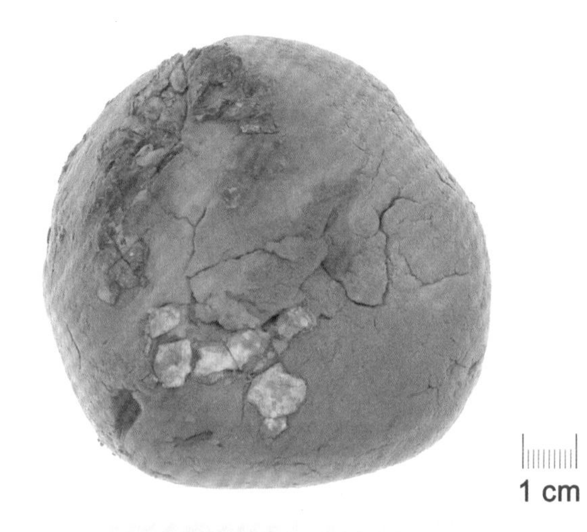

< 马勃药材(脱皮马勃)

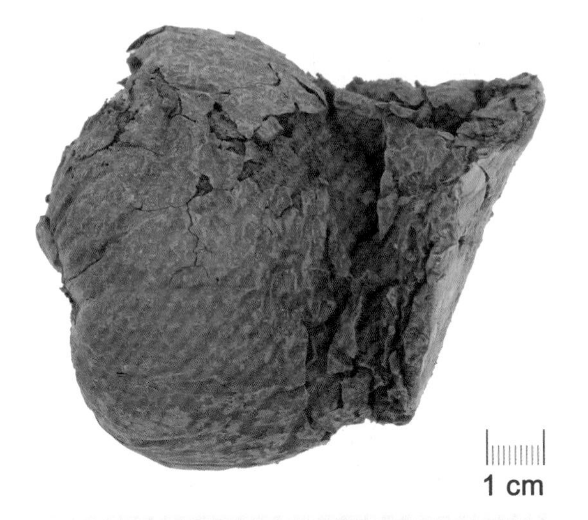

< 马勃药材(紫色马勃)

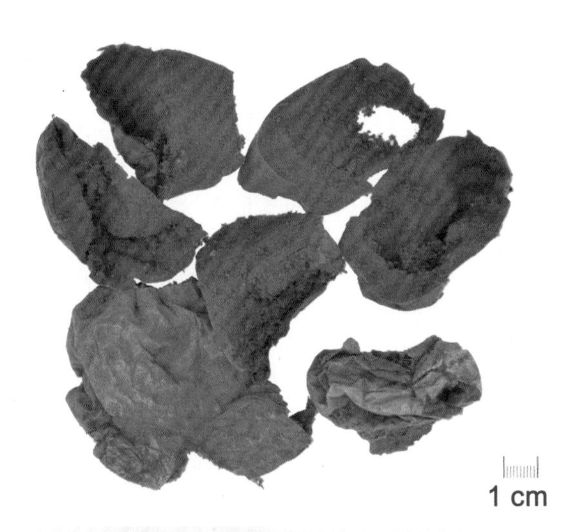

< 马勃饮片(大马勃)

天花粉

《神农本草经》

【来源】葫芦科植物栝楼 *Trichosanthes kirilowii* Maxim. 或双边栝楼 *Trichosanthes rosthornii* Harms 的干燥根。

栝楼、双边栝楼植物图片参见“瓜蒌”项下。

【药性功效】甘、微苦，微寒。归肺、胃经。清热泻火，生津止渴，消肿排脓。

【抗肿瘤组分及化学成分】天花粉中抗肿瘤的组分有天花粉蛋白和天花粉多糖。

【用法用量】煎服，10～15 g；或入丸、散。外用适量，研末撒或调敷。

【效方撷要】

1. 治乳腺癌　天花粉、牡蛎、夏枯草各 30 g，海藻、昆布、蜂房各 9 g，玄参 3 g，土贝母 15 g，蜈蚣 2 条。水煎服，每日 1 剂。

2. 治食管癌　天花粉 18 g，党参、生山药各 15 g，天冬、麦冬、桃仁各 9 g，生赭石 30 g。水煎服，每日 1 剂。

3. 治各种肿瘤　以天花粉经水提取制成栝楼片，每片 0.5 g，内含药量相当于天花粉生药 5 g，1 次 2 片，每日 3 次。

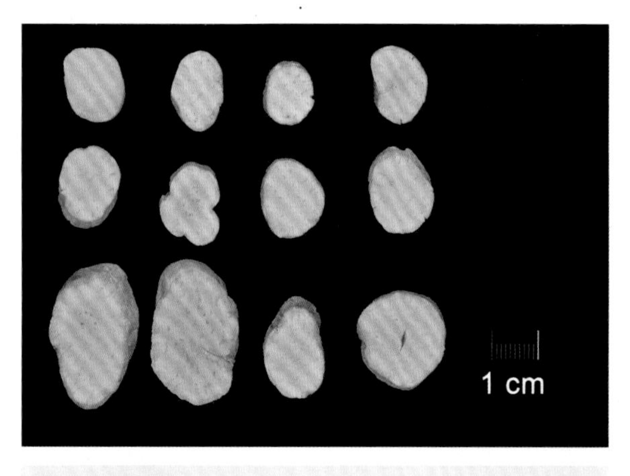

天花粉饮片

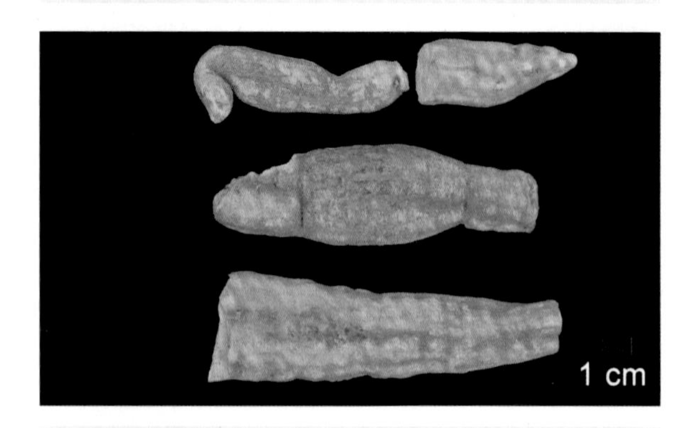

天花粉药材

升 麻

《神农本草经》

【来源】毛茛科植物大三叶升麻 *Cimicifuga heracleifolia* Kom.、兴安升麻 *Cimicifuga dahurica*（Turcz.）Maxim. 或升麻 *Cimicifuga foetida* L. 的干燥根茎。

【药性功效】辛、微甘，微寒。归肺、脾、胃、大肠经。发表透疹，清热解毒，升举阳气。

【抗肿瘤组分及化学成分】升麻中抗肿瘤组分为升麻提取物、二氯甲烷提取部位、三萜类及其苷类。抗肿瘤化学成分为升麻苷 E。

【用法用量】煎服，3～10 g；或入丸、散。外用适量，研末调敷；煎水含漱或淋洗。

【效方撷要】

1. *治喉癌* 升麻、紫雪散、水牛角、羚羊角、生石膏、寒水石各 30 g，玄参 60 g，甘草 24 g，沉香、木香各 15 g，为细末。1 次 3 g，每日 2 次，适用于喉癌初期未溃者。

2. *治直肠癌* 炒升麻、干姜、制没药、川芎各 6g，苦参 30g，三七、肉桂各 2g，小茴香 4g，延胡索、当归、赤芍、五灵脂各 10g，蒲黄 12g。水煎服，每日 1 剂。

3. *治宫颈癌* 升麻、马鞭草、小白薇、香附各 15 g，斑庄根、黄芪、小红参、薏苡仁各 30 g。水煎服，每日 1 剂。

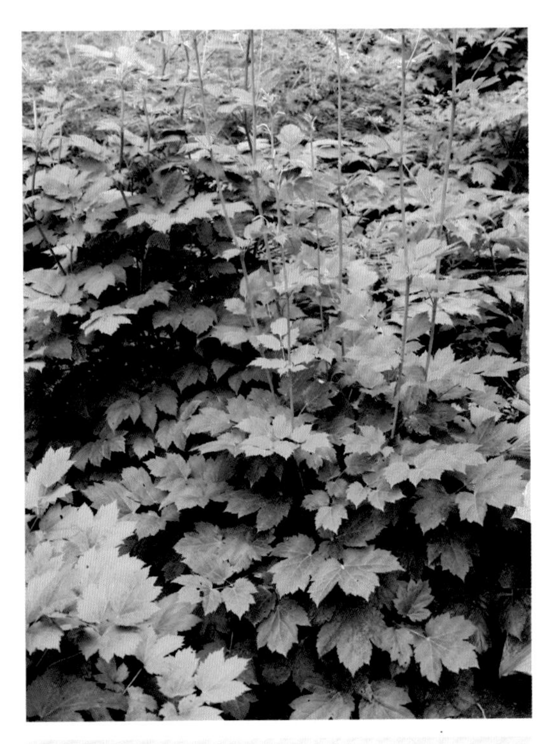

大三叶升麻 *Cimicifuga heracleifolia* Kom.

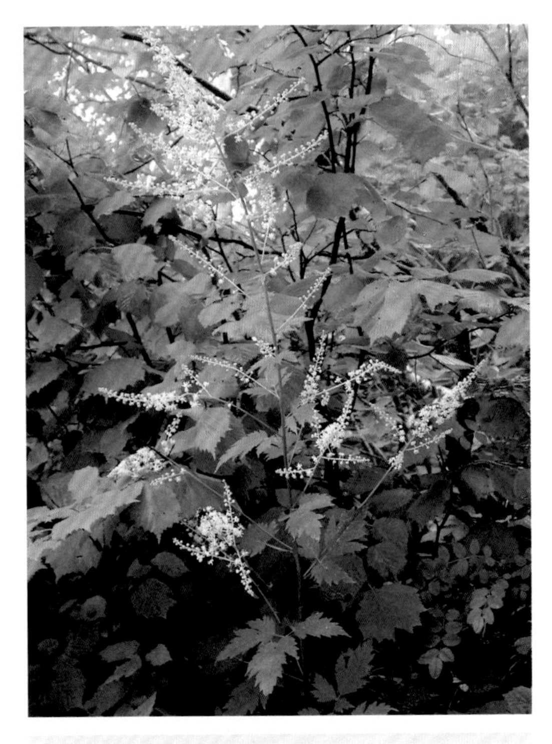

兴安升麻 *Cimicifuga dahurica*（Turcz.）Maxim.

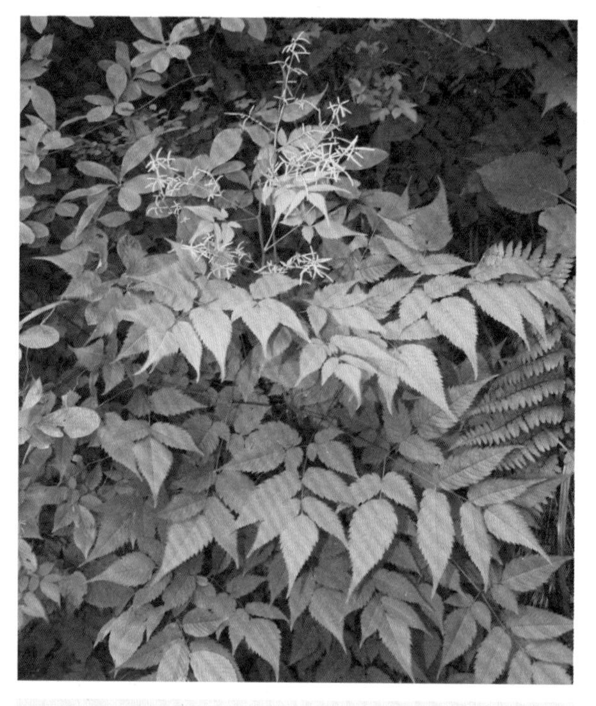

升麻 *Cimicifuga foetida* L.

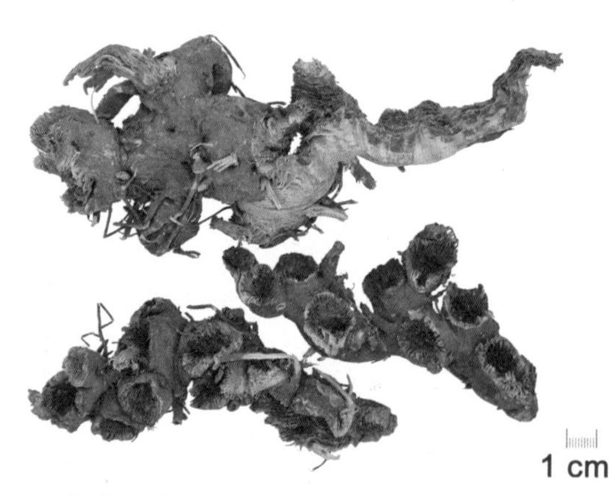

升麻药材

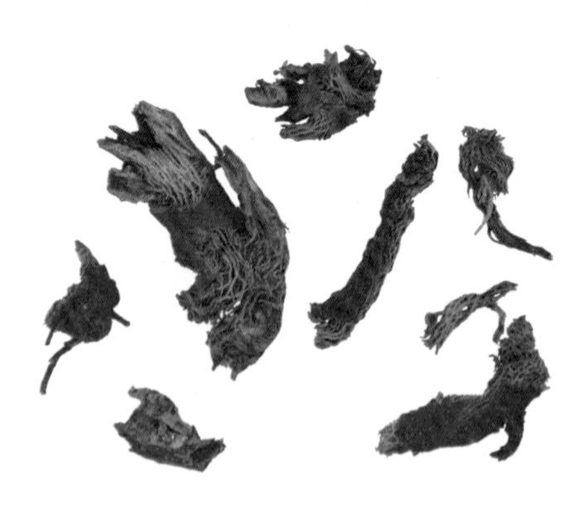

升麻饮片

长春花

《常用中草药手册》

【来源】夹竹桃科植物长春花 *Catharanthus roseus*（L.）G. Don 或黄长春花 *Catharanthus roseus* 'Flavus' Tsiang 的干燥全草。

【药性功效】苦，寒；有毒。解毒抗癌，清热平肝。

【抗肿瘤组分及化学成分】长春花中抗肿瘤化学成分为长春碱和长春新碱。

【用法用量】煎服，5～10 g；或将提取物制成注射剂静脉注射。外用适量，捣敷或研末调敷。

【效方撷要】治白血病　长春花 15 g，每日 1 剂，水煎服，或硫酸长春新碱注射液按 0.025～0.05 mg/kg 体重用药，加入生理盐水 10 ml 中静注或滴注，7 日用药 1 次。

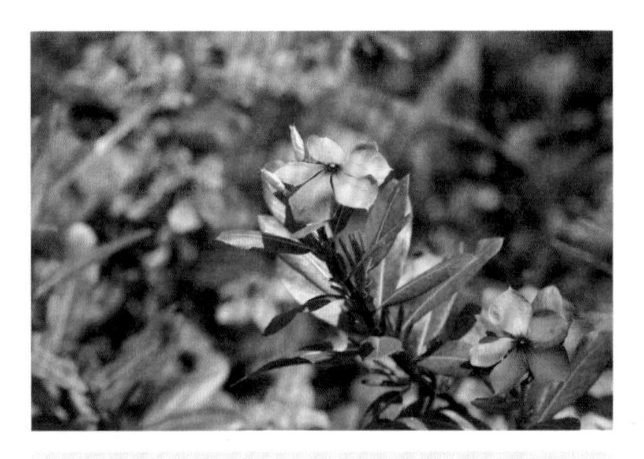

长春花 *Catharanthus roseus*（L.）G. Don

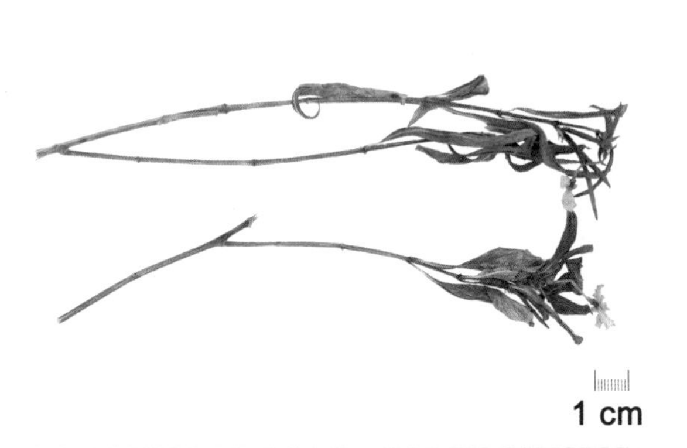

长春花药材

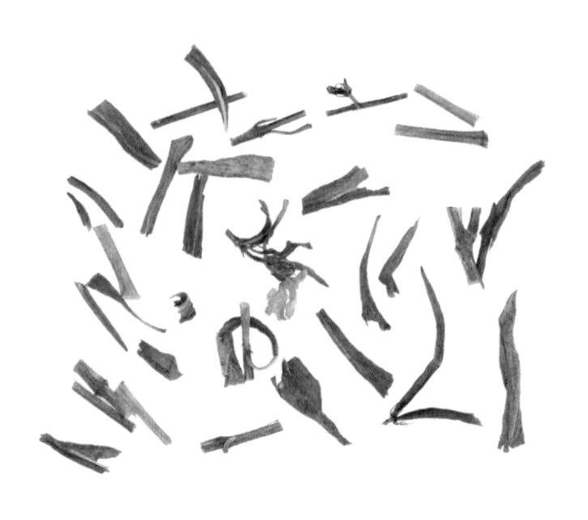

长春花饮片

水杨梅根

《浙江民间常用草药》

【来源】茜草科植物细叶水团花 *Adina rubella* Hance 的新鲜或干燥根。

【药性功效】苦、辛，凉。清热解表，活血解毒。

【抗肿瘤组分及化学成分】水杨梅根的抗肿瘤组分为水杨梅根乙酸乙酯提取物、儿茶素类物质和儿茶醛缩聚物。水杨梅根的抗肿瘤化学成分为儿茶素。

【用法用量】煎服，15～30 g，鲜品 50～100 g；或捣汁饮。外用适量，捣敷。

【效方撷要】

1. 治肝癌、胃癌　水杨梅根 120 g，风尾草 30 g。水煎服，每日 1 剂。

2. 治消化道肿瘤　水杨梅根、龙葵、石打穿各 30 g，木香 9 g。水煎服，每日 1 剂。

3. 治淋巴瘤　①水杨梅根 3 g，炼蜜为丸，常年服之。②水杨梅根 30 g，浸烧酒 400 ml，候药出气，饮服 1 勺，每日 3～4 次。③水杨梅根 45 g，加水 500 ml，煎至减半，去渣，每 0.5 h 服 1 勺。

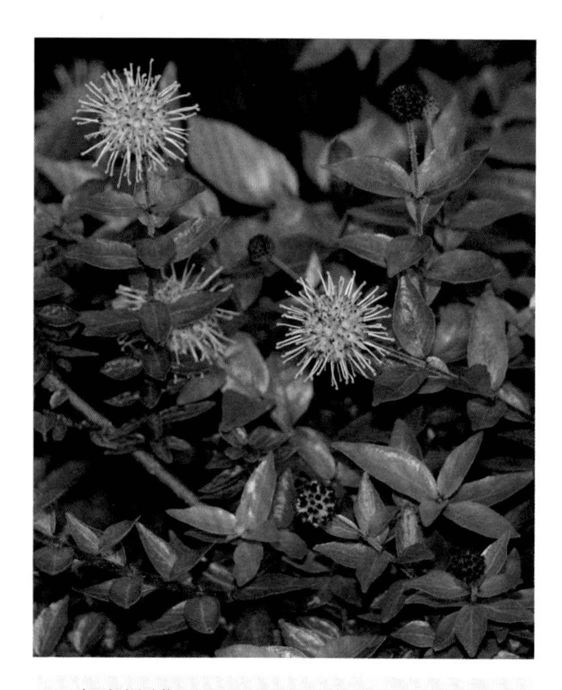

细叶水团花 *Adina rubella* Hance

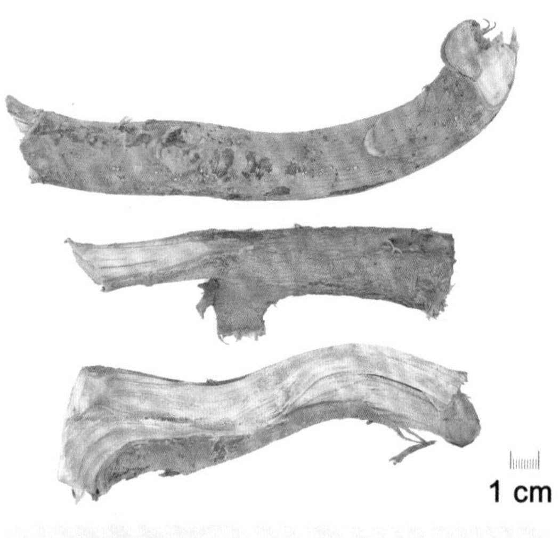

水杨梅根药材

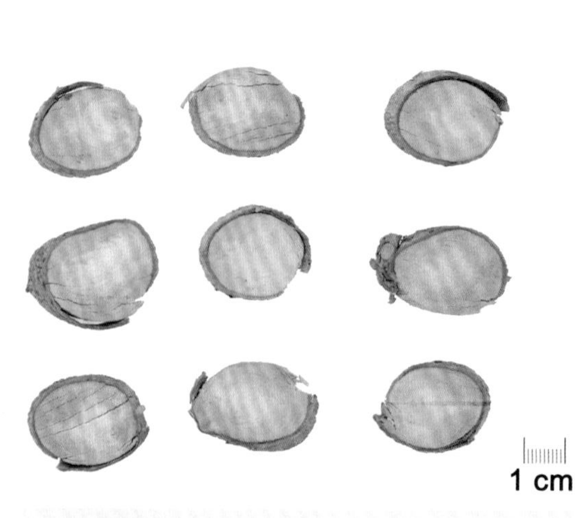

水杨梅根饮片

石上柏

《全国中草药汇编》

【来源】卷柏科植物深绿卷柏 *Selaginella doederleinii* Hieron. 的新鲜或干燥全草。

【药性功效】甘、微苦、涩，凉。清热解毒，祛风除湿。

【抗肿瘤组分及化学成分】石上柏中抗肿瘤组分为二氯甲烷和乙酸乙酯萃取部位。抗肿瘤化学成分为阿曼托黄酮素和罗伯斯特双黄酮。

【用法用量】煎服，10～30 g，鲜品倍量。外用适量，研末敷；或鲜品捣敷。

【效方撷要】

1. 治绒毛膜上皮癌、肺癌、咽喉癌、消化道肿瘤　石上柏 300 g，洗净，加水煎煮 2 次，每次各 3 h，合并煎液，过滤，浓缩，加乙醇至含醇量为 80%，静置 24 h，过滤除去沉淀物，滤液回收乙醇，再浓缩成膏状，加入适量淀粉使成软材，制粒，干燥，压片。制得 1 000 片，每片含原生药 0.3 g。口服，成人 1 次 7 片，每日 3 次。

2. 治肺癌　石上柏、生地、半枝莲、蜂房各 30 g，地榆、熟地各 15 g，泽兰、全蝎、五味子各 9 g。水煎服，每日 1 剂。

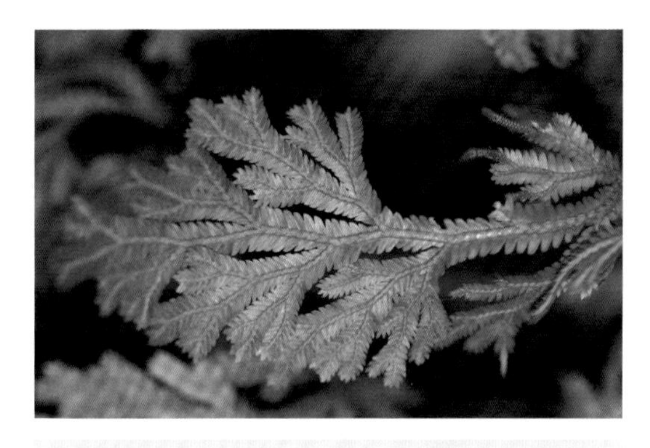

深绿卷柏 *Selaginella doederleinii* Hieron.

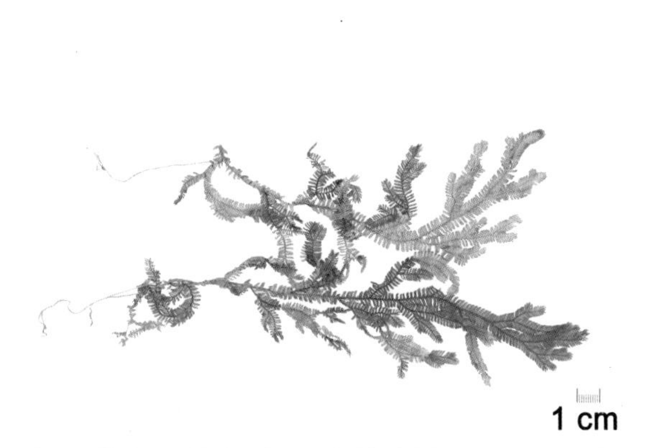

石上柏药材

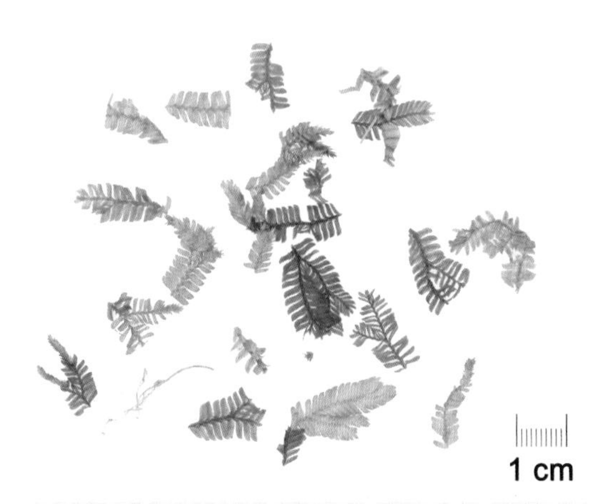

石上柏饮片

龙胆

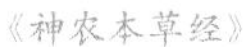

《神农本草经》

【来源】龙胆科植物条叶龙胆 *Gentiana manshurica* Kitag.、龙胆 *Gentiana scabra* Bge.、三花龙胆 *Gentiana triflora* Pall. 或坚龙胆 *Gentiana rigescens* Franch. 的干燥根和根茎。前三种习称"龙胆"，后一种习称"坚龙胆"。

坚龙胆在《中国植物志》中为：滇龙胆草 *Gentiana rigescens* Franch. ex Hemsl.。

【药性功效】苦，寒。归肝、胆经。清热燥湿，泻肝胆火。

【抗肿瘤组分及化学成分】抗肿瘤组分为龙胆提取物和龙胆多糖。抗肿瘤化学成分为龙胆碱和龙胆苦苷。

【用法用量】煎服，3～6 g；或入丸、散。外用适量，研末捣敷。

【效方撷要】

1. 治脑瘤　龙胆、生黄芪、磁石、枸杞子各30 g，清半夏、茯苓、海浮石、乌梢蛇、天麻、钩藤、昆布、海藻、丝瓜络、浙贝母、焦麦芽、焦山楂、焦神曲各 10 g，陈皮 9 g，蜈蚣 5 条，夏枯草 15 g。水煎服，每日 1 剂。

2. 治鼻咽癌　龙胆、钩藤、夏枯草、太子参各 15 g，泽泻、生天南星、七叶一枝花各 50 g，茅莓 100 g。水煎服，每日 1 剂。

3. 治白血病　龙胆、黄芩、栀子、木通、当归、生地黄、柴胡、猪苓、泽泻各 10 g，鸡血藤、丹参各 30 g。水煎服，每日 1 剂。

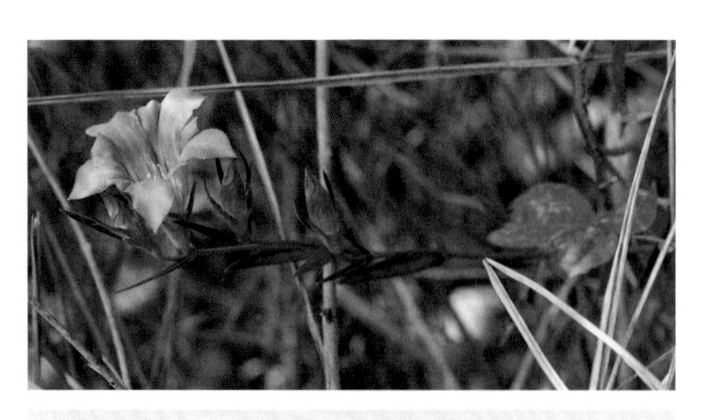

条叶龙胆 *Gentiana manshurica* Kitag.

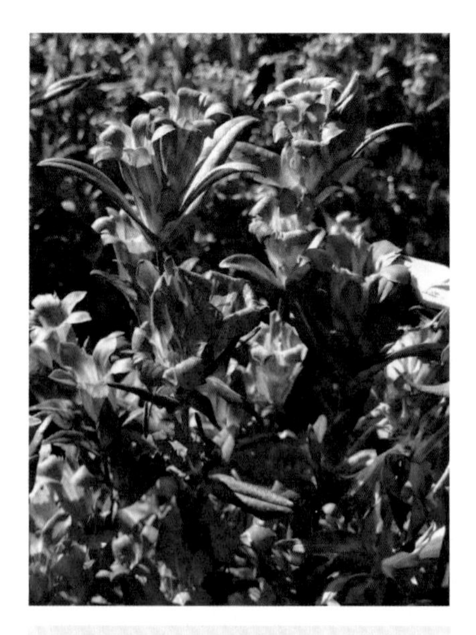

龙胆 *Gentiana scabra* Bge.

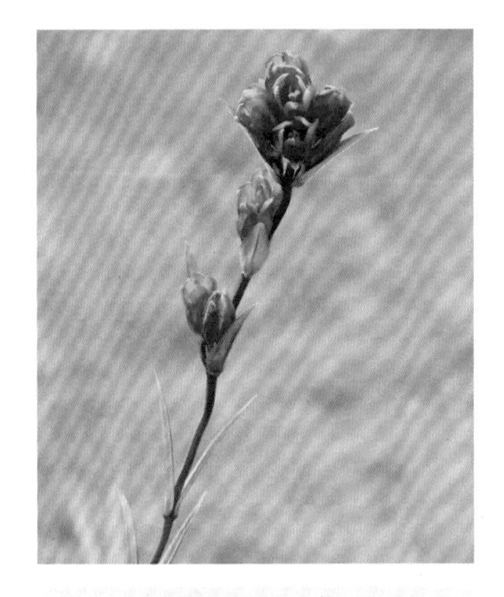

< 三花龙胆 *Gentiana triflora* Pall

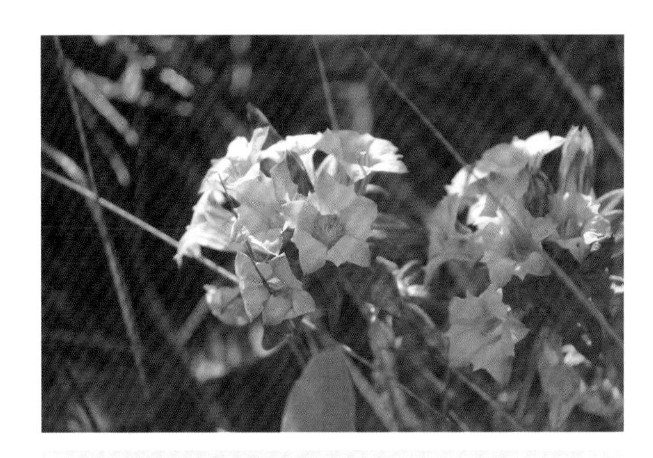

< 坚龙胆 *Gentiana rigescens* Franch.

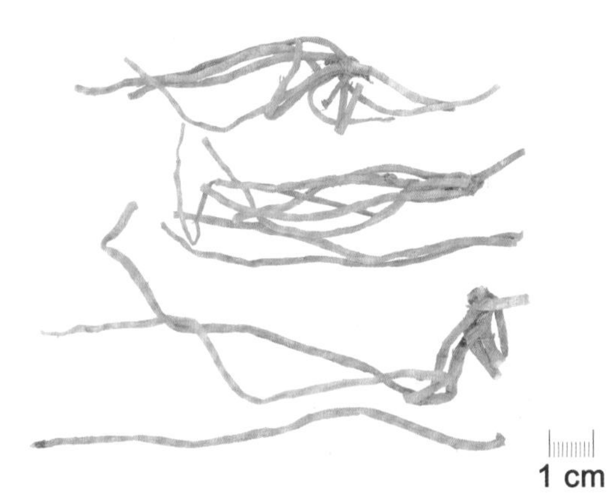

< 龙胆药材(龙胆)

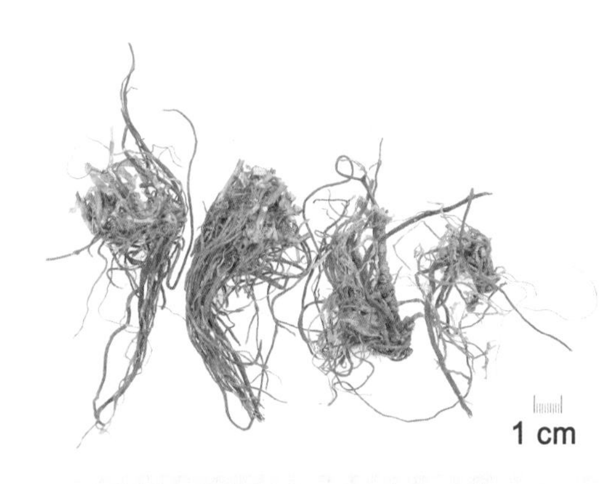

< 龙胆药材(坚龙胆)

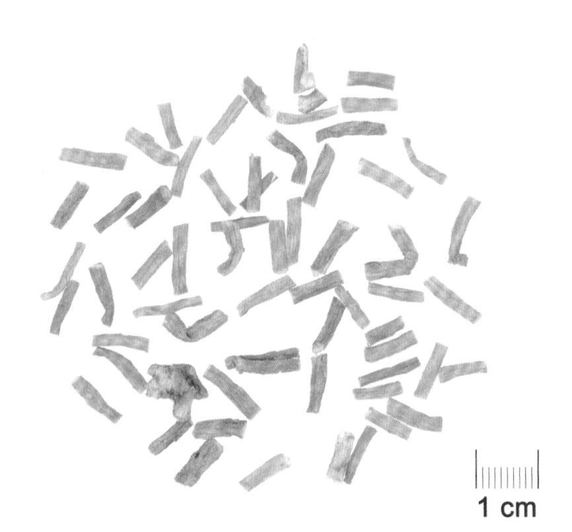

< 龙胆饮片(龙胆)

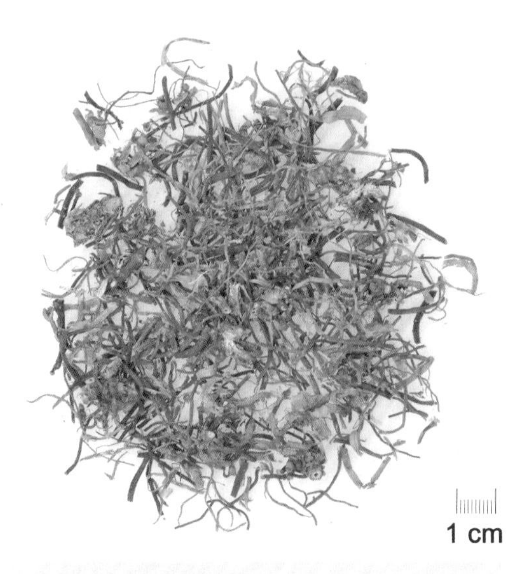

< 龙胆饮片(坚龙胆)

龙葵

《药性论》

【来源】茄科植物龙葵 *Solanum nigrum* L. 的新鲜或干燥全草。

【药性功效】苦，寒。清热解毒，活血消肿。

【抗肿瘤组分及化学成分】龙葵中抗肿瘤组分为龙葵糖蛋白、龙葵多糖和澳洲茄胺糖苷类化合物。抗肿瘤化学成分为龙葵碱、澳洲茄碱和澳洲茄边碱。

【用法用量】煎服，15～30 g。外用适量，捣敷或煎水洗。

【效方撷要】

1. 治喉癌　龙葵、蜀羊泉各 30 g，蛇莓、七叶一枝花、开金锁各 15 g，灯笼草、半枝莲各 10 g（加减：溃烂者加蒲公英 30 g）。水煎服，每日 1 剂。

2. 治鼻咽癌　龙葵、白毛藤各 30 g，蛇莓、黄毛耳草、石见穿、半枝莲各 15 g。水煎服，每日 1 剂。

3. 治乳腺癌　龙葵、白英、蒲公英各 50 g，蛇果草 25 g。水煎服，每日 1 剂。

4. 治白血病　龙葵、半枝莲、紫草根各 60 g，土茯苓 120 g。水煎服，每日 1 剂。

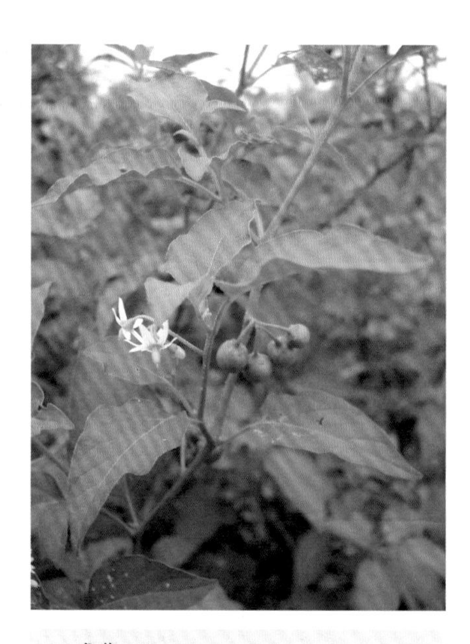

龙葵 *Solanum nigrum* L.

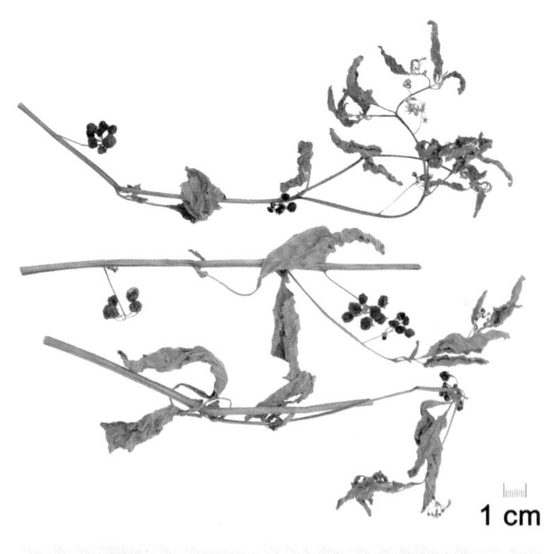

龙葵药材

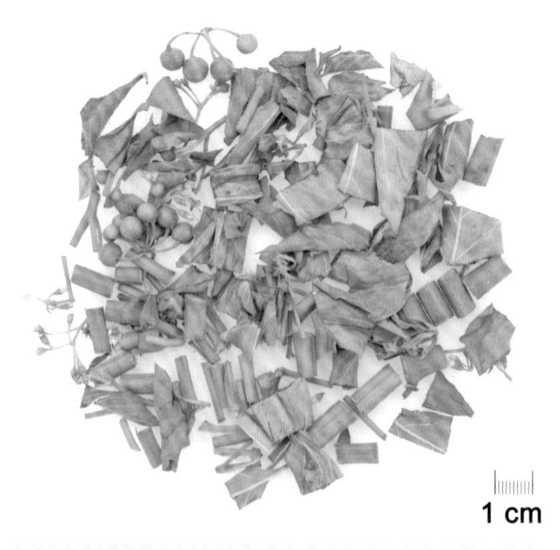

龙葵鲜饮片

田基黄

《中国高等植物图鉴》

【来源】金丝桃科植物地耳草 *Hypericum japonicum* Thunb. ex Murray 的新鲜或干燥全草。

【药性功效】甘、微苦，凉。归肝、胆、大肠经。清热利湿，解毒，散瘀消肿，止痛。

【抗肿瘤组分及化学成分】田基黄中抗肿瘤组分为田基黄乙醇提取物。抗肿瘤化学成分为小麦黄素、异巴西红厚壳素和 jacarelhyperol A。

【用法用量】煎服，15～30 g，鲜品 30～60 g，大剂可用至 90～120 g；或捣汁。外用适量，捣烂外敷；或煎水洗。

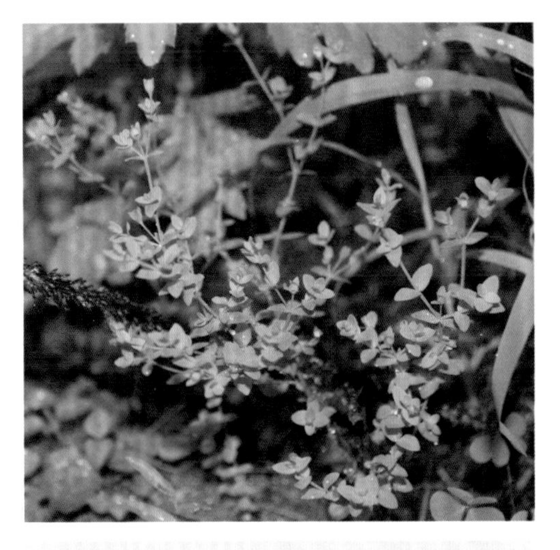

地耳草 *Hypericum japonicum* Thunb. ex Murray

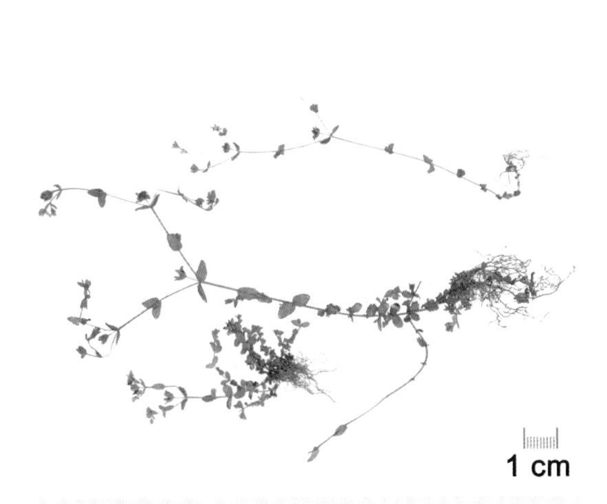

田基黄药材

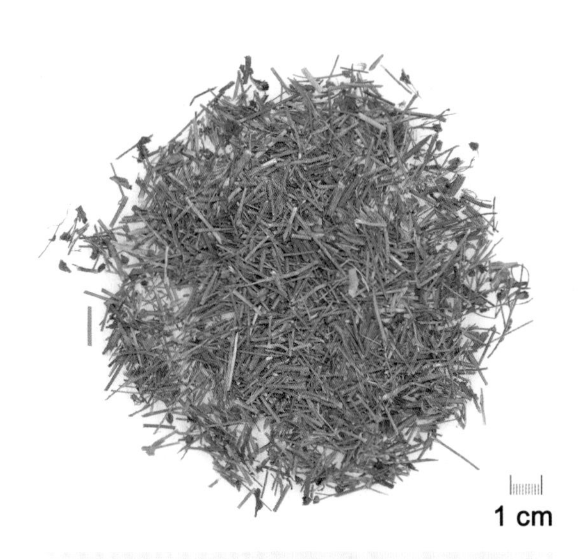

田基黄饮片

白毛夏枯草

《本草纲目拾遗》

【来源】唇形科植物金疮小草 *Ajuga decumbens* Thunb. 的新鲜或干燥全草。

【药性功效】苦、甘，寒。归肺、肝经。清热解毒，化痰止咳，凉血散血。

【抗肿瘤组分及化学成分】白毛夏枯草中抗肿瘤组分为白毛夏枯草水提液。抗肿瘤化学成分为木犀草素和杯苋甾酮。

【用法用量】煎服，10～30 g，鲜品 30～60 g；或捣汁。外用适量，捣敷或煎水洗。

【效方撷要】治肺癌　白毛夏枯草 25 g，鱼腥草、单叶铁线莲、肺形草、百合、白及各 15 g，十大功劳叶、千日白、杏仁各 10 g，香茶菜 50 g。水煎服，加适量白糖冲服。

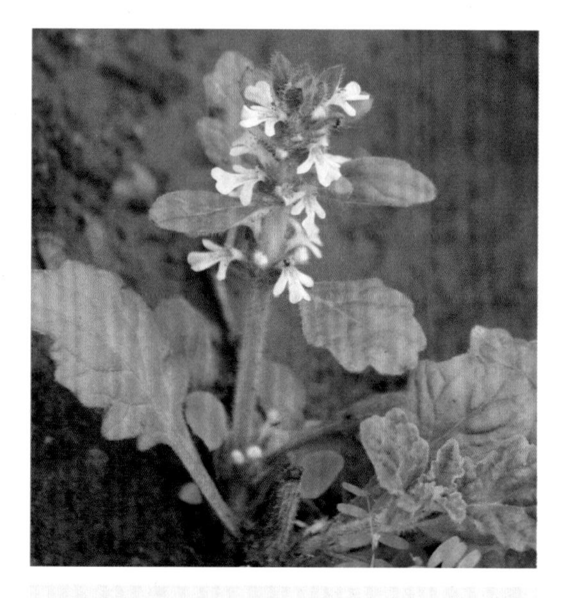

金疮小草 *Ajuga decumbens* Thunb.

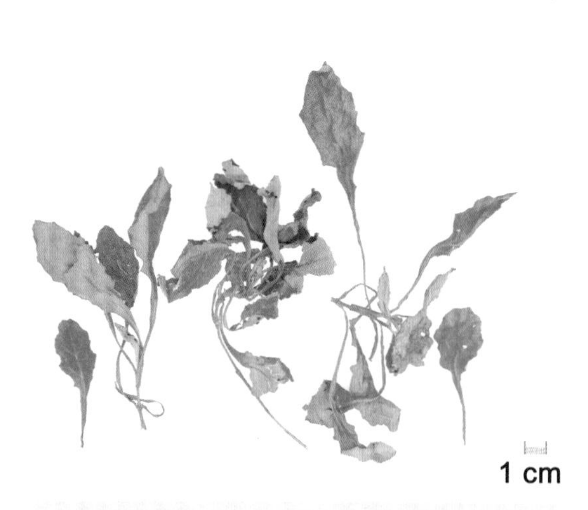

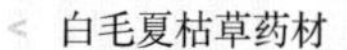

白毛夏枯草药材

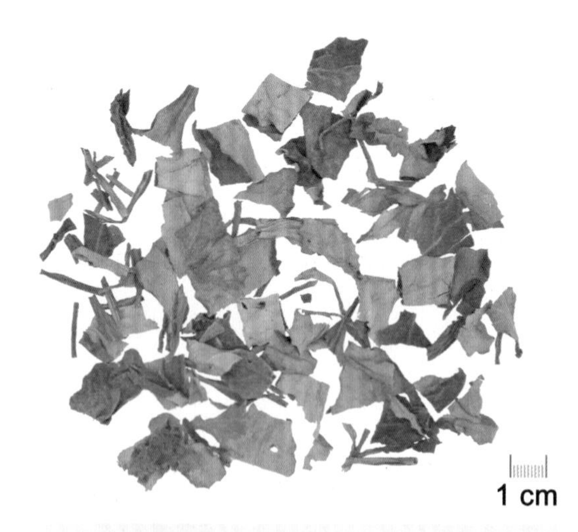

白毛夏枯草饮片

白头翁

《神农本草经》

【来源】毛茛科植物白头翁 *Pulsatilla chinensis* (Bge.) Regel 的干燥根。

【药性功效】苦，寒。归胃、大肠经。清热解毒，凉血止痢。

【抗肿瘤组分及化学成分】抗肿瘤组分为白头翁皂苷、白头翁总三萜和白头翁多糖。抗肿瘤化学成分为白头翁皂苷 D、白头翁皂苷 A 和 23-羟基白桦酸。

【用法用量】煎服，9～15 g。

【效方撷要】

1. 治直肠癌　白头翁、败酱、薏苡仁、金银花各 12 g，半枝莲、白花蛇舌草各 30 g，大血藤 15 g，炙刺猬皮、苦参、炮穿山甲各 9 g。水煎服，每日 1 剂。

2. 治膀胱癌　白头翁、苦参、槐花各 9 g，蟛蜞菊、白花蛇舌草、生米仁各 30 g，大血藤、白槿花各 15 g，仙鹤草 12 g。水煎服，每日 1 剂。

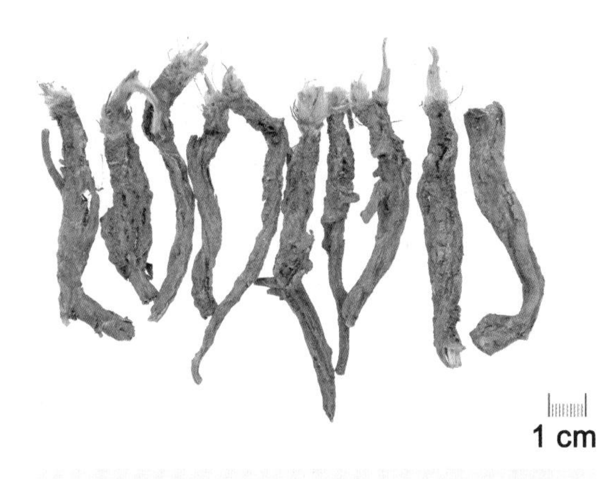

白头翁药材

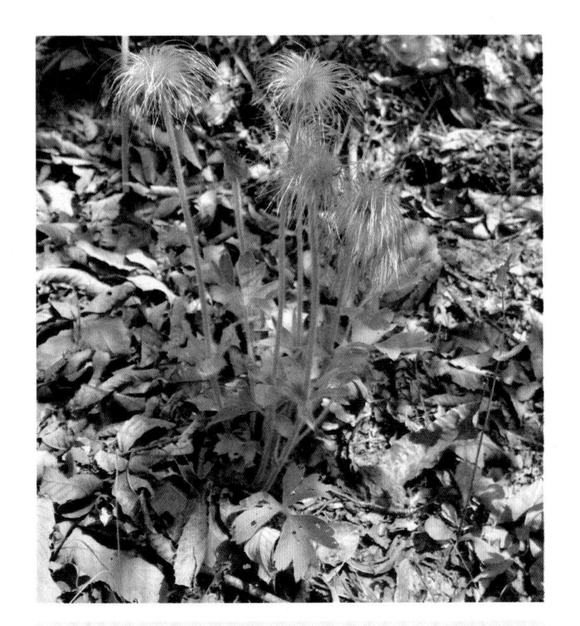

白头翁 *Pulsatilla chinensis* (Bge.) Rege

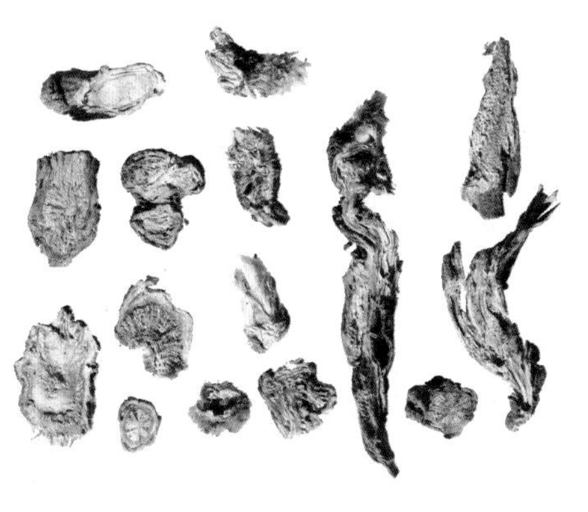

白头翁饮片

白花蛇舌草

《广西中药志》

【来源】茜草科植物白花蛇舌草 *Oldenlandia diffusa* Willd. 的新鲜或干燥全草。

【药性功效】苦、甘，寒。归心、肺、肝、大肠经。清热解毒，利湿。

【抗肿瘤组分及化学成分】抗肿瘤组分为白花蛇舌草提取物、水提取物、乙酸乙酯萃取物、乙醇提取物、总黄酮、多糖类化合物、三萜类化合物、香豆素类化合物和甾醇类化合物。抗肿瘤化学成分为熊果酸、齐墩果酸和2-羟基-3-甲基蒽醌。

【用法用量】煎服，15～30 g，大剂量可用至60 g；或捣汁。外用适量，捣敷。

【效方撷要】

1. 治食管癌　白花蛇舌草、半枝莲、苏铁叶、白茅根、棉花根各60 g。水煎服，每日1剂。

2. 治胃癌　白花蛇舌草90 g，白茅根60 g，白糖适量。水煎服，每日1剂。

3. 治肝癌　白花蛇舌草、半枝莲各60 g，蒲公英、丹参、山豆根、醋鳖甲各30 g，紫花地丁、鸡内金各12 g，夏枯草15 g，枳实、郁金各9 g。水煎服，每日1剂。

4. 治鼻咽癌　白花蛇舌草120 g，紫草根30 g，水煎代茶饮。

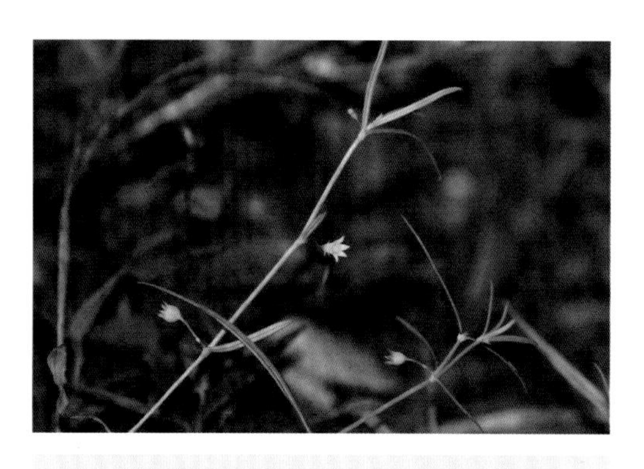

白花蛇舌草 *oldenlandia diffusa* Willd. 的花

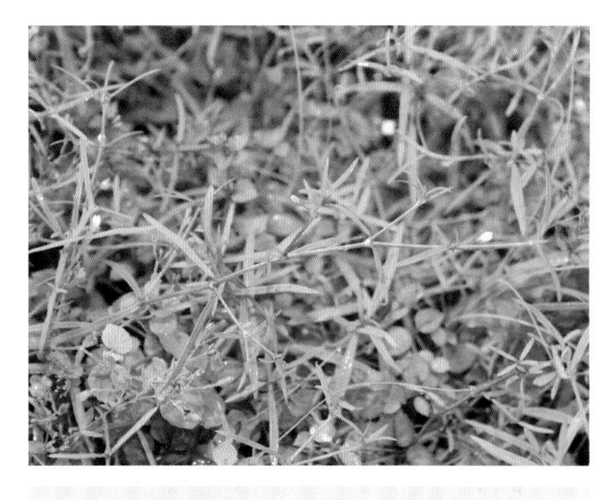

白花蛇舌草 *Oldenlandia diffusa* Willd.

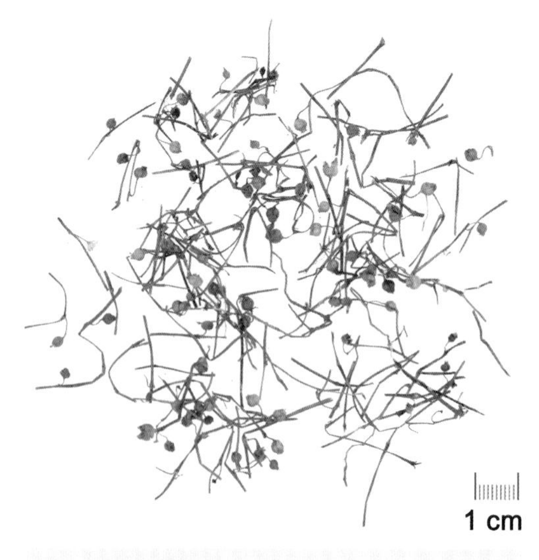

白花蛇舌草饮片

白屈菜

《救荒本草》

【来源】罂粟科植物白屈菜 *Chelidonium majus* L. 的干燥全草。

【药性功效】苦，凉；有毒。归肺、胃经。解痉止痛，止咳平喘。

【抗肿瘤组分及化学成分】白屈菜中抗肿瘤组分为生物碱类成分和核酸物质。抗肿瘤化学成分为白屈菜碱、原阿片碱和白屈菜红碱。

【用法用量】煎服，9～18 g。

【效方撷要】

1. 治胃癌　白屈菜、楤木、刺五加各 30 g，元枣根 90 g，核桃枝 15 g。水煎服，每日 1 剂。

2. 治食管癌　白屈菜、半枝莲各 10 g，藤梨根 30 g。加水熬成深黑色，去渣，浓缩，制成糖浆，1 次服 10 ml，分 2 次服用。

3. 治肺癌　白屈菜、川贝母、芫荽各 20 g。水煎服，每日 1 剂。

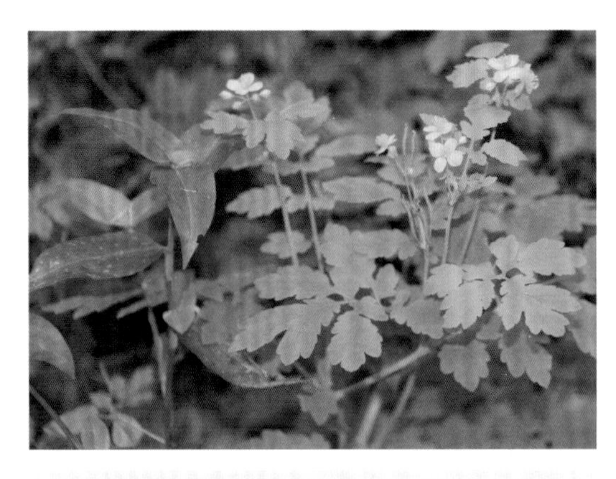

白屈菜 *Chelidonium majus* L.

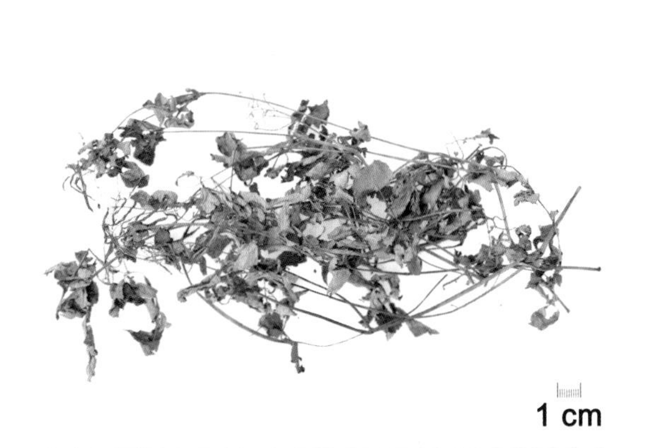

白屈菜药材

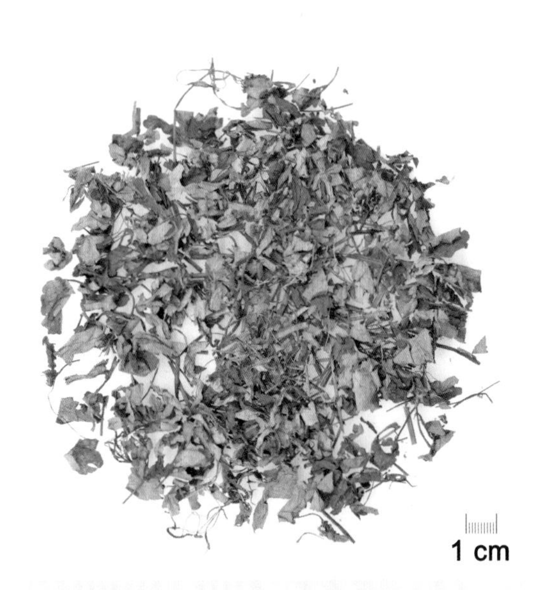

白屈菜饮片

冬凌草

《全国中草药汇编》

【来源】唇形科植物碎米桠 *Rabdosia rubescens* (Hemsl.) Hara 的干燥地上部分。

碎米桠在《中国植物志》中为：*Isodon rubescens* (Hemsley) H. Hara。

【药性功效】苦、甘，微寒。归肺、胃、肝经。清热解毒，活血止痛。

【抗肿瘤组分及化学成分】抗肿瘤组分为冬凌草提取物和冬凌草多糖。抗肿瘤化学成分为冬凌草甲素和冬凌草乙素。

【用法用量】煎服，30～60 g。外用适量。

【效方撷要】

1. 治原发性肝癌　①冬凌草片(1 片 0.5 g)1 次 5～10 片，每日 3 次。②冬凌草糖浆，1 次 30 ml，每日 3 次。③冬凌草注射液，1 次静滴 75～100 ml，隔日 1 次，50～60 日为 1 个疗程。

2. 治食管癌　冬凌草片剂(1 片含生药 4 g)1 次 5～8 片，每日 3 次。饭后服用，2～3 个月为 1 个疗程。

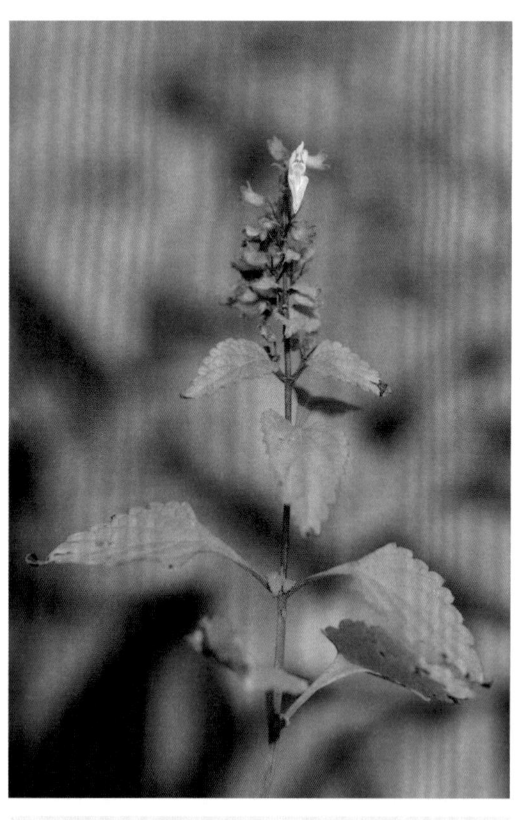

碎米桠 *Rabdosia rubescens* (Hemsl.) Hara

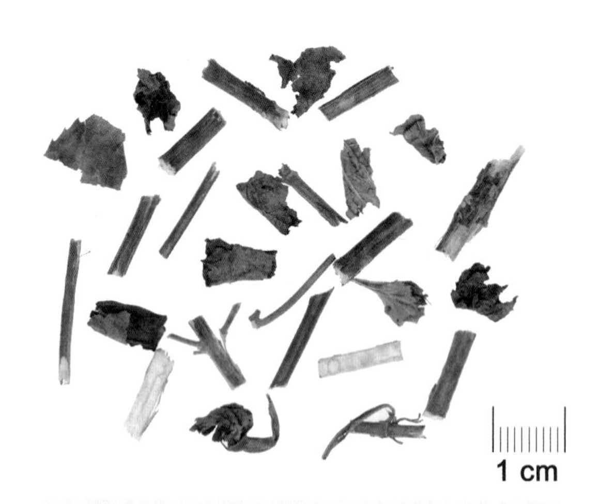

冬凌草饮片

半边莲

《本草纲目》

【来源】桔梗科植物半边莲 *Lobelia chinensis* Lour. 的干燥全草。

【药性功效】辛，平。归心、小肠、肺经。清热解毒，利水消肿。

【抗肿瘤组分及化学成分】抗肿瘤组分为半边莲石油醚萃取物和水提物。

【用法用量】煎服，9～15 g。外用适量，捣敷；或捣汁调涂。

【效方撷要】

1. 治肺癌　半边莲、半枝莲、沙参、麦冬各 15 g，石仙桃、鱼腥草、白花蛇舌草、薏苡仁各 30 g，七叶一枝花、丹参、赤芍、桔梗、桑叶各 10 g。水煎服，每日 1 剂。

2. 治肝癌　半边莲、半枝莲、黄毛耳草、薏苡仁各 30 g，天胡荽 60 g。水煎服，每日 1 剂。

3. 治鼻腔癌　半边莲、鲜老鹳草各 60 g。水煎服，每日 1 剂。

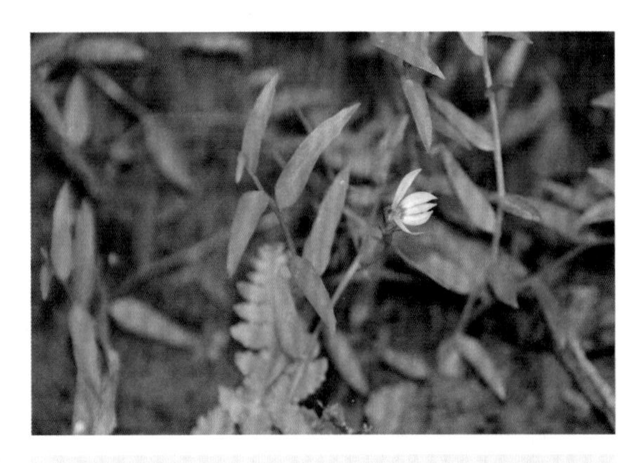

半边莲 *Lobelia chinensis* Lour.

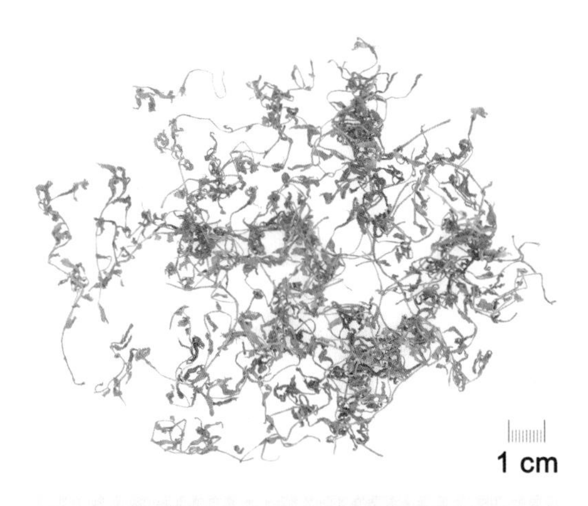

半边莲药材

半枝莲

《南宁市药物志》

【来源】唇形科植物半枝莲 *Scutellaria barbata* D. Don 的干燥全草。

【药性功效】辛、苦，寒。归肺、肝、肾经。清热解毒，化瘀利尿。

【抗肿瘤组分及化学成分】半枝莲中抗肿瘤组分为半枝莲提取物、醇提物、水提物、多糖和黄酮类化合物。抗肿瘤化学成分为木犀草素、芹菜素、野黄芩苷、黄芩素和异鼠李素。

【用法用量】煎服，15～30 g。

【效方撷要】

1. **治胃癌**　半枝莲、白茅根各 30 g。水煎后代茶饮。

2. **治肺癌**　半枝莲、白毛藤各 30 g。水煎服，每日 1 剂。

3. **治卵巢癌**　半枝莲 50 g，龙葵、白英、白花蛇舌草、鳖甲各 30 g。水煎服，每日 1 剂。

4. **治皮肤癌**　半枝莲、蛇果草、苍耳草、葎草、忍冬藤各 30 g，土茯苓 24 g，土大黄 15 g，七叶一枝花、徐长卿各 9 g，甘草 6 g。水煎服，每日 1 剂。

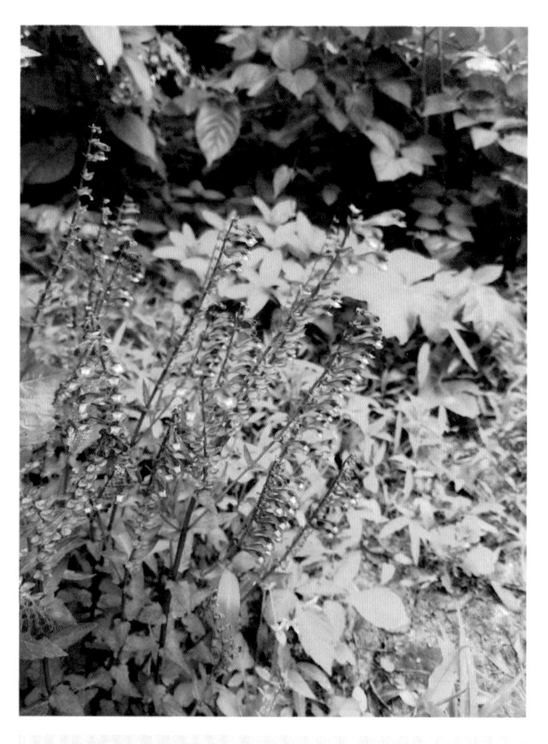

半枝莲 *Scutellaria barbata* D. Don

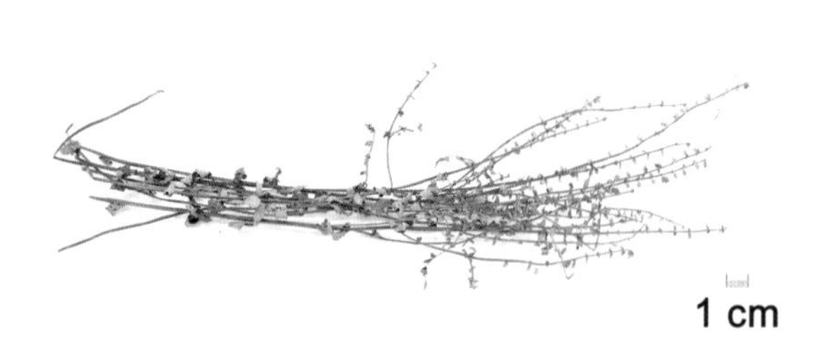

半枝莲药材

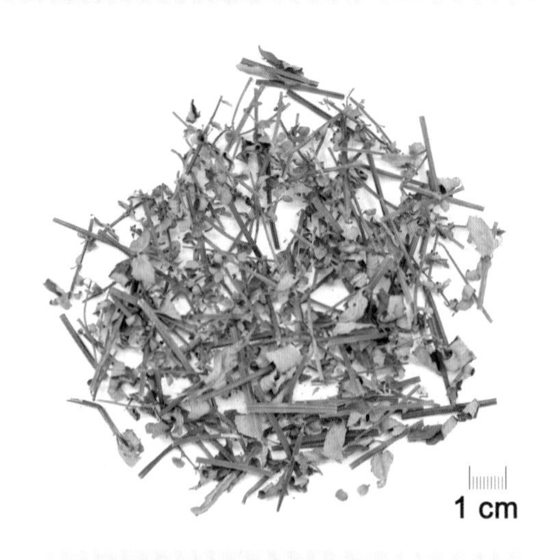

半枝莲饮片

老鹳草

《滇南本草》

【来源】牻牛儿苗科植物牻牛儿苗 *Erodium stephanianum* Willd.、老鹳草 *Geranium wilfordii* Maxim. 或野老鹳草 *Geranium carolinianum* L. 的干燥地上部分。

【药性功效】辛、苦，平。归肝、肾、脾经。祛风湿，通经络，止泻痢。

【抗肿瘤组分及化学成分】老鹳草中抗肿瘤组分为老鹳草提取物。抗肿瘤化学成分为老鹳草鞣质和牻牛儿醇。

【用法用量】煎服，9～15 g；或熬膏、浸酒服。外用适量。

【效方撷要】

1. 治直肠癌　老鹳草、鱼腥草、车前草各30 g，萝卜叶 20 g，金果榄 12 g。水煎服，每日1剂。

2. 治乳腺癌　老鹳草、半枝莲、白花蛇舌草各 20 g，伸筋草、鸡血藤各 30 g，上药捣烂，用白酒调均，外敷患处。

3. 治子宫颈癌　老鹳草、决明子、梓实各15 g，车前子、鱼腥草各 9 g。水煎服，每日 1 剂。

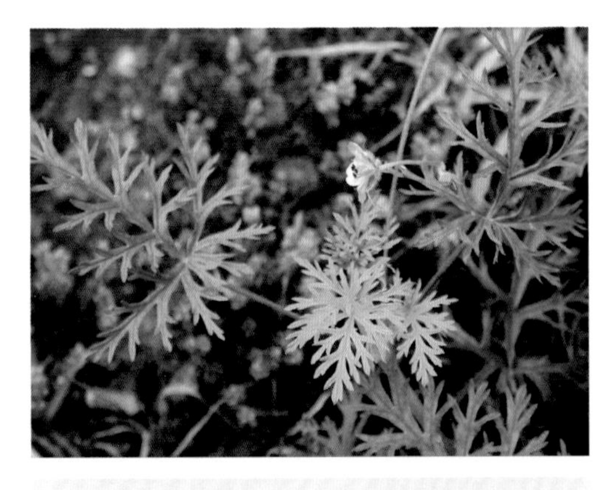

牻牛儿苗 *Erodium stephanianum* Willd

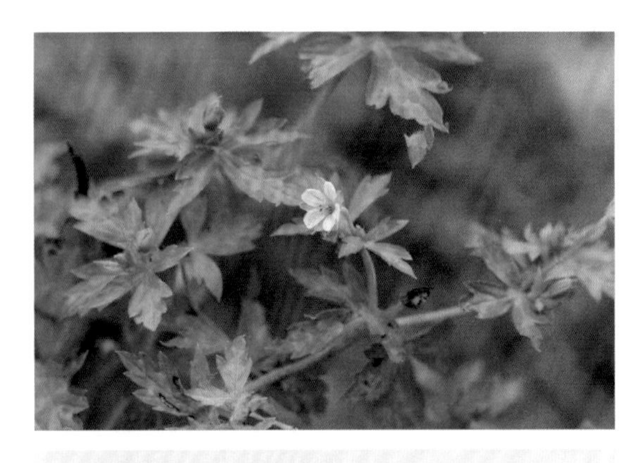

老鹳草 *Geranium wilfordii* Maxim.

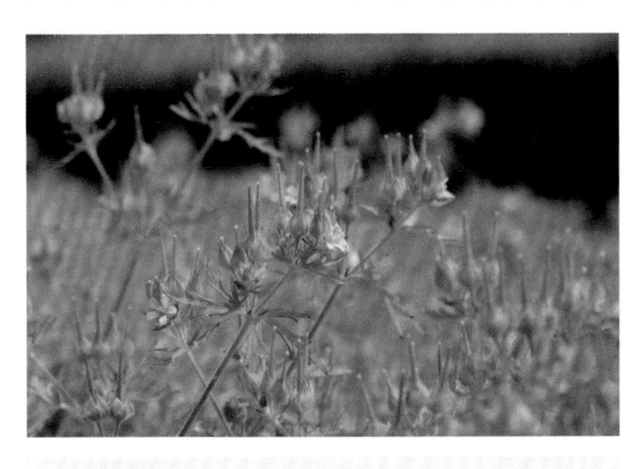

野老鹳草 *Geranium carolinianum* L.

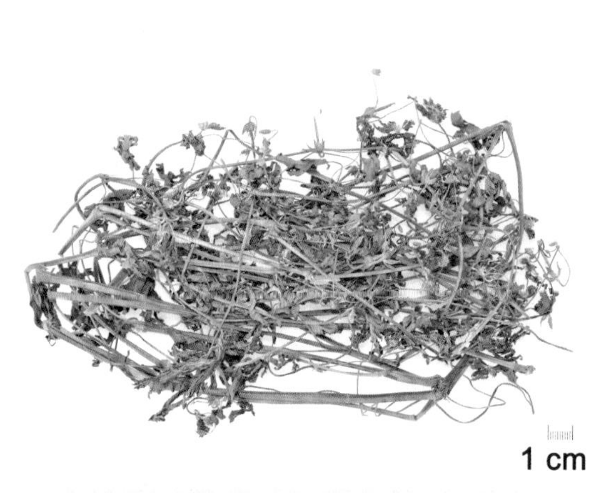

老鹳草药材(老鹳草)

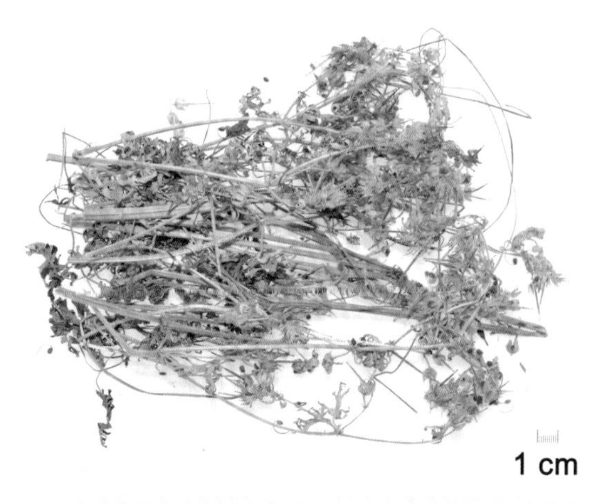

老鹳草药材(野老鹳草)

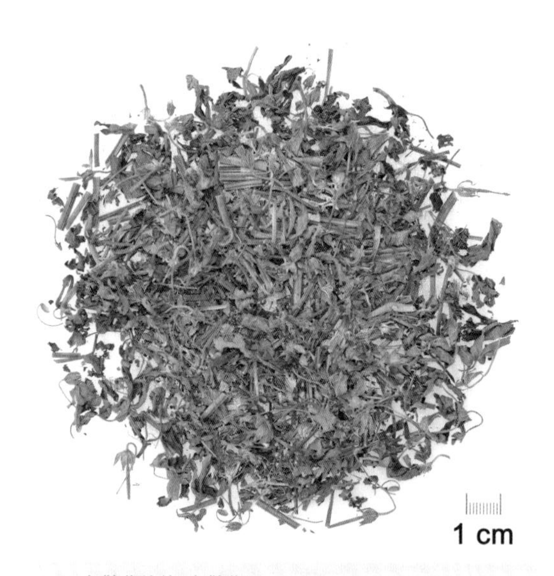

老鹳草饮片(老鹳草)

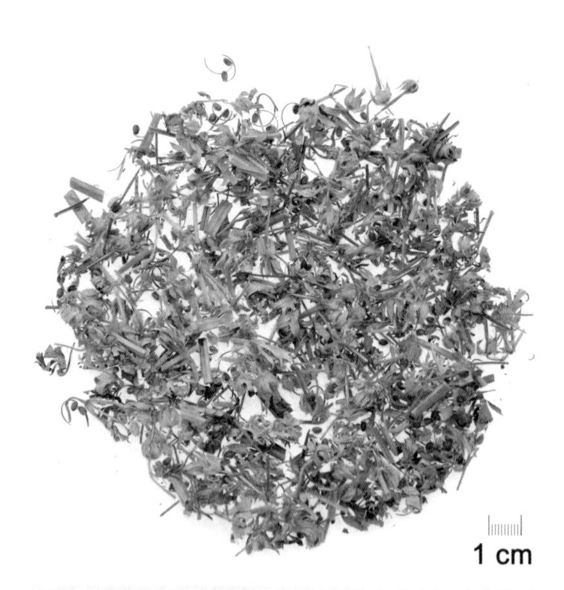

老鹳草饮片(野老鹳草)

地骨皮

《神农本草经》

【来源】茄科植物枸杞 *Lycium chinense* Mill. 或宁夏枸杞 *Lycium barbarum* L. 的干燥根皮。

【药性功效】甘，寒。归肺、肝、肾经。凉血除蒸，清肺降火。

【抗肿瘤组分及化学成分】抗肿瘤组分为地骨皮甲醇提取物。

【用法用量】煎服，9～15 g。

【效方撷要】

1. 治肝癌　地骨皮、大蓟各 30 g，三白草 60 g。水煎服，每日 1 剂。

2. 治皮肤癌　地骨皮、白鲜皮、土荆皮各 50 g，夏枯草 30 g，三棱、莪术各 15 g，鸡血藤 25 g。水煎熏洗患处，每日 1 次，1 次 20～30 min。

3. 治眼部肿瘤　地骨皮、大黄、芒硝、桔梗、甘草各 30 g。上为粗末，1 次 15 g，水煎服，每日 1 剂。

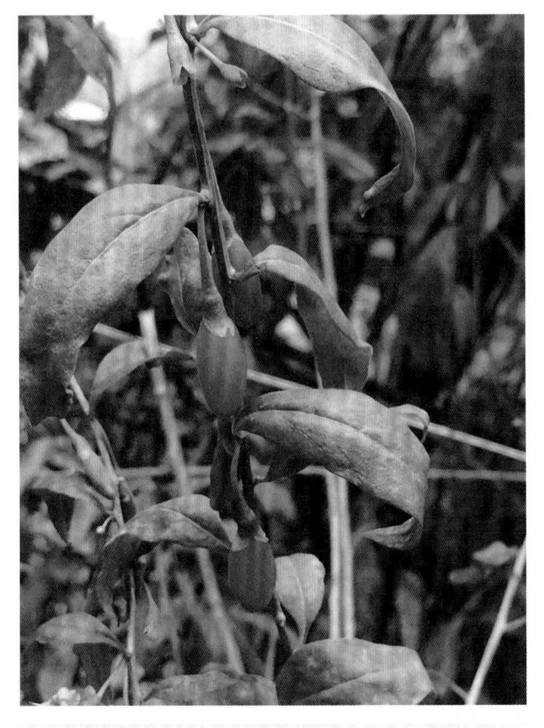

宁夏枸杞 *Lycium barbarum* L.

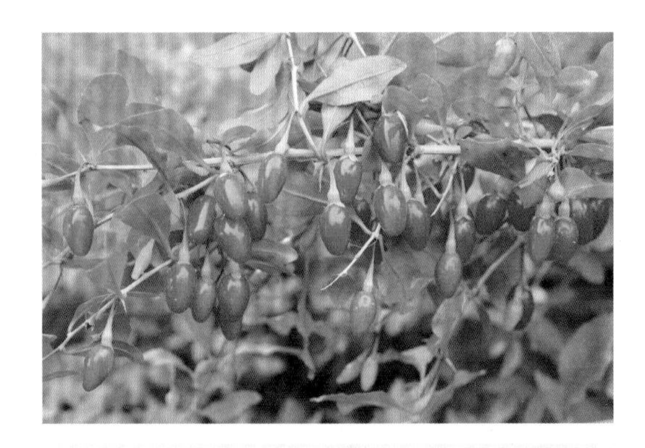

枸杞 *Lycium chinense* Mill.

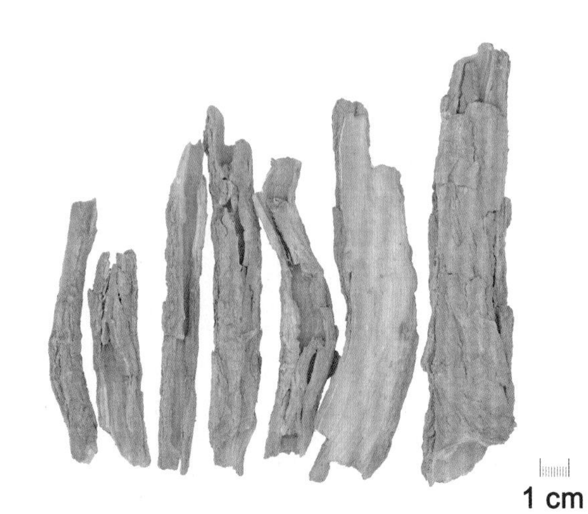

地骨皮药材

地榆

《神农本草经》

【来源】蔷薇科植物地榆 *Sanguisorba officinalis* L. 或长叶地榆 *Sanguisorba officinalis* L. var. *longifolia*（Bert.）Yü et Li 的干燥根。

【药性功效】苦、酸、涩，微寒。归肝、大肠经。凉血止血，解毒敛疮。

【抗肿瘤组分及化学成分】地榆中抗肿瘤组分为地榆甲醇提取物、乙醇提取物、乙酸乙酯萃取层提取物、正丁醇萃取层提取物和总皂苷类。抗肿瘤化学成分为地榆皂苷Ⅱ、没食子酸和鞣花酸。

【用法用量】煎服，9～15 g。外用适量，研末涂敷患处。止血多炒炭用，解毒敛疮多生用。

【效方撷要】

1. 治肺癌　地榆、留行子、麦冬、蒸百部、天花粉各 12 g，紫草根、生地黄各 15 g，五味子 6 g，鱼腥草 30 g。水煎服，每日 1 剂。

2. 治膀胱癌　地榆炭 100 g，加食醋 500 ml，煎至 300 ml，分 3 次服完，每日 1 剂。

3. 治宫颈癌　生地榆、侧柏炭、金银花各 12 g，土茯苓、木馒头各 24 g，当归、阿胶各 9 g，大黄、乳香、没药各 6 g，天龙 2 条。水煎服，每日 1 剂。另用小金片每日 3 次，1 次 3～4 片吞服，进行配合治。

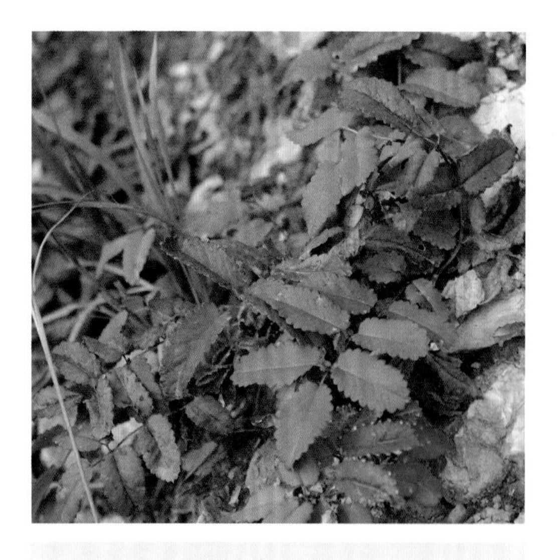

地榆 *Sanguisorba officinalis* L.

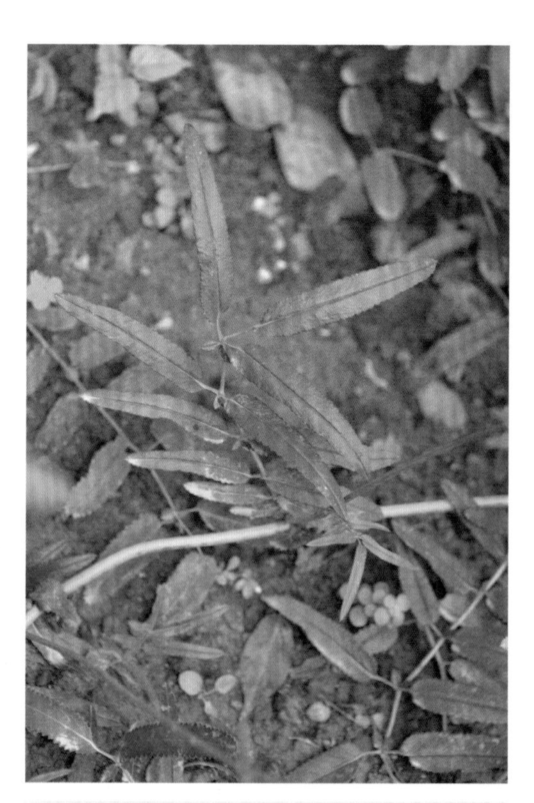

长叶地榆 *Sanguisorba officinalis* L. var. *longifolia*（Bert.）Yü et Li

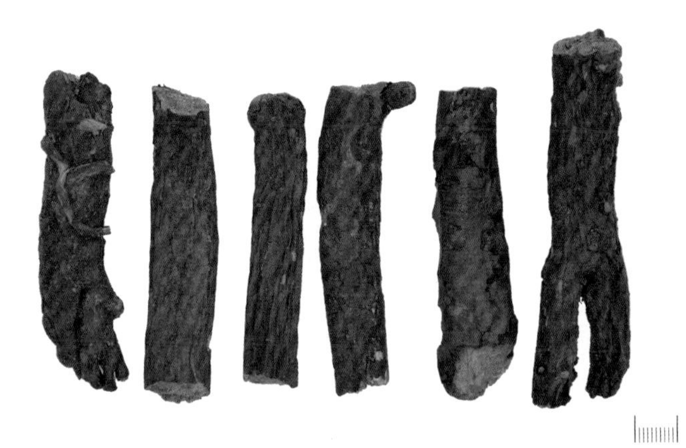

< 地榆药材

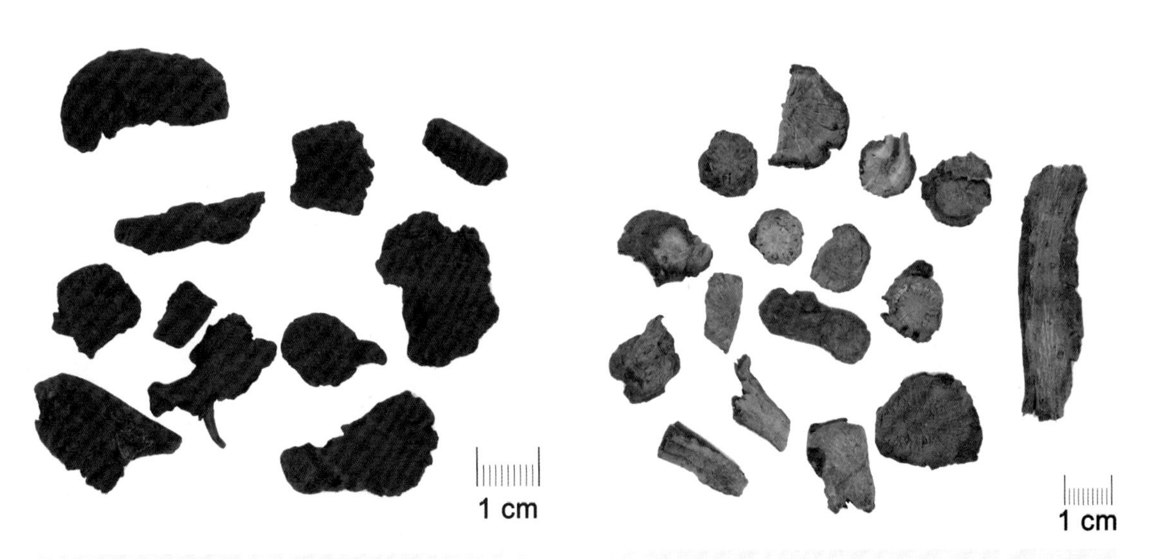

< 地榆饮片(地榆炭)

< 地榆饮片

地锦草

《嘉祐本草》

【来源】大戟科植物地锦 *Euphorbia humifusa* Willd. 或斑地锦 *Euphorbia maculate* L. 的干燥全草。

【药性功效】辛，平。归肝、大肠经。清热解毒，凉血止血，利湿退黄。

【抗肿瘤组分及化学成分】地锦草中抗肿瘤组分为地锦草水提液和黄酮醇类化合物。

【用法用量】煎服，9～20 g。外用适量。

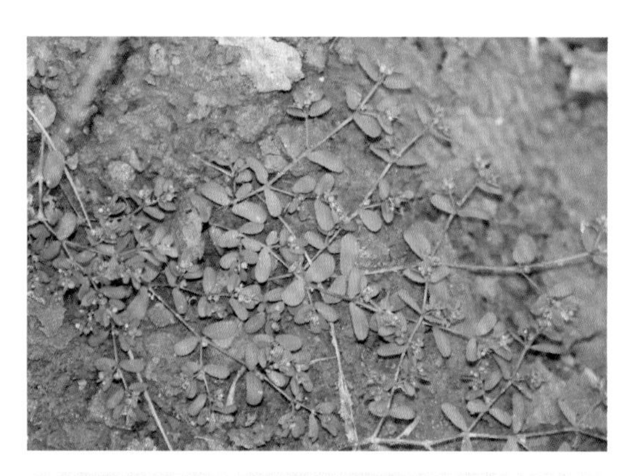

地锦 *Euphorbia humifusa* Willd.

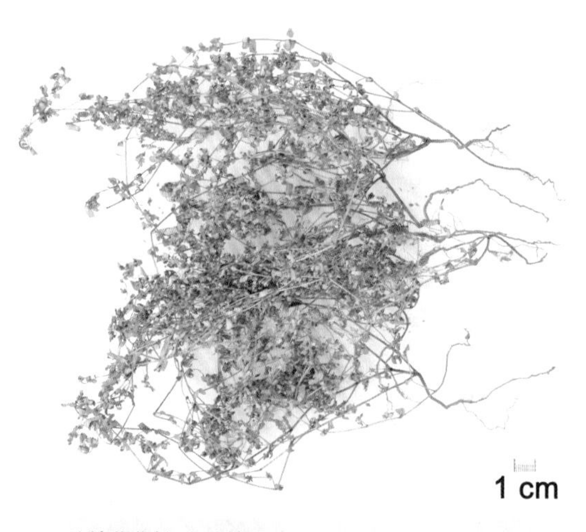

地锦草药材(斑地锦)

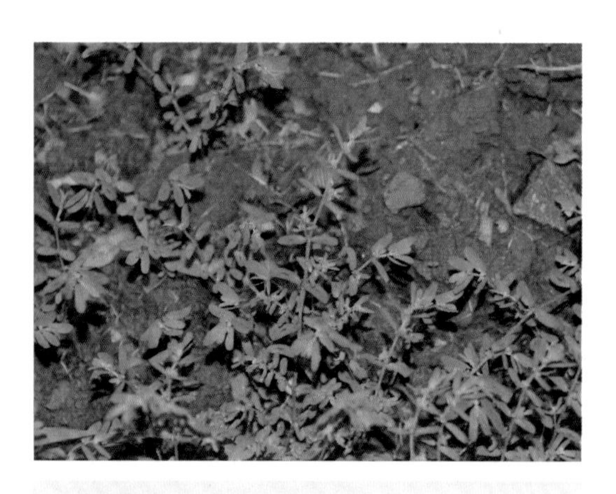

斑地锦 *Euphorbia maculate* L.

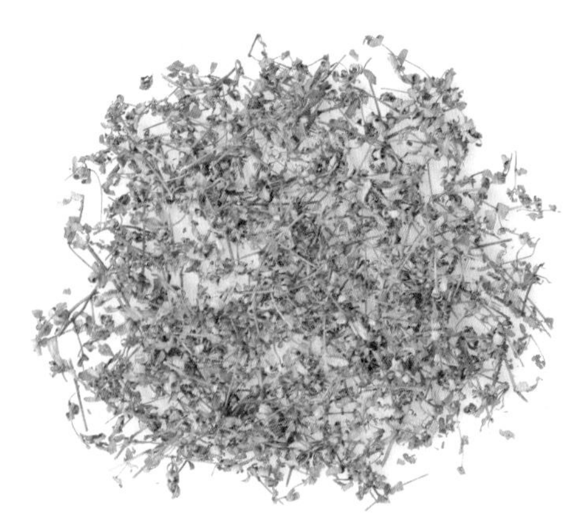

地锦草饮片(斑地锦)

羊蹄

《神农本草经》

【来源】蓼科植物羊蹄 *Rumex japonicus* Houtt. 或尼泊尔酸模 *Rumex nepalensis* Spreng. 的新鲜或干燥根。

【药性功效】苦，寒。归心、肝、大肠经。清热通便，凉血止血，杀虫止痒。

【抗肿瘤组分及化学成分】羊蹄中抗肿瘤组分为羊蹄粗提物。

【用法用量】煎服，9～15 g；捣汁；或熬膏。外用适量，捣敷；磨汁涂；或煎水洗。

【效方撷要】

1. 治白血病、恶性淋巴瘤　羊蹄、白花蛇舌草各 30 g。水煎服，每日 1 剂。

2. 治骨肉瘤　羊蹄、寻骨风、白英各 30 g，补骨脂 15 g。水煎服，每日 1 剂。

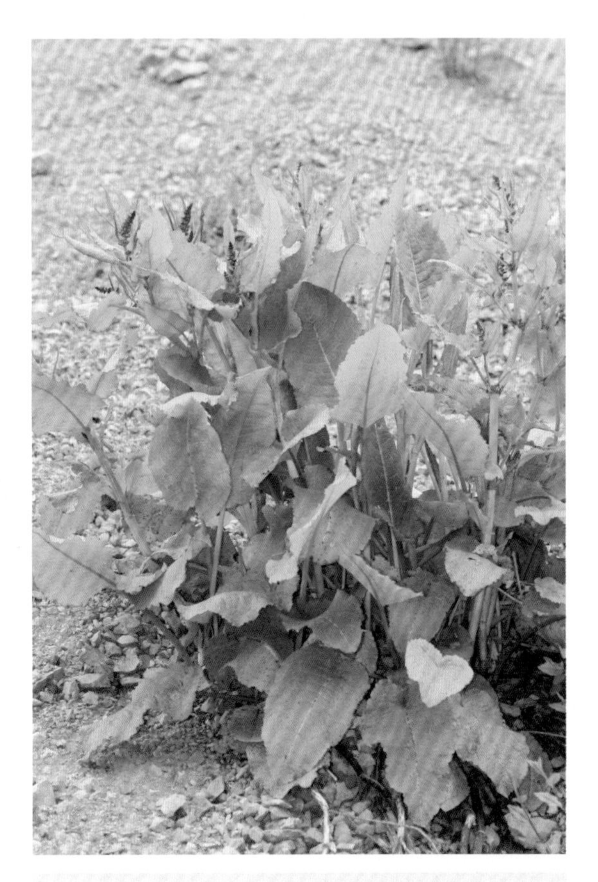

尼泊尔酸模 *Rumex nepalensis* Spreng.

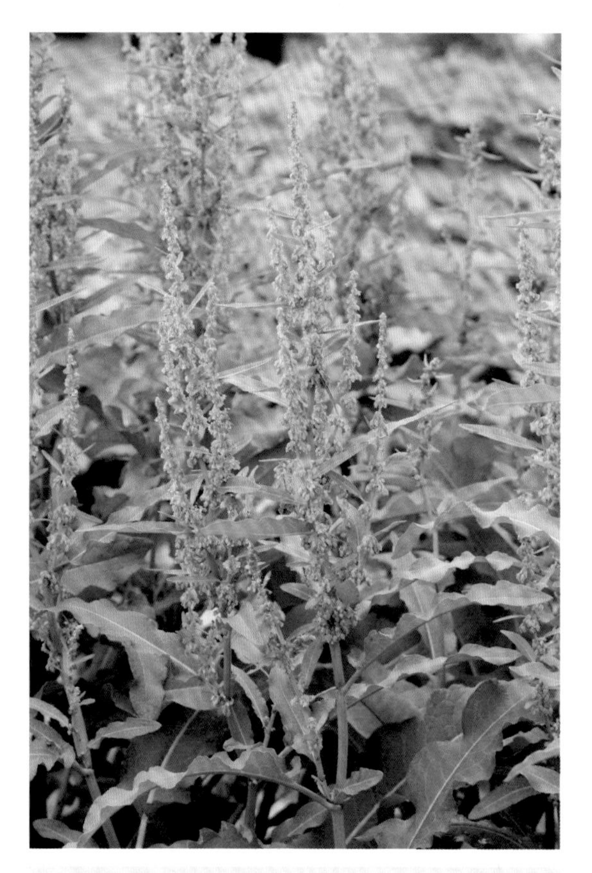

羊蹄 *Rumex japonicus* Houtt.

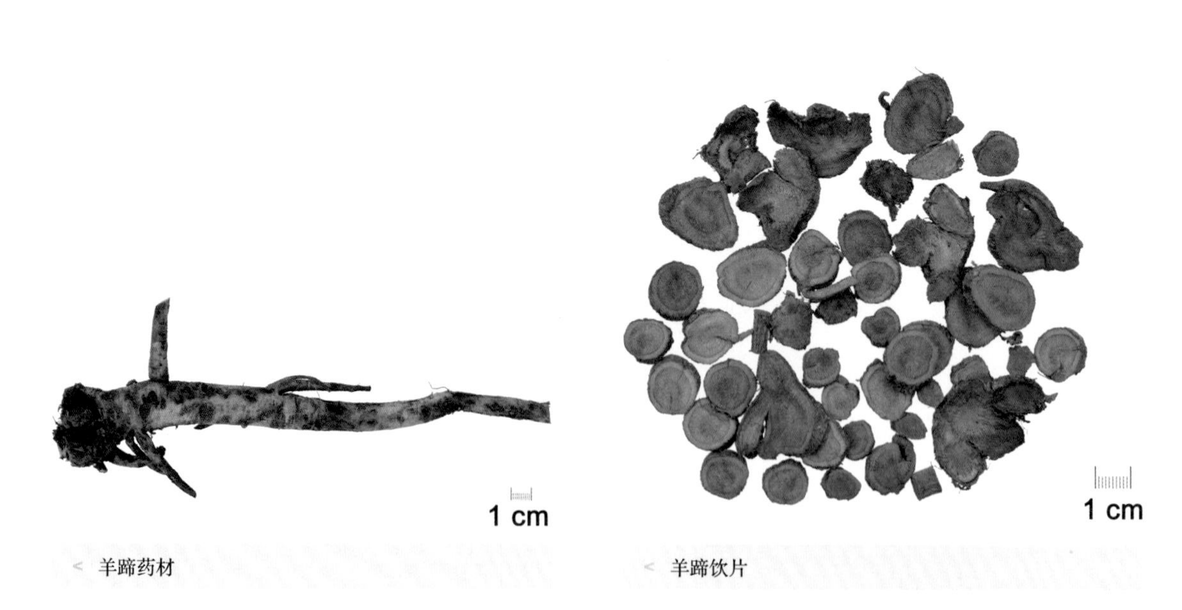

羊蹄药材

羊蹄饮片

农吉利

《全国中草药资料选编》

【来源】豆科植物紫花野百合 *Crotalaria sessiliflora* L. 的新鲜或干燥全草。

【药性功效】甘、淡，平；有毒。清热，利湿，解毒，消积。

【抗肿瘤组分及化学成分】农吉利中抗肿瘤化学成分为农吉利碱(野百合碱)。

【用法用量】煎服，15～60 g。外用适量，研末调敷；或鲜品捣敷；或煎水洗。

【效方撷要】

1. *治恶性黑色素瘤* 农吉利研末油调外敷，每日换1次。

2. *治皮肤癌* 农吉利注射液1支2 ml，内含药量相当于农吉利生药6～8 g，肌内注射。1次4 ml，每日1～2次，1～2个月为1个疗程。

3. *治阴茎癌* 将农吉利全草制成粉末，高压消毒后，以生理盐水调成糊状，外敷患处，或用新鲜全草捣烂后外敷患处，每日换药2～3次。

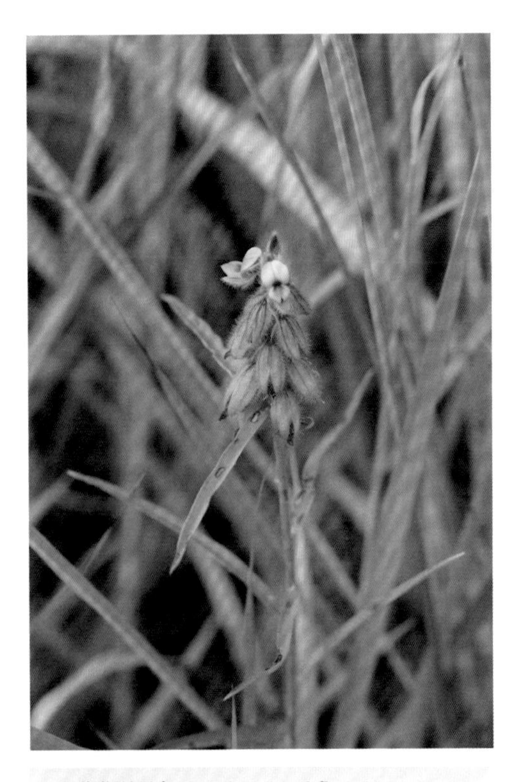

紫花野百合 *Crotalaria sessiliflora* L.

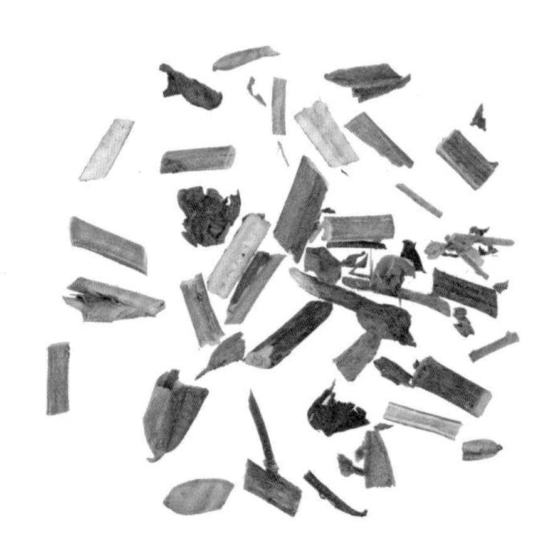

农吉利饮片

芦 荟

《药性论》

【来源】百合科植物库拉索芦荟 *Aloe barbadensis* Miller、好望角芦荟 *Aloe ferox* Miller 或其他同属近缘植物叶的汁液浓缩干燥物。

库拉索芦荟在《中国植物志》中为：阿福花科植物芦荟 *Aloe vera* (L.) Burm. f.。好望角芦荟为：阿福花科植物好望角芦荟。

【药性功效】苦，寒。归肝、胃、大肠经。泻下通便，清肝泻火，杀虫疗疳。

【抗肿瘤组分及化学成分】芦荟中抗肿瘤组分为芦荟提取物和芦荟多糖。抗肿瘤化学成分为库拉索芦荟多糖、木立芦荟多糖、中华芦荟多糖、芦荟大黄素、芦荟素和甘露聚糖。

【用法用量】宜入丸、散，2～5 g。外用适量，调末敷患处。

【效方撷要】

1. 治肺癌　芦荟 9 g，金银花、荆芥、大力子各 12 g，蚤休、猪苓各 24 g，败酱、半枝莲、白花蛇舌草各 30 g。水煎服，每日 1 剂。

2. 治胃癌　芦荟 10 g，北沙参、蚤休各 24 g，麦冬 15 g，知母、天花粉各 12 g，生大黄 6 g，生石膏、败酱、半枝莲、白花蛇舌草各 30 g。水煎服，每日 1 剂。

3. 治恶性淋巴瘤　芦荟、白芍、川芎、昆布、牡丹皮各 10 g，生地黄、当归、蛤粉、天花粉、女贞子各 15 g，黄连 5 g，青皮、猪牙皂各 6 g，沙参 20 g。水煎服，每日 1 剂。

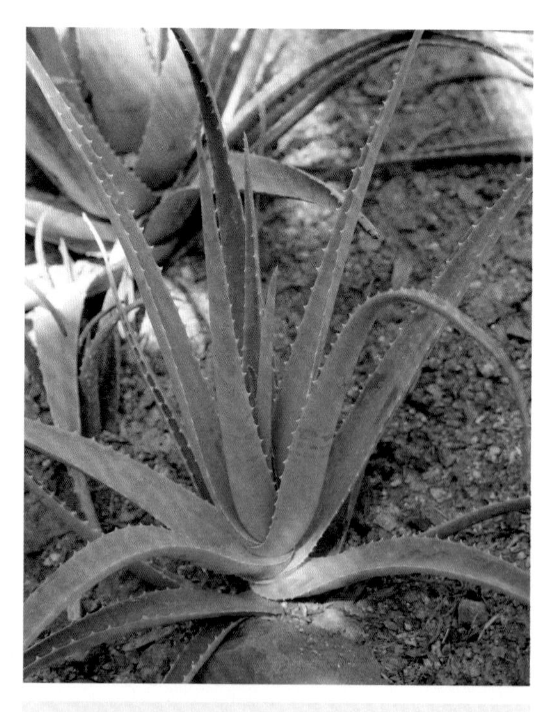

库拉索芦荟 *Aloe barbadensis* Miller

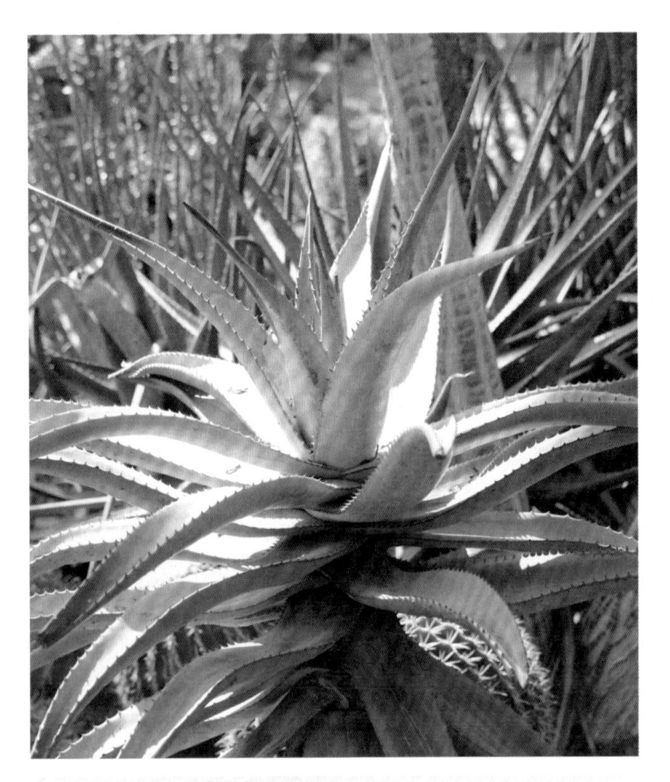

< 好望角芦荟 *Aloe ferox* Miller

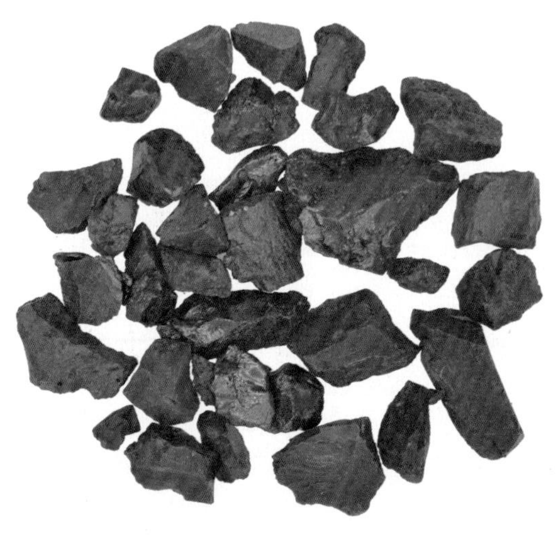

< 芦荟饮片

芦 根

《名医别录》

【来源】禾本科植物芦苇 *Phragmites communis* Trin. 的新鲜或干燥根茎。

芦苇在《中国植物志》中为：*Phragmites australis* (Cav.) Trin. ex Steud.。

【药性功效】甘，寒。归肺、胃经。清热泻火，生津止渴，除烦，止呕，利尿。

【抗肿瘤组分及化学成分】芦根中抗肿瘤组分为以热水浸提得到的3种芦根多糖组分 RPoly Ⅰ、RPoly Ⅱ、RPoly Ⅲ。

【用法用量】煎服，15～30 g，鲜品用量加倍；或捣汁用。

【效方撷要】

1. 治肺癌　芦根、冬瓜仁、薏苡仁、苏败酱、白英各30 g，桃仁、法半夏各12 g，山慈菇、猪苓各24 g，瓜蒌、莪术、茯苓各15 g。水煎服，每日1剂。

2. 治纵隔肿瘤　芦根20 g，夏枯草15 g，昆布、煅瓦楞、连翘各9 g，海藻、海蛤壳、牡丹皮、冬瓜子各12 g，浙贝母4.5 g，煅牡蛎18 g，赤芍、桃仁各3 g，天龙1条。水煎服，每日1剂。

3. 治胃癌　芦根30 g，白花蛇舌草60 g，黑姜3 g，半枝莲15 g，栀子9 g。水煎服，每日1剂。

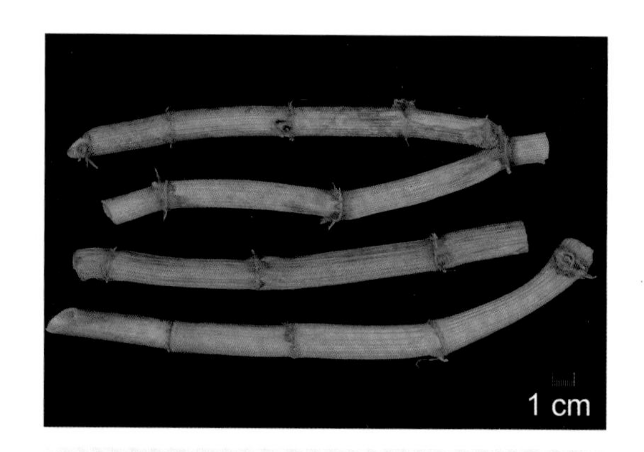

芦根药材

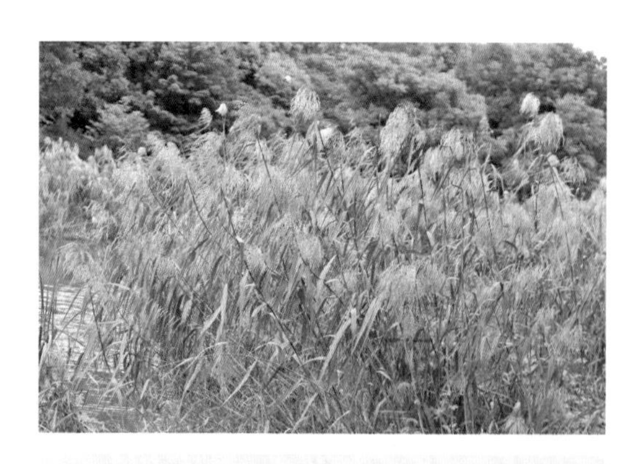

芦苇 *Phragmites communis* Trin.

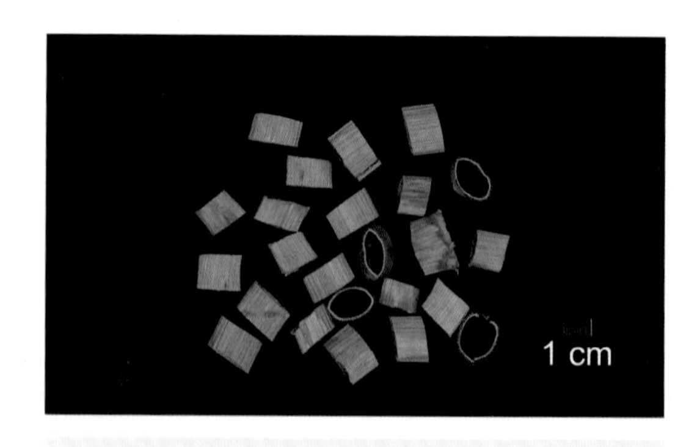

芦根饮片

苏铁叶

《本草求原》

【来源】苏铁科植物苏铁 *Cycas revoluta* Thunb. 的新鲜或干燥叶。

【药性功效】甘、淡，平；有小毒。归肝、胃经。理气止痛，散瘀止血，消肿解毒。

【抗肿瘤组分及化学成分】苏铁叶中抗肿瘤的组分为苏铁叶提取液和苏铁叶醇提取物。

【用法用量】煎服，9～15 g；或烧存性，研末。外用适量，烧灰；或煅存性研末敷。

【效方撷要】

1. 治肝癌　苏铁叶、半枝莲、白花蛇舌草、党参各 15 g，三棱、莪术、地鳖虫、当归、白芍各 9 g，白术 12 g，枳实 6 g，薏苡仁 30 g。水煎服，每日 1 剂。

2. 治胰腺癌　苏铁叶、煅牡蛎、白花蛇舌草各 30 g，丹参 18 g，夏枯草、海藻、海带、党参、茯苓各 15 g，漏芦、当归、赤芍、白术各 12 g，川楝子、郁金各 9 g。水煎服，每日 1 剂。

3. 治肺癌　苏铁叶、芙蓉叶各 30 g，泽漆 15 g。水煎服，每日 1 剂。

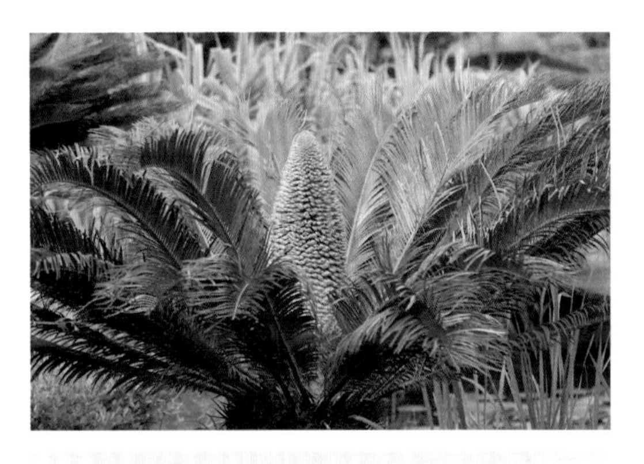

苏铁 *Cycas revoluta* Thunb.

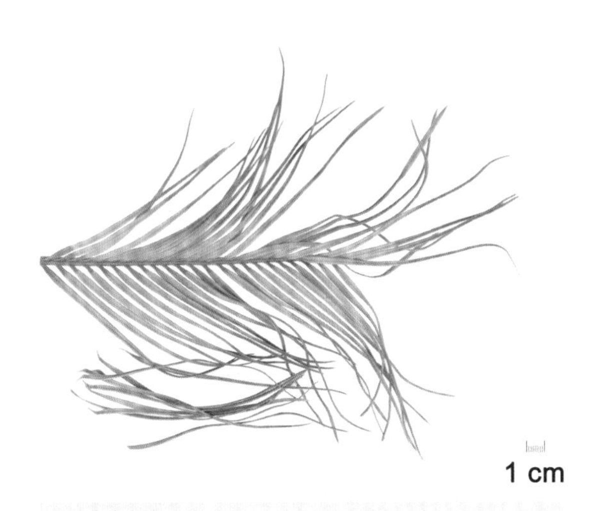

铁树叶药材

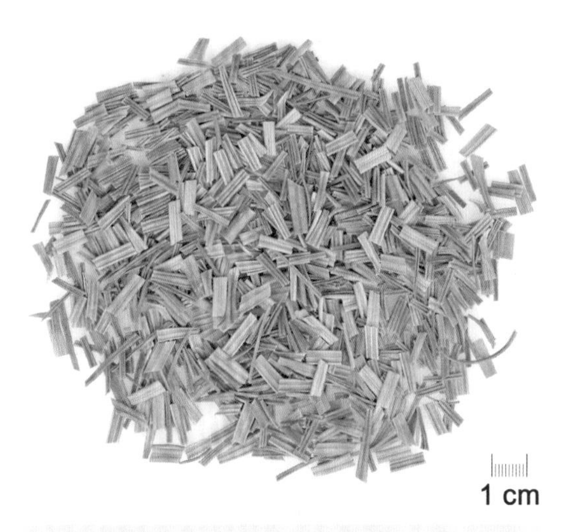

铁树叶饮片

连翘

《神农本草经》

【来源】木犀科植物连翘 *Forsythia suspensa* (Thunb.) Vahl 的干燥果实。

【药性功效】苦，微寒。归肺、心、小肠经。清热解毒，消肿散结，疏散风热。

【抗肿瘤组分及化学成分】连翘中抗肿瘤组分为连翘提取物 LQ-4 和连翘叶乙醇提取物。抗肿瘤化学成分为达玛-24-烯-3-乙酰氧基-20(S)-醇和安博立酸。

【用法用量】煎服，6～15 g。

【效方撷要】

1. 治甲状腺腺瘤　连翘 12 g，陈皮 6 g，僵蚕 9 g，生薏苡仁、熟薏苡仁、夏枯草、煅牡蛎各 24 g，大枣 4 只，天龙 2 条。水煎服，每日 1 剂。

2. 治皮肤癌　连翘 12 g，板蓝根 120 g，金银花、皂角刺各 9 g。水煎服，每日 1 剂。

3. 治喉癌　连翘、天花粉、玄参各 10 g，黄连、黄芩、赤芍各 6 g，金银花 15 g，羚羊角粉(另吞)0.3 g。水煎服，每日 1 剂。

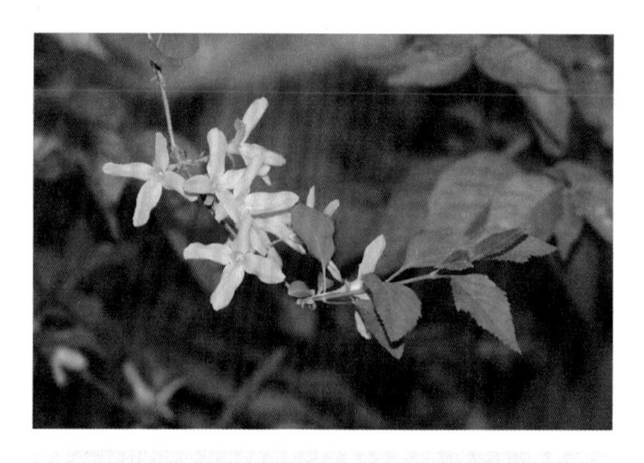

连翘 *Forsythia suspensa* (Thunb.) Vahl. 的花

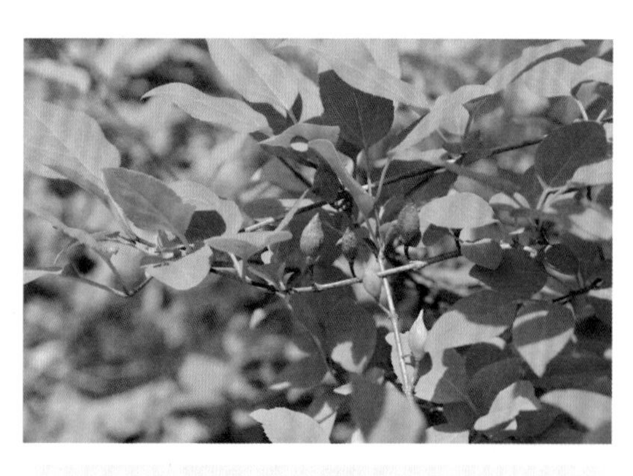

连翘 *Forsythia suspensa* (Thunb.) Vahl.

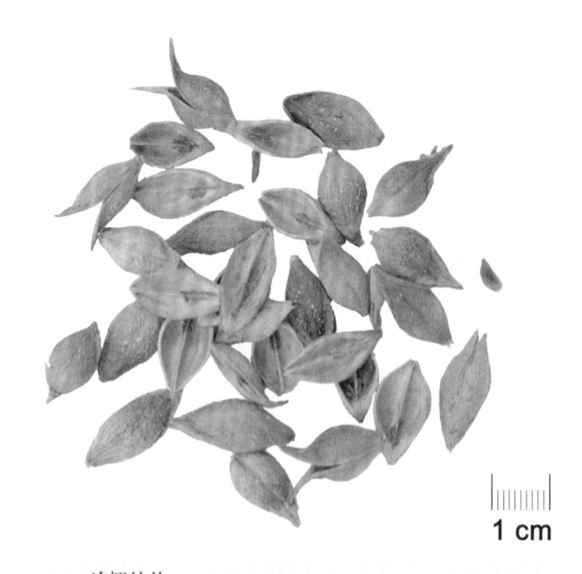

连翘饮片

忍冬藤

《本草经集注》

【来源】忍冬科植物忍冬 *Lonicera japonica* Thunb. 的干燥茎枝。

【药性功效】甘，寒。归肺、胃经。清热解毒，疏风通络。

【抗肿瘤组分及化学成分】忍冬藤中抗肿瘤组分为忍冬藤乙醇提取物。

【用法用量】煎服，9～30 g；或入丸、散；或浸酒。外用适量，煎水熏洗；或熬膏贴；或研末调敷；亦可用鲜品捣敷。

【效方撷要】

1. 治乳腺癌　忍冬藤、人参、黄芪、当归各30 g，白术 60 g，茜草根、白芥子各 6 g，茯苓 9 g。水煎服，每日 1 剂。

2. 治直肠癌　忍冬藤、薏苡仁、昆布各 30 g，白花蛇舌草、半枝莲各 60 g，夏枯草、海藻、槐角、紫草各 15 g，桃仁 12 g，厚朴、甲珠各 9 g。水煎服，每日 1 剂。

3. 治膀胱癌　忍冬藤、仙鹤草各 60 g，藤梨根 90 g，白毛藤、虎杖、半枝莲各 30 g，半边莲、凤尾草各 15 g，川楝子 12 g，乌药 9 g，苦参、白芷各 6 g。水煎服，每日 1 剂。

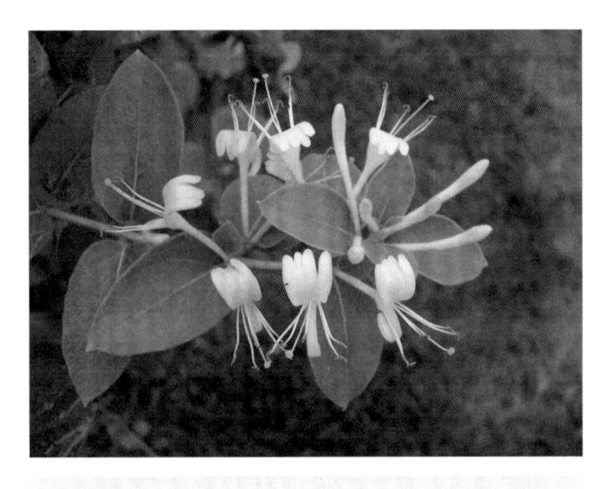

忍冬 *Lonicera japonica* Thunb.

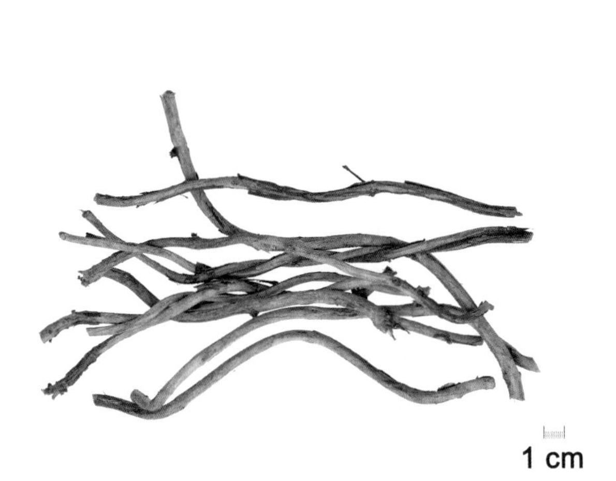

忍冬藤药材

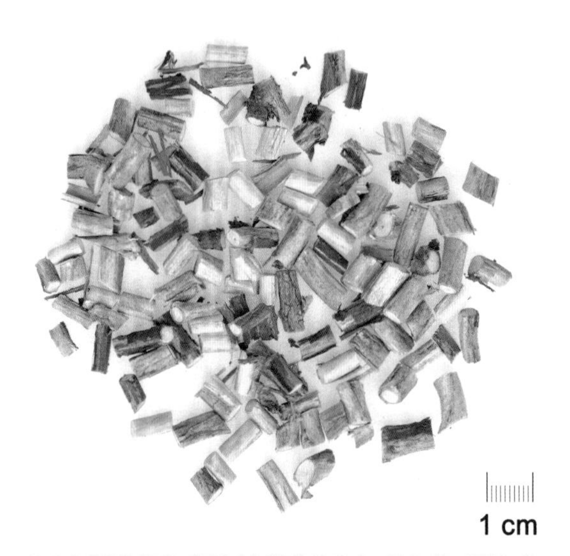

忍冬藤饮片

青蒿

《神农本草经》

【来源】菊科植物黄花蒿 *Artemisia annua* L. 的干燥地上部分。

【药性功效】苦、辛，寒。归肝、胆经。清虚热，除骨蒸，解暑热，截疟，退黄。

【抗肿瘤组分及化学成分】青蒿中抗肿瘤组分为青蒿中萜类与黄酮类化合物。抗肿瘤化学成分为青蒿素及其衍生物如青蒿琥酯、蒿甲醚和双氢青蒿素。

【用法用量】煎服，6～12 g，宜后下；或以鲜品绞汁服。

【效方撷要】

1. 治肝癌　青蒿、徐长卿、大黄各 15 g，茵陈、半枝莲、茯苓各 30 g。水煎服，每日 1 剂。

2. 治白血病　青蒿、鳖甲、北沙参各 20 g，生地、水牛角、银柴胡各 10 g，龟板 30 g。水煎服，每日 1 剂。

3. 治鼻咽癌　青蒿、韩信草、白花蛇舌草、覆盆子、入地金牛各 60 g。上药均用鲜品，捣烂，加入浓茶绞汁，再用蜂蜜调制即得。

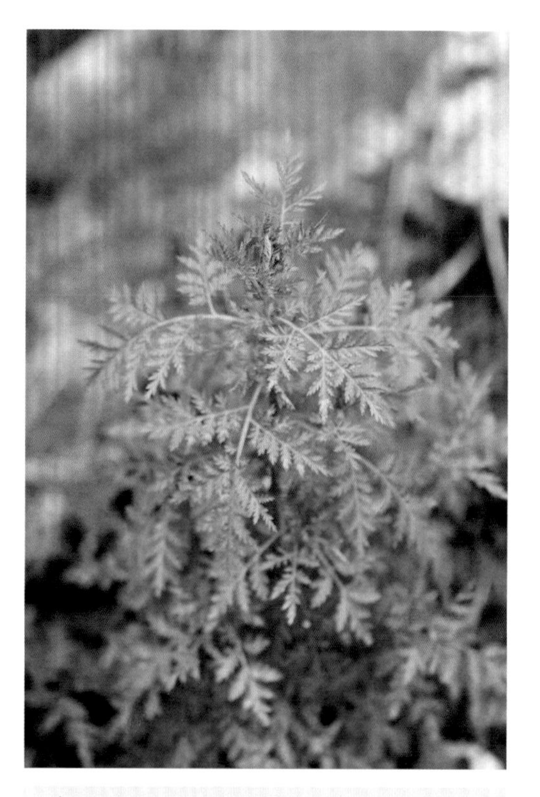

黄花蒿 *Artemisia annua* L.

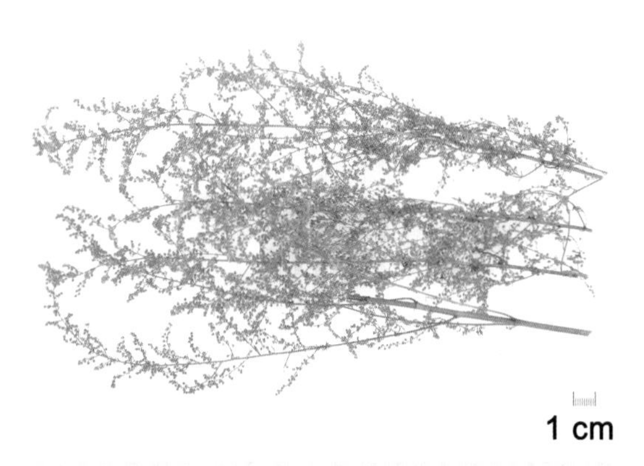

青蒿药材

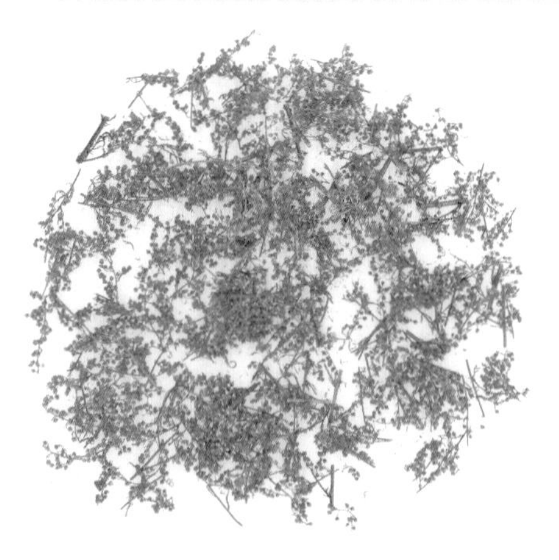

青蒿饮片

青黛

《药性论》

【来源】爵床科植物马蓝 *Baphicacanthus cusia* (Nees) Bremek.、蓼科植物蓼蓝 *Polygonum tinctorium* Ait. 或十字花科植物菘蓝 *Isatis indigotica* Fort. 的叶或茎叶经加工制得的干燥粉末、团块或颗粒。

马蓝在《中国植物志》中为：板蓝 *Strobilanthes cusia* (Nees) Kuntze。菘蓝为：欧洲菘蓝 *Isatis tinctoria* L.。

菘蓝植物图片参见“大青叶”项下。

【药性功效】咸，寒。归肝经。清热解毒，凉血消斑，泻火定惊。

【抗肿瘤组分及化学成分】青黛中抗肿瘤化学成分为靛玉红及其衍生物。

【用法用量】宜入丸、散，1～3 g。外用适量。

【效方撷要】

1. 治食管癌　青黛 3 g，硼砂、沉香各 4.5 g。上药共研细末。取白萝卜 500 g，生姜 250 g，捣碎压汁，加荸荠汁 500 g，调匀。每日 3 次，1 次 3 匙，加上药末 0.2 g 一起冲服。

2. 治胰腺癌　青黛、人工牛黄各 12 g，紫金锭 6 g，野菊花 60 g。共研细末调匀，每日 3 次，1 次 2～3 g。开水冲服。

3. 治慢性白血病　青黛 0.9～1.5 g，吞服或冲服，每日 3 次。

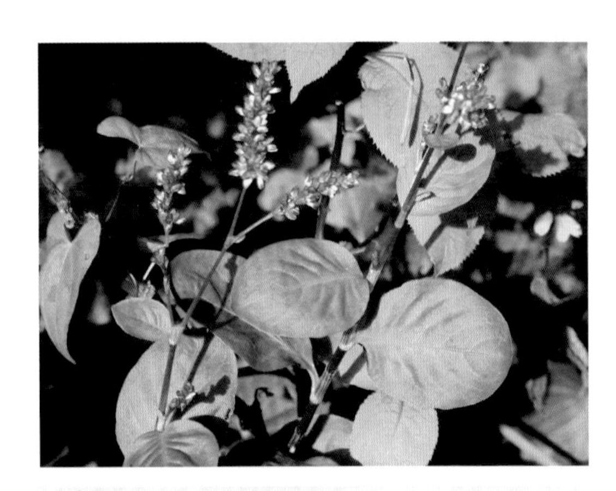

蓼蓝 *Polygonum tinctorium* Ait.

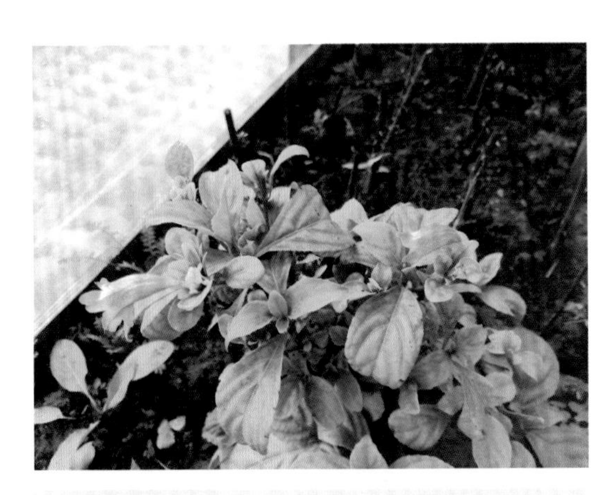

马蓝 *Baphicacanthus cusia* (Nees) Bremek

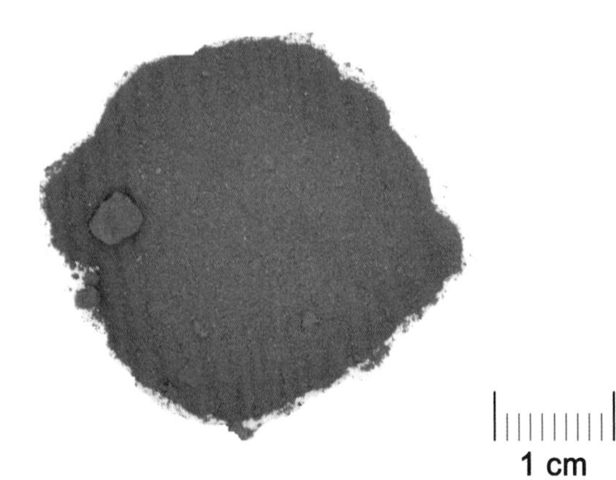

青黛饮片

苦参

《神农本草经》

【来源】豆科植物苦参 *Sophora flavescens* Ait. 的干燥根。

【药性功效】苦，寒。归心、肝、胃、大肠、膀胱经。清热燥湿，杀虫，利尿。

【抗肿瘤组分及化学成分】苦参中抗肿瘤化学组分为苦参提取物。抗肿瘤化学成分为苦参碱和氧化苦参碱。

【用法用量】煎服，4.5～9 g。外用适量，煎汤洗患处。

【效方撷要】

1. 治结肠、直肠癌　苦参片 9 g，生薏苡仁、熟薏苡仁、煅牡蛎、土茯苓各 24 g，紫参、生地黄、地榆各 12 g。水煎服。每日 1 剂。

2. 治膀胱癌　苦参、生地黄各 15 g，金银花、大蓟、小蓟各 12 g，泽泻、萆薢、黄柏各 9 g，琥珀粉（另吞）1.5 g。水煎服，每日 1 剂。

3. 治软组织肉瘤　苦参 15 g，蛇六谷、泽漆各 30 g，三棱、莪术各 10 g。水煎服，每日 1 剂。

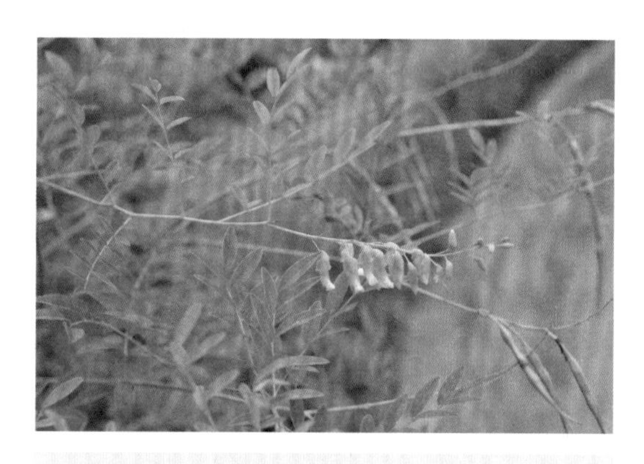

苦参 *Sophora flavescens* Ait.

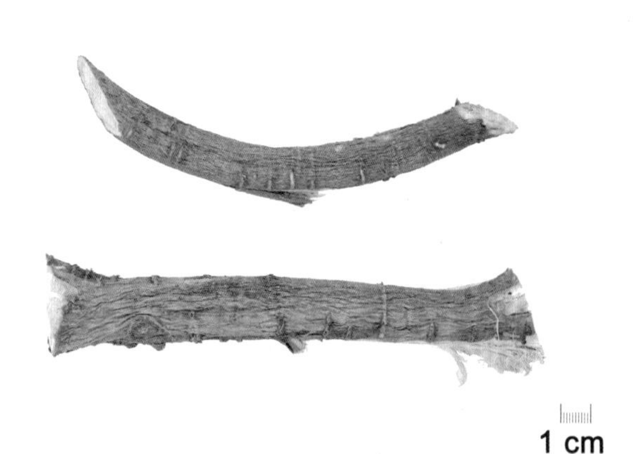

苦参药材

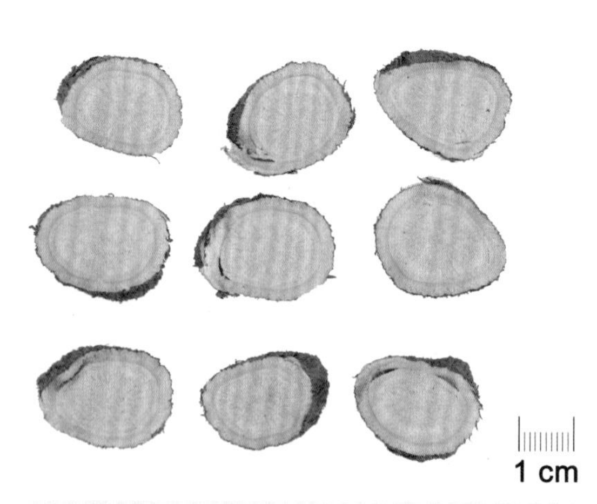

苦参饮片

板蓝根

《新修本草》

【来源】十字花科植物菘蓝 *Isatis indigotica* Fort. 的干燥根。

菘蓝在《中国植物志》中为：欧洲菘蓝 *Isatis tinctoria* L.。

菘蓝植物图片参见“大青叶”项下。

【药性功效】苦，寒。归心、胃经。清热解毒，凉血利咽。

【抗肿瘤组分及化学成分】板蓝根中抗肿瘤化学成分为靛玉红、板蓝根二酮 B、板蓝根高级不饱和脂肪酸及板蓝根双糖。

【用法用量】煎服，10～15 g。

【效方撷要】

1. 治喉癌　板蓝根、凤凰衣、蝉衣各 6 g，射干、炒僵蚕、胖大海各 9 g，地龙、桔梗各 4.5 g，土贝母 9 g，败酱、凤尾草各 12 g。水煎服，每日 1 剂。

2. 治食管癌　板蓝根、猫眼草各 30 g，人工牛黄 6 g，硇砂 3 g，威灵仙 60 g，制南星 9 g。上药制成浸膏后研粉或压片，1 次服 1.5 g，每日 4 次。

3. 治肝癌　板蓝根、当归、龙胆、黄芩各 12 g，香附、大黄各 9 g，黄连、木香各 6 g，四季青 24 g。水煎服，每日 1 剂。

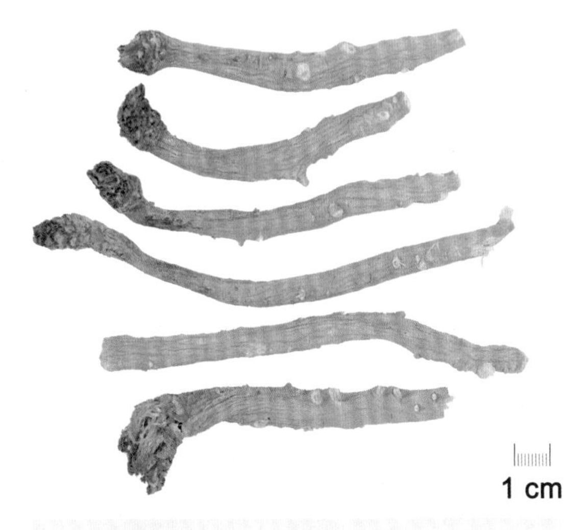

板蓝根药材

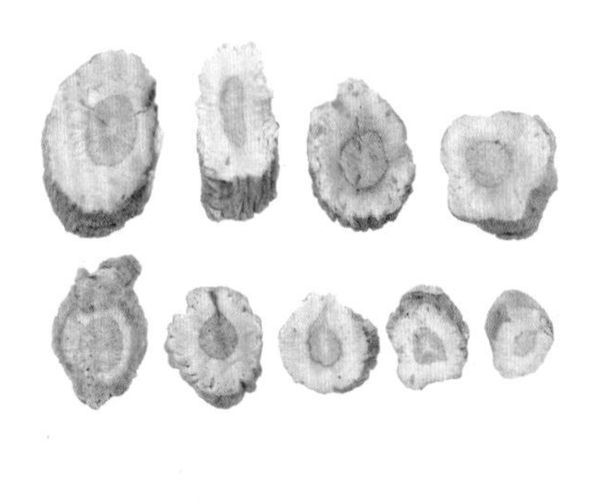

板蓝根饮片

虎耳草

《履巉岩本草》

【来源】虎耳草科植物虎耳草 *Saxifraga stolonifera* Curt. 的干燥全草。

【药性功效】苦、辛，寒；有小毒。疏风，清热，凉血，解毒。

【抗肿瘤组分及化学成分】虎耳草中抗肿瘤组分为虎耳草水提物、乙醇提取物和乙酸乙酯萃取物。

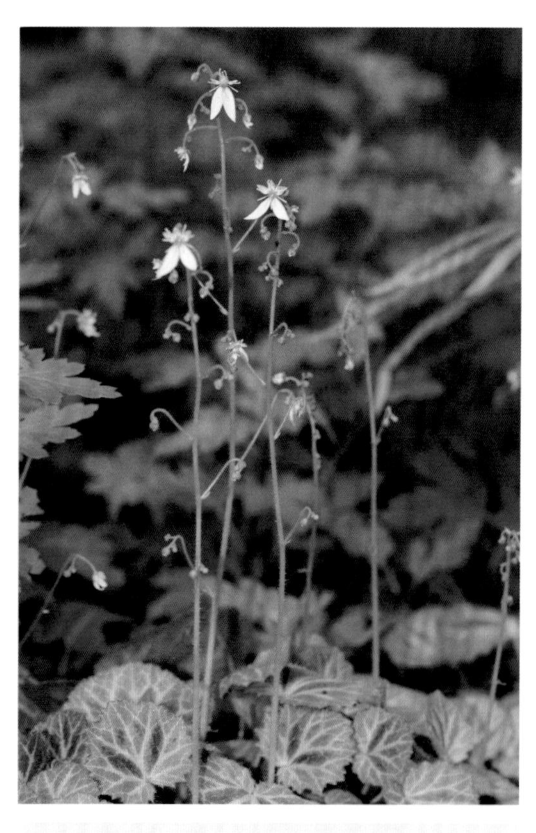

虎耳草 *Saxifraga stolonifera* Curt.

【用法用量】煎服，10～15 g。外用适量，捣汁滴耳及涂布；或煎水洗。

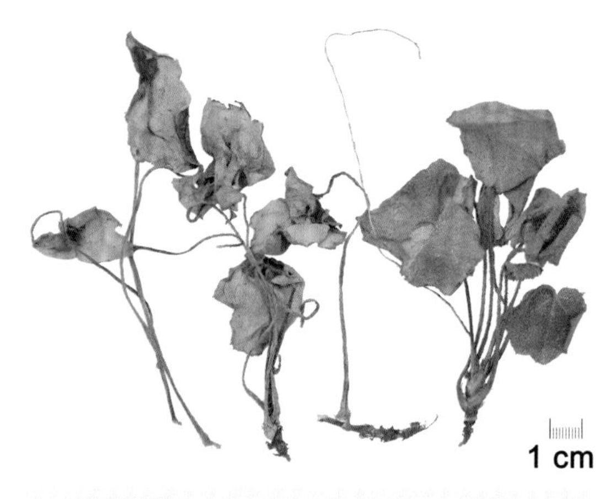

虎耳草药材

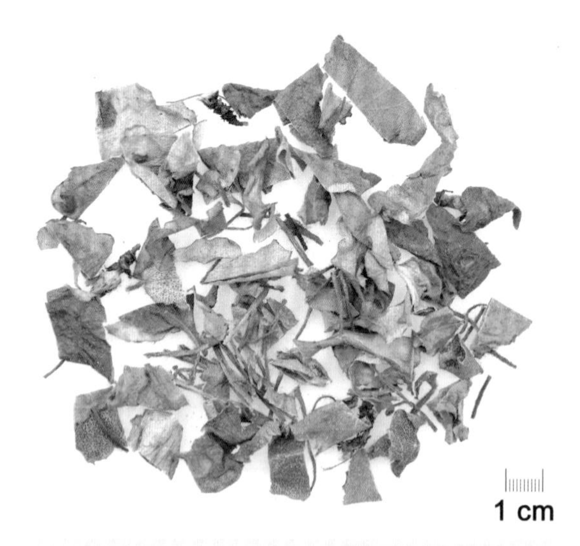

虎耳草饮片

败酱

《神农本草经》

【来源】败酱科植物败酱 *Patrinia scabiosaefolia* Link 或攀倒甑 *Patrinia villosa*（Thunb.）Juss. 的干燥全草。

【药性功效】辛、苦，微寒。归胃、大肠、肝经。清热解毒，活血排脓。

【抗肿瘤组分及化学成分】败酱中抗肿瘤组分为败酱乙醇提取物。

【用法用量】煎服，10～15 g。外用适量，捣敷。

【效方撷要】

1. *治宫颈癌* 败酱、仙鹤草各 50 g。水煎服，每日 1 剂。

2. *治肠癌* 败酱、马尾黄连、牡丹皮各 15 g，猪苓、薏苡仁、仙鹤草、槐角、重楼、马齿苋各 30 g，大黄 10 g。水煎服，每日 1 剂。

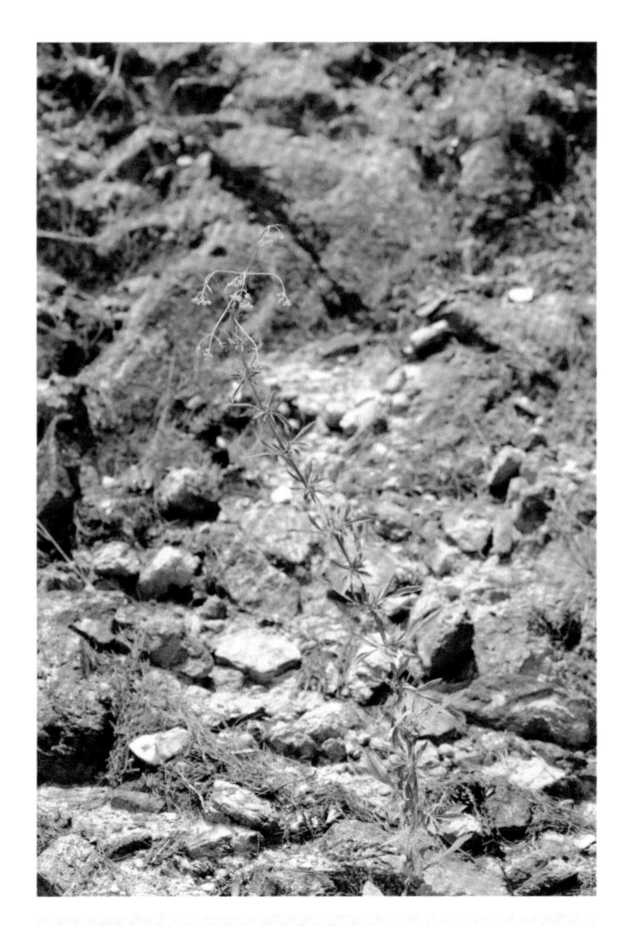

败酱 *Patrinia scabiosaefolia* Link

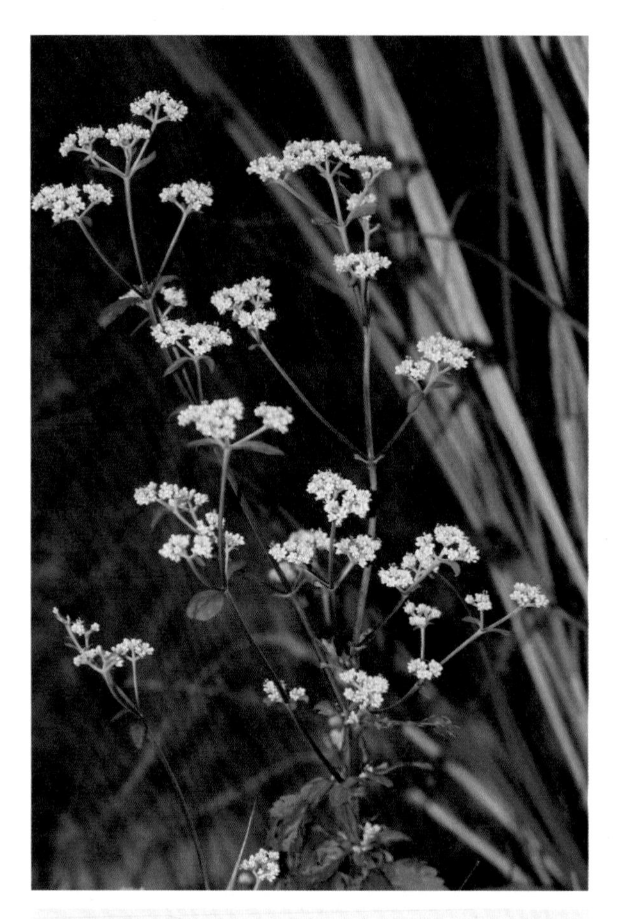

攀倒甑 *Patrinia villosa* (Thunb.) Juss.

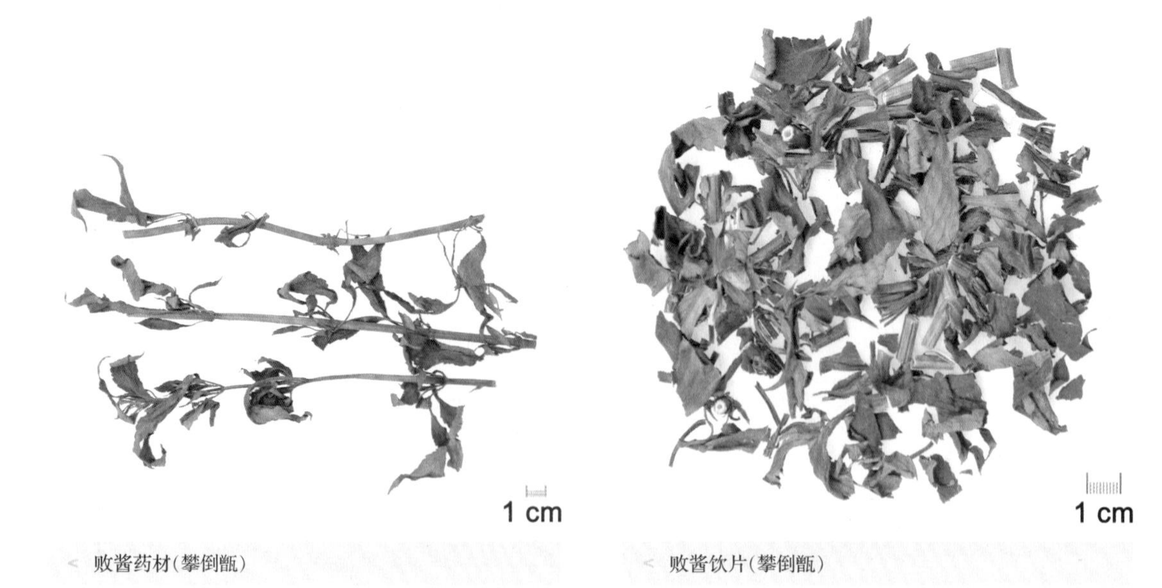

败酱药材(攀倒甑)

败酱饮片(攀倒甑)

知 母

《神农本草经》

【来源】百合科植物知母 *Anemarrhena asphodeloides* Bge. 的干燥根茎。

【药性功效】苦、甘,寒。归肺、胃、肾经。清热泻火,滋阴润燥。

【抗肿瘤组分及化学成分】知母中抗肿瘤化学成分为知母皂苷 AⅢ、菝葜皂苷元和芒果苷。

【用法用量】煎服,6～12 g。

【效方撷要】

1. 治鼻咽癌　知母、白芍、薄荷各 6 g,金银花 30 g,连翘、黄芩、桃仁、大黄各 12 g,天花粉、当归、乳香各 15 g,蒲公英 24 g,野菊花 9 g。水煎服,每日 1 剂。

2. 治膀胱肿瘤　知母、三棱各 12 g,黄柏 9 g,牡蛎、炙鳖甲、土茯苓各 30 g,夏枯草、海藻、桑寄生、生薏苡仁、熟薏苡仁各 24 g。水煎服,每日 1 剂。

3. 治子宫颈癌　知母、生地黄各 12 g,黄柏 4.5 g,白花蛇舌草 30 g,草河车、生山药、墨旱莲各 15 g。水煎服,每日 1 剂。

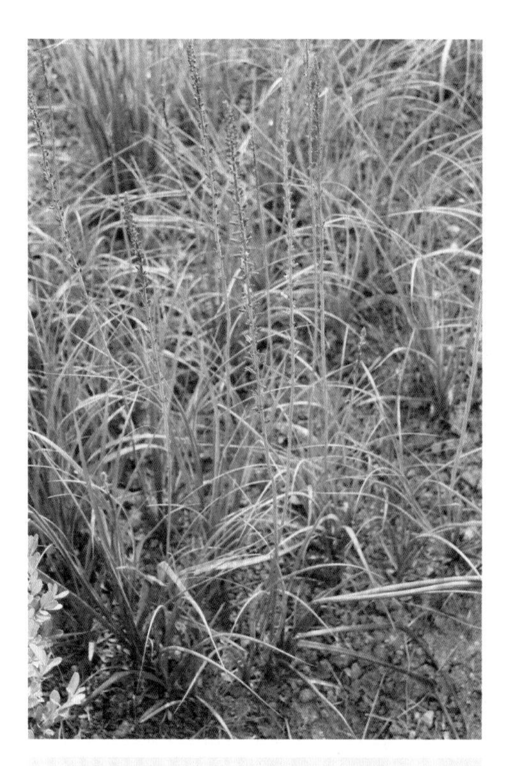

知母 *Anemarrhena asphodeloides* Bge.

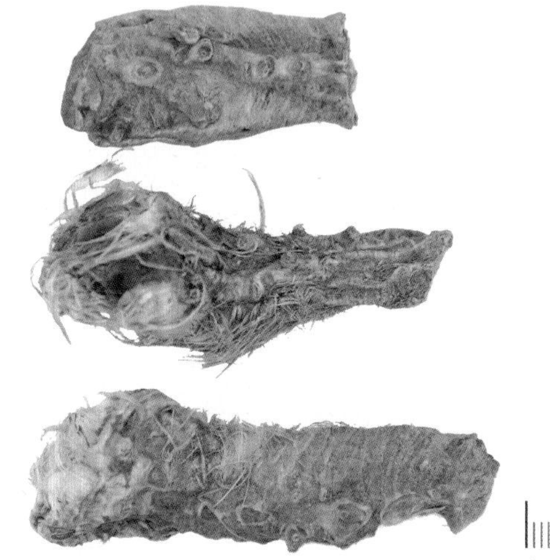

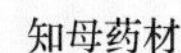

知母药材

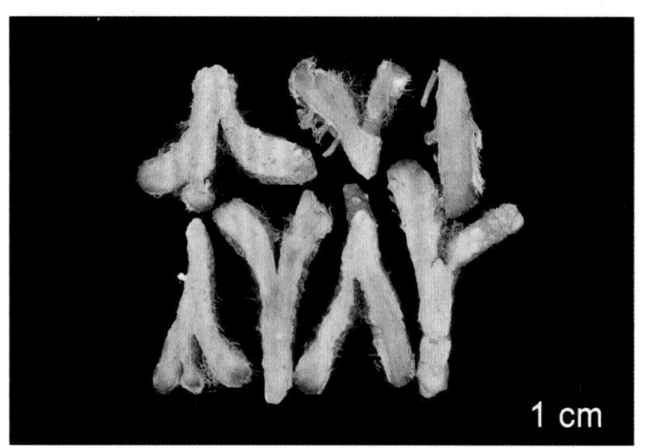

知母饮片

垂盆草

《本草纲目拾遗》

【来源】景天科植物垂盆草 *Sedum sarmentosum* Bunge 的干燥全草。

【药性功效】甘、淡，凉。归肝、胆、小肠经。利湿退黄，清热解毒。

【抗肿瘤组分及化学成分】垂盆草中抗肿瘤组分为垂盆草水提物及生物碱类成分。

【用法用量】煎服，15～30 g，鲜品 30～120 g。

【效方撷要】

1. 治结肠、直肠癌　垂盆草、土茯苓各 30 g，白花蛇舌草、菝葜各 60 g。水煎服，每日 1 剂。

2. 治肺癌　垂盆草、白英各 50 g。水煎服，每日 1 剂。

3. 治胰腺癌　垂盆草、预知子、白花蛇舌草、白毛藤、虎杖、生薏苡仁、浙贝母各 30 g，香附、延胡索各 15 g，柴胡 9 g，枳壳 10 g。水煎服，每日 1 剂。

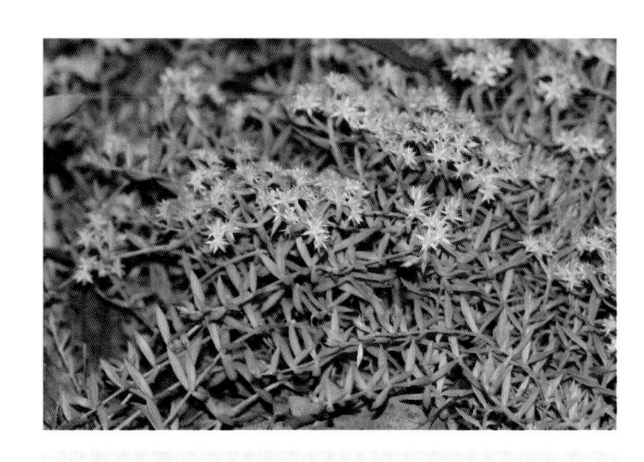

垂盆草 *Sedum sarmentosum* Bunge

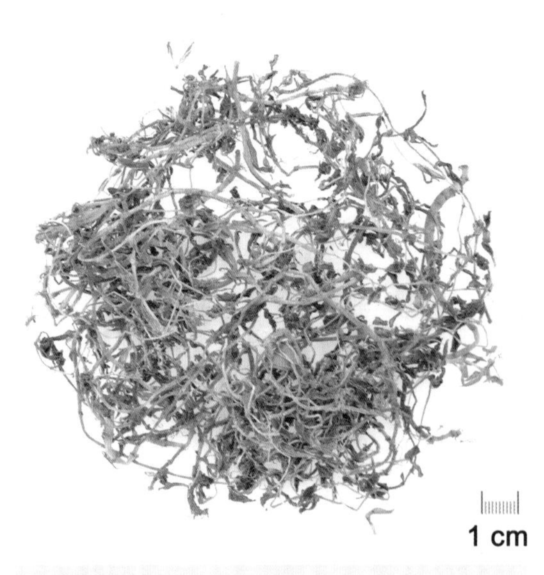

垂盆草药材

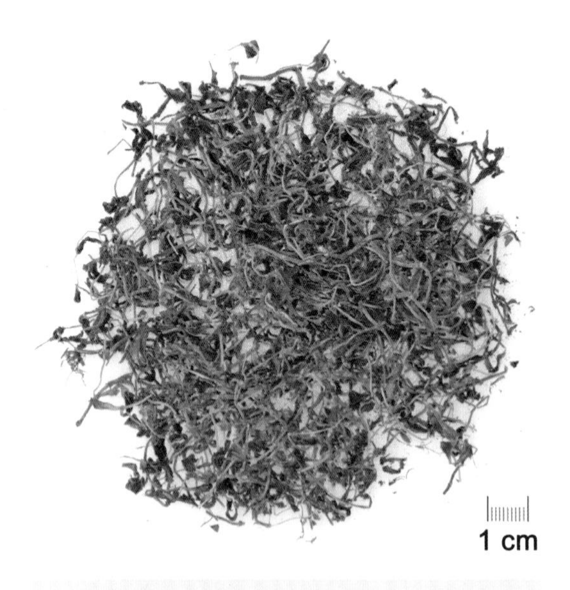

垂盆草饮片

侧柏叶

《名医别录》

【来源】柏科植物侧柏 *Platycladus orientalis* (L.) Franco 的干燥树梢和叶。

【药性功效】苦、涩，微寒。归肺、肝、脾经。凉血止血，化痰止咳，生发乌发。

【抗肿瘤组分及化学成分】侧柏叶中抗肿瘤化学组分为侧柏挥发油和侧柏叶提取物。抗肿瘤成分为 β-侧柏酮和 α-侧柏酮。

【用法用量】煎服，6～12 g。外用适量。止血多炒炭用，祛痰止咳宜生用。

【效方撷要】

1. 治白血病　侧柏叶、白术、熟地黄、补骨脂、肉苁蓉、仙灵脾、菟丝子、仙鹤草各 15 g，黄芪 40 g，鹿角胶、党参各 30 g，山药 20 g，阿胶、龟板、当归、甘草各 10 g。水煎服，每日 1 剂。

2. 治宫颈癌　侧柏炭、金银花、生地榆各 12 g，土茯苓、木馒头各 24 g，当归、阿胶各 9 g，大黄、乳香、没药各 6 g，天龙 2 条。水煎服，每日 1 剂。

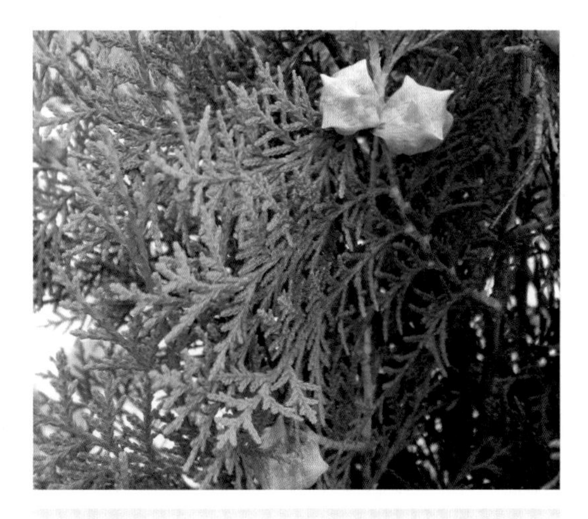

侧柏 *Platycladus orientalis* (L.) Franco

3. 治原发性肝癌　生侧柏叶、地榆炭、海螵蛸各 30 g，生大黄（后下）、丹参、赤芍、牡丹皮各 10 g，黄连、生黄芩、三七末各 3 g，赤石脂 15 g，白及末 6 g。水煎服，每日 1 剂。

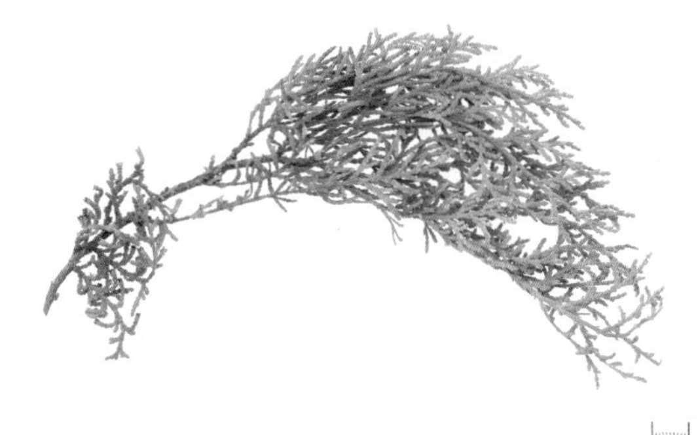

侧柏叶药材

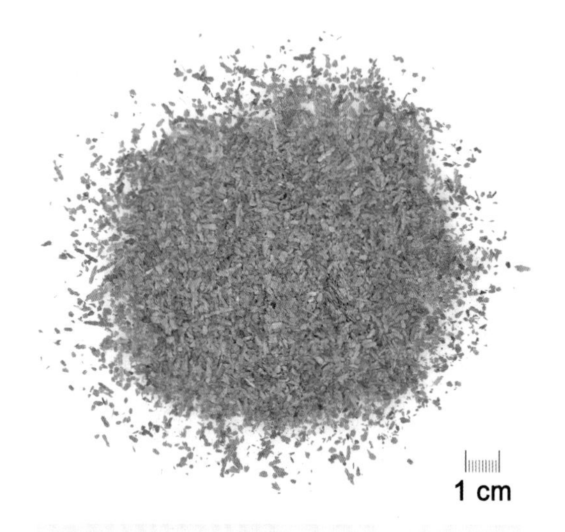

侧柏叶饮片

金钱草

《本草纲目拾遗》

【来源】报春花科植物过路黄 *Lysimachia christinae* Hance 的干燥全草。

过路黄在《中国植物志》中为：*Lysimachia christiniae* Hance。

【药性功效】甘、咸，微寒。归肝、胆、肾、膀胱经。利湿退黄，利尿通淋，解毒消肿。

【用法用量】煎服，15～60 g，鲜品加倍。外用适量。

【效方撷要】

1. 治膀胱癌　金钱草30 g，木通、泽泻、泽兰各15 g。水煎服，每日1剂。

2. 治前列腺癌　金钱草、马鞭草、白花蛇舌草、半枝莲、淡竹叶各30 g，泽泻、泽兰各15 g。水煎服，每日1剂。

3. 治肝癌　金钱草、当归、丹参、鳖甲各30 g，延胡索、莪术各20 g，桃仁、甲珠、三棱各15 g，土鳖虫、甘草各19 g，半枝莲25 g。水煎服，每日1剂。

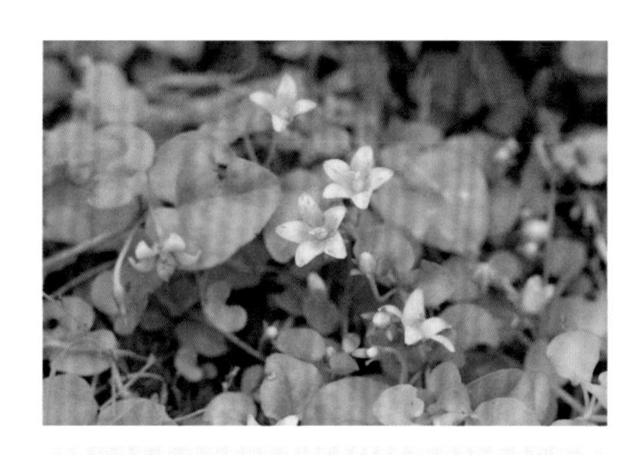

过路黄 *Lysimachia christinae* Hance

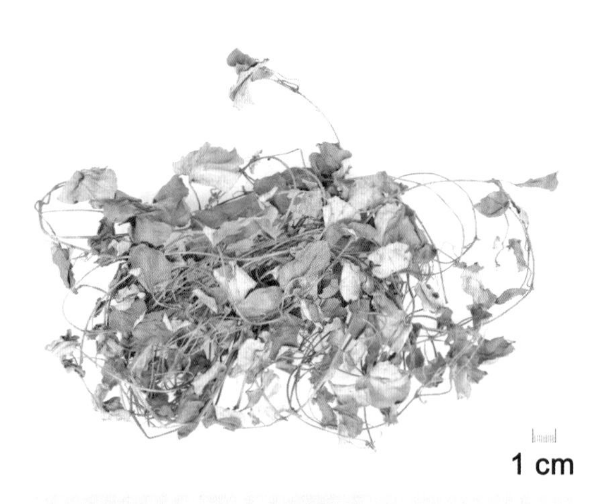

过路黄药材

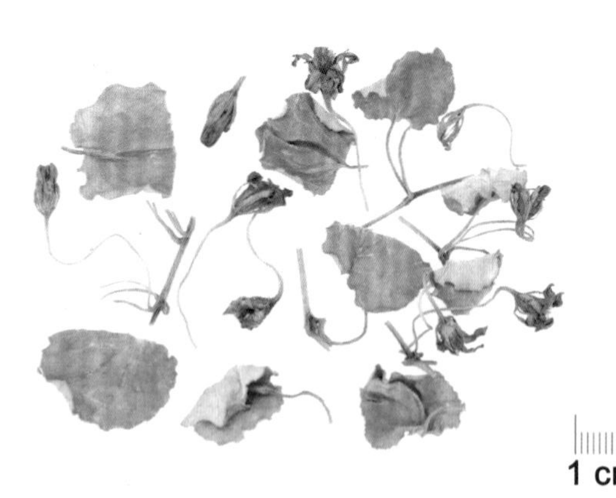

过路黄饮片

金银花

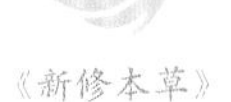

《新修本草》

【来源】忍冬科植物忍冬 *Lonicera japonica* Thunb. 的干燥花蕾或带初开的花。

忍冬植物图片参见“忍冬藤”项下。

【药性功效】甘，寒。归肺、心、胃经。清热解毒，疏散风热。

【抗肿瘤组分及化学成分】金银花中抗肿瘤组分为金银花提取物的乙酸乙酯部分、多酚提取物及金银花多糖等。抗肿瘤化学成分为次大风子素和绿原酸。

【用法用量】煎服，6～15 g。外用适量，研末调敷。

【效方撷要】

1. 治直肠癌　金银花、白茅根、土茯苓、败酱各 15 g，蒲公英、紫花地丁、升麻、槐花、墨旱莲各 9 g，葛根、赤芍各 6 g，白花蛇舌草 30 g，甘草 3 g。水煎服，每日 1 剂。

2. 治肺癌　金银花、预知子、葶苈子、鱼腥草、生薏苡仁、山海螺、白毛藤、白花蛇舌草各 30 g，南沙参、北沙参各 12 g，天冬、麦冬各 9 g，生牡蛎 25 g，干蟾皮 9 g。水煎服，每日 1 剂。

3. 治肾癌　金银花、紫花地丁、蒲公英、生龙骨、牡蛎、益母草、米仁根 50 g，四季青、一见喜、滑石、姜竹茹、椿根皮、生地各 30 g，苍术 20 g，蚕茧壳 15 g，炒川连 10 g，蜈蚣 3 条。水煎服，每日 1 剂。

4. 治乳腺癌　金银花、生黄芪各 15 g，当归 18 g，甘草 5.5 g，枸橘叶 50 片。水、酒各半煎服。

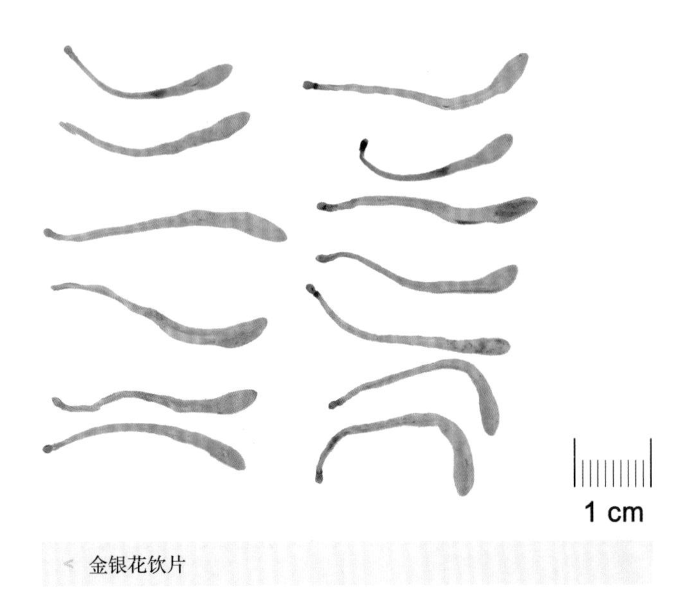

金银花饮片

肿节风

《生草药性备要》

【来源】金粟兰科植物草珊瑚 *Sarcandra glabra*（Thunb.）Nakai 的新鲜或干燥全草。

【药性功效】辛、苦，平。归肝、大肠经。祛风除湿，活血散瘀，清热解毒。

【抗肿瘤组分及化学成分】肿节风中抗肿瘤组分为其提物和酸性多糖。

【用法用量】煎服，9～15 g；或浸酒。外用适量，捣敷；或研末敷；或煎水洗。

【效方撷要】

1. 治胰腺癌　肿节风、大黄、黄芪各 30 g，人参（嚼服）10 g。水煎服，每日 1 剂。

2. 治骨肉瘤　肿节风、忍冬藤、蒲公英、威灵仙、透骨草、龙葵各 30 g，黄柏、刘寄奴各 15 g，徐长卿、天花粉各 20 g，黄芩、土鳖虫、当归各 10 g，乳香、没药各 5 g，生甘草 3 g。水煎服，每日 1 剂。

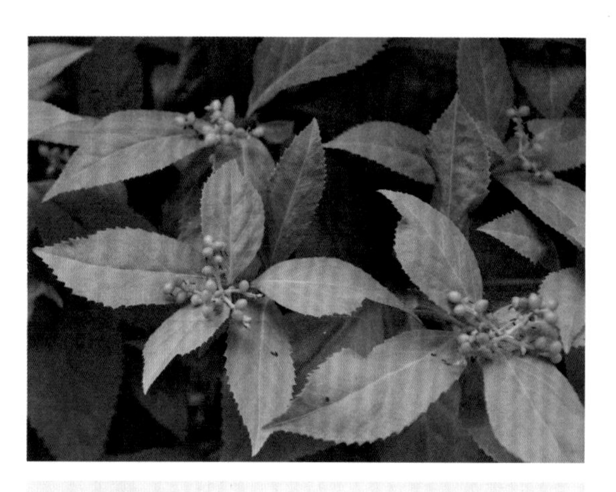

草珊瑚 *Sarcandra glabra*（Thunb.）Nakai

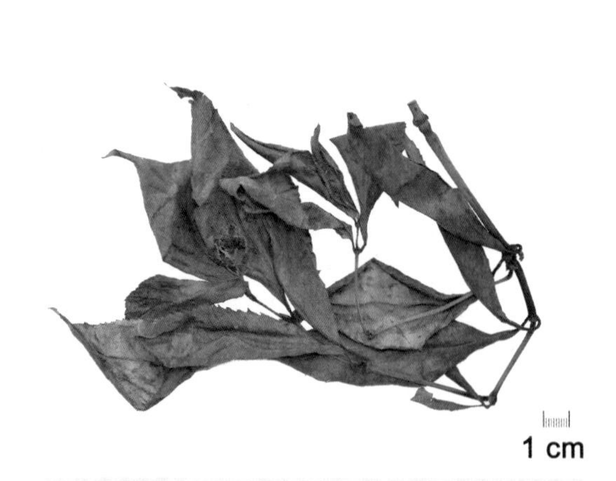

肿节风药材

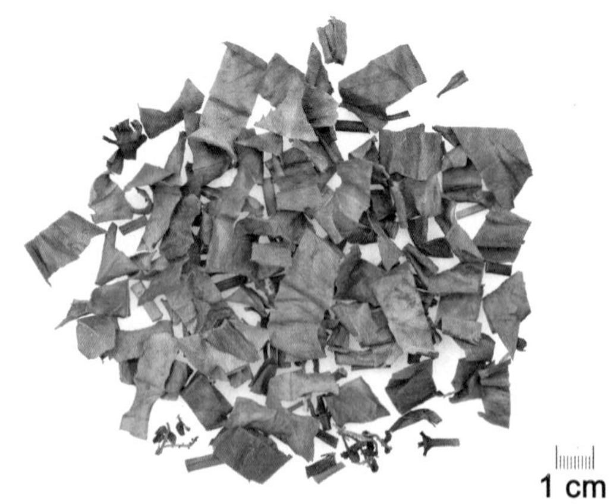

肿节风饮片

鱼腥草

《名医别录》

【来源】三白草科植物蕺菜 *Houttuynia cordata* Thunb. 的新鲜全草或干燥地上部分。

【药性功效】辛，微寒。归肺经。清热解毒，消痈排脓，利尿通淋。

【抗肿瘤组分及化学成分】鱼腥草中抗肿瘤组分为热水提取物、乙醇提取物、总黄酮及其他提取物。

【用法用量】煎服，15 g～25 g，不宜久煎；鲜品用量加倍，水煎或捣汁服。外用适量，捣敷；或煎水洗。

【效方撷要】

1. 治肺癌　鱼腥草、墨旱莲、飞天螭蟧各 18 g，冬葵子、土茯苓各 30 g，甘草 0.5 g。水煎服，每日 1 剂。

2. 治甲状腺癌　鱼腥草、夏枯草、丹参、白毛藤、薏苡仁、金银花、山豆根、紫草根各 30 g，生黄芪 15 g，土贝母、蚤休各 12 g。水煎，每日 1 剂，分 2 次服用。六神丸 1 次 15 粒，每日 3 次，随汤吞服。

3. 治宫颈癌　鱼腥草、牡蛎各 30 g，丹参、党参各 15 g，当归、茜草、白术、赤芍、土茯苓各 9 g，白花蛇舌草 60 g，大枣 5 枚。水煎服，每日 1 剂。

4. 治癌性腹水　鱼腥草 30 g，赤小豆 90 g。水煎服，每日 1 剂。

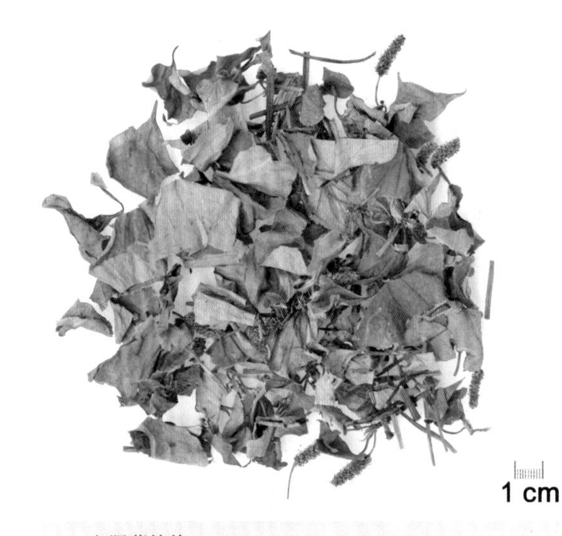

鱼腥草饮片

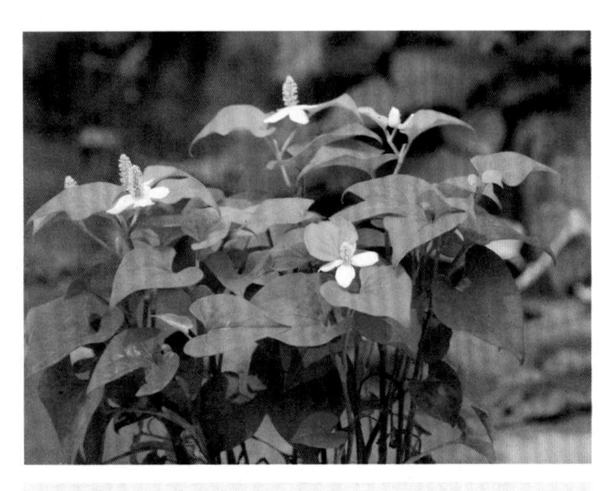

蕺菜 *Houttuynia cordata* Thunb.

荠菜

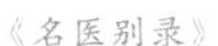

《名医别录》

【来源】十字花科植物荠 *Capsella bursa-pastoris*（L.）Medic. 的干燥全草。

【药性功效】甘、淡，凉。归肝、脾、膀胱经。凉肝止血，平肝明目，清热利湿。

【抗肿瘤组分及化学成分】荠菜中抗肿瘤有效组分为其甲醇提取物。抗肿瘤化学成分为延胡索酸。

【用法用量】煎服，15～30 g，鲜品 60～120 g；或入丸、散。外用适量，捣汁点眼。

【效方撷要】

1. 治多种恶性肿瘤　佛甲草 240 g，荠菜 360 g，九节茶 150 g。加水煎 3 次，滤汁去渣，合并 3 次滤液，加热浓缩成浸膏状，加蜂蜜 200 g 收膏。1 次 15～30 g，每日 2 次，1 个月为 1 个疗程。

2. 治胰腺癌　荠菜 90 g，佛耳草 60 g（均为鲜品，干品可减半）。水煎服，早晚分服，2～3 周为 1 个疗程。

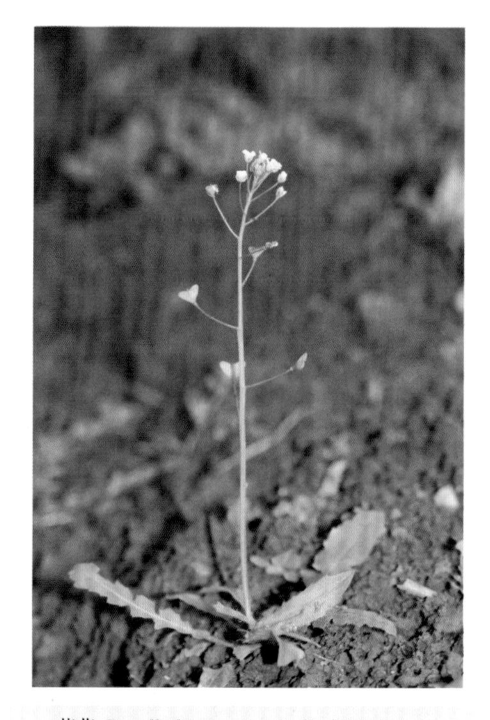

荠菜 *Capsella bursa-pastoris*（L.）Medic.

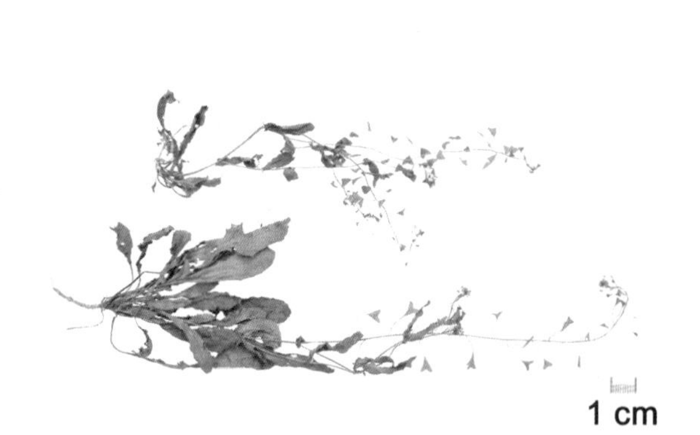

荠菜药材

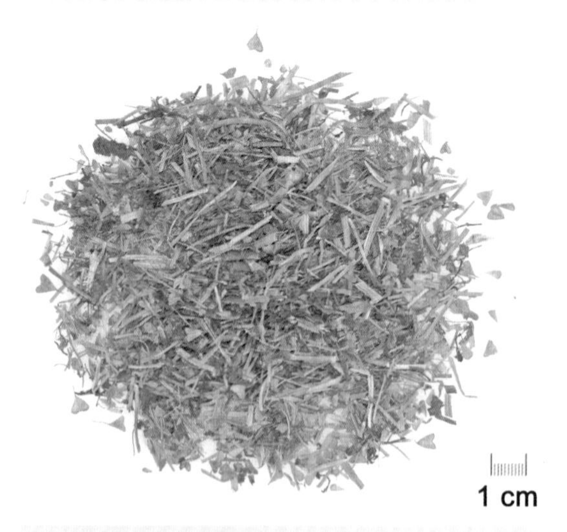

荠菜饮片

胡黄连

《新修本草》

【来源】玄参科植物胡黄连 *Picrorhiza scrophulariiflora* Pennell 的干燥根茎。

胡黄连在《中国植物志》中为：车前科植物胡黄连 *Neopicrorhiza scrophulariiflora* (Pennell) D. Y. Hong。

【药性功效】苦，寒。归肝、胃、大肠经。退虚热，除疳热，清湿热。

【抗肿瘤组分及化学成分】胡黄连的抗肿瘤有效组分为胡黄连水提取物和甲醇提取物。

【用法用量】煎服，3～10 g；或入丸、散。外用适量，研末调敷；或浸汁点涂。

【效方撷要】

1. 治胃癌　胡黄连、萝卜子、风化硝各 7.5 g，连翘、阿魏、瓜蒌仁、浙贝母各 15 g，南星、半夏、山楂、神曲、麦芽、黄连各 30 g。上药为末，姜汁浸蒸饼糊为丸，如梧桐子大，1 次 30 丸，每日 1 次，白开水送服。

2. 治喉癌、扁桃体癌　胡黄连、栀子、牛蒡子、银柴胡、玄参、淡竹叶各 10 g，芦荟、桔梗、黄连、薄荷、升麻、甘草各 6 g，石膏 15 g，羚羊角 2 g。水煎服，每日 1 剂。

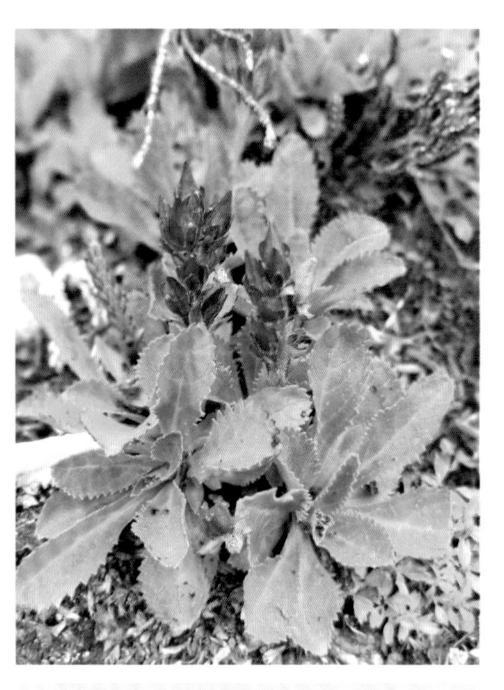

胡黄连 *Picrorhiza scrophulariiflora* Pennell

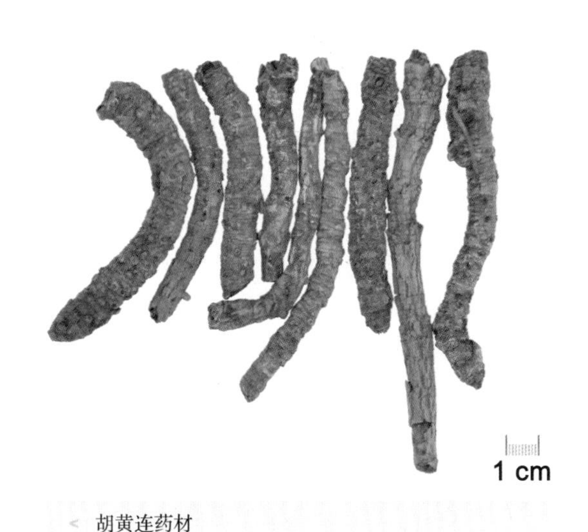

胡黄连药材

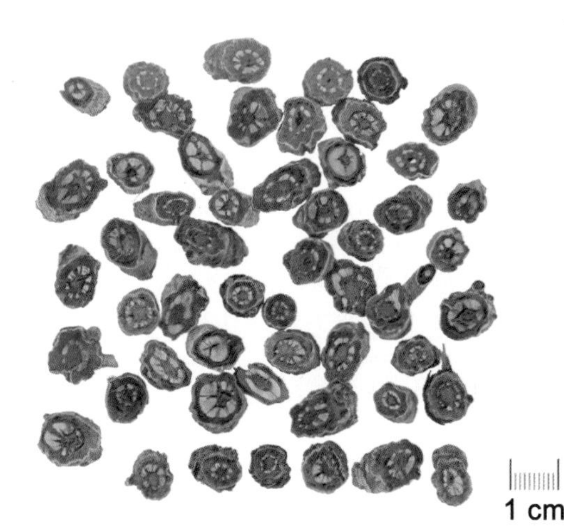

胡黄连饮片

栀 子

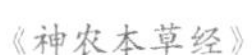

《神农本草经》

【来源】茜草科植物栀子 *Gardenia jasminoides* Ellis 的干燥成熟果实。

【药性功效】苦，寒。归心、肺、三焦经。泻火除烦，清热利湿，凉血解毒；外用消肿止痛。

【抗肿瘤组分及化学成分】栀子中抗肿瘤组分为二氯甲烷提取物和栀子提取物。抗肿瘤化学成分为戊乙酰去羟栀子苷、京尼平、乌索酸（熊果酸）、藏花酸和藏花素等。

【用法用量】煎服，6～10 g。外用适量，研末调敷。止血多炒炭用。

【效方撷要】

1. 治白血病　栀子、黄连、黄芩、黄柏、当归各 30 g，龙胆、芦荟、大黄、青黛各 15 g，木香 5 g，麝香 1.5 g。上述诸药共研末炼蜜为丸，每丸重 5 g，口服，每日 3～4 丸。

2. 治肝癌　栀子、赤芍、龙胆、三棱各 9 g，柴胡、桃仁泥各 3 g，炙鳖甲、淮山药、茯苓、广郁金、茵陈各 12 g。水煎服，每日 1 剂。

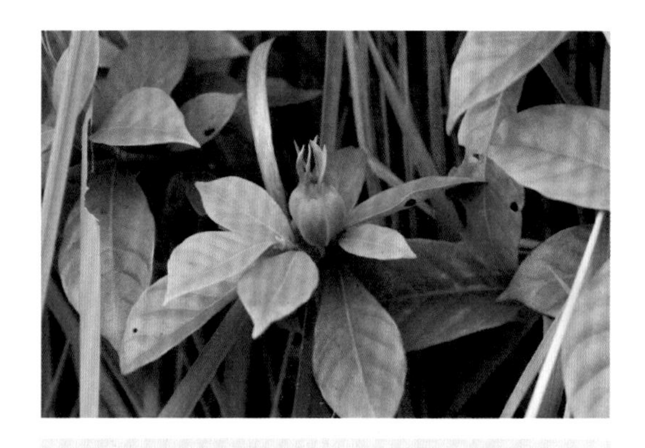

栀子 *Gardenia jasminoides* Ellis

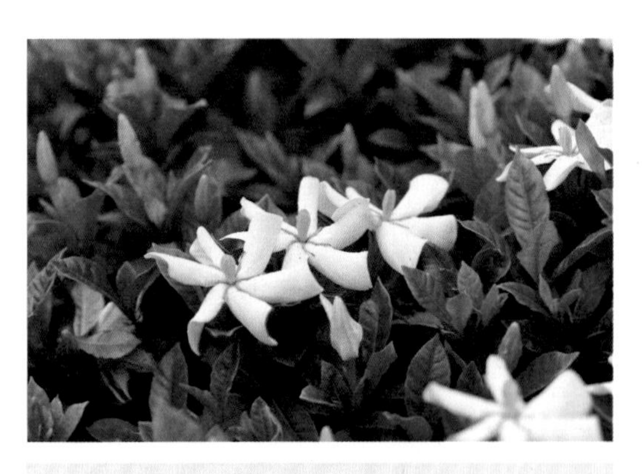

栀子 *Gardenia jasminoides* Ellis 的花

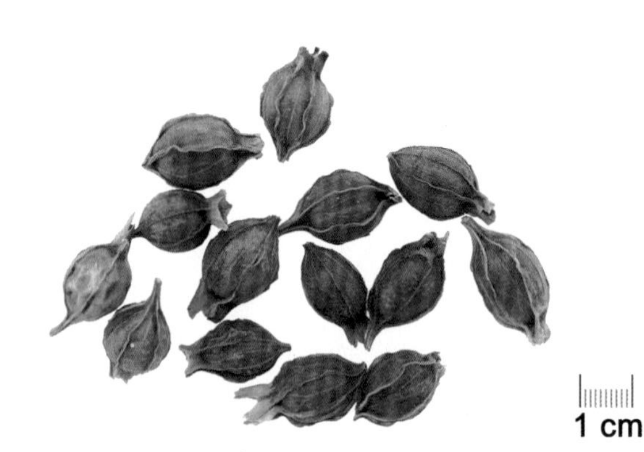

栀子饮片

鸦胆子

《本草纲目拾遗》

【来源】苦木科植物鸦胆子 *Brucea javanica* (L.) Merr. 的干燥成熟果实。

【药性功效】苦，寒；有小毒。归大肠、肝经。清热解毒，截疟，止痢；外用腐蚀赘疣。

【抗肿瘤组分及化学成分】鸦胆子中抗肿瘤组分为鸦胆子油乳和鸦胆子提取物。抗肿瘤化学成分为鸦胆子苦醇、鸦胆子苦苷 A、鸦胆子苷 A、鸦胆子苦素 D、brusatol、bruceine D、bruceine H、yadanzioside G、javanicoside C、bruceantinoside A、金圣草黄素、bruceoside E、bruceoside F 和鸦胆子苷 C。

【用法用量】内服，0.5～2 g，用龙眼肉包裹或装入胶囊吞服。外用适量，捣敷；或制成鸦胆子油局部涂敷；或煎水洗。现临床多制成鸦胆子油乳注射液或口服液使用。

【效方撷要】治食管癌　鸦胆子蜡丸，先将蜡融化，鸦胆子去皮，沾上黄蜡，将鸦胆子包衣备用，1 次 5～10 粒，每日 1 次，白水送服。

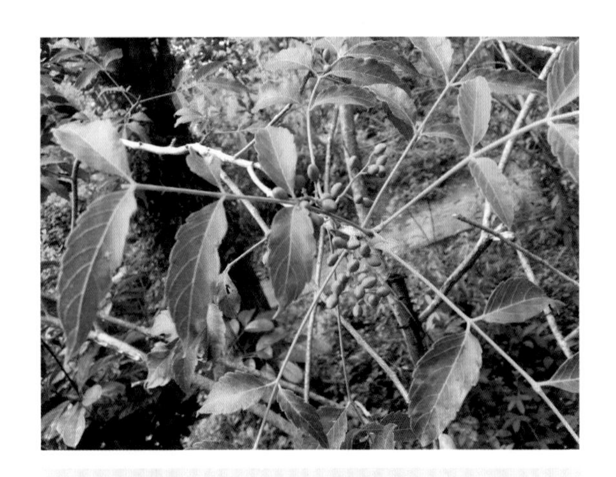

鸦胆子 *Brucea javanica* (L.) Merr.

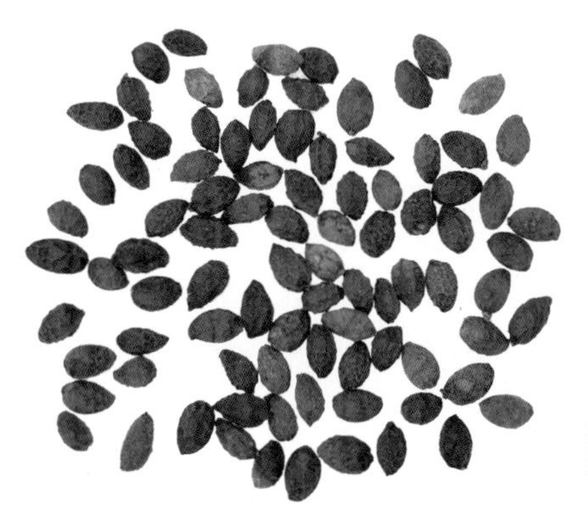

鸦胆子饮片

香茶菜

《宁夏中草药手册》

【来源】唇形科植物香茶菜 *Isodon amethystoides* (Benth.) H. Hara 的干燥地上部分。

【药性功效】辛、苦，凉。归肝、肾经。清热利湿，活血散瘀，解毒消肿。

【抗肿瘤组分及化学成分】香茶菜中抗肿瘤化学成分为蓝萼甲素。

【用法用量】煎服，10～15 g。外用适量，捣敷；或煎水洗。

【效方撷要】治乳腺癌　香茶菜、白英、蒲公英各 30 g，鹿衔草、凤尾草各 15 g。水煎服，每日 1 剂。

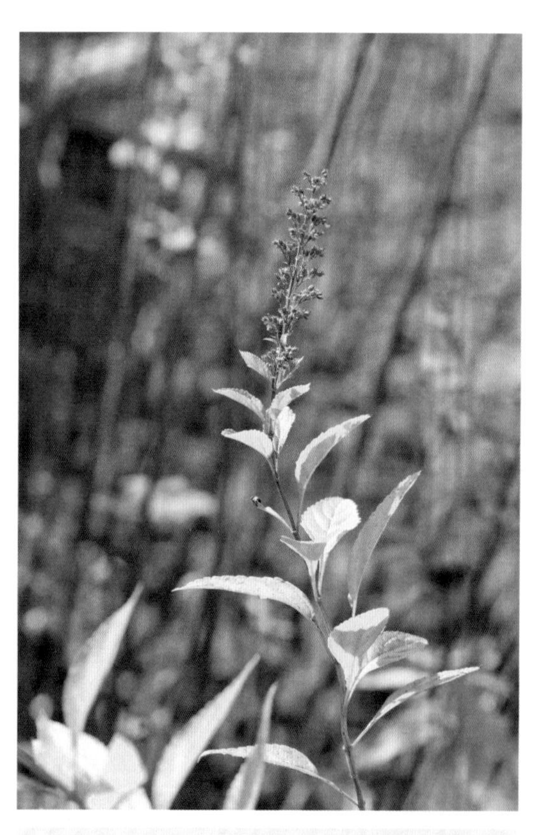

香茶菜 *Isodon amethystoides* (Benth.) H. Hara

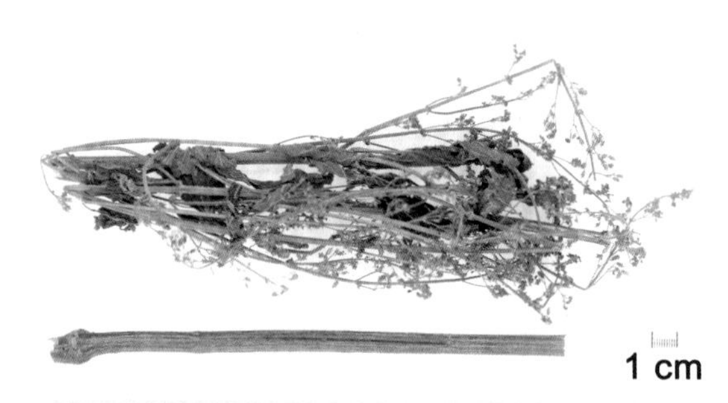

香茶菜药材

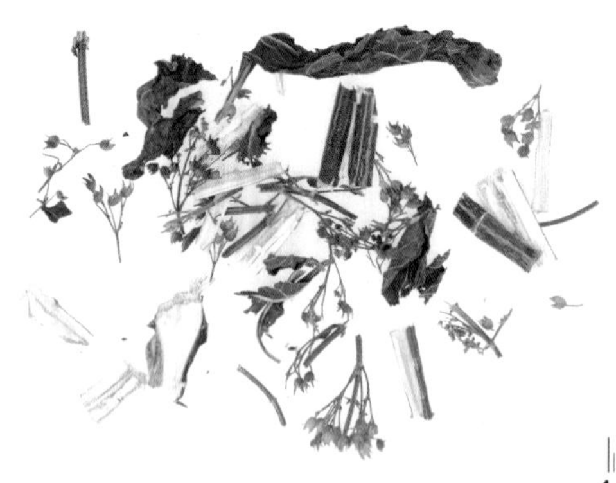

香茶菜饮片

重 楼

《神农本草经》

【来源】百合科植物云南重楼 *Paris polyphylla* Smith var. *yunnanensis* (Franch.) Hand. -Mazz. 或七叶一枝花 *Paris polyphylla* Smith var. *chinensis* (Franch.) Hara 的干燥根茎。

云南重楼在《中国植物志》中为：宽瓣重楼。七叶一枝花为：华重楼。

【药性功效】苦，微寒；有小毒。归肝经。清热解毒，消肿止痛，凉肝定惊。

【抗肿瘤组分及化学成分】重楼中抗肿瘤组分为重楼提取物、重楼总皂苷。抗肿瘤化学成分为重楼皂苷 D、β-脱皮甾醇、pennogenin-3-*O*-α-*L*-rhamnopyranosyl(1→2)-β-*D*-glucopyranoside 和 pennogenin-3-*O*-α-*L*-rhamnopyranosyl(1→4)-α-*L*-rhamnopyranosyl(1→4)[α-*L*-rhamnopyranosyl(1→2)]-β-*D*-glucopyranoside。

【用法用量】煎服，3～9 g。外用适量，研末调敷。

【效方撷要】

1. *治直肠癌、结肠癌* 重楼 12 g，藤梨根、土茯苓、白茅根各 30 g，生薏苡仁、熟薏苡仁各 24 g，槐花 9 g。水煎服，每日 1 剂。

2. *治食管癌* 七叶一枝花、马牙消各 12 g，炒大黄、木鳖子各 9 g，半夏 3 g。共研末，炼蜜为丸，每丸 3 g，每日 3 丸。

3. *治肺癌* 重楼、紫草根各 60 g，前胡 30 g，人工牛黄 10 g。前三味制成流浸膏，干燥研细，加入牛黄和匀，1 次服 2 g，每日 3 次。

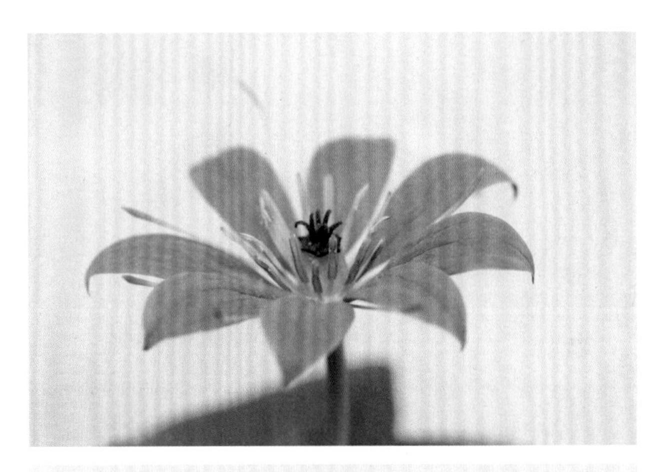

云南重楼 *Paris polyphylla* Smith var. *yunnanensis* (Franch.) Hand.-Mazz.

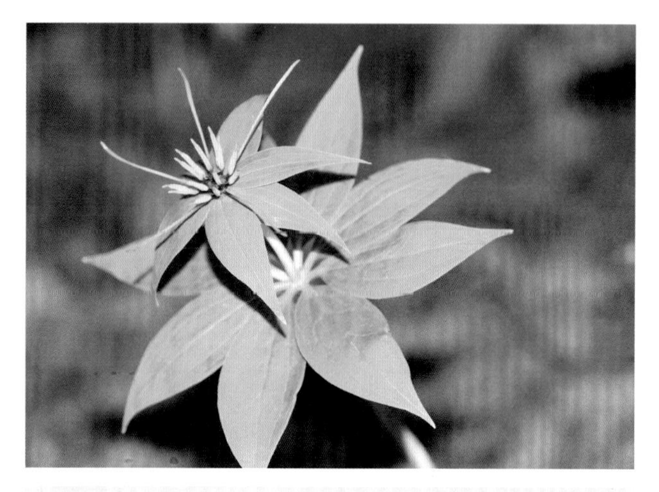

七叶一枝花 *Paris polyphylla* Smith var. *chinensis*（Franch.）Hara

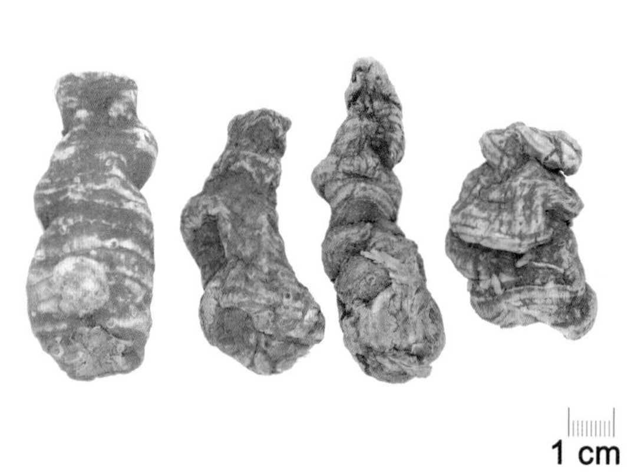

重楼药材(云南重楼)

1 cm

重楼饮片

鬼针草

《本草拾遗》

【来源】菊科植物婆婆针 *Bidens bipinnata* L. 的新鲜或干燥全草。

【药性功效】苦，微寒。清热解毒，祛风除湿，活血消肿。

【抗肿瘤组分及化学成分】鬼针草中抗肿瘤组分为鬼针草煎液、鬼针草提取物及其石油醚、氯仿、乙酸乙酯和正丁醇的萃取部位。抗肿瘤化学成分为矢车菊黄素和异槲皮苷。

【用法用量】煎服，15～30 g，鲜品加倍；或捣汁。外用适量，捣敷或取汁涂；或煎水熏洗。

【效方撷要】

1. 治皮肤癌　鬼针草、地胆草、下山虎各30 g，两面针50 g，穿心莲、金银花各15 g。每日1剂，水煎服。另用百草霜加肥皂水适量调成糊状外敷，每日3次。

2. 治骨膜肉瘤　鬼针草、山豆根、土茯苓、连翘、板蓝根、蜂房、玄参、家雀窝胆各30 g，牛蒡根15 g，柴胡、夏枯草各10 g，土贝母12 g。水煎服，每日1剂。

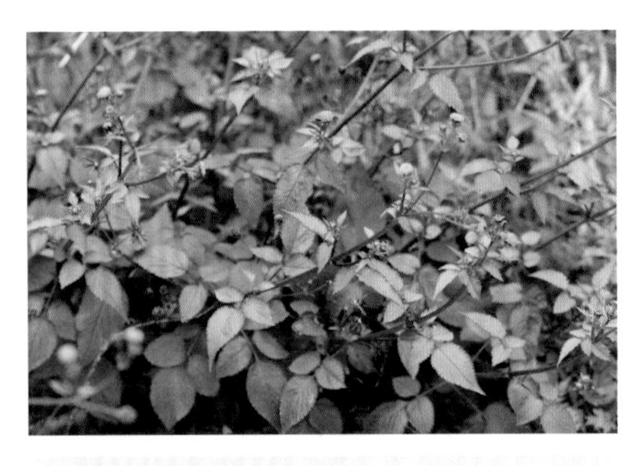

婆婆针 *Bidens bipinnata* L.

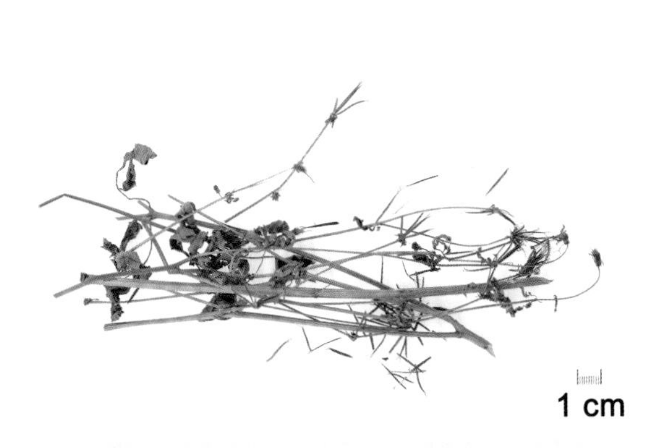

鬼针草药材

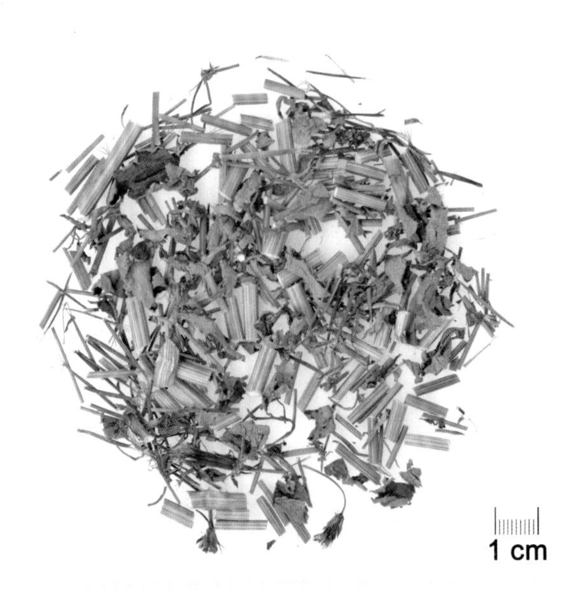

鬼针草饮片

穿心莲

《岭南采药录》

【来源】爵床科植物穿心莲 *Andrographis paniculata* (Burm. f.) Nees 的干燥地上部分。

【药性功效】苦，寒。归心、肺、大肠、膀胱经。清热解毒，凉血，消肿。

【抗肿瘤组分及化学成分】穿心莲的抗肿瘤组分为穿心莲提取物。抗肿瘤成分为穿心莲内酯。

【用法用量】煎服，6～9g。外用适量。

【效方撷要】治肺癌　穿心莲、蛇舌草各30g，山芝麻10g，蟾蜍1只，壁虎1条。共研末为丸，每丸重10g，1次1丸，每日3次，连用80日为1个疗程。

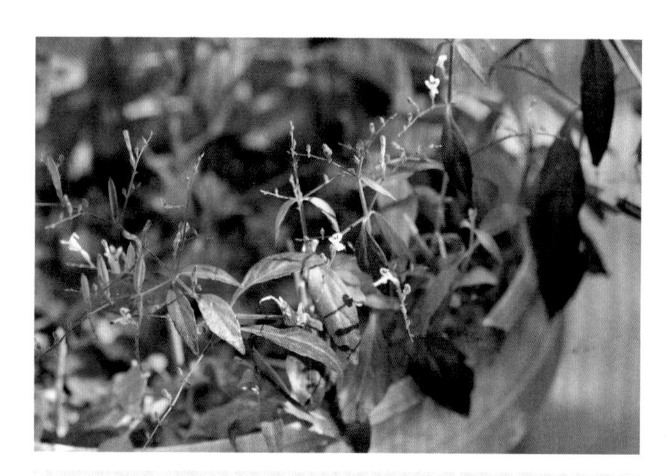

穿心莲 *Andrographis paniculata* (Burm. f.) Nees

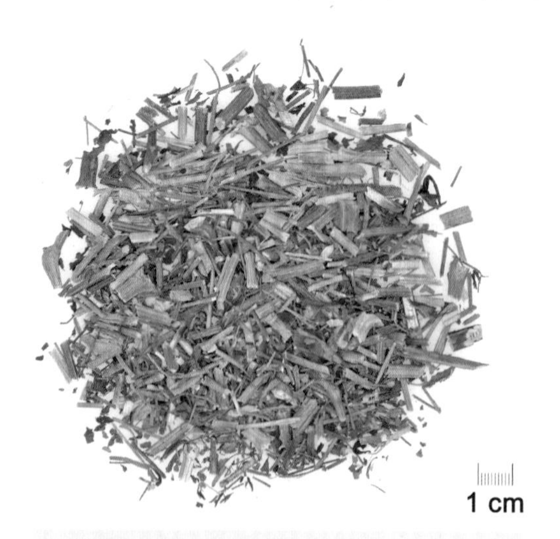

穿心莲饮片

绞股蓝

《救荒本草》

【来源】葫芦科植物绞股蓝 *Gynostemm apentaphllam*（Thunb.）Makino 的干燥全草。

【性味功效】苦、微甘，凉。归肺、脾、肾经。清热，补虚，解毒。

【抗肿瘤组分及化学成分】绞股蓝的抗肿瘤组分为绞股蓝多糖、绞股蓝总苷、绞股蓝皂苷、绞股蓝苷元、黄酮和皂苷类成分。

【用法用量】煎服，15～30 g；研末服，3～6 g；亦可泡茶服。外用适量，捣烂涂擦。

【效方撷要】

1. 治肺癌　绞股蓝、茯苓、猪苓、沙参各 15 g，鱼腥草、白花蛇舌草各 24 g，麦冬、川贝母、紫菀、款冬花各 9 g，仙鹤草、白毛藤各 30 g，人参 6 g(另炖)，太子参、金银花各 10 g，瓜蒌 20 g，甘草 3 g。水煎服，每日 1 剂。

2. 治肿瘤　绞股蓝干草 300 g，加水 300 ml，加热 3 h，过滤；重复 1 次，将 2 次所得的滤液合并，减压浓缩，得固体物(即绞股蓝总皂苷粗品) 12.6 g，加 99.8%乙醇 300 ml，维生素 C 10 g，蜂王浆适量，用蒸馏水配至 10 ml，即成抗癌清凉茶剂。

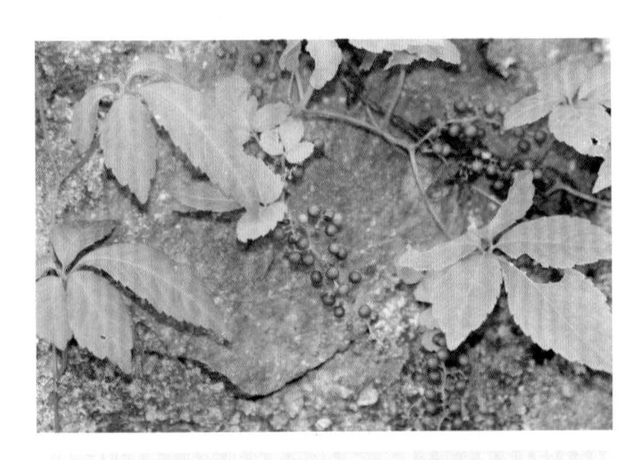

绞股蓝 *Gynostemm apentaphllam*（Thunb.）Makino

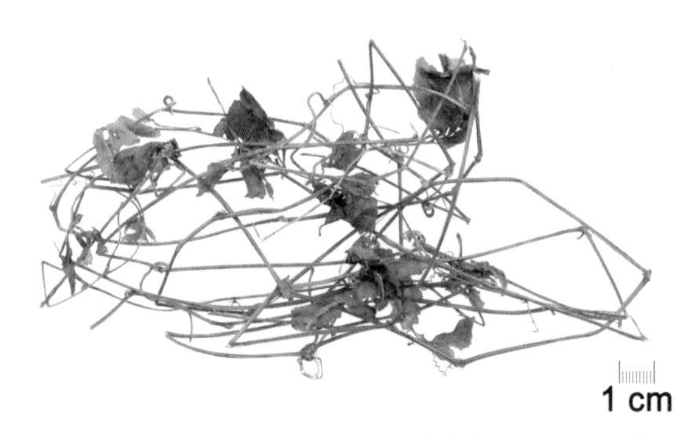

绞股蓝药材

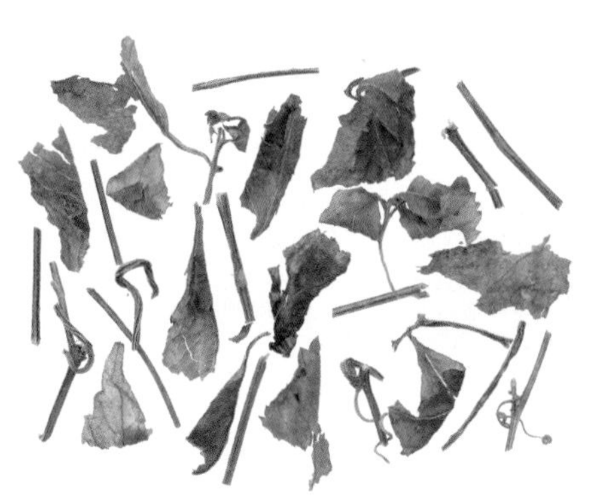

绞股蓝饮片

夏枯草

《神农本草经》

【来源】唇形科植物夏枯草 *Prunella vulgaris* L. 的干燥果穗。

【药性功效】苦、辛，寒。归肝、胆经。清肝泻火，明目，散结消肿。

【抗肿瘤组分及化学成分】夏枯草中抗肿瘤组分为夏枯草粗提物、水提物、醇提物、夏枯草总酚和多糖。抗肿瘤化学成分为熊果酸、齐墩果酸和 2α, 3α-dihydroxyurs-12-ene-28-oic acid。

【用法用量】煎服，9～15 g；或入丸、散。外用适量，煎水洗；或捣敷。

【效方撷要】

1. 治甲状腺肿瘤　柴胡 6 g，生牡蛎、白芍、鳖甲各 15 g，夏枯草、海藻、昆布各 12 g，玄参、三棱、桃仁、浙贝母、炒穿山甲各 10 g，甘草 3 g。水煎服，每日 1 剂，30 日为 1 个疗程。

2. 治淋巴瘤　夏枯草、生牡蛎、丹参、蒲公英各 30 g，昆布、莪术、全瓜蒌各 15 g，天南星、皂角刺各 9 g，旋覆花 12 g。水煎服，每日 1 剂。

3. 治肺癌　夏枯草、鱼腥草、望江南、蛇舌草各 30 g，藤梨根 60 g，南沙参 9 g，制穿山甲、制鳖甲各 15 g。水煎服，每日 1 剂。

4. 治纵隔肿瘤　夏枯草、煅牡蛎、昆布各 12 g，浙贝母、牡丹皮、赤芍、连翘、全瓜蒌各 9 g，桃仁 6 g，天龙 1 条。水煎服，每日 1 剂，分 2 次服。

5. 治肝癌　夏枯草、薏苡仁、野菊花、白茅根各 30 g，太子参 15 g，红花、柴胡、佛手、木香、紫草根各 9 g，当归 12 g。水煎，每日 1 剂，早晚分服。

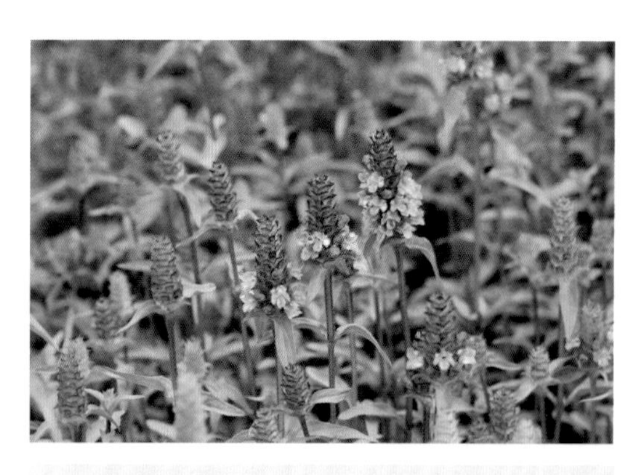

夏枯草 *Prunella vulgaris* L.

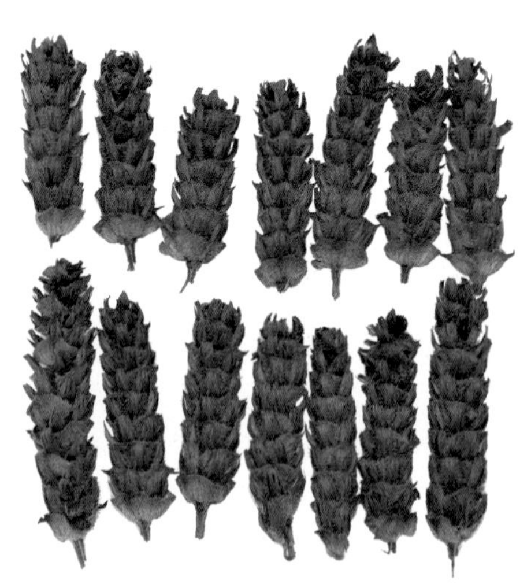

夏枯草饮片

鸭跖草

《本草拾遗》

【来源】鸭跖草科植物鸭跖草 *Commelina communis* L. 的干燥地上部分。

【药性功效】甘、淡，寒。归肺、胃、小肠经。清热泻火，解毒，利水消肿。

【抗肿瘤组分及化学成分】鸭跖草中抗肿瘤化学成分为去甲哈尔满。

【用法用量】煎服，15～30 g；煎膏或入丸、散。外用适量，煎水洗；或捣敷。

【效方撷要】

1. 治肾癌、膀胱癌　鸭跖草、猪殃殃、预知子、仙鹤草、土茯苓、大蓟、萹蓄、草河车各 30 g。水煎服，每日 1 剂。

2. 治鼻咽癌　鸭跖草、魔芋（先煎 2 h）各 30 g，地骨皮、蚤休各 15 g，山豆根、射干、金灯笼各 10 g。水煎服，每日 1 剂。

3. 治肺癌伴抑郁　鸭跖草、夜交藤各 30 g，南沙参、北沙参各 12 g，黄芪、薏苡仁、石上柏、郁金、合欢皮各 15 g，防风、浙贝母、玫瑰花、梅花各 6 g，白术、苍术、黄芩各 9 g，全蝎 3 g。水煎服，每日 1 剂。

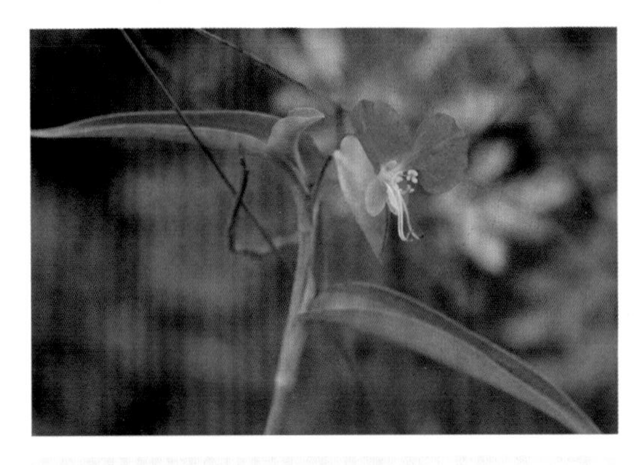

鸭跖草 *Commelina communis* L.

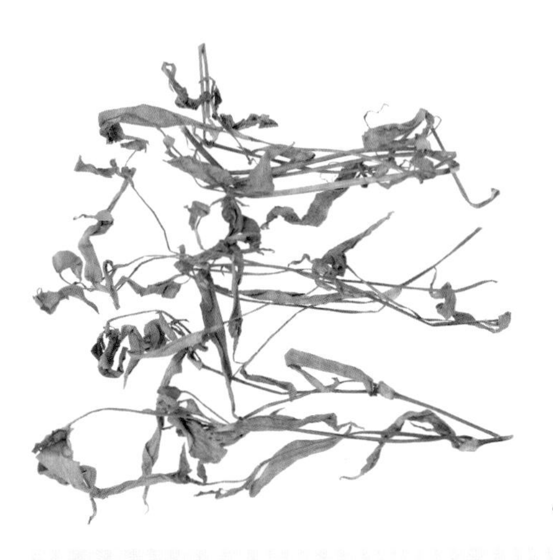

鸭跖草药材

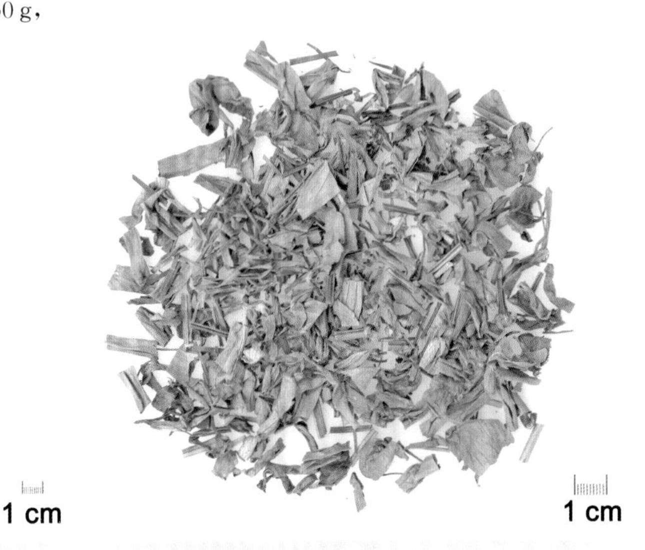

鸭跖草饮片

射 干

《神农本草经》

【来源】鸢尾科植物射干 *Belamcanda chinensis* (L.) DC. 的干燥根茎。

【药性功效】苦，寒。归肺经。清热解毒，消痰，利咽。

【抗肿瘤组分及化学成分】射干中抗肿瘤组分为射干提取物、植物雌激素、射干酚类提取物和乙酸乙酯提取物。抗肿瘤化学成分为鸢尾黄酮苷、鸢尾黄酮、belamphenone、白藜芦醇和 iriflophenone。

【用法用量】煎服，3～10 g；或入丸、散。外用适量，煎水洗；或研末吹喉；或捣烂敷。

【效方撷要】

1. 治甲状腺癌　射干、马勃、苏梗各 9 g，黄药子、山豆根、夏枯草、生牡蛎各 15 g，橘核、王不留行、天葵子、甲珠各 12 g，昆布 30 g，白药子 5 g。水煎服，每日 1 剂。

2. 治白血病　射干 9 g，瓜蒌、重楼、紫草各 15 g，蛇舌草、板蓝根、白英各 30 g。水煎服，每日 1 剂。

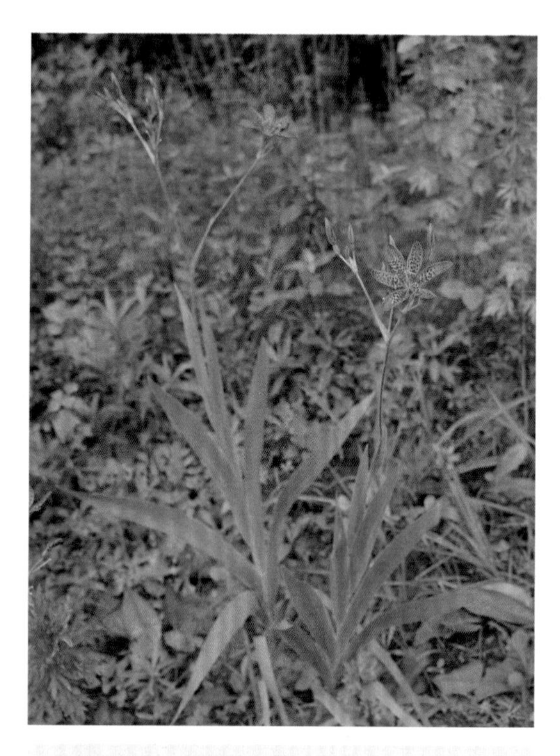

射干 *Belamcanda chinensis* (L.) DC.

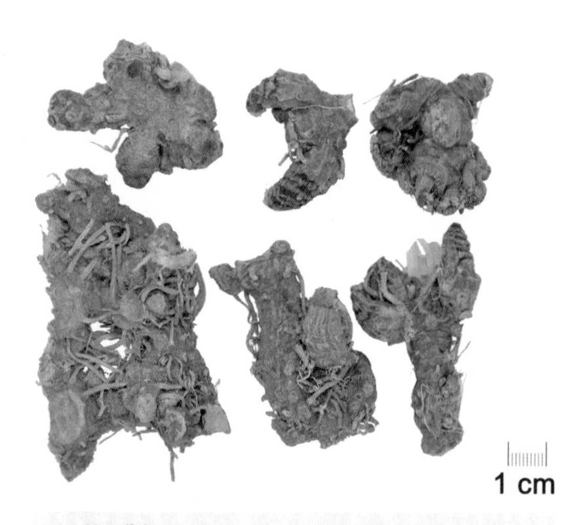

射干药材

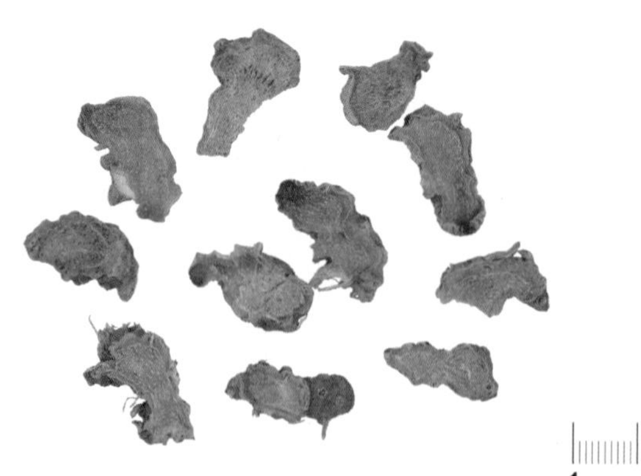

射干饮片

拳参

《图经本草》

【来源】蓼科植物拳参 *Polybonum bistorta* L. 的干燥根茎。

【药性功效】苦、涩，微寒。归肺、肝、大肠经。清热解毒，消肿，止血。

【抗肿瘤组分及化学成分】拳参中抗肿瘤组分为拳参甲醇-水提取物。

【用法用量】煎服，5～10 g。外用适量，捣服；煎水含漱或洗涤。

【效方撷要】

1. 治肺癌　拳参、白花蛇舌草、黄芪、党参、沙参适量，制成膏剂，开水冲服。

2. 治胰腺癌　拳参、三七、鸡内金各 30 g，青黛、人工牛黄各 15 g，紫金锭、野菊花各 10 g。共研末，每日 3 次，1 次 2 g，开水送服。

3. 治头颈部恶性肿瘤　拳参、黄药子各 30 g，泽漆 15 g，夏枯草 12 g。水煎服，每日 1 剂。

4. 治喉癌　拳参 15 g，板蓝根 20 g，牛蒡子 12 g，黄芩、桔梗、浙贝母、麦冬、生栀子、山豆根各 10 g，紫苏、薄荷、金果榄各 6 g，水煎服，每日 1 剂，另服知柏地黄丸 1 丸。

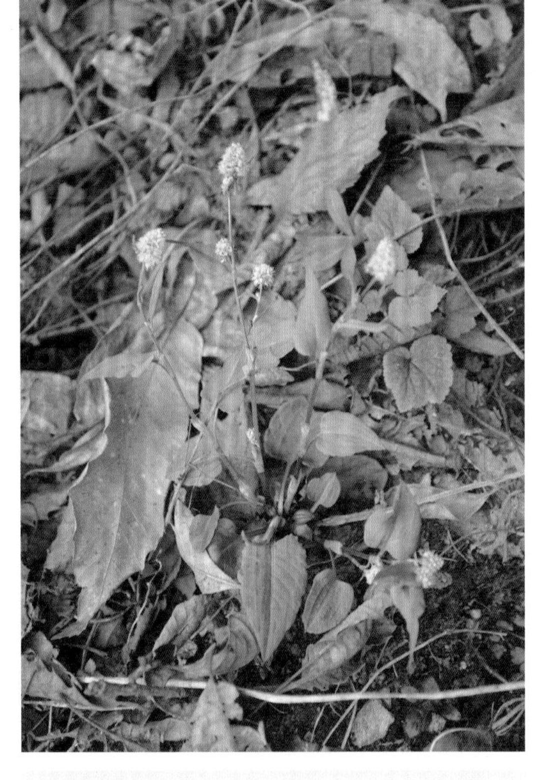

拳参 *Polybonum bistorta* L.

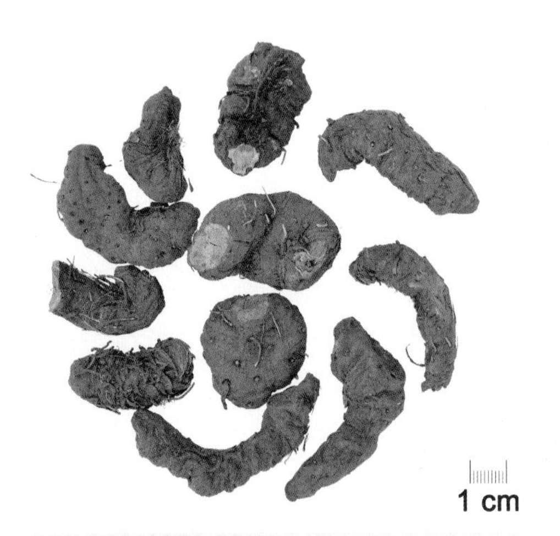

拳参药材

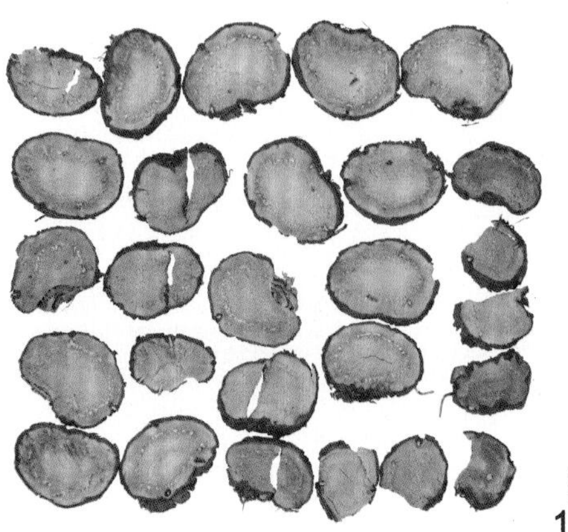

拳参饮片

海芋

《本草纲目》

【来源】天南星科植物海芋 *Alocasia odora* (Roxburgh) K. Koch 的新鲜或干燥根茎或茎。

【药性功效】辛，寒；有毒。清热解毒，行气止痛，散结消肿。

【抗肿瘤组分及化学成分】海芋中抗肿瘤的组分有海芋水提物、海芋环己烷、石油醚、乙醇提取物、醋酸乙酯提取物和海芋粗提物。

【用法用量】煎服，3～9 g，鲜品 15～30 g（需切片与大米同炒至米焦，后加水煮至米烂，去渣用。或久煎 2 h 后用）。外用适量，焙贴，煨热擦或捣敷（不用敷健康皮肤）。

【效方撷要】

1. 治鼻咽癌咽喉部放射性黏膜炎　鲜海芋 120～150 g，去皮，用布包裹，加水 6～8 碗，文火蒸 2 h 以上，蒸至 1 碗，每日 1 次。

2. 治鼻咽癌　鲜海芋适量，以蒸气加温水蒸煮 2 次，浓缩成煎剂（每 10 ml 含鲜海芋 20 g），每日 2 次，1 次 20 ml。

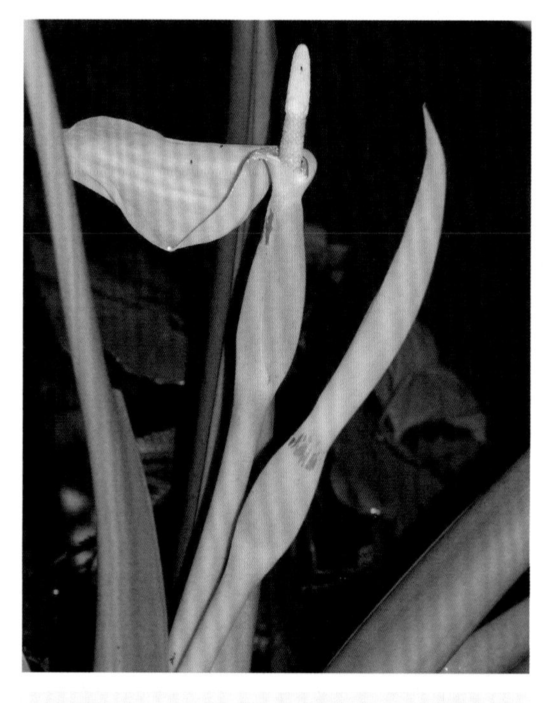

海芋 *Alocasia odora* (Roxburgh) K. Koch 的佛焰苞

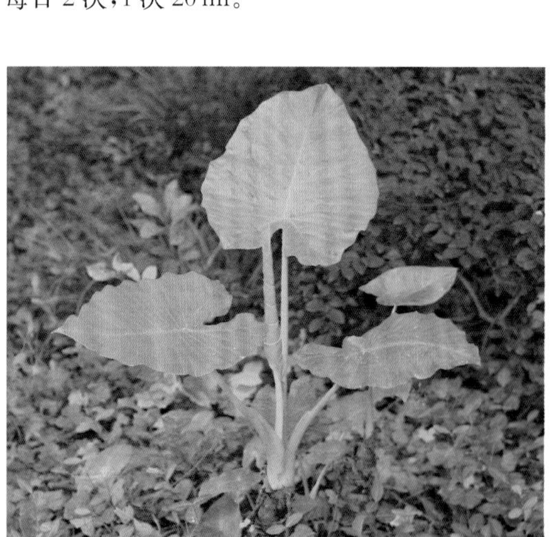

海芋 *Alocasia odora* (Roxburgh) K. Koch

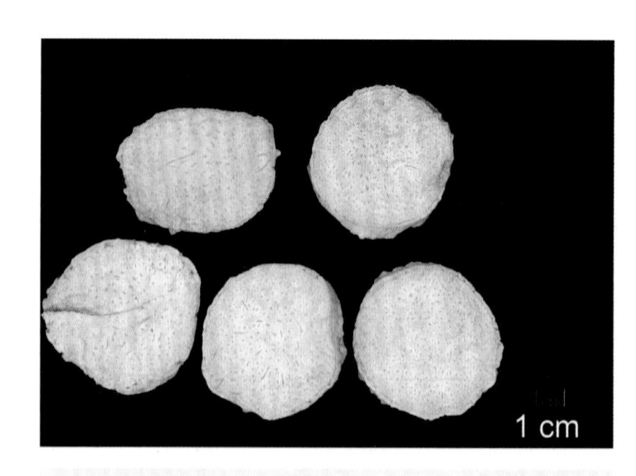

海芋饮片

黄芩

《神农本草经》

【来源】唇形科植物黄芩 *Scutellaria baicalensis* Georgi 的干燥根。

【性味功效】苦，寒。归肺、胆、脾、大肠、小肠经。清热燥湿，泻火解毒，止血，安胎。

【抗肿瘤组分及化学成分】黄芩中抗肿瘤组分为黄芩乙醇提取物、甲醇提取物、黄芩总黄酮和黄芩水提物。抗肿瘤化学成分为黄芩素、汉黄芩素、木蝴蝶素 A、黄芩苷和汉黄芩苷。

【用法用量】煎服，3～10 g。

【效方撷要】

1. 治鼻咽癌　黄芩、木通、藁本、党参各 12 g，浙贝母、野菊花、连翘各 9 g，白芍 15 g。水煎服，每日 1 剂。

2. 治喉癌　黄芩、桔梗、浙贝母、麦冬、生栀子、山豆根各 10 g，紫苏、薄荷、金果榄各 6 g，草河车 15 g，牛蒡子 12 g，板蓝根 20 g。水煎服，每日 1 剂。另服知柏地黄丸 6 g。

3. 治黑色素瘤　黄芩、大黄、栀子、马尾黄连各 15 g，白花蛇舌草、半枝莲各 30 g。水煎服，

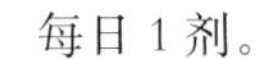

每日 1 剂。

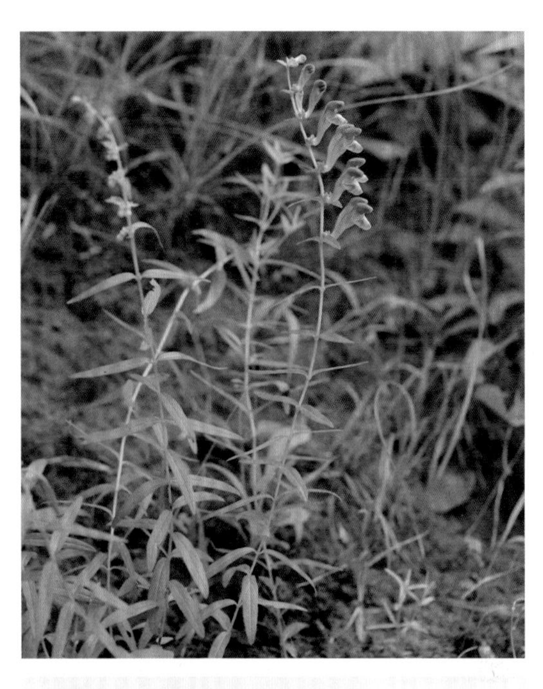

黄芩 *Scutellaria baicalensis* Georgi

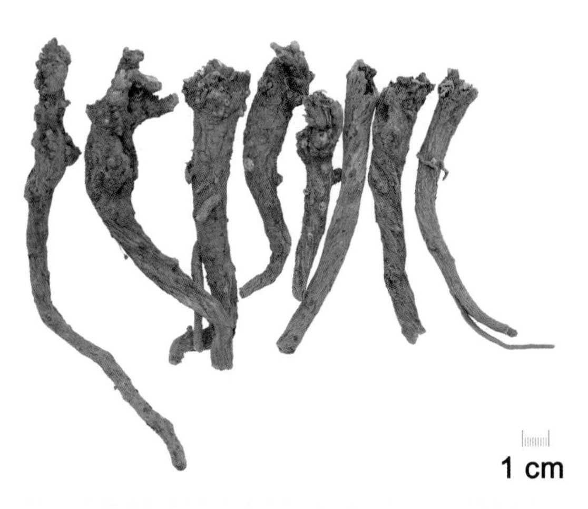

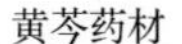

黄芩药材

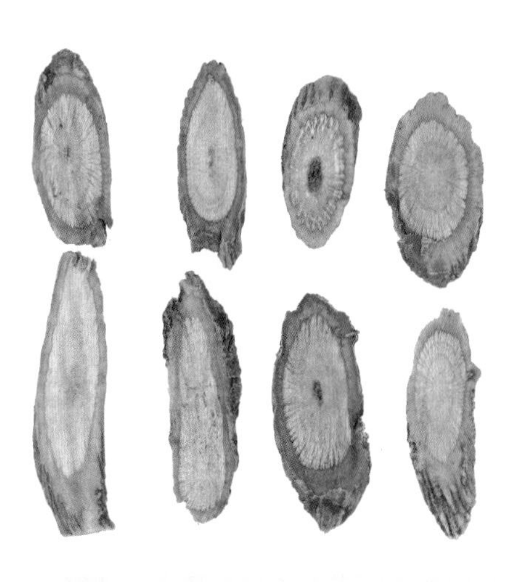

黄芩饮片

黄连

《神农本草经》

【来源】毛茛科植物黄连 *Coptis chinensis* Franch.、三角叶黄连 *Coptis deltoidea* C. Y. Cheng et Hsiao 或云连 *Coptis teeta* Wall. 的干燥根茎。以上三种分别习称"味连""雅连""云连"。

云连在《中国植物志》中为：云南黄连。

【药性功效】苦，寒。归心、脾、胃、肝、胆、大肠经。清热燥湿，泻火解毒。

【抗肿瘤组分和化学成分】黄连中抗肿瘤化学成分为小檗碱、非洲防己碱和黄连碱。

【用法用量】煎服，2～5 g。外用适量。

【效方撷要】

1. *治食管癌* 黄连、半夏、白豆蔻、人参(另炖)、茯苓、竹茹各 6 g。生姜水煎服，每日 1 剂。

2. *治原发性肝癌* 黄连、牛黄、郁金、水牛角、栀子、朱砂、雄黄各 30 g，冰片、麝香各 7.5 g，珍珠 15 g。以上诸药研细末，炼蜜为丸，1 丸 3 g，金箔为衣，蜡壳贮藏。成人病重体实者，1 次 1～2 丸，凉开水送下，每日 2～3 次。

3. *治直肠癌* 黄连、黄柏、黄芩各 15 g，牛黄 18 g，琥珀、山慈菇、白及、山药各 30 g，三七 60 g，陈皮、贝母、郁金、桑葚子、甘草、金银花、蕲蛇各 9 g，犀角 0.9 g(可用水牛角 2.7 g 代替)。诸药研末，与丹粉混合，泛制为丸，口服 1 次 1 丸，每日 2～3 次，饭后服。

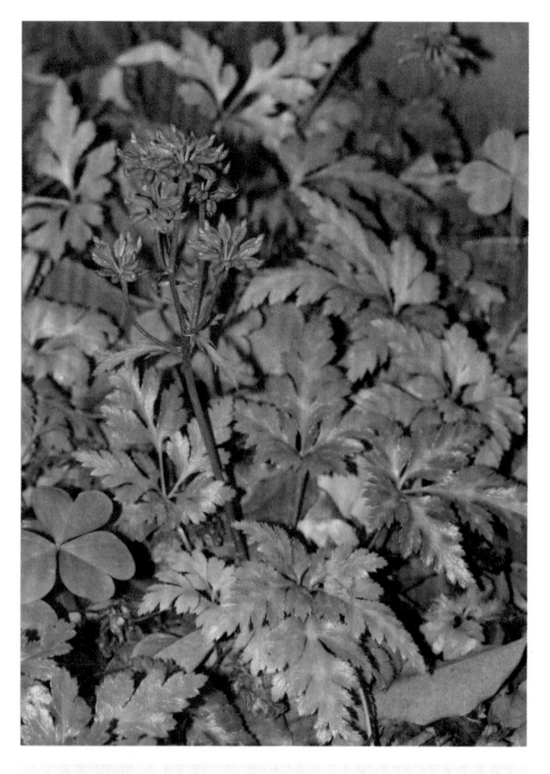

黄连 *Coptis chinensis* Franch.

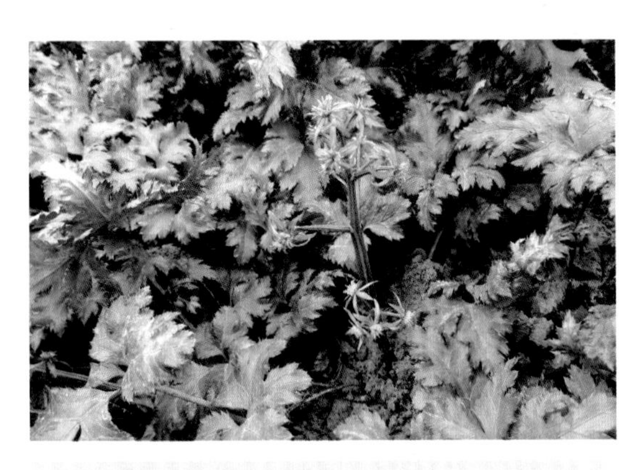

三角叶黄连 *Coptis deltoidea* C. Y. Cheng et Hsiao

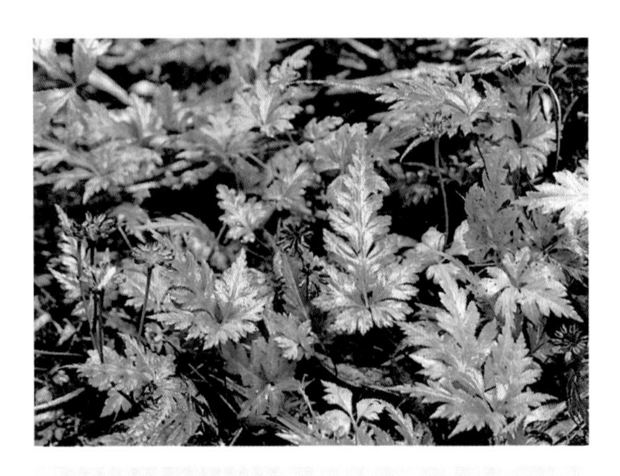

云连 *Coptis teeta* Wall.

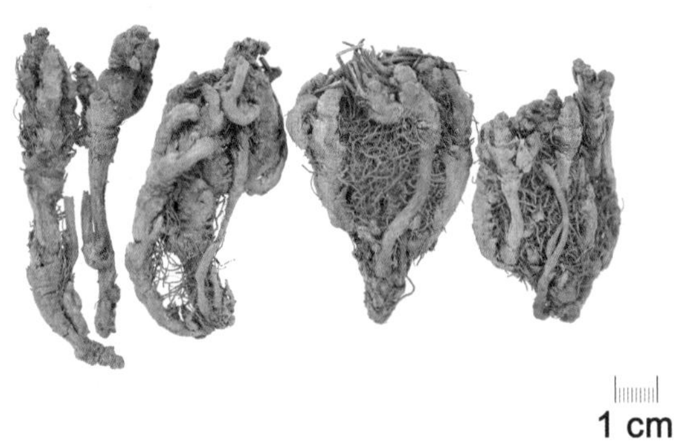

黄连药材(味连)

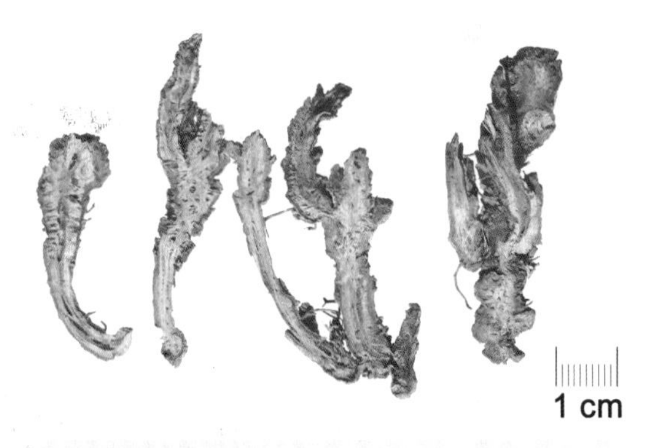

黄连饮片(味连)

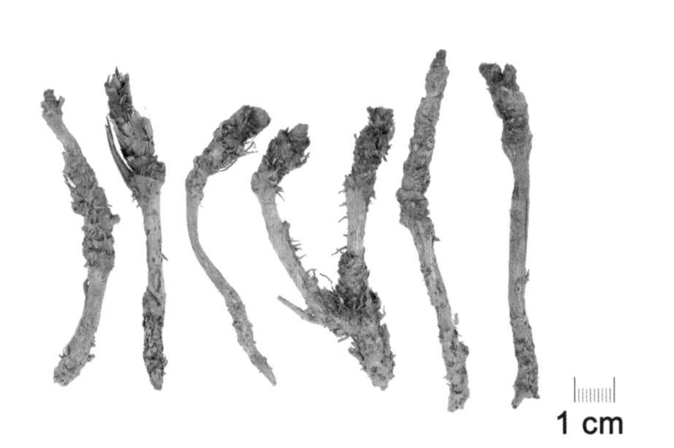

黄连药材(雅连)

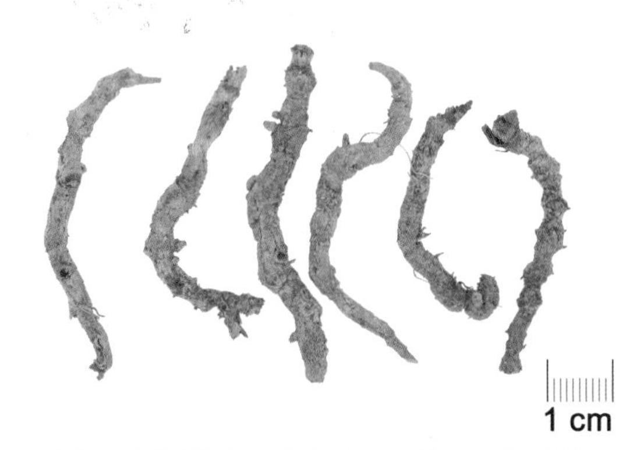

黄连药材(云连)

黄柏

《神农本草经》

【来源】芸香科植物黄皮树 *Phellodendron chinense* Schneid. 的干燥树皮。

黄皮树在《中国植物志》中为：川黄檗。

【药性功效】苦，寒。归肾、膀胱经。清热燥湿，泻火除蒸，解毒疗疮。

【抗肿瘤组分及化学成分】黄柏中抗肿瘤组分为黄柏树皮提取物和黄柏正丁醇提取物。抗肿瘤化学成分为掌叶防己碱和小檗碱。

【用法用量】煎服，3～12 g。外用适量。

【效方撷要】

1. *治膀胱癌*　黄柏 15 g，茯苓、猪苓、石韦、半枝莲、金银花、白花蛇舌草各 30 g。水煎服，每日 1 剂。

2. *治舌癌*　黄柏研细末，时时点之。

3. *治唇癌*　黄柏研末，以野蔷薇根捣汁调涂。

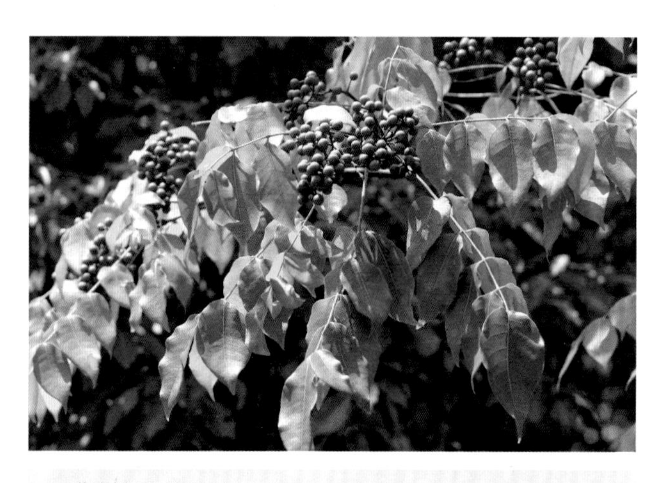

黄皮树 *Phellodendron chinense* Schneid.

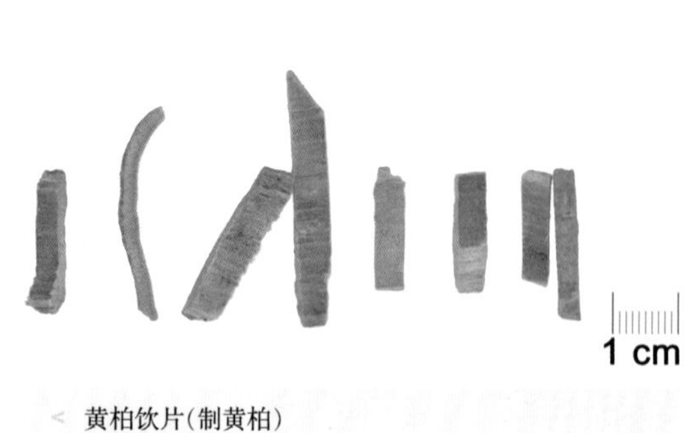

黄柏饮片（制黄柏）

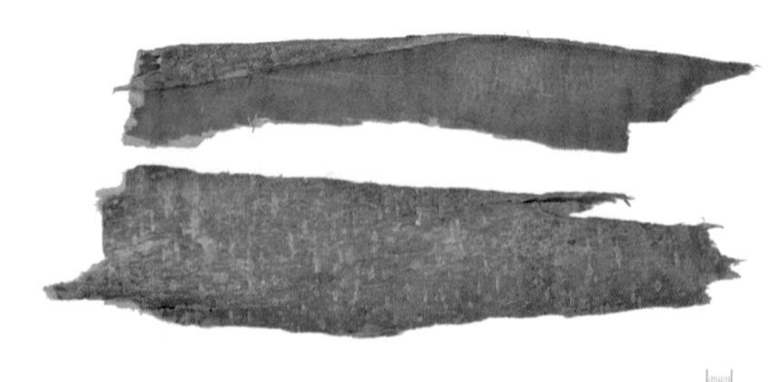

黄柏药材

野菊花

《本草正》

【来源】菊科植物野菊 *Chrysanthemum indicum* L. 的干燥头状花序。

【药性功效】苦、辛，微寒。归肝、心经。清热解毒，泻火平肝。

【抗肿瘤组分及化学成分】野菊花中抗肿瘤组分为野菊花提取物、水提物、总黄酮、二氯甲烷提取物和乙醇提取物。

【用法用量】煎服，9～15 g。外用适量，煎汤洗；或制膏外涂。

【效方撷要】

1. 治鼻咽癌　野菊花、麦冬、生地黄各 20 g，白花蛇舌草、金银花、龙葵各 40 g，山豆根、甘草各 15 g，紫草、薏苡仁各 25 g。水煎服，每日 1 剂。

2. 治肝癌　野菊花、半枝莲、金银花、鳖甲、瓜蒌、党参各 30 g，白花蛇舌草 45 g，山豆根 60 g，夏枯草 6 g，穿山甲、木香各 9 g，延胡索、茵陈、败酱、川楝子、甘草各 15 g，陈皮、白芍各 12 g，大枣 10 枚。水煎服，每日 1 剂。

3. 治乳腺癌　野菊花、蒲公英、紫花地丁、金银花、天葵、猫爪草、生黄芪、当归各 30 g，芙蓉叶 20 g，蜂房 15 g，甘草 6 g。水煎服，每日 1 剂。

4. 治颌窦癌　野菊花、蒲公英、海藻、浙贝母、车前子、生大黄(后下)各 9 g，龙葵 15 g，白花蛇舌草 30 g，生牡蛎(先煎)12 g。水煎服，每日 1 剂。

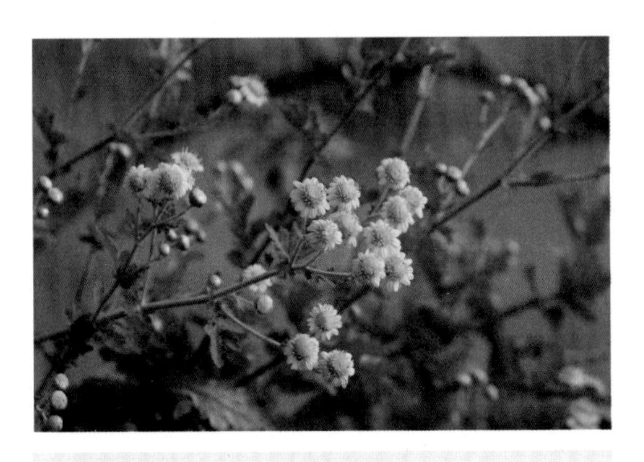

野菊 *Chrysanthemum indicum* L.

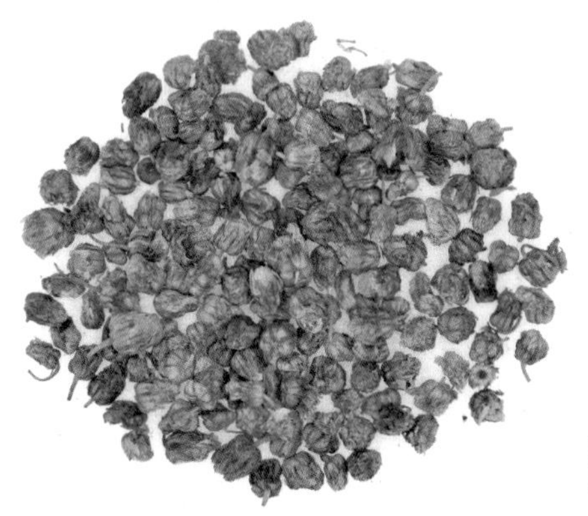

野菊花饮片

蛇莓

《名医别录》

【来源】蔷薇科植物蛇莓 *Duchesnea indica* (Andr.) Focke 的新鲜或干燥全草。

【性味功效】甘、苦，寒。清热解毒，凉血止血，散瘀消肿。

【抗肿瘤组分及化学成分】蛇莓中抗肿瘤组分为蛇莓酚酸。

【用法用量】煎服，9～15 g，鲜品 30～60 g；或捣汁饮。外用适量，捣敷或研末撒。

【效方撷要】

1. 治食管癌　蛇莓、威灵仙、白毛藤、半枝莲各 50 g，急性子 25 g。水煎服，每日 1 剂。

2. 治胃癌　蛇莓、白英、龙葵各 30 g，当归、郁金各 9 g。水煎服，每日 1 剂。

3. 治肝癌　蛇莓、白英、龙葵、遍地黄各 50 g，半枝莲 15 g，徐长卿 9 g。水煎服，每日 1 剂。

4. 治甲状腺癌　蛇莓 20 g，夏枯草 30 g，黄药子 15 g。水煎服，每日 1 剂。

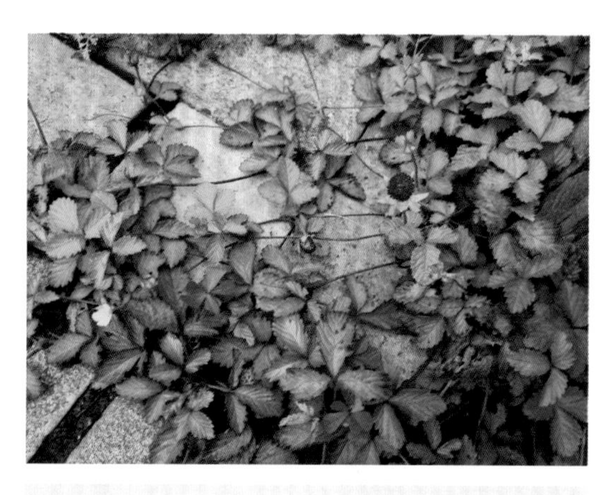

蛇莓 *Duchesnea indica* (Andr.) Focke

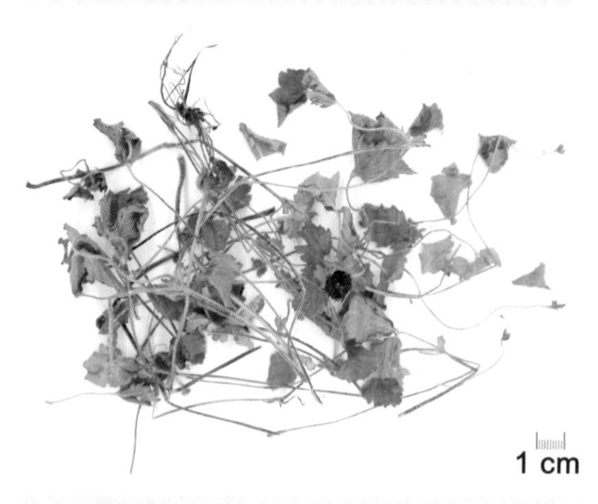

蛇莓药材

银柴胡

《本草纲目拾遗》

【来源】石竹科植物银柴胡 *Stellaria dichotoma* L. var. *lanceolata* Bge. 的干燥根。

【药性功效】甘，微寒。归肝、胃经。清虚热，除疳热。

【用法用量】煎服，3～10 g；或入丸、散。

【效方撷要】

1. 治肺癌　银柴胡、苦桔梗、佩兰、杏仁、桃仁、瓜蒌、竹茹各 15 g，南沙参、石斛各 50 g，玉竹、玄参各 25 g。水煎服，每日 1 剂。

2. 治白血病　银柴胡、水牛角各 10 g，鳖甲、沙参、青蒿各 20 g，生地黄 15 g。水煎服，每日 1 剂。

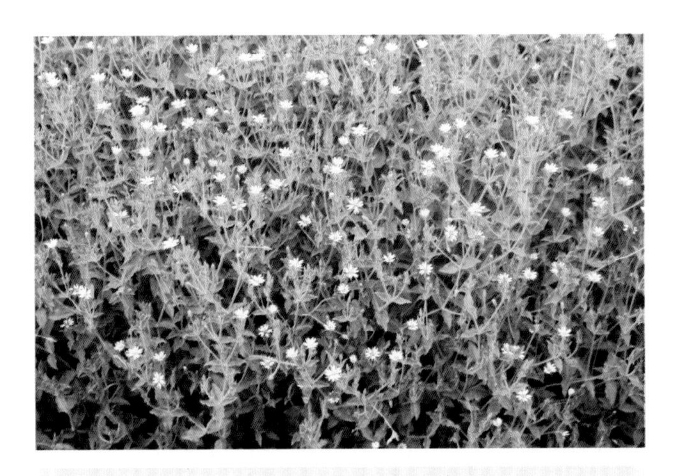

银柴胡 *Stellaria dichotoma* L. var. *lanceolata* Bge.

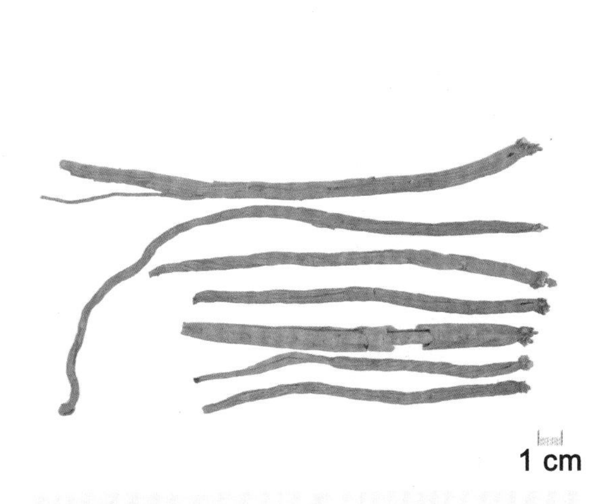

银柴胡药材

1 cm

银柴胡饮片

猫人参

《浙江民间常用草药》

【来源】猕猴桃科植物对萼猕猴桃 *Actinidia valvata* Dunn 的干燥根。

【性味功效】苦、涩,凉。清热解毒,消肿。

【抗肿瘤组分及化学成分】猫人参中抗肿瘤组分为猫人参提取物和猫人参总皂苷。

【用法用量】煎服,30~60 g。

【效方撷要】

1. 治肝癌　猫人参 94 g,紫草根 61 g,丹参、漏芦、苦参、蛇葡萄根各 30 g,郁金 9 g,半边莲 15 g(加减:腹水加车前草 30 g;黄疸加茵陈 30 g,栀子 12 g;纳差加制大黄 6 g,龙胆 12 g)。水煎服,每日 1 剂。

2. 治肺癌　猫人参 90 g,苦参 9 g,金银花、龙胆、白芷、竹鞭三七、石蚕、白金龙、活血龙各 15 g,一支香 3 g。水煎服,每日 1 剂。

3. 治直肠癌、结肠癌　猫人参、野鸦椿、藤梨根各 60 g,白花蛇舌草 30 g,薏苡仁 15 g。水煎服,每日 1 剂。

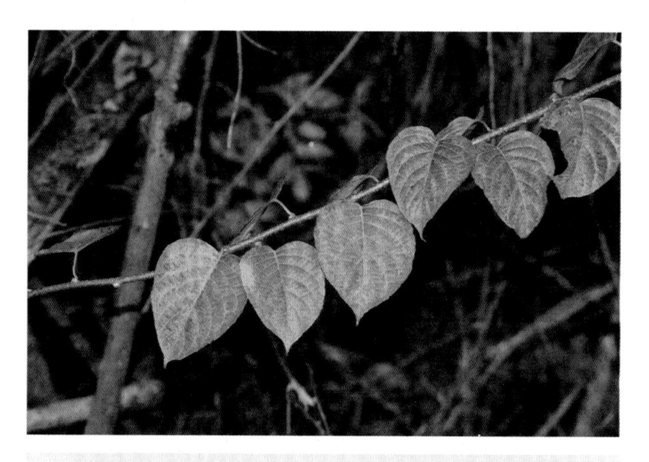

对萼猕猴桃 *Actinidia valvata* Dunn

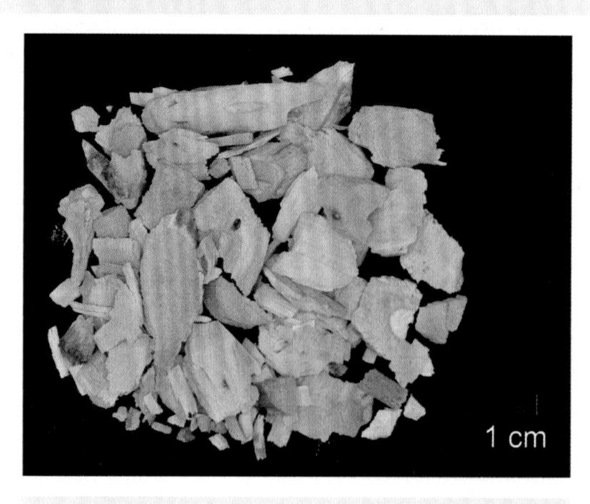

猫人参饮片

猕猴桃根

《福建民间草药》

【来源】猕猴桃科植物中华猕猴桃 *Actinidia chinensis* Planch. 的新鲜或干燥根。

【性味功效】微甘、涩，凉；有小毒。清热解毒，祛风利湿，活血消肿。

【抗肿瘤组分及化学成分】猕猴桃根中抗肿瘤组分为猕猴桃根酚酸、猕猴桃根氯仿提取物、甲醇提取物和猕猴桃根多糖。抗肿瘤化学成分为 12α-chloro-2α，3β，13β，23-tetrahydroxyolean-28-oic acid-13-lactone 和 2α，3α，19α，23，24-pentahydroxyurs-12-en-28-oic acid。

【用法用量】煎服，30～60 g。外用适量，捣敷。

【效方撷要】

1. 治食管癌、胃癌　鲜猕猴桃根 80 g，鲜水杨梅根 60 g，野葡萄根 50 g，半枝莲、白花蛇舌草、白茅根各 30 g。水煎服，每日 1 剂，连服 15 日，停药 3 日再服。

2. 治乳腺癌　猕猴桃根、野葡萄根各 30 g，八角金盘、生天南星各 3 g。水煎服，每日 1 剂。

3. 治胰腺癌　猕猴桃根、核桃树枝各 100 g，蒲葵子、茵陈各 50 g，山豆根 30 g，黄药子、槟榔片各 20 g，僵蚕、竹茹各 15 g，白花蛇舌草 10 g。水煎服，每日 1 剂。

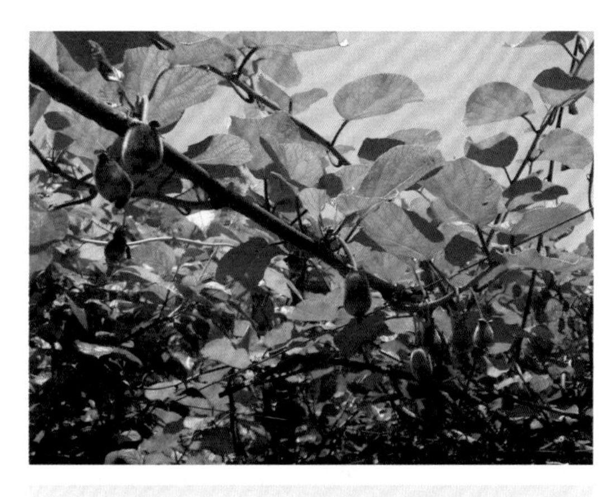

< 中华猕猴桃 *Actinidia chinensis* Planch.

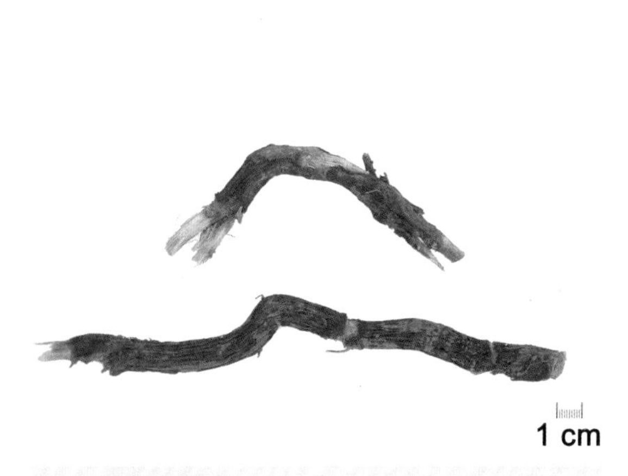

< 猕猴桃根药材

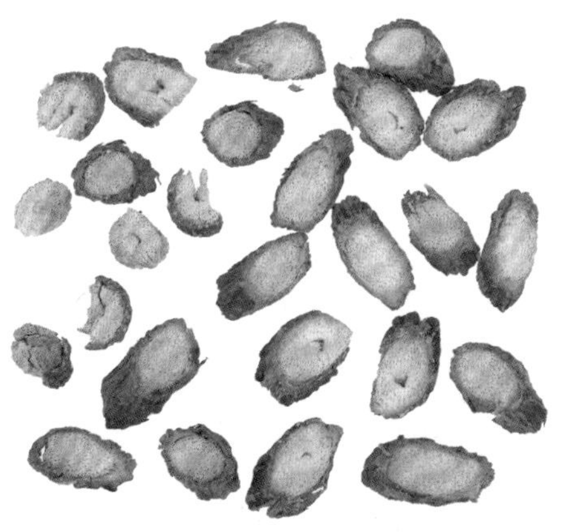

< 猕猴桃根饮片

望江南

《救荒本草》

【来源】豆科植物望江南 *Senna occidentalis* (L.) Link 的新鲜或干燥茎、叶。其种子亦作药用。

【药性功效】苦,寒;有小毒。肃肺,清肝,利尿,通便,解毒消肿。

【抗肿瘤组分及化学成分】望江南中抗肿瘤组分为望江南水提液总蒽醌苷成分。

【用法用量】煎服,6～9 g,鲜品 15～30 g;或捣汁。外用适量,鲜叶捣敷。

【效方撷要】

1. 治各种肿瘤　望江南(种子)15 g,加水 300 ml 煎,分 3 次服用。

2. 治淋巴瘤　望江南、蛇舌草、夏枯草、海藻、牡蛎、野菊花、白毛藤、紫丹参、瓜蒌各 30 g,昆布、山药各 15 g,桃仁、南沙参、王不留行、蜂房各 12g,小金片 10 片,天龙片 15 片。水煎服,每日 1 剂。小金片分 2 次,天龙片分 3 次,随药吞服。

3. 治肺癌　望江南、白花蛇舌草、夏枯草、紫草根各 30 g,炮穿山甲(先煎)、炙鳖甲(先煎)各 15 g,藤梨根 60 g,南沙参 9 g。水煎服,每日 1 剂。

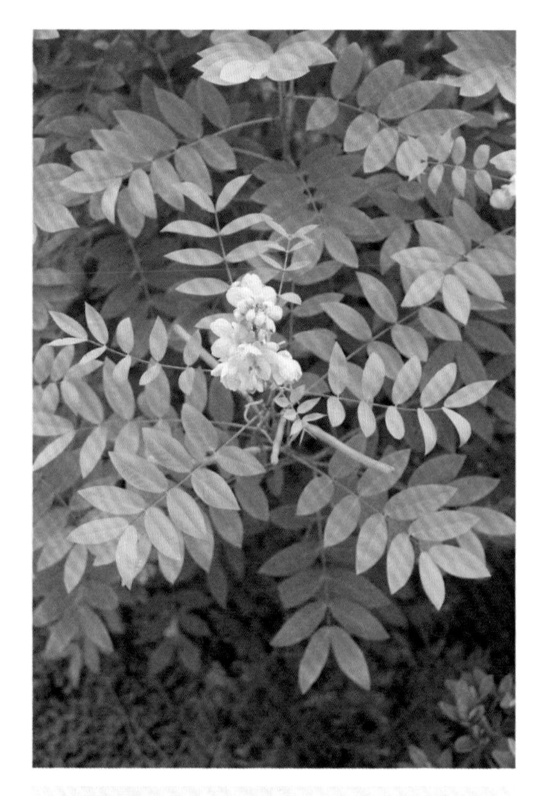

望江南 *Senna* occidentalis (L.) Link

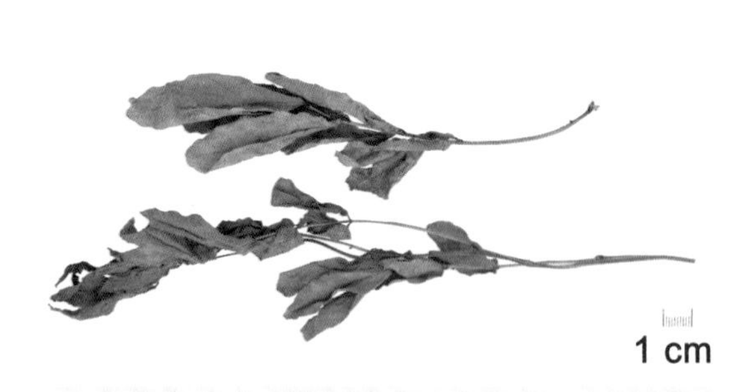

望江南药材

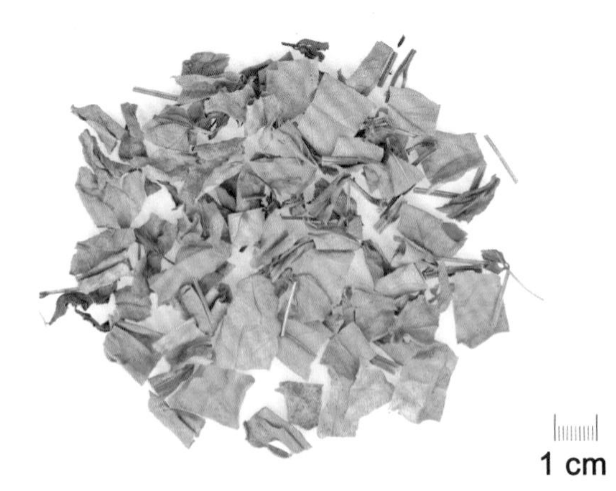

望江南饮片

羚羊角

《神农本草经》

【来源】牛科动物赛加羚羊 *Saiga tatarica* L. 的角。

【药性功效】咸,寒。归肝、心经。平肝熄风,清肝明目,散血解毒。

【抗肿瘤组分及化学成分】羚羊角中抗肿瘤组分为羚羊角粉。

【用法用量】煎服,1～3 g,宜另煎 2 h 以上;磨汁或研末内服,0.3～0.6 g。

【效方撷要】

1. *治鼻咽癌*　羚羊角粉、犀角粉(可用水牛角粉代替)各 1.5 g(冲),金银花 30 g,生石膏、苍耳、生地各 12 g,连翘、黄芩、炒栀子、蔓荆子、炒蒺藜、辛夷、当归各 9 g,薄荷 6 g,细辛 1.5 g。水煎服,每日 1 剂,连服 3 日,休息 1 日再服。3 个月为 1 个疗程。

2. *治舌癌*　羚羊角粉、琥珀粉各 3 g,水牛角粉 4.5 g,冰片 1 g。研为细末,撒于舌癌溃烂处,每日用药多次。

3. *治喉癌*　羚羊角、升麻、犀角(可用水牛角粉代替)、生石膏、寒水石各 50 g,玄参 100 g,甘草 40 g,沉香、木香各 25 g。共研细粉,1 次 5 g,每日 2 次。

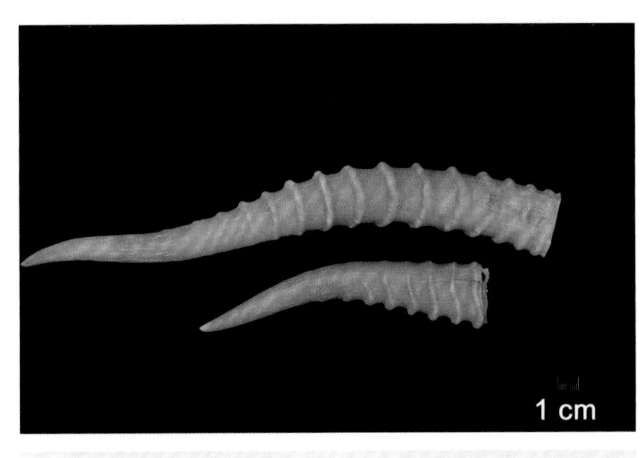

< 羚羊角药材

绵马贯众

《神农本草经》

【来源】鳞毛蕨科植物粗茎鳞毛蕨 *Dryopteris crassirhizoma* Nakai 的干燥根茎和叶柄残基。

【药性功效】苦，微寒；有小毒。归肝、胃经。清热解毒，驱虫。

【抗肿瘤组分和化学成分】贯众中抗肿瘤组分为贯众水提物和间苯三酚类化合物。抗肿瘤化学成分为东北贯众素。

【用法用量】煎服，4.5～9 g。杀虫及清热解毒宜生用，止血宜炒炭用。外用适量。

【效方撷要】治宫颈癌　贯众炭、墓头回、白术、薏苡仁、鸡冠花、白蔹、车前子各 30 g，当归、赤芍、茯苓各 25 g，棉子炭、牡丹皮、炙甘草各 15 g，姜炭、三鲜炭各 10 g，红参、五灵脂各 15 g（研末冲服），三七 9 g（研末冲服），全蝎 12 只（研末冲服），蜈蚣 2 条（研末冲服）。水煎服，每日 1 剂。

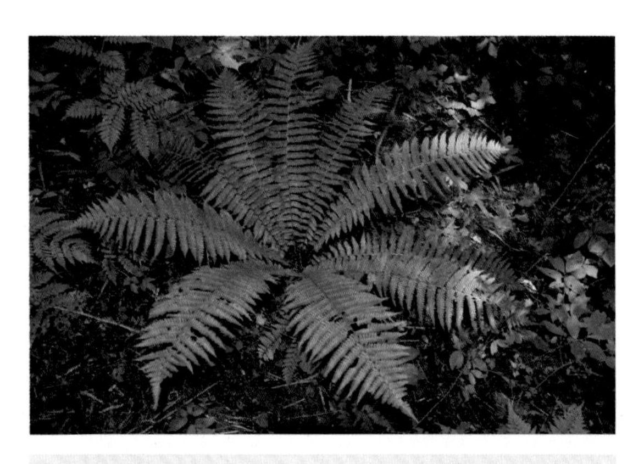

粗茎鳞毛蕨 *Dryopteris crassirhizoma* Nakai

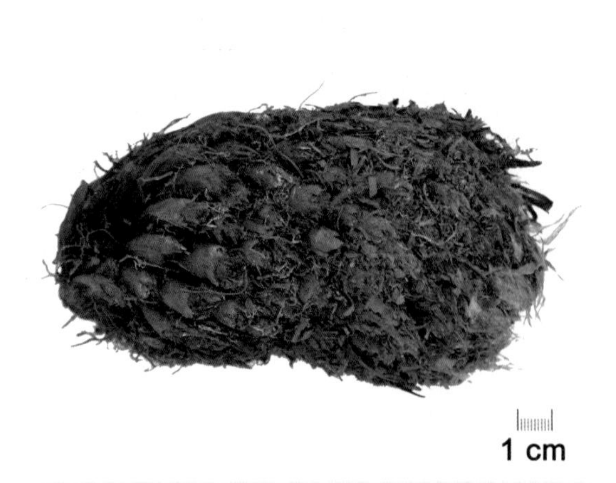

绵马贯众药材

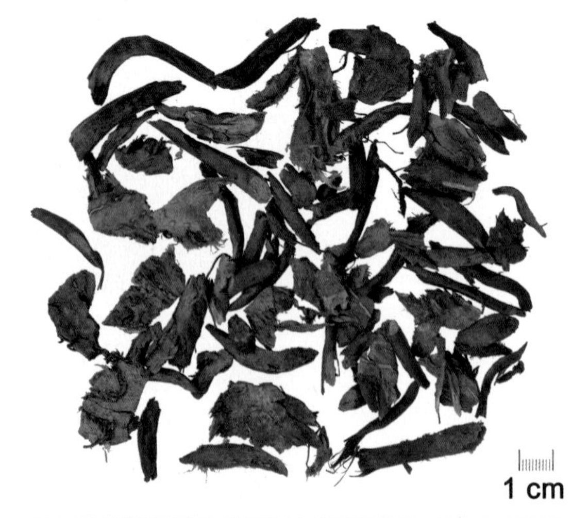

绵马贯众饮片

紫花地丁

《本草纲目》

【来源】堇菜科植物紫花地丁 *Viola yedoensis* Makino 的干燥全草。

紫花地丁在《中国植物志》中为：*Viola philippica* Cav.。

【药性功效】苦、辛，寒。归心、肝经。清热解毒、凉血消肿。

【抗肿瘤组分及化学成分】紫花地丁中抗肿瘤组分为紫花地丁水提物、醇提物和氯仿提取物。

【用法用量】煎服，15～30 g。外用适量，捣敷。

【效方撷要】

1. 治胃癌　紫花地丁、赤芍、重楼、枳壳、木香、乌药、桃仁、郁金各 9 g，蛇舌草、半枝莲、当归、蒲公英、香附各 12 g，延胡索 6 g。水煎服，每日 1 剂。

2. 治乳腺癌　紫花地丁、莪术、仙灵脾、薏苡仁、首乌、三七粉、夏枯草各 60 g，黄芪、山慈菇、香橼、炒山药各 30 g，制乳香、制没药、海龙各 15 g，人工牛黄 10 g。制成散剂，内服，每日 3 次，1 次 3 g。

3. 治牙龈癌　紫花地丁、蛇舌草、白毛藤、夏枯草、蒲公英各 50 g。水煎含漱后服用，每日 3 次。亦可并用六神丸。

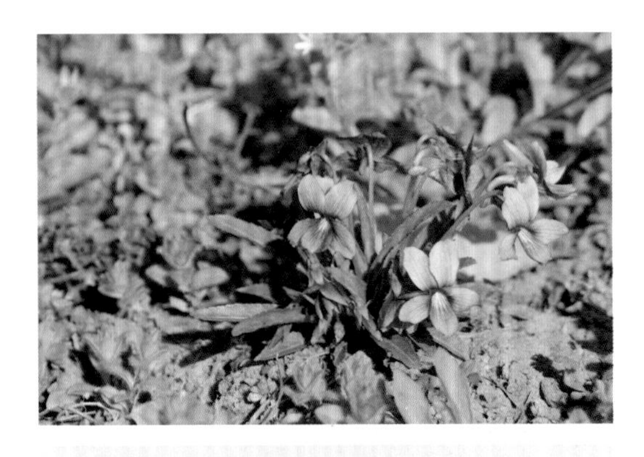

紫花地丁 *Viola yedoensis* Makino

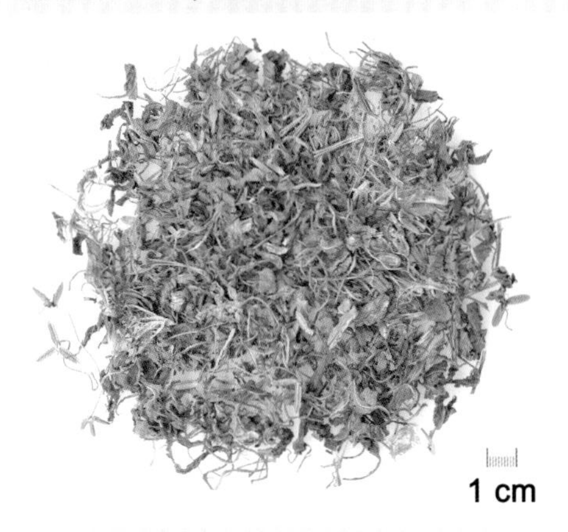

紫花地丁饮片

紫草

《神农本草经》

【来源】紫草科植物新疆紫草 *Arnebia euchroma*（Royle）Johnst. 或内蒙紫草 *Arnebia guttata* Bunge 的干燥根。

新疆紫草在《中国植物志》中为：软紫草。内蒙紫草为：黄花软紫草。

【药性功效】甘、咸，寒。归肝、心经。清热凉血，活血解毒，透疹消斑。

【抗肿瘤组分及化学成分】紫草中抗肿瘤化学成分为β-羟基异戊酰基紫草素、紫草多糖、紫草素、乙酰紫草素、异丁酰基紫草素、2-甲基正丁酰紫草素、β,β-dimethylacrylshikonin 和 topotecan。

【用法用量】煎服，5～10 g；或入散剂。外用适量，熬膏或植物油浸泡涂搽。

【效方撷要】

1. 治肺癌　紫草根、昆布、山海螺各 30 g，夏枯草 24 g，蚤休、前胡各 15 g。水煎服，每日 1 剂。

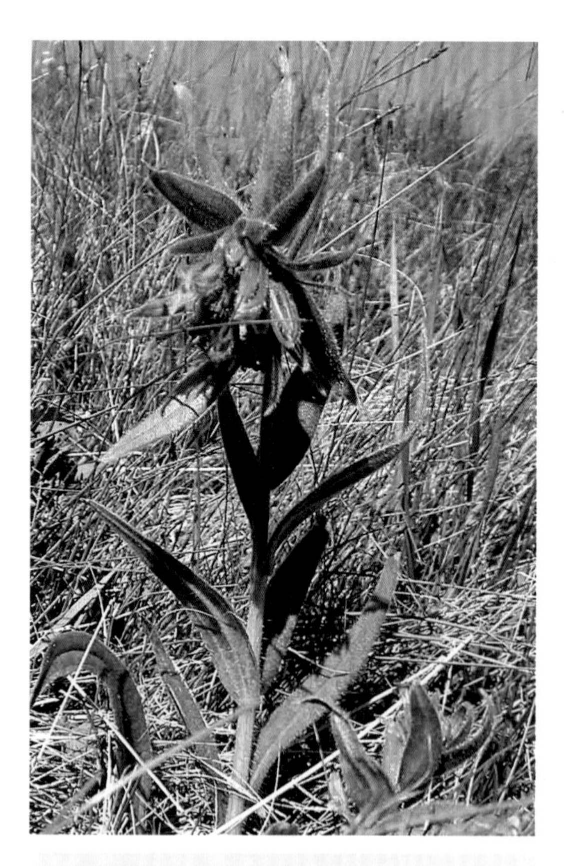

新疆紫草 *Arnebia euchroma* (Royle) Johnst.

2. 治食管癌　紫草根、半枝莲、白花蛇舌草、白茅根、谷芽、麦芽、夏枯草各30g，山药15g，鸡内金、沙参、旋覆花、党参、半夏、陈皮、木香各9g，茯苓6g，丁香3g，大枣5枚。水煎服，每日1剂。

3. 治乳腺癌　紫草、白英、蒲公英、龙葵、穿山甲各15g，全瓜蒌、王不留行各12g，夏枯草30g，橘叶、橘皮、山慈菇、浙贝母各9g。水煎服，每日1剂。

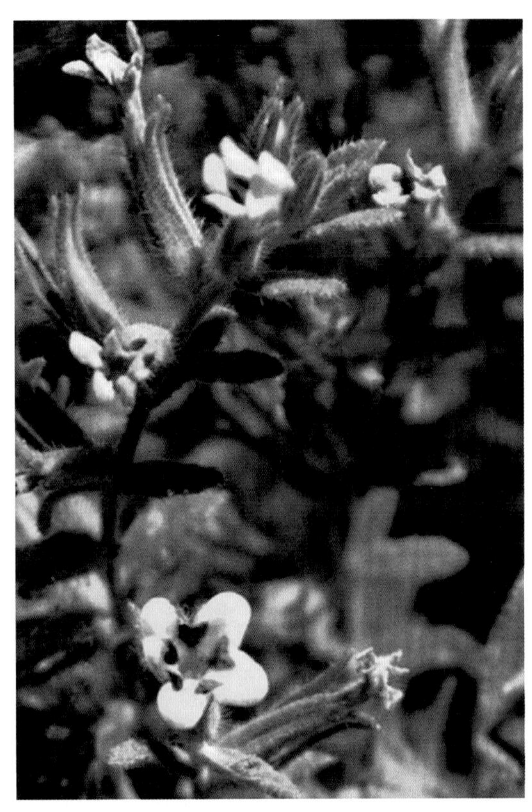

内蒙紫草 *Arnebia guttata* Bunge

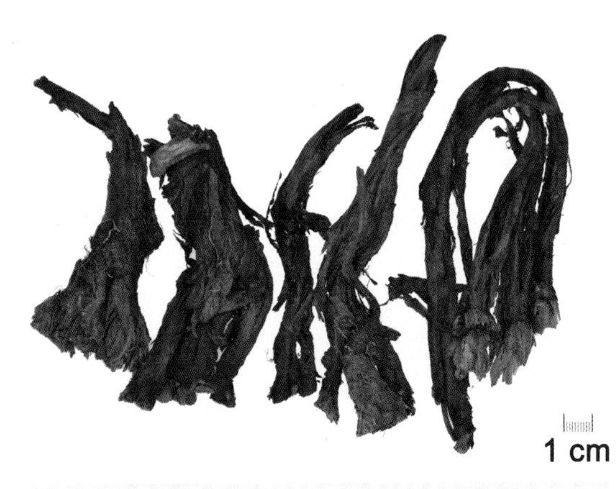

紫草药材（新疆紫草）

紫草饮片

蒲公英

《新修本草》

【来源】菊科植物蒲公英 *Taraxacum mongolicum* Hand. -Mazz.、碱地蒲公英 *Taraxacum borealisinense* Kitam. 或同属数种植物的干燥全草。

碱地蒲公英在《中国植物志》中为：华蒲公英 *Taraxacum sinicum* Kitag.。

【药性功效】苦、甘，寒。归胃、肝经。清热解毒，消肿散结，利尿通淋。

【抗肿瘤组分及化学成分】蒲公英中抗肿瘤组分为蒲公英水提物、乙酸乙酯提取物和多糖。抗肿瘤化学成分为蒲公英甾醇、蒲公英萜醇和蒲公英羽扇豆醇。

【用法用量】煎服，10～15 g；或捣汁；或入散剂。外用适量，煎汤洗。

【效方撷要】

1. 治乳腺癌　蒲公英、地龙、远志、官桂各 10 g，瓜蒌 60 g，当归 30 g，甲珠、天花粉、赤芍、甘草各 6 g，夏枯草、金银花、黄芪、白芷、桔梗、薤白头各 15 g。水煎服，每日 1 剂。

2. 治胃癌　蒲公英、白花蛇舌草、半边莲、半枝莲、当归、香附各 12 g，赤芍、紫花地丁、蚤休、枳实、木香、乌药、桃仁、郁金各 9 g，延胡索 6 g。水煎服，每日 1 剂。

3. 治淋巴瘤　蒲公英、夏枯草、生牡蛎(先煎)、丹参各 30 g，天南星、皂角刺各 9 g，昆布、莪术、全瓜蒌各 15 g，旋覆花 12 g，水煎服，每日 1 剂。

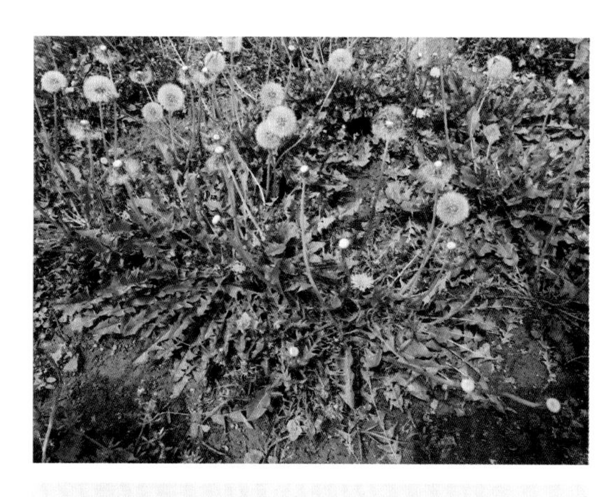

蒲公英 *Taraxacum mongolicum* Hand. -Mazz.

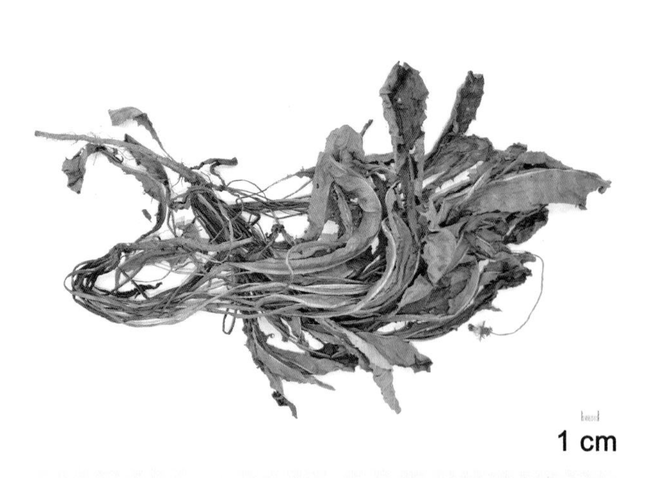

蒲公英药材

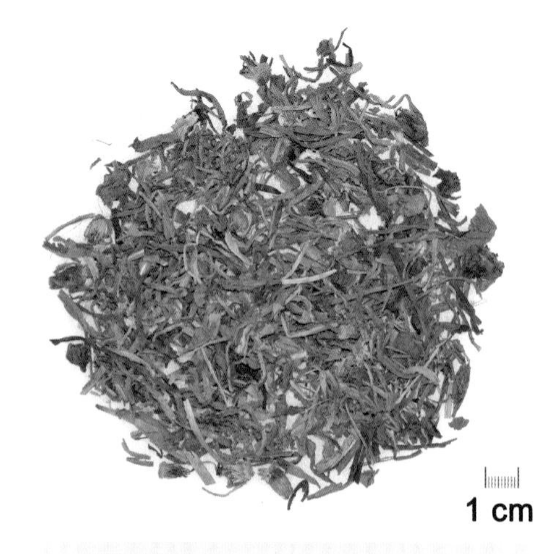

蒲公英饮片

熊胆

《药性论》

【来源】熊科动物棕熊 *Ursus arctos* L. 或黑熊 *Selenarctos thibetanus* G. Cuvier 的干燥胆囊。

【药性功效】苦，寒。归肝、胆、心、胃经。清热解毒，清肝明目，杀虫止血。

【抗肿瘤组分及化学成分】熊胆中抗肿瘤组分为熊胆粉。抗肿瘤化学成分为熊脱氧胆酸、牛磺脱氧胆酸、脱氧胆酸和鹅去氧胆酸。

【用法用量】入丸、散，0.3～0.5 g。外用适量，研末调敷；或点眼。

【效方撷要】

1. 治肝癌　熊胆、麝香、牛黄各 3 g。人参、三七、银耳、乳香、没药各 15 g，生薏苡仁 60 g，土茯苓 30 g。共研细末，装胶囊内服。每日 3 次，1 次 1.5 g，4 个月为 1 个疗程。

2. 治上消化道癌及各种癌性疼痛　熊胆、乳香、没药、硼砂、冰片、雄黄、葶苈子、血竭、沉香各 30 g，珍珠 9 g，牛黄、麝香、朱砂、制蟾酥各 60 g，白梅花 150 g，生石决明 15 g。诸药研磨和匀，用蟾酥汁（蟾酥 5 g 用白酒 10 g 化开）、熊胆汁（熊胆用水化开）拌诸药，研和为小丸，每丸重约 0.15 g，白酒或开水送服，徐徐咽下。

3. 治皮肤癌　熊胆（研）、腻粉各 3 g，雄黄（研）、麝香（研）各 1.5 g，槟榔（末）0.3 g。以上研匀，于腊月用猪胆 1 个，取汁，装药于胆内，用棉绳扎定揉匀，涂患处。

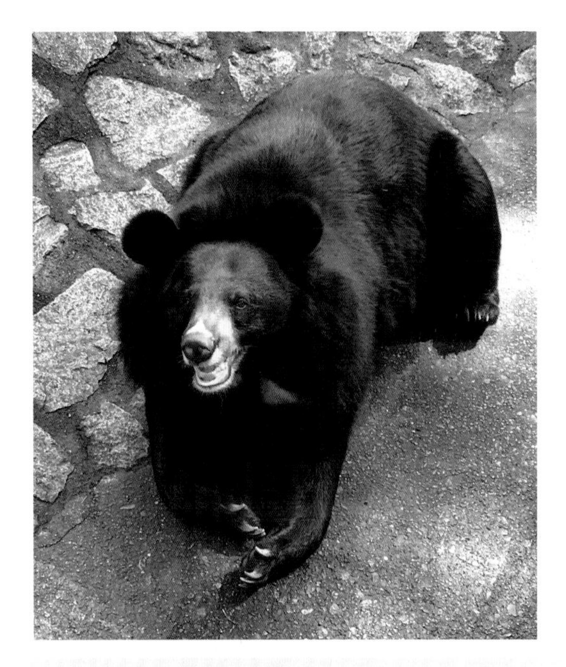

黑熊 *Selenarctos thibetanus* G. Cuvier

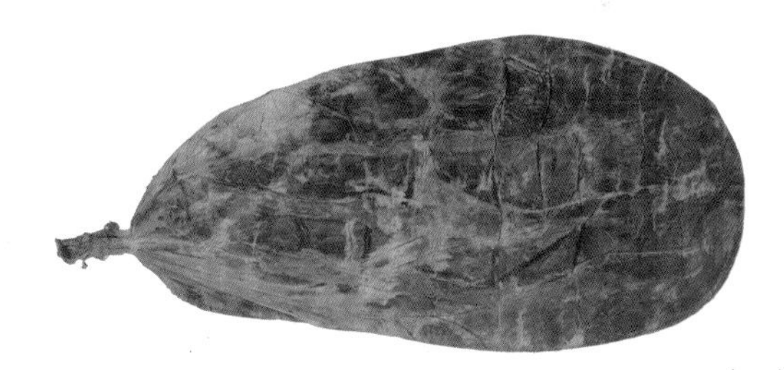

熊胆药材

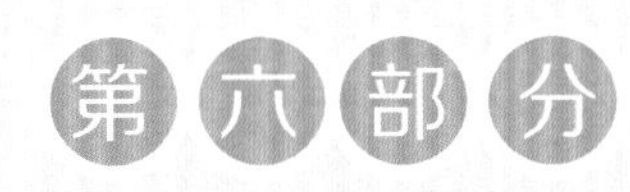

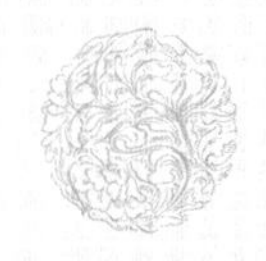

泻下逐水药

大 黄

《神农本草经》

【来源】蓼科植物掌叶大黄 *Rheum palmatum* L.、唐古特大黄 *Rheum tanguticum* Maxim. ex Balf. 或药用大黄 *Rheum officinale* Baill. 的干燥根和根茎。

唐古特大黄在《中国植物志》中为：鸡爪大黄。

【药性功效】苦，寒。归脾、胃、大肠、肝、心包经。泻下攻积，清热泻火，凉血解毒，逐瘀通经，利湿退黄。

【抗肿瘤组分及化学成分】大黄中抗肿瘤组分为大黄水煎液。抗肿瘤化学成分为大黄素、芦荟大黄色素、大黄酸、土大黄苷和脱氧土大黄苷。

【用法用量】煎服，3～15 g，宜后下。外用适量，研末调敷。用于泻下不宜久煎。生用泻热通便，制用止血、活血，祛瘀。

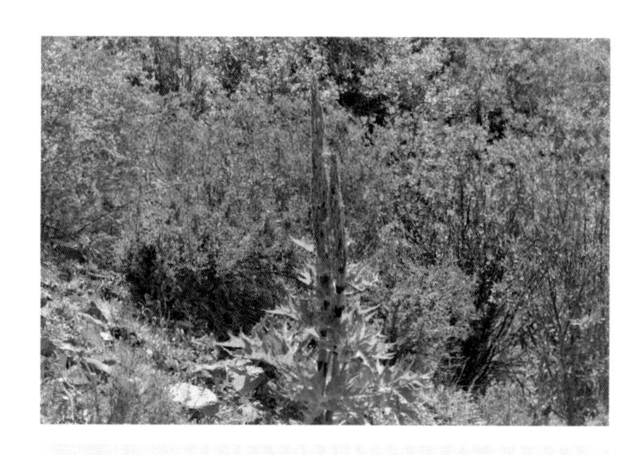

掌叶大黄 *Rheum palmatum* L.

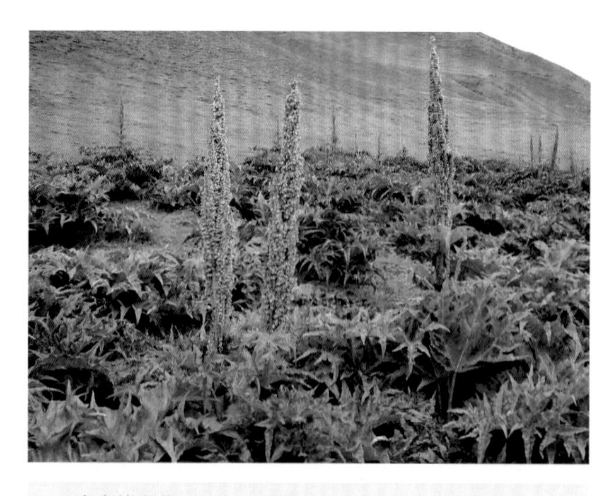

唐古特大黄 *Rheum tanguticum* Maxim. ex Balf.

【效方撷要】

1. 治胃癌　大黄、龟板各10g，蚤休、川连、莪术各15g，白花蛇舌草、半枝莲、地榆炭各30g，川厚朴、紫草各20g。水煎服，每日1剂。

2. 治胰腺癌　大黄、肿节风、黄芪各30g，人参10g(嚼服)。水煎服，每日1剂。

3. 治子宫癌　酒大黄、赤芍、当归、黄芪各30g，北重楼90g。共研细末，炼蜜为丸，每丸重6g，早晚各服1丸。

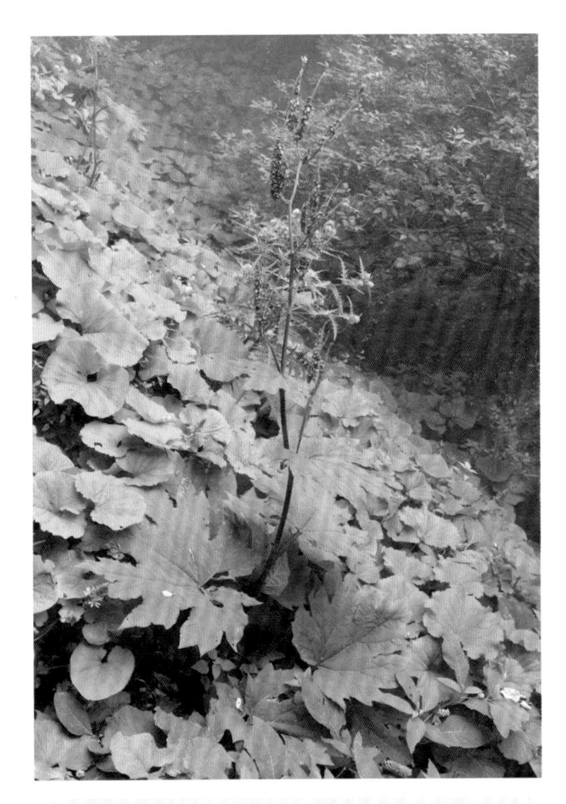

药用大黄 *Rheum officinale* Baill.

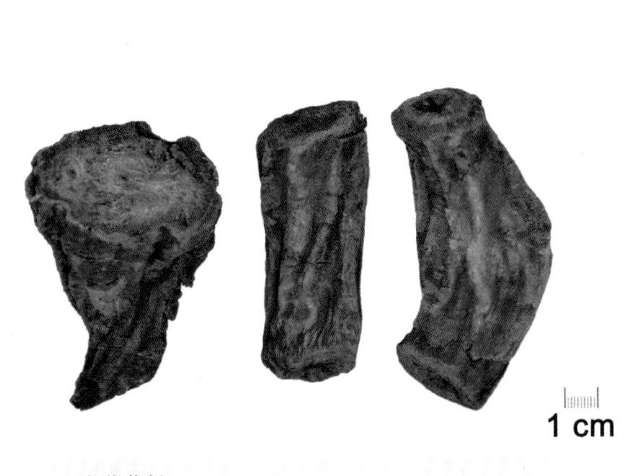

大黄药材

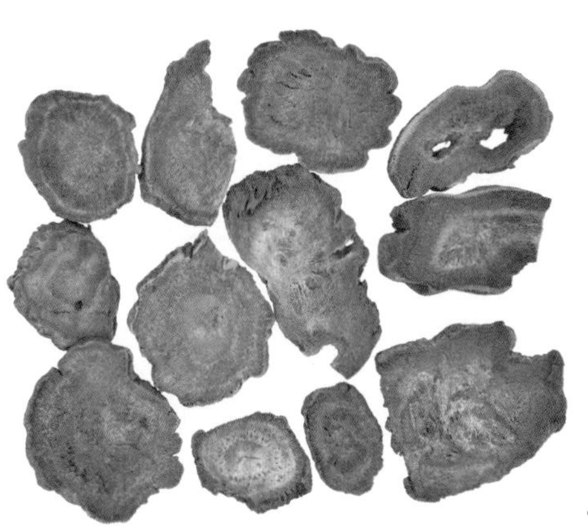

大黄饮片

千金子

《蜀本草》

【来源】大戟科植物续随子 *Euphorbia lathyris* L. 的干燥成熟种子。

【药性功效】辛，温；有毒。归肝、肾、大肠经。泻下逐水，破血消癥；外用疗癣蚀疣。

【抗肿瘤组分及化学成分】千金子的抗肿瘤组分为甲醇提取物、千金子提取物、乙酸乙酯提取物和千金子Ⅰ号。抗肿瘤活性成分有千金子素 L_1、千金子素 L_2、千金子素 L_3、千金子素 L_{7a}、千金子素 L_{7b} 和续随二萜酯。

【用法用量】内服，1～2 g，去壳、去油用，多入丸、散。外用适量，捣敷。

【效方撷要】

1. 治鼻咽癌　千金子、五倍子各 9 g，干漆（炒）、郁金、山慈菇、辛夷、蜂房、全蝎、苍耳子、料姜石各 30 g。共研细粉，水泛为丸，绿豆大小。1 次 3～6 g，黄芪煎水送下，或开水送下，每日 3 次。

2. 治乳腺癌　千金子、枳壳、五灵脂各 6 g，绿矾、郁金、花蕊石、山慈菇、白矾各 3 g，干漆、火硝、制马钱子各 9 g。共研为细粉，水泛为丸。1 次 1.5～3 g，黄芪水煎送下，或开水送下，每日 3 次。

3. 治各种癌症性胸腹水　千金子（去壳取白色者，别研如泥）30 g，巴豆（去皮心，熬勿黑，别研如脂）60 g，杏仁（去皮尖，别研如脂）30 g，桔梗 60 g，商陆 30 g。上药制成巴豆五物丸，每于空腹服 2 丸，每日 2 次，白汤下。病重者 3～4 丸，长期使用者每日 1 丸。

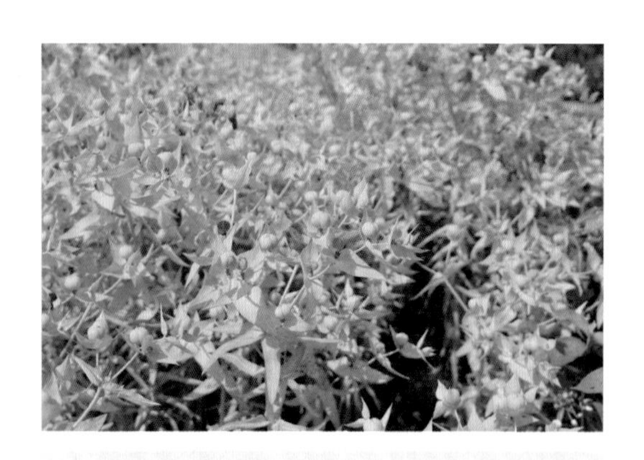

续随子 *Euphorbia lathyris* L.

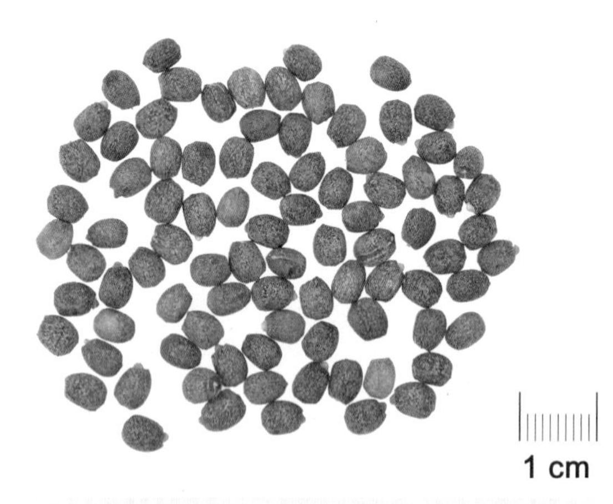

千金子饮片

火麻仁

《神农本草经》

【来源】桑科植物大麻 *Cannabis sativa* L. 的干燥成熟果实。

【药性功效】甘,平。归脾、胃、大肠经。润肠通便。

【抗肿瘤组分及化学成分】火麻仁的抗肿瘤组分为火麻仁水提物。

【用法用量】煎服,10～15 g;或入丸、散。外用适量,捣敷或榨油涂。

【效方撷要】

1. 治胃癌　火麻仁、郁李仁、槟榔、牛膝(酒浸)各 60 g,当归(酒浸)、白茯苓、山药、菟丝子(酒制)、枳壳(麦炒)、独活、防风各 30 g,大黄(酒蒸)、沉香各 15 g,木香 9 g。上药为末,炼蜜为丸,如梧桐子大,1 次 25 丸,白滚汤送,每日 1 次。

2. 治肠癌　火麻仁、大黄、蜂房、蛇蜕、全蝎、瓦楞子、金银花、鸡内金、山豆根、白扁豆各等份。共研细粉,做成水丸,1 次 6～9 g,每日 3 次,开水送服。

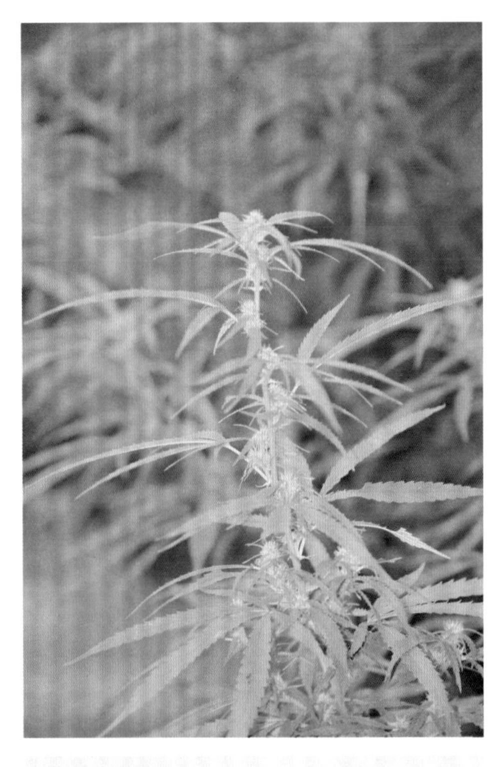

大麻 *Cannabis sativa* L.

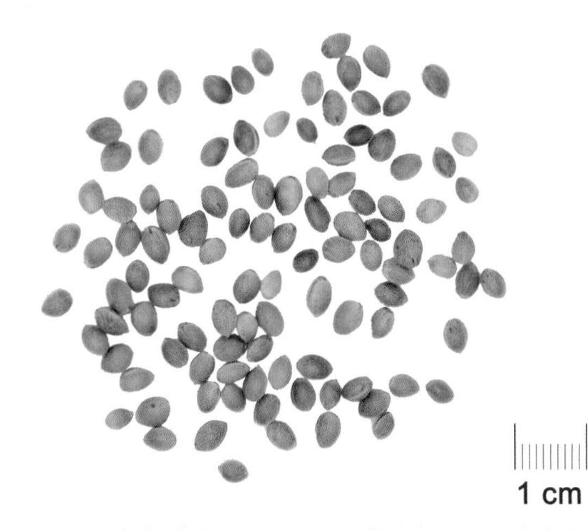

火麻仁饮片

巴豆

《本草纲目》

【来源】大戟科植物巴豆 *Croton tiglium* L. 的干燥成熟果实。

【药性功效】辛，热；有大毒。归胃、大肠经。峻下冷积，逐水退肿，祛痰利咽，外用蚀疮。

【抗肿瘤组分及化学成分】巴豆的抗肿瘤组分为巴豆生物碱。

【用法用量】内服，入丸散（宜制巴豆霜），0.15～0.3 g。外用适量，研末涂患处，或捣烂以纱布包擦患处。

【效方撷要】

1. 治胃癌　巴豆霜（巴豆炮制加工品）0.15 g，制川乌 3 g，姜半夏、枳壳、红丹参、党参各 9 g，煅赭石 15 g，半枝莲、白茅根各 30 g，鸡内金 12 g。浓煎取汁，加白蜜 60 g，制成糖浆 200 ml，每日 3 次，1 次 20 ml。

2. 治鼻咽癌、直肠癌、膀胱癌　巴豆（去皮）7 粒，红矾 15 g，大枣 7 枚，葱须 3 500 g。将红矾、巴豆研细，大枣、葱须蒸烂捣碎，然后将以上四种成分混匀用布包好即成。用手握 12 h，隔日 1 次，握完净手。

3. 治肿瘤溃疡　巴豆去壳，炒焦，研成膏，点溃疡处。

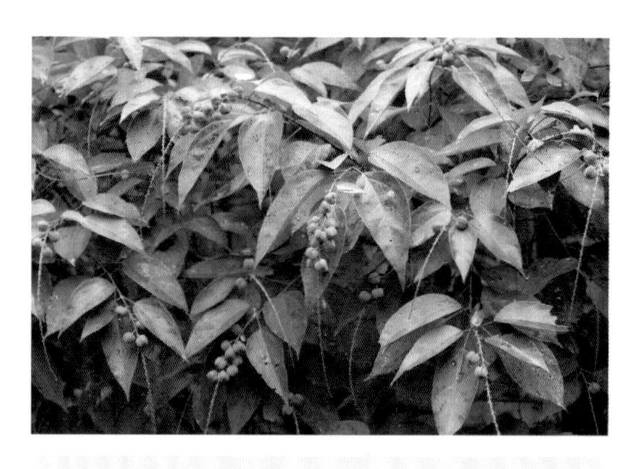

巴豆 *Croton tiglium* L.

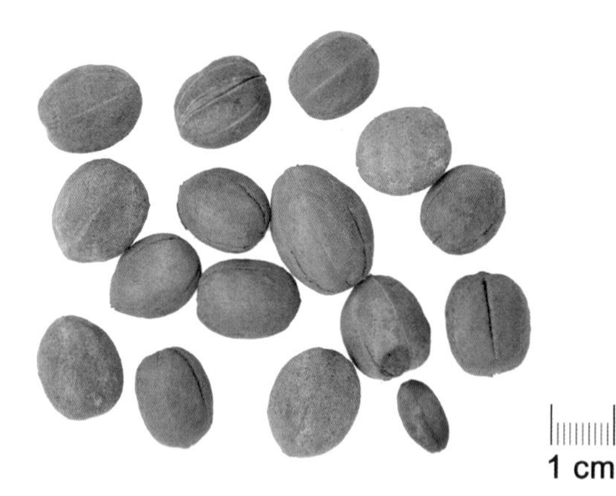

巴豆饮片

甘 遂

《神农本草经》

【来源】大戟科植物甘遂 *Euphorbia kansui* T. N. Liou ex T. P. Wang 的干燥块根。

甘遂在《中国植物志》中为：*Euphorbia kansui* T. N. Liou ex S. B. Ho。

【药性功效】苦，寒；有毒。归肺、肾、大肠经。泻水逐饮，消肿散结。

【抗肿瘤组分及化学成分】甘遂的抗肿瘤组分为甘遂根提取液。抗肿瘤化学成分为甘遂大戟萜酯 A、甘遂大戟萜酯 B 和大戟醇。

【用法用量】炮制后入丸、散，0.5～1.5 g。外用适量，生用，研末调敷。

【效方撷要】

1. 治晚期食管癌　甘遂适量，面粉包裹，入锯末火中烧或炉火上烤，以面粉烤黄为度，取甘遂在铜药钵中捣碎，过筛取粉备用；另取适量甘草切碎，同法捣碎过筛取粉。用时取甘遂粉 0.3 g，甘草粉 0.15 g，混合后用温开水冲服，每日 3 次。

2. 治癌性胸水　甘遂、大戟、芫花各等量，共为极细末，装瓶备用。用法从小量开始，1 次 0.3 g，每日 3 次，无腹泻则逐渐增加剂量，至大便每日 1～2 次为度，均不可猛增剂量以免腹泻峻猛而发生危险。

3. 治癌瘤疼痛剧烈　甘遂 9 g，葶子 60 g，麝香 1.5 g，阿魏、急性子、大黄各 15 g，巴豆 10 粒，白酒 500 g。各药捣碎，混合纳入猪膀胱，外敷疼处，疼止停药。

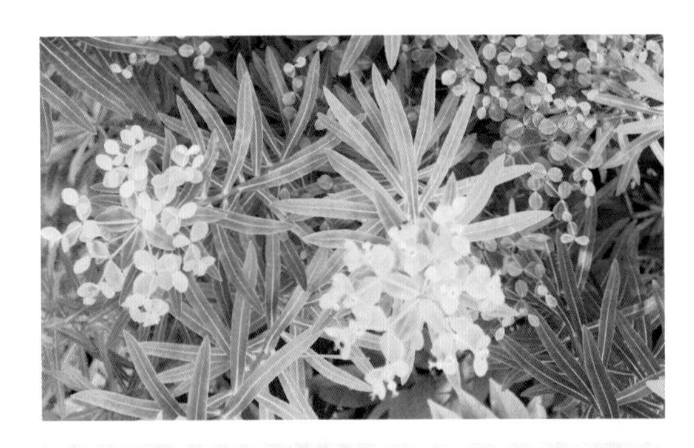

甘遂 *Euphorbia kansui* T. N. Liou ex T. P. Wang

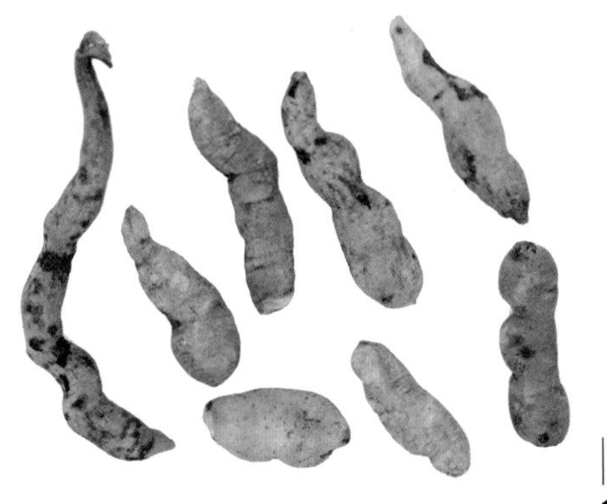

甘遂药材

甘遂饮片(制甘遂)

芒硝

《神农本草经》

【来源】硫酸盐类矿物芒硝族芒硝，经加工精制而成的结晶体。主要含水硫酸钠（$Na_2SO_4 \cdot 10H_2O$）。

【药性功效】咸、苦，寒。归胃、大肠经。泻下通便，润燥软坚，清火消肿。

【用法用量】冲入药汁或开水融化后服，6～12 g，一般不入煎剂。外用适量，化水涂洗。

【效方撷要】

1. 治脑肿瘤　芒硝、川芎、郁金、芍药、荆芥穗、薄荷叶各 15 g，乳香、没药各 3 g。上药研细末，每用少许搐鼻。

2. 治胃癌　芒硝、沉香、青皮（去瓤，炒）各 1.5 g，黄连（姜汁炒）、桃仁（去皮尖）各 4.5 g，枳实（炒）、炒香附、茯苓（去皮）、木通各 3 g。上锉 1 剂，加生姜 5 片，水煎稍热服。

3. 治卵巢癌　桃仁 13g，大黄（后下）16g，桂枝、芒硝（后下）、水蛭各 10 g，甘草 6 g。水煎服，每日 1 剂。

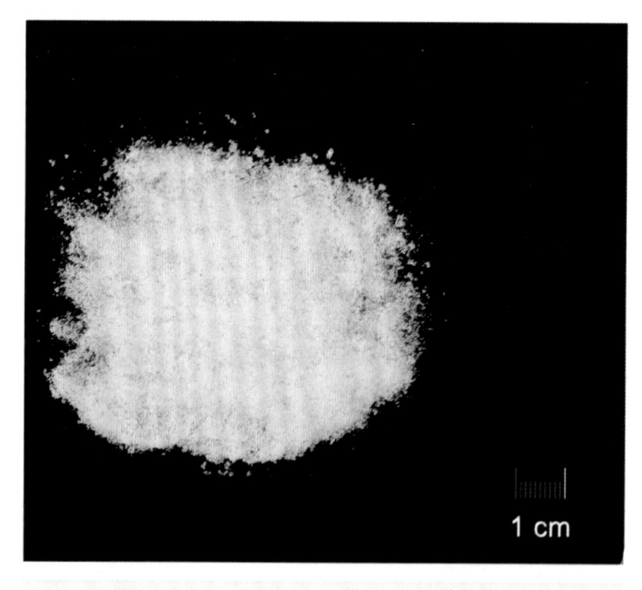

芒硝饮片

芫花

《神农本草经》

【来源】瑞香科植物芫花 *Daphne genkwa* Sieb. et Zucc. 的干燥花蕾。

【药性功效】苦、辛，温；有毒。归肺、脾、肾经。泻水逐饮；外用杀虫疗疮。

【抗肿瘤组分及化学成分】芫花的抗肿瘤组分为芫花提取物和瑞香烷型二萜原酸酯类化合物。抗肿瘤化学成分为芫花酯甲、yuanhuahine、yuanhualine、yuanhuadine、yuanhuagine 和芫花瑞香宁。

【用法用量】煎服，1.5～3 g；入丸、散，0.6 g；醋炙研末，0.6～0.9 g。外用适量，研末调敷；或煎水含漱。

【效方撷要】

1. 治子宫癌　芫花（醋拌炒令干）、当归（锉，微炒）、桂心各 30 g。共为细末，以软饭和丸，如梧桐子大，每于食前以热酒送服 10 丸。

2. 治皮肤癌　芫花、大黄、海藻、昆布各 60 g。以青炭灰水加醋熬，入半夏、五倍子、天南星（末）各 30 g。石灰炒熟研末 60 g，外敷，收缩患处。

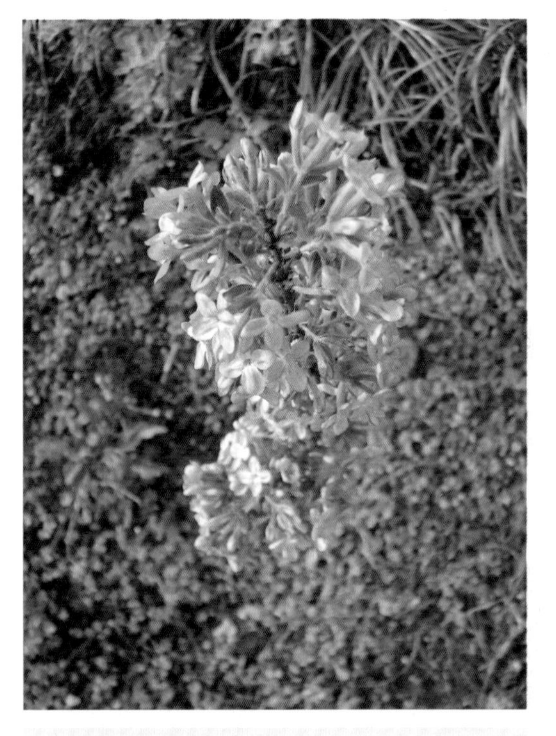

芫花 *Daphne genkwa* Sieb. et Zucc.

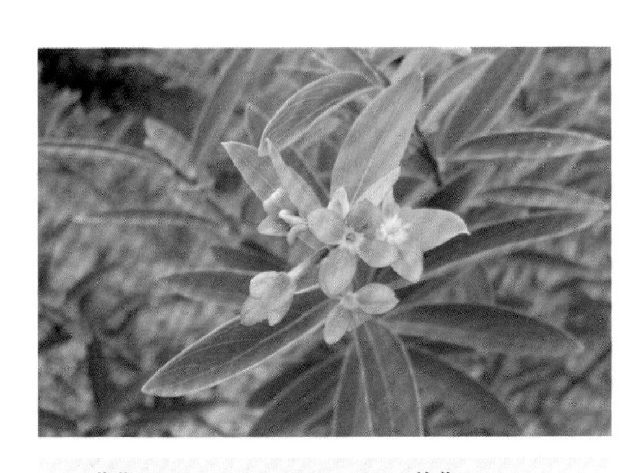

芫花 *Daphne genkwa* Sieb. et Zucc. 的花

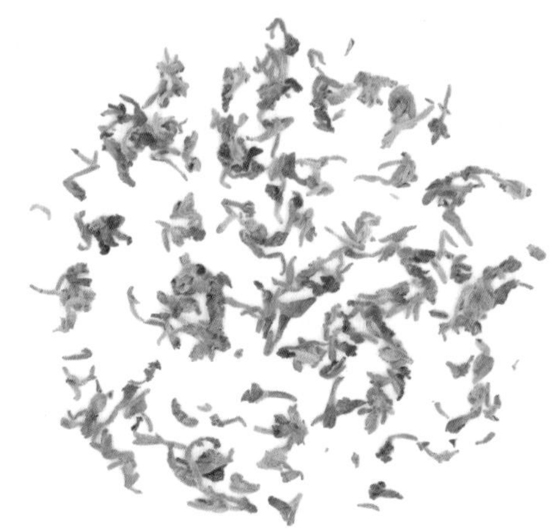

芫花饮片

京大戟

《神农本草经》

【来源】大戟科植物大戟 *Euphorbia pekinensis* Rupr. 的干燥根。

【药性功效】苦,寒;有毒。归肺、脾、肾经。泻水逐饮,消肿散结。

【抗肿瘤组分及化学成分】京大戟中抗肿瘤的组分有京大戟二萜类。抗肿瘤的化学成分有 pekinenal、pekinenin A、pekinenin B、pekinenin C、pekinenin D、pekinenin E、pekinenin F。

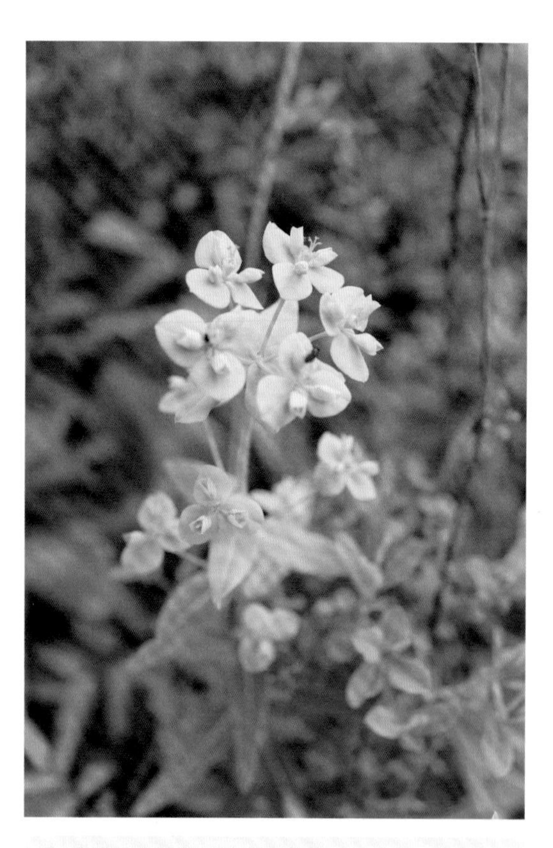

大戟 *Euphorbia pekinensis* Rupr.

【用法用量】煎服,1.5～3 g;入丸、散,1 g。外用适量,生用,捣敷或榨油涂。内服醋炙,以降低毒性。

【效方撷要】

1. 治肛门癌　大戟、硇砂、雄黄、血竭、白及、煅石膏各 30 g,硼砂、红升丹、白降丹、白胡椒各 10 g,蟾酥 3 g,儿茶 20 g。以上各药共研细末。未溃烂肿物用香油或凡士林调成适量软膏外敷,隔日 1 换;已经溃烂者直接撒药于创面,每日 1 次。

2. 治子宫颈癌　大戟、地丁、金银花、毛慈姑各 9 g,蒲公英 6 g,梅片 3 g。上药共煎水熏之或洗阴道。

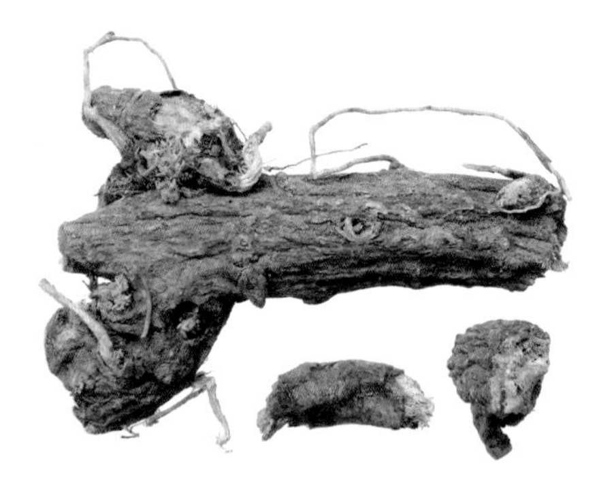

京大戟药材

牵牛子

《名医别录》

【来源】旋花科植物裂叶牵牛 *Pharbitis nil* (L.) Choisy 或圆叶牵牛 *Pharbitis purpurea* (L.) Voigt 的干燥成熟种子。

裂叶牵牛在《中国植物志》中为：*Ipomoea nil* (L.) Roth。圆叶牵牛为：*Ipomoea purpurea* Lam.。

【药性功效】苦，寒；有毒。归肺、肾、大肠经。泻水通便，消痰涤饮，杀虫攻积。

【抗肿瘤组分及化学成分】牵牛子的抗肿瘤组分为牵牛子酒提取物。

【用法用量】煎服，3～6 g；入丸、散，1.5～3 g。炒用药性减缓。

【效方撷要】

1. 治肺癌　牵牛子 30 g，虎杖根、白花蛇舌草各 60 g，小茴香 12 g。水煎服，每日 1 剂。

2. 治肝癌　牵牛子（生、炒各半）15 g，大黄 45 g，郁李仁、紫葛各 30 g，赤芍、炒桔梗、紫菀、木香、诃子各 22 g。上为细末，炼蜜为丸，如梧桐子大，1 次 15 丸，空腹时用木通及大枣汤送下，每日 3 次。

3. 治肠癌　牵牛子 9 g，大黄、青黛、硇砂、硼砂、红参各 15 g，料姜石、地榆各 30 g，蜈蚣 10 条。上药共为细末，1 次 1.5～3 g，黄芪煎水送下，或开水送服，每日 3 次。

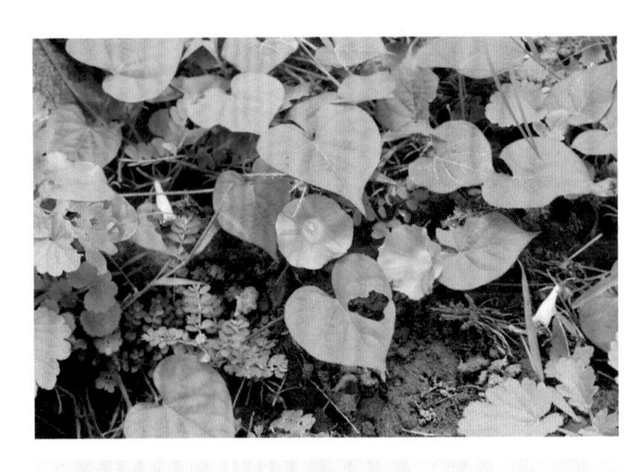

圆叶牵牛 *Pharbitis purpurea* (L.) Voigt

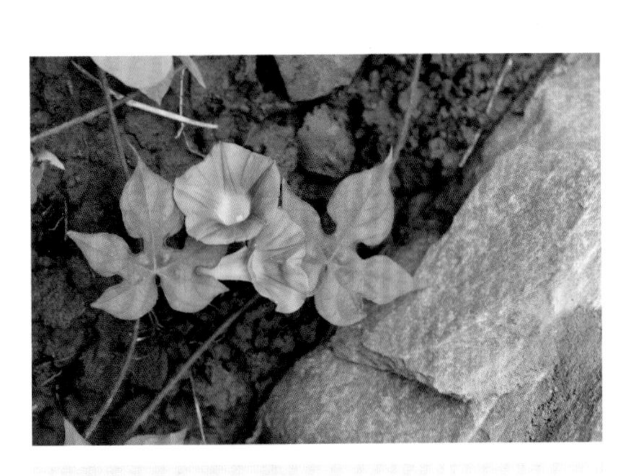

裂叶牵牛 *Pharbitis nil* (L.) Choisy

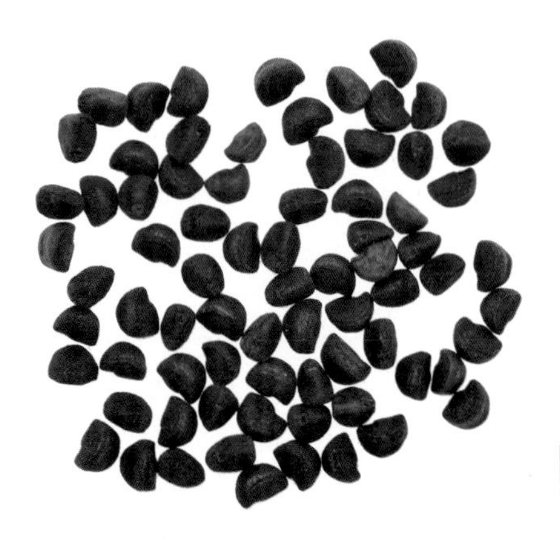

牵牛子饮片（圆叶牵牛）

商陆

《神农本草经》

【来源】商陆科植物商陆 *Phytolacca acinosa* Roxb. 或垂序商陆 *Phytolacca americana* L. 的干燥根。

【药性功效】苦，寒；有毒。归肺、脾、肾、大肠经。逐水消肿，通利二便；外用解毒散结。

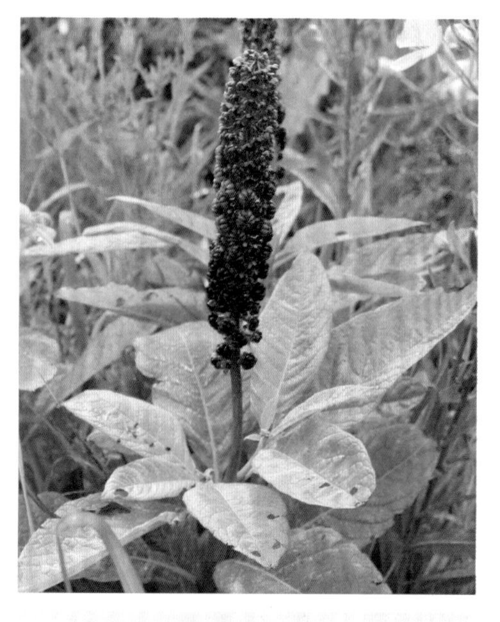

商陆 *Phytolacca acinosa* Roxb.

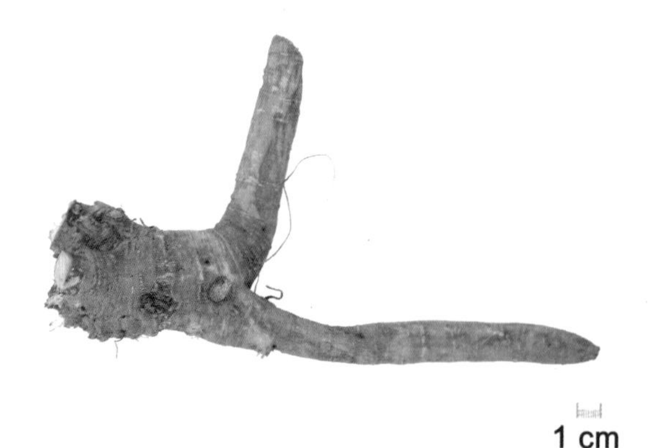

商陆药材(垂序商陆)

【抗肿瘤组分及化学成分】商陆的抗肿瘤组分为商陆多糖Ⅰ和商陆皂苷。抗肿瘤化学成分是3-*O*-*β*-*D*-吡喃木糖-2-羟基商陆酸-30-甲酯。

【用法用量】煎服，3～9 g；或入散剂。外用适量，煎汤熏洗。醋炙以降低毒性。

【效方撷要】*治骨癌*　商陆、三棱、莪术、生半夏、土鳖虫、生川乌、桃仁、乳香、没药各9 g，麝香0.3 g，红花6 g，木鳖子、斑蝥各0.9 g，雄黄3 g。上药研为细末，制成外用散剂，撒敷于癌肿处，或用蜜糖调和后涂敷，隔日1次。

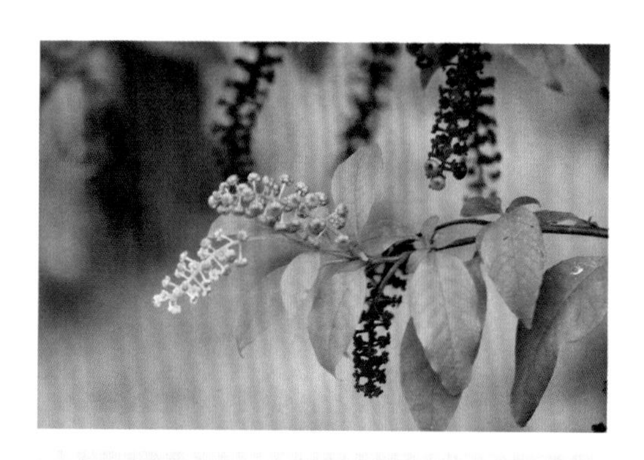

垂序商陆 *Phytolacca americana* L.

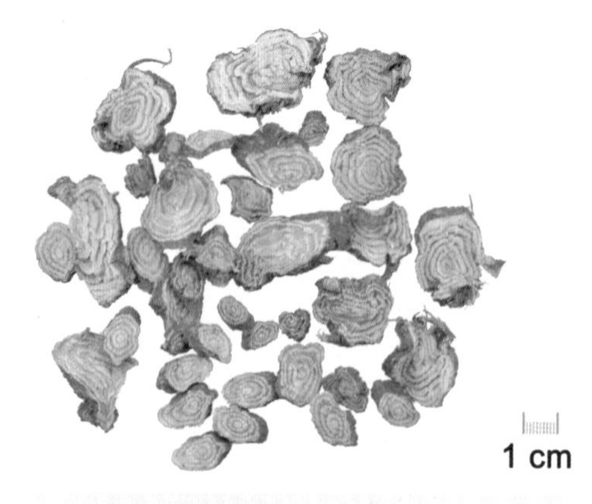

商陆饮片(垂序商陆)

蓖麻子

《新修本草》

【来源】大戟科植物蓖麻 *Ricinus communis* L. 的干燥成熟种子。

【药性功效】甘、辛，平；有毒。归大肠、肺经。泻下通滞，消肿拔毒。

【抗肿瘤组分及化学成分】蓖麻子的抗肿瘤组分为蓖麻毒蛋白和蓖麻毒素 A 链。

【用法用量】煎服，2～5 g。外用适量。

【效方撷要】

1. 治皮肤癌　蓖麻仁 2 g，千足虫、鲜苎麻根各 6 g，陈石灰、叶烟粉各 1 g。取 95% 乙醇浸泡千足虫，捣烂，加入去壳蓖麻仁泥，陈石灰、叶烟粉调匀。最后加入捣烂的苎麻根心，调和成膏状。用时以双氧水及水洗净肿瘤创面后，再涂此膏，隔日或每日 1 换。

2. 治结肠癌　蓖麻子（捣烂）6 g，藤梨根 60 g，北重楼 15 g，槐耳 24 g，贯众 1.2 g，白茅根、山豆根各 30 g，香附 12 g。水煎服或研末服，1 次 9 g。

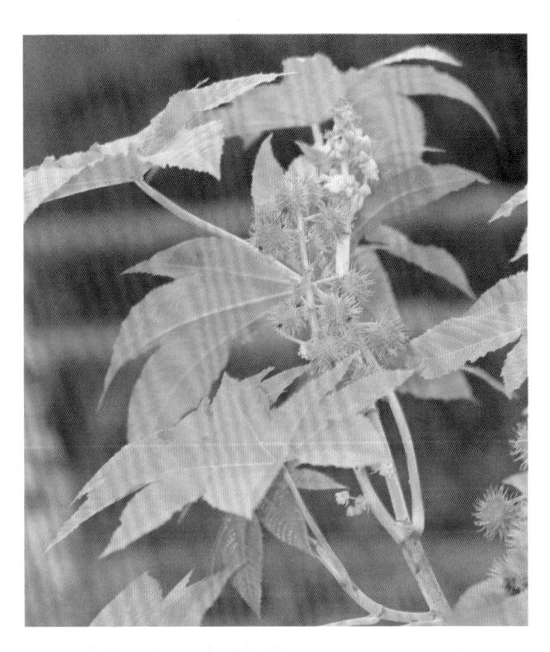

蓖麻 *Ricinus communis* L.

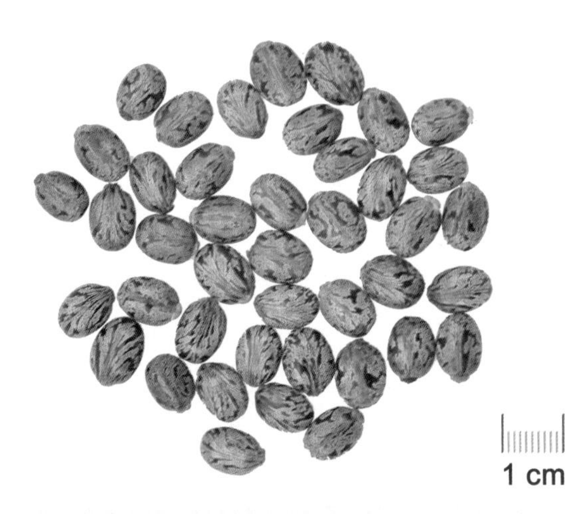

蓖麻子饮片

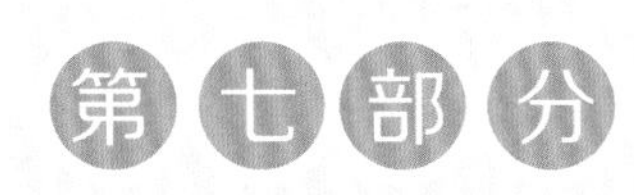

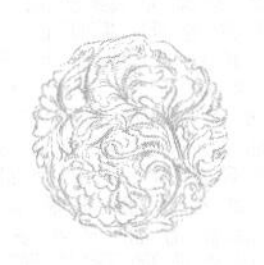

扶正培本药

人参

《神农本草经》

【来源】五加科植物人参 *Panax ginseng* C. A. Mey. 的干燥根和根茎。

【药性功效】甘、微苦，微温。归肺、脾、心、肾经。大补元气，复脉固脱，补脾益肺，生津养血，安神益智。

【抗肿瘤组分及化学成分】人参的抗肿瘤组分为人参多糖和挥发油。抗肿瘤化学成分为20-(*S*)-人参皂苷 Rh_2、20-(*R*)-人参皂苷 Rg_3、人参皂苷 IH901、人参皂苷 Rg_1、Rg_5、Rk_1、20-(*R*)-人参二醇，20-(*S*)-人参皂苷 Rg_3、20-(*S*)-人参二醇、人参皂苷 Rb_2、人参皂苷 F_2、20-(*R*)-人参皂苷 Rg_2，人参皂苷 Rg_6 和人参皂苷 F_4。

【用法用量】煎服，3～9 g，另煎兑服；研末吞服，1次1～2 g，每日1～2次。用于回阳救逆时，用大量(15～30 g)，煎汁分多次灌服。

【效方撷要】

1. 治食管癌　人参汁、桂圆肉汁、芦根汁、蔗汁、梨汁、人奶、牛乳各等份，加姜汁少许。隔水炖成膏，徐徐频服。

2. 治胃癌　人参、茯苓、姜制厚朴、炒枳壳、煨三棱、制半夏、白术各等份。面糊为丸，梧桐子大，1次50丸，用米汤送下。

3. 治肝癌　生晒参3 g(另煎)，黄芪、预知子、炙鳖甲各12 g，丹参、郁金、凌霄花、桃仁泥、香附各9 g。水煎服，每日1剂。

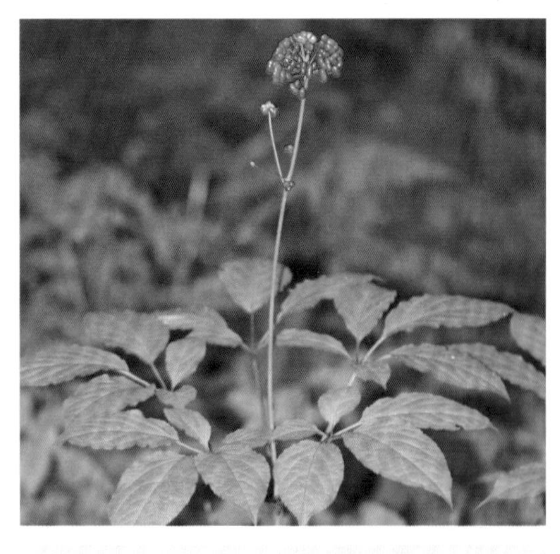

人参 *Panax ginseng* C. A. Mey.

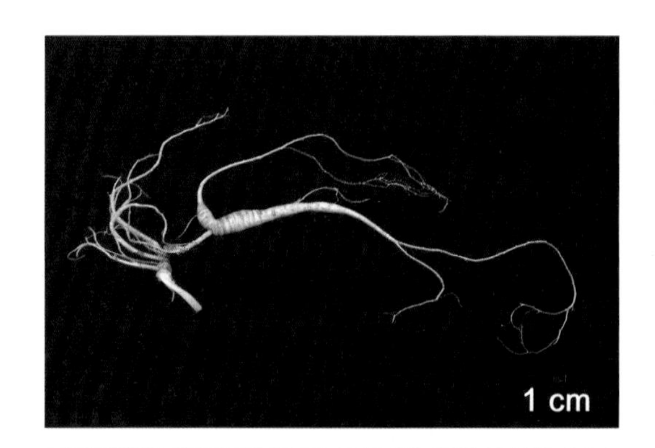

人参药材

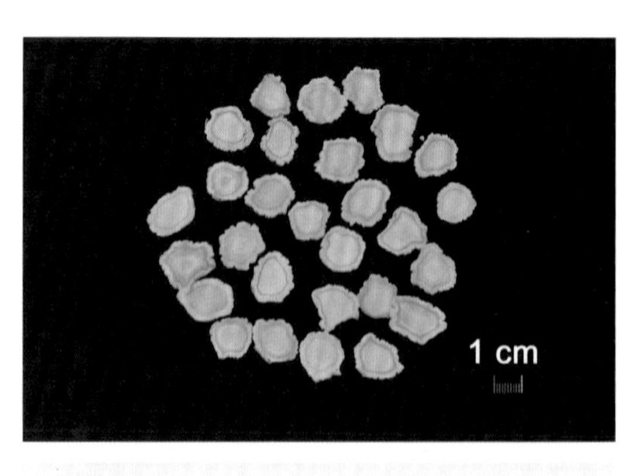

人参饮片

干 姜

《神农本草经》

【来源】姜科植物姜 *Zingiber officinale* Rosc. 的干燥根茎。

【药性功效】辛，热。归脾、胃、肾、心、肺经。温中散寒，回阳通脉，温肺化饮。

【抗肿瘤组分及化学成分】干姜中抗肿瘤组分为干姜萜类提取物。抗肿瘤化学成分为 4-姜烯酚、6-姜烯酚、8-姜辣素、6-姜辣素和 10-姜辣素。

【用法用量】煎服，3～10g；或入丸、散。

【效方撷要】

1. 治消化系统肿瘤　干姜 5g，人参(另炖)、炙甘草各 6g，白术 9g。水煎服，每日 1 剂。服后，可饮适量热粥以助药力。

2. 治胰尾癌　干姜、川椒、白术、茯苓、猪苓、藿香、佩兰各 10g，党参、白芍各 15g，百合、白花蛇舌草各 30g。水煎服，每日 1 剂。

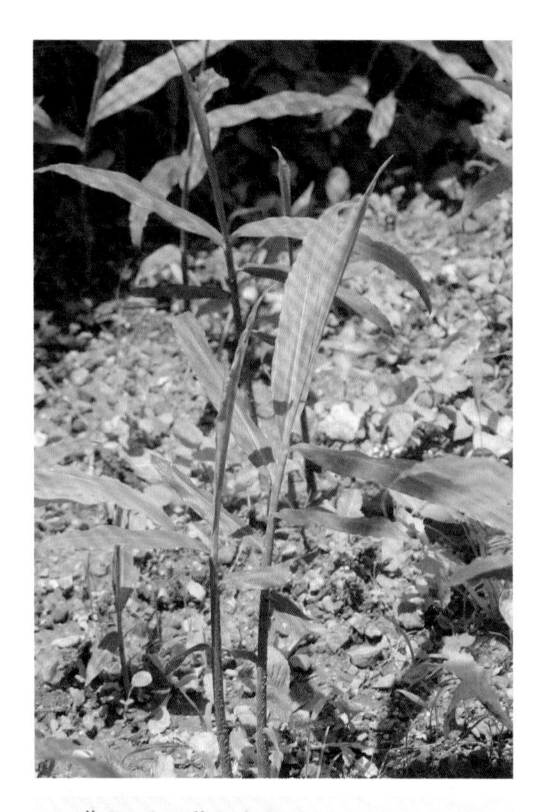

姜 *Zingiber officinale* Rosc.

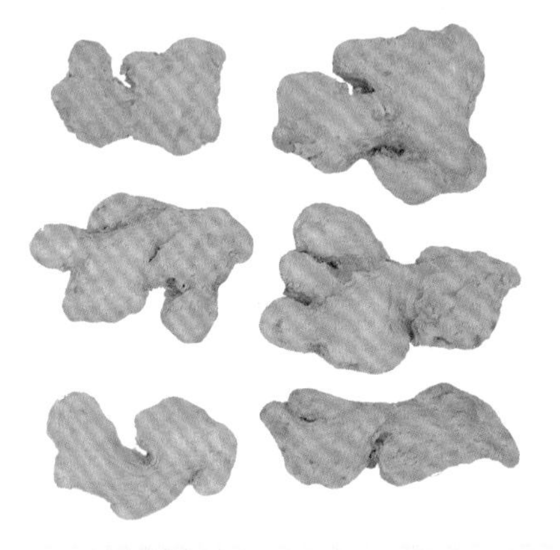

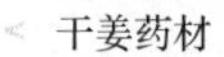

干姜药材

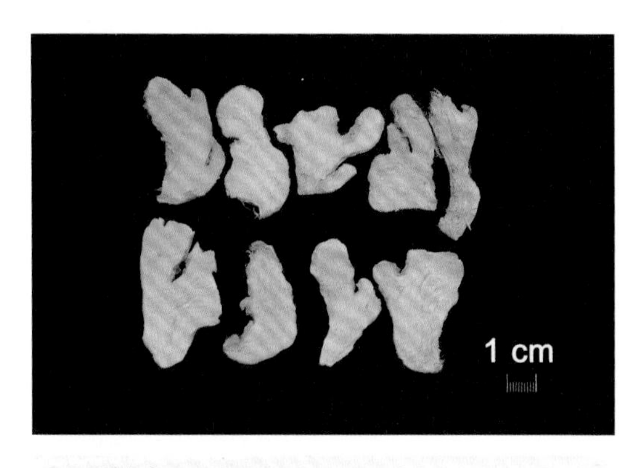

干姜饮片

大枣

《神农本草经》

【来源】鼠李科植物枣 *Ziziphus jujuba* Mill. 的成熟果实。

【药性功效】甘，温。归胃、脾、心经。补中益气，养血安神。

【抗肿瘤组分及化学成分】大枣中抗肿瘤活性组分有大枣中性多糖和金丝枣多糖。抗肿瘤化学成分为三萜类化合物齐墩果酸。

【用法用量】煎服，6～15 g。入丸剂应去皮核捣烂。外用适量，煎水洗或烧存性研末调敷。

【效方撷要】

1. 治反胃吐食(贲门癌)　大枣1枚(去核)，斑蝥1枚(去头翅)入内煨熟。去蝥，空心食之，白汤下。

2. 治胃癌　仙鹤草40 g，大枣30 g，水煎浓液。分6次服完，40日为1个疗程。

3. 治白血病　红枣15枚，兔肉200 g，放炖盅内隔水炖熟服用。

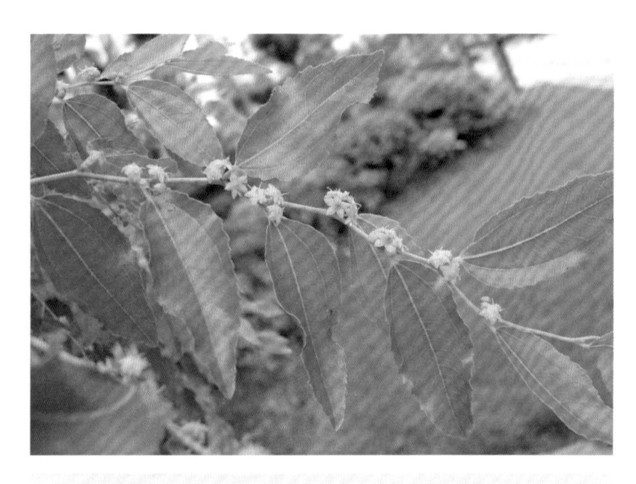

枣 *Ziziphus jujuba* Mill.

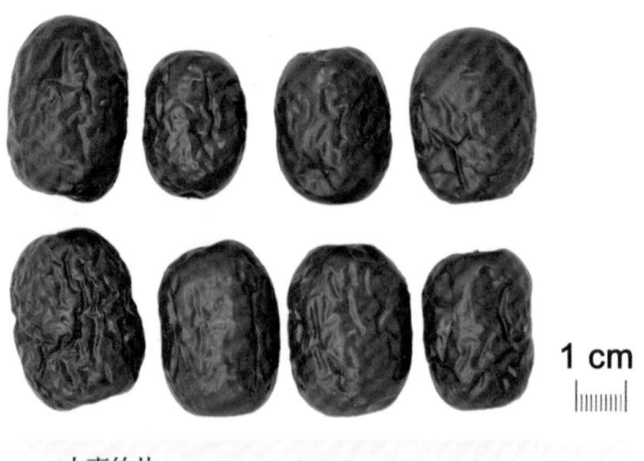

大枣饮片

山茱萸

《神农本草经》

【来源】山茱萸科植物山茱萸 *Cornus officinalis* Sieb. et Zucc. 的干燥成熟果肉。

【药性功效】酸、涩，微温。归肝、肾经。补益肝肾，收涩固精。

【抗肿瘤化学组分及成分】山茱萸的抗肿瘤组分为山茱萸多糖和山茱萸总皂苷。抗肿瘤化学成分为熊果酸、齐墩果酸和没食子酸。

【用法用量】煎服，6～12 g，急救固脱需大剂量（20～30 g）；或入丸、散。

【效方撷要】

1. 治食管癌　山茱萸、怀山药各 120 g，熟地 240 g，泽泻、牡丹皮、茯苓各 90 g。上药制成蜜丸，每丸 9 g。每日晨起服 1～2 丸，连服 1 年。

2. 治肠癌　山茱萸、生地黄各 12 g，知母、茯苓、黄柏、山药各 10 g，鳖甲、女贞子、泽泻各 15 g，金银花、马齿苋各 30 g。水煎服，每日 1 剂。

3. 治脑瘤　山茱萸 15 g，川牛膝 9 g，熟地、怀山药、枸杞子、菟丝子、鹿角胶各 12 g。水煎服，每日 1 剂。

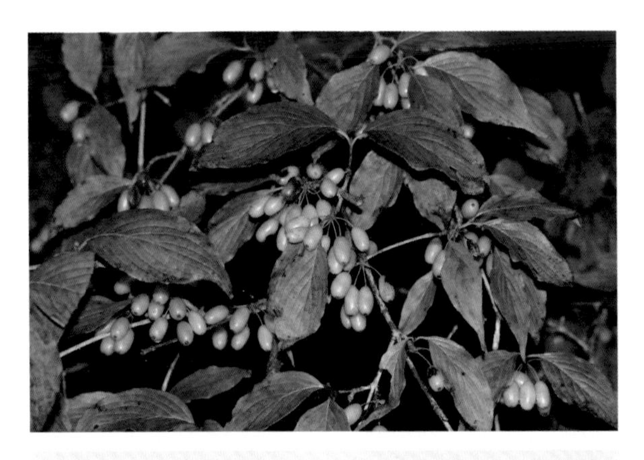

山茱萸 *Cornus officinalis* Sieb. et Zucc.

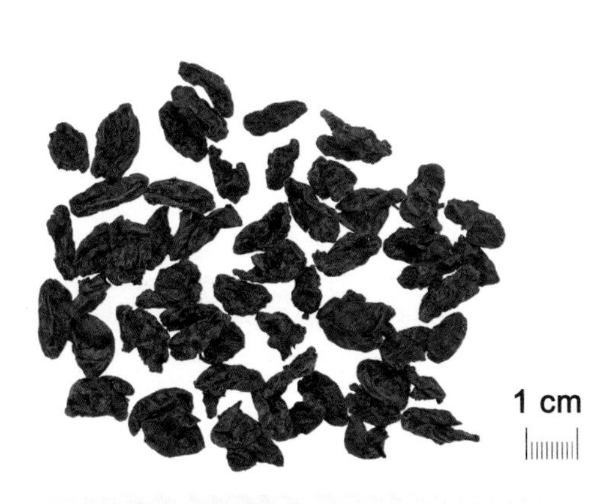

山茱萸饮片（酒茱萸）

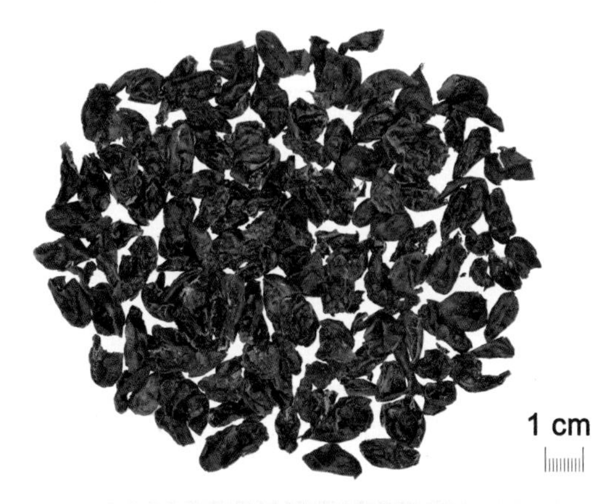

山茱萸饮片（山萸肉）

山药

《神农本草经》

【来源】薯蓣科植物薯蓣 *Dioscorea opposita* Thunb. 的干燥根茎。

薯蓣在《中国植物志》中为：*Dioscorea polystachya* Turczaninow。

【药性功效】甘，平。归肺、脾、肾经。补脾养胃，生津益肺，补肾涩精。

【抗肿瘤组分及化学成分】山药的抗肿瘤组分为山药活性多糖和山药多糖 RDP_S－Ⅰ。抗肿瘤化学成分为 diosgenin-3-*O*-*α*-*L*-rhamnopyranosyl-(1→4)-*β*-*D*-glucopyranoside。

【用法用量】煎服，15～30 g；单独食用或煎水代茶饮用，可用 60～150 g；研末吞服，6～10 g。健脾补脾宜炒用，滋阴宜生用。

【效方撷要】

1. 治胃癌或化疗后呕吐不止　山药、清半夏各 30 g。先用温水淘洗半夏数次，使无矾味，煎取清汤 200 ml，去渣，加入山药粉调匀，再煎煮成粥，加白砂糖调味服之。

2. 治子宫颈癌　山药、土茯苓、贯众、薏苡仁各 30 g，白花蛇舌草、半枝莲各 60 g，紫草、金银花、丹参各 15 g，当归 12 g，青皮 9 g。水煎服，每日 1 剂。

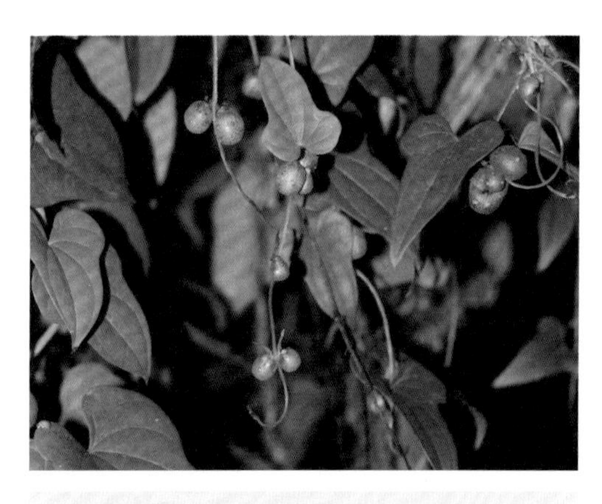

薯蓣 *Dioscorea opposita* Thunb.

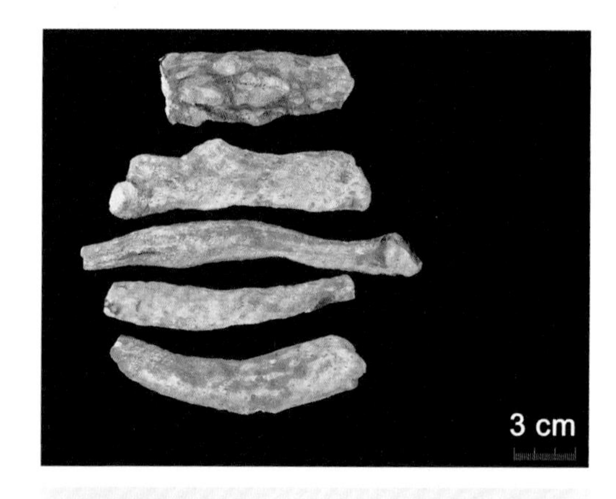

山药药材（毛山药）

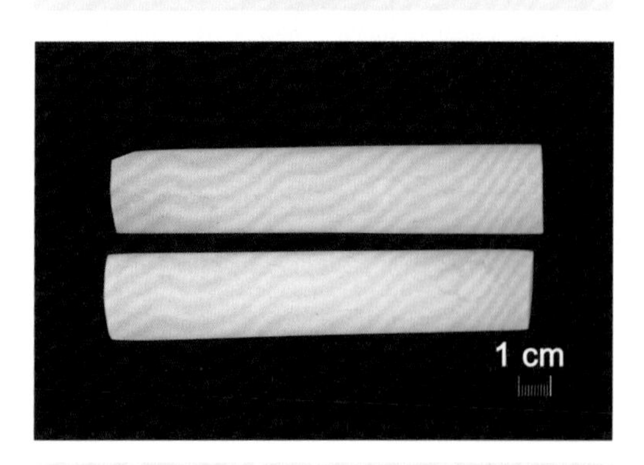

山药药材（光山药）

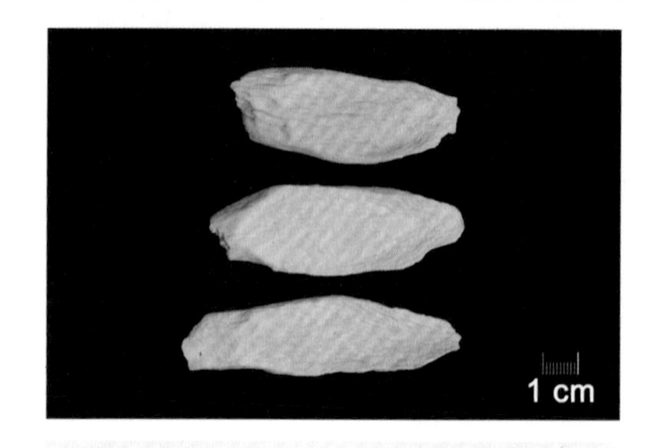

山药饮片

女贞子

《神农本草经》

【来源】木樨科植物女贞 *Ligustrum lucidum* Ait. 的干燥成熟果实。

【药性功效】甘、苦，凉。归肝、肾经。滋补肝肾，明目乌发。

【抗肿瘤组分及化学成分】女贞子的抗肿瘤组分为女贞子提取物和女贞子多糖。抗肿瘤化学成分为熊果酸和齐墩果酸。

【用法用量】煎服，6～12 g；入丸剂或熬膏。外用适量，熬膏点眼。制用补肝肾，生用清虚热。

【效方撷要】

1. 治肾癌、肾盂癌　女贞子、海金沙各 15 g，生地黄、熟地黄各 12 g，枸杞子、补骨脂、白术、云苓各 10 g，生黄芪、半枝莲各 30 g，太子参、瞿麦、土茯苓各 20 g。水煎服，每日 1 剂，宜长期服用。

2. 治胃癌　女贞子、党参、枸杞子各 15 g，白术、菟丝子、补骨脂各 9 g。水煎服，每日 1 剂。

3. 治甲状腺癌骨转移　女贞子、墨旱莲、补骨脂、骨碎补、透骨草、鸡血藤、络石藤、海藻、肉苁蓉各 50 g。山药、牛膝、木瓜各 25 g。水煎服，每日 1 剂。

4. 治硬腭肿瘤　女贞子、白术、炙甘草、当归、墨旱莲各 12 g，黄芪、党参、生地黄、熟地黄、首乌、山豆根各 15 g，煅龙骨、煅牡蛎各 18 g，白花蛇舌草 30 g。水煎服，每日 1 剂。

5. 治脑瘤　女贞子、何首乌、生地黄各 15 g，丹参、墨旱莲、白芍各 12 g，旋覆花（包煎）、竹茹、天葵子、紫草、牛膝各 10 g，生赭石（先煎）30 g，珍珠（先煎）20 g，陈皮 5 g，蜈蚣 1 条，蛇蜕（焙）、黄连各 3 g。水煎服，另用铁锈、灶心土烧红入黄连淬水对药服，每日 1 剂。

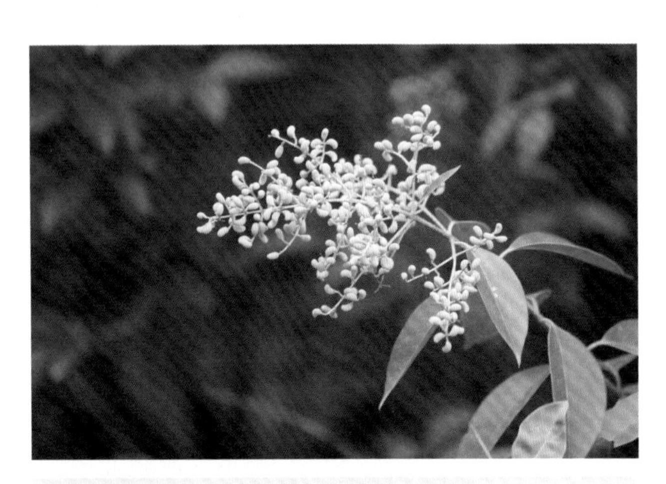

女贞 *Ligustrum lucidum* Ait.

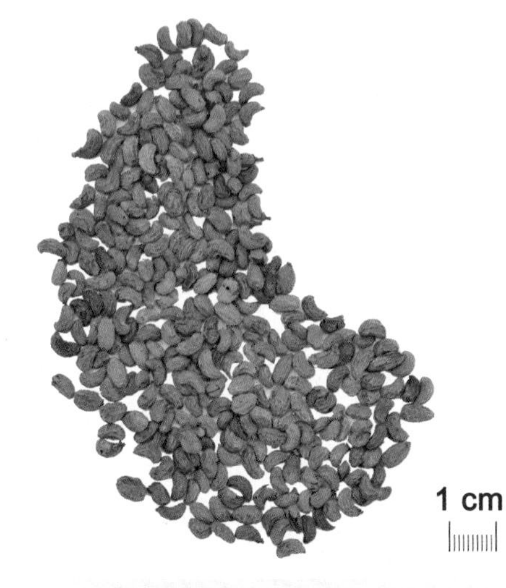

女贞子饮片

天 冬

《神农本草经》

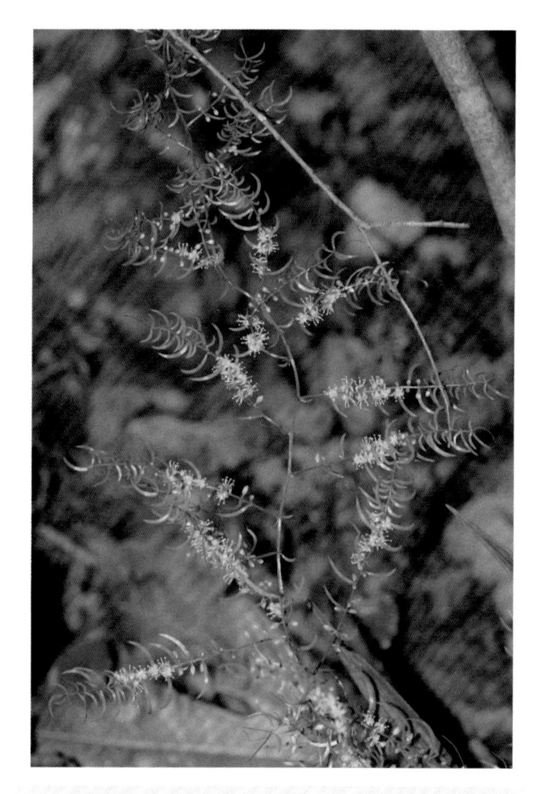

< 天冬 *Asparagus cochinchinensis* (Lour.) Merr.

【来源】百合科植物天冬 *Asparagus cochinchinensis* (Lour.) Merr. 的块根。

天冬在《中国植物志》中为：天门冬科植物天门冬。

【药性功效】甘、苦，寒。归肺、肾经。养阴润燥，清肺生津。

【抗肿瘤组分及化学成分】天冬中抗肿瘤组分为天冬多糖、天冬胶和天冬水提物。抗肿瘤化学成分为 aspacochioside C。

【用法用量】煎服，6～12 g；熬膏或入丸、散。

【效方撷要】

1. *治乳房肿瘤* 每日取鲜天冬 40 g，剥去外皮，隔水蒸熟，分 3 次服。

2. *治乳腺癌* 鲜天冬 30～90 g，榨汁内服，每日 3 次。

3. *治肺癌* 天冬、麦冬、川贝母、知母、桑叶、阿胶（烊冲）各 9 g，沙参、怀山药、鱼腥草、半枝莲各 30 g，茯苓 12 g，生地黄 15 g，三七、甘草各 3 g，白花蛇舌草 50 g。水煎服，每日 1 剂。

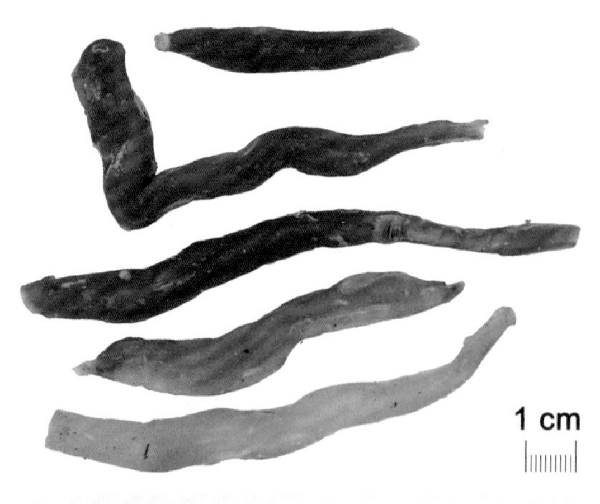

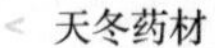

< 天冬药材

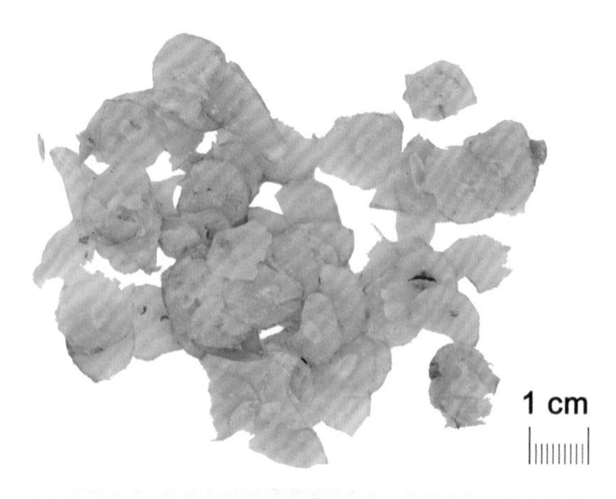

< 天冬饮片

无花果

《救荒本草》

【来源】桑科植物无花果 *Ficus carica* L. 的新鲜或干燥果实。

【药性功效】甘，凉。归肺、胃、大肠经。清热生津，健脾开胃，解毒消肿。

【抗肿瘤组分及化学成分】无花果中抗肿瘤组分为无花果提取物、无花果乳液、无花果残渣、无花果果浆和无花果多糖。抗肿瘤化学成分为β-谷甾醇。

【用法用量】煎服，9～15 g，大剂量可用 30～60 g；或生食鲜果 1～2 枚。外用适量，水煎洗；研末调敷或吹喉。

【效方撷要】

1. 治食管癌　鲜无花果、瘦肉各 500 g，炖 0.5 h，服汤食肉。

2. 治膀胱癌　无花果 30 g，木通 15 g。水煎服，每日 1 剂。

3. 治肺癌　鲜无花果 50～100 g，蜜枣 2 枚。隔水炖烂服，每日 1 剂。

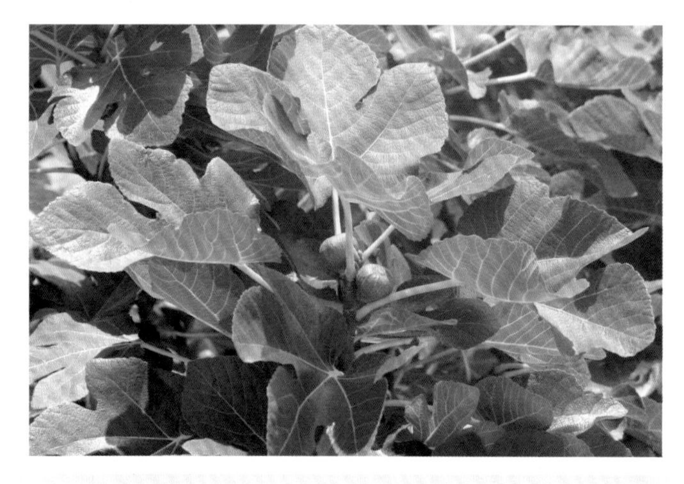

无花果 *Ficus carica* L.

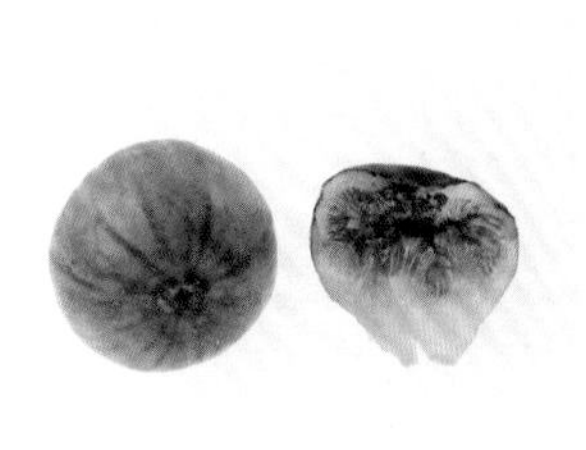

无花果药材(新鲜)

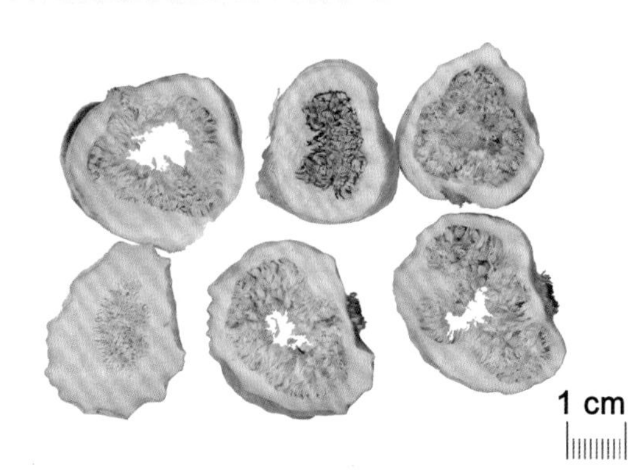

无花果饮片

云 芝

《中国药用真菌》

【来源】多孔菌科真菌采绒革盖菌 *Coriolus versicolor* (L. ex Fr.) Quel 的干燥子实体。

【药性功效】甘,平。归心、脾、肝、肾经。健脾利湿,清热解毒。

【抗肿瘤组分及化学成分】云芝的抗肿瘤组分为云芝水提物、氯仿提取物、甲醇提取物、多糖提取物,以及云芝糖肽和云芝多糖 B。

【用法用量】煎服,9～27 g。

【效方撷要】

1. 治各种肿瘤　云芝 15～20 g。水煎服,每日 1 剂。

2. 治白血病　云芝 15 g,喜树皮 30 g。水煎服,每日 1 剂。

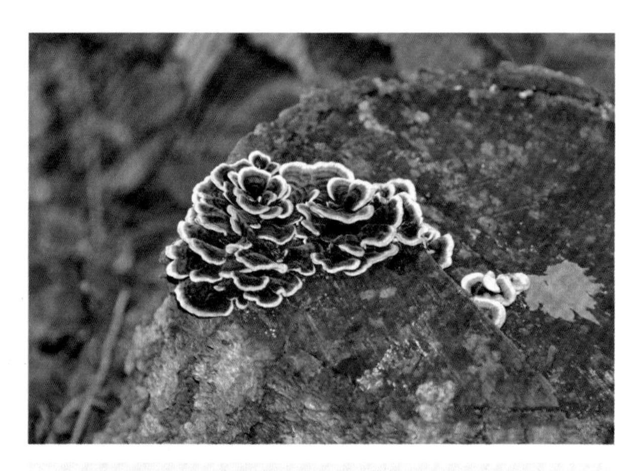

采绒革盖菌 *Coriolus versicolor* (L. ex Fr.) Quel

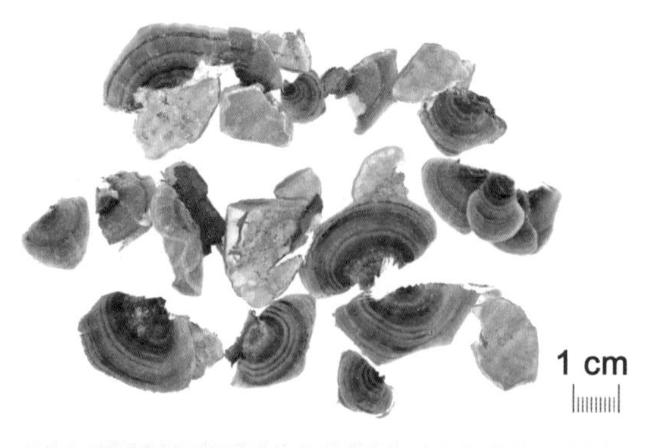

云芝饮片

五味子

《神农本草经》

【来源】木兰科植物五味子 *Schisandra chinensis* (Turcz.) Baill. 的干燥成熟果实。

五味子在《中国植物志》中为：五味子科植物五味子。

【药性功效】酸、甘，温。归肺、心、肾经。收敛固涩，益气生津，补肾宁心。

【抗肿瘤组分及化学成分】五味子中抗肿瘤组分为五味子多糖、五味子总木脂素和五味子提取物。抗肿瘤化学成分为五味子素、五味子乙素、五味子丙素、α-isocubebenol 和戈米辛 A。

【用法用量】煎服，2～6 g；或入丸、散。外用适量，研末撒或煎水洗。

【效方撷要】

1. 治白血病　五味子、山萸肉、肉苁蓉、巴戟天、补骨脂、人参(党参)、麦冬各 10 g，熟地黄、茯苓、黄芪、白花蛇舌草、龙葵、山豆根、紫草各 30 g，山药 15 g，当归 6 g。水煎服，每日 1 剂，连服 3～4 周为 1 个疗程。

2. 治肺癌　五味子、全蝎各 9 g，卷柏、生地黄、半枝莲、蜂房各 30 g，地榆、熟地黄各 15 g，泽兰 3 g。水煎服，每日 1 剂。

3. 治多发性骨髓瘤　五味子、甘草各 10 g，麦冬、何首乌、桑寄生、女贞子、杜仲、天麻、续断各 15 g，白芍、党参、牛膝、墨旱莲、丹参、鸡血藤各 30 g，全蝎 6 g，蜈蚣 2 条。水煎服，每日 1 剂。

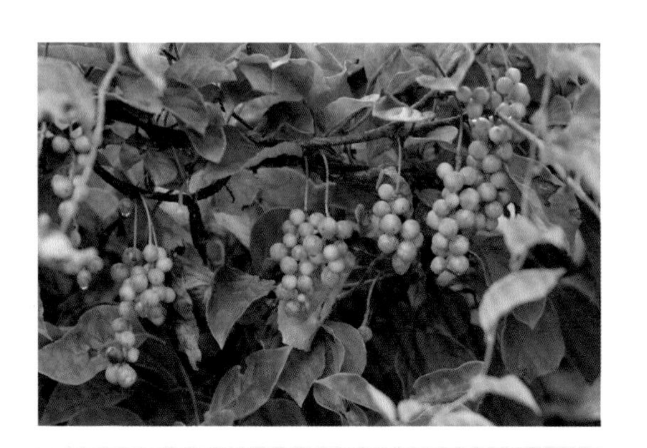

五味子 *Schisandra chinensis* (Turcz.) Baill.

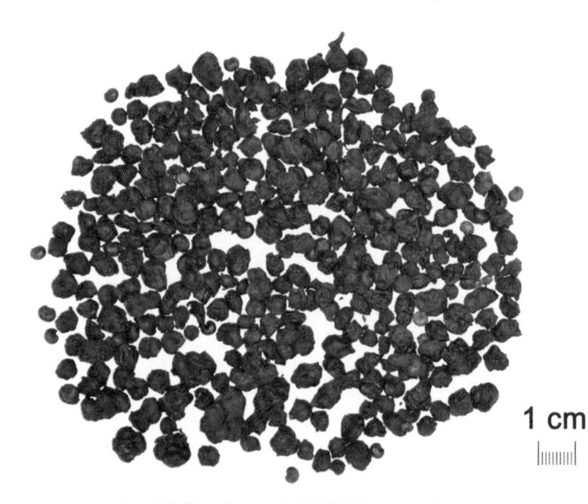

五味子饮片(制五味子)

太子参

《本草从新》

【来源】石竹科植物孩儿参 *Pseudostellaria heterophylla*（Miq.）Pax ex Pax et Hoffm. 的干燥块根。

孩儿参在《中国植物志》中为：*Pseudostellaria heterophylla*（Miq.）Pax。

【药性功效】甘、微苦，平。归肺、脾经。益气健脾，生津润肺。

【抗肿瘤组分及化学成分】太子参的抗肿瘤组分为太子参乙酸乙酯提取部位、太子参水提物PHⅠ、太子参内生真菌和太子参提取物PHⅠC。

【用法用量】煎服，9～30 g。

【效方撷要】

1. 治肝癌　太子参、夏枯草、海藻、漏芦、丹参、铁树叶、鸡血藤各30 g，郁金、当归各12 g，桃仁、延胡索各9 g，制乳香、没药各6 g，赤芍18 g。水煎服，每日1剂。

2. 治白血病　太子参、板蓝根、黄精、半枝莲、天花粉、熟地黄、石斛各12 g，麦冬、白术各9 g，何首乌15 g。水煎服，每日1剂。

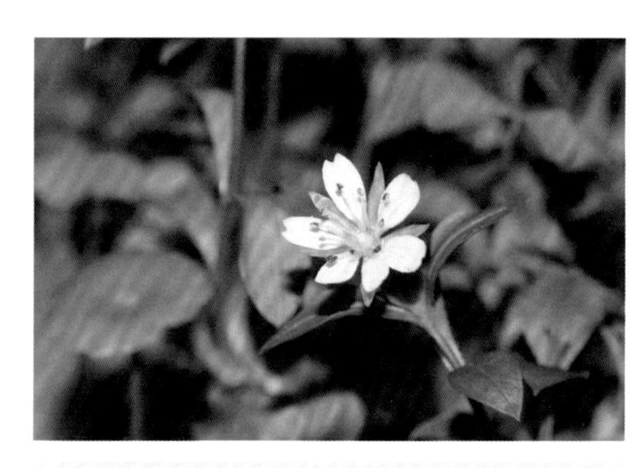

孩儿参 *Pseudostellaria heterophylla*（Miq.）Pax ex Pax et Hoffm. 的花

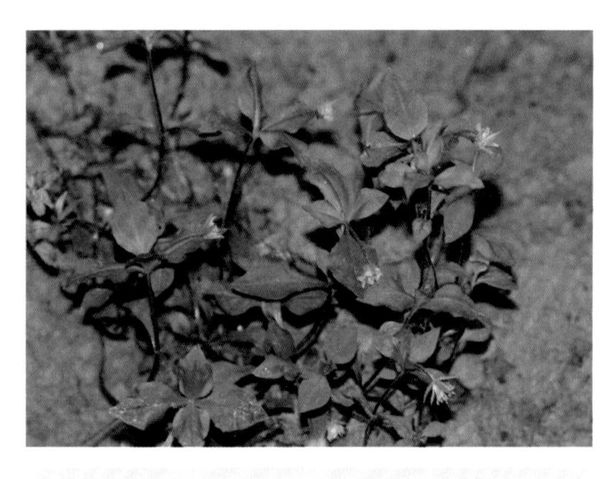

孩儿参 *Pseudostellaria heterophylla*（Miq.）Pax ex Pax et Hoffm.

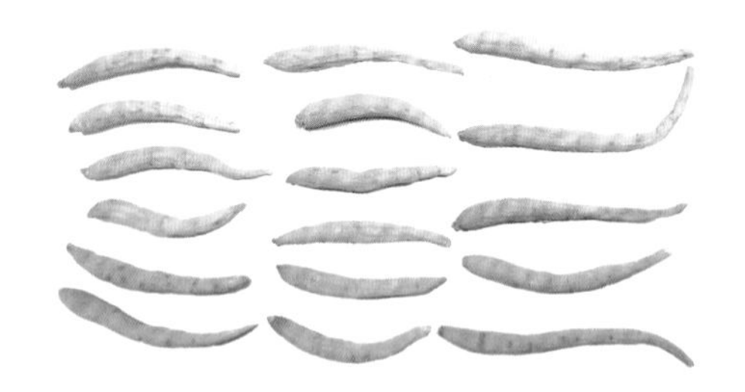

太子参药材

巴戟天

《神农本草经》

【来源】茜草科植物巴戟天 *Morinda officinalis* How 的干燥根。

【药性功效】甘、辛,微温。归肾、肝经。补肾阳,强筋骨,祛风湿。

【抗肿瘤组分及化学成分】巴戟天的抗肿瘤组分为巴戟天水提液。

【用法用量】煎服,3～10 g;或入丸、散;或浸酒;或熬膏。

【效方撷要】

1. 治白血病　巴戟天、山萸肉、肉苁蓉、人参、补骨脂、麦冬、五味子各 10 g,熟地黄、黄芪、茯苓、白花蛇舌草、龙葵、山豆根、紫草各 30 g,山药 20 g,当归 6 g。水煎服,每日 1 剂。

2. 治骨癌　巴戟天、熟地黄、山药、肉苁蓉、淫羊藿、狗脊、钩藤(后下)、石菖蒲、牛膝、木瓜各 25 g,枸杞子、补骨脂各 50 g。水煎服,每日 1 剂。

3. 治多发性骨髓癌　巴戟天、黄芪、党参、当归、肉苁蓉、山茱萸、焦山楂、焦神曲、焦麦芽各 15 g,怀山药、赤小豆各 30 g,补骨脂、白术、肉桂、五味子各 10 g,附子(先煎)6 g。水煎服,每日 1 剂。

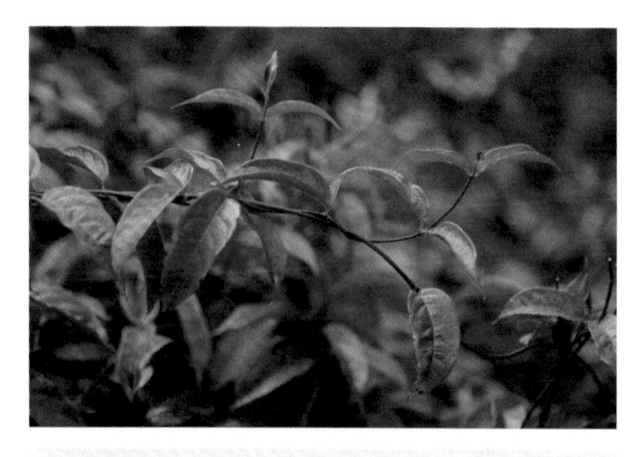

巴戟天 *Morinda officinalis* How

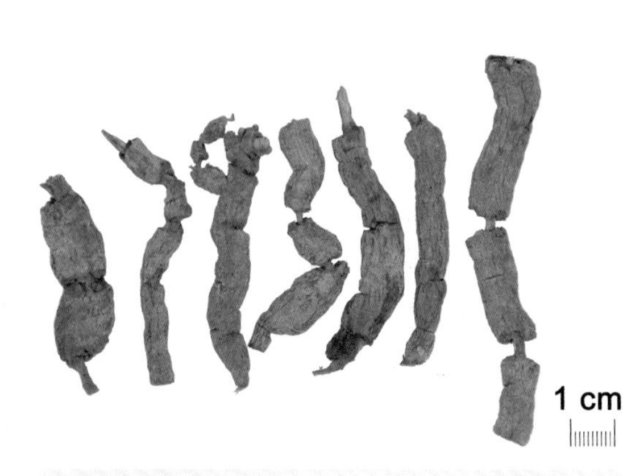

巴戟天药材

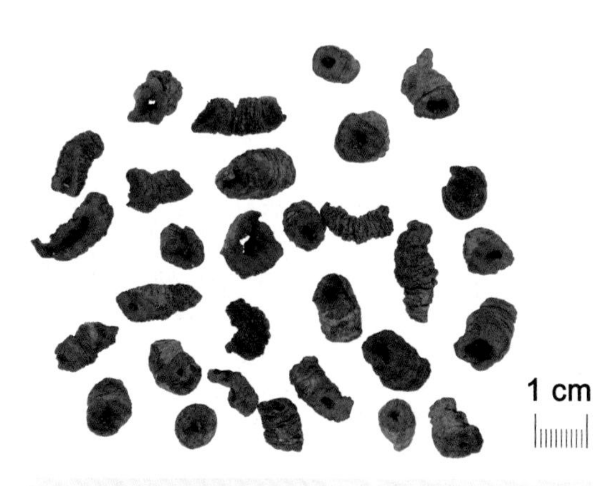

巴戟天饮片(制巴戟天)

玉竹

《神农本草经》

【来源】百合科植物玉竹 *Polygonatum odoratum*（Mill.）Druce 的干燥根茎。

玉竹在《中国植物志》中为：天门冬科植物玉竹。

【药性功效】甘，微寒。归肺、胃经。养阴润燥，生津止渴。

【抗肿瘤组分及化学成分】玉竹中抗肿瘤组分为玉竹提取物 B、玉竹凝集素、高异黄酮类化合物和玉竹多糖。

【用法用量】煎服，6～12 g。

【效方撷要】

1. *治肺癌*　玉竹、沙参、芦根、党参、石斛、天花粉、鱼腥草各 30 g，麦冬 15 g，生地黄 21 g，女贞子 24 g，夏枯草 25 g。水煎服，每日 1 剂。

2. *治胃癌*　玉竹、北沙参、生地黄、天花粉各 15 g，麦冬、石斛、竹茹各 9 g，诃子肉、甘草各 3 g。水煎，蜂蜜冲服。

3. *治食管癌*　玉竹、石斛、生地黄、乌梅各 10 g，沙参、天冬、麦冬、玄参各 15 g（加减：口干可加芦根 30 g，天花粉 15 g；干呕者加竹茹 10 g；便秘者加火麻仁 10 g）。水煎服，每日 1 剂。

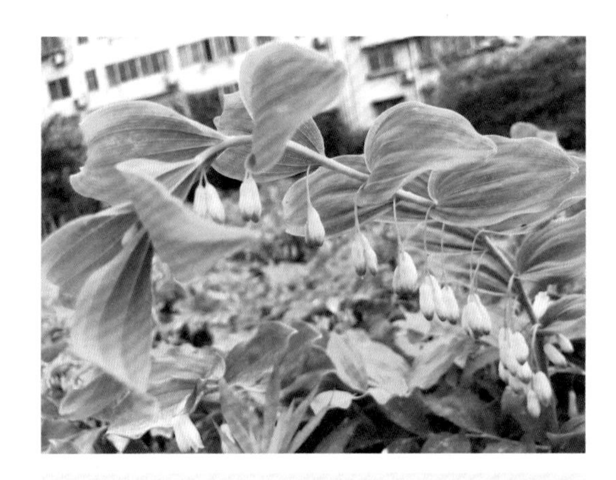

玉竹 *Polygonatum odoratum*（Mill.）Druce

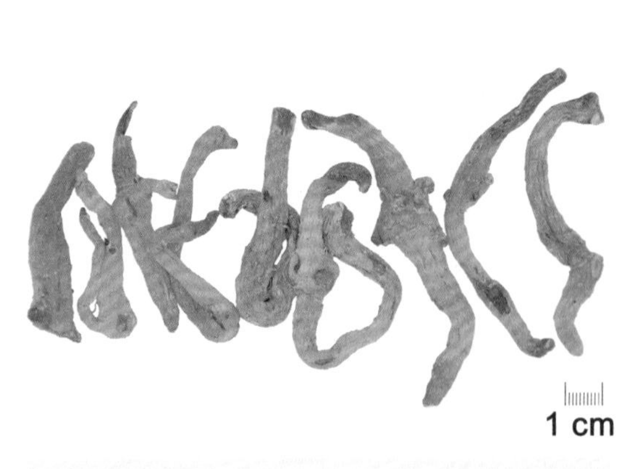

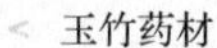
玉竹药材

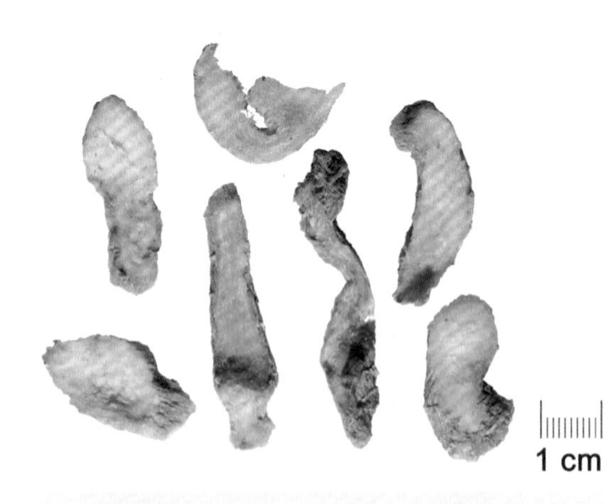

玉竹饮片

甘草

《神农本草经》

【来源】豆科植物甘草 *Glycyrrhiza uralensis* Fisch.、胀果甘草 *Glycyrrhiza inflata* Bat. 或光果甘草 *Glycyrrhiza glabra* L. 的干燥根及根茎。

光果甘草在《中国植物志》中为：洋甘草。

【药性功效】甘，平。归心、肺、脾、胃经。补脾益气，清热解毒，祛痰止咳，缓急止痛，调和诸药。

【抗肿瘤组分及化学成分】甘草中抗肿瘤组分为甘草提取物、多糖、总黄酮和水提物。抗肿瘤化学成分为甘草次酸、(－)-甘草素、异甘草素和 isoangustone A。

【用法用量】煎服，2～10 g。清热解毒生用，余多蜜炙用。

【效方撷要】

1. *治肺癌* 生甘草、苦桔梗各 6 g，肺形草、蒲公英各 30 g，石斛 15 g，藕节、天冬、桑白皮各 12 g。水煎服，每日 1 剂。

2. *治食管癌* 甘草、人参各 2g，半夏、麦冬、粳米各 10 g，大枣 3 g。加水 600 ml，煎成 300 ml 温服，白天 3 次，夜间 1 次。

3. *治肝癌* 生甘草 3g，桃仁、七叶一枝花各 9 g，橘叶、白术、白芍、云苓、川楝子、山栀子各 12 g，蒲公英 24 g。水煎服，每日 1 剂。

4. *治肝癌疼痛* 甘草 50 g，白芍 100 g。水煎频服。

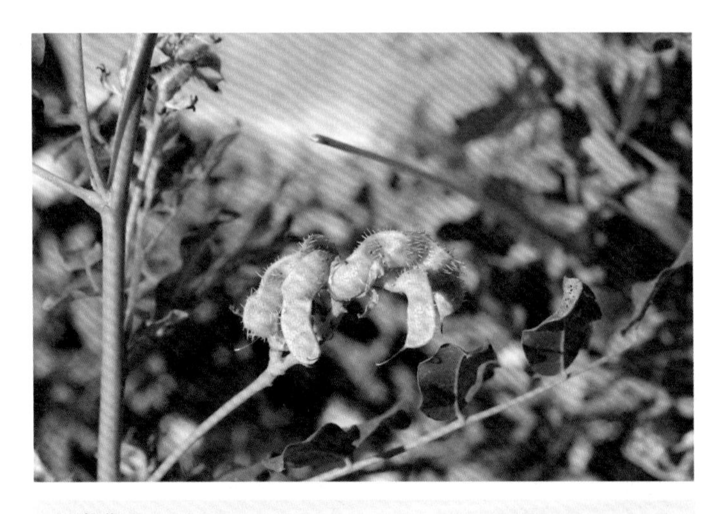

甘草 *Glycyrrhiza uralensis* Fisch.

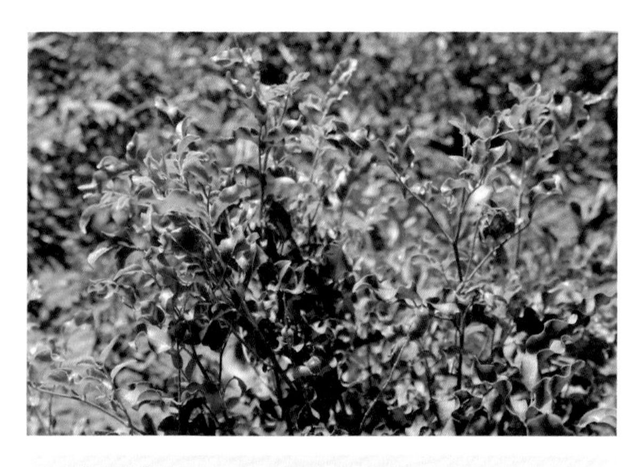

胀果甘草 *Glycyrrhiza inflata* Bat.

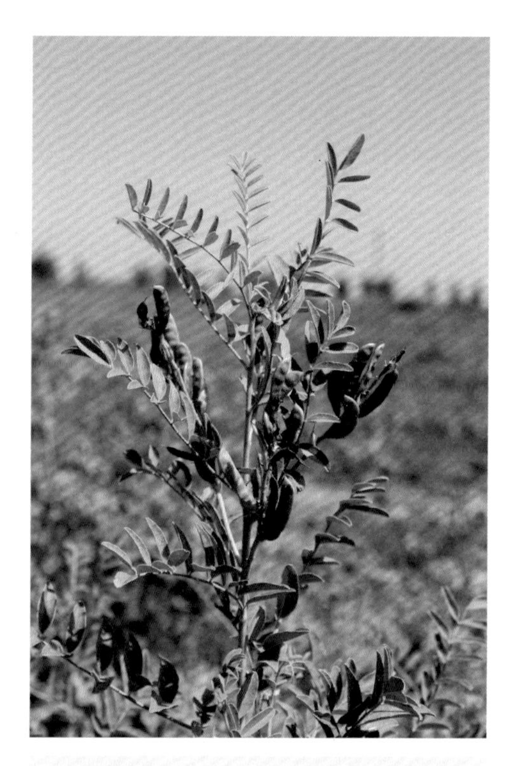

光果甘草 *Glycyrrhiza glabra* L.

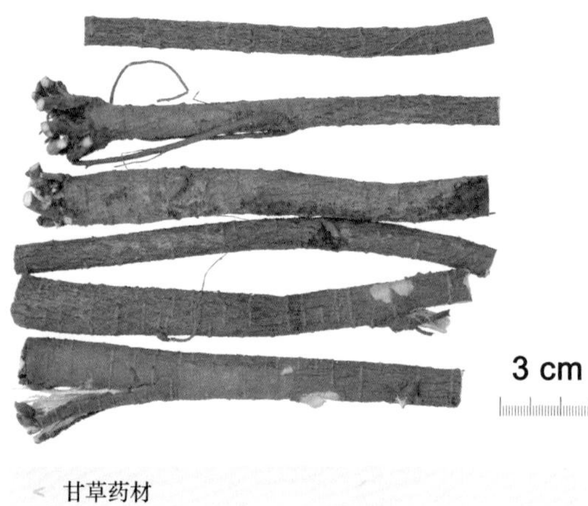

甘草药材

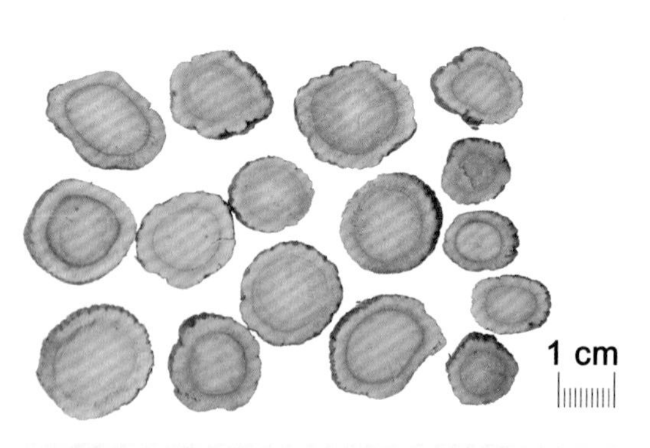

甘草饮片

石斛

《神农本草经》

【来源】兰科植物金钗石斛 *Dendrobium nobile* Lindl.、霍山石斛 *Dendrobium huoshanense* C. Z. Tang et S. J. Cheng、鼓槌石斛 *Dendrobium chrysotoxum* Lindl. 或流苏石斛 *Dendrobium fimbriatum* Hook. 的栽培品及其同属植物近似种的新鲜或干燥茎。

金钗石斛在《中国植物志》中为：石斛。

【药性功效】甘，微寒。归胃、肾经。益胃生津，养阴清热。

【抗肿瘤组分及化学成分】石斛中抗肿瘤组分为石斛水提物、甲醇提取物和石斛多糖。抗肿瘤化学成分为玫瑰石斛素、鼓槌联苄、4，4′-二羟基-3，3′，5-三甲氧基二苄和金钗石斛菲醌。

【用法用量】煎服，6～12 g，鲜品可用 15～30 g。鲜石斛清热生津力强，热病伤津者多用之，阴虚口干者宜用干石斛。

【效方撷要】

1. 治肺癌　石斛、南沙参各 50 g，玄参、玉竹各 25 g，竹茹、瓜蒌、杏仁、桃仁、佩兰、银柴胡、桔梗各 15 g。水煎服，每日 1 剂。

2. 治鼻咽癌　石斛、北沙参、玄参、黄芪、白术、紫草各 25 g，麦冬、女贞子、卷柏、苍耳子、辛夷花、白芷、菟丝子各 15 g，知母、山豆根、山药、石菖蒲各 10 g。水煎服，每日 1 剂。

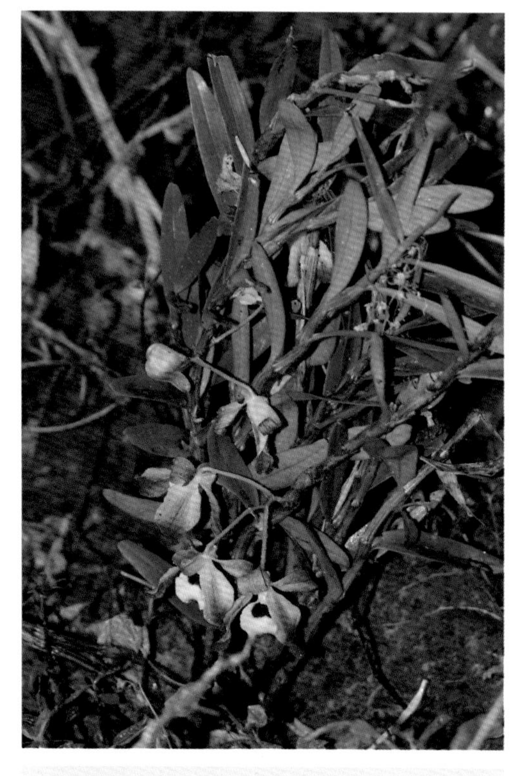

金钗石斛 *Dendrobium nobile* Lindl.

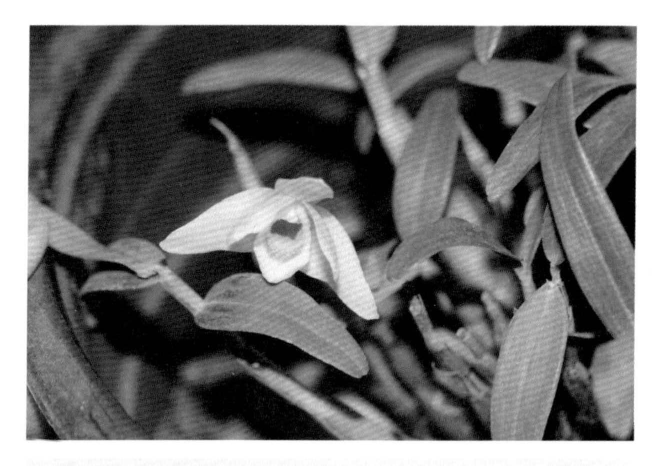

霍山石斛 *Dendrobium huoshanense* C.Z. Tang et S.J. Cheng

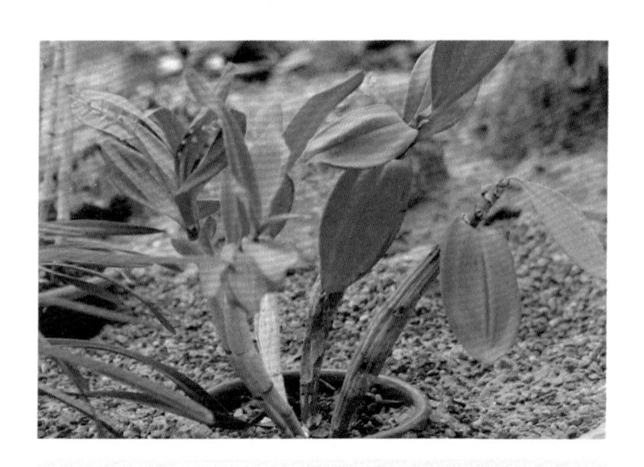

鼓槌石斛 *Dendrobium chrysotoxum* Lindl.

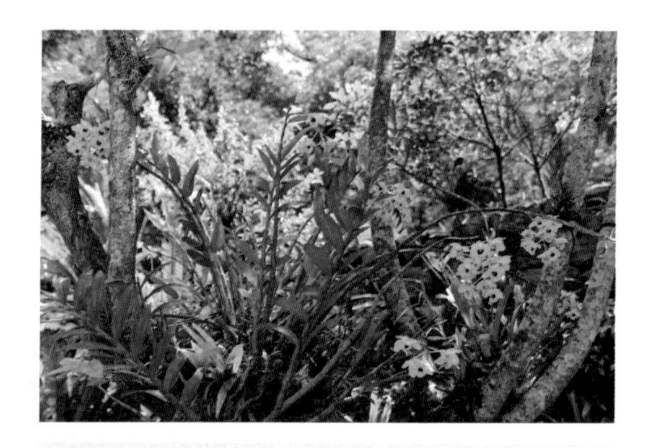

流苏石斛 *Dendrobium fimbriatum* Hook.

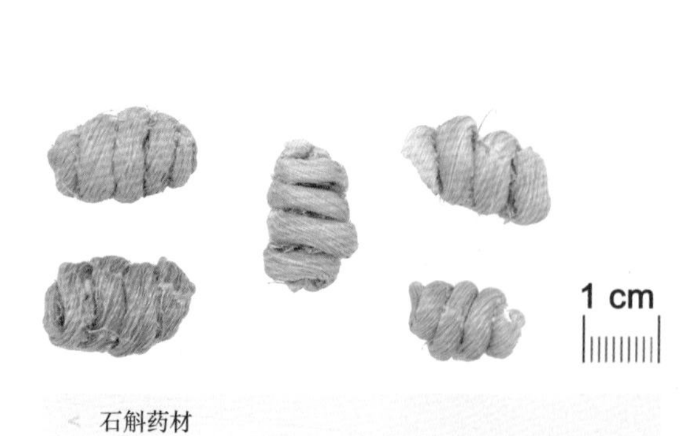

石斛药材

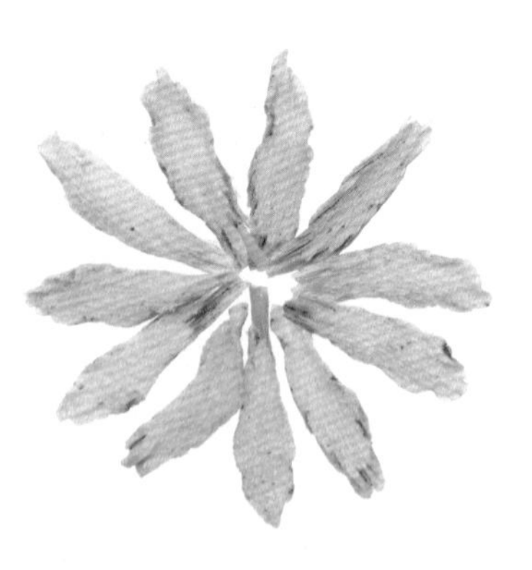

石斛饮片(金钗石斛)

龙眼肉

《神农本草经》

【来源】无患子科植物龙眼 *Dimocarpus longan* Lour. 的假种皮。

【药性功效】甘，温。归心、脾经。补益心脾，养血安神。

【抗肿瘤组分及化学成分】龙眼肉中抗肿瘤组分为龙眼多糖。

【用法用量】煎服，9～15 g。

【效方撷要】

1. 治白血病血色素及血小板降低　龙眼肉 9 g，花生米连红衣 15 g。水煎服，每日 1 剂。

2. 治肿瘤患者身体虚弱或放疗、化疗后血象低者　①龙眼肉 15 g，红枣 3～5 枚，粳米 100 g。共煮为粥食用。②取龙眼肉 30 g，入竹筒式瓷碗内，加白糖 3 g（素体多火者，再加入西洋参片 3 g），碗口罩以丝棉一层，日日于锅上蒸之，蒸多次，每以开水冲服 15 ml，每日 1～2 次。

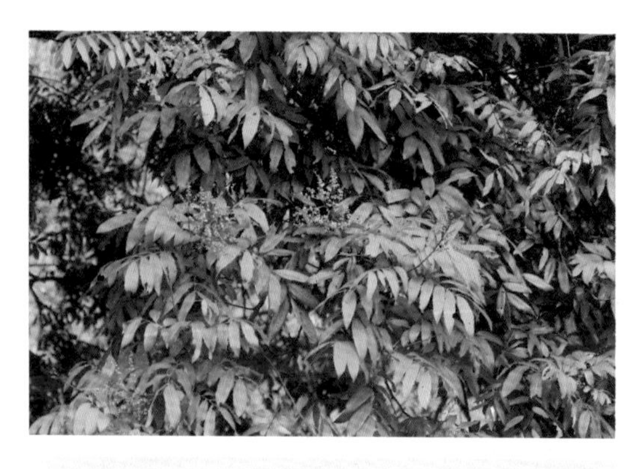

龙眼 *Dimocarpus longan* Lour.

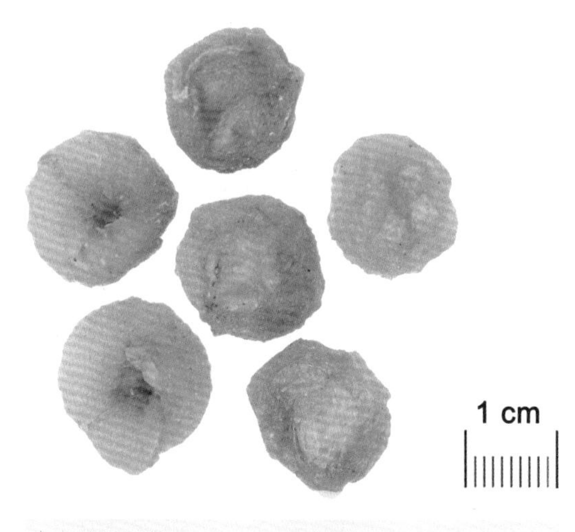

龙眼肉药材

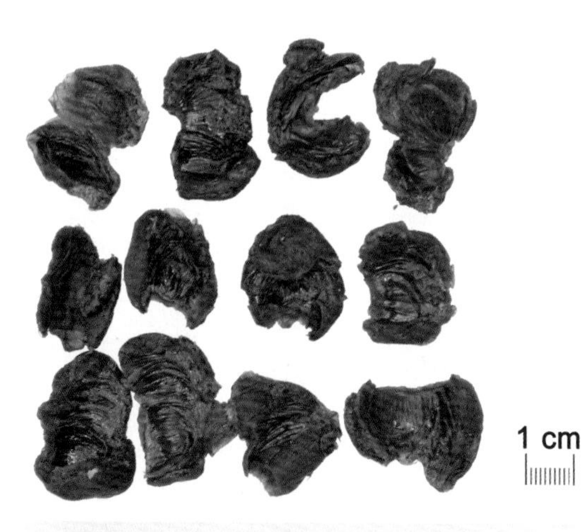

龙眼肉饮片

北沙参

《本草汇言》

【来源】伞形科植物珊瑚菜 *Glehnia littoralis* Fr. Schmidt ex Miq. 的干燥根。

【药性功效】甘、微苦，微寒。归肺、胃经。养阴清肺，益胃生津。

【抗肿瘤组分及化学成分】北沙参中抗肿瘤组分为北沙参提取物。抗肿瘤化学成分为佛手柑内酯。

【用法用量】煎服，5～12 g。

【效方撷要】

1. 治胃癌　北沙参 12 g，川、浙贝母各 9 g，沉香粉 6 g，坎炁焙 1 条，生甘草 6 g，云南白药 4 g，上药共为细末，每日 3 次，1 次 3 g，开水冲服。

2. 治肺癌(后期)　北沙参、血余炭、草河车各 30 g，麦冬、生地黄、金银花各 15 g，丹参、蜂房各 9 g，蛇蜕 3 g。水煎服，每日 1 剂。

3. 治肝癌(晚期)　北沙参、紫丹参、水红花子、草河车、半枝莲、白花蛇舌草各 30 g，黄芪 15 g，白术 9 g，商陆 6 g。水煎服，每日 1 剂。

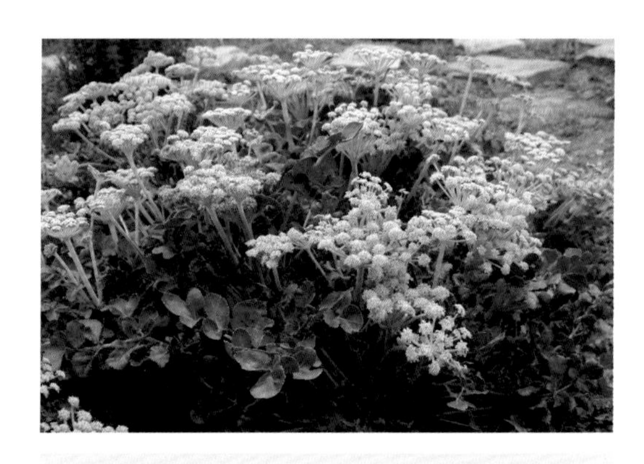

珊瑚菜 *Glehnia littoralis* Fr. Schmidt ex Miq.

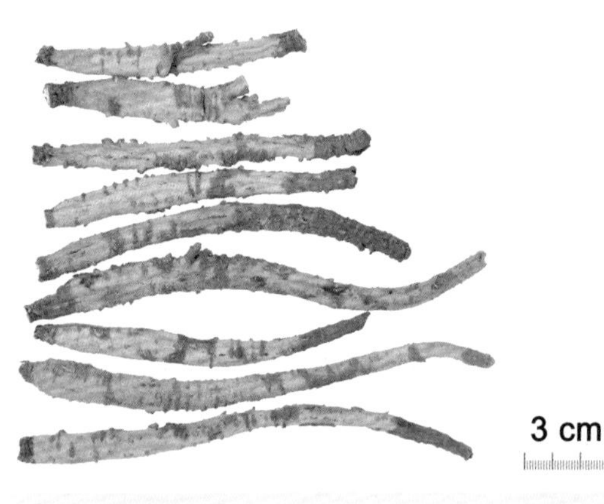

北沙参药材

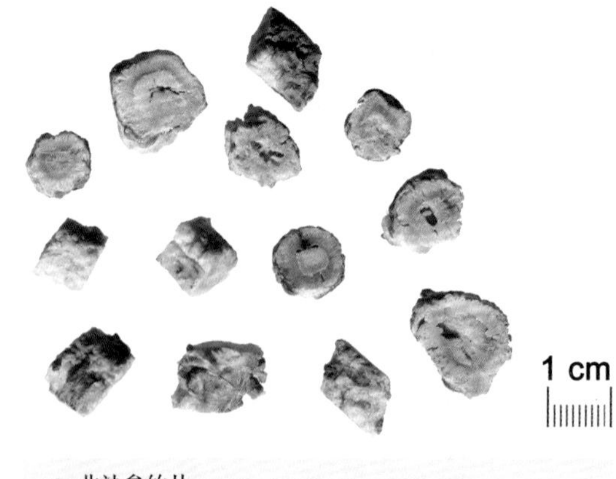

北沙参饮片

仙茅

《海药本草》

【来源】石蒜科植物仙茅 *Curculigo orchioides* Gaertn. 的干燥根茎。

【药性功效】辛，热；有毒。归肾、肝、脾经。补肾阳，强筋骨，祛寒湿。

【抗肿瘤组分及化学成分】仙茅中抗肿瘤组分为仙茅多糖。抗肿瘤化学成分为（+）石蒜碱。

【用法用量】煎服，3～10 g；或酒浸服。

【效方撷要】

1. 治白血病　仙茅、党参、当归、熟地黄、何首乌、补骨脂、女贞子、墨旱莲、仙灵脾各 10 g，炙黄芪 15 g，菟丝子 30 g。水煎服，每日 1 剂。

2. 治结肠癌、肝癌　仙茅、白花蛇舌草各 120 g。水煎服，每日 1 剂。

3. 治乳腺癌　仙茅 25 g，白芥子、鹿角胶（烊服）10 g，炙甘草 5 g，炙麻黄 3 g，壁虎 2 条。水煎服，每日 1 剂。

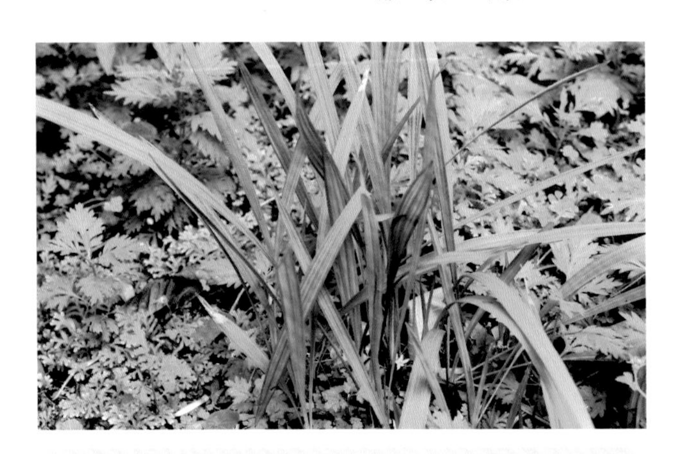

仙茅 *Curculigo orchioides* Gaertn.

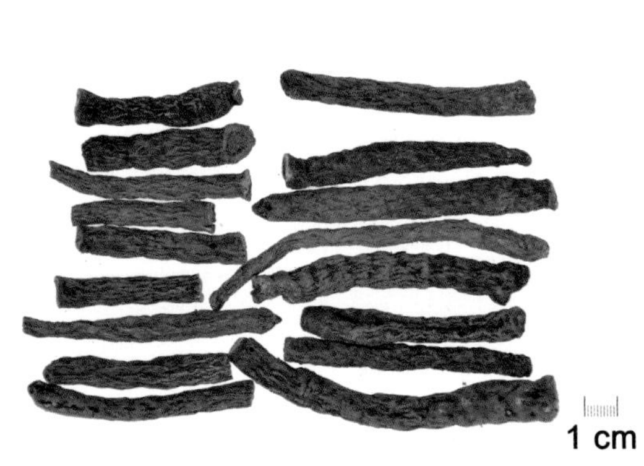

仙茅药材

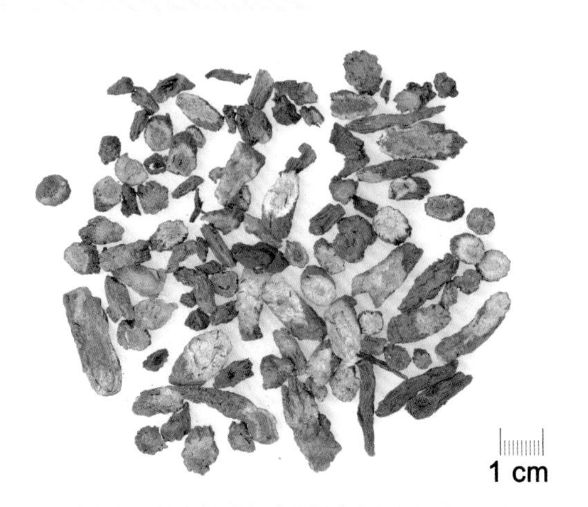

仙茅饮片

白术

《神农本草经》

【来源】菊科植物白术 *Atractylodes macrocephala* Koidz. 的干燥根茎。

【药性功效】甘、苦，温。归脾、胃经。健脾益气，燥湿利水，止汗，安胎。

【抗肿瘤组分及化学成分】白术中抗肿瘤组分为白术水提物、白术多糖和挥发油。抗肿瘤化学成分为白术内酯Ⅰ、白术内酯Ⅱ、(+)芹子二烯酮和 atractylenolactam。

【用法用量】煎服，6～12 g。

【效方撷要】

1. 治肝癌　炒白术、生黄芪、党参、茯苓、香附、板蓝根、生地黄、赤芍、瓜蒌仁各 12 g，薏苡仁 24 g，茵陈、枳壳、姜半夏、鹿角霜各 9 g，大黄、当归各 6 g。水煎服，每日 1 剂。

2. 治食管癌　白术、红参、黄芪各 9 g，炙甘草、干姜各 3 g，诃子肉 6 g，丁香 4 g。水煎服，每日 1 剂。

3. 治恶性淋巴瘤　炒白术、山慈菇、三棱、莪术各 15 g，白花蛇舌草 30 g，僵蚕、夏枯草各 30 g，昆布、煅牡蛎、煅瓦楞各 30 g，炮穿山甲、黄药子各 9 g，全蝎(研末冲服)6 g，甘草 6 g。水煎服，每日 1 剂。

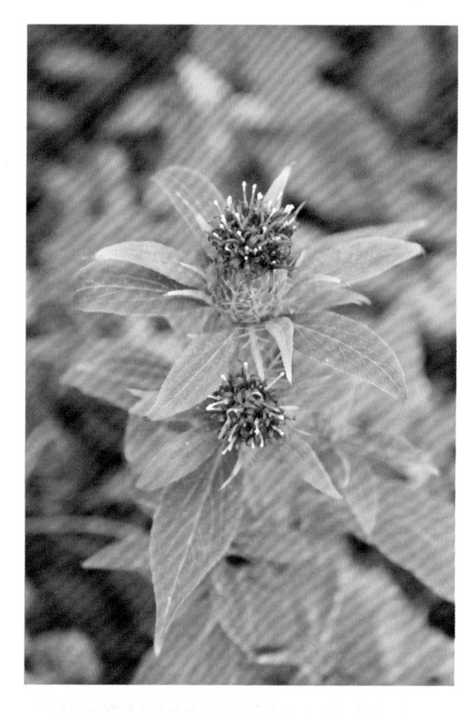

白术 *Atractylodes macrocephala* Koidz.

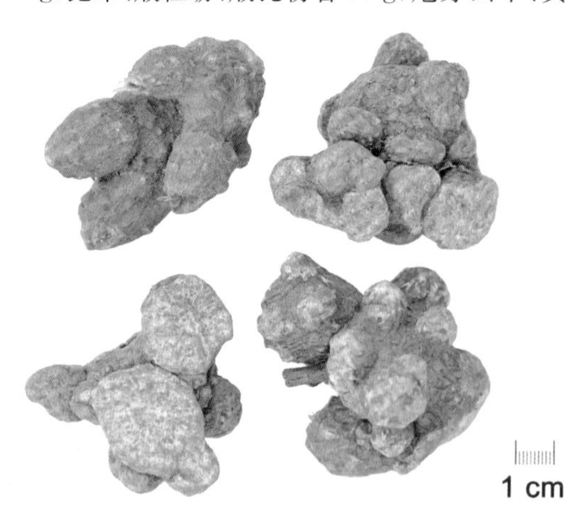

白术药材

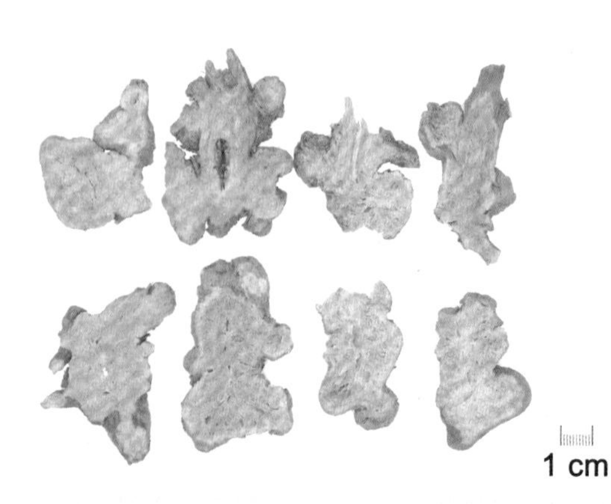

白术饮片

白芍

《神农本草经》

【来源】毛茛科植物芍药 *Paeonia lactiflora* Pall. 的干燥根。

【药性功效】苦、酸，微寒。归肝、脾经。养血调经，敛阴止汗，柔肝止痛，平抑肝阳。

【抗肿瘤组分及化学成分】白芍中抗肿瘤组分为白芍总苷。抗肿瘤化学成分为芍药苷和(+)-1,2,3,4,6-五没食子酰基葡萄糖。

【用法用量】煎服，6～15 g。

【效方撷要】

1. 治肝癌　白芍、橘叶、白术、云苓、川楝子、山栀子各 12 g，桃仁、七叶一枝花各 9 g，生甘草 3 g，蒲公英 24 g。水煎服，每日 1 剂。

2. 治化疗、放疗引起的白细胞减少　白芍 12 g，鸡血藤 30 g，丹参、熟地黄、何首乌各 15 g，当归、党参各 9 g，肉桂 1.5 g，大枣 10 枚。水煎服，每日 1 剂。

3. 治胰腺肿瘤　白芍、川芎、白石英、蛇莓各 20 g，柴胡、当归、穿山龙各 15 g，郁金 12 g，竹茹、青陈皮、甘草各 10 g。水煎服，每日 1 剂。

4. 治宫颈癌　生白芍 9 g，柴胡 2.4 g，昆布、海藻、香附、白术、茯苓各 4.5 g，当归 6 g，蜈蚣 2 条，全蝎 3 g。水煎服，每日 1 剂。

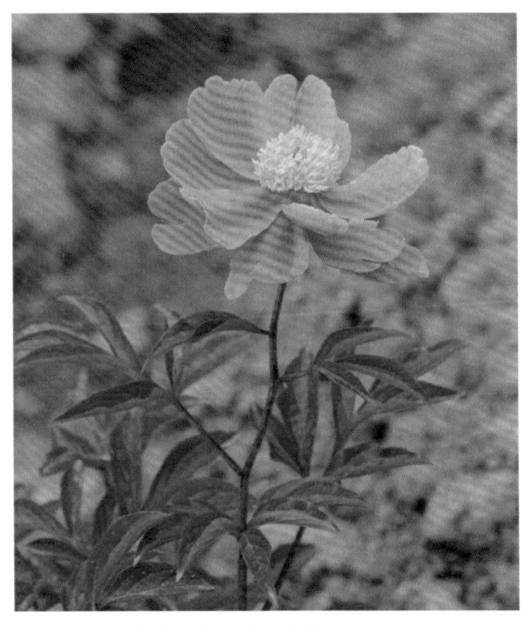

芍药 *Paeonia lactiflora* Pall.

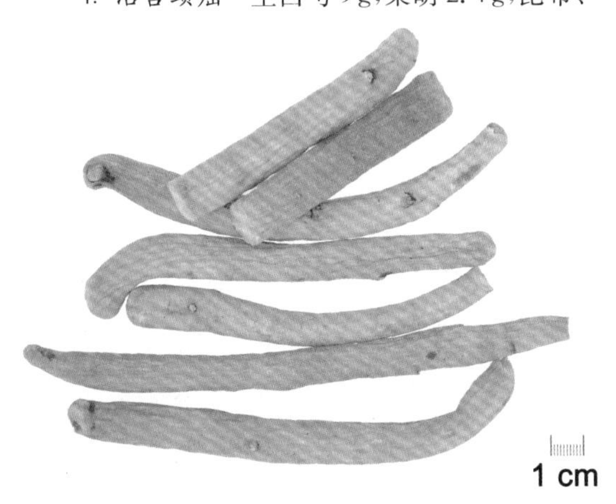

白芍药材

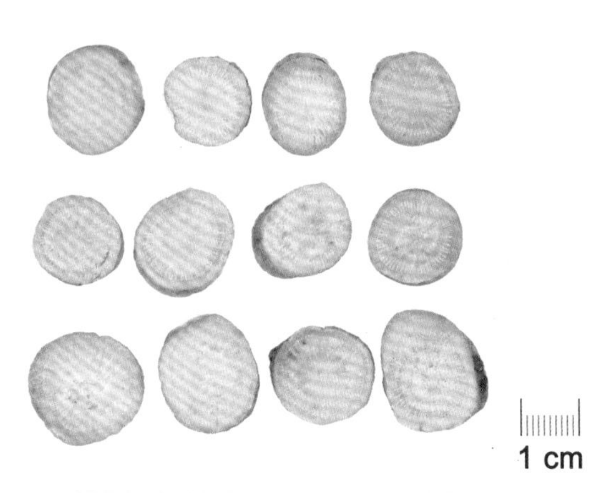

白芍饮片

白扁豆

《名医别录》

【来源】豆科植物扁豆 *Dolichos lablab* L. 的干燥成熟种子。

扁豆在《中国植物志》中为：*Lablab purpureus*（L.）Sweet。

【药性功效】甘，微温。归脾、胃经。健脾化湿、和中消暑。

【用法用量】煎服，9～15 g。健脾止泻宜炒用。

【效方撷要】

1. 治胃癌　白扁豆、茯苓各 6 g，熟地黄 9 g，藿香 5 g，炙甘草 4 g，干姜（炮）、陈皮、丁香各 3 g，加水 600 ml，煎至 200 ml，空腹时温服。

2. 治多种恶性肿瘤　白扁豆 30 g，猪骨连肉带髓 250 g，薏苡仁 50 g。加水适量熬 2～3 h，和盐调味服食。

3. 治肠癌　白扁豆、大黄、金银花、蜂房、火麻仁、蛇蜕、全蝎、山豆根、瓦楞子、鸡内金各等份。上共研为细粉，水泛为丸，如绿豆大，1 次 9 g，每日 3 次。黄芪煎水送下，或开水送下。

4. 治肝癌　白扁豆、当归、刺蒺藜、丹参各 9 g，半枝莲 60 g，瓦楞子、石燕各 18 g，漏芦 12 g，红花、香附子各 6 g。水煎服，每日 1 剂。

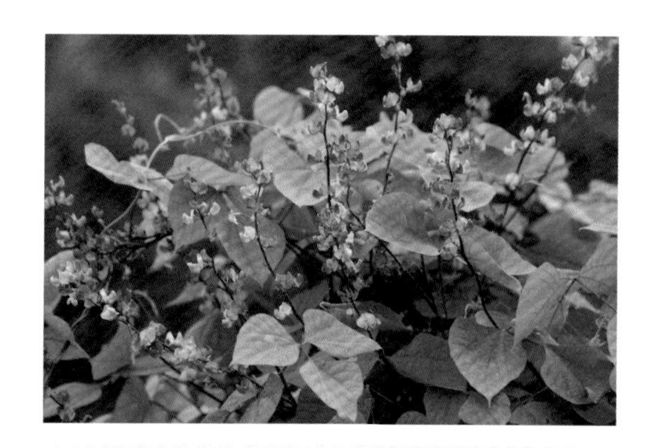

扁豆 *Dolichos lablab* L. 的花

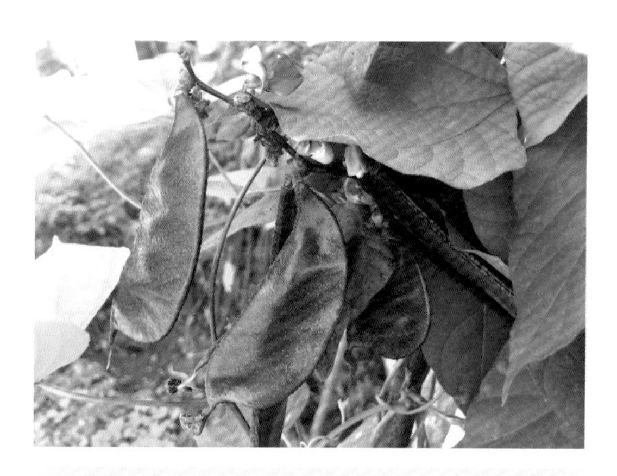

扁豆 *Dolichos lablab* L. 的果实

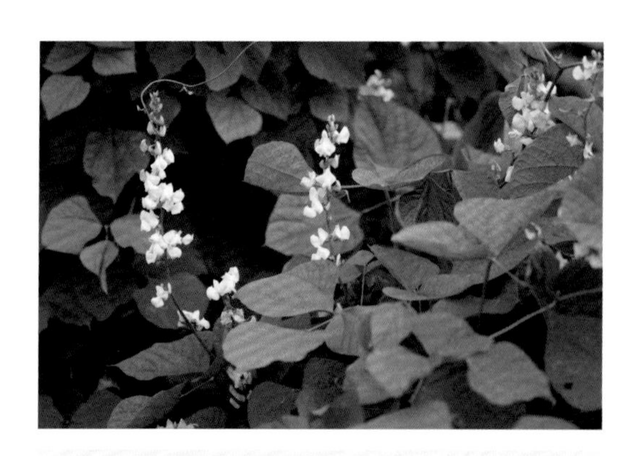

扁豆 *Dolichos lablab* L.

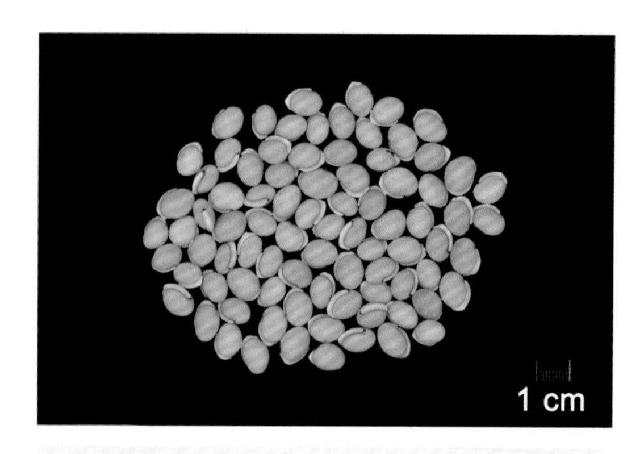

白扁豆饮片

冬虫夏草

《本草从新》

【来源】麦角菌科真菌冬虫夏草菌 *Cordyceps sinensis*（Berk.）Sacc. 寄生在蝙蝠蛾科昆虫幼虫上的子座和幼虫尸体的干燥复合体。

【药性功效】甘，平。归肺、肾经。补肾益肺，止血化痰。

【抗肿瘤组分及化学成分】冬虫夏草中抗肿瘤组分为冬虫夏草提取物、水提液和多糖。抗肿瘤化学成分为虫草素。

【用法用量】煎服或炖服，3～9 g；或入丸、散。

【效方撷要】

1. 治肺癌　冬虫夏草 10 g，麦冬、石斛、生地黄各 15 g。泡水当茶饮。

2. 治恶性淋巴瘤　冬虫夏草 25 g，金钱龟 1 只（约 200 g）。煲汤，只饮汤不吃龟肉。

3. 治肿瘤患者体质虚弱、贫血、白细胞下降　冬虫夏草 10 g，桂圆肉、红枣各 15 g，冰糖 6 g。上锅蒸熟食用。

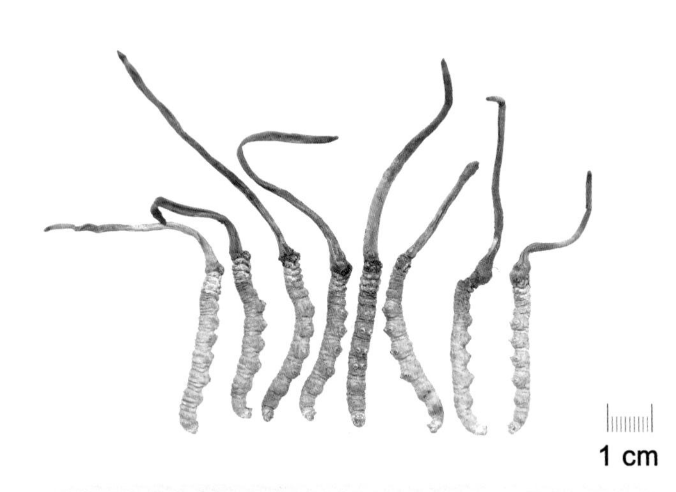

冬虫夏草饮片

西洋参

《增订本草备要》

【来源】五加科植物西洋参 *Panax quinquefolius* L. 的干燥根。

【药性功效】甘、微苦，凉。归心、肺、肾经。补气养阴，清热生津。

【抗肿瘤组分及化学成分】西洋参中抗肿瘤组分为西洋参提取物、西洋参多糖、西洋参己烷部位和西洋参水提液。抗肿瘤化学成分为20(S)-原人参二醇、quinquefoloside-Lc、(+)-人参皂苷 Rh_2、(+)-20(S)-人参皂苷 Rg_3、(+)-人参皂苷CK、人参皂苷Rc和(+)-人参皂苷Rd。

【用法用量】另煎兑服，3～6 g；入丸、散，0.5～1 g。

【效方撷要】

1. 治胃癌　西洋参6g，银耳15g，冰糖15g。文火浓煎，取汁当茶饮。

2. 治肺癌　西洋参15 g，北沙参60 g，天南星、蛇胆粉、白及、陈皮、瓜蒌各30g，炙鳖甲45g，制乳香、制没药各20 g，辰砂12 g。共研细末，1次1个，每日3次。

3. 治鼻咽癌　西洋参、山豆根、夏枯草各12g，白芷9g，苍耳草15g，天花粉、生地黄、石上柏、紫草根、牡蛎(先煎)各30g。水煎服，每日1剂。

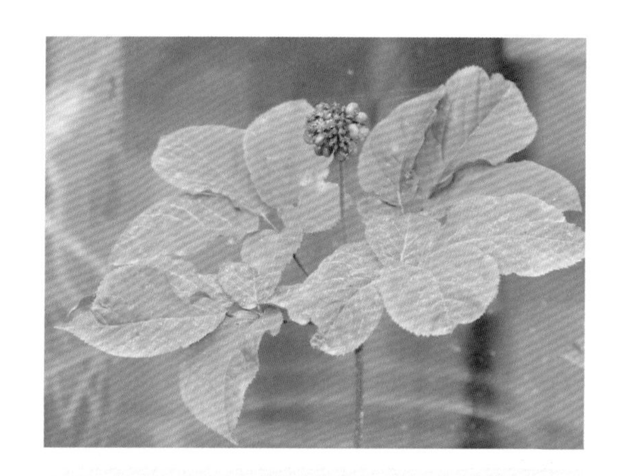

西洋参 *Panax quinquefolius* L.

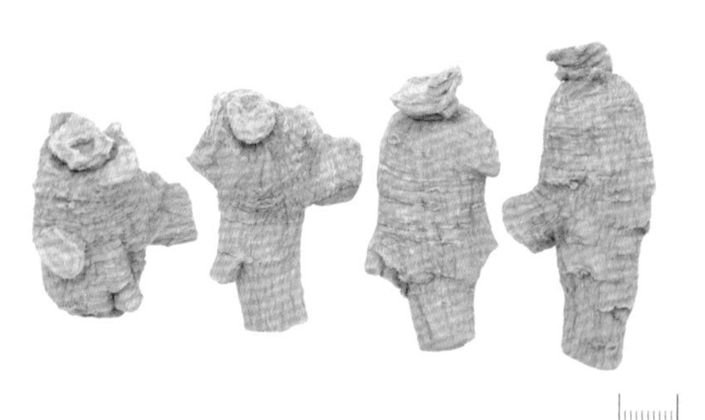

西洋参药材

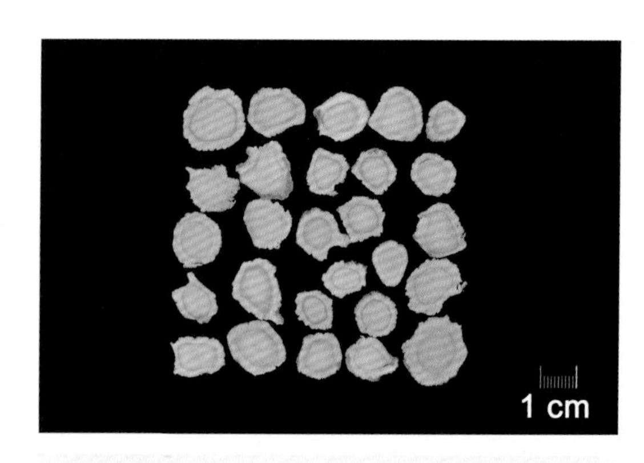

西洋参饮片

百合

《神农本草经》

【来源】百合科植物卷丹 *Lilium lancifolium* Thunb.、百合 *Lilium brownii* F. E. Brown var. *viridulum* Baker 或细叶百合 *Lilium pumilum* DC. 的干燥肉质鳞叶。

卷丹在《中国植物志》中为：*Lilium tigrinum* Ker Gawler。细叶百合为：山丹。

【药性功效】甘，寒。归心、肺经。养阴润肺，清心安神。

【抗肿瘤组分及化学成分】百合中抗肿瘤组分为百合多糖。

【用法用量】煎服，6～12 g。清心宜生用，润肺宜蜜炙用。

【效方撷要】

1. 治肺癌　百合、薏苡仁各 30 g，鱼腥草 26 g，天冬 15 g。水煎服，每日 1 剂。

2. 治乳腺癌　百合、香附各 15 g，山慈菇 9 g，小红参、斑庄根各 30 g。水煎服，每日 1 剂。

3. 治原发性肺癌　百合、当归、麦冬、白芍、黄芩各 9 g，熟地黄、桑白皮各 12 g，生地黄、玄参、沙参、臭牡丹、蚤休各 15 g，白花蛇舌草 30 g。水煎服，每日 1 剂。

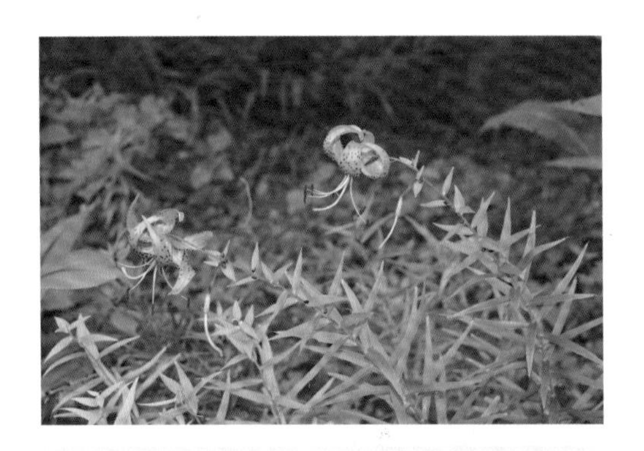

卷丹 *Lilium lancifolium* Thunb.

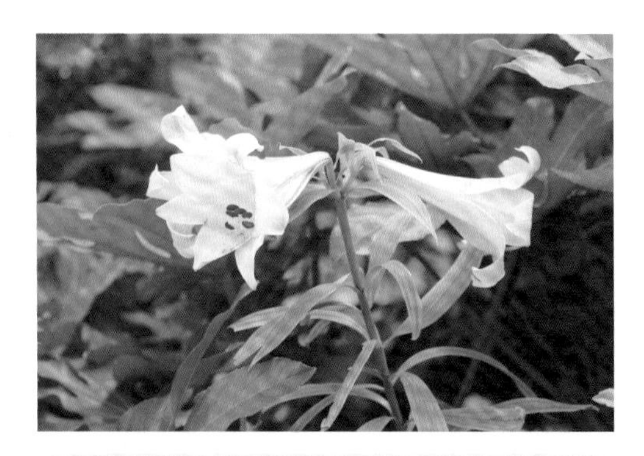

百合 *Lilium brownii* F.E. Brown var. *viridulum* Baker

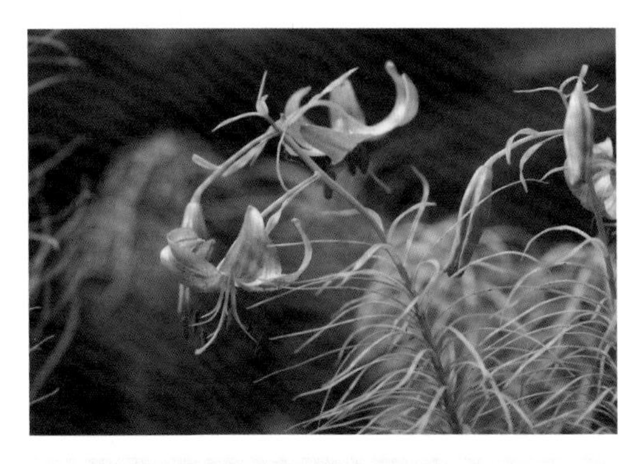

细叶百合 *Lilium pumilum* DC.

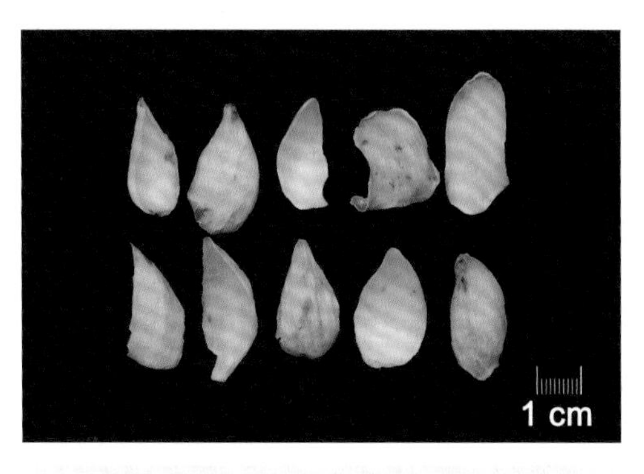

百合饮片(卷丹)

当归

《神农本草经》

【来源】伞形科植物当归 *Angellica sinensis* (Oliv.) Diels 的干燥根。

【药性功效】甘、辛，温。归肝、心、脾经。补血活血，调经止痛，润肠通便。

【抗肿瘤组分及化学成分】当归中抗肿瘤的组分有当归多糖、当归多糖 APS-3b、当归多糖 APS-2a、当归多糖 APS-3c、当归提取物和当归多糖 APS-1d。抗肿瘤化学成分为正丁烯夫内酯、(－)-洋川芎内酯 A、藁本内酯、阿魏酸和藁本内酯 A。

【用法用量】煎服，6～12 g。一般生用，酒炙活血通经力强。

【效方撷要】

1. 治肝癌　当归、龙胆、黄芩、板蓝根各12 g，香附、大黄各 9 g，黄连、木香各 6 g，四季青24 g。水煎服，每日 1 剂。

2. 治乳腺癌　当归、鹿角片、山慈菇、金银花、赤芍各 12 g，生黄芪、夏枯草各 15 g，浙贝母、炮穿山甲、蜂房 9 g，白术 6 g，土茯苓、昆布各24 g。水煎服，每日 1 剂。另外配服成药小金丹，每日 1 粒吞服；牛黄醒消丸，每日 2 次，1 次1.5 g 吞服。

3. 治卵巢癌　当归、莪术各 15 g，川白芍、三棱、延胡索、乌药、干蟾皮各 10 g，川楝子 12 g，鸡血藤、龙葵、生牡蛎、土茯苓、生黄芪各 30 g。水煎服，每日 1 剂。

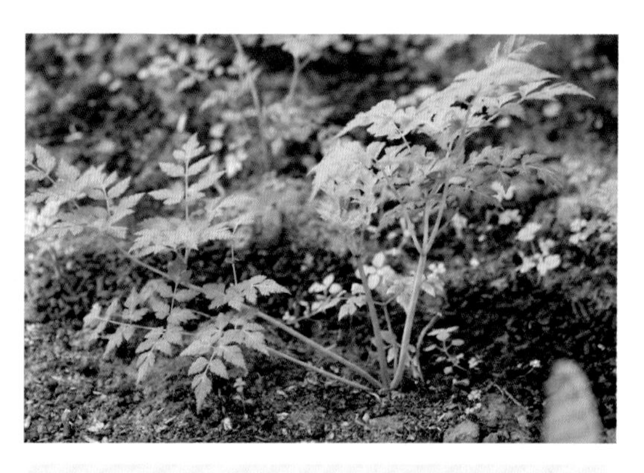

当归 *Angellica sinensis* (Oliv.) Diels

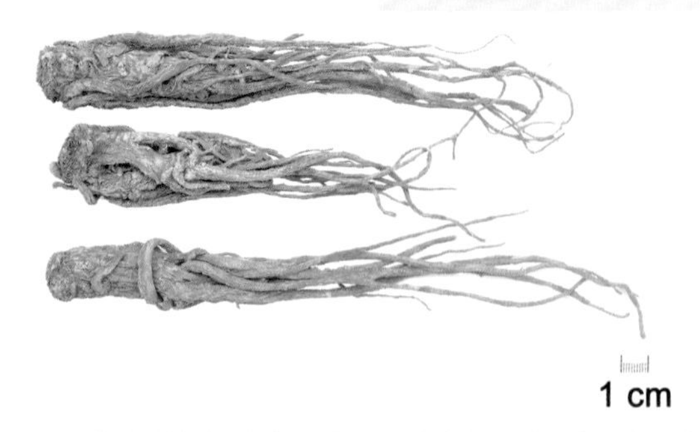

当归药材

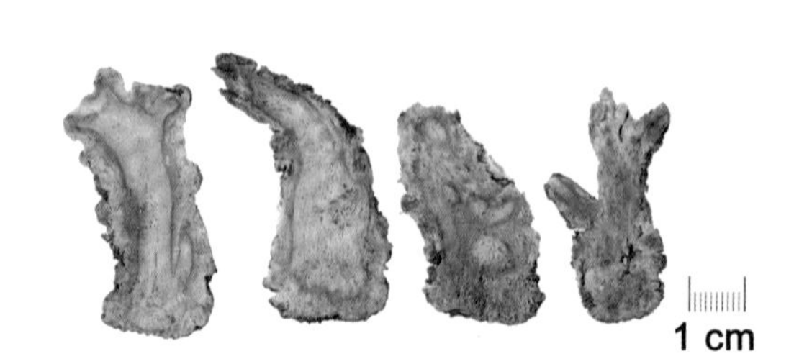

当归饮片(当归头)

肉苁蓉

《神农本草经》

【来源】列当科植物肉苁蓉 *Cistanche deserticola* Y. C. Ma 或管花肉苁蓉 *Cistanche tubulosa*（Schrenk）Wight 的带干燥鳞叶的肉质茎。

管花肉苁蓉在《中国植物志》中为：蒙古肉苁蓉 *Cistanche mongolica* Beck。

【药性功效】甘、咸，温。归肾、大肠经。补肾阳，益精血，润肠通便。

【抗肿瘤组分及化学成分】肉苁蓉中抗肿瘤组分为肉苁蓉多糖、水提液和水煎醇提取物。

【用法用量】煎服，6～10 g。

【效方撷要】

1. 治肾癌　肉苁蓉、续断、天雄、阳起石、白龙骨各 52.5 g，五味子、蛇床子、干地黄、牡蛎、桑寄生、天冬、白石英、地骨皮各 60 g，车前子、地肤子、韭子、菟丝子各 135 个。上药为末，每服 3 g，酒送下，每日 3 次。

2. 治前列腺癌　甜苁蓉、巴戟天、制大黄、知母、炙甘草各 6 g，生黄芪、穿山甲、土茯苓、白花蛇舌草各 15 g，潞党参、仙灵脾、枸杞子、制首乌、牛膝、七叶一枝花、杭白芍各 12 g，炒黄柏 10 g。水煎服，每日 1 剂。

3. 治甲状腺癌骨转移　肉苁蓉、补骨脂、骨碎补、透骨草、鸡血藤、络石藤、海藻各 50 g，山药、牛膝、木瓜各 25 g，女贞子、墨旱莲各 50 g。水煎服，每日 1 剂。

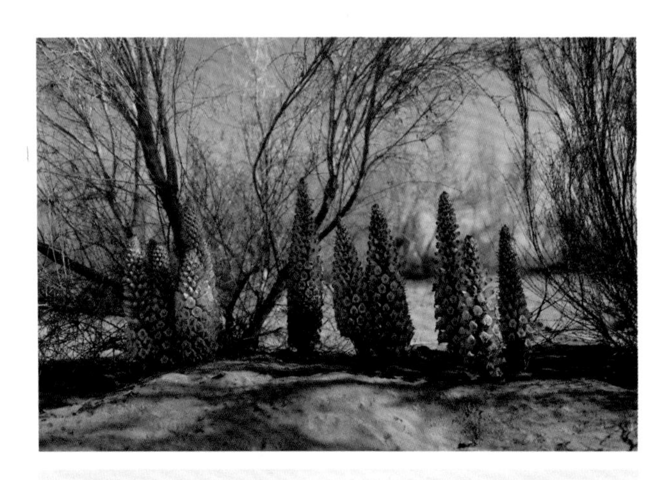

肉苁蓉 *Cistanche deserticola* Y.C. Ma

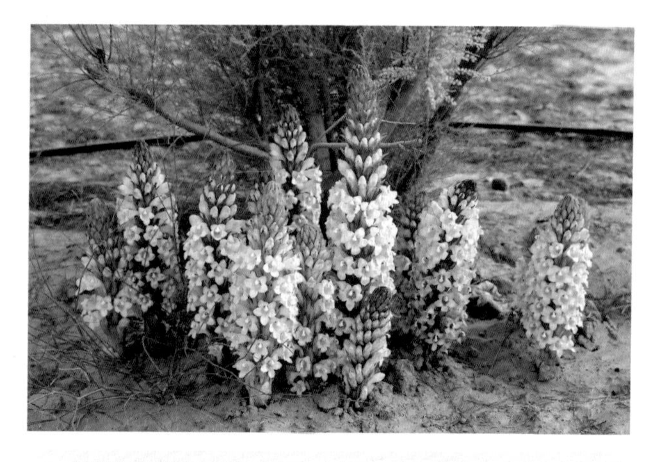

管花肉苁蓉 *Cistanche tubulosa* (Schrenk) Wight

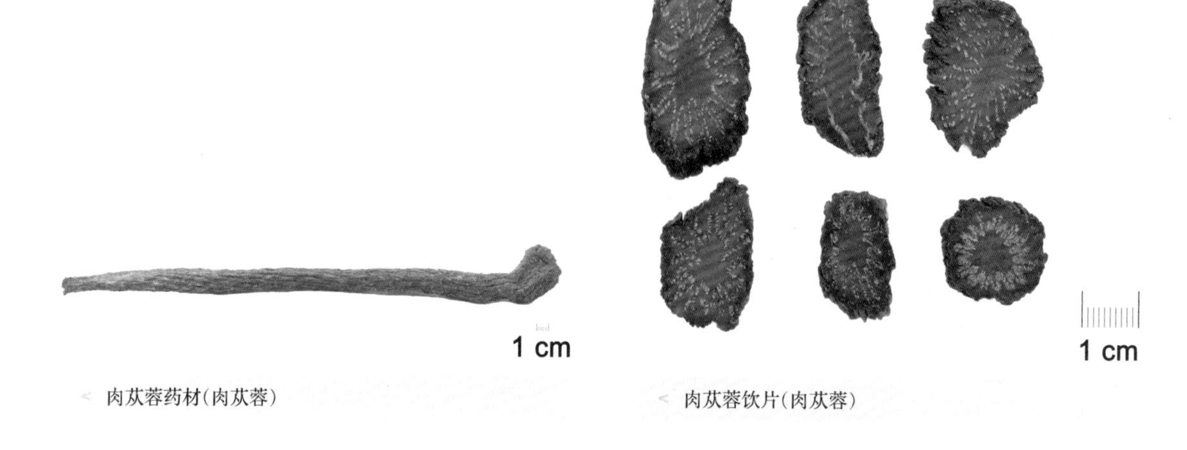

肉苁蓉药材(肉苁蓉)

肉苁蓉饮片(肉苁蓉)

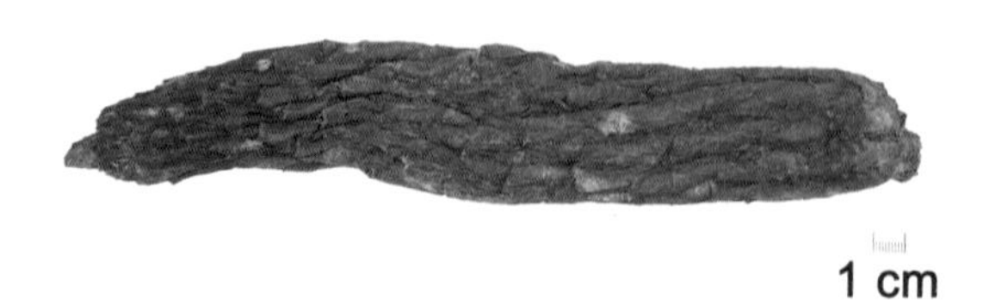

肉苁蓉药材(管花肉苁蓉)

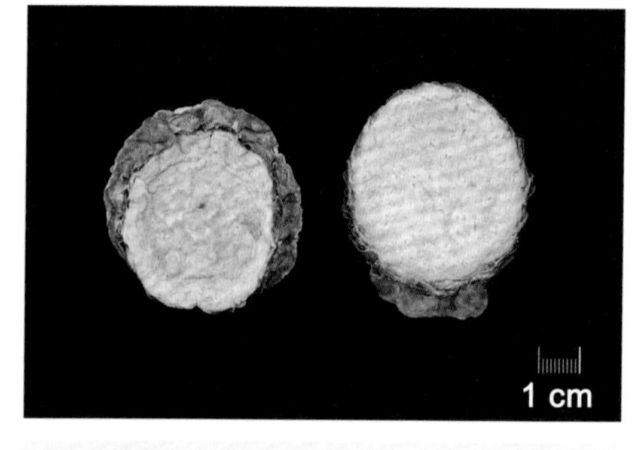

肉苁蓉饮片(管花肉苁蓉)

肉 桂

《神农本草经》

【来源】樟科植物肉桂 *Cinnamomum cassia* Presl 的干燥树皮。

【药性功效】辛、甘，大热。归肾、脾、心、肝经。补火助阳，引火归元，温经通脉，散寒止痛。

【抗肿瘤组分及化学成分】肉桂中抗肿瘤的组分有肉桂水提物和精油。抗肿瘤化学成分为桂皮醛和2-羟基桂皮醛。

【用法用量】煎服，1～5 g，宜后下或焗服；研末冲服，1～2 g。

【效方撷要】

1. 治宫颈癌　肉桂6 g，附子9 g，煨姜5 g，党参、白术、菟丝子、杜仲炭各15 g，薏苡仁（炒）、茯苓、炙黄芪各30 g。水煎服，每日1剂。

2. 治食管癌　肉桂粉5 g，熟地黄50 g，麻黄、姜炭各2.5 g，鹿角胶15 g，白芥子10 g，生甘草5 g。水煎服，每日1剂。

3. 治舌癌　肉桂粉3 g，黄柏30 g，青黛9 g，冰片0.6 g，各研为细末后混匀，每日取药粉适量敷患处。

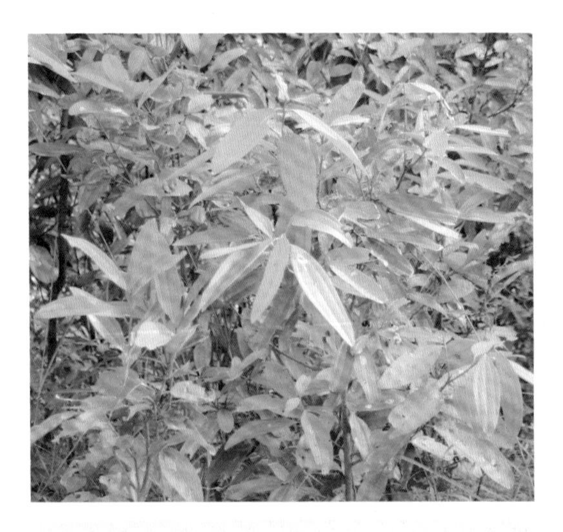

肉桂 *Cinnamomum cassia* Presl

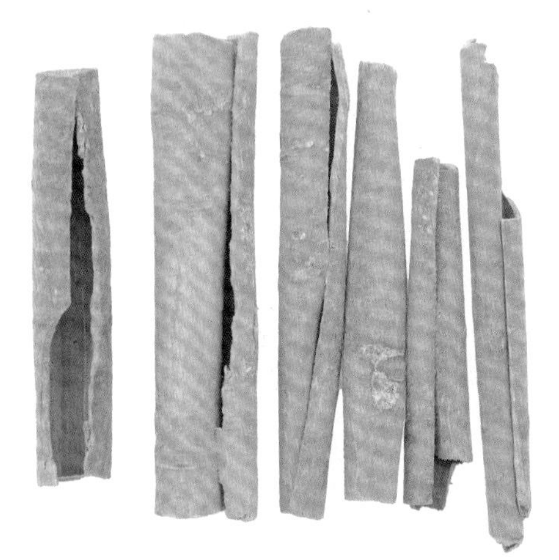

肉桂药材

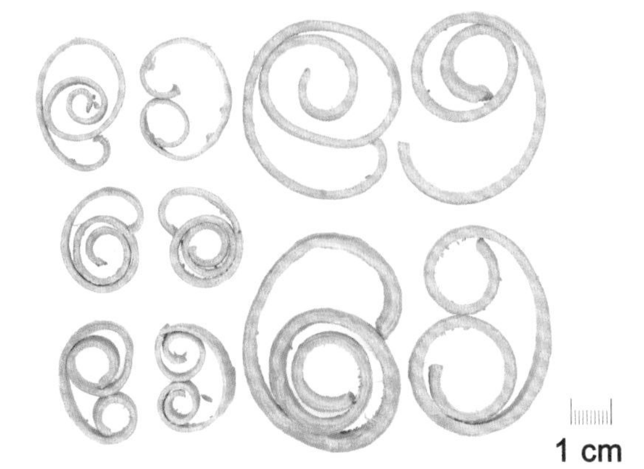

肉桂饮片

麦冬

《神农本草经》

【来源】百合科植物麦冬 *Ophiopogon japonicas* (L. f)Ker-Gawl. 的干燥块根。

【药性功效】甘、微苦，微寒。归心、肺、胃经。养阴润肺，益胃生津，清心除烦。

【抗肿瘤组分及化学成分】麦冬中抗肿瘤化学成分为 lirigramoside A，(－)-1-*O*-[*α*-*L*-rhamnopyranosyl-(1→2)-*β*-*D*-xylopyranosyl]-(25*R*)-ruscogenin、(－)-1-*O*-*β*-*D*-xylopyranosyl-(25*S*)-ruscogenin 3-*O*-*α*-*L*-rhamnopyranoside、(－)-3-*O*-*α*-*L*-rhamnopyranosyl-1-*O*-sulfo-(25*S*)-ruscogenin、(－)-麦冬二氢高异黄酮 B、(－)-麦冬二氢高异黄酮 A、(－)-甲基麦冬二氢高异黄酮 B、短葶山麦冬皂苷 C、(－)-麦冬皂苷 DT13、(－)-麦冬皂苷 B、β-谷甾醇。

【用法用量】煎服，6～12 g。

【效方撷要】

1. 治肺癌　麦冬、地榆、王不留行、蒸百部、天花粉各 12 g，紫草根、生地黄 15 g，五味子 6 g，鱼腥草 30 g。水煎服，每日 1 剂。

2. 治肺癌　麦冬、百合各 15 g，天冬、对节巴各 30 g，重楼、通光散各 16 g，诃子 10 g。水煎服，每日 1 剂。

3. 治鼻咽癌　麦冬 18 g，生地黄 30 g，玄参 24 g，浙贝母 12 g，薄荷 7. 5 g，牡丹皮、白芍各 12 g，甘草 6 g。水煎服，每日 1 剂。

4. 治贲门癌　麦冬、白术、木香、茯苓、蕲蛇、黄药子、山豆根各 9 g，党参 15 g，蜈蚣 3 条，茅藤 30 g，浙贝母、急性子、金银花、鸡内金、生半夏各 6 g。水煎服，每日 1 剂。

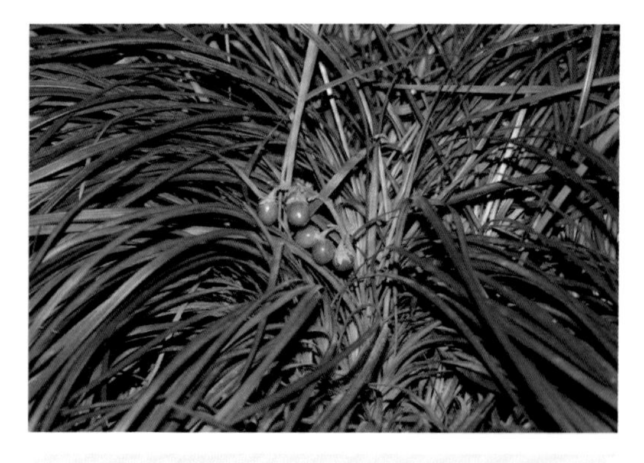

麦冬 *Ophiopogon japonicas* (L. f) Ker-Gawl.

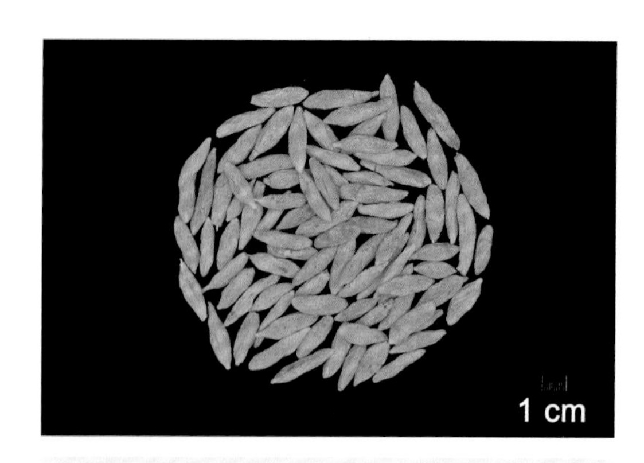

麦冬饮片

杜仲

《神农本草经》

【来源】杜仲科植物杜仲 *Eucommia ulmoides* Oliv. 的干燥树皮。

【药性功效】甘，温。归肝、肾经。补肝肾，强健骨，安胎。

【抗肿瘤组分及化学成分】杜仲中抗肿瘤组分为杜仲总多糖和总黄酮。

【用法用量】煎服，6～10 g。

【效方撷要】

1. 治肝癌　杜仲、木瓜、甘草各 10 g，知母、黄柏、山茱萸、牡丹皮、泽泻、茯苓、怀牛膝、川续断各 15 g，山药、生地黄各 20 g。水煎服，每日 1 剂。

2. 治颅内瘤　杜仲、麦冬、当归、枸杞子、龟胶、鹿胶、天冬、茯苓、牛膝、莲末各 15 g，北沙参、生地黄各 20 g，川楝子、西洋参、紫河车（为末冲服）、木瓜、黄柏、炙甘草各 10 g。水煎服，每日 1 剂。

3. 治慢性粒细胞白血病　杜仲 24 g，山药、茯苓各 21 g，白花蛇舌草 30 g，生地黄、熟地黄、枣皮、蒲公英各 18 g，枸杞子、菟丝子、紫花地丁、半枝莲各 15 g，生晒参、当归各 12 g，五味子、青黛、甘草各 6 g，雄黄 3 g。水煎服，每日 1 剂。

4. 治骨、软骨瘤　杜仲、补骨脂、秦艽、当归各 15 g，桃仁 25 g，威灵仙 50 g，细辛、川乌各 5 g，桂枝 10 g，木香 8 g。水煎服，每日 1 剂。

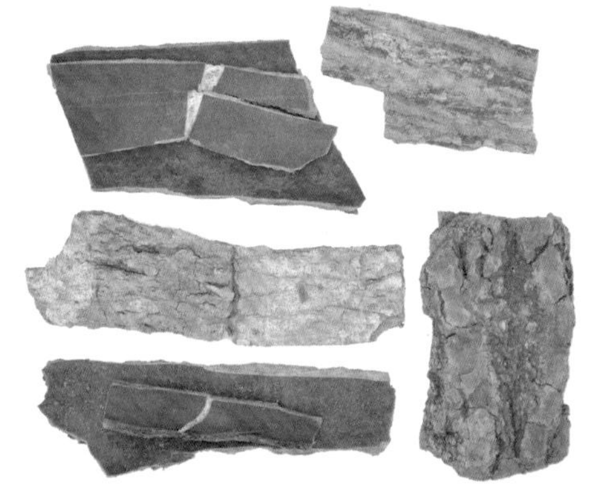

杜仲药材

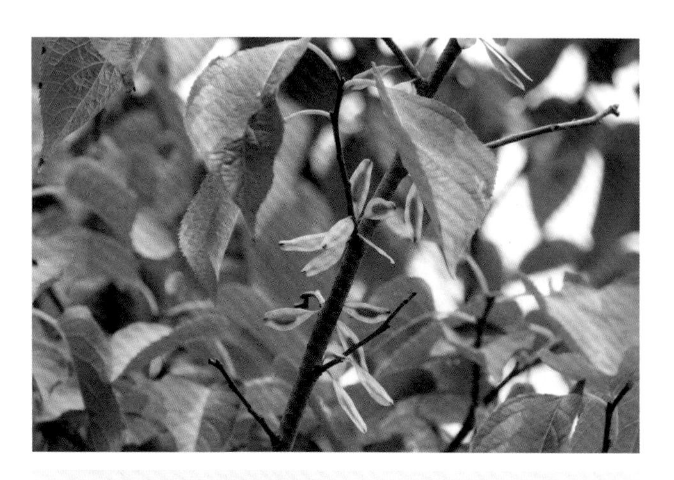

杜仲 *Eucommia ulmoides* Oliv.

何首乌

《日华子本草》

【来源】蓼科植物何首乌 *Polygonum multiflorum* Thunb. 的干燥块根。

何首乌在《中国植物志》中为：*Fallopia multiflora*（Thunb.）Harald.。

【药性功效】苦、甘、涩，微温。归肝、心、肾经。解毒，消痈，截疟，润肠通便。

【抗肿瘤组分及化学成分】何首乌中抗肿瘤组分为蒽醌苷类化合物、何首乌提取物和何首乌醇提物。抗肿瘤化学成分为没食子酸、大黄素、(-)-表儿茶素、2,3,5,4′-四羟基芪-2-*O*-*β*-*D*-葡萄糖苷、大黄酸和白藜芦醇。

【用法用量】煎服，3～6 g。

【效方撷要】

1. *治肝癌*　何首乌、茵陈、生鳖甲、鸡血藤、抽葫芦、水红花子、白花蛇舌草各 30 g，莪术、紫河车各 6 g，金钱草、板蓝根、生黄芪、阿胶各 15 g，当归、半夏、赤芍、白芍、川楝子、川朴、预知子、凌霄花各 9 g，广木香 4.5 g。水煎服，每日 1 剂。

2. *治脑肿瘤*　何首乌、巴戟天、黄芪、狗脊各 30 g，龟板胶、鹿角胶、熟地、当归各 15 g，补骨脂 18 g。水煎服，每日 1 剂。

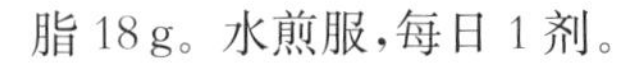

3. *治甲状腺癌*　何首乌、夏枯草各 20 g，生牡蛎 30 g，黄药子 9 g，柴胡、三棱、莪术各 10 g，沙参、菖蒲、郁金各 15 g。水煎服，每日 1 剂。

4. *治白血病*　何首乌 60 g，川芎 90 g，当归头、熟地、焦白术各 30 g，破故纸 24 g，菟丝子 15 g，牛膝、云苓、阿胶各 9 g，肉桂、炮姜各 3 g。水煎服，每日 1 剂。

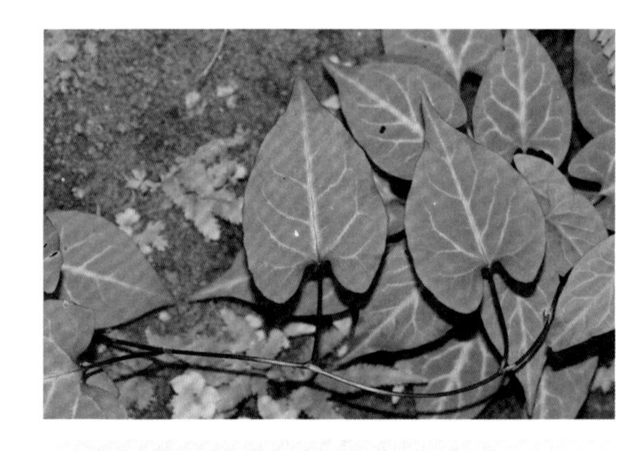

何首乌 *Polygonum multiflorum* Thunb.

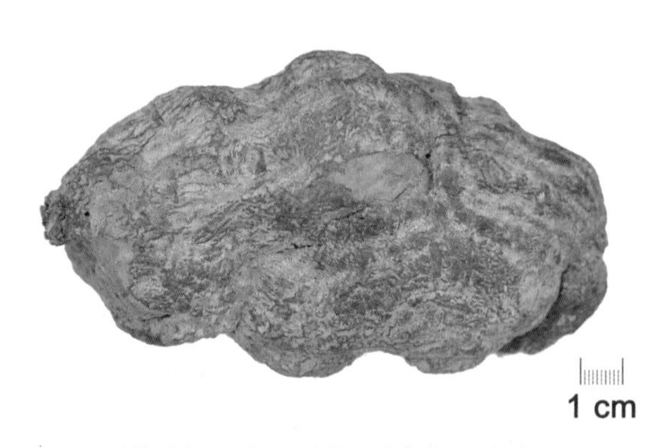

何首乌药材

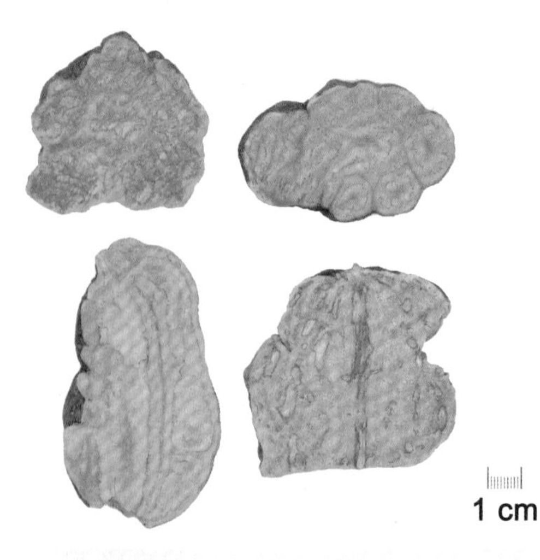

何首乌饮片

龟 甲

《神农本草经》

【来源】脊椎动物龟科乌龟 *Chinemys reevesii* (Gray)的背甲和腹甲。

【药性功效】咸、甘,微寒。归肝、肾、心经。滋阴潜阳,益肾强骨,养血补心,固经止崩。

【用法用量】煎服,9～24 g,先煎。

【效方撷要】

1. 治乳腺癌　炙龟板(研末)、黑枣肉各适量。捣烂,混合为丸,1 次 6 g,每日 3 次,温开水送服。

2. 治宫颈癌(出血较多者)　炙龟板、炙鳖甲各 15 g,杭白芍、白莲须、椿根皮、藕节炭、地榆各 12 g,黄柏、阿胶各 9 g,墨旱莲 24 g。水煎服,每日 1 剂。另用云南白药 0.4 g,每日 2～3 次,吞服。

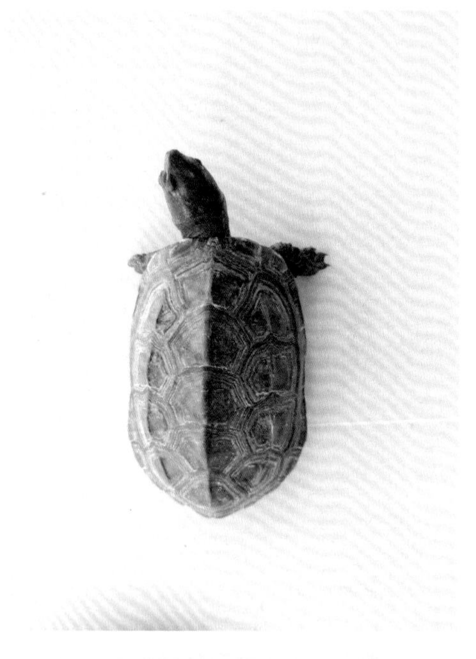

乌龟 *Chinemys reevesii* (Gray)

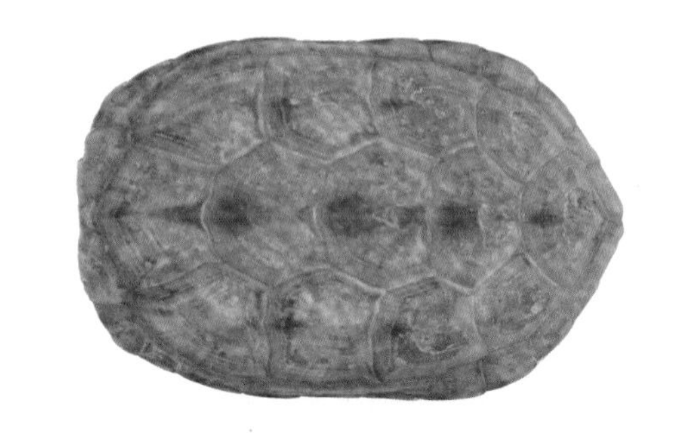

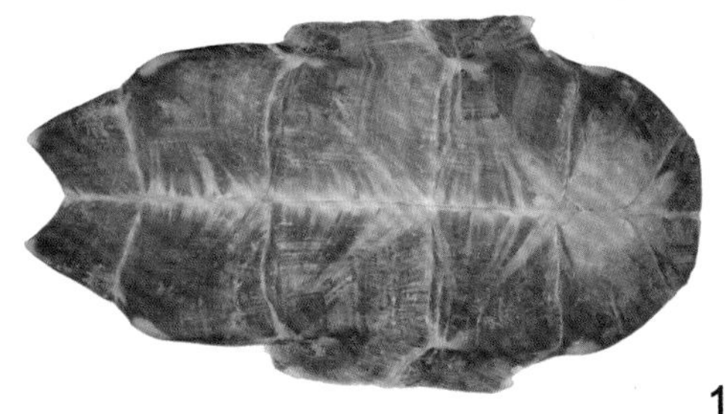

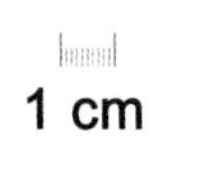

龟甲药材(上背甲,下腹甲)

1 cm

龟甲饮片(醋龟甲)

沙苑子

《本草衍义》

【来源】豆科植物扁茎黄芪 *Astragalus complanatus* R. Br. 的干燥成熟种子。

扁茎黄芪在《中国植物志》中为：蔓黄芪 *Phyllolobiam chinense* Fisch. ex DC.。

【药性功效】甘，温。归肝、肾经。补肾助阳，固精缩尿，养肝明目。

【抗肿瘤组分及化学成分】沙苑子中抗肿瘤化学组分有黄酮类、总皂苷和生物碱。抗肿瘤化学成分为芒柄花素和鼠李柠檬素。

【用法用量】煎服，9～15 g。

【效方撷要】

1. 治食管癌　沙苑子、钩藤1、射干、牛蒡子、红花、桃仁、大黄各10 g，黄药子30 g，续断、远志、附子、干姜、肉桂、党参、生地黄、熟地黄、玄明粉（冲服）各15 g。水煎服，每日1剂。

2. 治膀胱癌　沙苑子、山慈菇各15 g，桑寄生、猪苓、白花蛇舌草各30 g。水煎服，每日1剂。

3. 治骨肉瘤　沙苑子、补骨脂、牛膝、丹参、山药、桃仁各15 g。水煎服，每日1剂。

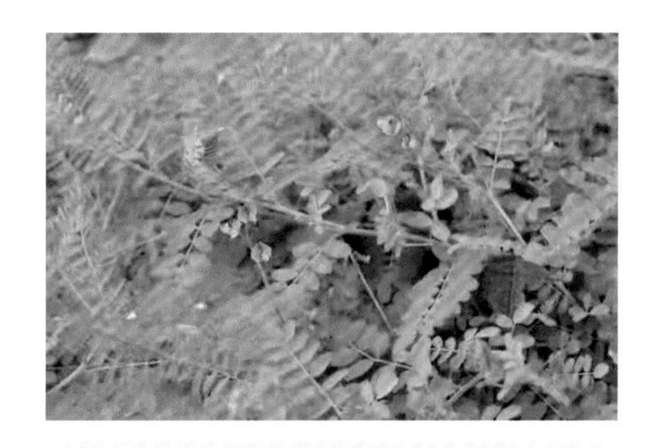

扁茎黄芪 *Astragalus complanatus* R. Br. 的花

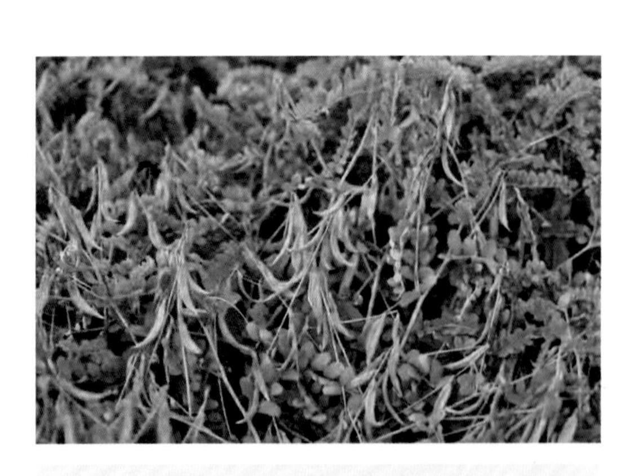

扁茎黄芪 *Astragalus complanatus* R. Br.

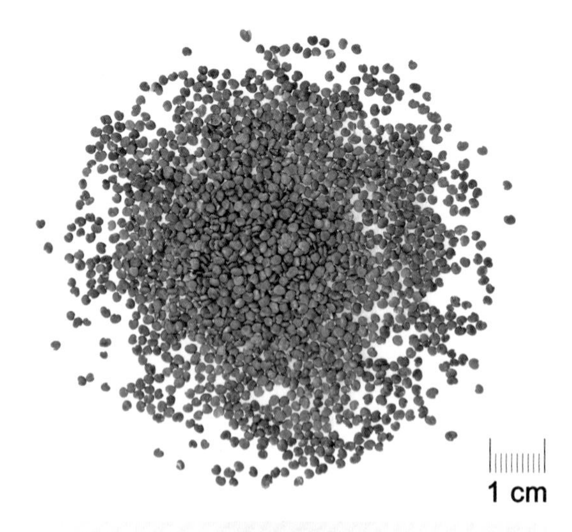

沙苑子饮片

补骨脂

《药性论》

【来源】豆科植物补骨脂 *Psoralea corylifolia* L. 的干燥成熟果实。

补骨脂在《中国植物志》中为：*Cullen corylifolium*（L.）Medikus。

【药性功效】辛、苦，温。归肾、脾经。温肾助阳，纳气平喘，温脾止泻；外用消风祛斑。

【抗肿瘤组分及化学成分】补骨脂中抗肿瘤组分为种子提取物。抗肿瘤化学成分为补骨脂素、异补骨脂素、补骨脂酚、补骨脂甲素、异补骨脂查耳酮、新补骨脂异黄酮和补骨脂定。

【用法用量】煎服，6～10 g。外用 20%～30%酊剂涂患处。

【效方撷要】

1. *治肺癌补*　补骨脂、党参、黄精、山药、云苓、白术、莪术、黄芪各 15 g，制附子（先煎 4 h）120 g，淫羊藿、仙茅、留行子各 30 g，瓜蒌 20 g，法半夏、杏仁各 12 g。水煎服，每日 1 剂。

2. *治骨瘤*　补骨脂、枸杞子各 50 g，熟地黄、山药、巴戟天、肉苁蓉、淫羊藿、狗脊、钩藤、石菖蒲、牛膝、木瓜各 25 g。水煎服，每日 1 剂。

3. *治大肠癌*　破故纸、吴茱萸、肉豆蔻、五味子、苍术、白术、云苓、老鹳草、石榴皮各 10 g，党参、黄芪各 20 g，干姜 6 g。水煎服，每日 1 剂。

4. *治肾癌*　补骨脂、枸杞子、白术、云苓各 10 g，生地黄、熟地黄各 12 g，生黄芪、半枝莲各 30 g，女贞子、海金沙各 15 g，太子参、瞿麦、土茯苓各 20 g。水煎服，每日 1 剂。

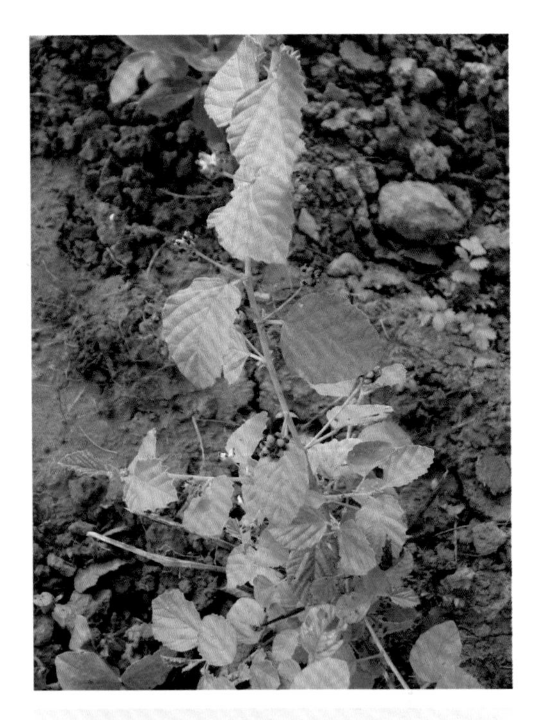

补骨脂 *Psoralea corylifolia* L.

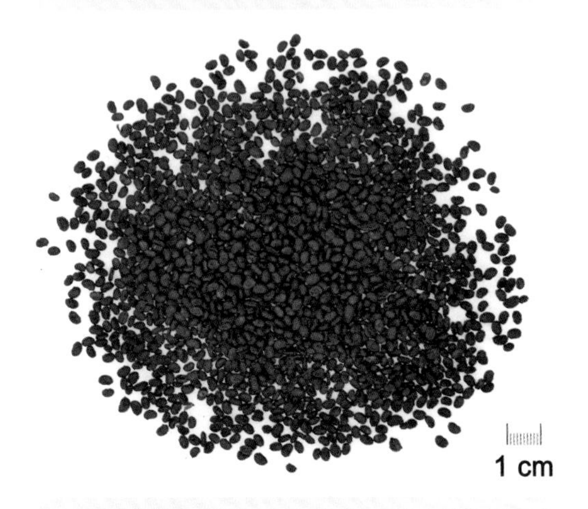

补骨脂饮片

灵芝

《神农本草经》

【来源】多孔菌科真菌赤芝 *Ganoderma lucidum* (Leyss. ex Fr.) Karst. 或紫芝 *Ganoderma sinense* Zhao, Xu et Zhang 的干燥子实体。

【药性功效】甘,平。归心、肺、肝、肾经。补气安神,止咳平喘。

【抗肿瘤组分及化学成分】灵芝中抗肿瘤组分为灵芝中性三萜、灵芝提取物和灵芝多糖肽。抗肿瘤化学成分为麦角甾醇、灵芝醇 B、丹芝醇 A、过氧化麦角甾醇、灵芝萜烯酮醇、麦角甾-7,22-二烯-3β-醇、麦角甾-4,6,8(14),22-四烯-3-酮、5α, 8α-epidioxy-22-eergosta-6, 9(11), 22-trien-3β-ol、β-谷甾醇,以及 ganoderic acid A、B、C、D、F、H、T、AM1、X、DM、Me。

【用法用量】煎服,6~12 g。

【效方撷要】

1. 治各种肿瘤　紫芝菌核 15 g,加水 250 ml 煎服,每日 3 次分服。

2. 治食管癌　灵芝 10 g,沙虫 40 g,虾蟆蛆 27 g,马勃 7 g,西牛黄 4.5 g,麝香 2.5 g。共为细末,温开水送服,每日 3 次,每次 1.2 g。

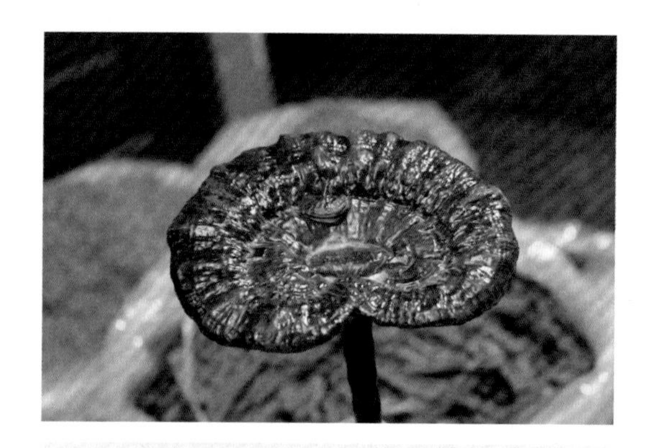

灵芝药材(紫芝)

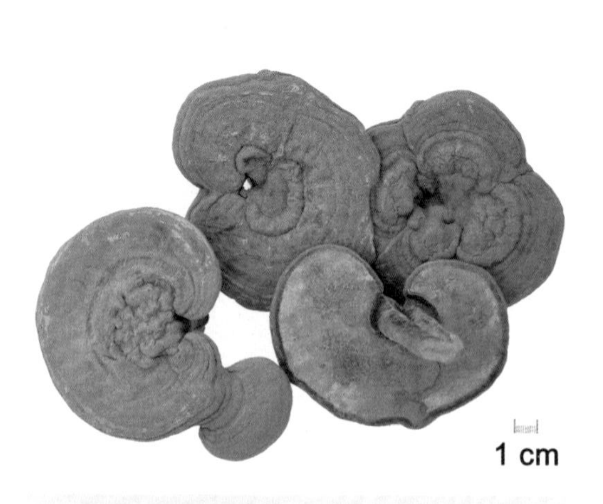

灵芝药材(赤芝)

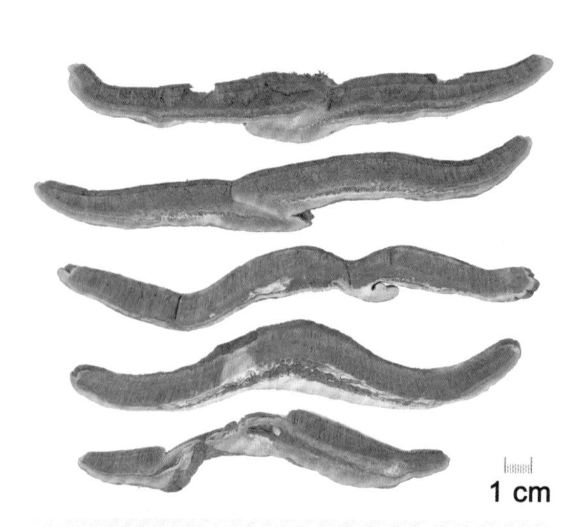

灵芝饮片

阿胶

《神农本草经》

【来源】马科动物驴 *Equus asinus* L. 的干燥皮或鲜皮经煎煮、浓缩制成的固体胶。

【药性功效】甘，平。归肺、肝、肾经。补血滋阴，润燥，止血。

【用法用量】烊化兑服，3～9 g。

【效方撷要】

1. **治宫颈癌** 阿胶、紫草根各 15 g，生黄芪 30 g，小蓟炭、当归各 12 g，参三七、生甘草各 6 g，红花 3 g。水煎服，每日 1 剂。

2. **治子宫颈癌血流不止** 阿胶 20 g，人参 6 g，田三七（冲服）3 g，地榆炭 15 g，白及 10 g，仙鹤草 30 g。水煎服，每日 1 剂。

3. **治卵巢癌** 阿胶、白芍、牡丹皮各 20 g，甘遂 5 g，桃仁、大黄、桂枝各 15 g，茯苓 40 g。水煎服，每日 1 剂。

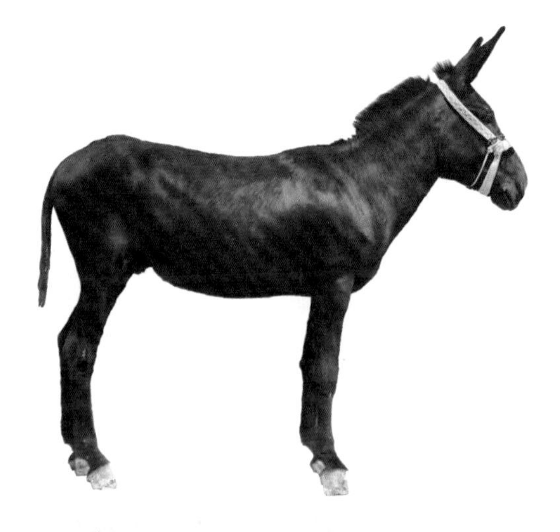

驴 *Equus asinus* L.

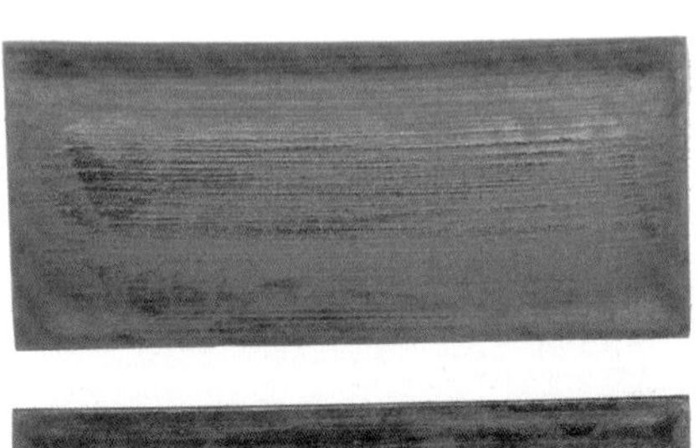

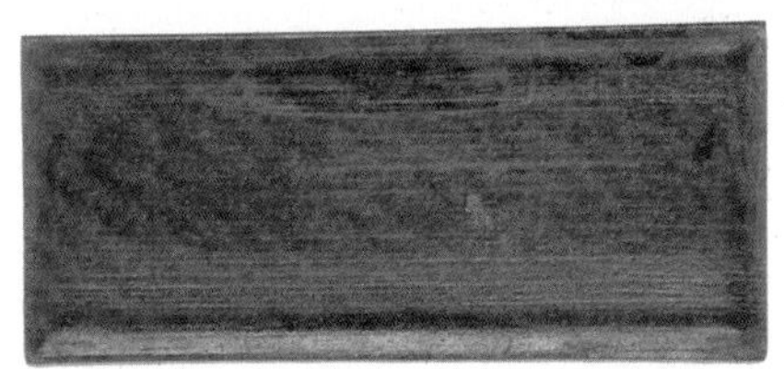

阿胶药材

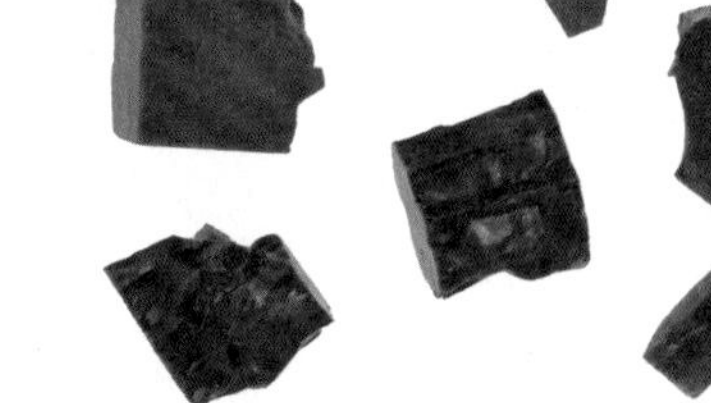

阿胶饮片（阿胶块）

附子

《神农本草经》

【来源】毛茛科植物乌头 *Aconitum carmichaelii* Debx. 的子根的加工品。

【药性功效】辛、甘，大热。有毒。归心、肾、脾经。回阳救逆，补火助阳，散寒止痛。

【抗肿瘤组分及化学成分】附子中抗肿瘤组分为乌头多糖。抗肿瘤化学成分为乌头碱、中乌头碱和次乌头碱。

【用法用量】煎服，3～15 g。本品有毒，宜先煎 0.5～1 h，至口尝无麻辣感为度。

【效方撷要】

1. 治食管癌　附子、乌头各 5 g，天南星 10 g，木香 15 g。水煎服，每日 1 剂。

2. 治胃癌　白附子 500 g，白灵砂 5 g，寒水石、自然铜各 2.5 g，麝香 10 g。制成绿豆大丸剂。每日 3 次，饭前服，1 次 2 丸。白附子 700 g，白灵砂 1.5 g，乳香、没药、麝香各 10 g。每日 3 次，饭后服，1 次 2 丸。两方同时服用，3 个月为 1 个疗程。

3. 治宫颈癌　生附子、生马钱子、鸦胆子、轻粉各 4.5 g，青黛、雄黄各 9 g，砒石、硇砂各 3 g，乌梅炭 15 g，冰片 1.5 g，麝香 3 g。共为细末，外敷患处，可破坏局部肿瘤细胞的生长和分裂，使肿瘤逐渐脱落。

4. 治鼻咽癌　熟附片、广地龙、姜半夏、五灵脂各 250 g，没药、全蝎各 100 g，马钱子散 30 包，乳香 130 g。上药共研为细末，每日早晚用开水送服，1 次 3 g。

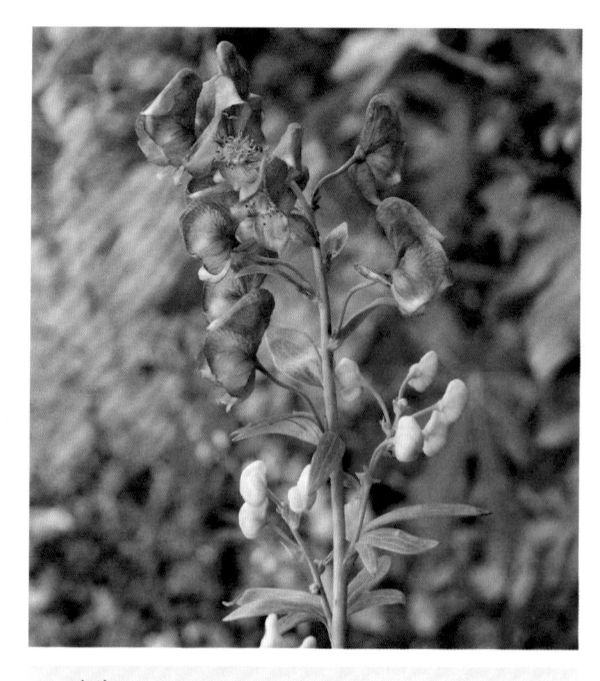

乌头 *Aconitum carmichaelii* Debx.

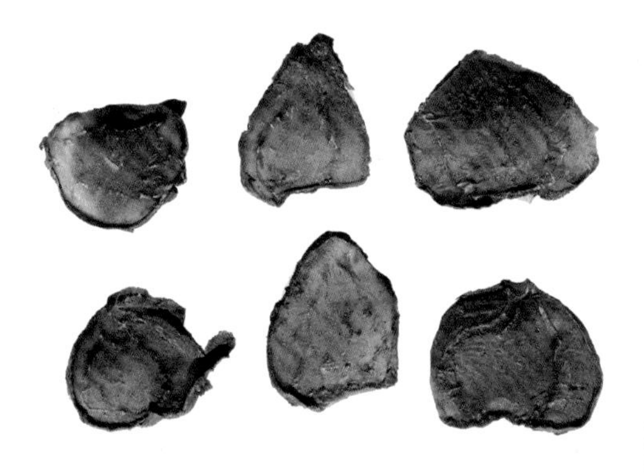

附子饮片(黑附片)

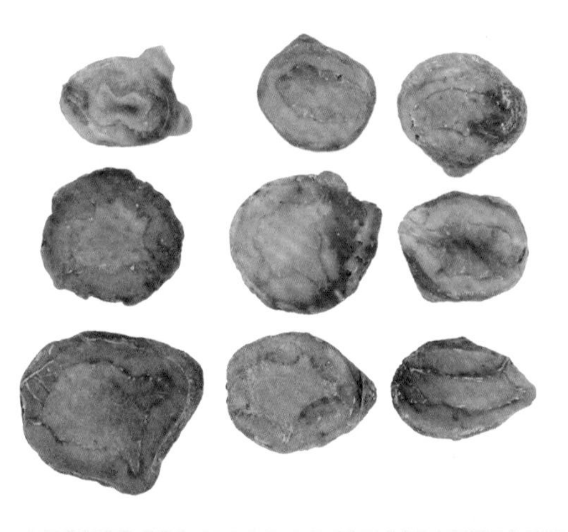

附子饮片(黄附片)

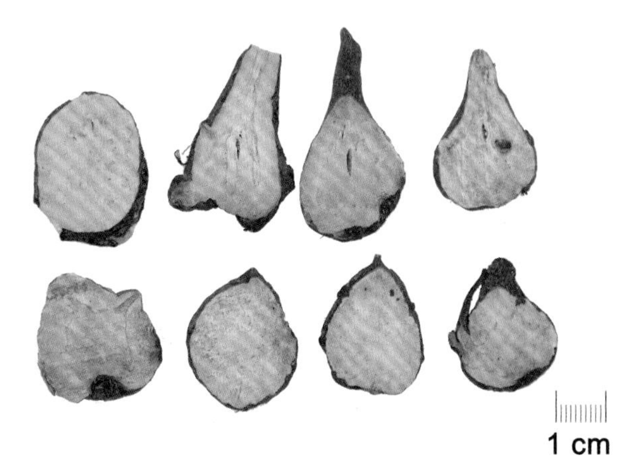

附子饮片(生附片)

刺五加

《神农本草经》

【来源】五加科植物刺五加 *Acanthopanax senticosus* (Rupr. et Maxim.) Harms 的干燥根和根茎或茎。

刺五加在《中国植物志》中为：*Eleutherococcus senticosus* (Rupr. & Maxim.) Maxim.。

【药性功效】辛、微苦，温。归脾、肾、心经。益气健脾、补肾安神。

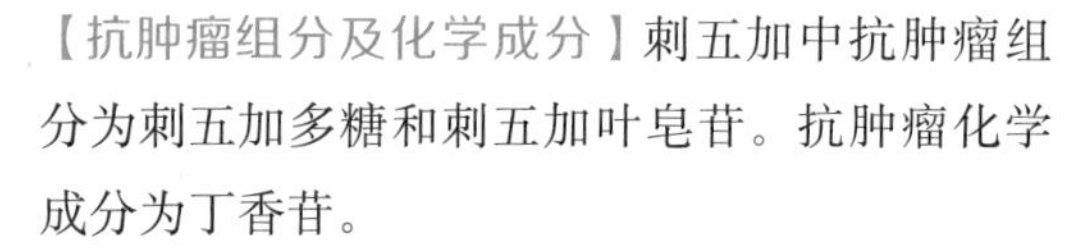

【抗肿瘤组分及化学成分】刺五加中抗肿瘤组分为刺五加多糖和刺五加叶皂苷。抗肿瘤化学成分为丁香苷。

【用法用量】煎服，9～27 g。

【效方撷要】治骨肉瘤及肿瘤骨转移疼痛，放疗、化疗后白细胞下降　刺五加根皮 15～30 g，水煎服或加入汤药中煎服。

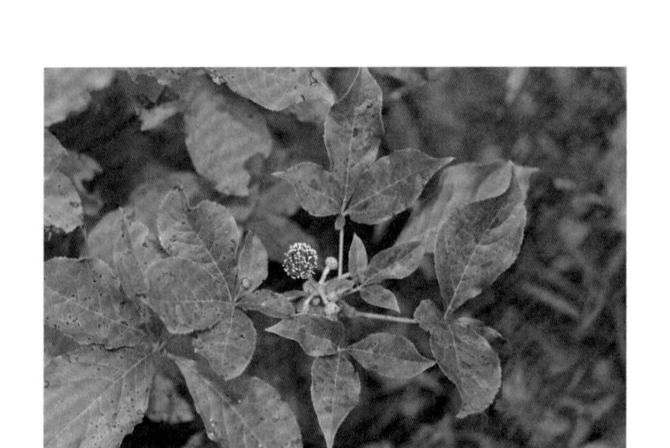

刺五加 *Acanthopanax senticosus* (Rupr. et Maxim.) Harms

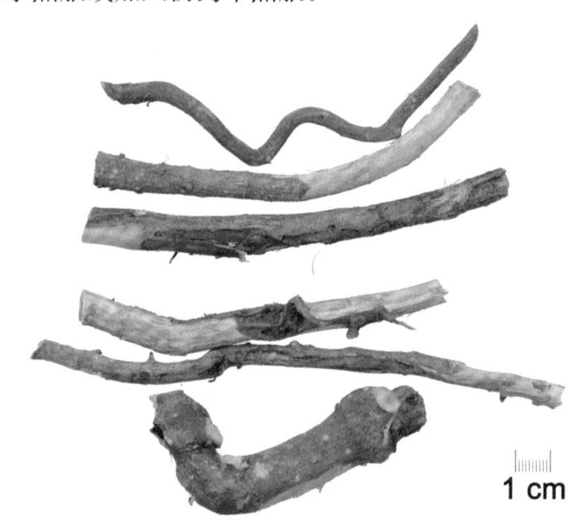

刺五加药材(根)

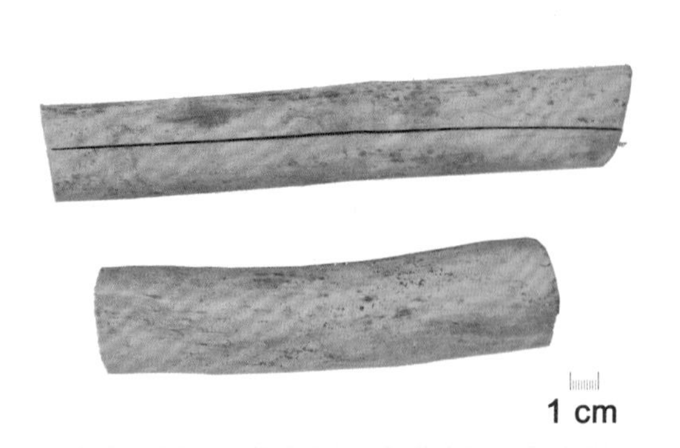

刺五加药材(茎)

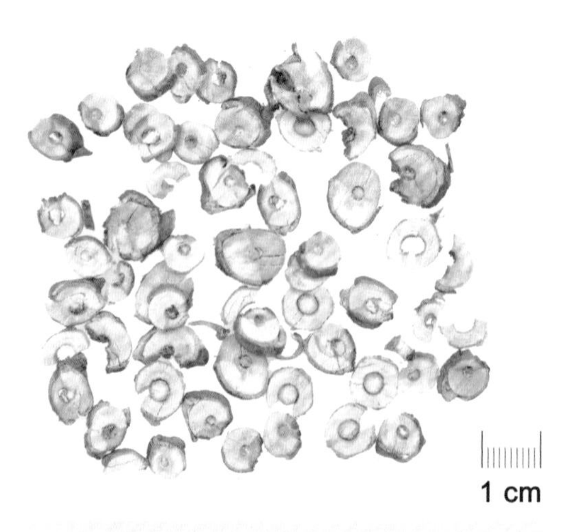

刺五加饮片(根)

侧耳

《新华本草纲要》

【来源】白蘑科真菌糙皮侧耳 *Pleurotus ostreatus* (Jacq. ex Fr.) Quel. 的干燥子实体。

【药性功效】辛、甘，温。归肝、肾经。追风散寒，舒筋活络，补肾壮阳。

【抗肿瘤化学组分】侧耳的抗肿瘤化学组分为侧耳水提物、水溶性多糖、RNase Po1 和糖蛋白。

【用法用量】煎服，6～9 g。

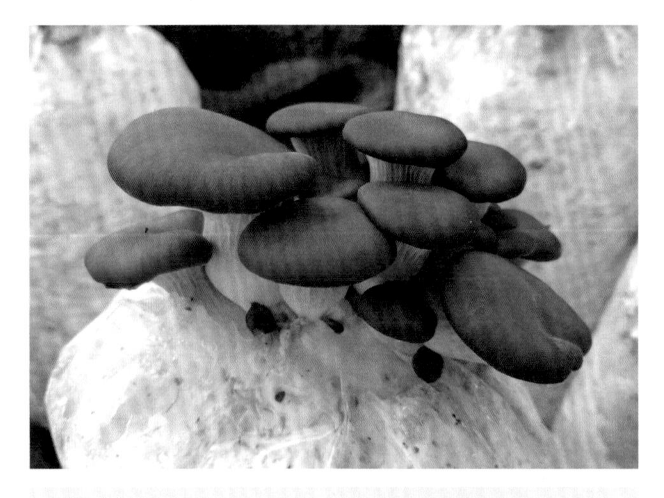

< 糙皮侧耳 *Pleurotus ostreatus* (Jacq. ex Fr.) Quel.

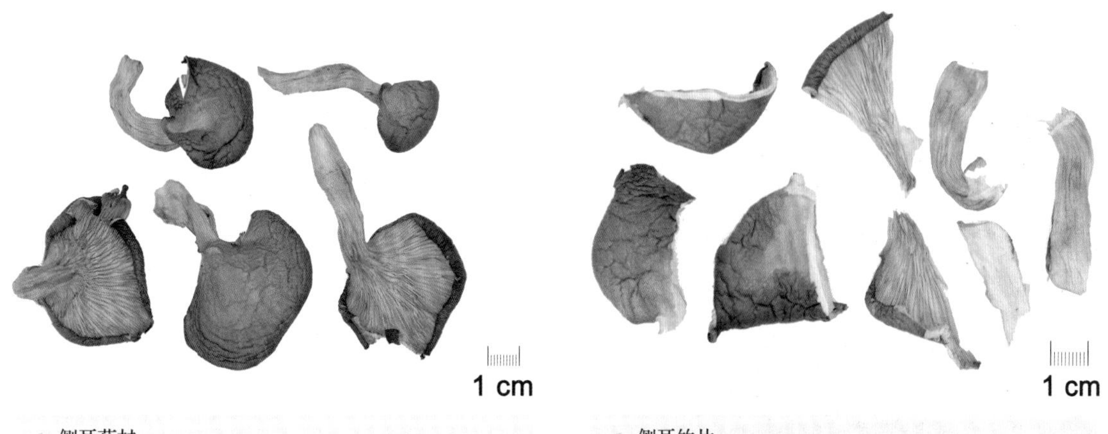

< 侧耳药材

< 侧耳饮片

鱼 鳔

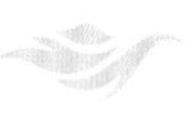

《本草纲目》

【来源】石首鱼科动物大黄鱼 *Pseudosciaena crocea* (Richardson)、小黄鱼 *Pseudosciaena polyactis* Bleeker、黄姑鱼 *Nibea albiflora* Richardson、鮸 *Miichthys miiuy* Basilewsky 或鲟科动物中华鲟 *Acipenser sinensis* Gray、鳇 *Huso dauricus* (Georgi)等的新鲜或干燥鱼鳔。

【药性功效】甘,平。归肾、肝经。补肝肾,养血止血,散瘀消肿。

【用法用量】煎服,10～30 g;研末,3～6 g;或入丸、散。外用适量,溶化或烧灰涂敷。

【效方撷要】

1. 治食管癌、胃癌　鱼鳔用香油炸酥,压碎。1 次 5 g,每日 3 次。

2. 治贴骨瘤　鮸鱼鳔 60 g,香油炸研末,用蜂蜜 60 g 调服。

3. 治恶性肿瘤　干鱼鳔(炒)、伏龙肝各 40 g。共研细末。每日 3 次,1 次 10 g。

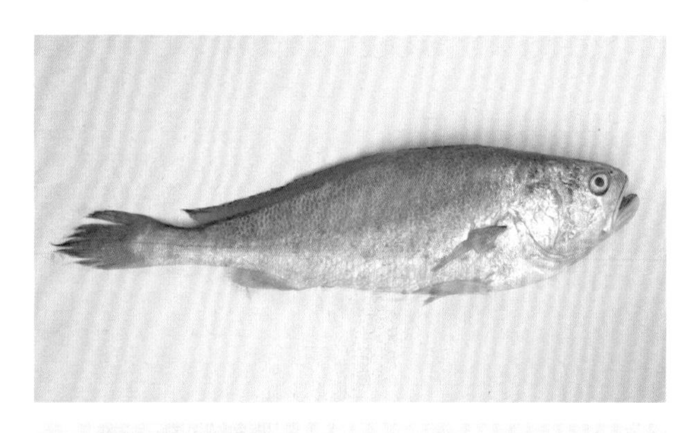

大黄鱼 *Pseudosciaena crocea* (Richardson)

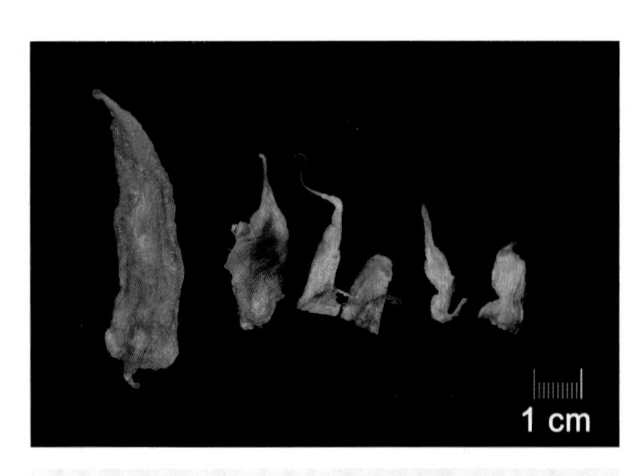

鱼鳔药材(左一为大黄鱼,其他为小黄鱼)

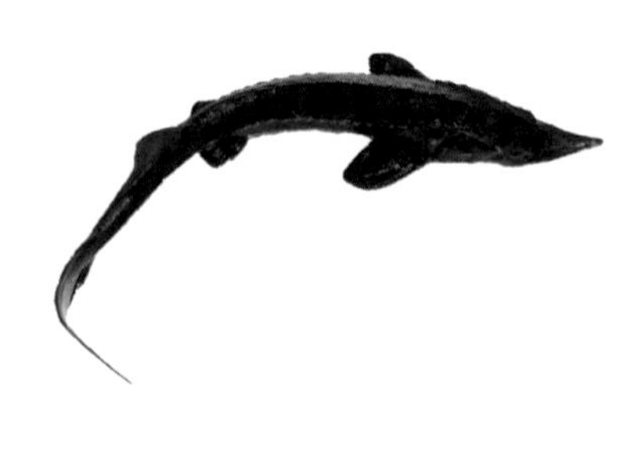

中华鲟 *Acipenser sinensis* Gray

狗 脊

《神农本草经》

【来源】蚌壳蕨科植物金毛狗脊 *Cibotium barometz* (L.) J. Sm. 的干燥根茎。

金毛狗脊在《中国植物志》中为：金毛狗科植物金毛狗。

【药性功效】苦、甘，温。归肝、肾经。祛风湿，补肝肾，强腰膝。

【用法用量】煎服，6～12 g。

【效方撷要】

1. 治骨癌　狗脊、熟地、山药、巴戟天、肉苁蓉、仙灵脾、钩藤、菖蒲、牛膝、木瓜各 25 g，枸杞子、补骨脂各 50 g。水煎服，每日 1 剂。

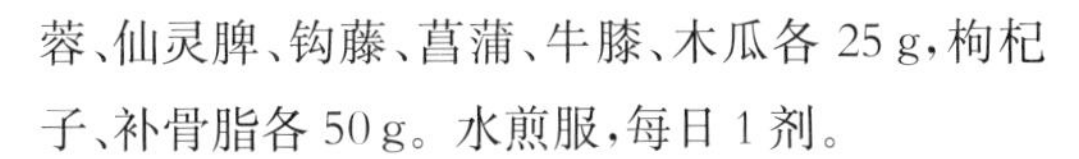

2. 治骨肉瘤　狗脊、桑寄生、党参、黄芪、海藻、夏枯草各 12 g，续断、丹参各 15 g，牡蛎 30 g，当归、白术、王不留行、地龙粉（吞服）各 9 g，木香、全蝎粉（吞服）各 6 g。水煎服，每日 1 剂。

3. 治骨髓瘤　狗脊、石斛、太子参各 12 g，续断、补骨脂、白术、白芍、麦冬各 9 g。水煎服，每日 1 剂。

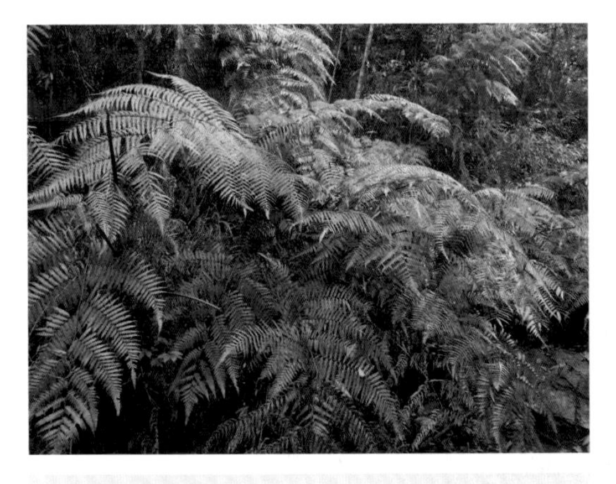

金毛狗蕨 *Cibotium barometz* (L.) J. Sm.

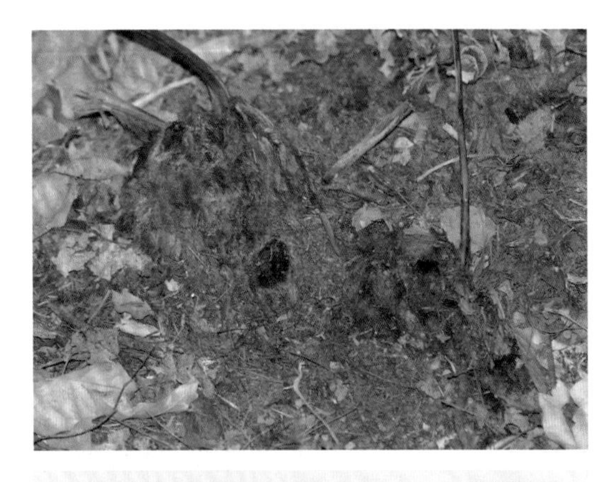

金毛狗脊 *Cibotium barometz* (L.) J. Sm. 的根茎

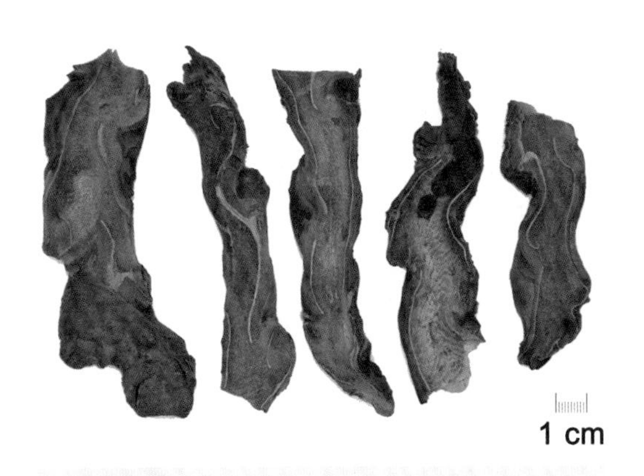

狗脊饮片

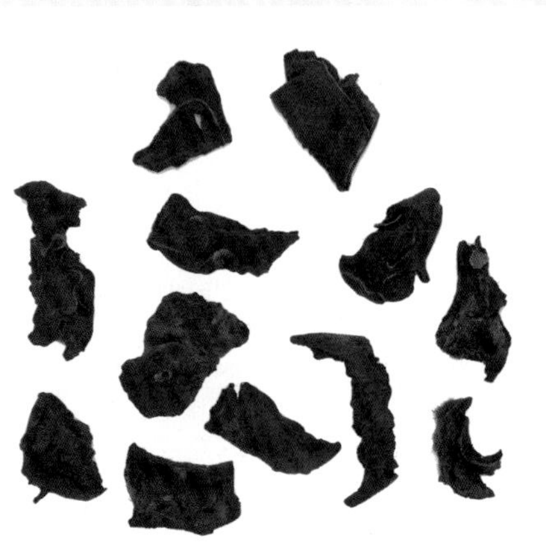

狗脊饮片（狗脊炭）

南沙参

《神农本草经》

【来源】桔梗科植物轮叶沙参 *Adenophora tetraphylla* (Thunb.) Fisch. 或沙参 *Adenophora stricta* Miq. 的干燥根。

【药性功效】甘，微寒。归肺、胃经。养阴清肺，益胃生津，化痰，益气。

【抗肿瘤组分及化学成分】南沙参中抗肿瘤组分为皂苷。抗肿瘤化学成分为 1,3-*O*-*β*-*D*-galactopyranosyl-(1→2)-[*β*-*D*-xylopyranosyl-(1→3)]-*β*-*D*-glucuronopyranosyl-28-*O*-[*α*-*L*-arabinopyranosyl-(1→4)-*α*-*L*-arabinopyranosyl(1→3)-*β*-*D*-xylopyranosyl-(1→4)-*α*-*L*-rhamnopyranosyl-(1→2)-*β*-*D*-fucopyranosyl]-quillaic acid、2,3-*O*-*β*-*D*-xylopyranosyl-(1→3)-[*β*-*D*-galactopyranosyl-(1→2)]-*β*-*D*-glucuronopyranosyl-28-*O*-[*β*-*D*-galactopyranosyl-(1→3)-*β*-*D*-xylopyranosyl-(1→4)-*α*-*L*-rhamnopyranosyl-(1→2)-*β*-*D*-fucopyranosyl]-gypsogenin、8-甲氧基补骨脂素。

【用法用量】煎服，9～15 g。

【效方撷要】

1. 治肺癌　南沙参、北沙参、知母各 12 g，夏枯草、茯苓、生薏苡仁、熟薏苡仁、瓜蒌皮各 24 g 蒲公英、昆布、生牡蛎、石韦各 30 g。水煎服，每日 1 剂。

2. 治食管癌　南沙参、石斛各 15 g，旋覆花、莱菔子、郁金、贝母、麦冬、玄参各 9 g，赭石、瓜蒌

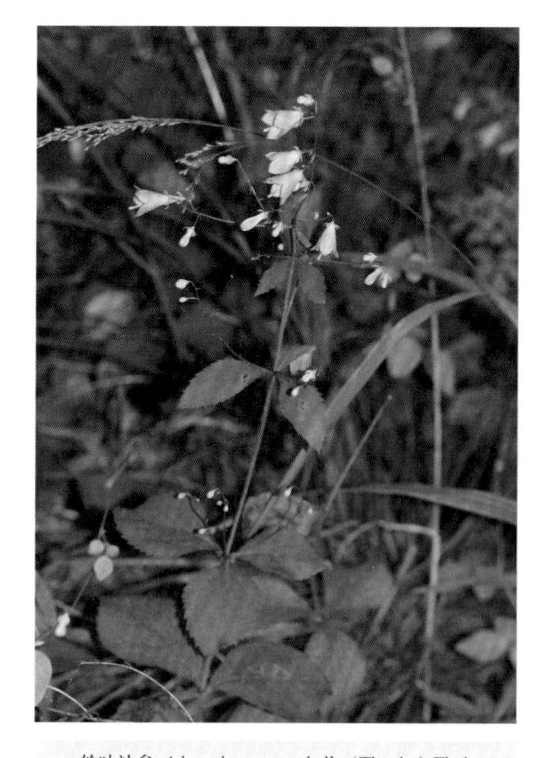

轮叶沙参 *Adenophora tetraphylla* (Thunb.) Fisch.

各 30 g，砂仁 6 g。水煎服，每日 1 剂。

3. 治白血病　南沙参、北沙参、石斛各 12 g，麦冬、谷芽、玉竹各 9 g，鸡内金、生地黄各 30 g，白花蛇舌草 15 g，三七粉 5 g，水煎服。

4. 治恶性葡萄胎、绒毛膜癌、化疗反应　沙参、生地黄、白芍各 12 g，麦冬、地骨皮、牡丹皮、黄芪各 10 g。水煎 2 次，每次煎液约 100 ml，两煎液混匀，分早晚 2 次口服，每日 1 剂。

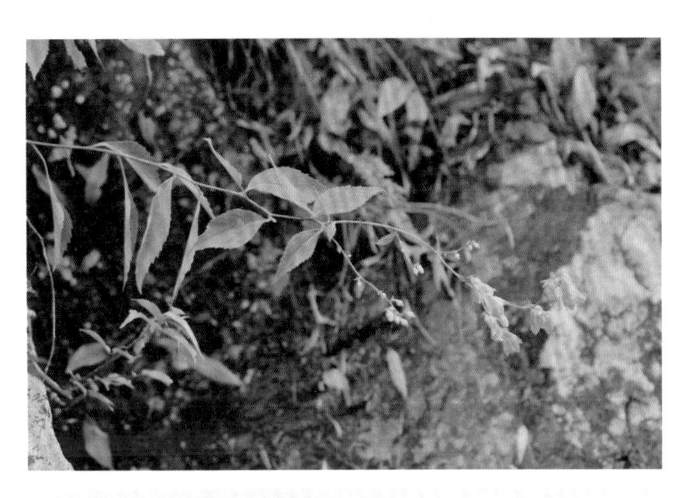

沙参 *Adenophora stricta* Miq.

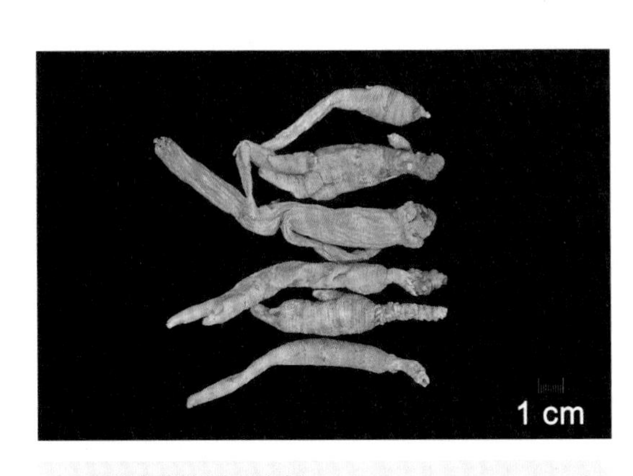

南沙参药材(轮叶沙参)

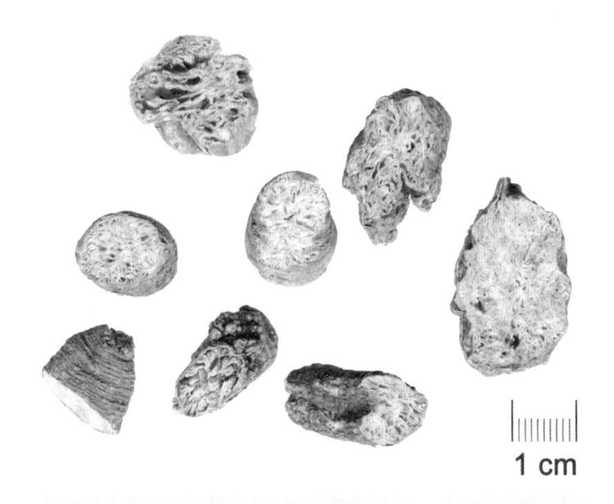

南沙参饮片

柏子仁

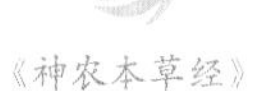

《神农本草经》

【来源】柏科植物侧柏 *Platycladus orientalis* (L.) Franco 的干燥成熟种仁。

侧柏植物图片参见“侧柏叶”项下。

【药性功效】甘，平。归心、肾、大肠经。养心安神，润肠通便，止汗。

【用法用量】煎服，3～10 g。

【效方撷要】急性早幼粒细胞性白血病缓解后治疗　每日服用复方柏子仁片(主要成分为柏子仁和雄黄)24～30 片，分 3 次服用，服 2 周，停 2 周，4 周为 1 疗程。

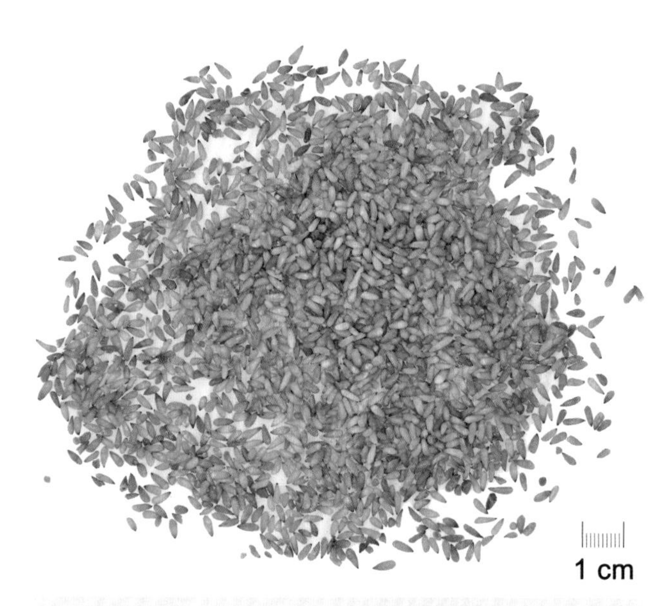

柏子仁饮片

枸杞子

《神农本草经》

【来源】茄科植物宁夏枸杞 *Lycium barbarum* L. 的干燥成熟果实。

宁夏枸杞植物图片参见“地骨皮”项下。

【药性功效】甘，平。归肝、肾经。滋补肝肾，益精明目。

【抗肿瘤组分及化学成分】枸杞子中抗肿瘤组分为枸杞多糖。抗肿瘤化学成分为 LBP-a8、LBP-a3、LBP-a1、LBP-a4 等。

【用法用量】煎服，6～12 g；亦可熬膏、浸酒或入丸、散。

【效方撷要】

1. 治食管癌　枸杞子、白英各 18 g，见石穿 15 g，瓜蒌、海浮石(先煎 0.5 h)各 12 g，丹参、麦冬、刺猬皮、天花粉、黄药子、急性子、炒陈皮、墨旱莲、远志各 9 g，苦参、紫草各 6 g，薤白 4.5 g，炒五灵脂 3 g。水煎服，每日 1 剂。

2. 治胃癌　枸杞子、菟丝子、女贞子各 15 g，生黄芪、太子参、鸡血藤各 30 g，茯苓、白术各 10 g。水煎服，每日 1 剂。连服 6 周为 1 个疗程。

3. 治肠癌　枸杞子、马齿苋、鸡血藤、败酱、黄精、仙鹤草、槐花、白英各 15 g，黄芪 30 g。水煎服，每日 1 剂。

4. 治胰腺癌　枸杞子、大血藤、见石穿、夏枯草、蒲公英、龙葵、紫金牛各 30 g，丹参 15 g，预知子、香附、炮穿山甲、干蟾皮各 12 g，郁金、广木香、川楝子各 9 g。水煎服，每日 1 剂。

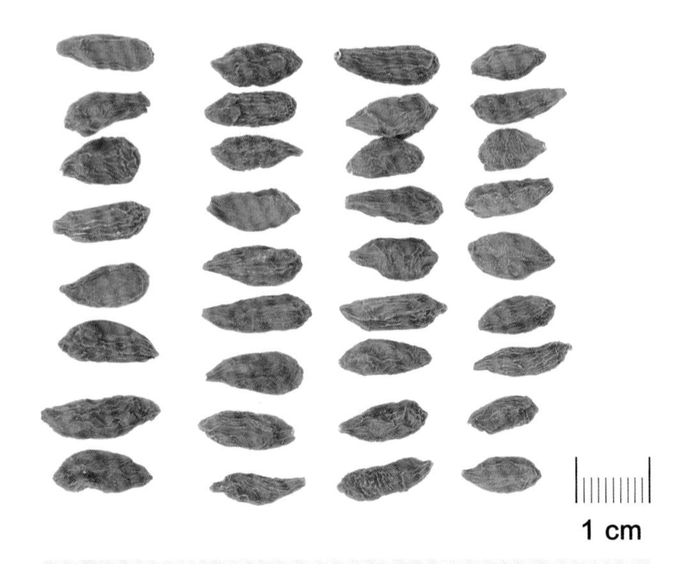

枸杞子饮片

骨碎补

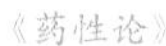

《药性论》

【来源】水龙骨科植物槲蕨 *Drynaria fortunei* (Kunze) J. Sm. 的干燥根茎。

槲蕨在《中国植物志》中为：*Drynaria roosii* Nakaike。

【药性功效】苦，温。归肝、肾经。疗伤止痛，补肾强骨；外用消风祛斑。

【用法用量】煎服，3～9 g；或泡酒服。外用适量。

【效方撷要】

1. 治多发性骨髓瘤　骨碎补、补骨脂、生薏苡仁、鸡血藤、枸杞子、菟丝子、覆盆子、黑豆各 50 g，紫河车、鹿角胶(烊化)各 15 g，黄芪、当归各 25 g。水煎服，每日 1 剂。

2. 治骨肉瘤　骨碎补 15 g，蜂房、莪术各 10 g，蜈蚣 3 条。水煎服，每日 1 剂。

3. 治甲状腺癌　骨碎补、补骨脂、女贞子、墨旱莲、透骨草、鸡血藤、络石藤、海藻、肉苁蓉各 30 g，山药、牛膝、木瓜各 15 g。水煎服，每日 1 剂。

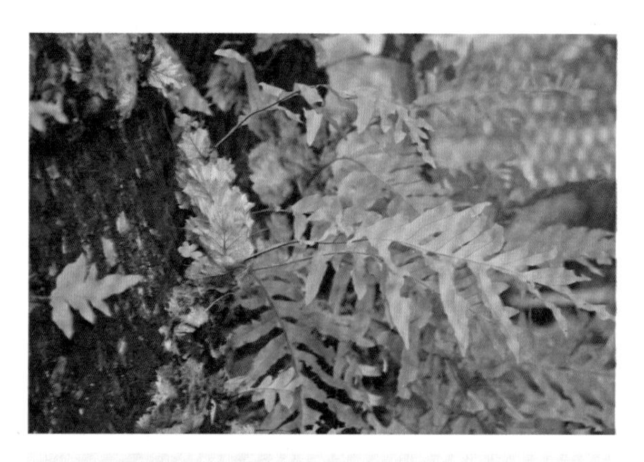

槲蕨 *Drynaria fortunei* (Kunze) J. Sm.

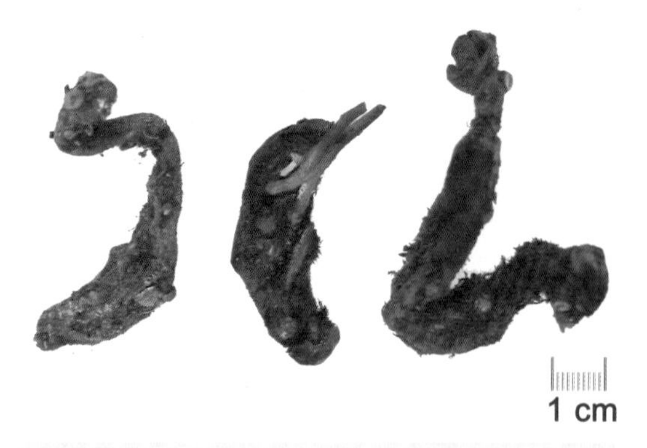

骨碎补药材

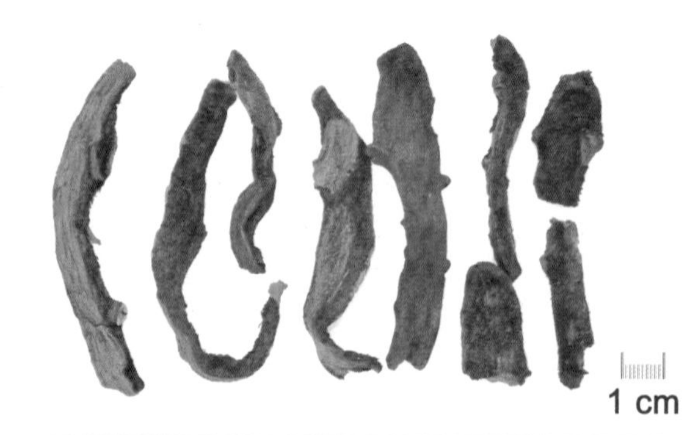

骨碎补饮片

香菇

《日用本草》

【来源】白蘑科真菌香菇 *Lentinus edodes* (Berk.) Sing. 的干燥子实体。

【药性功效】甘，平。归肝、胃经。扶正补虚，健脾开胃，祛风透疹，化痰理气，解毒，抗肿瘤。

【抗肿瘤组分及化学成分】香菇的抗肿瘤组分为香菇多糖和香菇提取蛋白。

【用法用量】煎服，6～9 g。

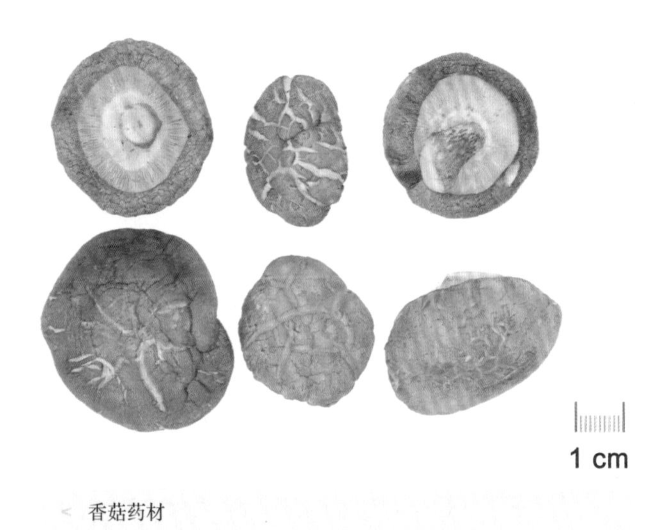

香菇药材

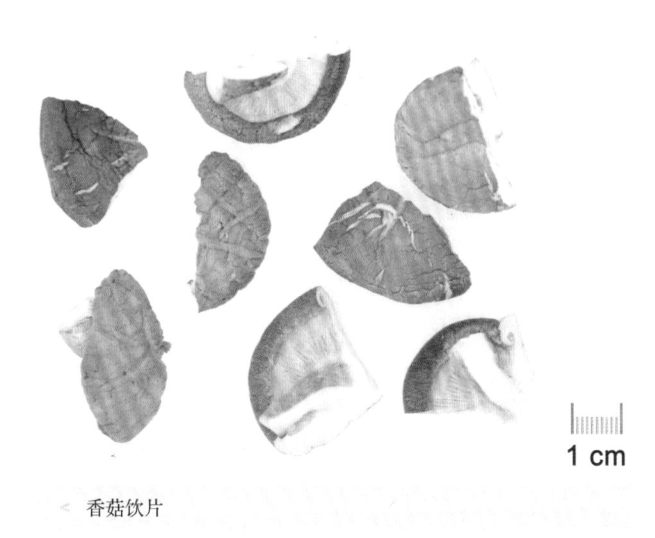

香菇饮片

党参

《增订本草备要》

【来源】桔梗科植物党参 *Codonopsis pilosula* (Franch.) Nannf.、素花党参 *Codonopsis pilosula* Nannf. var. *modesta* (Nannf.) L. T. Shen 或川党参 *Codonopsis tangshen* Oliv. 的干燥根。

川党参在《中国植物志》中为：*Codonopsis pilosula* subsp. *tangshen* (Oliv.) D. Y. Hong。

【药性功效】甘，平。归脾、肺经。健脾益肺，养血生津。

【抗肿瘤组分及化学成分】党参中抗肿瘤组分为党参精、水煎液、党参脂、党参皂苷和党参多糖。抗肿瘤化学成分为酸性党参多糖 CPPlb。

【用法用量】煎服，9～30 g。

【效方撷要】

1. 治胃癌　党参、熟地黄、茯苓、天冬、白花蛇舌草各 15 g，白术、麦芽、谷芽各 30 g，赭石、生半夏各 9 g，鸡内金、砂仁、羊肚枣各 6 g，甘草、吴茱萸各 3 g，大枣 5 枚，三七粉(冲服)1.5～2 g。水煎服，每日 1 剂。饭后 2～3 h 后或饭前空腹服。

2. 治肠癌　党参 9 g，白花蛇舌草、大血藤、紫丹参、败酱、白英、菝葜、木馒头、瓜蒌子、生牡蛎、乌蔹莓各 30 g，预知子、炮穿山甲各 15 g，生枳实、地榆炭各 12 g。水煎服，每日 1 剂。

3. 治转移性乳腺癌　党参、肉苁蓉、天冬、枸杞子、蜂房 12 g，生黄芪、淫羊藿、蛇莓、白花蛇舌草、半枝莲、蛇六谷、石上柏、龙葵、莪术、海藻各 30 g，天花粉、女贞子、南沙参、山慈菇各 15 g，白术、山茱萸 9 g。水煎服，每日 1 剂。

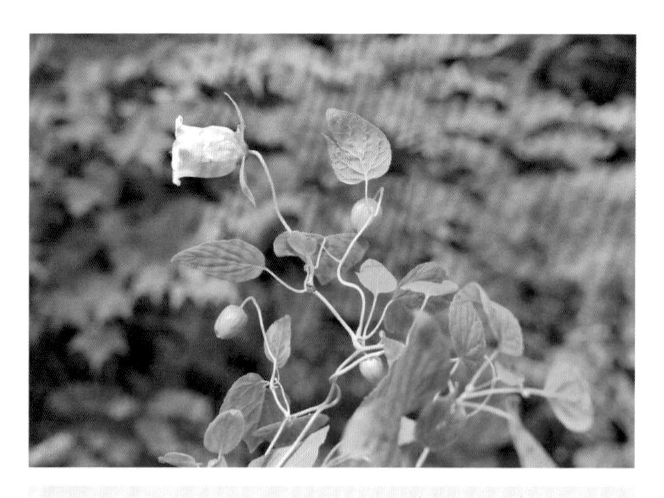

党参 *Codonopsis pilosula* (Franch.) Nannf.

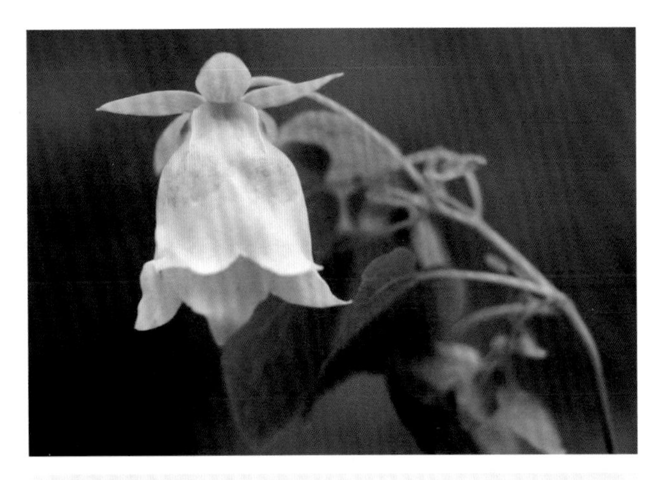

素花党参 *Codonopsis pilosula* Nannf. var. *modesta*（Nannf.）L. T. Shen

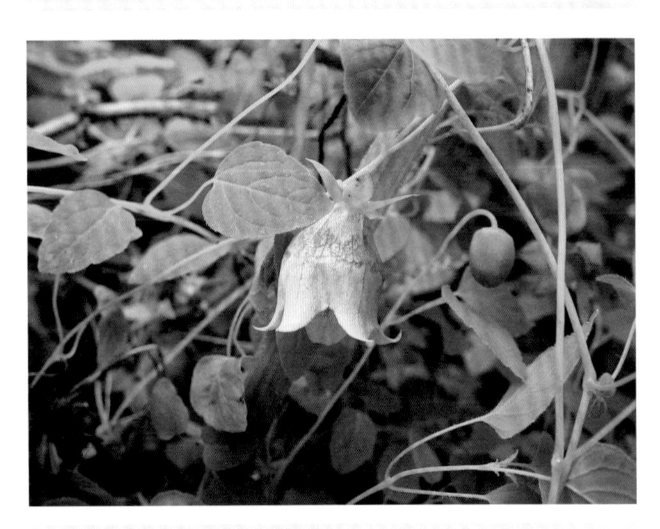

川党参 *Codonopsis tangshen* Oliv.

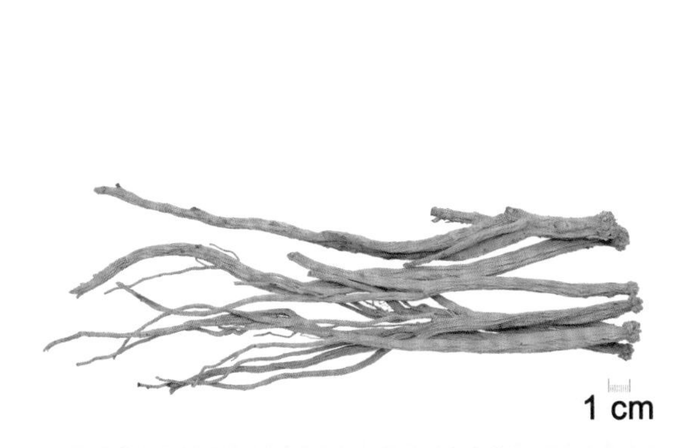

党参药材

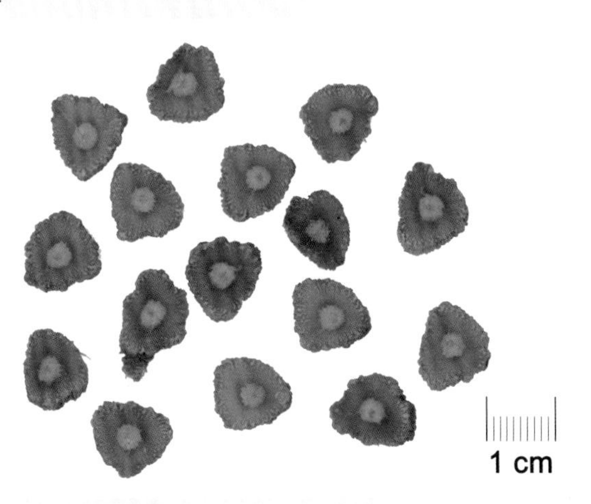

党参饮片

益智

《本草拾遗》

【来源】姜科植物益智 *Alpinia oxyphylla* Miq. 的干燥成熟果实。

【药性功效】辛，温。归脾、胃经。暖肾固精缩尿，温脾止泻摄唾。

【抗肿瘤组分及化学成分】益智仁的抗肿瘤组分为益智仁甲醇提取物、益智仁正己烷萃取部位和乙酸乙酯萃取部位。抗肿瘤化学成分为益智酮甲和益智酮乙。

【用法用量】煎服，3～10 g。

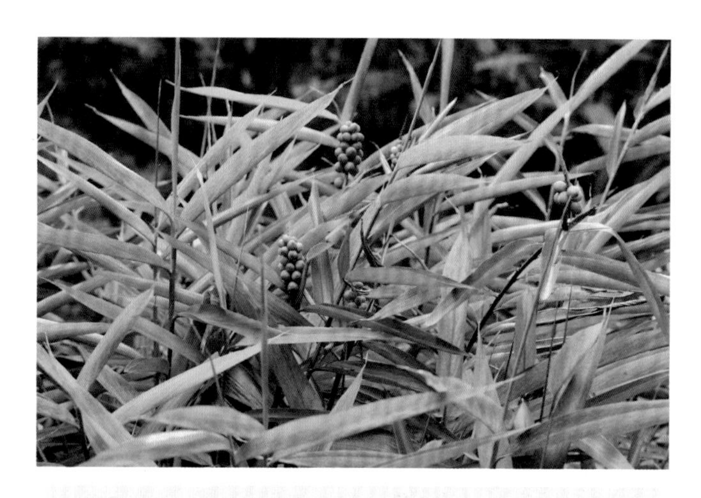

益智 *Alpinia oxyphylla* Miq.

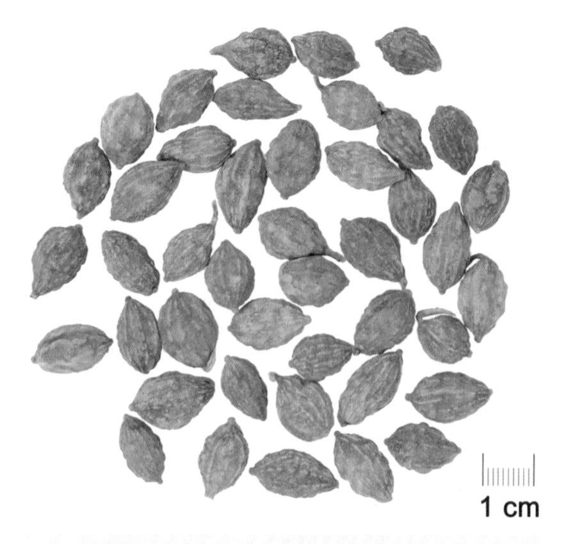

益智饮片

海马

《本草拾遗》

【来源】海龙科动物线纹海马 *Hippocampus kelloggi* Jordan et Snyder、刺海马 *Hippocampus histrix* Kaup、大海马 *Hippocampus kuda* Bleeker、三斑海马 *Hippocampus trimaculatus* Leach 或小海马(海蛆) *Hippocampus japonicus* Kaup 的干燥体。

据研究,《中国药典》(2020 年)收载的刺海马 *Hippocampus histrix* Kaup 实为棘海马 *Hippocampus spinosissimus* Weber[1]。

【药性功效】甘、咸,温。归肝、肾经。温肾壮阳,散结消肿。

【抗肿瘤组分及化学成分】海马的抗肿瘤组分为海马醇提物。

【用法用量】煎服,3～9 g。外用适量,研末敷患处。

【效方撷要】

1. 治皮肤癌　海马 1 对,斑蝥 6 个,红娘子 2 个,朱砂、雄黄、没药、金脚信(细研)、轻粉、樟脑、黄连各 3 g,蜈蚣 1 对。密陀僧(另研)6 g,麝香 1.5 g,水蛭 4 个。上为细末,与密陀僧蒸饼,乳汁为丸,如疔疮作小锭子,若创口大,捏作饼子,纳入疮内。

2. 治肝癌　海马 3 g,猫人参 60 g,平地木、岩柏、鸟不宿、木馒头、牡蛎、金果榄、焦麦芽、焦山楂、焦神曲各 30 g,鳖甲煎丸 12 g。水煎服,每日 1 剂。

3. 治乳腺癌　海马、蜈蚣、全蝎各 10 g,穿山甲 12 g。上药焙干研末,每日 2 次,1 次 1 g,黄酒送服。

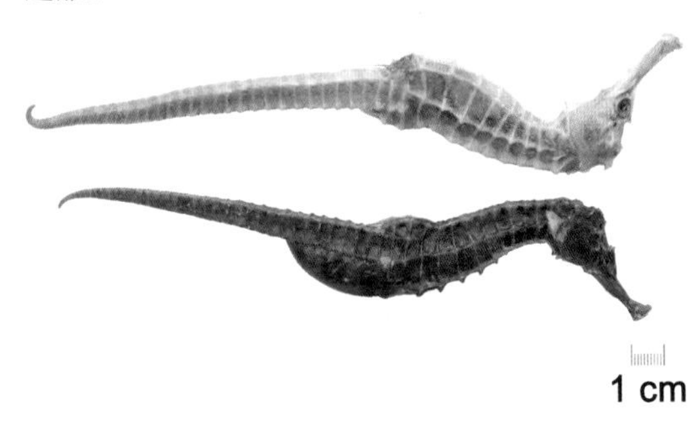

海马药材(线纹海马)

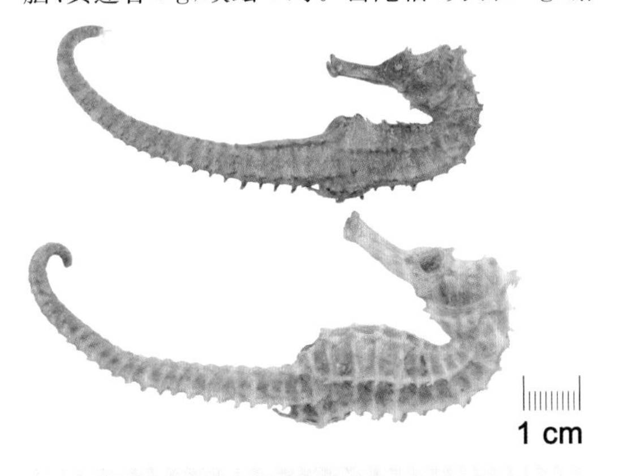

海马药材(刺海马;实为棘海马)

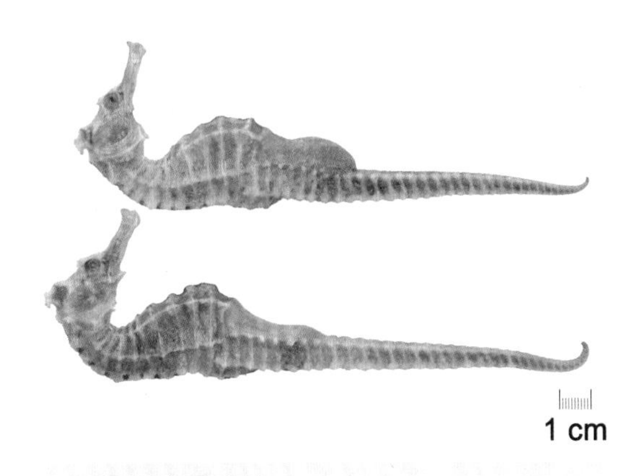

海马药材(大海马)

[1] 刘富艳,金艳,袁媛,等. 基于形态和 DNA 序列分析的海龙类药材商品的基原调查[J]. 世界中医药,2018,13(2):241-247.

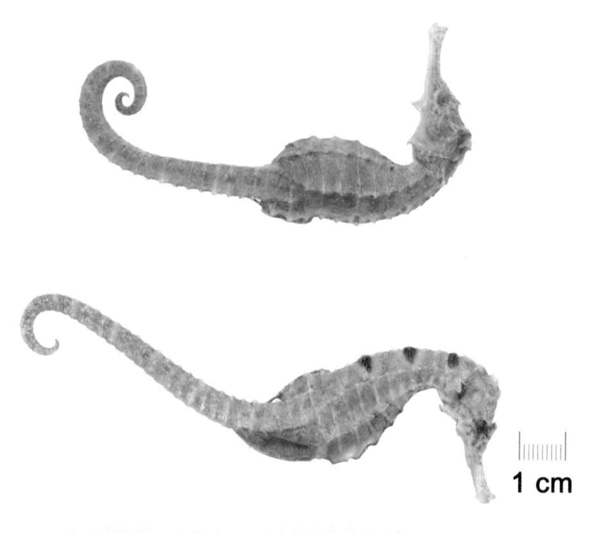

< 海马药材(三斑海马;上为母海马,下为公海马)

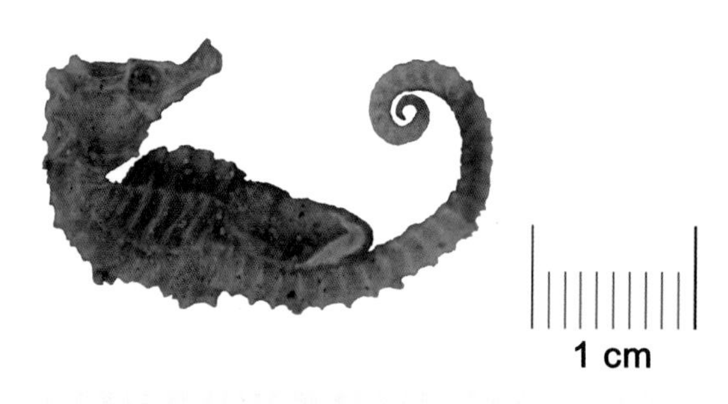

< 海马药材(小海马;日本海马;莫氏海马)

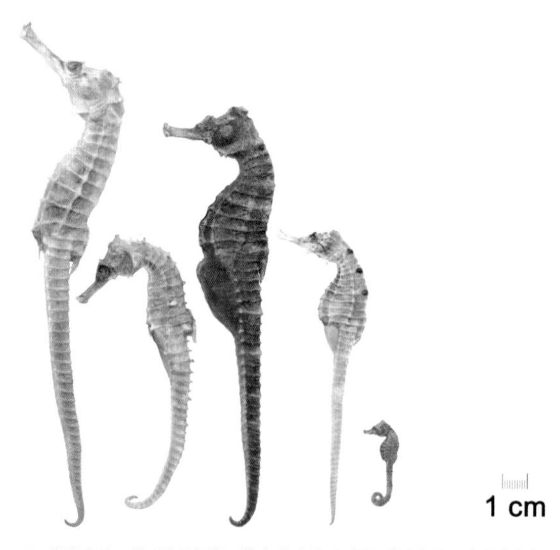

< 海马药材(从左到右:线纹海马、刺海马、大海马、三斑海马、小海马)

海 龙

《本草纲目拾遗》

【来源】海龙科动物刁海龙 *Solenognathus hardwickii* (Gray)、拟海龙 *Syngnathoides biaculeatus* (Bloch)及尖海龙 *Syngnathus acus* L. 的干燥体。

据研究,《中国药典》(2020 年)中收载的尖海龙 *Syngnathus acus* L. 实为舒氏海龙 *Syngnathus schlegeli* Kaup[1]。

【药性功效】甘、咸,温。归肝、肾经。温肾壮阳,消肿散结。

【抗肿瘤组分及化学成分】海龙中抗肿瘤组分为尖海龙乙醇提取物、水提取物、水煎液、磷酸缓冲液提取物,尖海龙、拟海龙、刁海龙的抗肿瘤蛋白以及拟海龙水提物。

【用法用量】煎服,3～9 g,外用适量,研末敷患处。

【效方撷要】治乳腺癌 海龙、制乳香、制没药各 15 g,三七粉、何首乌、夏枯草、莪术、薏苡仁、淫羊藿、紫花地丁各 60 g,黄芪、焦山楂、焦麦芽、山慈菇、香橼、焦神曲各 30 g,人工牛黄 10 g。上药共为细末,水泛为丸,每次 3 g,每日 2 次。

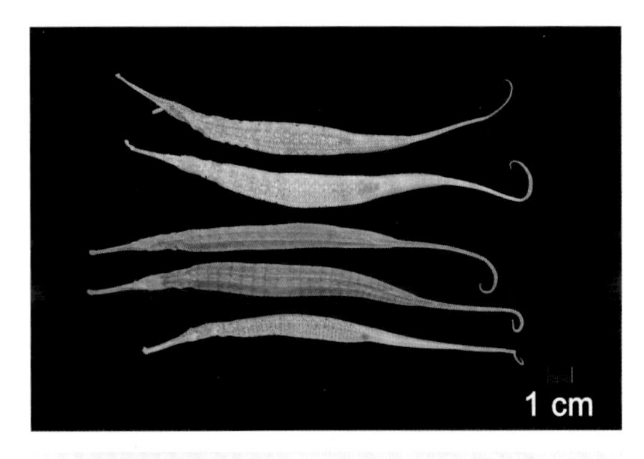

海龙药材(拟海龙)

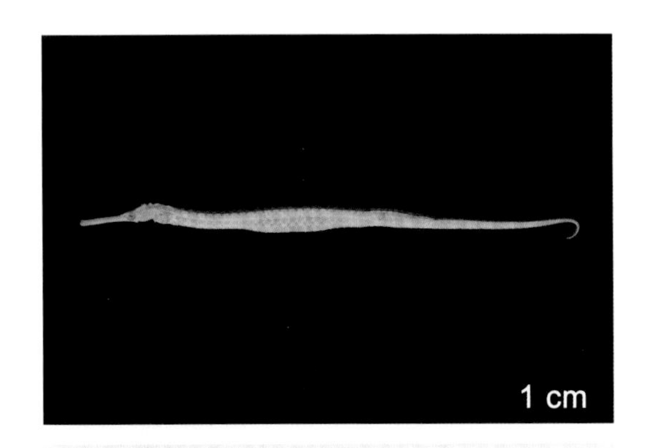

海龙药材(刁海龙)

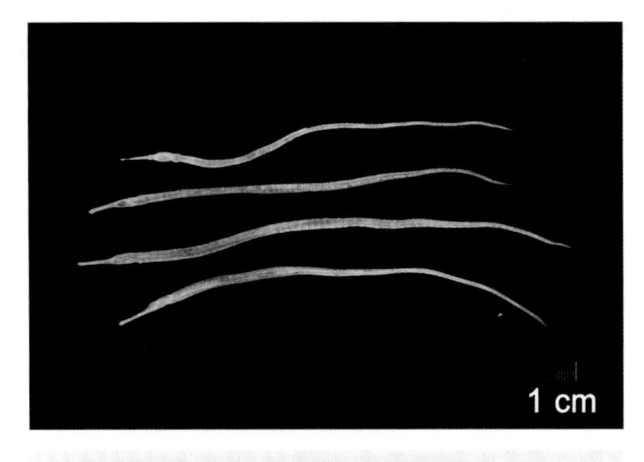

海龙药材(尖海龙;实为舒氏海龙)

[1] 蒋超,单锋,袁媛,等.《中国药典》收载中药海马的基原与性状探讨[J]. 中国中药杂志,2017,42(19):3836-3842.

桑寄生

《神农本草经》

【来源】桑寄生科植物桑寄生 *Taxillus chinensis*（DC.）Danser 的干燥带叶茎枝。

桑寄生在《中国植物志》中为：广寄生。

【药性功效】苦、甘，平。归肝、肾经。补肝肾，祛风湿，强筋骨，安胎元。

【抗肿瘤组分及化学成分】桑寄生中抗肿瘤的组分有桑寄生乙酸乙酯、氯仿及正丁醇提取部位、甲醇提取物的乙酸乙酯部位和桑寄生凝集素。抗肿瘤化学成分为槲皮素。

【用法用量】煎服，9～15 g。外用适量。

【效方撷要】

1. 治膀胱癌　桑寄生、猪苓、白花蛇舌草各30 g，沙苑子、山慈菇各15 g。水煎服，每日1剂。

2. 治溶骨性肉瘤　桑寄生、牡蛎各31 g，夏枯草、川续断、海藻（包煎）、海带（包煎）各12.5 g，党参、白术、黄芪、丹参、归尾、赤芍、留行子各9 g，陈皮6 g，木香5 g。水煎服，每日1剂。同时每周吞服1粒二黄丸。

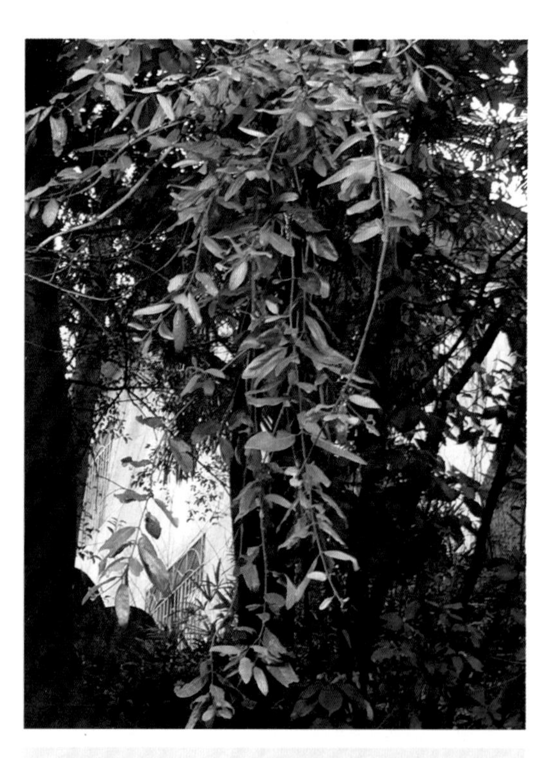

桑寄生 *Taxillus chinensis*（DC.）Danser

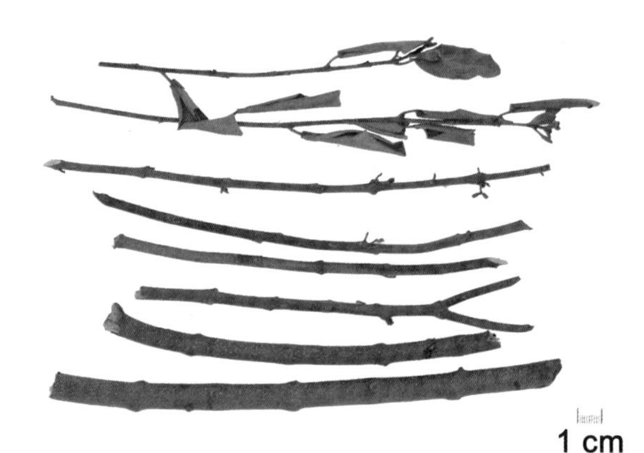

桑寄生药材

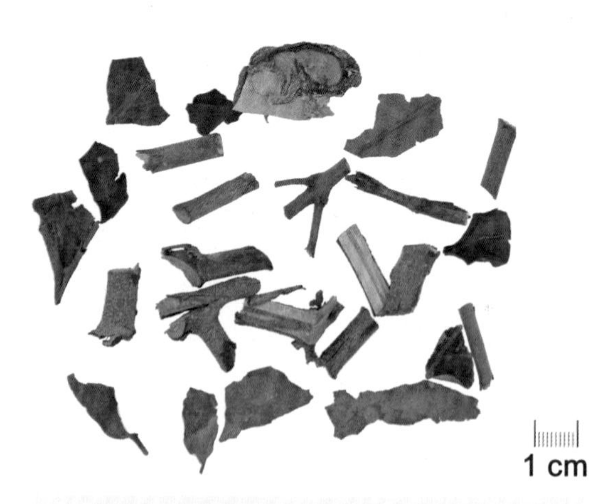

桑寄生饮片

桑椹

《新修本草》

【来源】桑科植物桑 *Morus alba* L. 的干燥果穗。

【药性功效】甘、酸，寒。归心、肝、肾经。滋阴补血，生津润燥。

【抗肿瘤组分及化学成分】桑椹的抗肿瘤组分为桑椹多糖和桑椹花色苷。抗肿瘤成分为矢车菊-3-葡萄糖、矢车菊-3-芸香糖苷、矢车菊色素、飞燕草色素、氯化锦葵色素、氯化花葵素、氯化芍药素、氯化锦葵色素-3-葡萄糖苷、天竺葵素-3-氯化葡萄糖苷、氯化葡萄糖苷芍药素。

【用法用量】煎服，9～15 g。

【效方撷要】治鼻咽癌　桑椹、淮山药、党参、薏苡仁、白茅根、莲子各 15 g，茯苓、白术、鸡内金各 10 g（加减：气滞胸闷加橘络、郁金各 10 g；呕吐加竹茹、藿香各 10 g；咽分泌物多加僵蚕、败酱各 10 g）。水煎服，每日 1 剂。

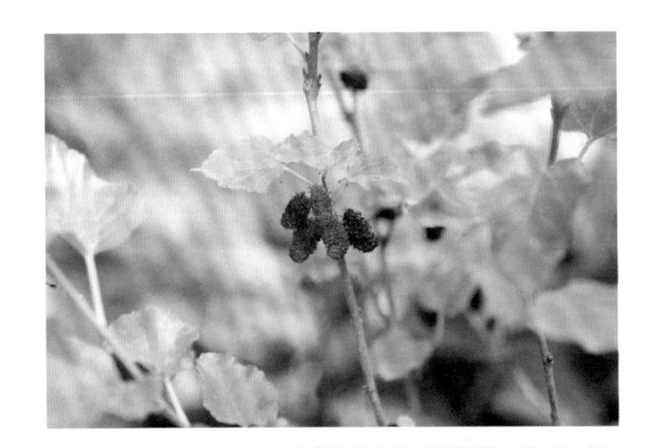

桑 *Morus alba* L.

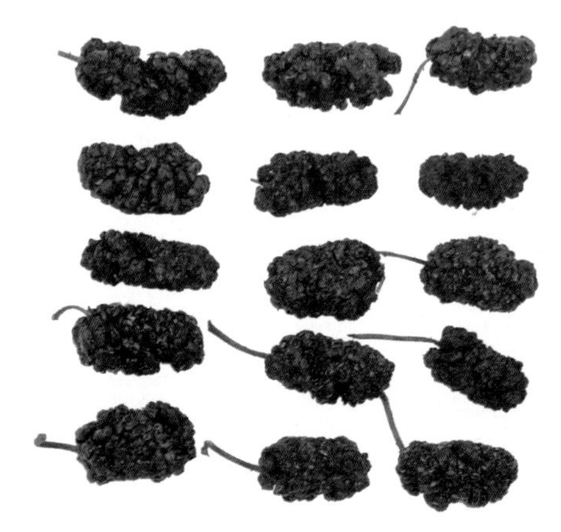

桑葚饮片

桑螵蛸

《神农本草经》

【来源】螳螂科昆虫大刀螂 *Tenodera sinensis* Saussure、小刀螂 *Statilia maculate* (Thunberg)或巨斧螳螂 *Hierodula patellifera* (Serville)的干燥卵鞘，分别习称“团螵蛸”“长螵蛸”及“黑螵蛸”。

【药性功效】甘、咸，平。归肝、肾经。固精缩尿，补肾助阳。

【用法用量】煎服，5～10 g；或入丸、散。

【效方撷要】

1. 治食管癌　桑螵蛸、海螵蛸、青木香各18 g，黄荆子500 g。上药研粉，1次服6～10 g，每日3次。

2. 治皮肤癌　桑螵蛸、地龙、乳香、黄丹、黄柏(锉)各15 g，麝香(细研)、腻粉各7.5 g。上药捣罗，研为散，每用以井水和调，用少许涂之。

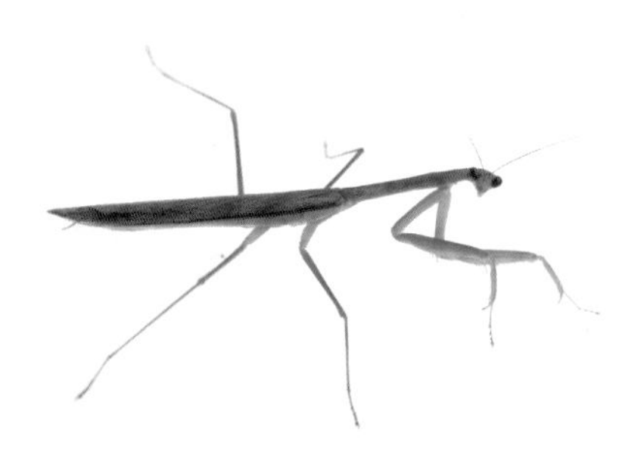

< 大刀螂 *Tenodera sinensis* Saussure

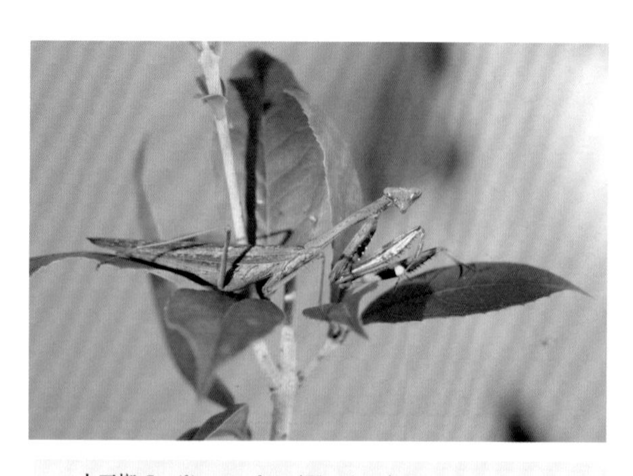

< 小刀螂 *Statilia maculate* (Thunberg)

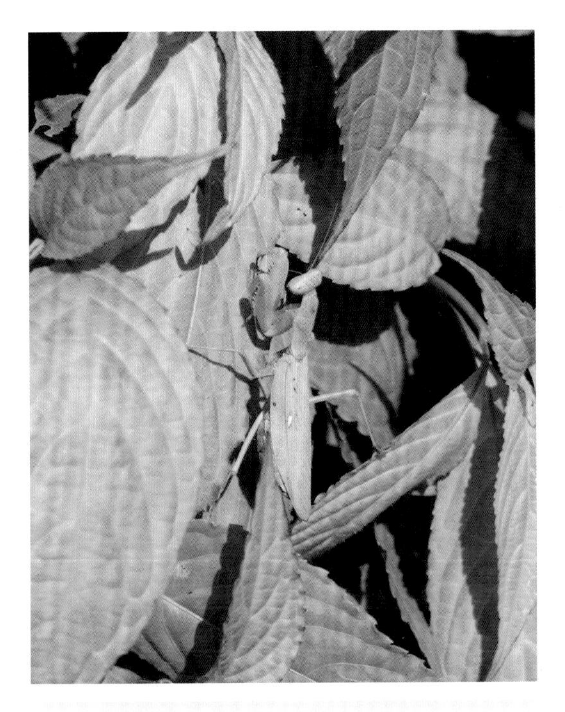

< 巨斧螳螂 *Hierodula patellifera* (Serville)

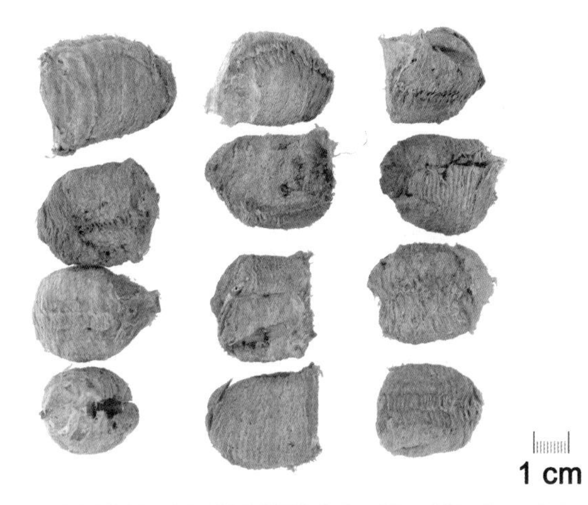

< 桑螵蛸药材(团螵蛸)

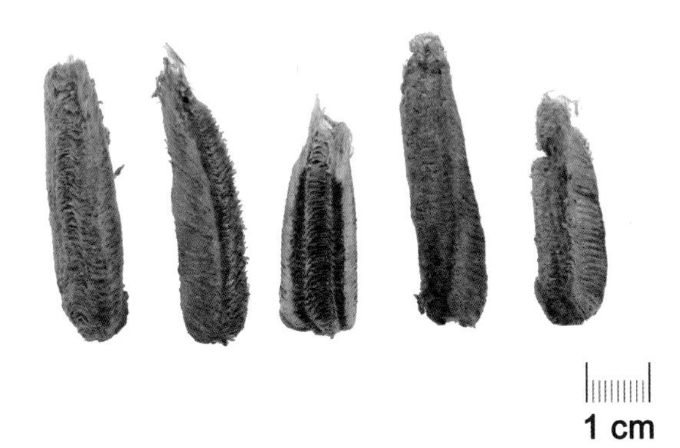

< 桑螵蛸药材(长螵蛸)

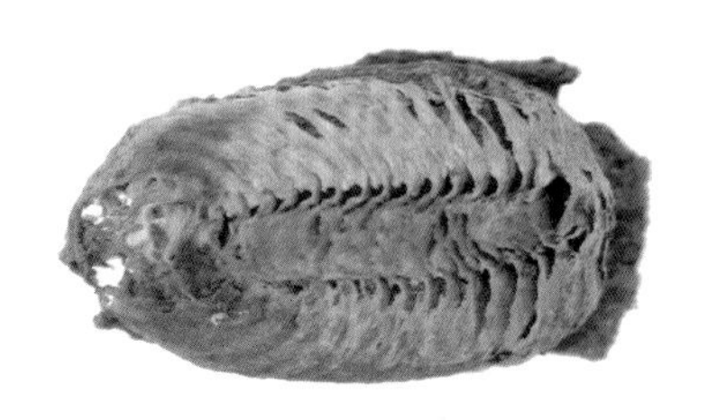

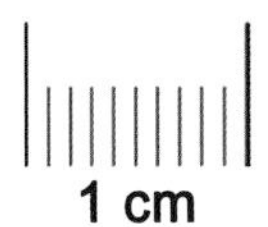

< 桑螵蛸药材(黑螵蛸)

黄芪

《神农本草经》

【来源】豆科植物蒙古黄芪 *Astragalus membranaceus* (Fisch.) Bge. var. *mongholicus* (Bge.) Hsiao 或膜荚黄芪 *Astragalus membranaceus* (Fisch.) Bge. 的干燥根。

蒙古黄芪在《中国植物志》中为：蒙古黄耆 *Astragalus mongholicus* Bunge。膜荚黄芪在《中国植物志》中已并入蒙古黄耆。

【药性功效】甘，微温。归肺、脾经。补气升阳，固表止汗，利水消肿，生津养血，行滞通痹，托毒排脓，敛疮生肌。

【抗肿瘤组分及化学成分】黄芪中抗肿瘤组分为黄芪总黄酮、黄芪皂苷、黄芪水提物和黄芪多糖。抗肿瘤化学成分为黄芪甲苷Ⅳ、毛蕊异黄酮、毛蕊异黄酮-7-*O*-*β*-*D*-吡喃葡萄糖苷S、芒柄花素、黄芪皂苷Ⅰ、黄芪皂苷Ⅱ、黄芪皂苷Ⅲ、芒柄花素-7-*O*-*β*-*D*-吡喃葡萄糖苷。

【用法用量】煎服，9～30 g，大剂量可用30～60 g。补气多蜜炙用，余多生用。

【效方撷要】

1. *治宫颈癌*　生黄芪30 g，阿胶、紫草根各15 g，小蓟炭、当归各12 g，参三七、生甘草各6 g，红花3 g。水煎服，每日1剂。

2. *治放疗后阳虚反应*　生黄芪、熟地黄、茯苓、潞党参、白芍各15 g，白毛藤、败酱各30 g，白术、金银花、紫河车各9 g，大枣5个。水煎服，每日1剂。

3. *治原发性肺癌*　生黄芪、北沙参、生天南星、石上柏、白花蛇舌草、石见穿、生牡蛎各30 g，生白术、天冬、昆布各12 g，金银花、夏枯草、山豆根、海藻、瓜蒌皮各15 g（加减：肾阳虚加补骨脂、仙灵脾、菟丝子、肉苁蓉、锁阳；阴虚去黄芪、白术，加党参、人参、茯苓）。水煎服，每日1剂。3个月为1个疗程，临床观察有一定疗效。

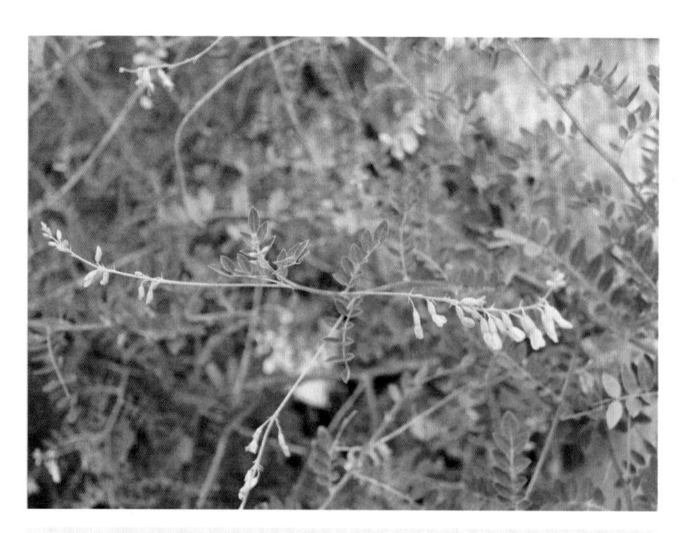

蒙古黄芪 *Astragalus membranaceus* (Fisch.) Bge. var. *mongholicus* (Bge.) Hsiao

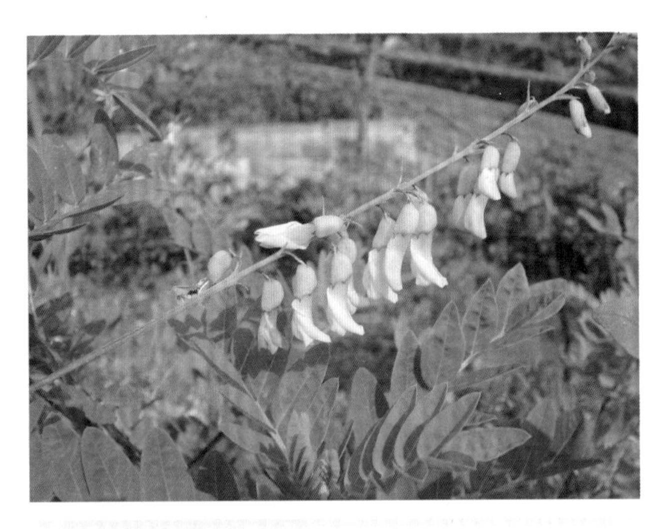

膜荚黄芪 *Astragalus membranaceus*（Fisch.）Bge.

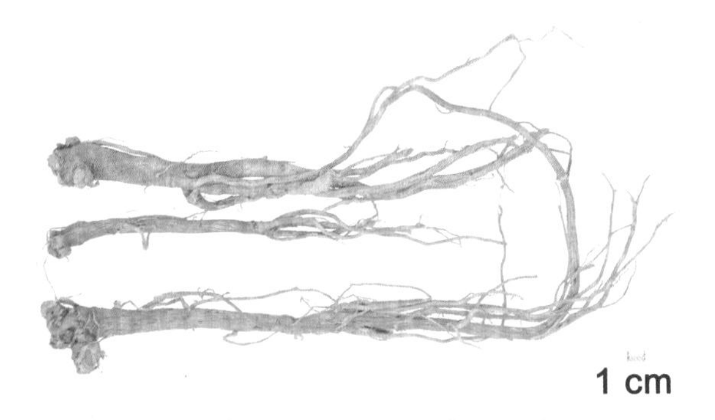

黄芪药材(膜荚黄芪)

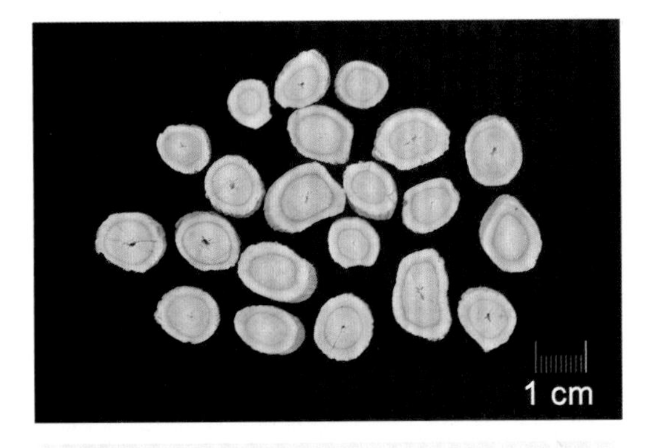

黄芪饮片(蒙古黄芪)

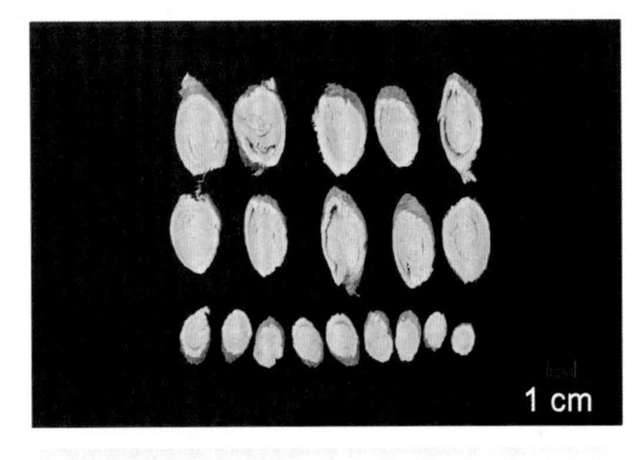

黄芪饮片(膜荚黄芪)

黄 精

《雷公炮炙论》

【来源】百合科植物滇黄精 *Polygonatum kingianum* Coll. et Hemsl.、黄精 *Polygonatum sibiricum* Red.、或多花黄精 *Polygonatum cyrtonema* Hua 的干燥根茎。

黄精在《中国植物志》中为：*Polygonatum sibiricum* Delar. ex Redoute。

【药性功效】甘，平。归脾、肺、肾经。补气养阴，健脾，润肺，益肾。

【抗肿瘤组分及化学成分】黄精的抗肿瘤组分为黄精多糖和黄精凝集素。抗肿瘤化学成分为甲基原薯蓣皂苷、薯蓣皂苷。

【用法用量】煎服，9～15 g。

【效方撷要】

1. 治大肠癌　黄精、槐花、仙鹤草、枸杞子、败酱、马齿苋、鸡血藤、白英各 15 g，黄芪 30 g。水煎服，每日 1 剂。

2. 治急性白血病　①诱导缓解期方：黄精、紫草根、猪殃殃、狗舌草、羊蹄根各 15 g，生地黄、当归、赤芍各 9 g，川芎 6 g，炙甘草 3 g。水煎服，每日 1 剂。②维持缓解期方：黄精、制何首乌各 15 g，黄芪、熟地黄、鸡血藤、当归、党参、白术、枸杞子各 9 g，白芍 6 g，炙甘草 3 g。水煎服，每日

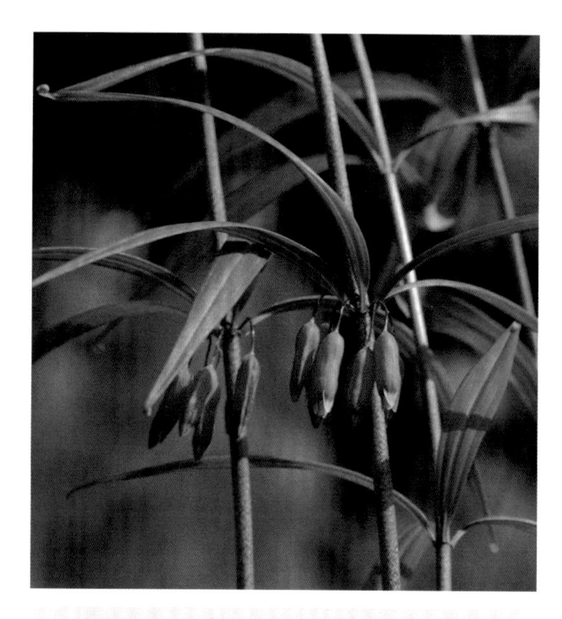

滇黄精 *Polygonatum kingianum* Coll. et Hemsl.

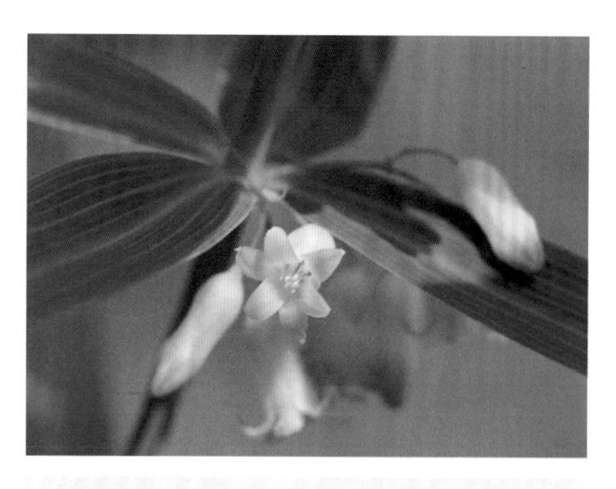

黄精 *Polygonatum sibiricum* Red.

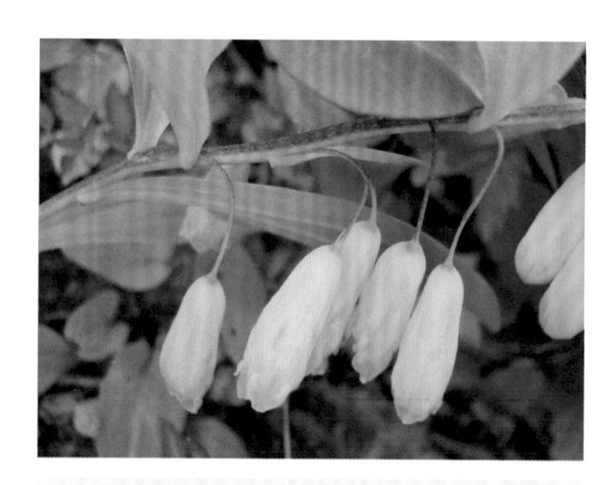

多花黄精 *Polygonatum cyrtonema* Hua

1剂。

3. **治子宫颈癌**　黄精、太子参、黄芪、茯苓各15g,生龙骨、生牡蛎各30g,木香、香附各9g,橘皮6g,升麻3g。水煎服,每日1剂。

4. **治恶性黑色素瘤**　黄精、丹参、女贞子、蛇莓、白英、龙葵各30g,生地黄、当归、土茯苓、猪苓各20g,山茱萸、淫羊藿、墨旱莲、紫河车、秦艽各10g。水煎服,每日1剂。

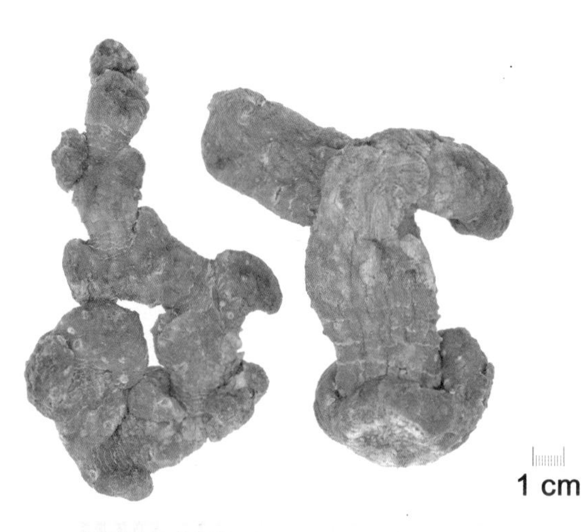

黄精药材(滇黄精)

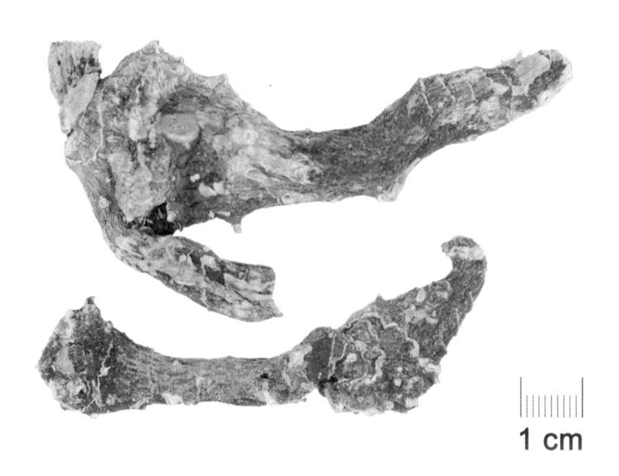

黄精药材(多花黄精)

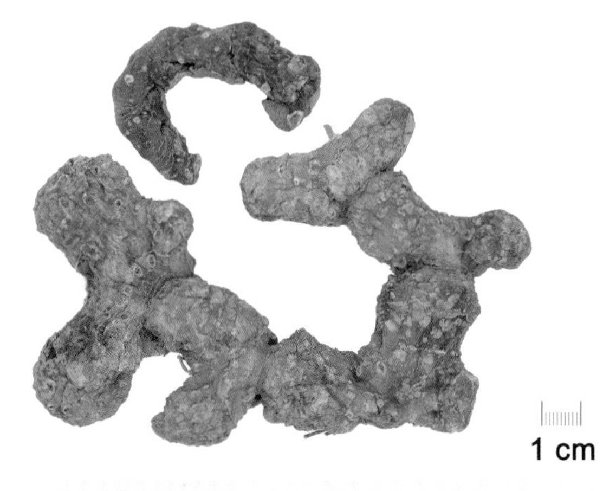

黄精药材(黄精)

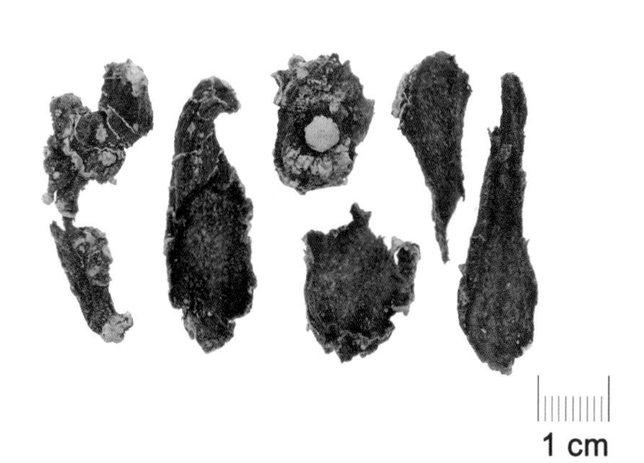

黄精饮片

菟丝子

《神农本草经》

【来源】旋花科植物南方菟丝子 *Cuscuta australis* R. Br. 或菟丝子 *Cuscuta chinensis* Lam. 的干燥成熟种子。

【药性功效】辛、甘，平。归肝、肾、脾经。补益肝肾，固精缩尿，安胎，明目，止泻；外用消风祛斑。

【用法用量】煎服，6～12 g。

【效方撷要】

1. 治鼻咽癌　菟丝子、辛夷、麦冬、苍耳子、女贞子、卷柏、白芷各 15 g，玄参、北沙参各 30 g，黄芪、石斛、白术、紫草各 25 g，知母 12 g，淮山药、山豆根、石菖蒲各 10 g。水煎服，每日 1 剂。

2. 治肺癌　菟丝子、淫羊藿、仙茅、三棱、锁阳、王不留行、莪术、当归各 9 g，黄精、牡蛎、芙蓉叶、石上柏、铁树叶、山豆根各 30 g，北沙参、夏枯草各 15 g，天冬、赤芍各 12 g。水煎服，每日 1 剂。

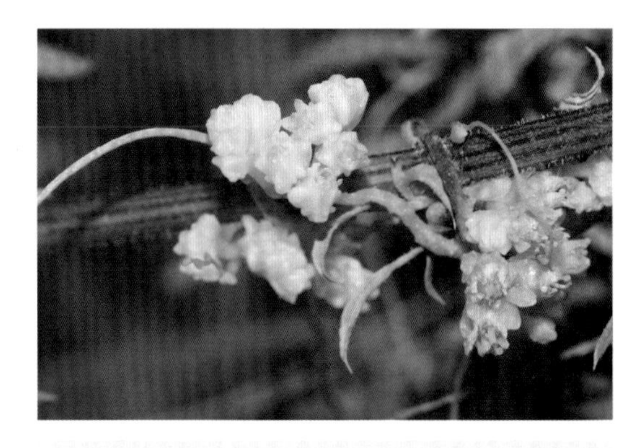

菟丝子 *Cuscuta chinensis* Lam.

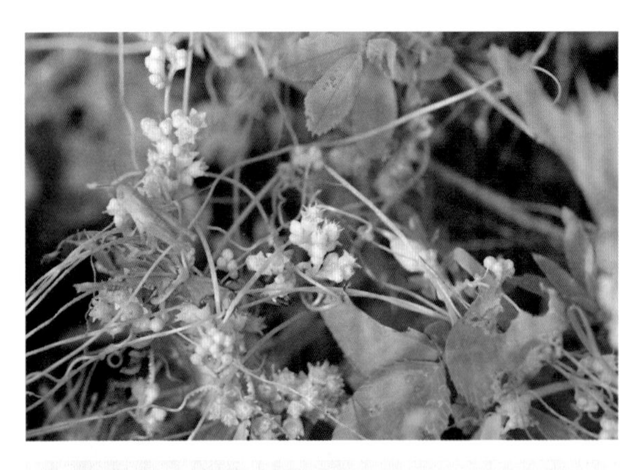

南方菟丝子 *Cuscuta australis* R. Br.

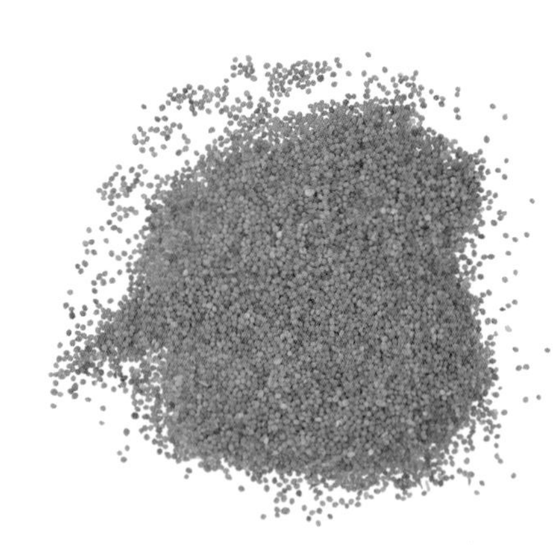

菟丝子饮片

雪莲花

《本草纲目拾遗》

【来源】菊科植物绵头雪兔子 *Saussurea laniceps* Hand.-Mazz.、鼠曲雪兔子 *Saussurea gnaphaloides* (Royle) Sch.-Bip.、水母雪兔子 *Saussurea medusa* Maxim.、三指雪兔子 *Saussurea tridactyla* Sch.-Bip. ex Hook. f.、槲叶雪兔子 *Saussurea quercifdia* W. W. Smith 的干燥带根全草。

【药性功效】辛、甘、微苦，温。归肝、肾经。温肾壮阳，调经止血。

【抗肿瘤组分及化学成分】雪莲花的抗肿瘤化学成分为金合欢素和高车前素。

【用法用量】煎服，6～12 g；或浸酒服。外用适量，捣敷或研末调敷。

【效方撷要】治肝癌　雪莲花 12 g，鸡血藤 30 g，石楠藤、土鳖虫、刺梨根各 20 g。上为细末，兑入蜂蜜服，每日 3 次。

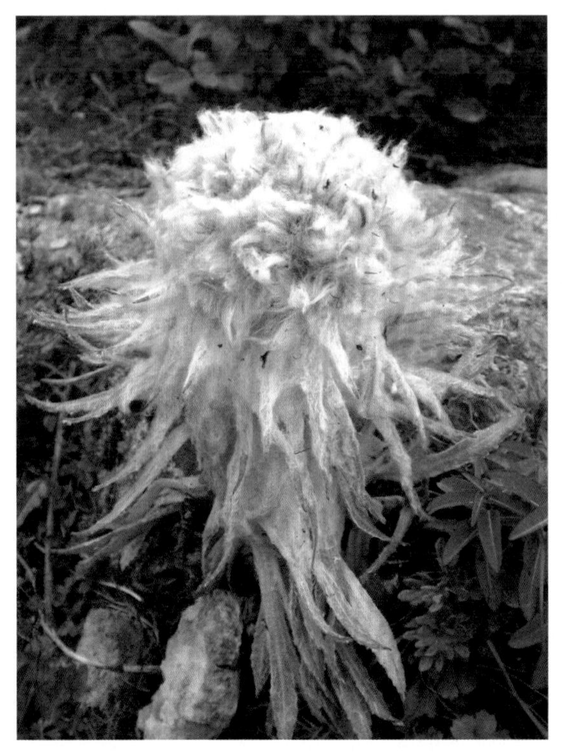

绵头雪兔子 *Saussurea laniceps* Hand.-Mazz.

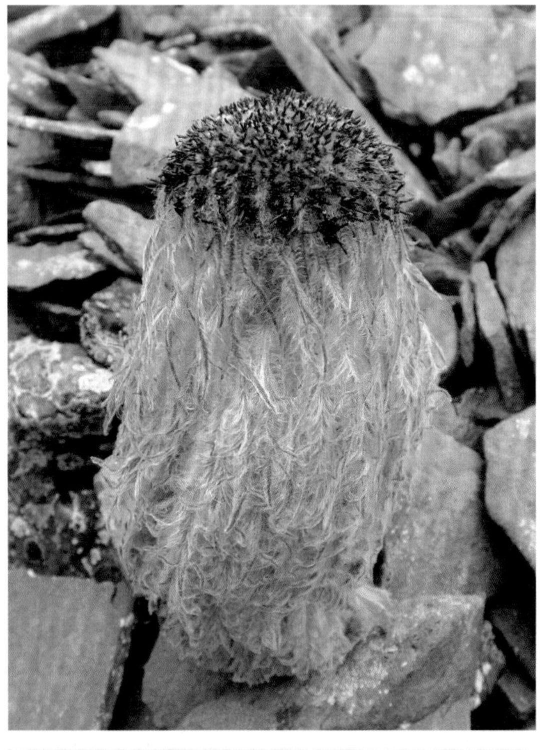

水母雪兔子 *Saussurea medusa* Maxim.

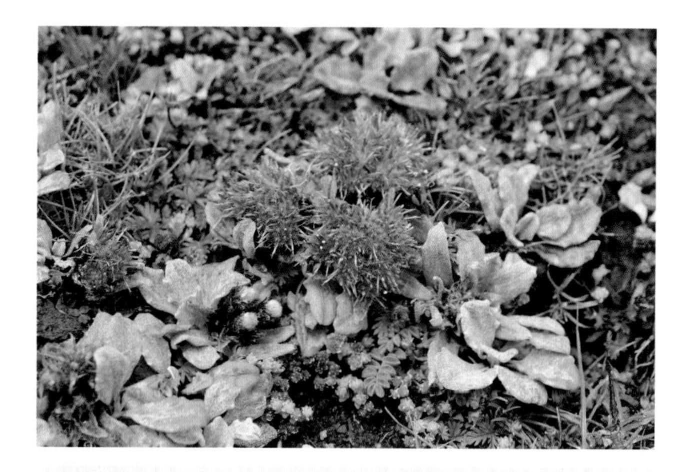

鼠曲雪兔子 *Saussurea gnaphaloides* (Royle) Sch.-Bip.

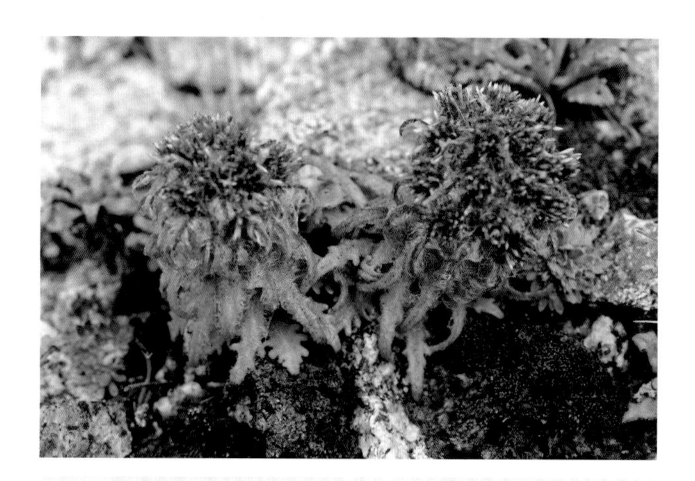

槲叶雪兔子 *Saussurea quercifdia* W.W. Smith

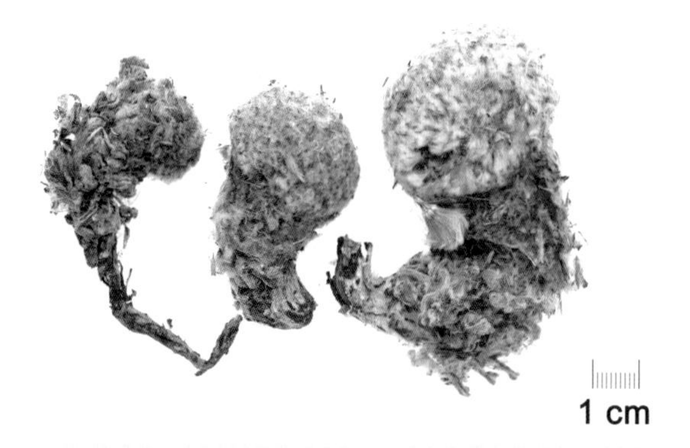

雪莲花药材(水母雪兔子)

银 耳

《神农本草经》

【来源】银耳科植物银耳 *Tremella fuciformis* Berk. 的干燥子实体。

【药性功效】甘、淡、平。归肺、胃、肾经。滋补生阴，润肺养胃。

【抗肿瘤组分及化学成分】银耳中抗肿瘤组分为银耳多糖和银耳孢子多糖。

【用法用量】煎服，3～10 g；或炖冰糖、肉类服。

【效方撷要】

1. **治肺癌**　银耳、竹参各 6 g，淫羊藿 3 g。先将银耳及竹参用冷水发胀，然后加水 1 小碗及冰糖、猪油适量调和，最后取淫羊藿稍加碎截，置碗中共蒸，服时去淫羊藿。竹参、银耳连汤内服，每日 1 剂。

2. **治胃癌**　银耳、冰糖各 15 g，西洋参 6 g。小火浓煎，取汁后当茶饮。

3. **治肝癌**　银耳、三七、人参各 25 g，薏苡仁 100 g，土茯苓 50 g，麝香、牛黄、乳香、没药、熊胆各 5 g。共研细末，装胶囊内，每日 3 次，1 次 2.5 g，4 个月为 1 个疗程。

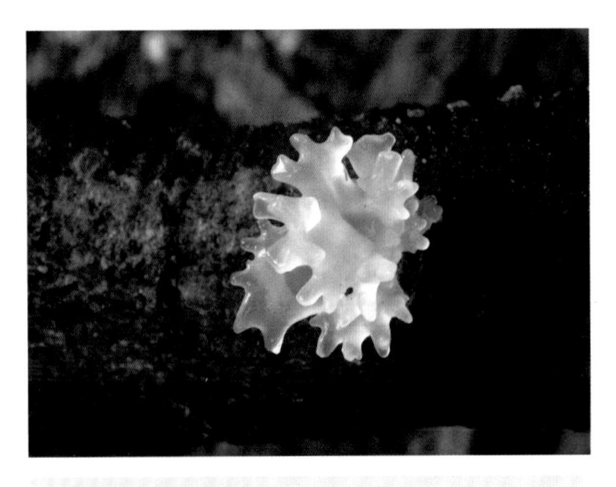

< 银耳 *Tremella fuciformis* Berk.

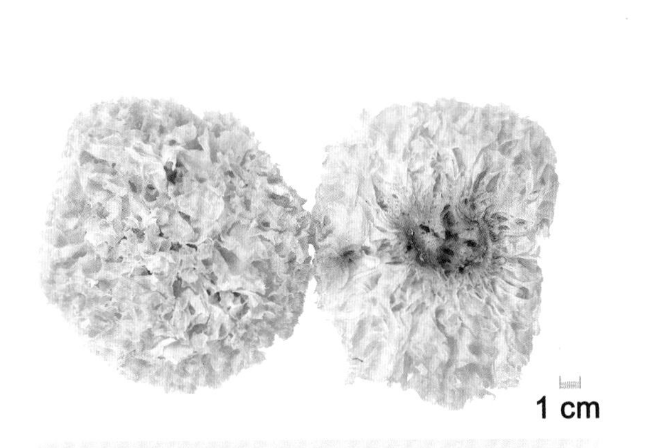

< 银耳药材

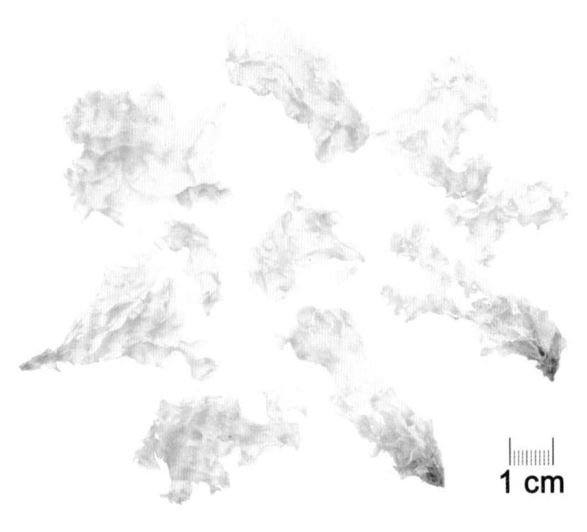

< 银耳饮片

淫羊藿

《神农本草经》

【来源】小檗科植物淫羊藿 *Epimedium brevicornu* Maxim.、箭叶淫羊藿 *Epimedium sagittatum*（Sieb. et Zucc.）Maxim.、柔毛淫羊藿 *Epimedium pubescens* Maxim.或朝鲜淫羊藿 *Epimedium koreanum* Nakai 的干燥叶。

箭叶淫羊藿在《中国植物志》中为：三枝九叶草。

【药性功效】辛、甘，温。归肝、肾经。补肾阳，强筋骨，祛风湿。

【抗肿瘤组分及化学成分】淫羊藿中抗肿瘤化学成分为淫羊藿苷、淫羊藿素、宝藿苷Ⅰ、去甲淫羊藿素、苜蓿素、淫羊藿次苷Ⅰ、朝藿定C、宝藿苷Ⅱ、金丝桃苷、朝藿素B和淫羊藿次苷Ⅱ。

【用法用量】煎服，6～10 g；亦可浸酒、熬膏或入丸、散。

【效方撷要】

1. *治肺癌*　淫羊藿、仙茅、王不留行各30 g，制附子（先煎4 h）、生半夏、杏仁各12 g，补骨脂、全瓜蒌各20 g，黄芪、莪术、黄精、山药、云苓、白术各15 g。水煎服，每日1剂。

2. *治大肠癌*　淫羊藿、蒲公英、忍冬藤、白头翁各30 g，仙茅20 g。水煎服，每日1剂。

3. *治膀胱癌*　淫羊藿、杜仲、菟丝子、海藻、丹参、牡蛎、桃仁、土茯苓、白硼砂各60 g，蜂蜜750 g，鳖甲180 g，夏枯草、昆布各90 g，血竭45 g，三棱、黄柏、莪术、泽泻各30 g，琥珀（研细末）15 g，青盐10 g，猪肠4个。上药熬膏，每日4次，1次1汤勺。

4. *治白血病*　淫羊藿6 g，金银花、鸡血藤、漏芦、菟丝子、黄芩、蒲公英、紫花地丁各10 g，丹参7 g，黄药子5 g。水煎成100 ml，每次25 ml，每

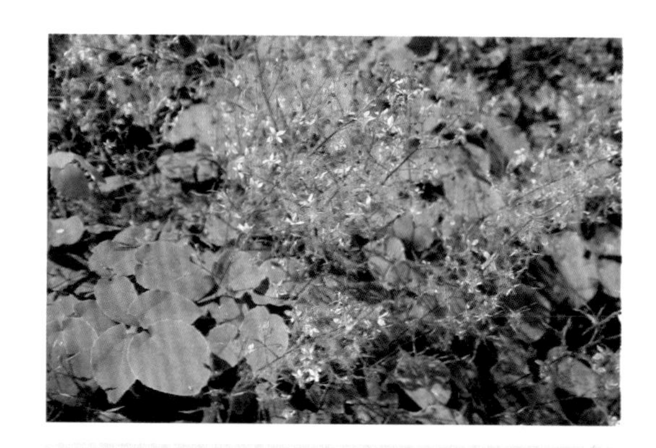

淫羊藿 *Epimedium brevicornu* Maxim.

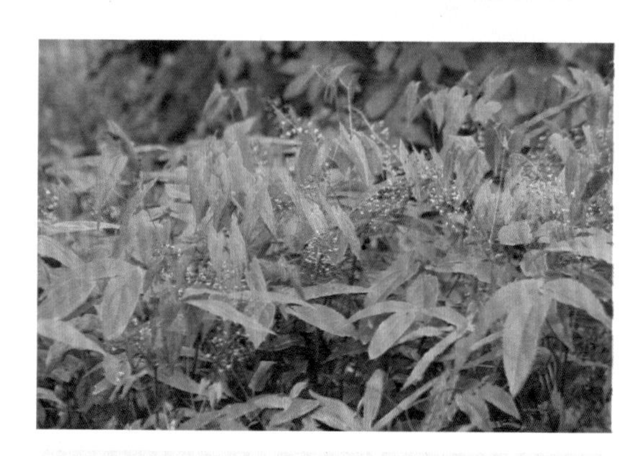

箭叶淫羊藿 *Epimedium sagittatum*（Sieb. et Zucc.）Maxim.

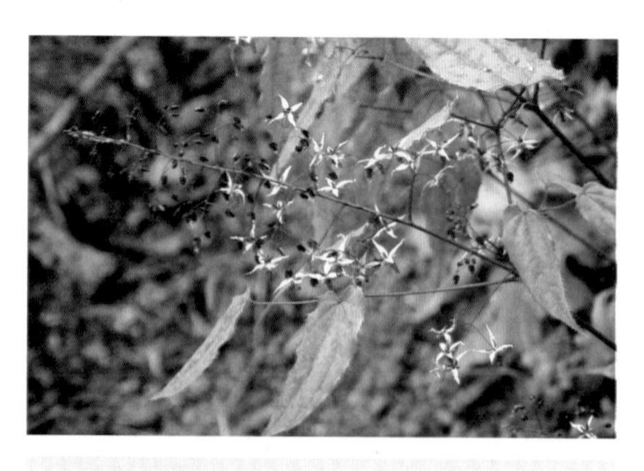

柔毛淫羊藿 *Epimedium pubescens* Maxim.

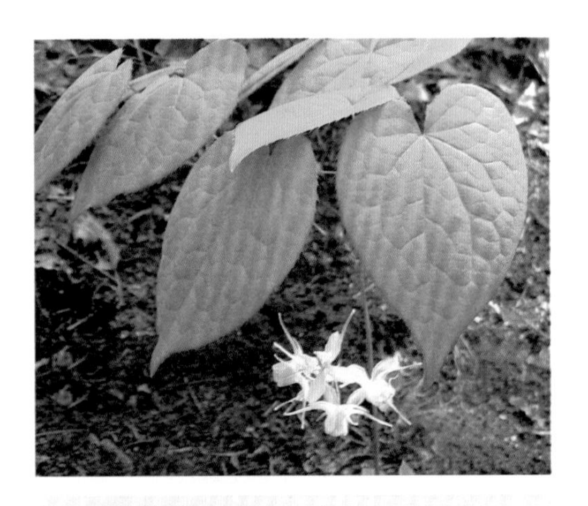

朝鲜淫羊藿 *Epimedium koreanum* Nakai

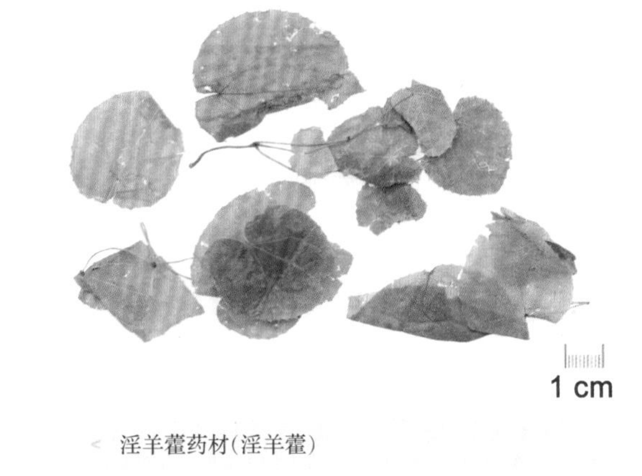

淫羊藿药材(淫羊藿)

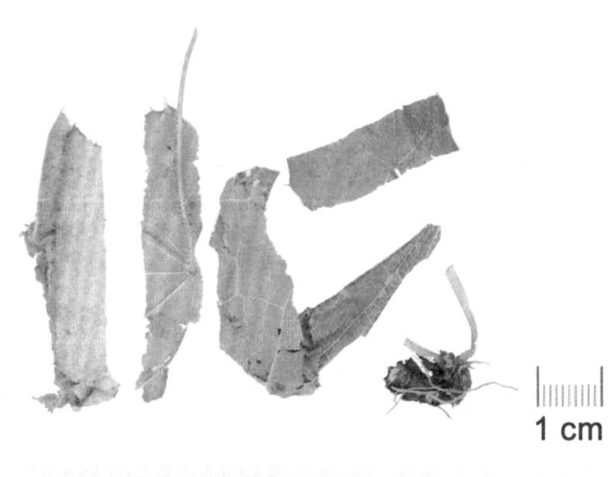

淫羊藿饮片(柔毛淫羊藿)

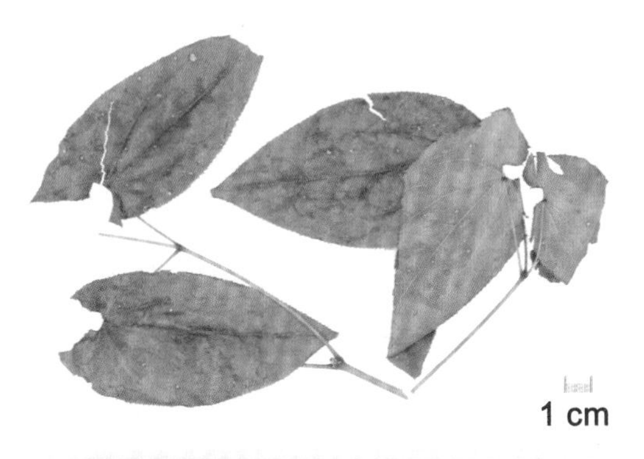

淫羊藿药材(箭叶淫羊藿)

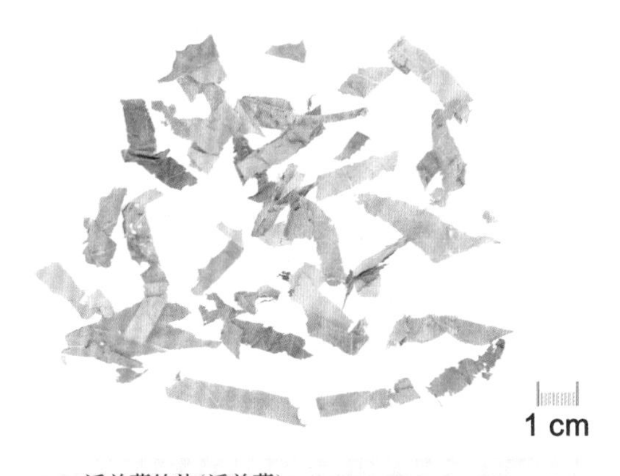

淫羊藿饮片(淫羊藿)

日2次,温服。

5. *治脑垂体肿瘤*　淫羊藿30g,太子参24g,枸杞子、丹参、制豨莶草各15g,当归、半夏、枳椇子、炙远志、红花、桃仁各9g,川芎、炙蜈蚣各5g。水煎服,每日1剂。

续 断

《神农本草经》

【来源】川续断科植物川续断 *Dipsacus asper* Wall. ex Henry 的干燥根。

川续断在《中国植物志》中为：忍冬科植物川续断 *Dipsacus asper* Wall. ex Candolle。

【药性功效】苦、辛，微温。归肝、肾经。补肝肾，强筋骨，续折伤，止崩漏。

【用法用量】煎服，9～15 g，或入丸散。外用适量，研末外敷。酒续断多用于风湿痹痛，跌扑损伤，筋伤骨折；盐续断多用于腰膝酸软。

【效方撷要】治子宫颈癌　续断、当归、昆布、白花蛇舌草、海藻、半枝莲各 24 g，白芍、香附、茯苓各 15 g，柴胡 9 g，全蝎 6 g，蜈蚣 3 条。水煎服，每日 1 次，同时佐服云南白药，每日 2 g。

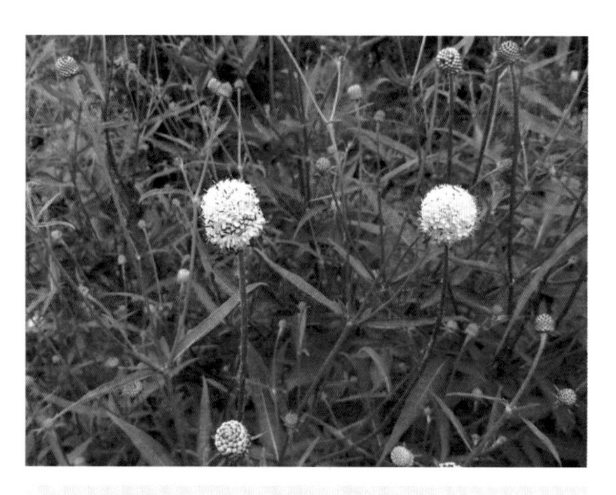

< 川续断 *Dipsacus asper* Wall. ex Henry

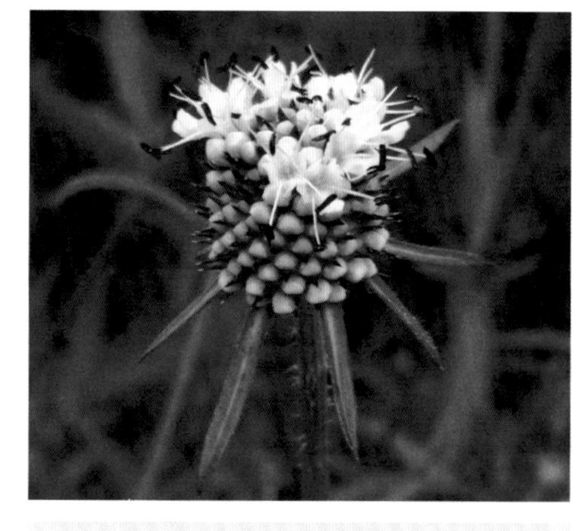

< 川续断 *Dipsacus asper* Wall. ex Henry 的花

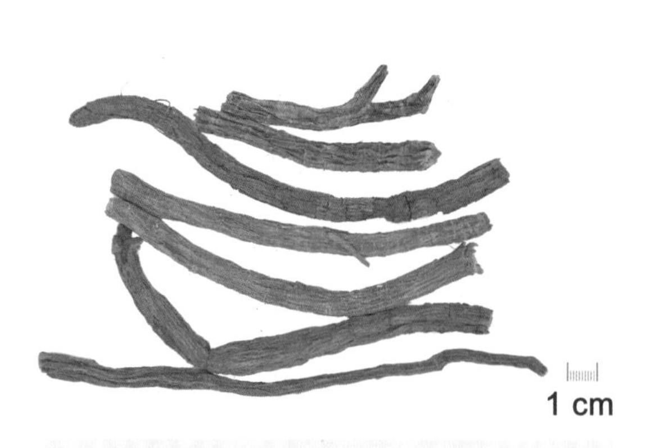

< 川续断药材

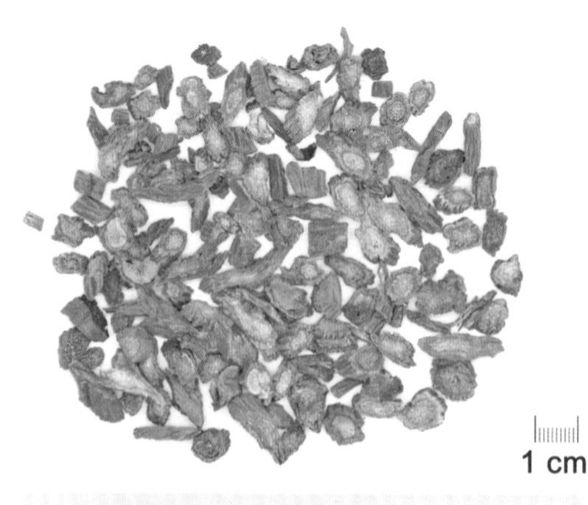

< 川续断饮片

锁阳

《本草衍义补遗》

【来源】锁阳科植物锁阳 *Cynomorium songaricum* Rupr. 的干燥肉质茎。

【药性功效】甘，温。归肝、肾、大肠经。补肾阳，益精血，润肠通便。

【抗肿瘤组分及化学成分】锁阳中抗肿瘤的组分乙酸乙酯萃取部位、氯仿萃取部位和乙醇提取物。锁阳中抗肿瘤成分为南酸枣苷、没食子酸和songarin A。

【用法用量】煎服，5～10 g。

【效方撷要】

1. 治多发性骨髓瘤　锁阳、盐知母、虎骨(狗骨代替)、盐黄柏、骨胶各 10 g，仙鹤草 30 g，盐龟甲、生黄芪各 20 g，熟地黄、补骨脂、骨碎补、当归各 15 g。水煎服，每日 1 剂；或配合鸡蛋 2 枚、核桃枝 50 g，煮沸 60 min，吃蛋喝汤，每日 1 剂。

2. 治肺癌　锁阳、莪术、淫羊藿、当归、菟丝子、仙茅、三棱各 9 g，黄精、山豆根、牡蛎、石见穿、铁树叶、芙蓉叶、石上柏、石打穿各 30 g，天冬、赤芍各 12 g，王不留行 6 g，北沙参、夏枯草各 15 g。水煎服，每日 1 剂。

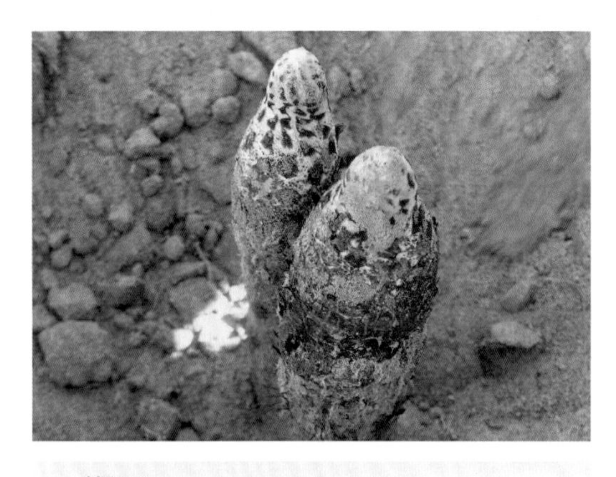

锁阳 *Cynomorium songaricum* Rupr.

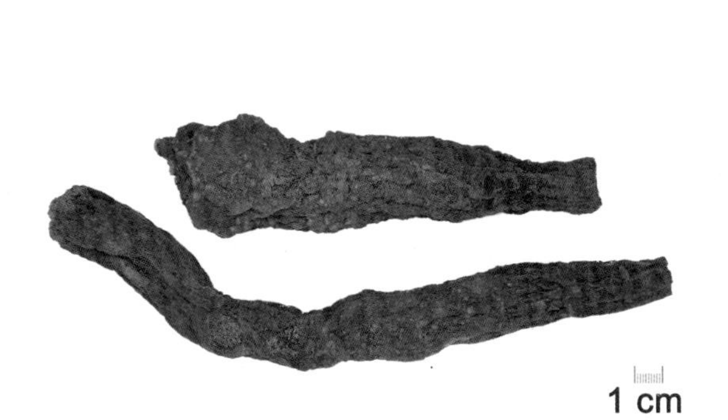

锁阳药材

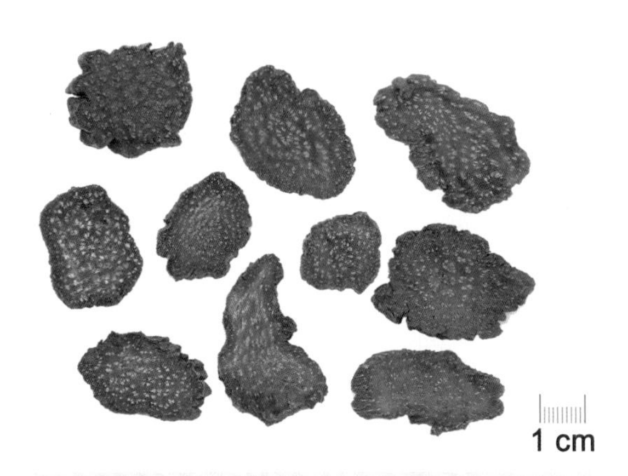

锁阳饮片

鹅血

《本草经集注》

【来源】鸭科动物鹅 *Ansercygnoides domestica* Brisson 的新鲜血。

【药性功效】咸，平。解毒，散血，消坚。

【用法用量】内服，乘热生饮，100～200 ml；或制成糖浆、片剂服。

【效方撷要】治食管癌、胃癌、贲门癌　生鹅血半杯，黄酒少许。每日 1～2 次。

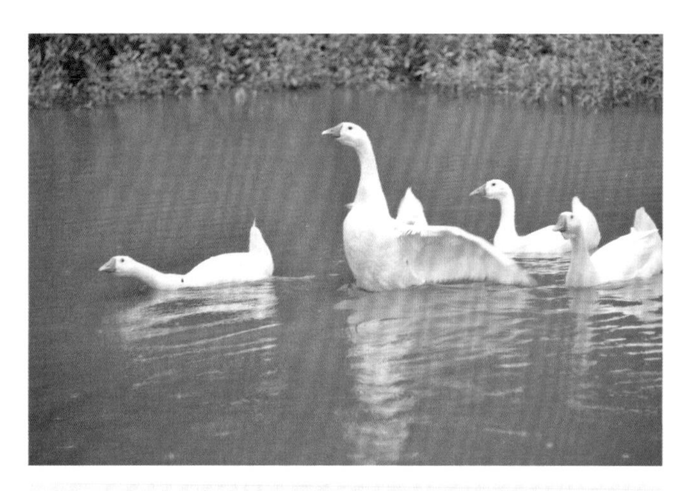

鹅 *Ansercygnoides domestica* Brisson

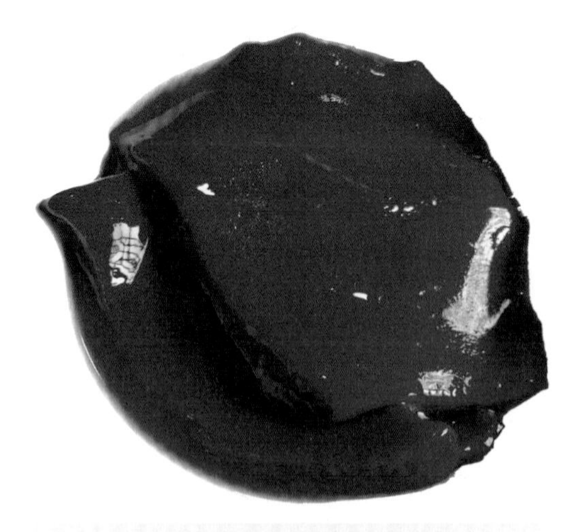

鹅血药材

番木瓜

《现代实用中药》

【来源】番木瓜科植物番木瓜 *Carica papaya* L.的新鲜或干燥果实。

【药性功效】甘，平。消食下乳，除湿通络，解毒驱虫。

【抗肿瘤组分及化学成分】番木瓜的抗肿瘤组分为番木瓜鲜汁、水提取物、乙醇提取物、正己烷提取物、类胡萝卜素和硫代葡萄糖苷。抗肿瘤化学成分为异硫氰酸苄酯、隐黄素、β-胡萝卜素和番木瓜碱。

【用法用量】煎服，9～15 g；研末服，1.5～3 g；或绞汁饮；或鲜品生食。外用适量，煎水洗；取汁涂；或研末撒。

【效方撷要】辅助抗肿瘤　番木瓜适量，食用。

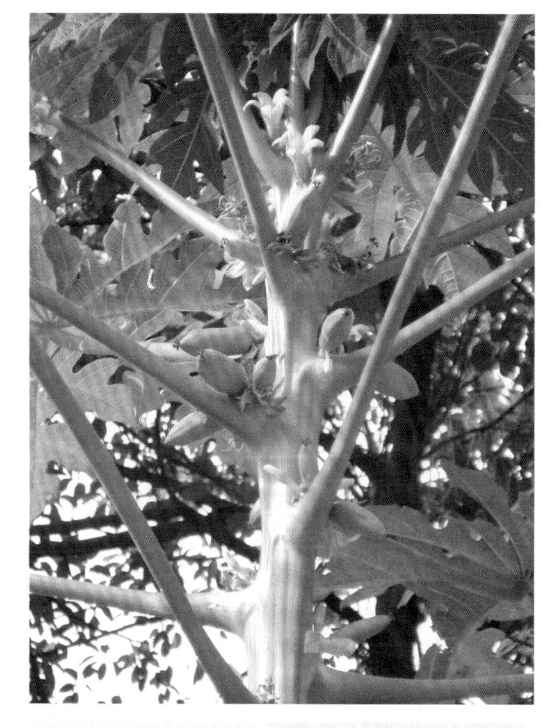

番木瓜 *Carica papaya* L.的花和果实

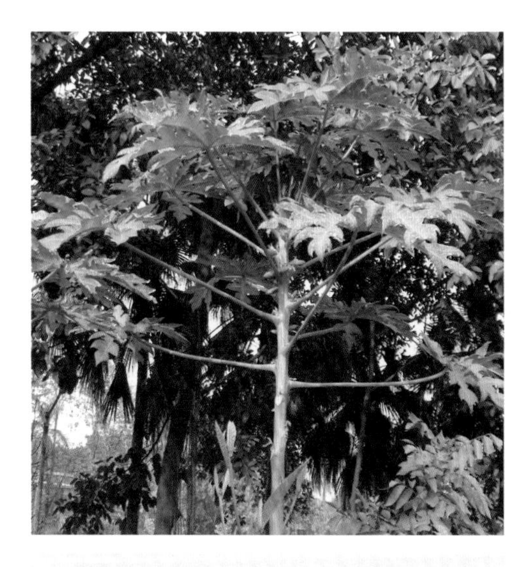

番木瓜 *Carica papaya* L.

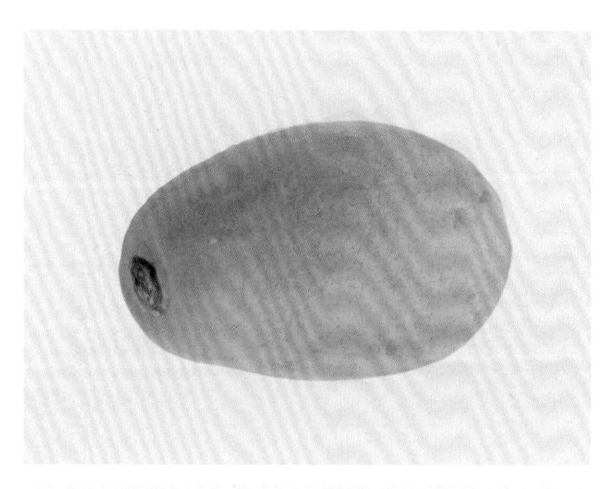

番木瓜药材

猴头菌

《新华本草纲要》

【来源】齿菌科真菌猴头菌 *Hericium erinaceus* (Bull. ex Fr.) Pers. 或珊瑚状猴头菌 *Hericium coralloides* (Scop. ex Fr.) Pers. ex Gray 的干燥子实体。

【药性功效】甘，平。入脾、胃经。健脾养胃，安神，抗肿瘤。

【抗肿瘤组分及化学成分】猴头菌中抗肿瘤的组分有猴头菌多糖、猴头菌提取物 HTJ5、HTJ5A、猴头菌水提物和醇提物。

【用法用量】煎服，10～30 g；或与鸡共煮食。

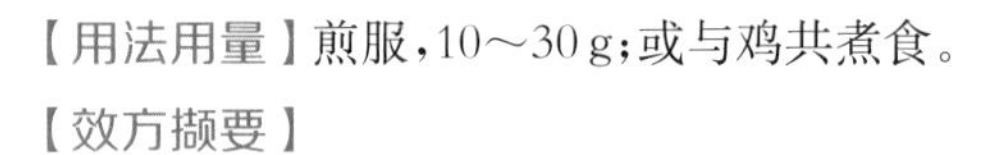

【效方撷要】

1. 治消化道肿瘤　猴头菌、荠菜各 100 g。猴头菌切片，加入佐料，煲汤食用。

2. 治胃癌　鲜猴头菌 100 g，柿椒 25 g，香菇片、冬笋片各 9 g。猴头菌用沸水焯一下，捞起切片，放沸油中翻一下，用漏勺捞出，炒柿椒、香菇、冬笋，再倒入猴头菌，加各种调料，翻炒几下即成，每日 1 次。

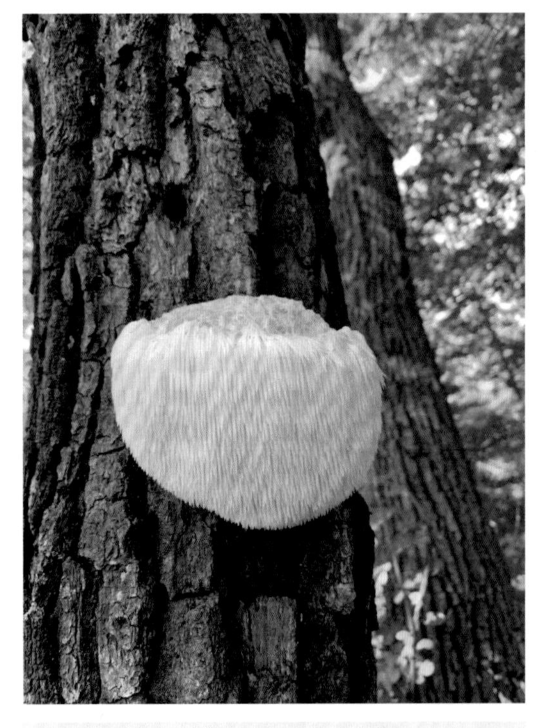

< 猴头菌 *Hericium erinaceus* (Bull. ex Fr.) Pers.

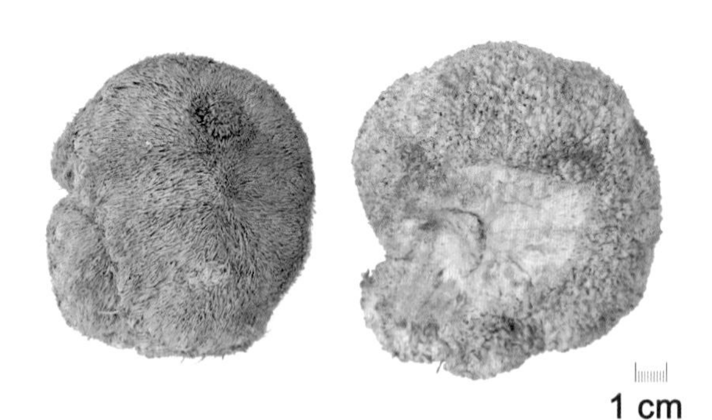

< 猴头菌药材

槐耳

《新修本草》

【来源】多孔菌科真菌槐栓菌 *Trametes robiniophia* Murr. 的干燥子实体。

【药性功效】辛、苦，平。归肝、脾、大肠经。止血，止痢，抗肿瘤。

【抗肿瘤组分及化学成分】槐耳中抗肿瘤组分为槐耳清膏和槐耳多糖 W-NTRP。

【用法用量】煎服，6～9 g；或烧灰存性研末服。

【效方撷要】

1. 治肺癌、肝癌、乳腺癌　槐耳 15 g，灵芝 30 g。水煎服，每日 1 剂。

2. 治食管癌　槐耳、胆南星各 25 g，半夏 40 g，碘化钾 1 g。共研细末，1 次 6～9 g，每日 3 次。

3. 治宫颈癌　槐耳晒干，切成薄片，1 次取 9～15 g，加水 800 ml，煎至 50～60 ml，早、中、晚饭前温服。

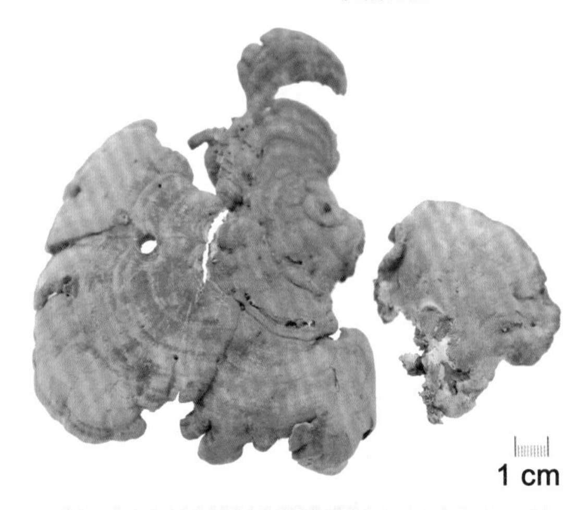

槐耳药材(正面)

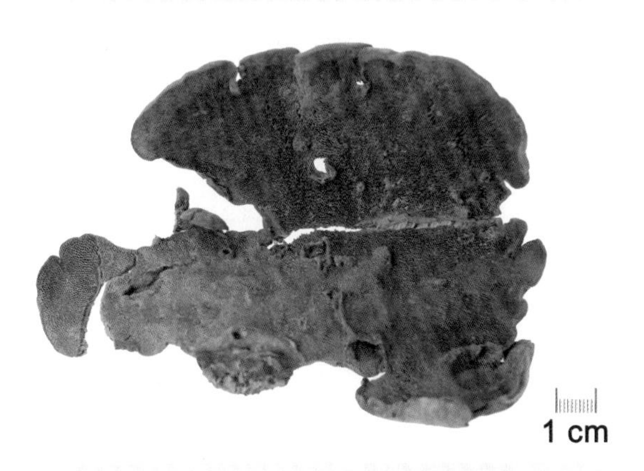

槐耳药材(背面)

蜂乳

《中国药学会1962年学术会议论文文摘集》

【来源】蜂蜜科昆虫中华蜂蜜 *Apis cerana* Fabricius 等的工蜂咽腺及咽后腺分泌的乳白色胶状物。

【药性功效】甘、酸，平。滋补，强壮，益肝，健脾。

【抗肿瘤组分及化学成分】蜂乳中抗肿瘤化学成分为10羟基2癸烯酸。

【用法用量】温开水冲服，50～200 mg。

【效方撷要】

1. 治肺癌　蜂王精胶囊，1次2粒，每日3次。

2. 治急性淋巴细胞白血病　鲜蜂乳，空腹服用，1次3.5 g，早、中、晚各服1次。

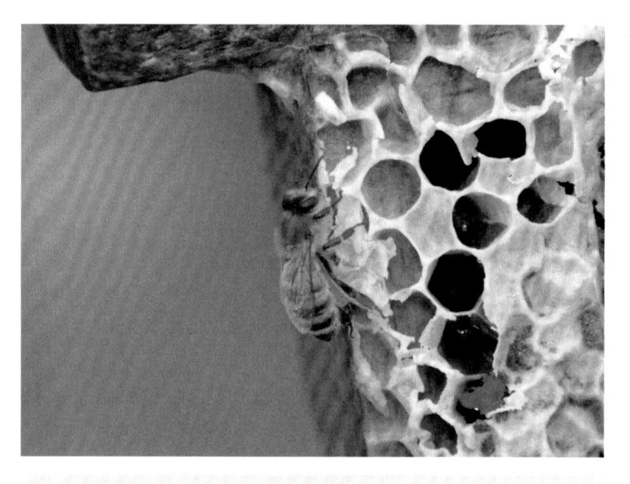

中华蜂蜜 *Apis cerana* Fabricius

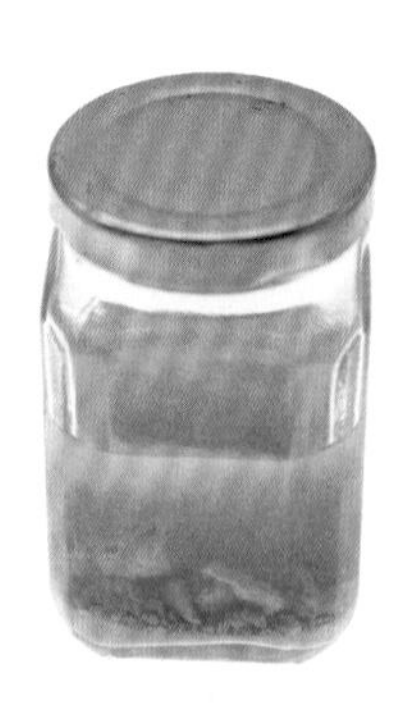

蜂乳药材

槲寄生

《东北药用植物志》

【来源】桑寄生科植物槲寄生 *Viscum coloratum* (Komar.) Nakai 的干燥带叶茎枝。

【药性功效】苦，平。归肝、肾经。祛风湿，补肝肾，强筋骨，安胎元。

【抗肿瘤化学组分和成分】槲寄生的抗肿瘤组分为槲寄生提取物、槲寄生凝集素、槲寄生毒肽和槲寄生生物碱。目前从欧洲槲寄生中分离得到3种植物凝集素，即 ML Ⅰ、ML Ⅱ、ML Ⅲ，三类 ML 具有同源的氨基酸序列。槲寄生毒肽中已鉴定一级序列的有12种，来源于欧洲槲寄生的有6种，分别为 VT A_1、VT A_2、VT A_3、VT B_1、VT PS、VT U-PS；中国槲寄生中分离了6种，分别为 VT B_2、VT B_3、VT B_4、VT B_5、VT B_7、VT B_8，各种槲寄生毒肽一级序列高度保守。槲寄生生物碱是多种生物碱的混合物，因提取方法的不同而得到的生物碱所含种类不同。槲寄生抗肿瘤活性成分有 betulinic acid、isorhamnetin、lupeol、oleanolic acid。

【用法用量】煎服，9～15 g。

【效方撷要】

1. 治各种肿瘤　槲寄生 15 g，加 300 ml 水煎，分3次服。

2. 治胃腺癌　槲寄生、乌骨藤各 30 g，苦参、前胡、山慈菇各 15 g。水煎服，每日1剂。

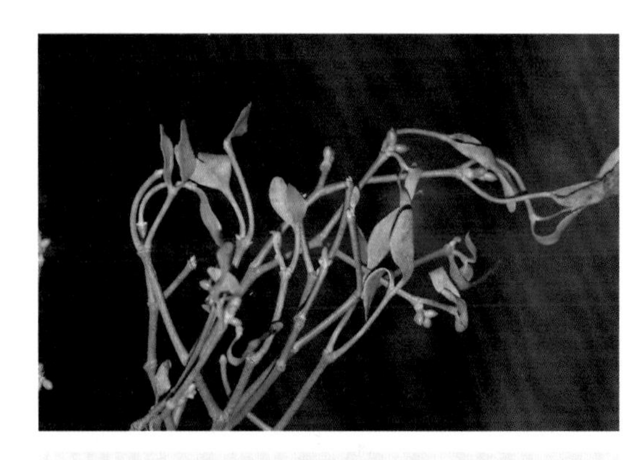

槲寄生 *Viscum coloratum* (Komar.) Nakai

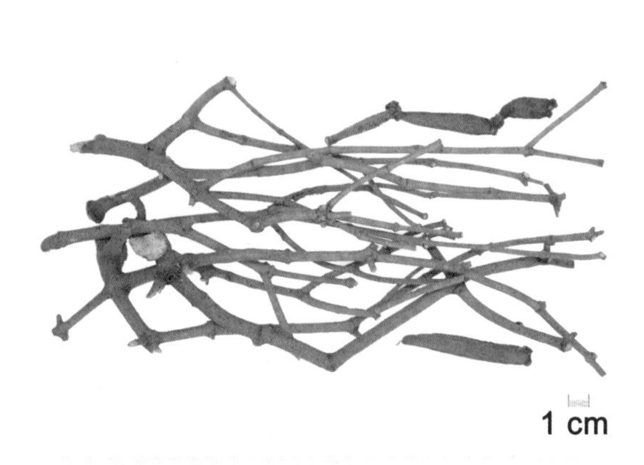

槲寄生药材

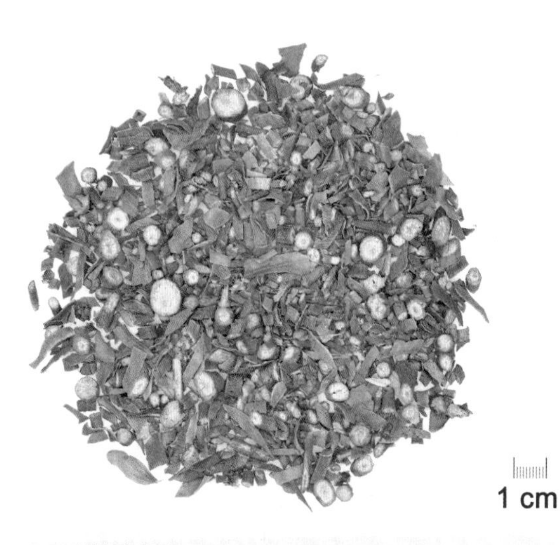

槲寄生饮片

墨旱莲

《新修本草》

【来源】菊科植物鳢肠 *Eclipta prostrata* L. 的干燥地上部分。

鳢肠在《中国植物志》中为：*Eclipta prostrata*（L.）L.。

【药性功效】甘、酸，寒。归肾、肝经。滋补肝肾，凉血止血。

【抗肿瘤组分及化学成分】墨旱莲中抗肿瘤组分为墨旱莲水提物、水醇提取物、墨旱莲汁。抗肿瘤化学成分为 dasyscyphin C、蟛蜞菊内酯、去甲基蟛蜞菊内酯和墨旱莲皂苷。

【用法用量】煎服，6～12 g。

【效方撷要】

1. 治肺癌　墨旱莲、冬虫夏草、麦冬、党参各 15 g，北沙参、半枝莲、玄参、薏苡仁、白花蛇舌草、黄芪、蒲公英、鱼腥草、藕节、猫爪草、鳖甲（先煎）、生牡蛎（先煎）各 30 g，生百合、夏枯草、玉竹、瓜蒌各 20 g，川贝母 10 g。水煎服，每日 1 剂。

2. 治胃癌　墨旱莲、小蓟各 20 g，仙鹤草 18 g，怀山药、白茅根、太子参各 15 g，知母、茯苓、生地黄、白术各 12 g，黄柏 10 g，炙甘草 3 g。水煎服，每日 1 剂。

3. 治甲状腺癌　墨旱莲、骨碎补、女贞子、补骨脂、鸡血藤、透骨草、络石藤、海藻、肉苁蓉各 30 g，牛膝、山药、木瓜各 15 g。水煎服，每日 1 剂。

4. 治白血病　墨旱莲、白花蛇舌草、生山药、黄芪各 30 g，麦冬、玄参、天冬、山豆根、藕节、地榆各 15 g，女贞子 12 g。水煎服，每日 1 剂。

5. 治骨癌　墨旱莲、女贞子各 50 g，牛膝、山药、木瓜各 25 g，补骨脂、肉苁蓉、骨碎补、鸡血藤、透骨草、络石藤、海藻各 50 g。水煎服，每日 1 剂。

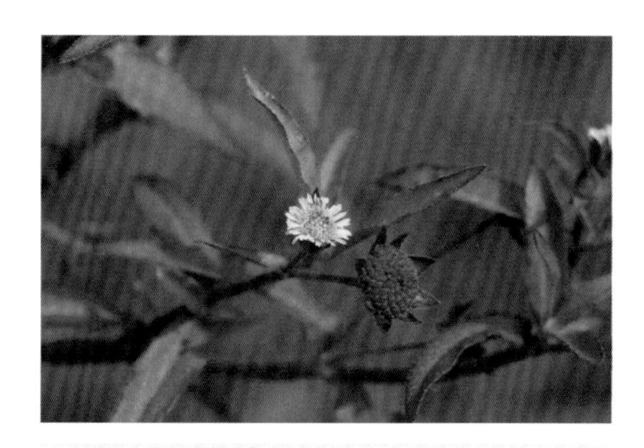

鳢肠 *Eclipta prostrata* L.

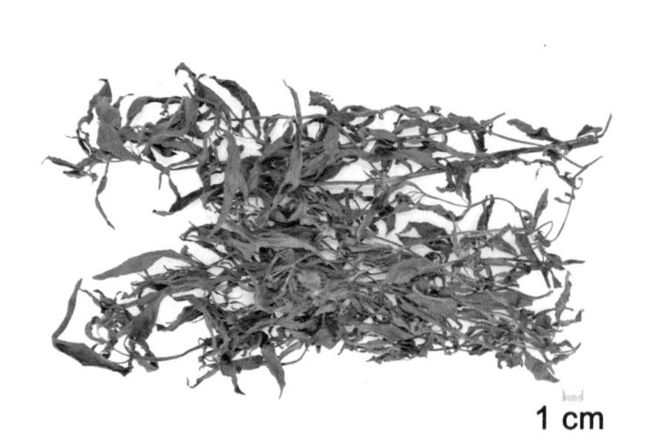

墨旱莲药材

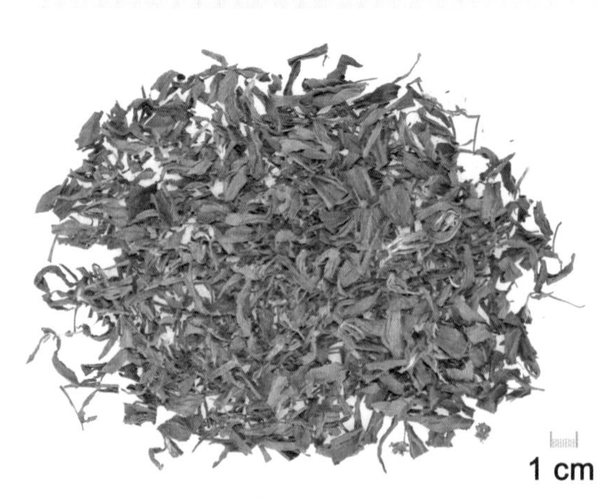

墨旱莲饮片

熟地黄

《本草拾遗》

【来源】玄参科植物地黄 *Rehmannia glutinosa* (Gaert.) Libosch. ex Fisch. et Mey. 的块根的炮制加工品。

【药性功效】甘，微温。归肝、肾经。补血滋阴，益精填髓。

【抗肿瘤组分及化学成分】地黄中抗肿瘤组分为地黄热水提物和地黄多糖。抗肿瘤化学成分为水苏糖、glutinosalactone C 和桃叶珊瑚苷。

【用法用量】煎服，9～15 g。

【效方撷要】

1. 治食管癌　熟地黄 50 g，肉桂粉、麻黄、姜炭、生甘草各 5 g，鹿角胶 15 g，芥子 10 g。水煎服，每日 1 剂。

2. 治骨肿瘤　熟地黄、威灵仙各 30 g，补骨脂 20 g，麻黄、炮姜各 1.5 g，白芥子 6 g，肉桂、生甘草各 3 g，鹿角胶、路路通各 10 g，透骨草 15 g，川草乌 2 g。水煎服，每日 1 剂。可配合小金丹、西黄丸内服。

3. 治乳腺癌　阳和汤(熟地黄 30 g，肉桂粉、生甘草各 3 g，麻黄、姜炭各 2 g，鹿角胶 9 g，白芥子 6 g)加大贝母 15 g。水煎服，每日 1 剂。

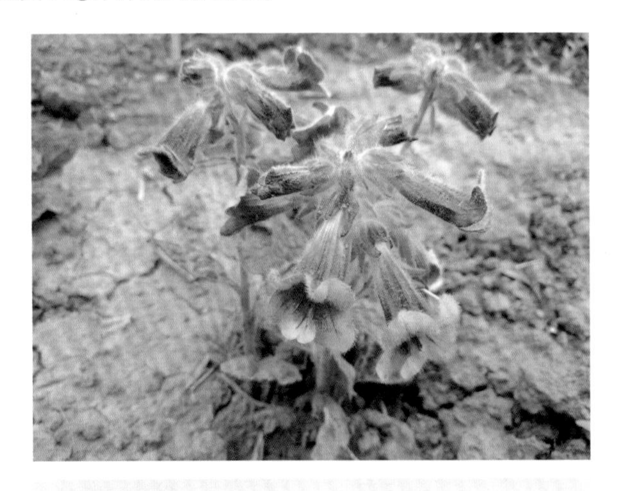

地黄 *Rehmannia glutinosa* Libosch.

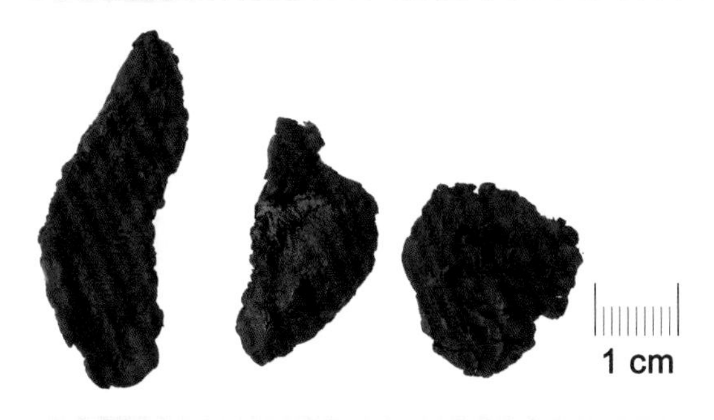

熟地黄饮片

鳖甲

《神农本草经》

【来源】鳖科动物鳖 *Trionyx sinensis* Wiegmann 的背甲。

【药性功效】咸，微寒。归肝、肾经。滋阴潜阳，退热除蒸，软坚散结。

【抗肿瘤组分及化学成分】鳖甲中抗肿瘤组分为鳖甲提取液、鳖甲多糖和鳖甲提取物。另外，有大量文献报道了鳖甲煎丸可有效抑制肝癌生长，增强机体免疫功能，改善生存质量。

【用法用量】煎服，9～24 g，先煎。多醋淬后用。

【效方撷要】

1. 治肺癌　鳖甲(先煎)、海蛤粉各 30 g，同炒至色黄；熟地黄 45 g，共为末。1 次 6 g，饭后清茶送下。

2. 治肝癌　鳖甲(先煎)、生半夏、柴胡、白芍各 15 g，半枝莲、龙葵各 30 g，山核桃 24 g，黄芩、虻虫、桃仁、茯苓、党参、焦白术、砂仁各 12 g，焦山楂、焦麦芽、焦神曲、鸡内金各 10 g，甘草 6 g。水煎服，每日 1 剂。

3. 治鼻咽癌　炙鳖甲(先煎)24 g，地骨皮 18 g，土贝母、昆布、海藻、凤尾草、败酱各 12 g，龙胆、地龙各 6 g，柴胡 4.5 g(加减：鼻衄目赤加白茅根 30 g，蒲公英 18 g，玄参 15 g，贯众炭、牡丹皮、生地黄各 12 g，藕节炭、金银花各 9 g)。水煎服，每日 1 剂。

4. 治卵巢癌　鳖甲(先煎)、龙葵、白英、白花蛇舌草、半枝莲各 50 g。水煎服，每日 1 剂。

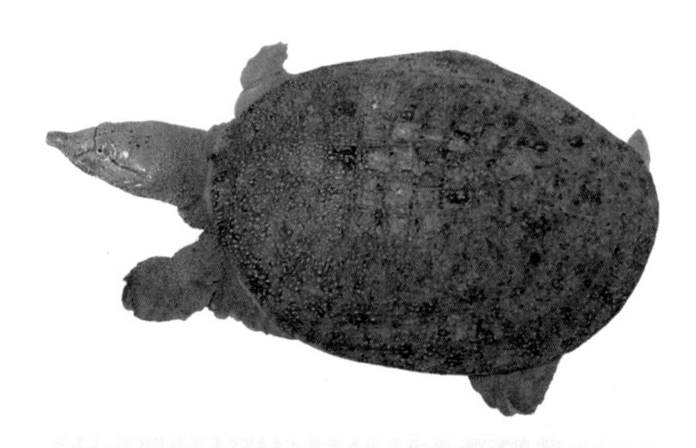

鳖 *Trionyx sinensis* Wiegmann

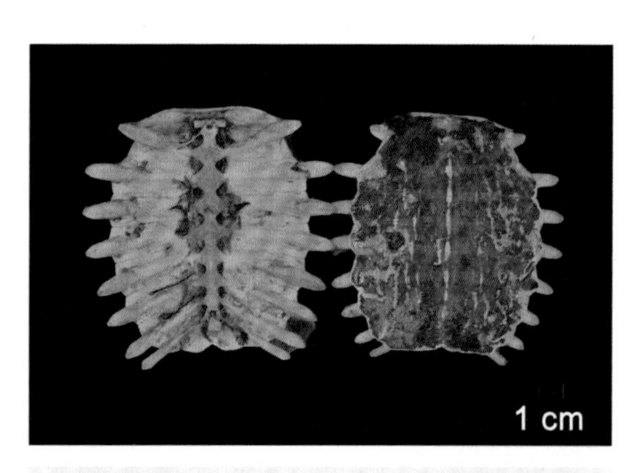

鳖甲药材

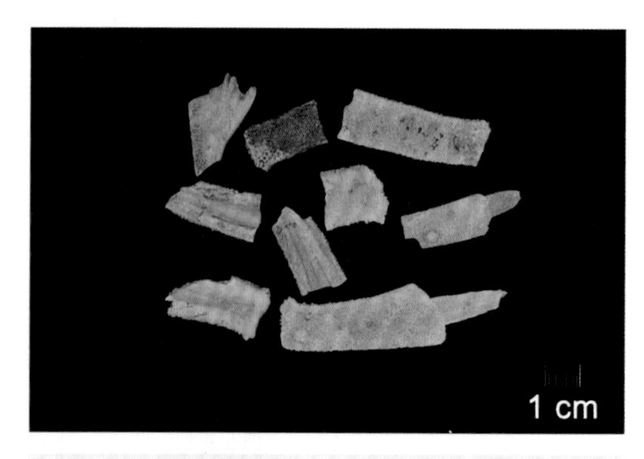

鳖甲饮片(醋鳖甲)

第八部分

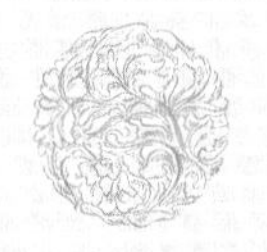

以毒攻毒药

三尖杉

《天目山药用植物志》

【来源】红豆杉科植物三尖杉 *Cephalotaxus fortunei* Hooker 的干燥枝叶。

【药性功效】苦、涩，寒；有毒。抗肿瘤。

【抗肿瘤组分及化学成分】三尖杉的抗肿瘤化学成分为三尖杉碱、三尖杉酯碱、异三尖杉酯碱、脱氧三尖杉酯碱、高三尖杉酯碱、新三尖杉酯碱和脱水三尖杉酯碱。

【用法用量】煎服，10～18 g；三尖杉总碱注射液 5 mg，静注，每日 1 次；糖浆 10 ml，每日 3 次。

【效方撷要】

1. 治白血病　从三尖杉中提取三尖杉酯碱、高三尖杉酯碱等成分制成注射液。三尖杉酯碱注射液，每支 1 mg 或 2 mg，每日 1～6 mg 或 0.15～0.3 mg/kg；高三尖杉酯碱注射液，每支 1 mg 或 2 mg，每日 1～4 mg 或 0.05～0.1 mg/kg。上两药均宜加 5%～10%葡萄糖液 250～500 ml 静滴，每日 1 次，5～7 日为 1 个疗程。停 1～2 周再用，可用 1～3 个疗程。主要用于治急性非淋巴细胞性白血病，对慢性粒细胞白血病亦有较好疗效。

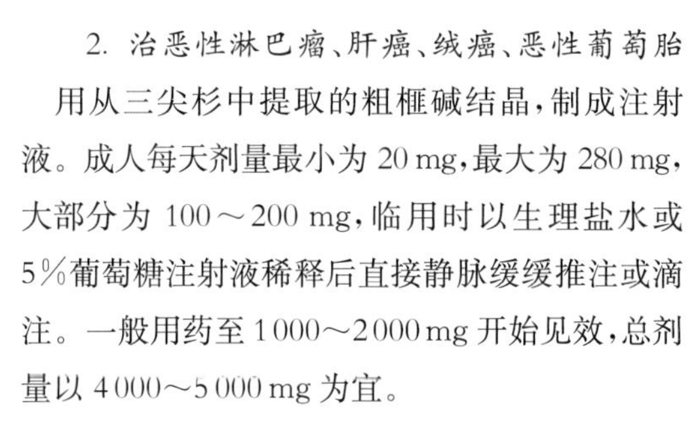

2. 治恶性淋巴瘤、肝癌、绒癌、恶性葡萄胎　用从三尖杉中提取的粗榧碱结晶，制成注射液。成人每天剂量最小为 20 mg，最大为 280 mg，大部分为 100～200 mg，临用时以生理盐水或 5%葡萄糖注射液稀释后直接静脉缓缓推注或滴注。一般用药至 1 000～2 000 mg 开始见效，总剂量以 4 000～5 000 mg 为宜。

3. 治恶性淋巴瘤、绒毛膜癌、恶性葡萄胎、肺癌　三尖杉总碱注射液 5 mg，静脉注射，每日 1 次。

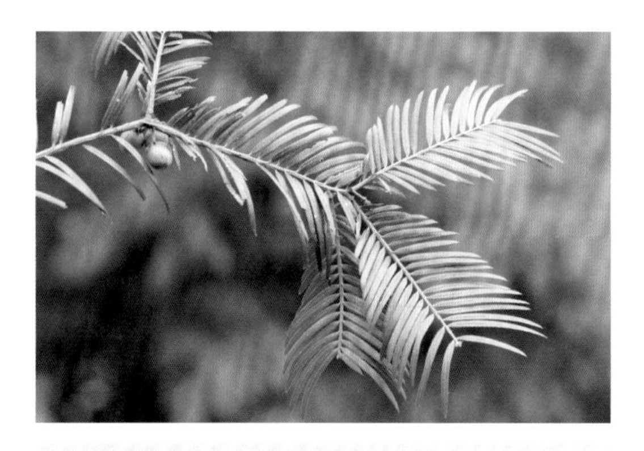

三尖杉 *Cephalotaxus fortunei* Hooker

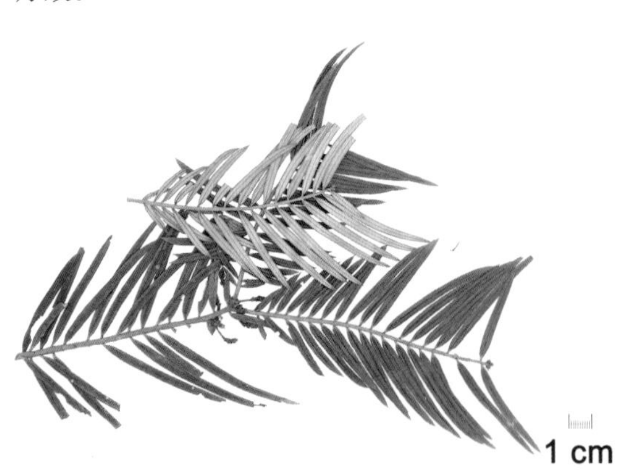

三尖杉药材

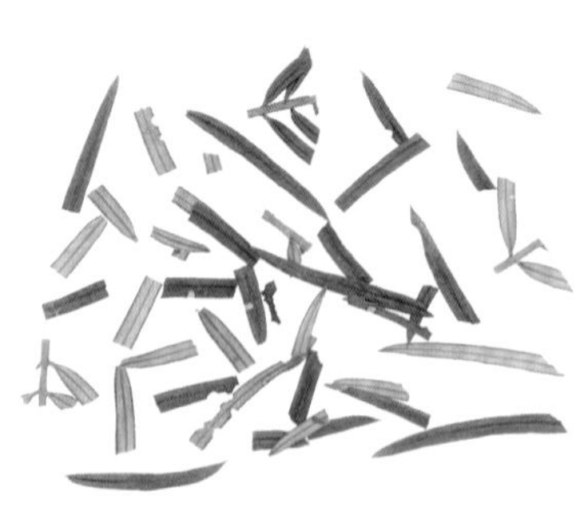

三尖杉饮片

马钱子

《本草纲目》

【来源】马钱科植物马钱 *Strychnose nux-vomica* L. 的干燥成熟种子。

【药性功效】苦，温；有大毒。归肝、脾经。通络止痛，散结消肿。

【抗肿瘤组分及化学成分】马钱子中抗肿瘤组分为马钱子水煎液。抗肿瘤化学成分为马钱子碱、士的宁、伪士的宁、依卡金、异番木鳖碱和异马钱子碱氮氧化物。

【用法用量】内服，炮制后入丸散，0.3～0.6 g。外用适量，研末撒；或浸水、醋磨、煎油涂敷；或熬膏摊贴。

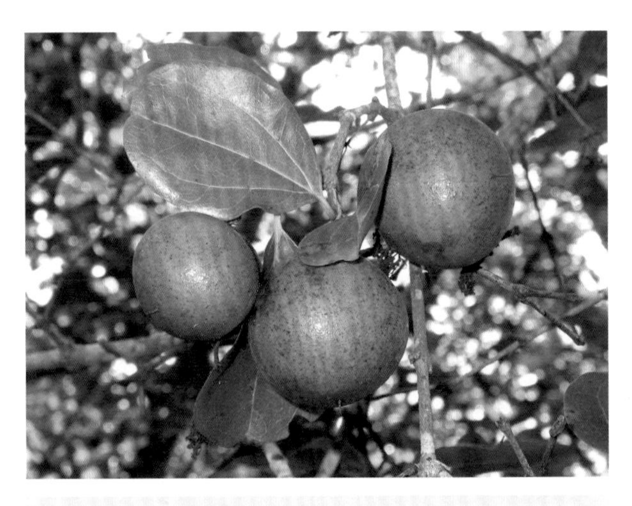

< 马钱子 *Strychnose nux-vomica* L.

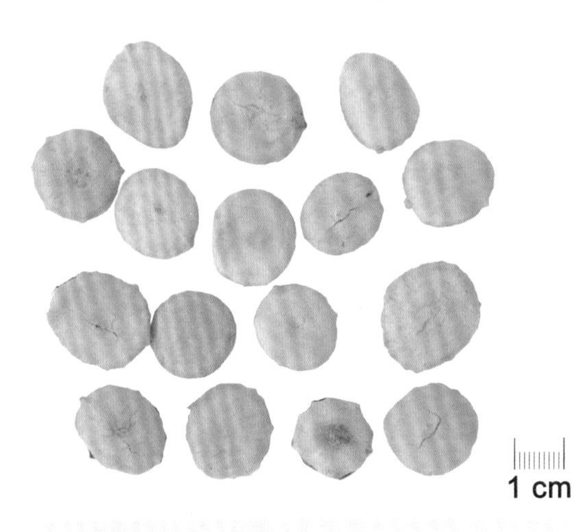

< 马钱子饮片(生马钱子)

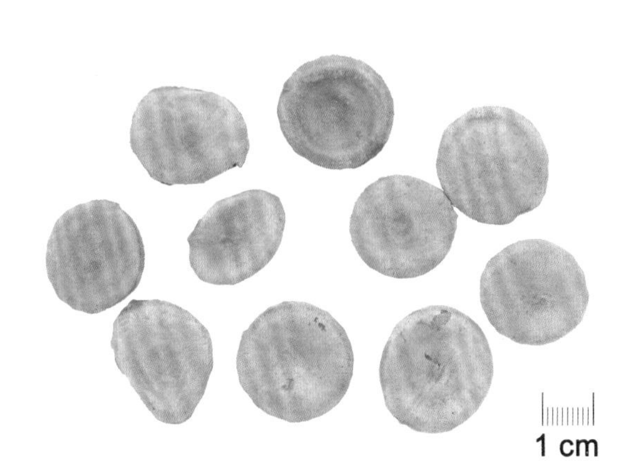

< 马钱子饮片(制马钱子)

木鳖子

《开宝本草》

【来源】葫芦科植物木鳖 *Momordica cochinchinensis* (Lour.) Spreng. 的干燥成熟种子。

【药性功效】苦、微甘，凉；有毒。归肝、脾、胃经。散结消肿，攻毒疗疮。

【抗肿瘤组分及化学成分】木鳖子中抗肿瘤组分为木鳖果水提物、木鳖子水提物和醇提物。木鳖子中抗肿瘤化学成分为对羟基桂皮醛。

【用法用量】煎服，0.9～1.2 g。外用适量，研末，用油或醋调涂患处。

【效方撷要】

1. 治胃癌　木鳖子、黄药子、阿魏、乳香、没药各 24 g，硇砂 12 g，莪术、三棱、甘草各 15 g，蟾酥 9 g，延胡索、天仙藤各 30 g，蜂房、生玳瑁各 18 g，鸡内金 45 g。研末，炼蜜为丸，梧桐子大小，口服，1 次 5 丸，每日 2～3 次。

2. 治膀胱癌　炒木鳖子、知母、黄柏各 12 g，当归、赤芍、生地黄、木通、滑石、海金沙各 15 g，半枝莲、二蓟炭、白茅根、薏苡仁、白花蛇舌草、金钱草各 30 g，金银花 24 g，天花粉 12 g，海螵蛸 24 g。水煎服，每日 1 剂。

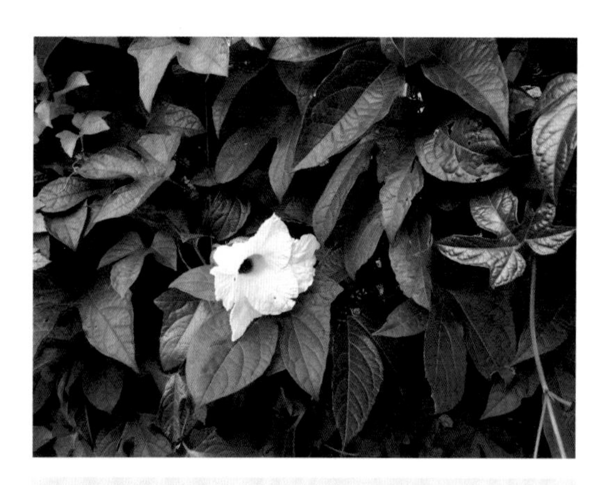

木鳖 *Momordica cochinchinensis* (Lour.) Spreng.

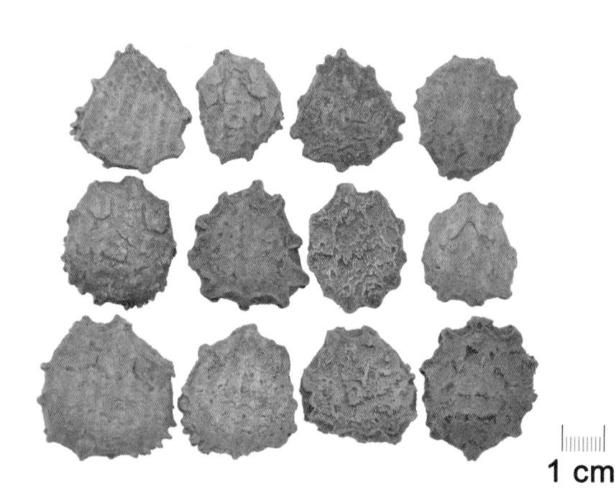

木鳖子药材

朱砂

《神农本草经》

【来源】硫化物类矿物辰砂族辰砂，主含硫化汞（HgS）。

【药性功效】甘，微寒；有毒。归心经。清心镇惊，安神，明目，解毒。

【用法用量】入丸、散或研末冲服，0.1～0.5 g，不宜入煎剂。外用适量。

【效方撷要】治喉癌　朱砂 0.6 g，薄荷、牙硝各 6 g，硼砂 3 g，蒲黄 1.5 g，川黄连 1.2 g，冰片 0.9 g。外用吹喉。

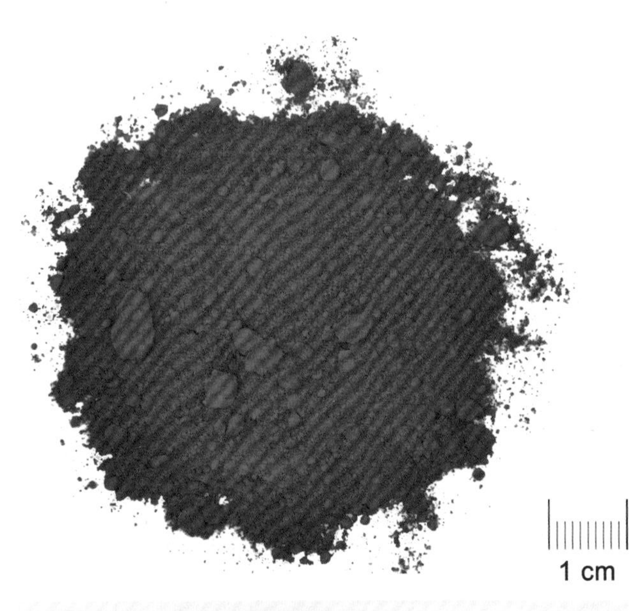

朱砂饮片

全蝎

《蜀本草》

【来源】钳蝎科动物东亚钳蝎 *Buthus martensii* Karsch 的干燥体。

【药性功效】辛,平。有毒。归肝经。息风镇痉,通络止痛,攻毒散结。

【抗肿瘤组分及化学成分】全蝎中抗肿瘤组分为全蝎水提物、醇提物、全蝎酶解提取物、全蝎蛋白药效组分、蝎毒及其纯化组分,蝎毒抗肿瘤多肽以及蝎氯毒素。

【用法用量】煎服,3～6 g;研末吞服,0.6～1 g。外用适量。

【效方撷要】

1. 治肺癌　全蝎 10 只,蜈蚣 4 条,穿山甲 9 g,朱砂 1.5 g,乳香、没药各 6 g,煅赤链蛇 1 条。共研细末,装胶囊,每次 1 粒(0.5 g),每日 3 次,饭后吞服。病情严重者加斑蝥 5～6 只,去头足,研磨合在一起用。

2. 治舌癌　全蝎、蛇蜕、蜂房各等量,共研为细末,1 次 3 g,每日 3 次,温开水送服。亦宜用于颌下腺癌。

3. 治食管癌　全蝎、蜈蚣、乌梅各 50 g,麝香 1 g,冰片 5 g。共研细末,含服,1 次 5 g,含在口中徐徐咽化,每日 3 次。

4. 治脑瘤　全蝎 6 g,夏枯草、海藻、石见穿、野菊花、生牡蛎各 30 g,昆布、赤芍各 15 g,天龙片 15 片,王不留行、蜂房各 12 g,桃仁、白芷、生天南星、蜈蚣各 9 g。口服,每日 1 剂,煎 2 次分服,天龙片分 3 次随汤药分服。

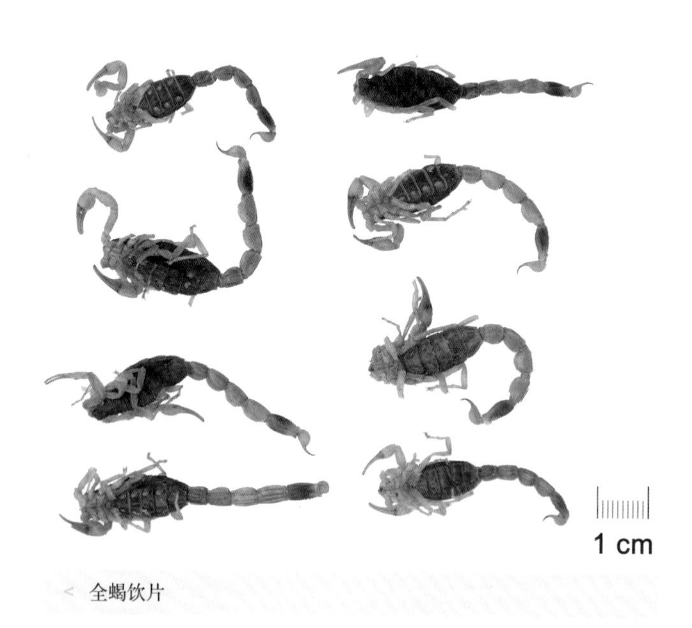

全蝎饮片

砒石

《日华子本草》

【来源】氧化物类矿物砷华，或由硫化物类矿物毒砂、雄黄、雌黄加工制成的三氧化二砷(As_2O_3)。

【药性功效】辛、酸，热；有大毒。归肺、脾、胃、大肠经。外用蚀疮去腐，杀虫；内服劫痰平喘，截疟。

【抗肿瘤组分及化学成分】砒石的抗肿瘤成分主要是三氧化二砷。

【用法用量】外用适量，研末外撒、调敷或入膏药中贴之。内服入丸、散，1～3 mg。

【效方撷要】

1. *治宫颈癌* 砒石、硇砂各 10 g，枯矾 20 g，碘仿 40 g，冰片适量。共研末，过 120 目筛，制散剂外用，以带线棉球蘸取药粉，上于癌灶处，每日或隔日 1 次，配合其他内服药用。

2. *治皮肤癌* 白砒石 10 g，淀粉 50 g，加水适量，揉成面团，碾成线条状，待自然干燥备用。于肿瘤周围间隔 0.5～1 cm 处刺入白砒条，深达肿瘤基底部，在肿瘤周围形成环状。外敷一软膏(由朱砂、冰片各 50 g，炉甘石 150 g，滑石 500 g，淀粉 100 g，加麻油适量，调成糊状制成)，每日换药 1 次，直至治愈。

3. *治食管癌* 白砒石 2 mg，山药粉 98 g。水泛为丸如绿豆大，1 次 4 粒，每日 3 次。

4. *治唇癌* 砒石适量纳入去核大枣内，置恒温干燥箱中烤至红枣略呈黑褐色，研为信枣散。外敷肿瘤溃疡处，使肿瘤组织坏死，结痂后脱落。

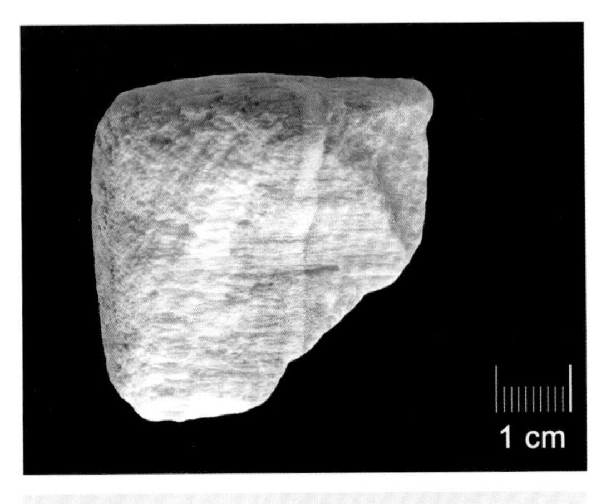

砒石药材(1)

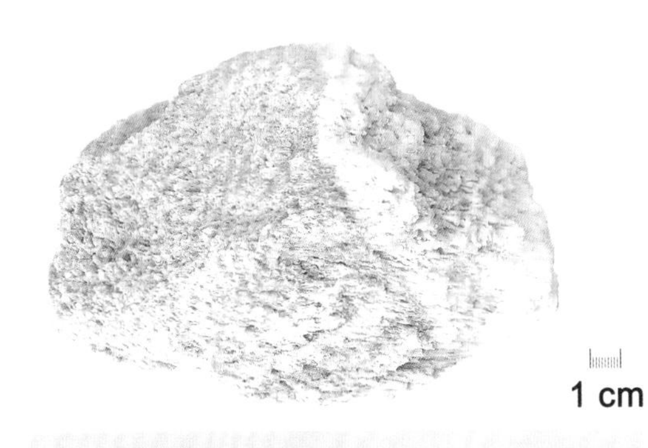

砒石药材(2)

轻 粉

《本草纲目拾遗》

【来源】氯化亚汞(Hg_2Cl_2)。

【药性功效】辛,寒;有毒。归大肠、小肠经。外用杀虫,攻毒,敛疮;内服祛痰消积,逐水通便。

【用法用量】外用适量,研末掺敷患处。内服,1次0.1~0.2g,每日1~2次,多入丸剂或装胶囊服,服后漱口。

【效方撷要】

1. *治肠癌*　轻粉3g,儿茶0.5g,乳香、血竭各4.5g,冰片7.5g,蛇床子2.1g,蟾酥0.6g,硼砂、雄黄、三仙丹各6g,白矾2.7g。各药共研细末,将白矾用开水溶化,加蛇床子、蟾酥、血竭,结成片状、栓状外用,1次1个,塞于癌灶处,2~3日1次。本方除对直肠癌有效外,对宫颈癌、阴道癌及肛管癌亦有不同程度的效果。

2. *治宫颈癌*　轻粉、雄黄各3g,梅片0.3g,麝香0.15g,蜈蚣2条,黄柏15g。共为细粉,药粉附于大棉球一侧,送入穹窿部,使药粉靠子宫病变处。初每日外用1次,月经期停用,可根据病情减少用药次数,直到活检转阴,配合其他内服药共用。

3. *治阴茎癌*　轻粉3g,雄黄、硇砂各15g,青黛9g,生马钱子、密陀僧、生附子各6g,枯矾1.5g。制成外用粉,取适量撒于瘤体上,周围以凡士林纱布固定。每日1次,连用5天,也可持续使用。

4. *治恶性淋巴瘤*　轻粉30g,桃仁、川黄连、槐角、杏仁、连翘、川大黄各10g,大蜂房3个。共研细末,炼蜜为丹,分为10份,每日服2份,早晚各1份。

5. *治唇癌*　轻粉9g,乳香、没药、雄黄各15g,巴豆霜、朱砂各6g,樟脑3g,麝香0.3g。研为细粉,以米醋调之,敷于瘤体部位。同时配合半枝莲、牡丹皮、生地黄各30g,僵蚕、栀子、黄连各10g,蜈蚣1条,防风15g,生石膏50g。水煎服,每日1剂。

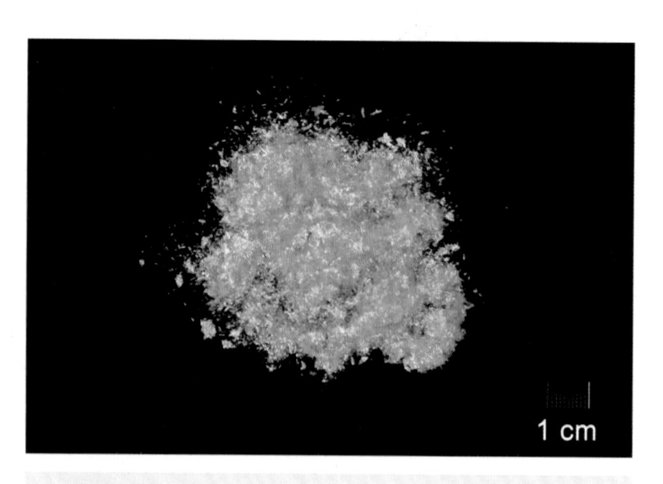

轻粉饮片

狼 毒

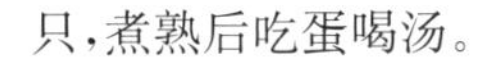

《神农本草经》

【来源】大戟科植物月腺大戟 *Euphorbia ebracteolata* Hayata 或狼毒大戟 *Euphorbia fischeriana* Steud. 的干燥根。

月腺大戟在《中国植物志》中为：甘肃大戟 *Euphorbia kansuensis* Prokh. 。

【药性功效】辛，平；有毒。归肝、脾经。散结，杀虫。

【抗肿瘤组分及化学成分】狼毒中抗肿瘤组分为狼毒提取液、狼毒炮制品石油醚部位和乙酸乙酯部位。狼毒中抗肿瘤化学成分有狼毒乙素、新狼毒素 A、prostratin、langduin A、13-*O*-acetylphorbol、岩大戟内酯 B 和 17-羟岩大戟内酯 B。

【用法用量】煎服，1～2.5 g；或入丸、散。外用适量，磨汁涂；煎水洗；研末调敷或熬膏外敷。

【效方撷要】

1. 治胃癌、肺癌、肝癌、甲状腺癌　取狼毒 3 g，放入 200 ml 水中，煮后捞出，再打入鸡蛋 2 只，煮熟后吃蛋喝汤。

2. 治乳腺癌　狼毒、红枣各 500 g。共煮，去狼毒，吃红枣，1 次 5 枚，每日 2～3 次。

3. 治胃癌　狼毒 6 g，半枝莲、鸡血藤、薏苡仁各 30 g。水煎服，或加大剂量制成浸膏，口服，1 次 15 g，每日 2 次。

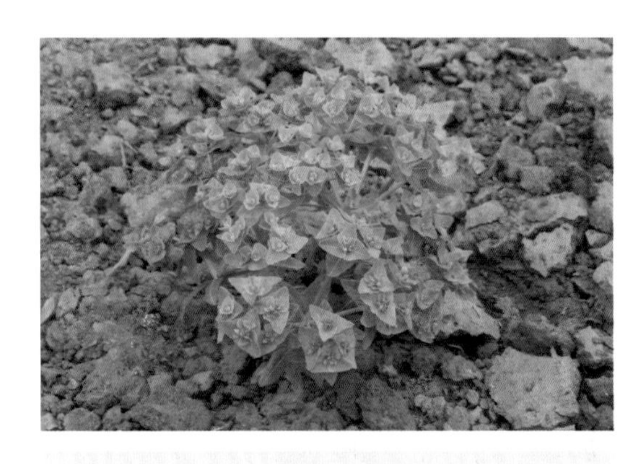

狼毒大戟 *Euphorbia fischeriana* Steud.

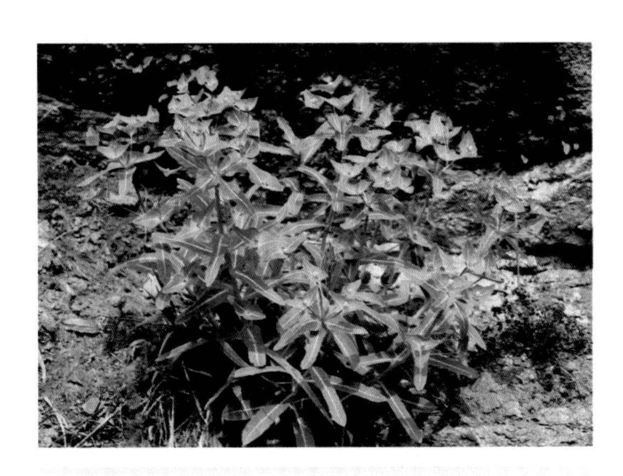

月腺大戟 *Euphorbia ebracteolata* Hayata

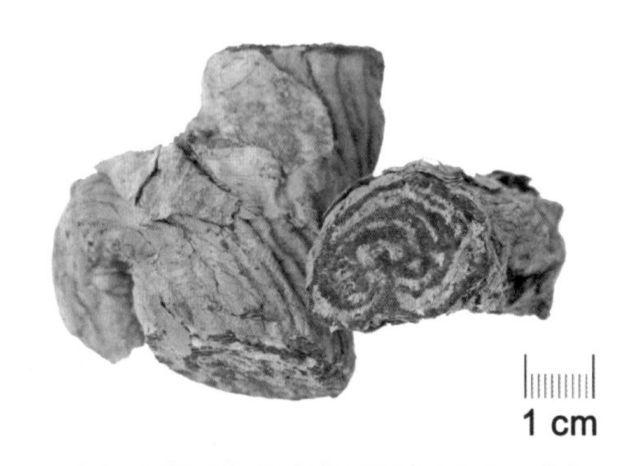

狼毒药材（狼毒大戟）

斑蝥

《神农本草经》

【来源】芫青科昆虫南方大斑蝥 *Mylabris phalerata* Pallas 或黄黑小斑蝥 *Mylabris cichorii* L. 的干燥体。

【药性功效】辛，热；有大毒。归肝、肾、胃经。破血逐瘀，散结消癥，攻毒蚀疮。

【抗肿瘤组分及化学成分】斑蝥的抗肿瘤组分为斑蝥酒浸液。斑蝥的抗肿瘤成分主要有斑蝥素、去甲斑蝥素和斑蝥多肽。

【用法用量】炮制后多入丸、散，0.03～0.06 g。外用适量，酒、醋浸涂；或研末敷贴；或制油膏涂敷。内服宜与糯米同炒，或配青黛、丹参以缓其毒。

【效方撷要】

1. 治子宫颈癌　斑蝥、车前子、滑石、木通各 30 g，共研细末，水泛为丸。口服，1 次 1 g，每日 1～2 次。

2. 治肺腺癌　斑蝥 5 mg，木通、车前子各 9 mg，滑石粉 10 mg，制成片剂，以上为 1 片剂量。口服，1 次 1 片，每日 2 次。

3. 治食管癌、贲门癌　斑蝥 1 只，用糯米炒后，去头、翅、足、毛，纳入鸡蛋中煮半小时，作每日量分 3 次吃。

4. 治鼻咽癌　用斑蝥 1 只，去翅、足，以粟米 250 g 同炒，米焦后弃米不用，入薄荷 200 g 研为末，乌鸡蛋清调为丸，如绿豆大。空腹浓茶送服，1 次 3 丸，每日 1 次。

5. 治乳腺癌　新红皮鸡蛋 1 个，内纳斑蝥 3 只，外用纸封好，放笼屉里蒸熟后，去斑蝥吃鸡蛋，每日 1 个。

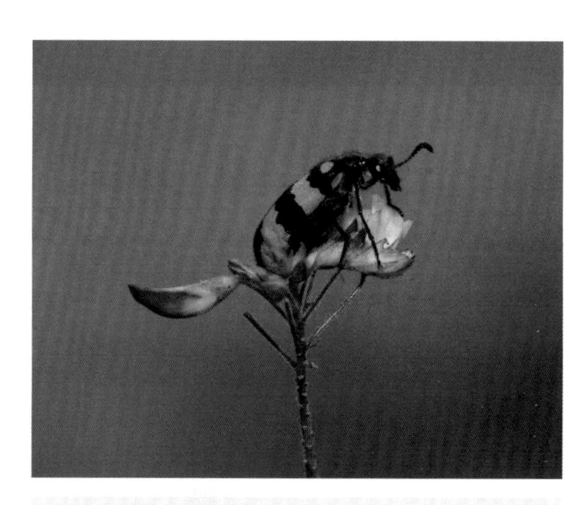

黄黑小斑蝥(*Mylabris cichorii*) L.

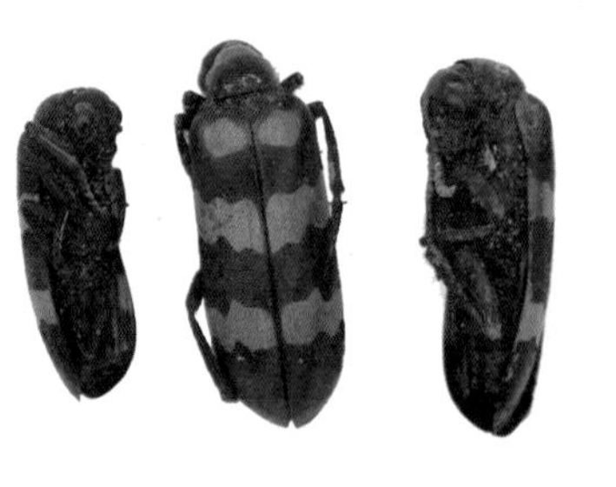

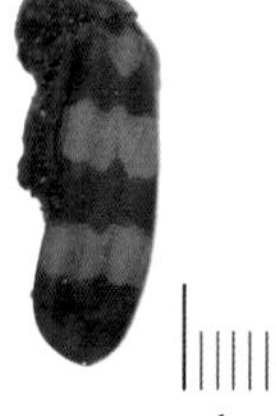

斑蝥药材(南方大斑蝥)

喜树

《浙江常用民间草药》

【来源】蓝果树科植物喜树 *Camptotheca acuminata* Decne. 的干燥果实或根及根皮。

【药性功效】苦、辛，寒；有毒。归脾、胃、肝经。清热解毒，散结消癥。

【抗肿瘤组分及化学成分】喜树中抗肿瘤化学成分为喜树碱、10-羟基喜树碱、20-脱氧喜树碱、10-甲氧基喜树碱、10-羟基脱氧喜树碱、11-羟基喜树碱、11-甲氧基喜树碱、18-羟喜树碱、20-己酰基喜树碱、20-己酰基-10-甲氧基喜树碱、22-羟基旱莲木碱、牛眼马钱托林碱、19-甲氧基马钱托林碱、喜树茅因碱、喜树曼宁碱、10-methoxy-20-*O*-acetylcamptothecin、20-*O*-*β*-*D*-glucopyrannosyl-18-hydroxycamptothecine、20-formylbenz[6,7]indolizino[1,2-b]quinoline-11(13*H*)-one、7-butyl-10-amino-camptothecin、9-nitro-camptotheci、camptothecin-20(*S*)-*O*-(2-pyrazolyl-1)acetic ester 和 camptothecin-20-(*S*)-*O*-[*N*-(3′α，12′α-dihydroxy-24′-carbonyl-5′β-cholan)]-lysine (B2)。

【用法用量】煎服，根皮 9～15 g；果实 3～9 g；或制成针剂、片剂；或研末吞。外用适量，捣烂敷；或煎水洗；或水煎浓缩调敷。

【效方撷要】

1. *治肝癌、肠癌*　喜树果片剂，含喜树果 50%，竹茹、白茅根各 25%。将生药水煎煮，煎液浓缩成膏，烘干磨粉，加赋形剂压片。1 次 3 片，每日 3～4 次。

2. *治急性白血病*　喜树碱钠盐注射液 10～20 mg，加生理盐水 20 ml 稀释后静脉注射，每日 1 次，10～14 日为 1 个疗程。以后每 3 日注射 1 次作维持量。

3. *治慢性粒细胞白血病*　喜树根研末，口服，每次 3 g，每日 3 次。如白细胞下降，改为 1 次 1.5 g，每日 3 次。维持量为每日 0.1～0.5 g。

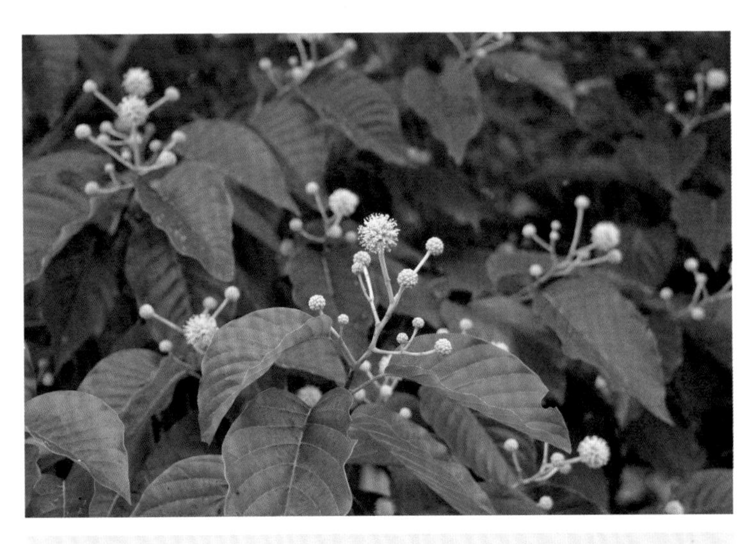

喜树 *Camptotheca acuminata* Decne.

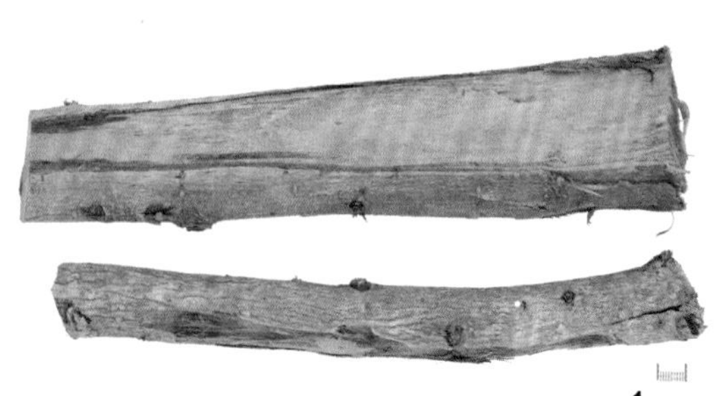

< 喜树药材(根)

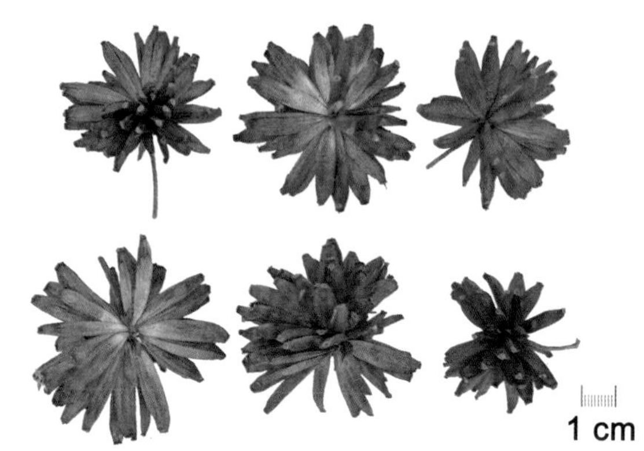

< 喜树药材(果实)

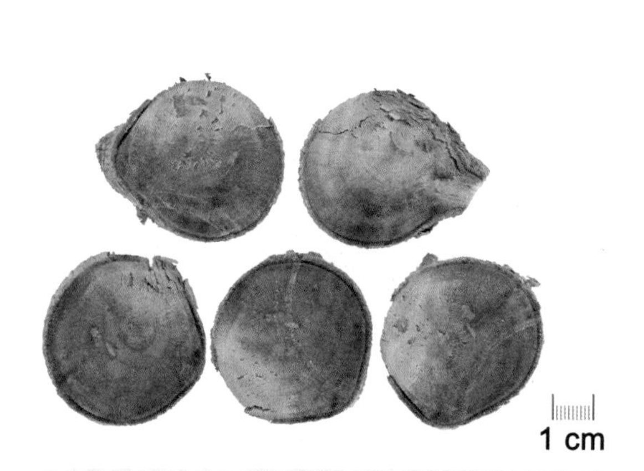

< 喜树饮片(根)

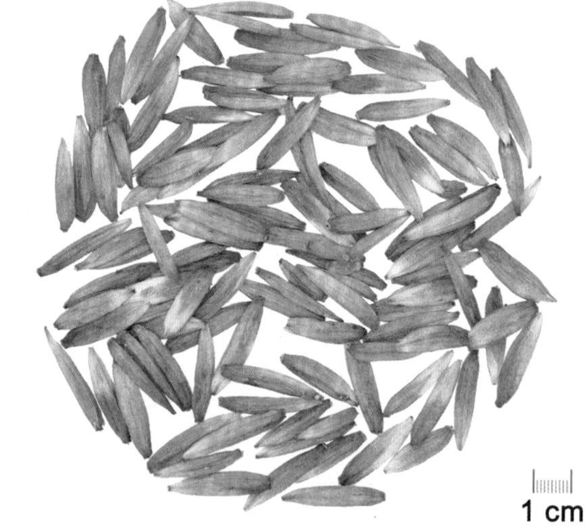

< 喜树饮片(果实)

雄 黄

《神农本草经》

【来源】硫化物类矿物雄黄的矿石，主含二硫化二砷（As_2S_2）。

【药性功效】辛，温；有毒。归肝、大肠经。解毒杀虫，燥湿祛痰，截疟。

【抗肿瘤组分及化学成分】雄黄中抗肿瘤成分为 As_2S_2。

【用法用量】外用适量，熏涂患处。内服入丸、散，0.05～0.1 g。

【效方撷要】

1. 治皮肤癌　雄黄、轻粉、大黄、硼砂各3g，硇砂9g，冰片0.15g。各药共研为细末，用香油调成糊。外用，每日涂擦1次。

2. 治宫颈癌　雄黄、轻粉各3g，梅片0.3g，麝香0.15g，蜈蚣2条，黄柏15g。共为细末，药粉附于大棉球一侧，送入穹窿部，使药粉靠近子宫病变处，初每日外用1次，月经期停用，其后可根据病情减少用药次数，直至肿块消失。

3. 治乳腺癌　雄黄35g，血余炭25g。醋泛为丸，如梧子大，口服，1次2g，每日1次，白酒送下。

4. 治急性白血病　雄黄、巴豆（去皮）、生川乌、乳香、郁金、槟榔、朱砂各3g，大枣7个。先将巴豆、大枣以外各药研末，巴豆去皮与砂锅至微黄压碎，微热去油与去核枣制丸，上药制90丸。口服，成人每日4～8丸，小儿每日1～4丸。清晨空腹服，连服3～5日，休息1日，一般从小剂量开始，逐步加大。保持大便每日4～5次为宜。

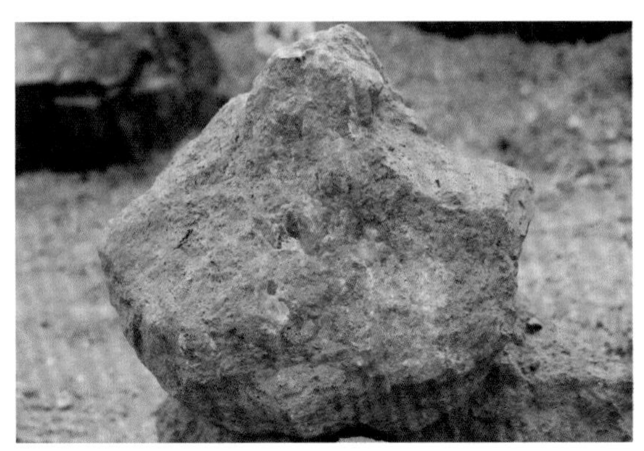

雄黄矿石

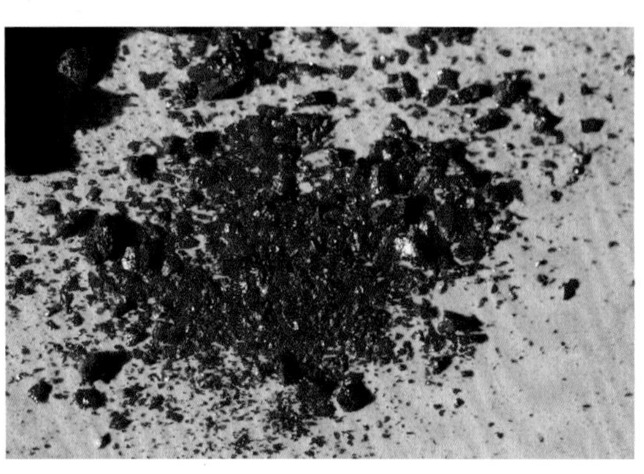

雄黄饮片

紫杉

《东北药用植物志》

【来源】红豆杉科植物东北红豆杉 *Taxus cuspidata* Sieb. et Zucc. 的干燥枝叶。

【药性功效】甘、淡，平；有毒。归肾经。利水消肿，抗肿瘤。

【抗肿瘤组分及化学成分】紫杉中抗肿瘤组分为紫杉烷二萜类。抗肿瘤化学成分为紫杉醇、三尖杉宁碱、巴卡丁Ⅲ、10-脱乙酰巴卡丁Ⅲ。

【用法用量】煎服，叶 5～18 g；小枝（去皮）9～15 g。

【效方撷要】

1. 治多种恶性肿瘤　紫杉茎皮 1000 g，黄酒 2500 g。浸泡 1 周后饮用，1 次 5～10 ml，每日 2 次。

2. 治多种恶性肿瘤　紫杉叶 3～6 g，或紫杉小枝（去皮）9～15 g。水煎服，每日 1 剂。

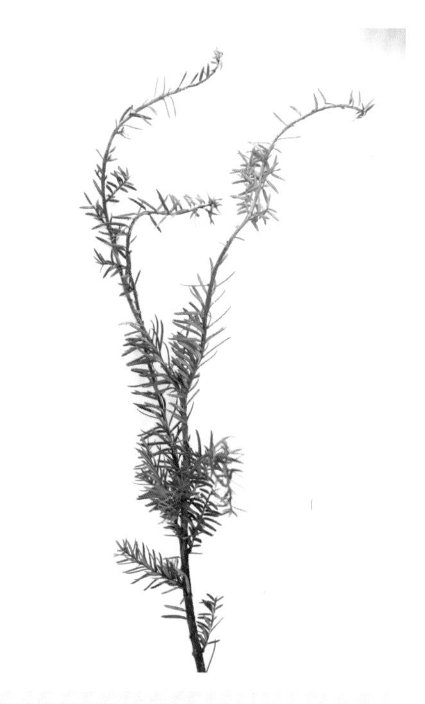

东北红豆杉 *Taxus cuspidata* Sieb. et Zucc.

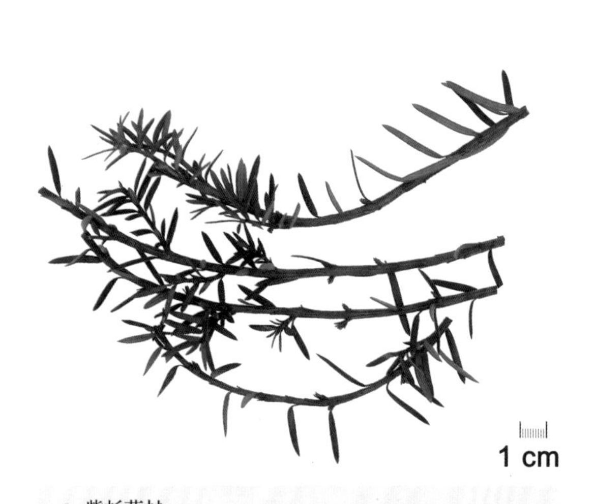

紫杉药材

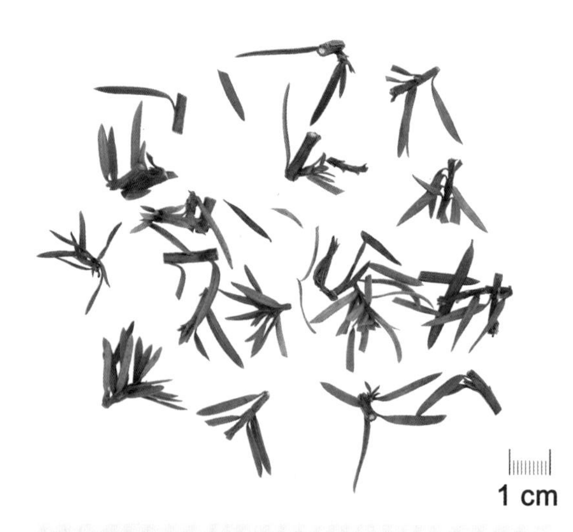

紫杉饮片

硼砂

《日华子本草》

【来源】硼酸盐类矿物硼砂族硼砂，经提炼精制而成的结晶体，主含四硼酸钠（$Na_2B_4O_7 \cdot 10H_2O$）。

【药性功效】甘、咸，凉。归肺、胃经。外用解毒防腐；内服清热消痰。

【抗肿瘤组分及化学成分】硼砂的抗肿瘤活性成分为 $Na_2B_4O_7 \cdot 10H_2O$。

【用法用量】外用适量，研细末干撒；或调敷患处；或化水含漱、外洗。入丸散内服，1.5～3 g。

【效方撷要】

1. 治食管癌　硼砂、沉香各 4.5 g，青黛 3 g。上药共研细末，取白萝卜、生姜各 500 g，捣碎压汁，加荸荠汁 500 g，调匀。每日 3 次，1 次 3 匙，加入药末 200 g，一起冲服。

2. 治鼻咽癌　硼砂、飞尘砂各 1.5 g，甘遂末、甜瓜蒂粉各 9 g。混匀，吹入鼻内，切勿入口。

3. 治子宫颈癌、宫颈鳞状上皮细胞非典型性增生　硼砂、蛇床子、冰片各 3 g，山慈菇、枯矾各 18 g，炙砒 9 g，雄黄 12 g，麝香 0.9 g。共研成末，加适量江米粉，制成钉剂，外用。

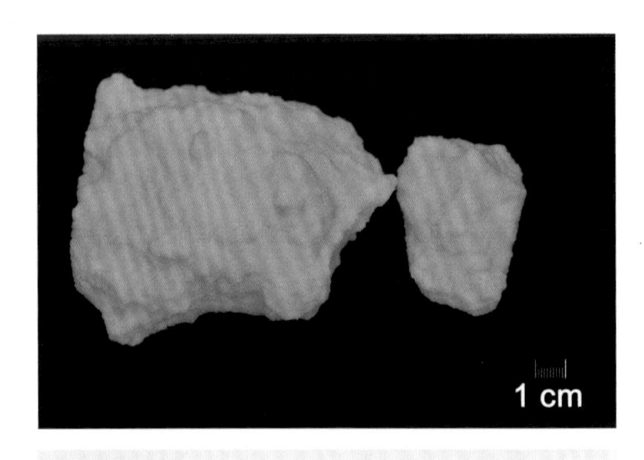

硼砂药材

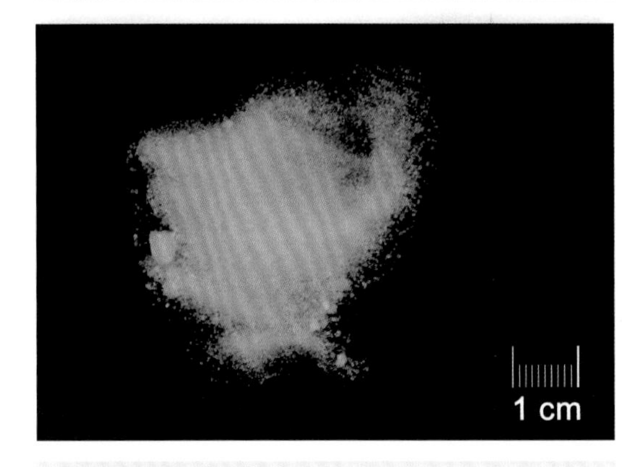

硼砂饮片

雷公藤

《本草纲目拾遗》

【来源】卫矛科植物雷公藤 *Tripterygium wilfordii* Hook. f.根的干燥木质部。

【药性功效】苦、辛，凉；有大毒。归肝、肾经。祛风除湿，活血通络，消肿止痛，杀虫解毒。

【抗肿瘤组分及化学成分】雷公藤抗肿瘤活性成分是雷公藤甲素、雷公藤红素和雷公藤乙素。

【用法用量】煎服，去皮根 15～25 g，带皮根 10～12g。文火沸煎 2h 以上。外用适量，研末或捣烂外敷、调搽。外敷不可超过 0.5 h，否则起泡。

【效方撷要】

1. 治原发性肝癌、肺癌、白血病　雷公藤糖浆(内含生药 0.3 g/ml)，口服，1 次 10 ml，每日 3 次。

2. 治鼻咽癌　雷公藤 10 g，仙鹤草 30 g，白及 15 g，冬虫夏草 5 g。水煎服，每日 1 剂。

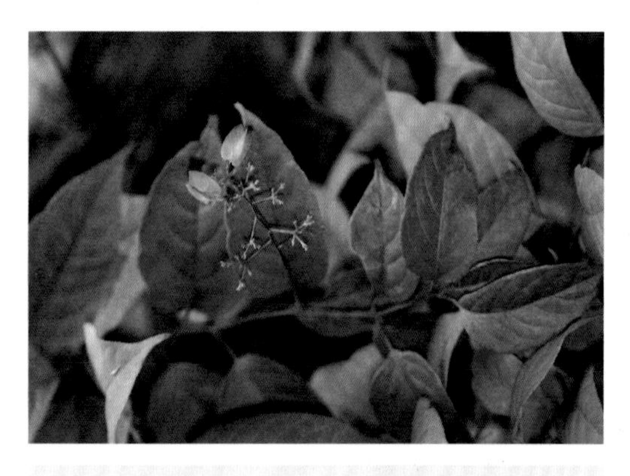

雷公藤 *Tripterygium wilfordii* Hook. f.

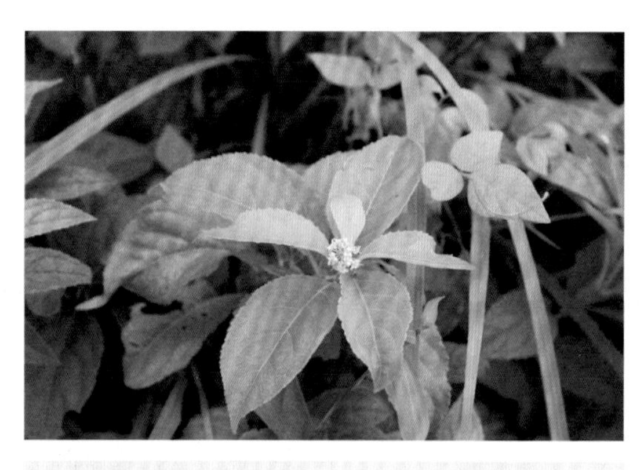

雷公藤 *Tripterygium wilfordii* Hook. f.的花

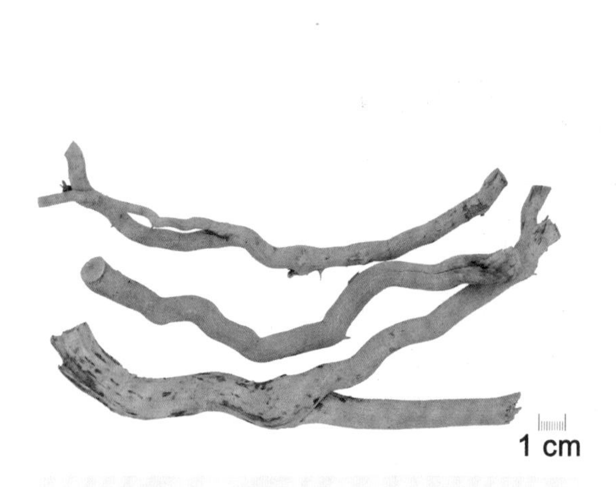

雷公藤药材

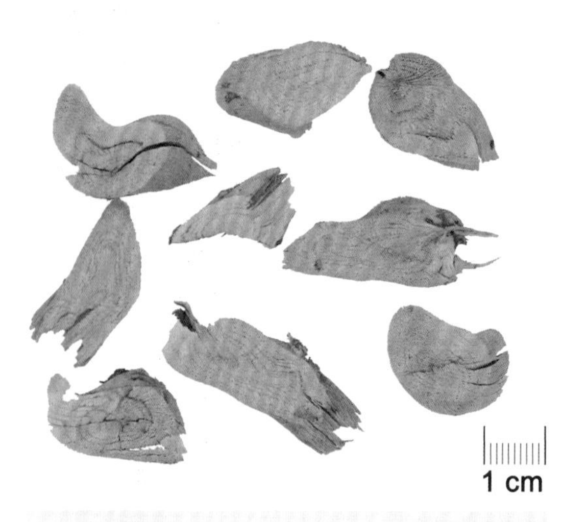

雷公藤饮片

蜈蚣

《神农本草经》

【来源】蜈蚣科动物少棘巨蜈蚣 *Scolopendra subspinipes mutilans* L. Koch 的干燥体。

【药性功效】辛，温；有毒。归肝经。息风镇痉，通络止痛，攻毒散结。

【抗肿瘤组分及化学成分】蜈蚣中抗肿瘤组分为醚提物和醇提物、蜈蚣提取液、蜈蚣多糖、蜈蚣油性提取液和蜈蚣多糖蛋白复合物。

【用法用量】煎服，3～5 g；研末吞服，0.6～1 g。外用适量。

【效方撷要】

1. 治颌窦癌、鼻咽癌、副鼻窦癌　蜈蚣、全蝎各等量，研细末，口服，1 次 3～5 g，每日 3 次。

2. 治食管癌、胃癌　蜈蚣 20 条，地龙、乌梢蛇、土鳖虫、三七、穿山甲各 50 g，共研细末，炼蜜为丸，每丸重 5 g。口服，1 次 1 丸，每日 1 次。

3. 治原发性肝癌　蜈蚣粉末 1 g 冲服，每日 3 次。另用半枝莲、石上柏各 30～60 g，水煎服，每日 1 剂。

4. 治恶性淋巴瘤、皮肤癌　蜈蚣 10 条，蜂蜜 180 g，五倍子 140 g，黑醋 1 500 g。研磨成膏，外敷。避免接触金属类用具。

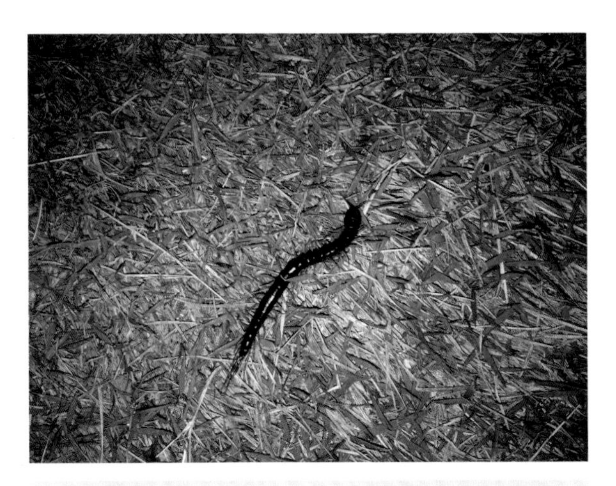

少棘巨蜈蚣 *Scolopendra subspinipes mutilans* L. Koch

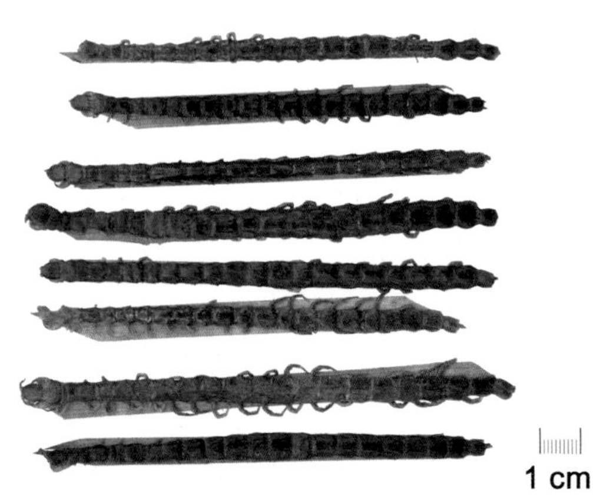

蜈蚣饮片

蜂 房

《神农本草经》

【来源】胡蜂科昆虫果马蜂 *Ploistes olivaceous* (DeGeer)、日本长脚胡蜂 *Ploistes japonicus* Saussure 或异腹胡蜂 *Parapolybia varia* Fabricius 的巢。

【药性功效】甘,平。归胃经。攻毒杀虫,祛风止痛。

【抗肿瘤组分及化学成分】蜂房抗肿瘤活性组分为露蜂房甲醇提取物,露蜂房纯化蛋白、露蜂房蛋白和露蜂房蛋白。露蜂房抗肿瘤活性成分有皂草黄素、桑黄素、儿茶素、木樨草素、菲瑟酮、福橘黄素、蜜橘黄素、咖啡因酸苯-2-酯、萜烯类化合物、槲皮素、类黄酮、酚酸类化合物、硒、维生素C及β-胡萝卜素、槲皮黄素甲基醚、芦丁、金雀异黄酮、萜烯类化合物中的多种倍萜类、二萜类和三萜类化合物、多糖物质中的苷类物质尤其是B1→3葡聚糖、异戊二烯酯、鼠李素、高良姜素、咖啡酸甲酯、苯乙烯咖啡酸类、α-萘黄酮、cinnamyl caffeate、苯甲基咖啡酸醋、高良姜素-7-甲基醚、二甲基咖啡酸苯乙酯、propolin A、propolin B、propolin C。

【用法用量】煎服,3～5 g。外用适量,研末调敷;或煎水漱口;或熏洗患处。

【效方撷要】

1. *治直肠癌* 蜂房、丹参、蜀羊泉各15g,夏枯草、海藻、海带、玄参、天花粉、川楝子各12g,牡蛎、贯众炭、白花蛇舌草各30g,浙贝母9g。水煎服,每日1剂。

2. *治肝癌* 蜂房、柴胡、全蝎各10g,枳壳12g,白术、当归、郁金、娑罗子各15g,牡蛎、瓦楞子各30g,生甘草3g。水煎服,每日1剂。

3. *治乳腺癌* 蜂房、山慈菇各15g,雄黄6g。先分别研末,再和匀共研,口服,1次1.5g,每日2次(均装胶囊内服)。

4. *治绒毛膜上皮癌* 蜂房6g,炮穿山甲、当归各9g,茯苓12g,丹参15g,山楂18g。水煎服,每日1剂,5剂为1疗程。

5. *治腮腺癌* 蜂房、生地黄、昆布、桃仁各12g,夏枯草、王不留行、生鳖甲、石见穿、生牡蛎各30g,天花粉24g,丹参、海藻、瓜蒌仁、苦参各15g,蟾皮9个。水煎服,每日1剂。

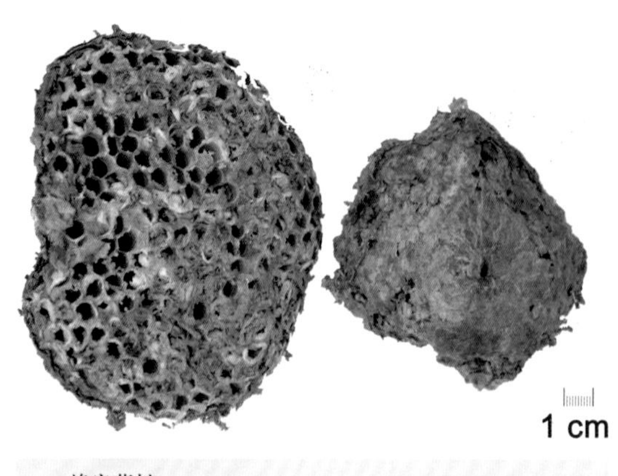

蜂房药材

蝮蛇

《名医别录》

【来源】蝰科动物蝮蛇 *Agkistrodon halys* Pallas 除去内脏的新鲜或干燥全体。

据"中国自然标本馆"(CFH)信息,蝮蛇 *Agkistrodon halys* Pallas 为短尾蝮 *Gloydius brevicaudus* Stejneger 的异名。

【药性功效】甘,温;有毒。祛风,通络,止痛,解毒。

【抗肿瘤组分及化学成分】蝮蛇的抗肿瘤成分为蝮蛇蛇毒、蝮蛇抗栓酶、蛇毒蛋白 CrTX、ACTX-8 和 salmosin。

【用法用量】内服,酒浸,5～10 ml;或烧存性研末,3～10 g。外用适量,油浸、酒浸或烧存性研末调敷。

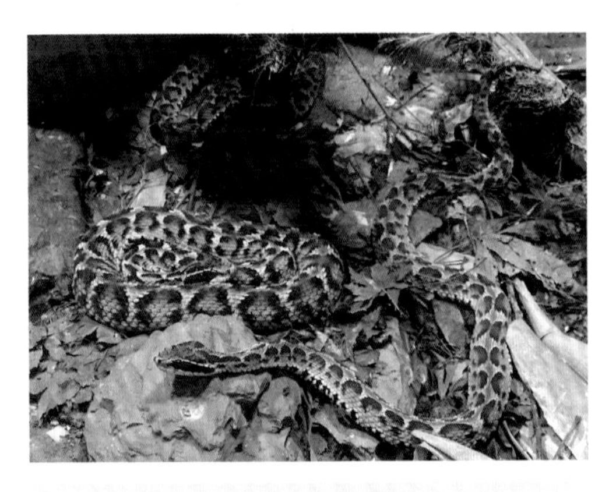

蝮蛇 *Agkistrodon halys* Pallas

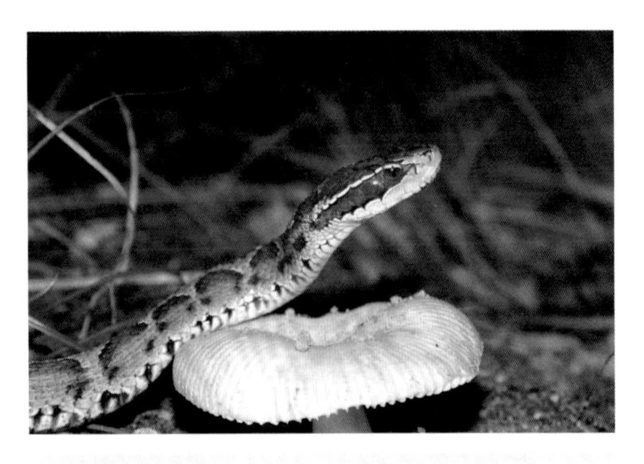

蝮蛇 *Agkistrodon halys* Pallas 的头

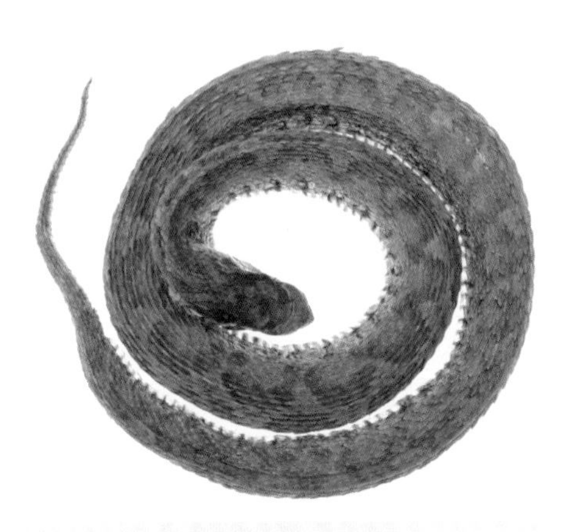

蝮蛇药材(正面)

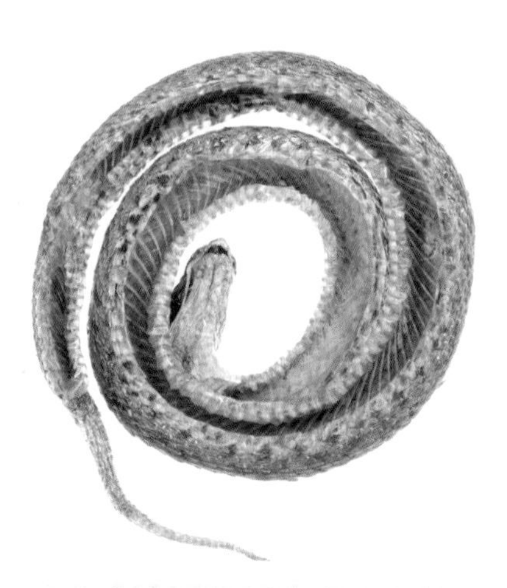

蝮蛇药材(背面)

壁 虎

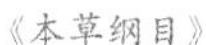

《本草纲目》

【来源】壁虎科动物无蹼壁虎 *Gekko swinhonis* Güenther、多疣壁虎 *Gekko japonicas*（Dumeril et Bibron）或蹼趾壁虎 *Gekko subpalmatus* Güenther 等的干燥全体。

【药性功效】咸，寒；有小毒。归肝经。祛风定痉，解毒散结。

【抗肿瘤组分及化学成分】壁虎抗肿瘤组分为壁虎抗肿瘤活性成分的脂质体、壁虎醇提物、守宫硫酸多糖、壁虎硫酸多糖及蛋白混合物。

【用法用量】煎服，2～5 g；或炒黄研粉，每日 2～3 次，1 次 1～2 g，黄酒服；或浸酒；或入丸、散。外用适量，研末调敷或掺膏药内贴患处。

【效方撷要】

1. 治食管癌　壁虎 50 g（夏季用活壁虎 10 条），泽漆 100 g，锡块 50 g。用黄酒 1 000 ml 浸泡 5～7 日，滤去药渣，制成壁虎酒，每日 3 次，口服，1 次 25～50 ml。

2. 治宫颈癌　壁虎 2 条，金银花、生地榆、侧柏炭各 12 g，土茯苓、木馒头各 24 g，当归、阿胶各 9 g，大黄、乳香、没药各 6 g。每日 1 剂，另服小金片 3～4 片，每日 3 次。

3. 治颈淋巴结转移癌　壁虎（炙黄）90 g，炙水蛭 50 g，蜈蚣、炒桃仁各 30 g，蟾酥 3 g，研末备用，1 次 6 g，日服 2 次。

4. 治乳腺癌　壁虎 6 条，蜈蚣 4 条，蝎尾 10 条，青黛 6 g，百草霜、硼砂、白芷、血竭、硇砂各 9 g。捣研，为愈红丹，1 次 6 g，每日 2 次。同时外敷癌肿处，隔日换药。

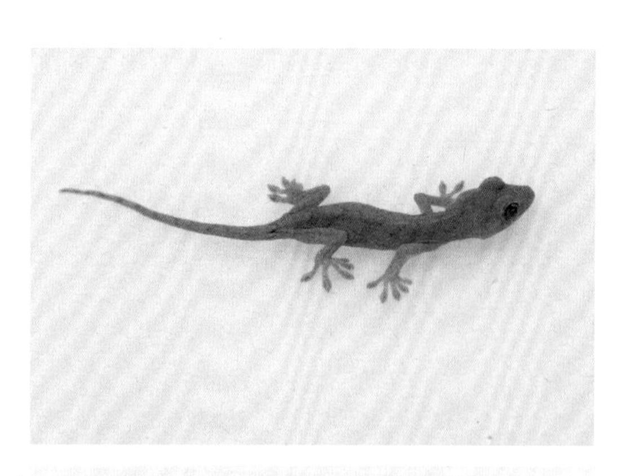

多疣壁虎 *Gekko japonicas* (Dumeril et Bibron)

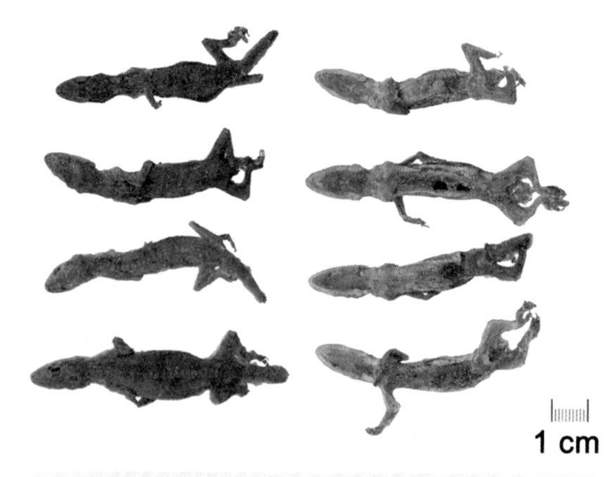

壁虎饮片

藤黄

《本草纲目》

【来源】藤黄科植物藤黄 *Garcinia hanburyi* Hook. f. 的干燥树脂。

【药性功效】酸、涩，凉，有毒。攻毒，消肿，祛腐敛疮，止血，杀虫。

【抗肿瘤组分及化学成分】藤黄中抗肿瘤组分为藤黄醇提物。藤黄中抗肿瘤化学成分为藤黄酸、neogambogic acid、gambogenic acid、allogambogic acid、isogambogic acid、isomorellinol、gambogin、morellin dimethyl acetal、desoxymorellin、morellin、isomorellin、forbesione、isogambogenic acid、gaudichaudic acid、deoxygaudichaudione A、gaudichaudione A、gambogoic acid A、desoxygambogenin、isomorellic acid 和 morellic acid。

【用法用量】内服，入丸剂，0.03～0.06 g。外用适量，研末调敷、磨汁涂或熬膏涂。

【效方撷要】治子宫颈癌　藤黄、大黄、轻粉、桃仁各 30 g，雄黄、白矾、官粉、冰片、五倍子各 60 g。共为细末，制成散剂，用带线棉球蘸取药粉，塞于阴道宫颈处。

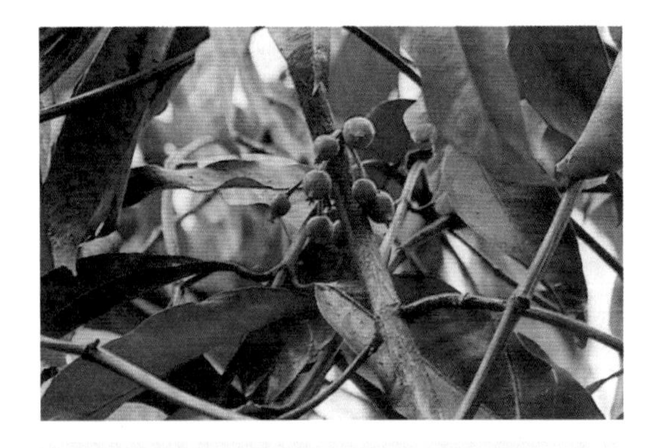

藤黄 *Garcinia hanburyi* Hook. f.

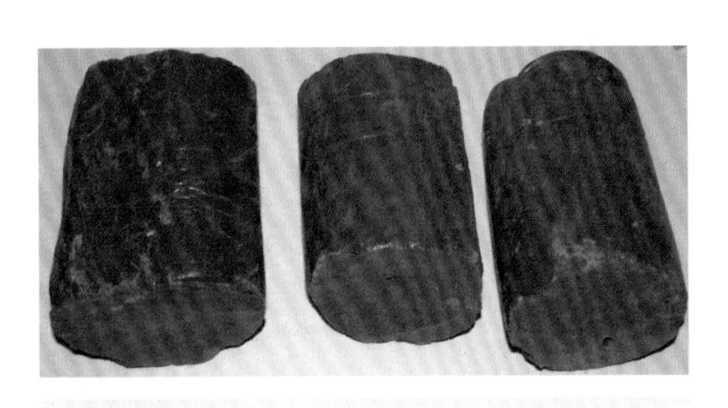

藤黄药材

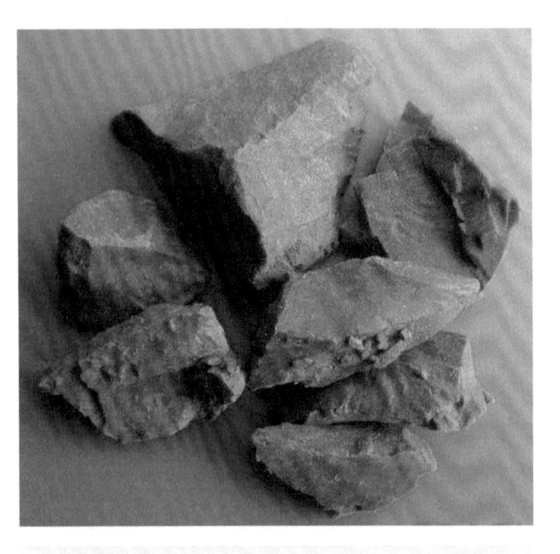

藤黄饮片

蟾皮

《本经逢原》

【来源】蟾蜍科动物中华大蟾蜍 *Bufo gargarizans* Cantor 或黑眶蟾蜍 *Bufo melanostictus* Schneider 除去内脏的干燥体。

【药性功效】苦，凉；有毒。清热解毒，利水消胀。

【抗肿瘤组分及化学成分】蟾皮的抗肿瘤组分以水溶性成分吲哚类生物碱和脂溶性成分蟾毒二烯内酯类为主，此外还有蟾皮醇提物。蟾皮的抗肿瘤化学成分为蟾毒灵、华蟾酥毒基、酯蟾毒配基、蟾毒它灵、华蟾素、蟾蜍硫堇、日本蟾蜍它灵。

【用法用量】煎服，3～9 g；研末入丸、散，0.3～0.9 g。外用适量，研末调敷患处。

【效方撷要】

1. 治胃癌　蟾皮、儿茶各 0.4 g，延胡索 0.2 g。共研细末，压片，1 次 1 g，每日 1 次。连服 2 周后，每次增加 0.2～0.4 g，直至 3 周为 1 个疗程。

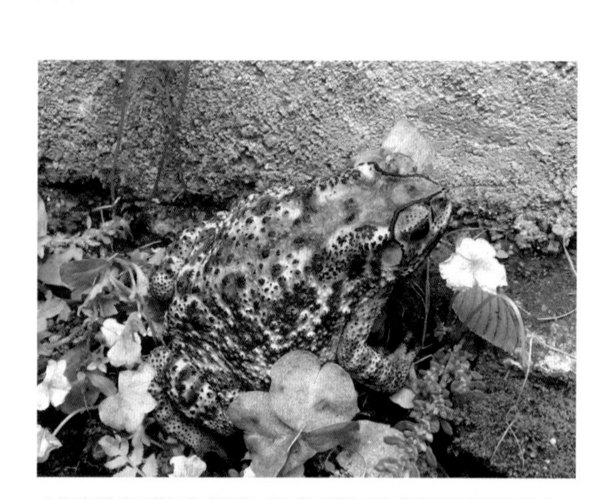

黑眶蟾蜍 *Bufo melanostictus* Schneider

2. 治食管癌　蟾皮、儿茶各 0.5 g，延胡索 0.3 g，云南白药 0.4 g。研末，每日 1 次，1 次 1.0 g，1 周后每次增量至 1.2 g，2 周增至 1.4～1.5 g。

3. 治鼻咽癌早期　蟾皮、苍耳子、制穿山甲各 9 g，夏枯草、蜀羊泉、海藻各 15 g，昆布、蜂房各 12 g，蛇六谷、石见穿各 30 g。水煎服，每日 1 剂。

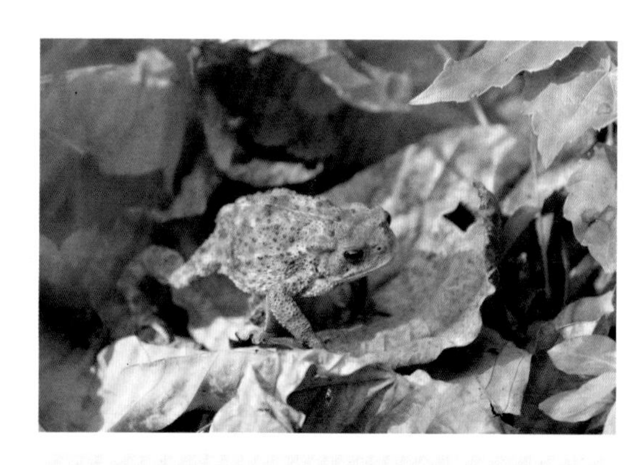

中华大蟾蜍 *Bufo gargarizans* Cantor

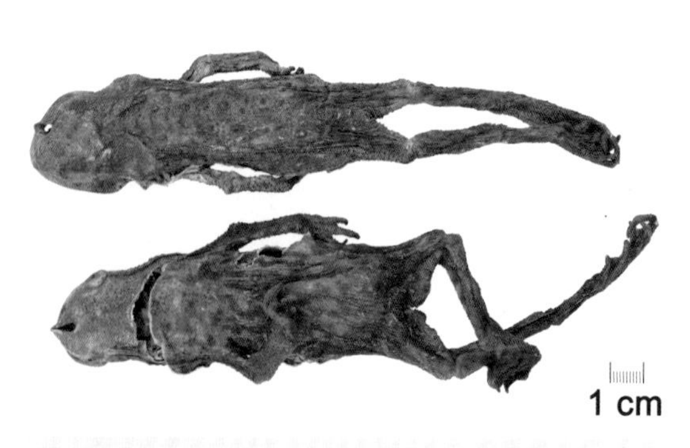

蟾皮药材

蟾酥

《药性论》

【来源】蟾蜍科动物中华大蟾蜍 *Bufo gargarizans* Cantor 或黑眶蟾蜍 *Bufo melanostictus* Schneider 的干燥分泌物。

中华大蟾蜍、黑眶蟾蜍图片参见“蟾蜍”项下。

【药性功效】辛，温；有毒。归心经。解毒，止痛，开窍醒神。

【抗肿瘤组分及化学成分】蟾酥抗肿瘤活性组分为蟾蜍毒素粗提物。抗肿瘤活性成分有蟾毒灵、华蟾酥毒基、酯蟾毒配基、蟾毒它灵、蟾酥蛋白、华蟾素、蟾蜍硫堇和日本蟾蜍它灵。

【用法用量】多入丸、散，0.015～0.03 g。外用适量。

【效方撷要】

1. 治肺癌　蟾酥 1 g，蜂房、鸦胆子各 9 g，玳瑁、龟甲、海藻各 15 g。捣研为散，1 次 0.7～1.4 g，早晨及睡前各服 1 次。连服 6 个月。

2. 治鼻咽癌　蟾酥 5 g，鹅不食草 20 g，麝香 0.3 g，白芷 15 g，冰片 5 g。先将鹅不食草、白芷研为细末，再加入麝香、蟾酥、冰片混匀备用。用时取少许药末搽于鼻孔处，并轻轻吸入鼻腔中，稍时即打喷嚏，使鼻窍通畅，头脑清爽，头痛随之解除。

3. 治脑垂体瘤　蟾酥、雄黄各 6 g，轻粉、铜绿、没药（醋制）、胆矾各 3 g，寒水石 15 g，朱砂 10 g，活蜗牛 60 g。除蜗牛、蟾酥外，其余药物共为细末。然后将蜗牛捣烂，再同蟾酥合研调黏，加入药末，共捣匀后为丸，如绿豆大小，阴干，贮存。每日 2 次，1 次 3 丸，温开水送下。

4. 治乳腺癌　蟾酥（酒化）、雄黄各 6 g，轻粉 1.5 g，麝香、枯矾、煅寒水石、制乳香、制没药、铜绿、胆矾各 3 g，朱砂 4 g，蜗牛 21 个。以上各药为末，先将蜗牛捣烂，加蟾酥，再入其他药末，捣匀，制为蟾酥丸，绿豆大，1 次 3 丸，用葱白嚼烂，包药在内，每日 1 次，用热酒 1 杯送服。同时用上药制成蟾酥条插入癌灶内，也可制成蟾酥饼，盖贴癌灶上。迄肿块消失，溃疡修复。

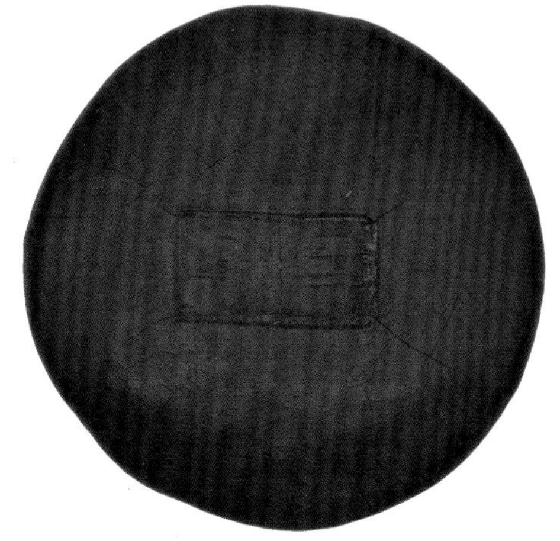

蟾酥药材

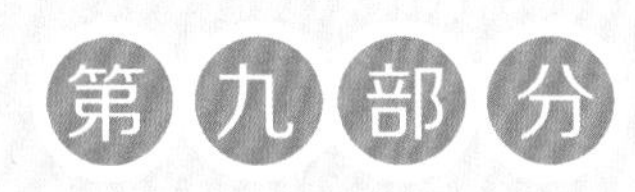

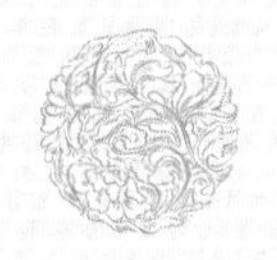

其他药

川乌

《神农本草经》

【来源】毛茛科植物乌头 *Aconitum carmichaelii* Debx. 的干燥母根。

乌头植物图片参见“附子”项下。

【药性功效】辛、苦，热；有大毒。归心、肝、肾、脾经。祛风除湿，温经止痛。

【抗肿瘤组分及化学成分】川乌头的抗肿瘤组分为生川乌水煎液。抗肿瘤化学成分为乌头碱、次乌头碱、新乌头碱和 taipeinine A。

【用法用量】一般炮制后使用。煎服，1.5～3 g，应先煎 0.5～1 h。外用适量。

【效方撷要】

1. 治各种肿瘤　川乌、黄药子、三七、重楼、延胡索、芦根、山慈菇各 30 g，冰片 6 g。共为细末，每日 3 次，1 次 3 g，开水送服。对疼痛者效果尤佳。

2. 治食管癌和胃癌　川乌、草乌、震灵丹各 15 g，生半夏 30 g，生天南星、蛇六谷、藤梨根各 90 g(加减：梗阻加鬼针草 30 g，急性子 15 g；疼痛加闹羊花 3 g 或天龙 9 g)。水煎煮(至少 2 h 以上)，每日 1 剂。

3. 治胃癌痛　川乌、山慈菇、三七、北重楼、元胡、黄药子各 30 g，冰片 9 g。上药共研细末，1 次 3 g，每日 3 次。

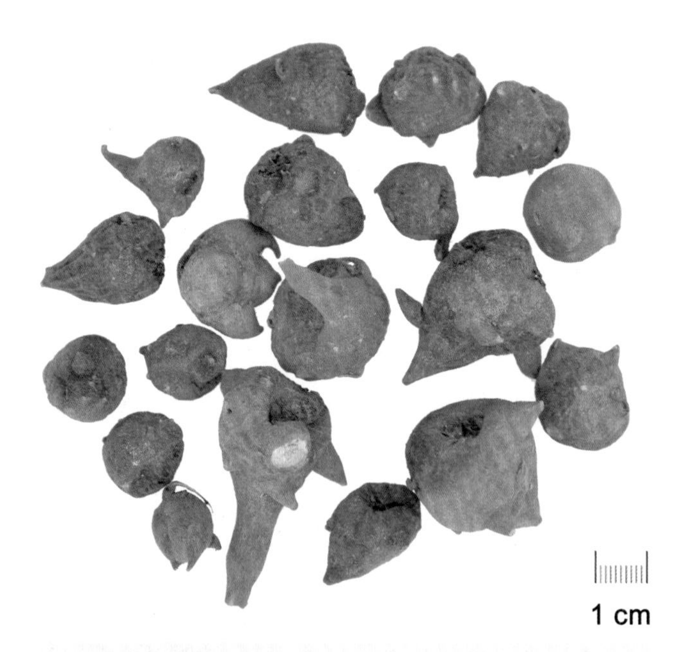

川乌药材

五倍子

《本草拾遗》

【来源】漆树科植物盐肤木 *Rhus chinensis* Mill.、青麸杨 *Rhus potaninii* Maxim. 或红麸杨 *Rhus punjabensis* Stew. var. *sinica* (Diels) Rehd. et Wils. 叶上的虫瘿，主要由五倍子蚜 *Melaphis chinensis* (Bell) Baker 寄生而形成。

【药性功效】酸、涩，寒。归肺、大肠、肾经。敛肺降火，涩肠止泻，敛汗，止血，收湿敛疮。

【抗肿瘤组分及化学成分】五倍子的抗肿瘤化学成分为没食子酸和鞣花酸。

【用法用量】煎服，3～6 g；入丸、散，1～1.5 g。外用适量。

【效方撷要】

1. 治直肠癌　炙五倍子 45 g，赤练蛇、禹余粮各 30 g，紫河车粉 25 g，炙乳香、没药各 15 g，没食子 12 g，诃子肉 10 g，肉桂、干姜、附子各 6 g。共研细末，1 次 3 g，每日 2 次，开水送服。

2. 治皮肤癌　五倍子 900 g，蜈蚣 10 条，蜂蜜 300 g，黑醋 2500 g。研磨成膏，外敷患处，避免接触金属类用具。

3. 治乳腺癌　五倍子(炙透)、山慈菇、川贝母、独活各 30 g，生天南星、生半夏各 15 g。研为细末，用醋调成糊状，摊贴在肿块上，范围略大于肿块。

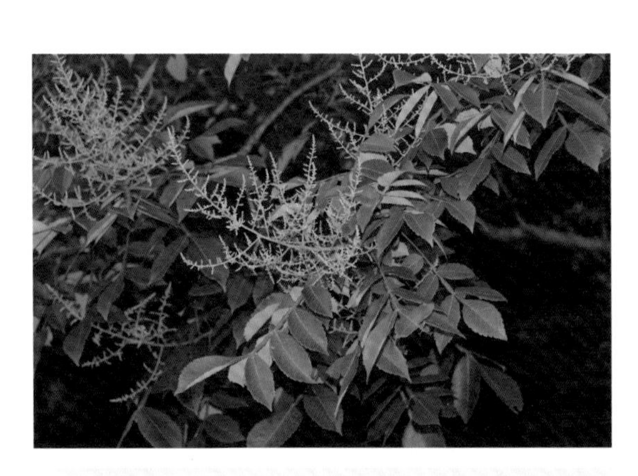

盐肤木 *Rhus chinensis* Mill.

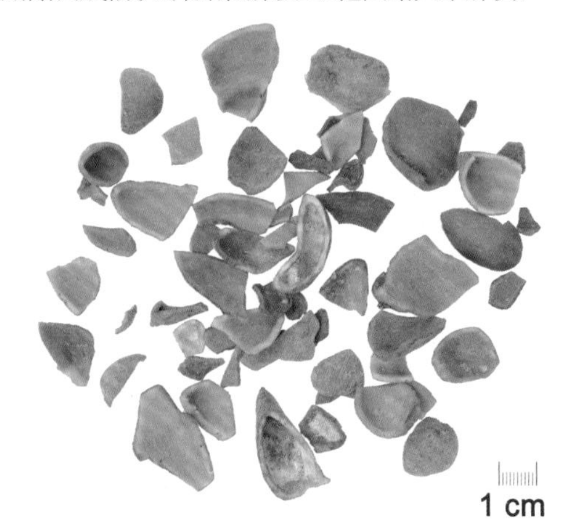

五倍子饮片

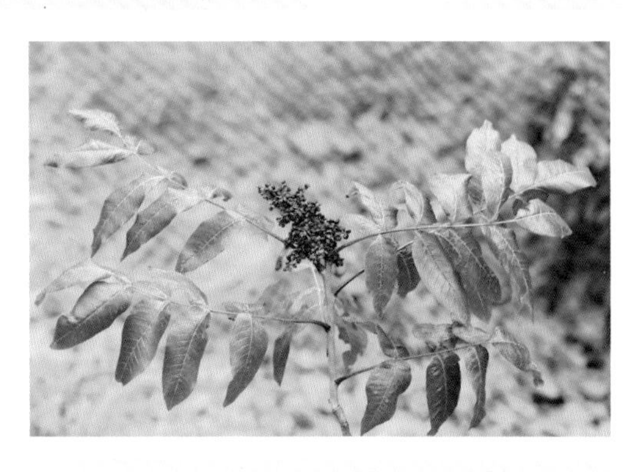

青麸杨 *Rhus potaninii* Maxim.

乌梅

《神农本草经》

【来源】蔷薇科植物梅 *Prunus mume*（Sieb.）Sieb. et Zucc. 的近成熟果实。经低温烘干后加工而成。

梅在《中国植物志》中为：*Armeniaca mume* Sieb.。

【药性功效】酸、涩，平。归肝、脾、肺、大肠经。敛肺，涩肠，生津，安蛔。

【抗肿瘤组分及化学成分】乌梅的抗肿瘤组分为乌梅水提液和醇提液。抗肿瘤化学成分为熊果酸、苦杏仁苷、松油烯醇和苯甲醛。

【用法用量】煎服，6～12 g；或入丸、散。外用适量，捣烂或炒炭存性，研末外撒或调敷患处。

【效方撷要】

1. 治胃癌　乌梅、半枝莲各 100 g。半枝莲加水 1 000 ml，煎至 750 ml，过滤；乌梅放入 1 500 ml 水中浸泡 24 h，然后水煎浓缩至 80 ml，倒入半枝莲煎剂中即可，于饭后服 50 ml，每日 3 次。

2. 治大肠癌　乌梅 30 g，绿茶 15 g，甘草 10 g。水煎，取药液 100 ml，保留灌肠，每日 1 次。

3. 治食管癌　乌梅、广木香、白及、硼砂、豆蔻（去皮）各 15 g，黄丹 12.5 g，雄黄 5 g。共研细末，炼蜜为丸，每日 2 次，1 次 5～10 g，饭前白开水送服，或在口中徐徐含化。

4. 治喉癌　乌梅肉、桔梗、海浮石、薄荷各 15 g，硼砂、赤练蛇粉各 30 g，胆南星 23 g，饴糖 120 g。共研成细粉，炼蜜为丸，每丸重 3 g，含化，每日 3～4 次。

5. 治阴茎癌、宫颈癌　取卤水 1 000 ml，加乌梅 27 个，放砂锅或搪瓷缸内，煮沸后文火再煮 20 min，放置 24 h 过滤备用。成人口服 1 次 3 ml，每日 6 次。并可制成丸剂、针剂、软膏等，用于各种肿瘤。

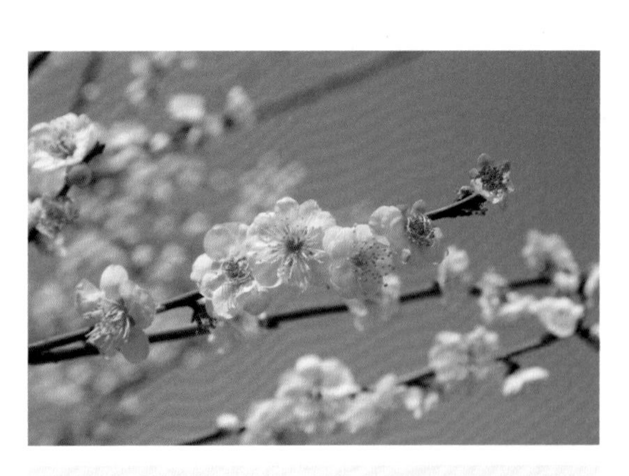

梅 *Prunus mume*（Sieb.）Sieb. et Zucc.

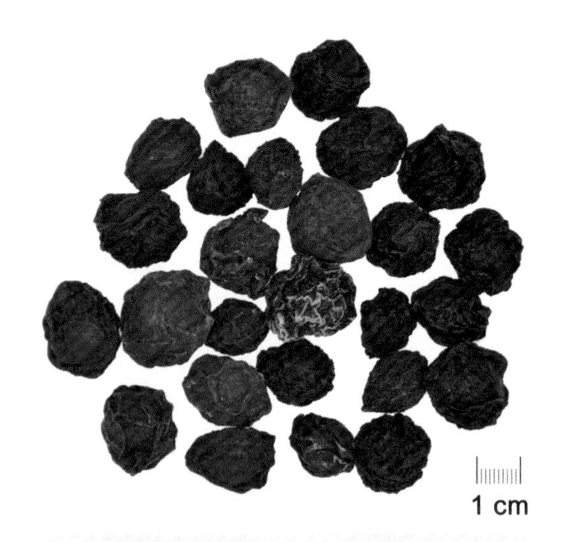

乌梅药材

艾叶

《名医别录》

【来源】菊科植物艾 *Artemisia argyi* Lévl. et Vant. 的干燥叶。

【药性功效】辛、苦，温；有小毒。归肝、脾、肾经。温经止血，散寒止痛；外用祛湿止痒。

【抗肿瘤组分及化学成分】艾叶中抗肿瘤组分为乙酸乙酯提取物、正丁醇提取物、乙醇提取物和艾叶多糖。抗肿瘤化学成分为侧柏酮、槲皮素、柚皮素、莨菪亭和异莨菪亭等。

【用法用量】煎服，3～9 g。外用适量，供灸治或熏洗用。

【效方撷要】

1. 治胰腺癌　艾绒 150 g，沉香、木香、乳香、羌活、干姜、炮穿山甲、冰片、没药各 5 g，麝香 0.5 g。共研细末，制成艾条，先针后灸。所取穴位：天突、章门、中脘、涌泉。

2. 治肺癌　生艾叶 20 g，大蒜 20 瓣，百部、木瓜各 12 g，陈皮、山豆根、蜂房、全蝎、生姜各 10 g，瓦楞子 30 g，生甘草 3 g。水煎服，每日 1 剂。

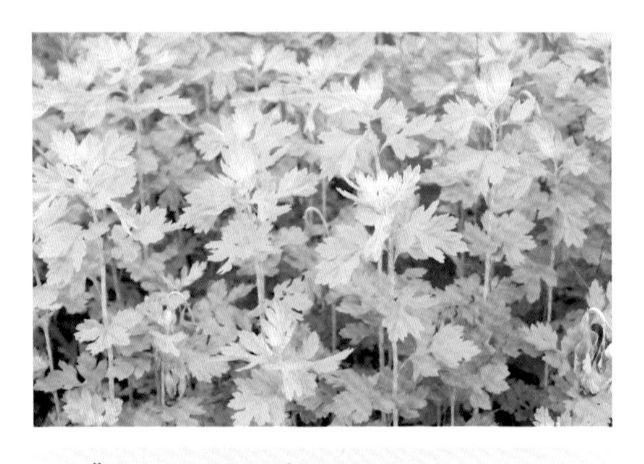

艾 *Artemisia argyi* Lévl. et Vant.

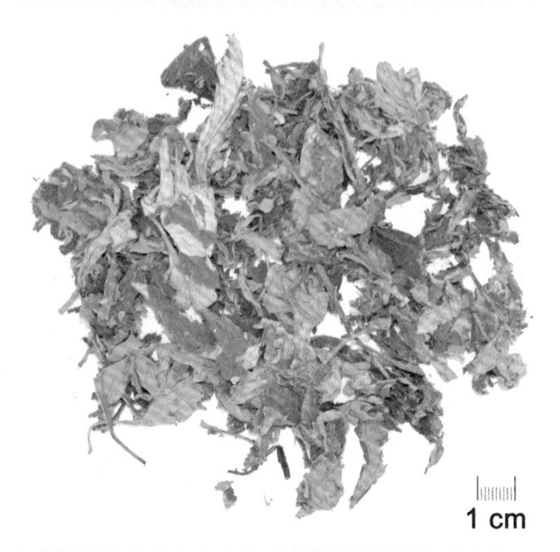

艾叶饮片

生姜

《名医别录》

【来源】姜科植物姜 *Zingiber officinale* Rosc. 的新鲜根茎。

姜植物图片参见“干姜”项下。

【药性功效】辛，微温。归肺、脾、胃经。解表散寒，温中止呕，化痰止咳，解鱼蟹毒。

【抗肿瘤组分及化学成分】生姜的抗肿瘤组分为醇提物、乙酸乙酯提取物和水提物。抗肿瘤化学成分为 6-生姜酚、6-姜酚、6-gingerdiols、8-生姜酚、10-生姜酚和 6-paradol。

【用法用量】煎服，3～10 g；或捣汁服。

【效方撷要】

1. 治胃癌　生姜、红糖各 250 g，同捣烂，放入罐内将口封好，埋于干土内深 70 cm，过 7 日。每早开水冲服 15 g。

2. 治食管癌　韭菜子 2 杯，入姜汁、牛乳各 1 杯，细细温服。

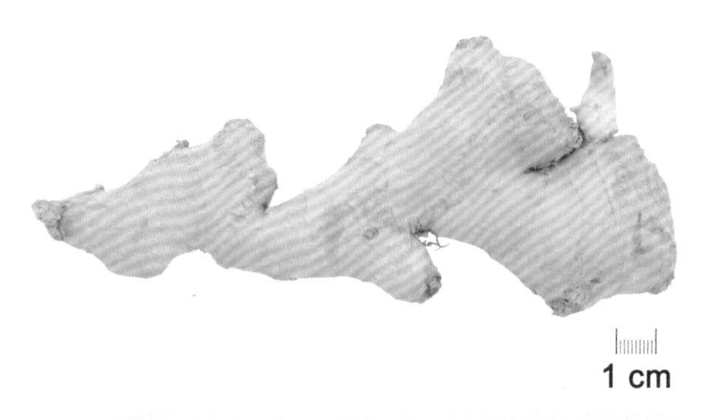

生姜药材

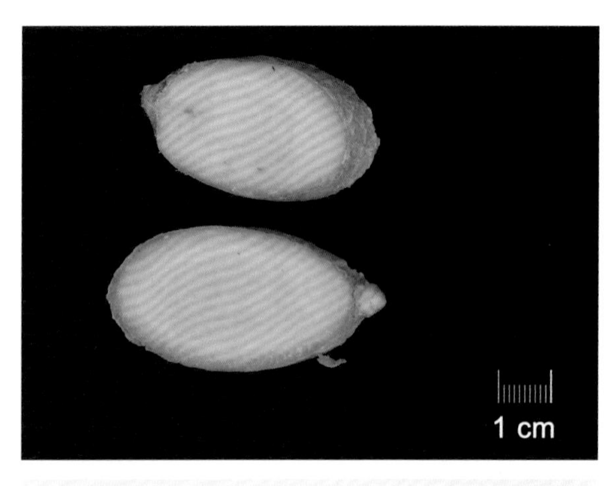

生姜饮片

仙鹤草

《本草图经》

【来源】蔷薇科植物龙芽草 *Agrimonia pilosa* Ledeb. 的干燥地上部分。

【药性功效】苦、涩，平。归心、肝经。收敛止血，截疟，止痢，解毒，补虚。

【抗肿瘤组分及化学成分】仙鹤草的抗肿瘤组分为仙鹤草水煎剂及水提取物、鞣质和仙鹤草总多糖。仙鹤草的抗肿瘤化学成分为仙鹤草素和鹤草酚等。

【用法用量】煎服，6～12 g。外用适量。

【效方撷要】

1. 治肺癌　仙鹤草、北沙参、浙贝母、前胡、黄芩，鱼腥草各 12 g，款冬花、当归、藿梗、紫菀各 9 g，生半夏、天南星各 6 g，水煎服，每日 1 剂。

2. 治肝癌　仙鹤草、半枝莲、半边莲、女贞子各 30 g，薏苡仁、龙葵各 20 g。水煎服，每日 1 剂。术后亦可使用。

3. 治乳腺癌　仙鹤草 30 g，蒲公英、泽泻各 15 g，海藻、昆布、半夏、当归、川芎、白芍、独活、青皮、浙贝母、红花、蛤粉各 9 g，陈皮、甘草各 6 g。水煎服，每日 1 剂。

4. 治鼻咽癌　仙鹤草 30 g，白及 15 g，冬虫夏草 5 g，雷公藤 10 g。水煎服，每日 1 剂。

5. 治胃癌　仙鹤草、葛根、三七、薏苡仁各 30 g，栀子、茵陈、马尾黄连各 15 g，重楼 10 g。水煎服，每日 1 剂。

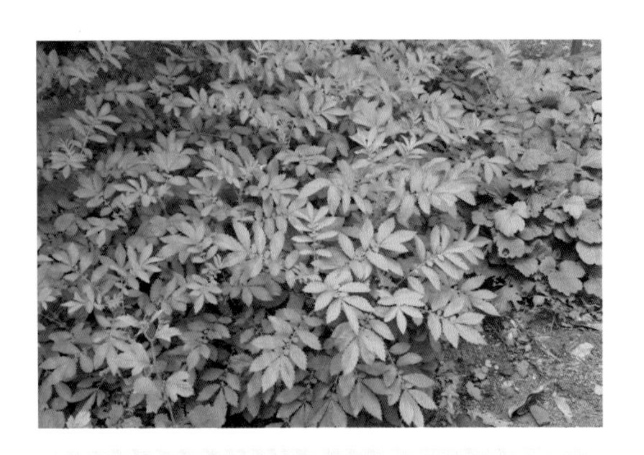

龙牙草 *Agrimonia pilosa* Ledeb.

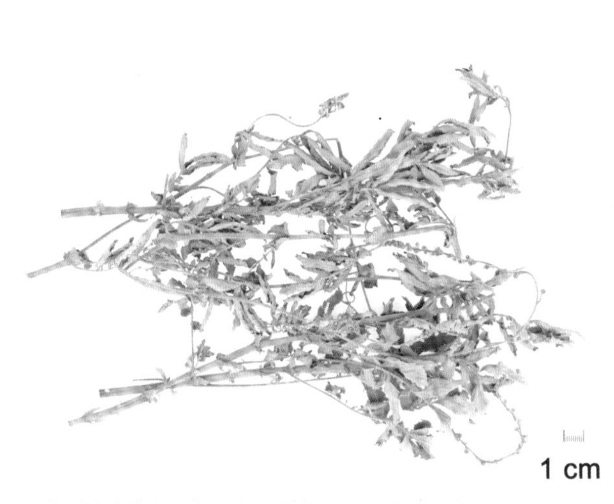

仙鹤草药材

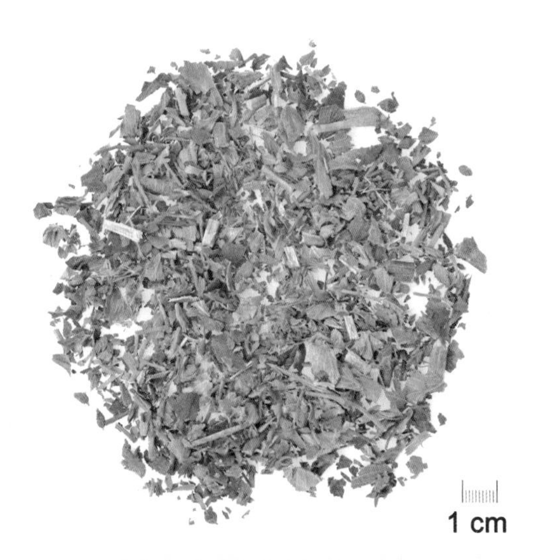

仙鹤草饮片

白及

《神农本草经》

【来源】兰科植物白及 *Bletilla striata* (Thunb.) Reichb. f. 的干燥块茎。

【药性功效】苦、甘、涩，微寒。归肺、肝、胃经。收敛止血，消肿生肌。

【抗肿瘤组分及化学成分】白及中抗肿瘤组分为白及水提液、白及多糖和白及胶。抗肿瘤化学成分为白及联菲B、白及联菲C、白及联菲醇A、1 (p-hydroxybenzyl)-4, 8-dimethoxyphenanthrene-2, 7-diol、2, 7-dihydroxy-1, 3-bis (p-hydroxybenzyl)-4-methoxy-9, 10-dihydrophenanthrene、4, 7-dihydroxy-1-(p-hydroxybenzyl)-2-methoxy-9, 10-dihydrophenanthrene、3, 3′-dihydroxy-2′, 6′-bis (p-hydroxybenzyl)-5-methoxybibenzyl 以及 3′, 5-dihydroxy-2-(p-hydroxybenzyl)-3-methoxybibenzyl 等。

【用法用量】煎服，6～15 g；研末服，3～6 g。外用适量。

【效方撷要】

1. 治肺癌　白及、鱼腥草、单叶铁线莲、肺形草、百合各15 g，千日白、杏仁各10 g，檵木花7.5 g，香茶菜50 g，白毛夏枯草2.5 g。水煎服，加适量白糖冲服，忌刺激性食物。

2. 治胃癌　白及180 g，海螵蛸300 g，枯矾240 g，苏打150 g，甘草、瓦楞子各90 g，蛤粉60 g，陈皮、香附各30 g。共为细末，1次服3 g，每日1～2次，饭前吞服。

3. 治阴茎癌　白及、象皮、紫草各15 g，炉甘石30 g。研细末，加凡士林调和均匀，经干热灭菌后，涂于患处。主要用于癌肿消失后久不愈合的创面。

4. 治食管癌　白及、广木香、乌梅、硼砂各15 g，豆蔻(去皮)15 g，黄丹12.5 g，雄黄5 g。共为细末，炼蜜为丸，每日2次，1次服5～10 g。饭前白开水送下，或在口中徐徐含化。

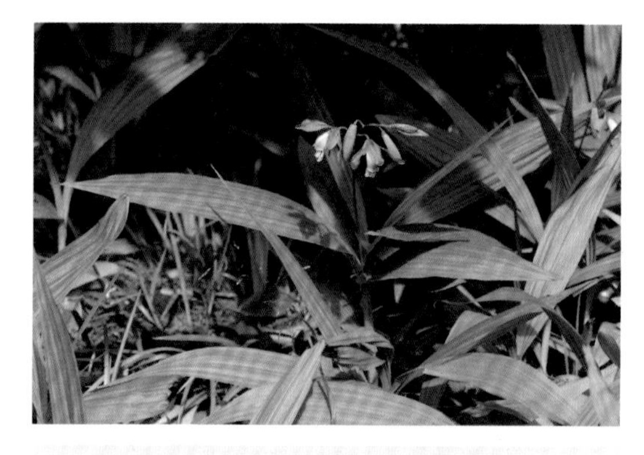

白及 *Bletilla striata* (Thunb.) Reichb. f.

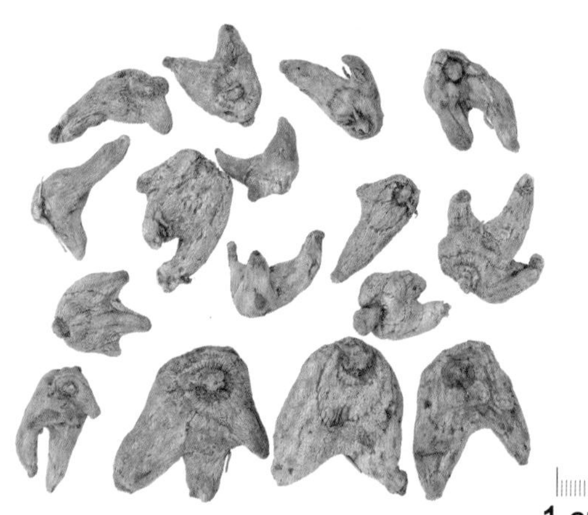

白及药材

百部

《名医别录》

【来源】百部科植物直立百部 *Stemona sessilifolia* (Mig.) Mig.、蔓生百部 *Stemona japonica* (Bl.) Miq. 或对叶百部 *Stemona tuberosa* Lour. 的块根。

蔓生百部在《中国植物志》中为：百部。对叶百部为：大百部。

【药性功效】甘、苦，微温。归肺经。润肺下气止咳，杀虫灭虱。

【抗肿瘤组分及化学成分】百部抗肿瘤组分为对叶百部粗提物和生物碱类。抗肿瘤化学成分为3,5-二羟基-4-甲基联苯。

【用法用量】煎服，3～9g。外用适量，水煎或酒浸。久咳虚嗽宜蜜炙用。

【效方撷要】

1. 治膀胱癌　百部(炒存性)、土茯苓(炒存性)、蜈蚣(炒存性)各30g，斑蝥(炒存性)10个，蝉蜕(炒存性)、滑石、金银花、薏米、苦丁茶、金钱草、牛膝、干姜、肉桂、附子、小茴香各15g，海金沙10g，大枣5个，生姜5片。水煎服，每日1剂。

2. 治子宫颈癌　鲜百部、鲜隔山消、鲜三白、鲜万年青、鲜萱草根各500g，鲜佛甲草、鲜白蔹各750g，鲜天冬740g，鲜射干、百合、沙参各250g，鲜薏苡仁根560g，木通90g，凤尾草120g，石韦150g，地榆300g，红枣2500g，红糖1500g，蜂蜜2000g。以上各药分别洗净，切碎，加水煎煮3次，过滤，滤液浓缩成稠膏状，加红糖、蜂蜜制成膏滋剂使用。1次口服20～30ml，每日3次，3个月为1个疗程。

3. 治原发性肺癌(阴虚型)　百部、天冬、葶苈子、赤芍、苦参、夏枯草、海藻各12g，南沙参、北沙参、鱼腥草、山海螺、生薏苡仁、石上柏、芙蓉叶、白花蛇舌草、白毛藤各30g，玄参、八月札、瓜蒌皮各15g，干蟾皮9g。水煎服，每日1剂。

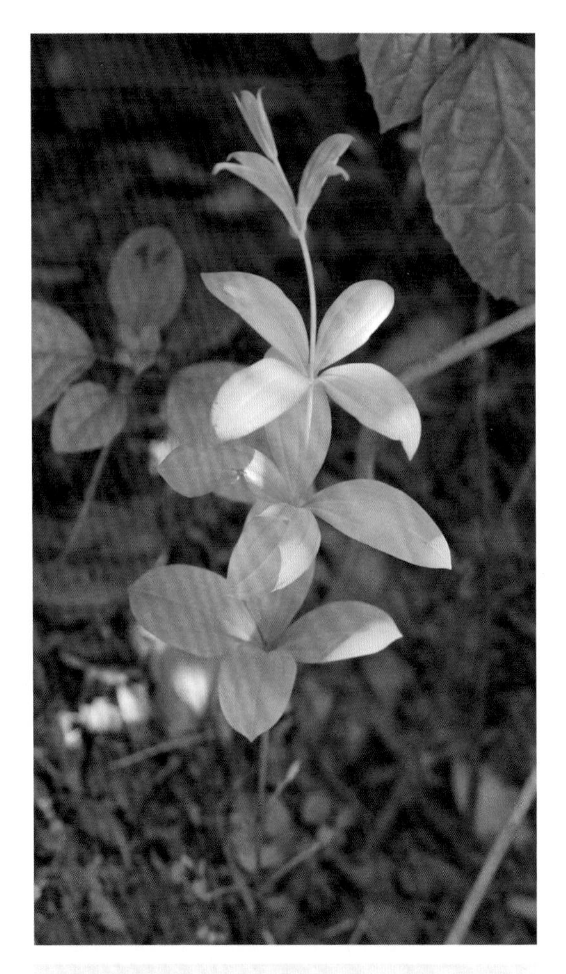

直立百部 *Stemona sessilifolia* (Mig.) Mig.

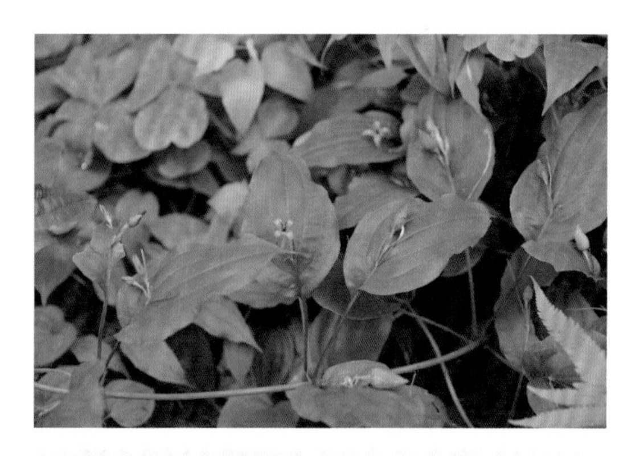

蔓生百部 *Stemona japonica* (Bl.) Miq.

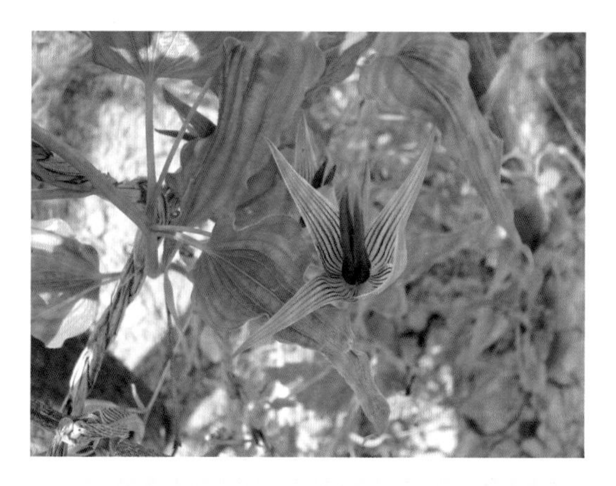

对叶百部 *Stemona tuberosa* Lour.

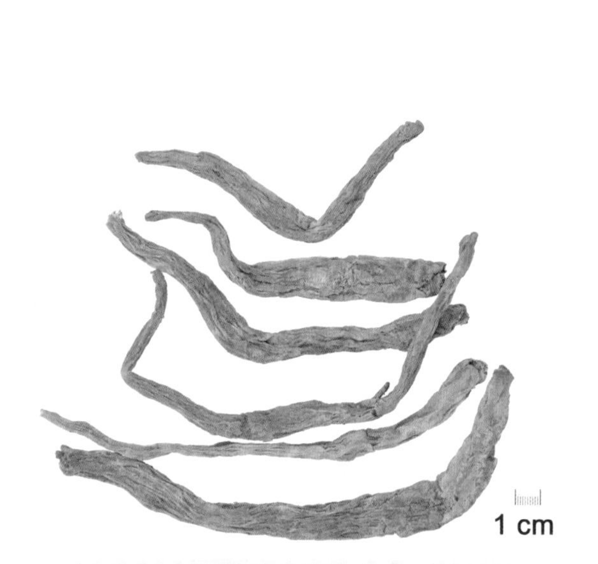

百部药材(对叶百部)

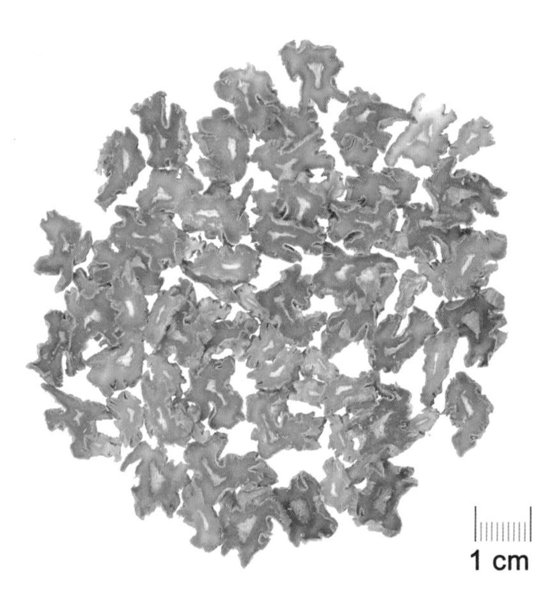

百部饮片(对叶百部)

决明子

《神农本草经》

【来源】豆科植物钝叶决明 *Cassia obtusifolia* L. 或决明（小决明）*Cassia tora* L. 的干燥成熟种子。

钝叶决明在《中国植物志》中为：*Senna tora* var. *obtusifolia*（L.）X. Y. Zhu。决明为：*Senna tora*（L.）Roxburgh。

【药性功效】甘、苦、咸，微寒。归肝、大肠经。清热明目，润肠通便。

【抗肿瘤组分及化学成分】决明子的抗肿瘤组分为乙醚、NaOH、乙酸乙酯、正丁醇萃取部分、氯仿部分和蒽醌类化合物。抗肿瘤化学成分为大黄素、芦荟大黄素、大黄素甲醚、黄葵内酯、大黄酸、决明子苷、红镰霉素龙胆二糖苷、决明醌苷、大黄素-8-甲醚和大黄酚。

【用法用量】煎服，9～15 g。用于通便不宜久煎。

【效方撷要】

1. *治眼睑腺瘤*　决明子、九里光、薏苡仁各30 g，夏枯草16 g，墨旱莲10 g，黄芩、半夏、辛夷、羊蹄根各15 g。水煎服，每日1剂。

2. *治乳腺癌*　决明子、海藻、海带各30 g，女贞子、金银花、丹参、陈皮、熟地黄各15 g，石斛、茯苓、枸杞子各12 g，太子参9 g。水煎服，每日1剂。

3. *治各种癌症*　决明子15 g，加300 ml水煎，分3次服。

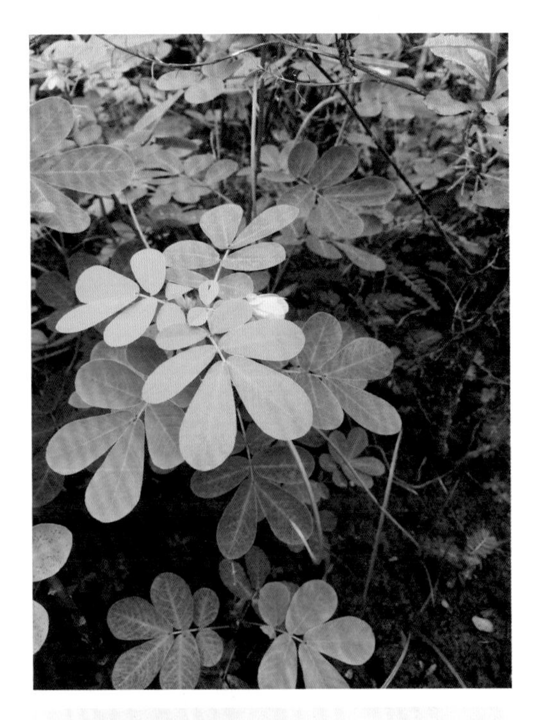

钝叶决明 *Cassia obtusifolia* L.

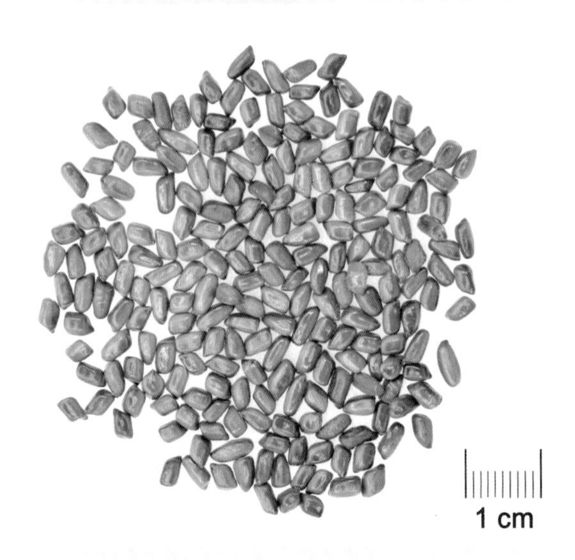

决明子饮片

冰片

《新修本草》

【来源】合成龙脑($C_{10}H_{18}O$)。

【药性功效】辛、苦,微寒。归心、脾、肺经。开窍醒神,清热止痛。

【抗肿瘤组分及化学成分】冰片的抗肿瘤化学成分为(+)-莰醇。

【用法用量】入丸、散,0.15～0.3 g。外用适量,研粉点敷患处。不宜入煎剂。

【效方撷要】

1. 治皮肤癌　冰片 0.15 g,轻粉、雄黄、大黄、硼砂各 3 g,硇砂 9 g。上药共为末,用香油调成糊。外用,每日涂擦 1 次。

2. 治直肠癌　冰片 7.5 g,硼砂、雄黄、三仙丹各 6g,乳香、血竭各 4.5g,轻粉 3g,白矾 2.7g,蛇床子 2.1g,蟾酥 0.6g,儿茶 0.05g。各药研细末,将白矾用开水溶化,加蛇床子、蟾酥、血竭结成片状,制栓状外用,1 次 1 个,塞于癌灶处,2～3 日 1 次。

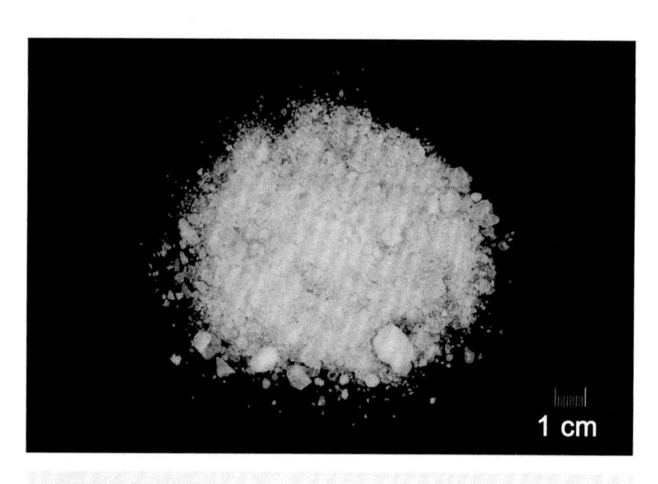

冰片饮片

吴茱萸

《神农本草经》

【来源】芸香科植物吴茱萸 *Euodia rutaecarpa* (Juss.) Benth.、石虎 *Euodia rutaecarpa* (Juss.) Benth. var. *officinalis* (Dode) Huang 或疏毛吴茱萸 *Euodia rutaecarpa* (Juss.) Benth. var. *bodinieri* (Dode) Huang 的干燥近成熟果实。

吴茱萸在《中国植物志》中为:*Tetradium ruticarpum* (A. Jussieu) T. G. Harthey。石虎、疏毛吴茱萸均并入吴茱萸。

【药性功效】辛、苦,热;有小毒。归肝、脾、胃、肾经。散寒止痛,降逆止呕,助阳止泻。

【抗肿瘤组分及化学成分】吴茱萸中抗肿瘤化学成分为吴茱萸碱、吴茱萸新碱、二氢吴茱萸新碱、1-甲基-2-[(6*Z*, 9*Z*)-6,9-十五二烯]-4(1*H*)-喹诺酮、1-甲基-2-[(1*E*, 5*Z*)-1,5-十一烷二烯]-4(1*H*)-喹诺酮、1-甲基-2-[(4*Z*, 7*Z*)-十三烷二烯]-4(1*H*)-喹诺酮、1-甲基-2-[(*E*)-1-十一碳烯基]-4(1*H*)-喹诺酮、1-甲基-2-[(*Z*)-10-十五烯基]-4(1*H*)-喹诺酮、1-甲基-2-[(*Z*)-4-壬烯基]-4(1*H*)-喹诺酮、1-甲基-2-[(*Z*)-6-十五烯基]-4(1*H*)-喹诺酮、1-甲基-2-[(*Z*)-6-十一碳烯基]-4(1*H*)-喹诺酮、1-甲基-2-[7-羰基-(*E*)-9-十三烯]-4(1*H*)-喹诺酮、1-甲基-2-[7-羟基-(*E*)-9-十三烯]-4(1*H*)-喹诺酮、1-甲基-2-癸基-4(1*H*)-喹诺酮、1-甲基-2-十二烷基-4(1*H*)-喹诺酮、1-甲基-2-壬基-4(1*H*)-喹诺酮、1-甲基-2-十五烷基-4(1*H*)-喹诺酮、1-甲基-2-十四烷基-4(1*H*)-喹诺酮和1-甲基-2-十一烷基-4(1*H*)-喹诺酮。

【用法用量】煎服,2~5 g。外用适量。

【效方撷要】

1. *治子宫肌瘤*　吴茱萸12 g,炒莱菔子25 g,乌药18 g,苏子、白芥子、桂枝各15 g,附子10 g,鸡内金8 g,没药、天冬、蝉衣、桃仁、丹参、桔梗、山楂、水蛭、当归各6 g,白术、莪术、三棱、三七、川芎各4 g。水煎服,每日1剂。

2. *治化疗呕吐*　吴茱萸、陈皮、生姜、生甘草各9 g,大黄、枳实、竹茹、半夏、焦麦芽、焦山楂、焦神曲各12 g,厚朴15 g,大枣10枚。水煎服,每日1剂。

3. *治脑肿瘤*　吴茱萸100 g,研极细末,用镇江米醋调成糊状贴敷于两足心,用麝香风湿膏固定。用前应用热水洗净双足。2日一换。

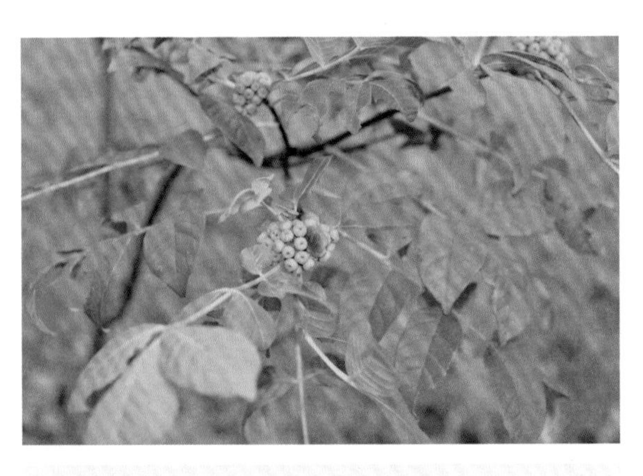

吴茱萸 *Euodia rutaecarpa* (Juss.) Benth.

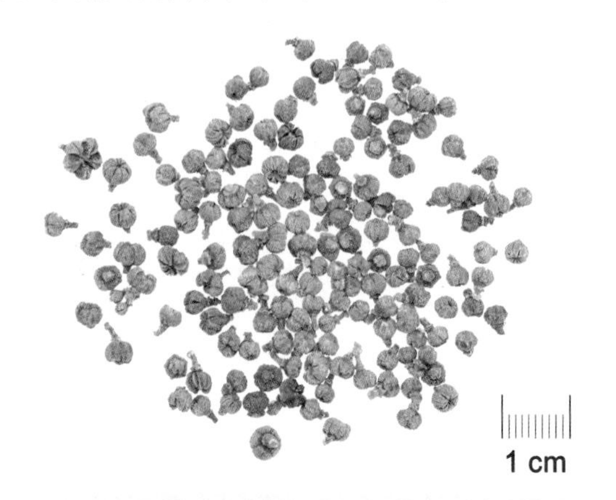

吴茱萸饮片

诃子

《药性论》

【来源】使君子科植物诃子 *Terminalia chebula* Retz. 或绒毛诃子 *Terminalia chebula* Retz. var. *tomentella* Kurt. 的干燥成熟果实。

绒毛诃子在《中国植物志》中为：微毛诃子 *Terminalia chebula* Retz. var. *tomentella* (Kurt.) C. B. Clarke。

【药性功效】苦、酸、涩，平。归肺、大肠经。涩肠止泻，敛肺止咳，降火利咽。

【抗肿瘤组分及化学成分】诃子的抗肿瘤组分为甲醇提取物。抗肿瘤化学成分为并没食子酸、2,4-chebulyl-*β*-*D*-glucopyranose、诃子酸、没食子酸乙酯、木犀草素、单宁酸、诃黎勒酸、没食子酸。

【用法用量】煎服，3～10 g。涩肠止泻宜煨用，敛肺清热、利咽开音宜生用。

【效方撷要】

1. 治结肠癌、直肠癌和肛管癌　诃子、生甘草、陈皮、苦参各 10 g，半枝莲、石见穿、大血藤、生米仁、白花蛇舌草、败酱、菝葜各 30 g，八月札 15 g，山豆根、七叶一枝花各 12 g，广木香 6 g。水煎服，每日 1 剂。

2. 治晚期直肠癌　诃子肉 10 g，肉蔻、附子、干姜各 6 g，赤链蛇粉、禹余粮、制乳香、制没药各 30 g，没食子 12 g，紫河车粉 25 g，炙五倍子 45 g。上药共研细末，1 次 3 g，每日 2 次。

3. 治慢性粒细胞白血病　诃子肉、猫爪草、苦参、黄芩、黄柏、雄黄、当归、青黛散各 15 g，土鳖虫、水蛭各 7.5 g。水煎服，每日 1 剂。

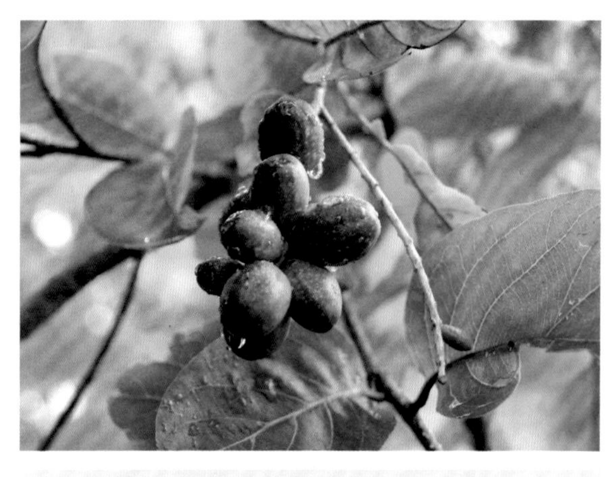

诃子 *Terminalia chebula* Retz.

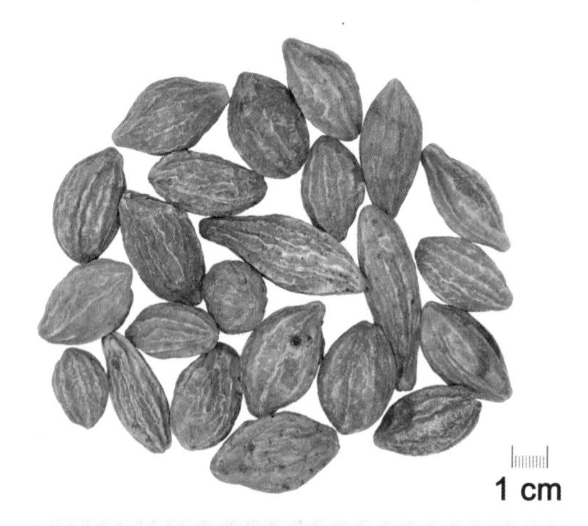

诃子药材

珍珠母

《本草图经》

【来源】蚌科动物三角帆蚌 *Hyriopsis cumingii* (Lea)、褶纹冠蚌 *Cristaria plicata* (Leach)或珍珠贝科动物马氏珍珠贝 *Pteria martensii* (Dunker)等的贝壳。

【药性功效】咸，寒。归肝、心经。平肝潜阳，安神定惊，明目退翳。

【抗肿瘤组分及化学成分】珍珠母中抗肿瘤化学成分为牡蛎壳制碳酸钙。

【用法用量】煎服，10～25 g，打碎先煎；或入丸、散。外用适量。

【效方撷要】

1. 治脑肿瘤　珍珠母 24 g，鱼脑石 15 g，广郁金、石决明、钩藤、杭白芍各 12 g，石菖蒲、天竺黄、赤茯苓、地龙、郁李仁各 10 g，煅磁石 30 g，橘络、橘红各 6 g，川牛膝 25 g，生赭石 30 g。水煎服，每日 1 剂。

2. 治绒毛膜上皮癌及恶性葡萄胎　珍珠母、紫草、海浮石、薏苡仁、赭石、土茯苓、半枝莲各 30 g，当归、瓜蒌各 15 g，党参 12 g。水煎服，每日 1 剂。

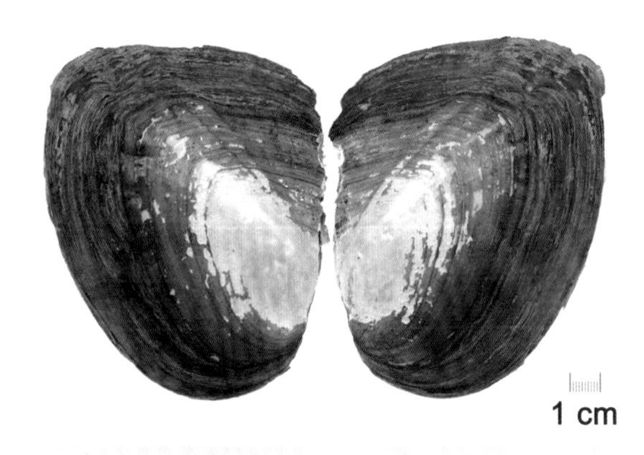

珍珠母药材(三角帆蚌)

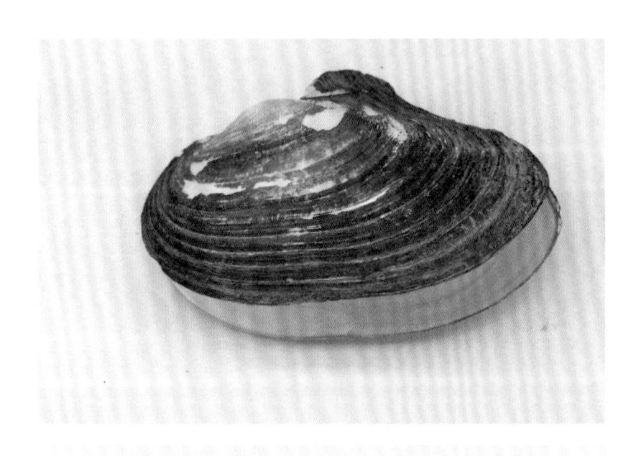

珍珠母药材(褶纹冠蚌)

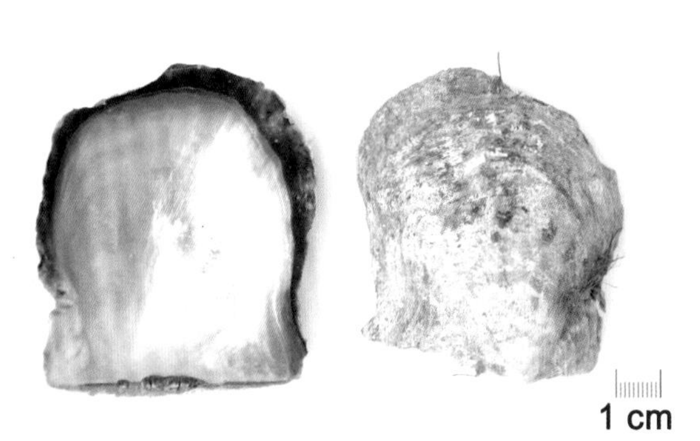

珍珠母药材(马氏珍珠贝)

茶叶

《宝庆本草折衷》

【来源】山茶科植物茶 *Camellia sinensis*（L.）O. Kuntze. 的干燥嫩叶或嫩芽。经加工而成。

【药性功效】苦、甘，凉。归心、肺、胃、肾经。清头目，除烦渴，消食，化痰，利尿，解毒。

【抗肿瘤组分及化学成分】茶的抗肿瘤组分为绿茶提取物、红茶提取物、乌龙茶提取物、白茶提取物、毛叶茶、龙井茶提取物。茶的抗肿瘤化学成分为绿茶中的儿茶素、表儿茶素、儿茶素-3-没食子酸酯、绿茶多酚、表儿茶素-3-没食子酸酯和表没食子儿茶素。红茶中的茶黄素、茶黄素-3-没食子酸酯、茶黄素-3′-没食子酸酯、茶黄素-3,3′-没食子酸酯。茶树种子中的多糖NTSPS、ATSPS11和ATSPS2、硒酸多糖、茶氨酸、乌龙茶中的多酚三聚体、茶多糖、安吉白茶多糖、茶皂苷E1、茶皂苷E2、茶皂苷C1、茶树中的多糖TFPS1、TFPS3。

【用法用量】煎服，3～10 g；泡茶或入丸、散。外用适量，研末调敷。

【效方撷要】治肿瘤、呃逆　青茶（以龙井为好）6 g，枫斗石斛、芦根、党参、旋覆花、沉香曲、竹茹各10 g，白术8 g，制半夏7 g，守宫、生地榆各9 g，洋金花1 g。诸药烘干，共研细末，制成4.5 g丸剂，每日1丸，内服。

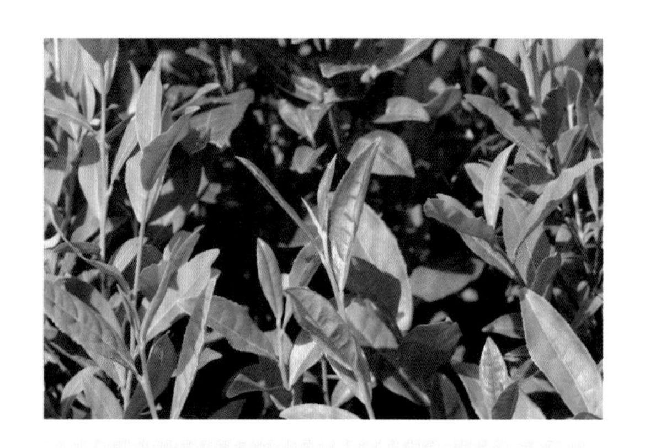

茶 *Camellia sinensis*（L.）O. Kuntze.

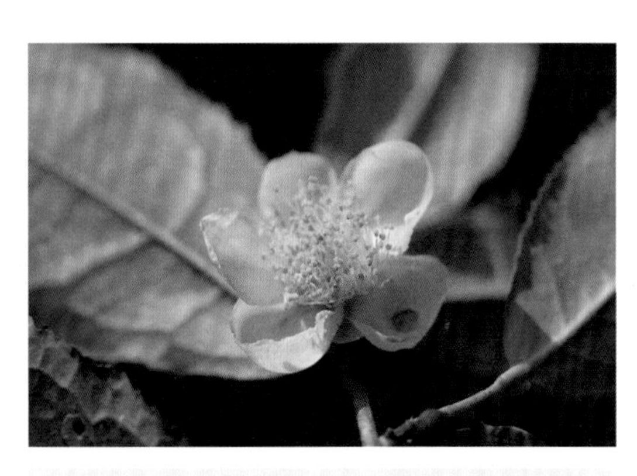

茶 *Camellia sinensis*（L.）O. Kuntze. 的花

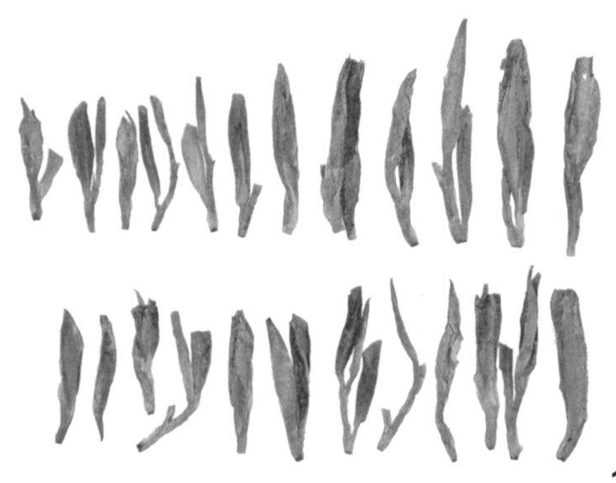

茶叶饮片

桂枝

《神农本草经》

【来源】樟科植物肉桂 *Cinnamomum cassia* Presl 的干燥嫩枝。

肉桂植物图片参见“肉桂”项下。

【药性功效】辛、甘，温。归心、肺、膀胱经。发汗解肌，温通经脉，助阳化气，平冲降气。

【抗肿瘤组分及化学成分】桂枝中抗肿瘤化学成分为桂皮醛和肉桂酸。

【用法用量】煎服，3～10 g。

1. 治原发性肝癌　桂枝、柴胡、肉桂、炮姜、附子、白术、茯苓、滑石、急性子、牵牛子、槟榔各15 g，高良姜、陈皮、青皮、延胡索各10 g，茵陈、熟地黄各30 g，砂仁5 g，斑蝥10个。水煎服，每日1剂，连服1个月。

2. 治卵巢癌　桂枝、桃仁、大黄各15 g，茯苓40 g，牡丹皮、白芍、阿胶各20 g，甘遂5 g。水煎服，每日1剂。

3. 治肺癌　桂枝、王不留行各30 g，制附片（先煎）12 g，黄芪60 g，丹参、莪术、炙甘草各15 g，干姜6 g，大枣12枚。水煎服，每日1剂。

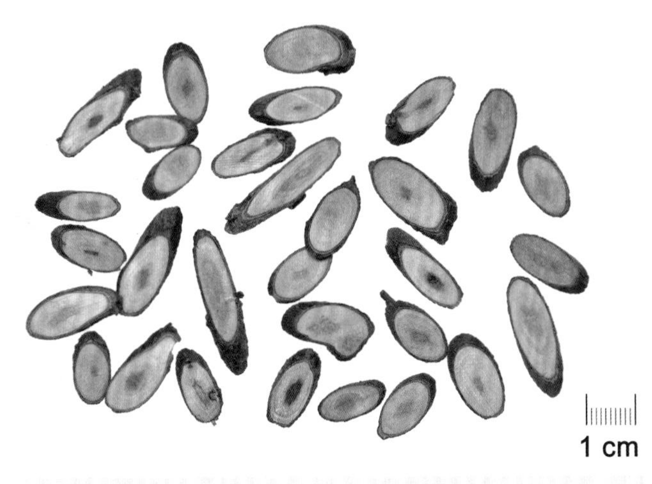

< 桂枝饮片

高良姜

《名医别录》

【来源】姜科植物高良姜 *Alpinia officinarun* Hance 的干燥根茎。

【药性功效】辛，热。归脾、胃经。温胃止呕，散寒止痛。

【抗肿瘤组分及化学成分】高良姜的抗肿瘤组分为甲醇提取物和80%丙酮提取物。高良姜的抗肿瘤化学成分为高良姜素、7-(4″-羟基-3″-甲氧基苯基)-1-苯基-4-烯-3-庚酮、(5*R*)-5-甲氧基-7-(4″-羟基苯基)-1-苯基-3-庚酮、5-羟基-1,7-二苯基-3-庚酮、5-羟基-7-(4″-羟基-3″-甲氧基苯基-)-1-苯基-3-庚酮、3,5-二羟基-1,7-二苯基庚-二醇、山柰酚、alpinin C、(4*E*, 5*E*)-5-hydroxy-1-(4-hydroxy-3-methoxyphenyl)-7-phenylhepta-4,6-dien-3-one、(4*E*)-1,7-diphenylhept-4-en-3-one、姜黄素和槲皮素等。

【用法用量】煎服，3～6 g；研末服，3 g。

【效方撷要】治胃癌　高良姜、槟榔等分，各炒为末，米汤调下，1次6 g。

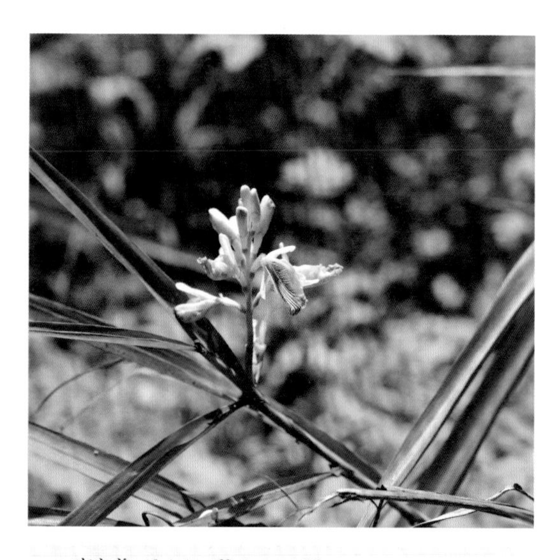

高良姜 *Alpinia officinarun* Hance

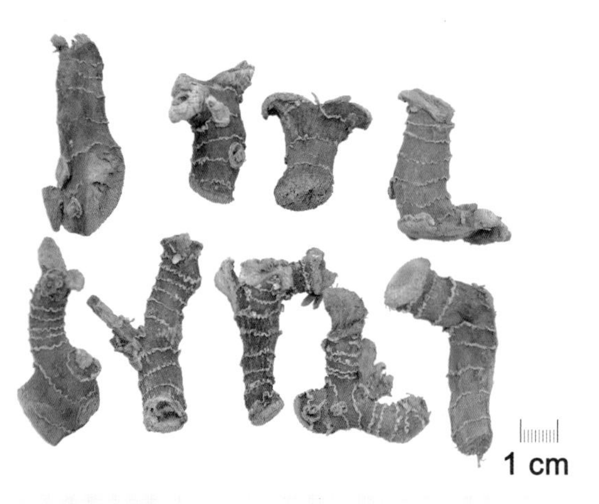

高良姜药材

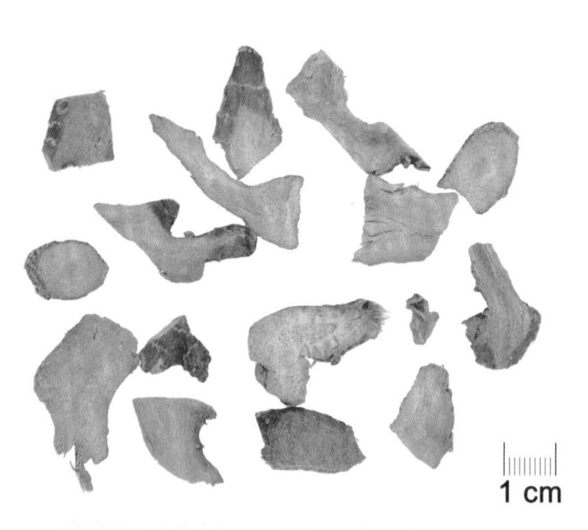

高良姜饮片

海螵蛸

《本草纲目》

【来源】乌贼科动物无针乌贼 *Sepiella maindroni* de Rochebrune 或金乌贼 *Sepia esculenta* Hoyle 的干燥内壳。

无针乌贼在《中国动物志》中为：曼氏无针乌贼。

【药性功效】咸、涩，温。归脾、肾经。收敛止血，涩精止带，制酸止痛，收湿敛疮。

【抗肿瘤组分及化学成分】海螵蛸的抗肿瘤组分为海螵蛸多糖。

【用法用量】煎服，5～10 g；研末吞服，1.5～3 g。外用适量，研末敷患处。

【效方撷要】

1. 治食管癌　海螵蛸 50 g，煅赭石 10 g，急性子、海浮石、煅花蕊石各 15 g。上药研为细粉，加适量飞罗面，泛水为丸，如绿豆大。每次 16 丸，早、晚饭前白开水送服。

2. 治甲状腺癌　海螵蛸、海藻各 15 g，海螺、海蛤粉各 20 g，昆布、龙胆、青木香各 10 g。共研细末，蜜为丸，每丸 6 g，每次 2 丸，温开水送下，每日 3 次。

3. 治脑垂体后叶瘤　海螵蛸 40 g，茜草 10 g。共研为细面，口服，每次 6～10 g，每日 2～3 次，亦可水煎服。

4. 治胃癌　海螵蛸 300 g，枯矾 240 g，白及 180 g，苏打 150 g，甘草、瓦楞子各 90 g，蛤粉 60 g，陈皮、香附各 30 g，制成散剂。每次 3 g，每日 1～2 次，饭前吞服。

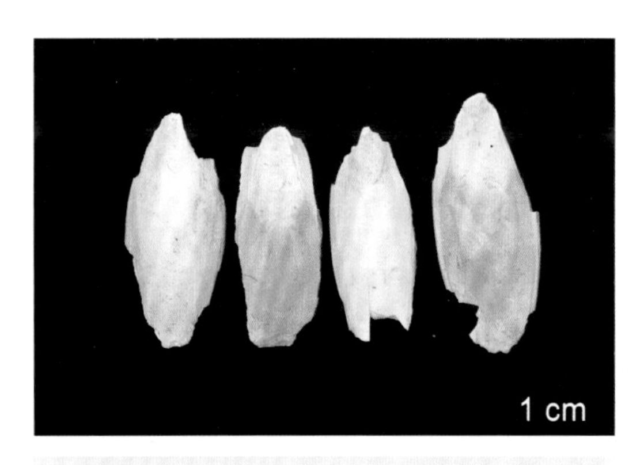

海螵蛸药材(金乌贼)

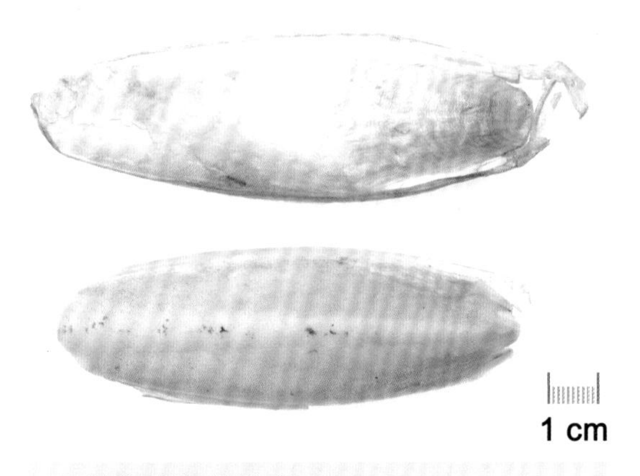

海螵蛸药材(无针乌贼)

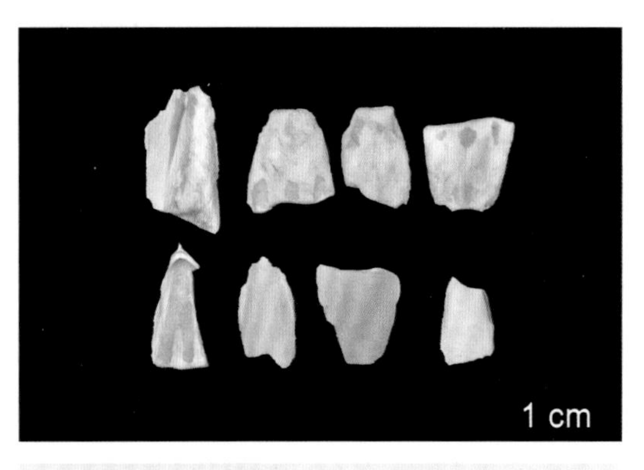

海螵蛸饮片(金乌贼)

蛇蜕

《神农本草经》

【来源】游蛇科动物黑眉锦蛇 *Elaphe taeniura* Cope、锦蛇 *Elaphe carinata* (Guenther)或乌梢蛇 *Zaocys dhumnades* (Cantor)等蜕下的干燥表皮膜。

锦蛇在《中国动物志》中为：王锦蛇 *Elaphe carinata* Günther。

【药性功效】咸、甘，平。归肝经。祛风，定惊，退翳，解毒。

【用法用量】煎服，2～3 g；研末吞服，0.3～0.6 g。

【效方撷要】治唾液腺肿瘤　蛇蜕、全蝎、蜂房各 30 g。共研细末。口服，1 次 3 g，每日 2 次。

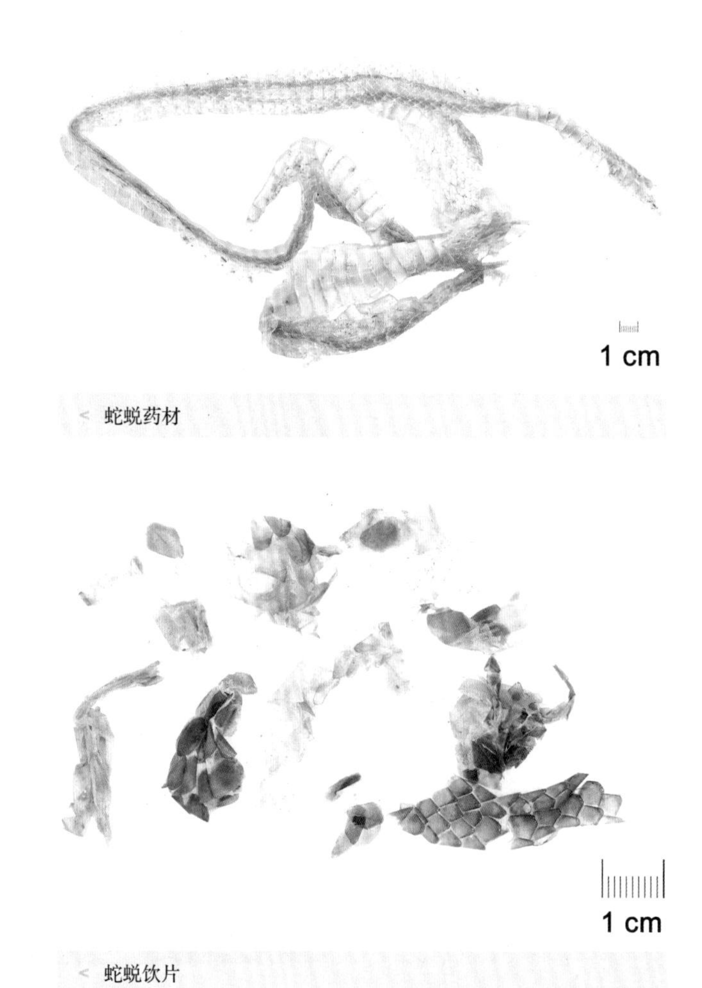

蛇蜕药材

蛇蜕饮片

葛根

《神农本草经》

【来源】豆科植物野葛 *Pueraria lobata* (Willd.) Ohwi 的干燥根。

野葛在《中国植物志》中为：葛 *Pueraria montana* (Loureiro) Merrill。

【药性功效】甘、辛，凉。归脾、胃、肺经。解肌退热，生津止渴，透疹，升阳止泻，通经活络，解酒毒。

【抗肿瘤组分及化学成分】葛根中抗肿瘤化学成分为葛根素。

【用法用量】煎服，10～15 g。

【效方撷要】治胃癌　葛根、薏苡仁、仙鹤草各 30 g，栀子、茵陈、马尾黄连各 15 g，重楼 16 g，三七 3 g。水煎服，每日 1 剂。

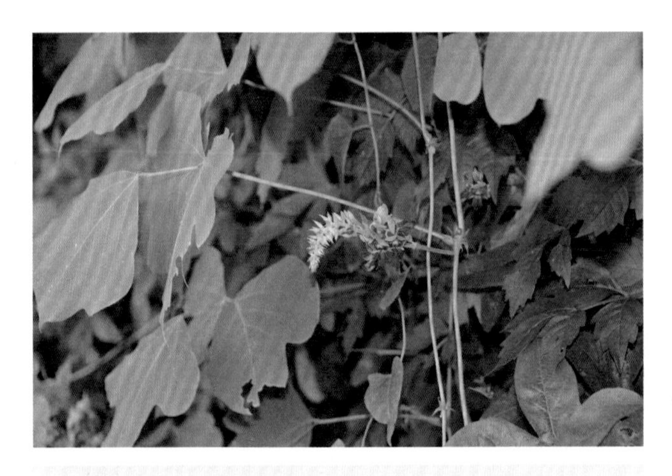

野葛 *Pueraria lobata* (Willd.) Ohwi

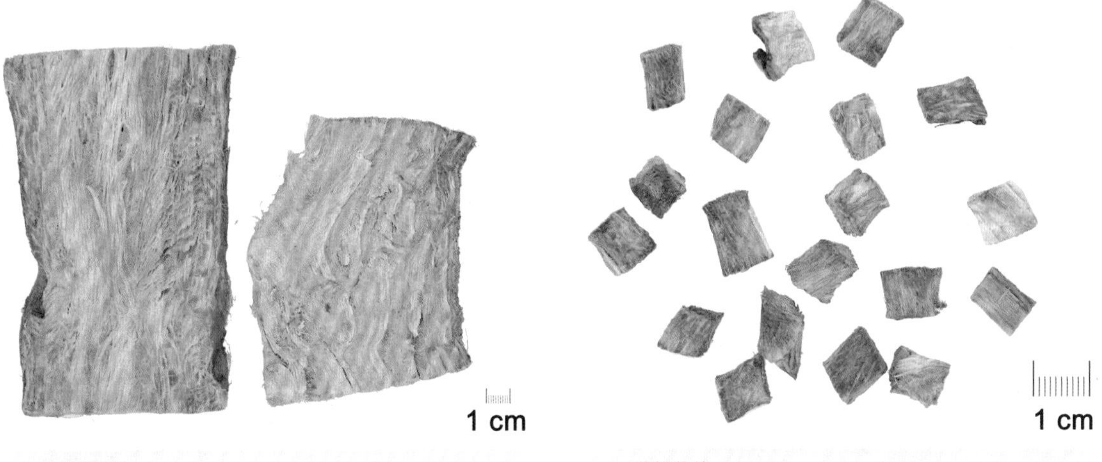

葛根药材　　葛根饮片

葱白

《本草纲目》

【来源】百合科植物葱 *Allium fislulosum* L. 的新鲜鳞茎。

【药性功效】辛，温。归肺、胃经。发表，通阳，解毒，杀虫。

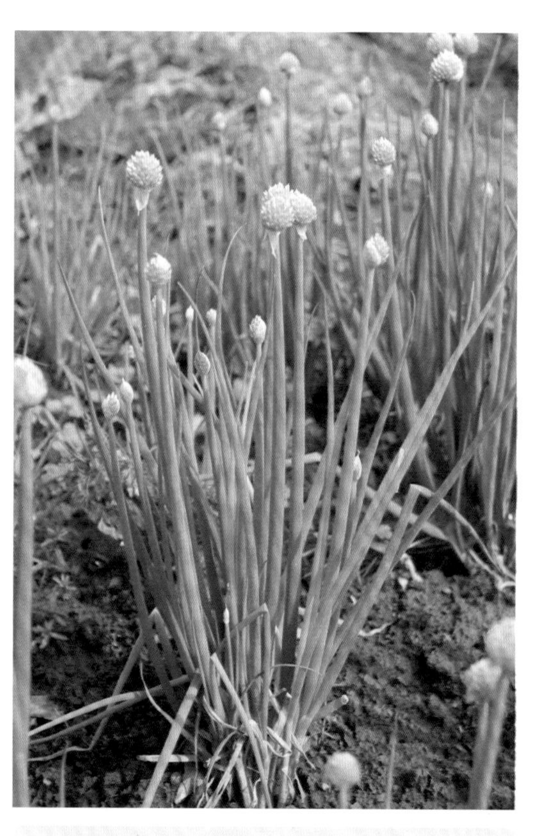

< 葱 *Allium fislulosum* L.

【抗肿瘤组分及化学成分】葱白中抗肿瘤组分为葱白水提物和乙醇粗提物。抗肿瘤化学成分为胡萝卜素和大蒜辣素。

【用法用量】煎服，9～15 g；或酒煎；煮粥食，15～30 g。外用适量，捣敷；煎水洗；炒敷；蜂蜜或醋调敷。

【效方撷要】

1. 治宫颈癌　葱白、黄芪、补骨脂、枸杞子、女贞子各 30 g。水煎服，每日 1 剂。

2. 治乳腺癌　葱白三寸，金银花、连翘各 50 g，桂枝 15 g，羌活、赤芍、栀子、枳壳、白芷、防风、半夏、枣仁各 15 g，甘草、瓜蒌、丹参、海藻、昆布、皂角刺各 25 g，蒲公英 20 g，蜈蚣 2 条。水煎服，每日 1 剂。

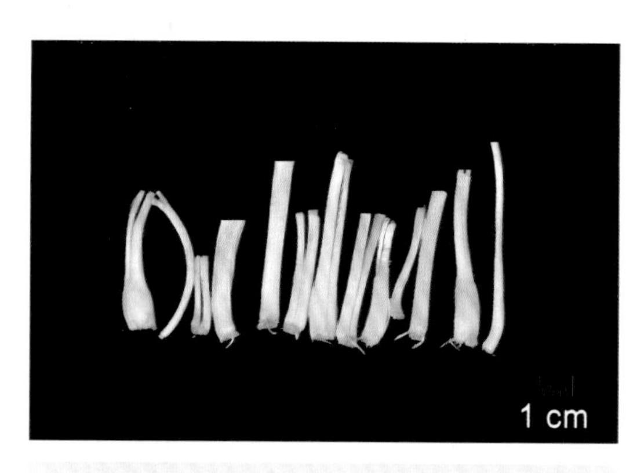

< 葱白药材

硫黄

《吴普本草》

【来源】自然元素类矿物硫族自然硫。

【药性功效】酸，温；有毒。归肾、大肠经。内服补火助阳通便；外用解毒杀虫疗疮。

【用法用量】内服，1.5～3 g，炮制后入丸、散。外用适量，研末油调涂敷患处。

【效方撷要】治食管癌 硫黄（细研）、密陀僧（细研）、安息香、砒霜（细研）、朱砂（细研）、乳香（别研入）0.3 g，阿魏（面裹煨令面熟为度）0.6 g，麝香（细研）3 g。上为细末，熔乳香、安息香及炼蜜为丸，如绿豆大。每服5丸，以冷茶送下，不拘时候，服后当吐，如人行10里未吐，再服。

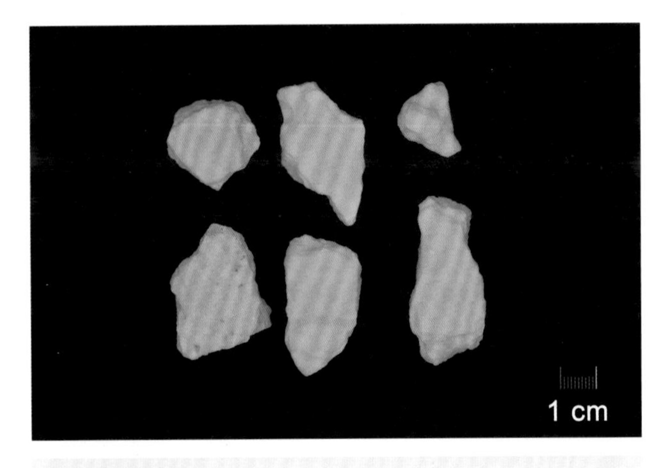

硫磺药材

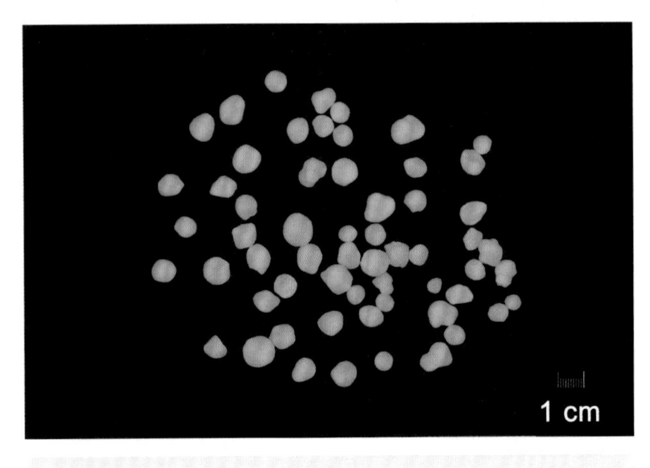

硫磺饮片

蔓荆子

《本草经集注》

【来源】马鞭草科植物单叶蔓荆 *Vitex trifolia* L. var. *simplicifolia* Cham. 或蔓荆 *Vitex trifolia* L. 的干燥成熟果实。

单叶蔓荆在《中国植物志》中为：*Vitex rotundifolia* L. f. 。

单叶蔓荆、蔓荆在《中国植物志》中均归入唇形科。

【药性功效】辛、苦，微寒。归膀胱、肝、胃经。疏散风热，清利头目。

【抗肿瘤组分及化学成分】蔓荆子中抗肿瘤的化学成分为紫花牡荆素、桃皮素、木犀草素、5-二羟基-3,6,7-三甲氧基黄酮、金腰酚 D、艾黄素、rotundifuran、γ-生育酚、β-谷甾醇。

【用法用量】煎服，5～10 g。

【效方撷要】治鼻咽癌　蔓荆子、葛根、黄芪、白芍各 9 g，人参、黄柏各 6 g，炙甘草、升麻各 3 g。水煎服，每日 1 剂。

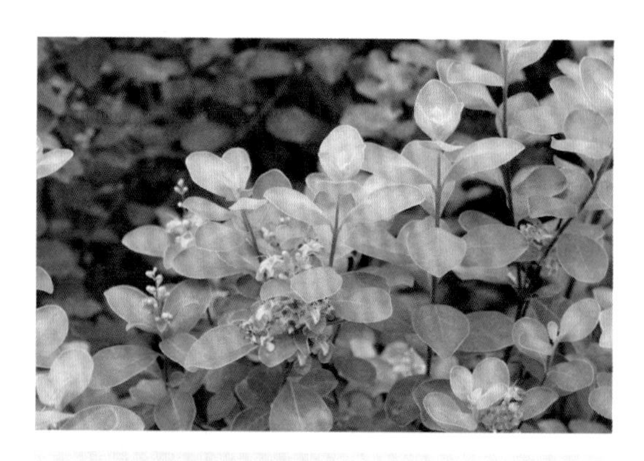

单叶蔓荆 *Vitex trifolia* L. var. *simplicifolia* Cham

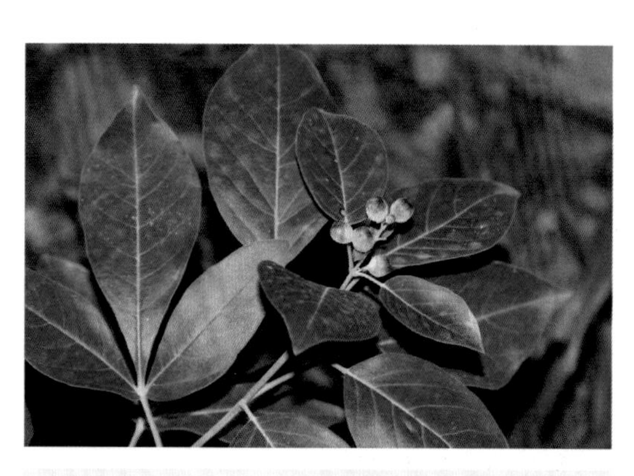

蔓荆 *Vitex trifolia* L.

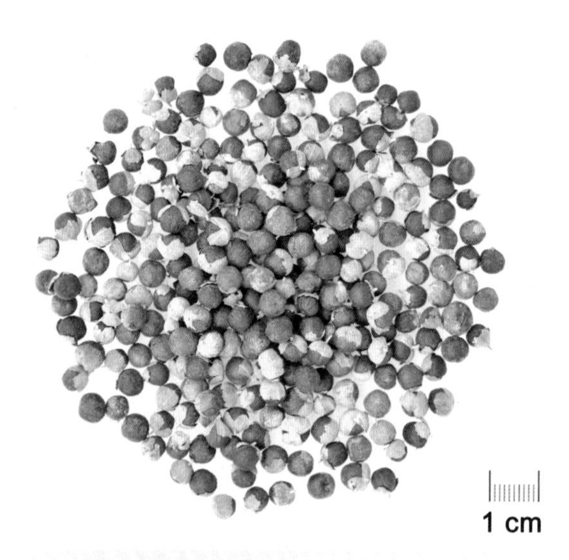

蔓荆子饮片

蝉蜕

《名医别录》

【来源】蝉科昆虫黑蚱 *Cryptotympana pustulata* Fabricius 的若虫羽化时脱落的皮壳。

另有文献记载黑蚱拉丁学名为：*Cryptotympana atrata* Fabricius。

【药性功效】甘，寒。归肺、肝经。疏散风热，利咽，透疹，明目退翳，解痉。

【抗肿瘤组分及化学成分】蝉蜕中抗肿瘤组分为蝉蜕水提物。

【用法用量】煎服，3～6 g；或单味研末冲服。

【效方撷要】

1. 治白血病　蝉蜕、人中黄各 4.5 g，粉丹皮 3 g，生大黄、玄参、生地黄、大青叶各 9 g，天花粉 6 g。水煎服，每日 1 剂。

2. 治多发性骨血管瘤　蝉蜕、地龙、地骨皮各 12 g，柴胡、龙胆各 9 g，漏芦、僵蚕各 6 g，夏枯草、板蓝根各 15 g，炙鳖甲、凤尾草各 24 g，生姜 2 片。水煎服，每日 1 剂。

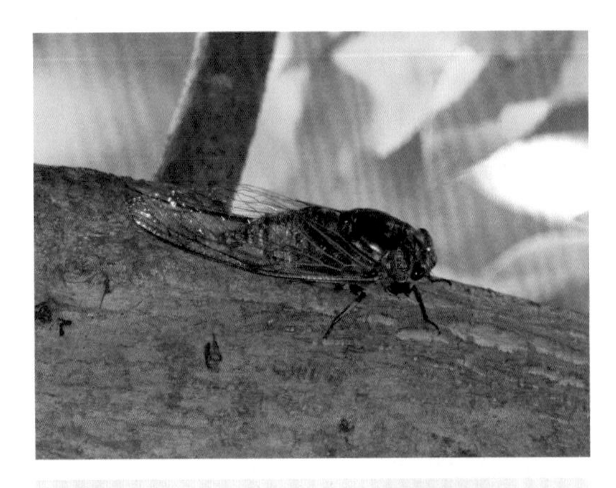

黑蚱 *Cryptotympana pustulata* Fabricius

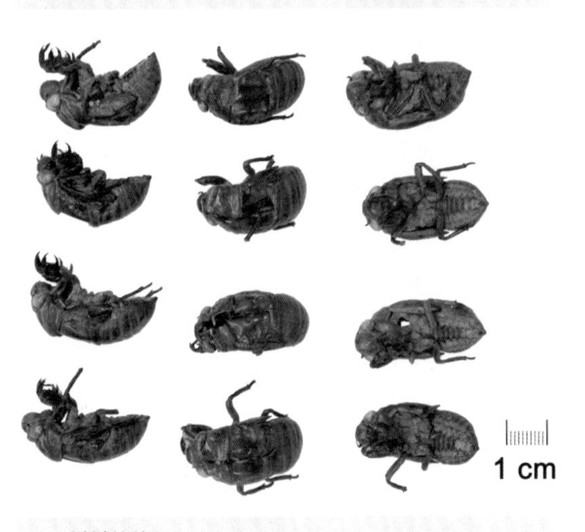

蝉蜕饮片

罂粟壳

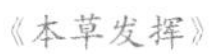

《本草发挥》

【来源】罂粟科植物罂粟 *Papaver somniferum* L. 的干燥成熟果壳。

【药性功效】酸、涩，平；有毒。归肺、大肠、肾经。敛肺，涩肠，止痛。

【抗肿瘤组分及化学成分】罂粟中抗肿瘤化学成分为吗啡。

【用法用量】煎服，3～6 g；或入丸、散。止泻止痛宜醋炒用；止咳宜蜜炙用。

【效方撷要】

1. 治白血病　罂粟壳 6 g，川芎、板蓝根、铁扁担各 15 g，猪殃殃 45 g。水煎服，每日 1 剂。

2. 治甲状腺癌　罂粟壳、黄药子、莪术、土鳖虫、茯苓、首乌、浙贝母、白芍、甘草各 10～15 g，夏枯草、生牡蛎、生蛤壳各 30 g（加减：气虚加党参，血瘀加三七末冲服）。水煎服，每日 1 剂，1 周 4～5 剂，1 个月为 1 个疗程。

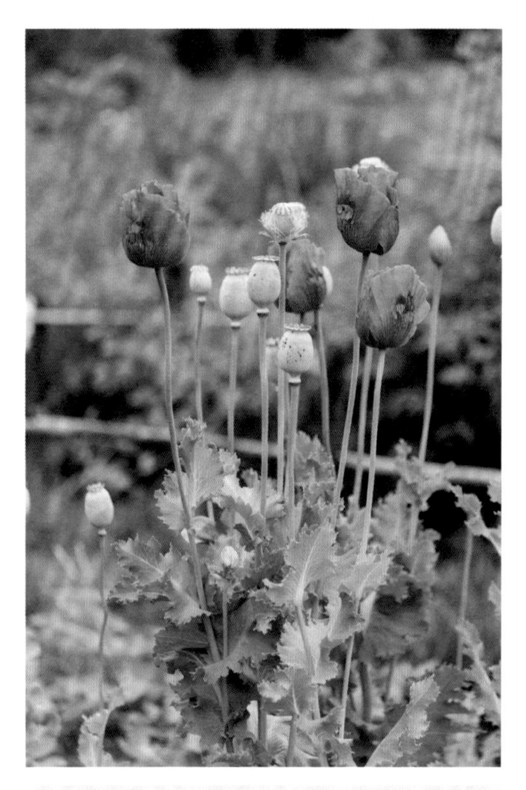

罂粟 *Papaver somniferum* L.

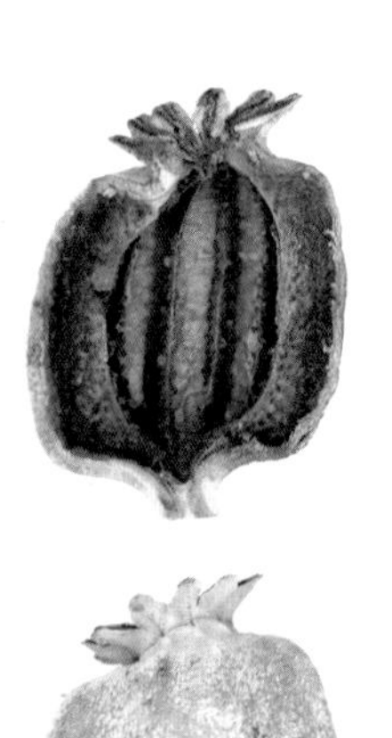

罂粟壳饮片

赭石

《神农本草经》

【来源】氧化物类矿物刚玉族赤铁矿，主含三氧化二铁(Fe_2O_3)。

【药性功效】苦，寒。归肝、心、肺、胃经。平肝潜阳，重镇降逆，凉血止血。

【用法用量】煎服，9～30 g，打碎先煎；入丸、散，1～3 g。外用适量。止血宜煅用，余皆生用。

【效方撷要】

1. 治绒毛膜上皮癌及恶性葡萄胎　赭石、海浮石、薏苡仁、珍珠母、土茯苓、半枝莲各 30 g，当归 9 g，红花 6 g，党参 12 g，桃仁、瓜蒌各 15 g。水煎服，每日 1 剂。

2. 治脑瘤　赭石 30 g(先煎)，珍珠母 20 g(先煎)，丹参、墨旱莲、白芍各 12 g，何首乌、生地、女贞子各 15 g，旋覆花、竹茹、天葵子、紫草、牛膝各 10 g，陈皮 5 g，蛇蜕(焙)、黄连各 3 g，蜈蚣 1 条。水煎服，每日 1 剂。另取灶心土、铁锈末烧红入黄连淬水，与上药同服。

3. 治食管癌　赭石 24g，苏梗、旋覆花、竹茹、白毛藤、蛇莓、半枝莲、金刚刺各 15 g，半夏、党参各 12g，丁香 3g，龙葵 30g。水煎服，每日 1 剂。

4. 治胃癌　赭石、紫贝齿、丹参各 30g，水蛭 2g，硇砂 0.5g，夏枯草、党参各 15 g，木香、白矾、硼砂各 3 g，槟榔、玄参各 10 g，大黄 5 g，陈皮 6 g。水煎服，每日 1 剂。

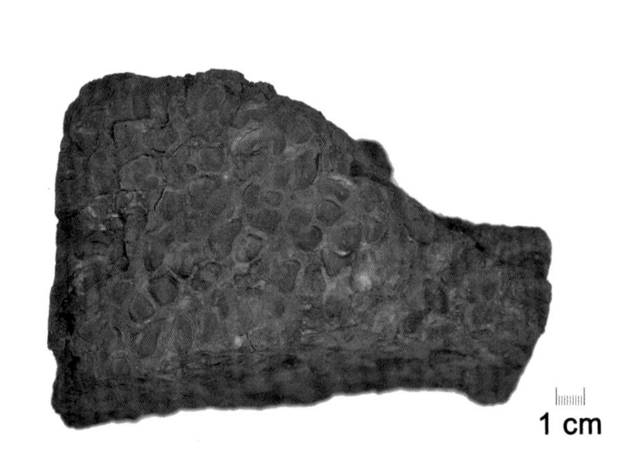

赭石药材

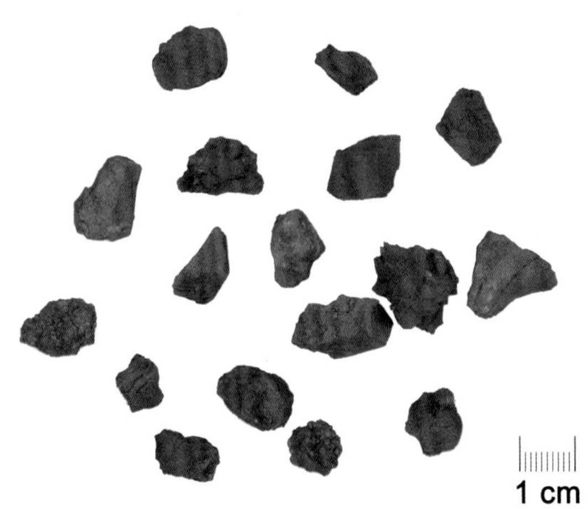

赭石饮片

薄荷

《新修本草》

【来源】唇形科植物薄荷 *Mentha haplocalyx* Briq. 的干燥地上部分。

薄荷在《中国植物志》中为：*Mentha canadensis* L.。

【药性功效】辛，凉。归肺、肝经。疏散风热，清头目，利咽，透疹，疏肝行气。

【抗肿瘤组分及化学成分】薄荷的抗肿瘤组分为薄荷水提物。抗肿瘤化学成分为薄荷醇、*D*-柠檬烯和咖啡酸。

【用法用量】煎服，3～6 g，宜后下。薄荷叶偏于发汗解表，薄荷梗长于理气和中。

【效方撷要】

1. 治脑部肿瘤　薄荷、白芷、桃仁各 15 g，藁本、川芎、乳香、赤芍、当归、没药、红花、三七各 30 g，夏枯草 60 g。共研细末，1 次 3 g，温开水送服，每日 2 次。

2. 治皮肤癌　薄荷油 1 瓶，擦涂患处，每日 2～3 次。

3. 治颌窦癌　薄荷、马勃、谷精草、川贝母、桔梗、甘草各 6 g，生石膏、金银花、生牡蛎、龟板各 30 g，大青叶、连翘、白芍、女贞子、苍耳子各 12 g。水煎服，每日 1 剂。

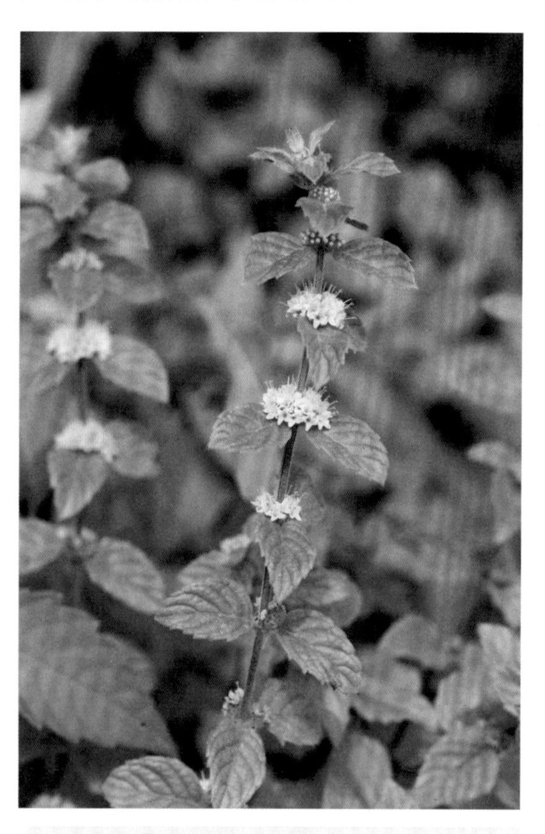

薄荷 *Mentha haplocalyx* Briq.

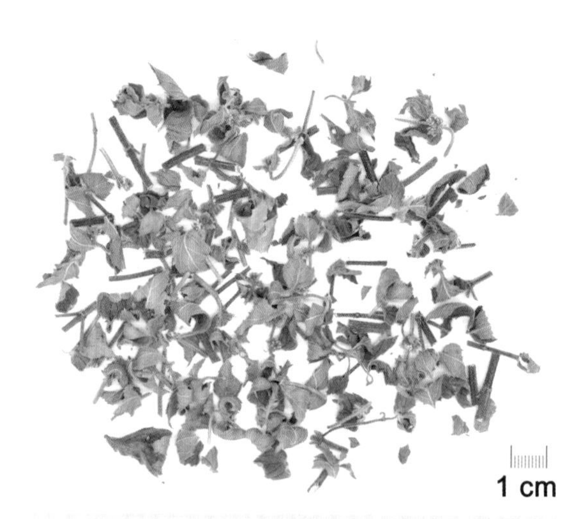

薄荷饮片

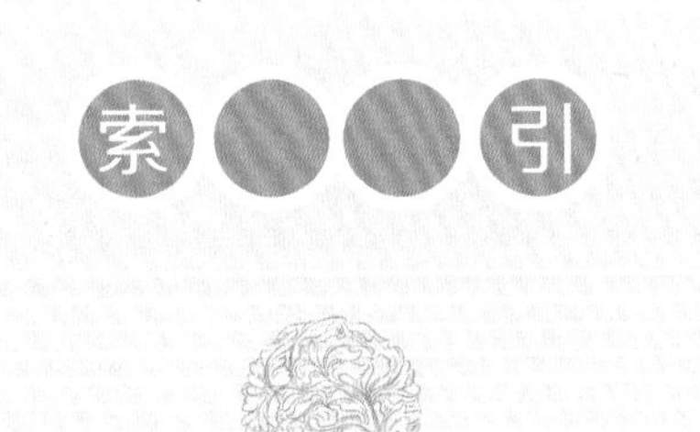
索 引

一、药材中文名称索引

（按笔画排序）

九画

十画

十一画

二、药材基原中文名称索引

（按笔画排序）

五画

六画

七画

八画

九画

十画

十一画

十二画

十三画

十四画

十五画

十六画

十七画

十八画

十九画

二十一画

三、药材基原拉丁学名索引